心血管

疾病诊治理论与实践

张小丽　等/编著

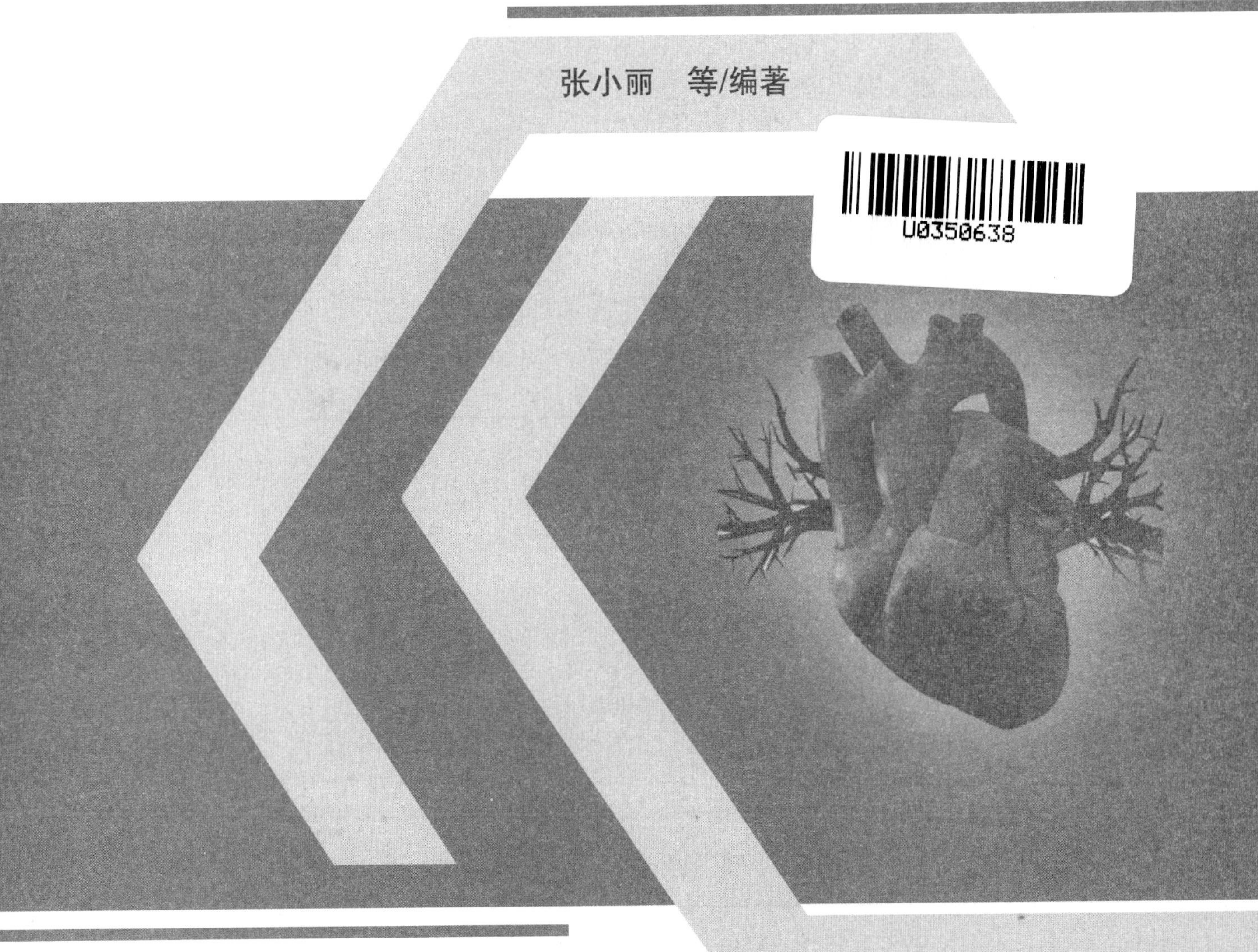

吉林科学技术出版社

图书在版编目（CIP）数据

心血管疾病诊治理论与实践 / 张小丽等编著. -- 长春：吉林科学技术出版社, 2018.4
ISBN 978-7-5578-3859-1

Ⅰ. ①心… Ⅱ. ①张… Ⅲ. ①心脏血管疾病—诊疗 Ⅳ. ①R54

中国版本图书馆CIP数据核字(2018)第075527号

心血管疾病诊治理论与实践

出 版 人　李　梁
责任编辑　孟　波　孙　默
装帧设计　李　梅
开　　本　787mm×1092mm　1/16
字　　数　1000千字
印　　张　31
印　　数　1-3000册
版　　次　2019年5月第1版
印　　次　2019年5月第1次印刷

出　　版　吉林出版集团
　　　　　吉林科学技术出版社
发　　行　吉林科学技术出版社
地　　址　长春市人民大街4646号
邮　　编　130021
发行部电话/传真　0431-85635177　85651759　85651628
　　　　　　　　　85677817　85600611　85670016
储运部电话　0431-84612872
编辑部电话　0431-85635186
网　　址　www.jlstp.net
印　　刷　三河市天润建兴印务有限公司

书　　号　ISBN 978-7-5578-3859-1
定　　价　178.00元

前　言

随着人们生活水平的提高和老龄化社会的到来，心血管疾病的发病率如"井喷"般爆破性增长，成为困扰人们身心健康及医疗花费的主要疾病之一，并成为备受关注的社会问题。为了进一步提高临床医师诊断和治疗心血管疾病的水平，我们组织编写了《心血管疾病诊治理论与实践》这本书。

本书首先介绍了心血管疾病的常见症状与体征，以及影像、无创诊断技术、实验室检查。然后重点介绍了各种类型的心血管疾病，包括冠心病、高血压、心肌疾病、心脏瓣膜病、心律失常、心力衰竭、心包疾病、成人先天性心血管病、肺动脉高压、心血管急症、心脏肿瘤、代谢相关性心脏病的诊断与治疗。全书内容全面翔实，重点突出，深入浅出，方便阅读，是一本实用性很强的医学用书。

本书编写过程中，参阅了大量相关专业文献书籍。但由于各位作者的临床经验及编书风格有所差异，加之时间仓促，疏漏或不足之处在所难免，希望诸位同道不吝指正和批评，以期再版时予以改进、提高，使之逐步完善。

目　　录

第一章　常见症状与体征

第一节　胸痛

【概述】

胸痛是临床上常见的症状，其病因复杂多样，且危险性存在较大差异。胸痛的诊断首先要快速识别高危患者，包括急性冠状动脉综合征、主动脉夹层、肺动脉栓塞、张力性气胸等，需迅速采取有效的治疗措施，降低病死率和致残率；其次是排除低危患者，如肺炎合并胸膜炎，胸膜炎，骨骼、肌肉源性胸痛，胃和食管疾病，心理和精神性疾病等，避免给患者增加心理负担。详细地询问病史、细致地查体，结合必要的辅助检查，绝大多数能得到正确的诊断和处理。常见胸痛原因如下。

（一）胸腔脏器疾病

1.心血管系统疾病　血管病变，如心绞痛、急性心肌梗死、主动脉窦瘤破裂、主动脉夹层、肺动脉栓塞等；心肌、心包病变，如急性心肌心包炎、肥厚性心肌病等；心瓣膜病变，如二尖瓣膜病、主动脉瓣膜病。

2.呼吸系统疾病　胸膜病变，如胸膜炎、胸膜肿瘤、气胸；肺脏病变，如肺炎、肺结核、支气管肺癌。

3.胸腔其他脏器疾病　纵隔及食管疾病，纵隔病变，如纵隔炎、纵隔肿瘤等；食管病变，如食管炎、食管肿瘤、食管反流症等。

（二）非胸腔脏器疾病

1.胸壁病变　皮肤及皮下组织病变，如急性皮炎、皮下蜂窝织炎、带状疱疹、硬皮病等；神经系统病变，如肋间神经炎、肋间神经肿瘤、神经根痛、多发性硬化等；肌肉病变，如外伤、肌炎及皮肌炎等；骨骼及关节病变，如类风湿脊柱炎、结核性胸椎炎、非化脓性软骨炎、骨肿瘤、急性白血病等。

2.胸部外疾病

(1)腹部疾病：如膈下脓肿、肝脓肿、肝癌、胆囊炎、胆石症等。

(2)全身性疾病：如自主神经功能紊乱。

【临床诊断】

（一）临床表现

1.发病年龄　青壮年胸痛多考虑结核性胸膜炎、自发性气胸、心肌炎、心肌病、风湿性心瓣膜病，40 岁以上者则须注意心绞痛、心肌梗死和支气管肺癌。

2.部位　胸壁疾病所致的胸痛常固定在病变部位，且局部有压痛，若为胸壁皮肤的炎症性病变，局部有红、肿、热、痛表现；带状疱疹所致的胸痛，可见成簇的水疱沿一侧肋间神经分布伴剧烈疼痛，且疱疹不超过体表中线；肋软骨炎常在第 1、2 肋软骨处见单个或多个隆起，局部压痛；心绞痛或心肌梗死的疼痛多在胸骨后方和心前区或剑突下，向左肩和左臂内侧放射，也可向左颈或面颊部放射，误认为牙痛；主动脉夹层引起的疼痛多位于胸背部，向下放射至下腹、腰部与双侧腹股沟、下肢；胸膜炎引起的胸痛多在胸侧部；食管及纵隔病变所致胸痛多在胸骨后；肝胆疾病及膈下脓肿引起的胸痛多在右下胸，向右肩部放射；肺尖部肺癌疼痛多以肩部、腋下为主，向上肢内侧放射。

3.性质　胸痛的性质可多种多样，程度可呈剧烈痛、轻微痛或隐痛。如带状疱疹呈刀割样或烧灼样剧痛；食管炎为烧灼痛；肋间神经痛为阵发性灼痛或刺痛；心绞痛呈压榨样痛并有窒息感，心肌梗死时疼痛更为剧烈并有恐惧、濒死感；气胸在发病初期有撕裂样疼痛；胸膜炎常呈隐痛、钝痛和刺痛，疼痛与呼吸有关；主动脉夹层为突然发生的胸、背部撕裂样剧痛或锥痛；肺动脉栓塞亦可突然发生胸部剧痛或绞痛，常伴呼吸困难、咯血与发绀。

4.持续时间　心绞痛发作时间短暂，持续 1～15min；心肌梗死疼痛则持续数小时；平滑肌痉挛或血管狭窄缺血所致的疼痛为阵发性；而炎症、肿瘤或梗死所致的疼痛多呈持续性。

5.影响因素　主要为胸痛发生的诱因，以及加重与缓解的因素。心绞痛可在劳累或精神紧张时诱发，休息或含服硝酸酯类药物很快缓解，而心肌梗死所致的胸痛则用上述方法无效。食管疾病多在进食时发作或加重，服用抗酸剂和促动力药物可减轻或消失。胸膜炎或心包炎的胸痛因咳嗽和用力呼吸而加剧。

6.伴随症状　胸痛伴有咳嗽、咳痰和(或)发热，常见于气管、支气管和肺部疾病；伴有咯血见于肺梗死、支气管肺癌；伴有面色苍白、大汗、血压下降或休克时，多见于心肌梗死、主动脉夹层、主动脉窦瘤破裂和大块肺梗死；伴吞咽困难多提示食管疾病，如反流性食管炎等；伴有呼吸困难提示病变累及范围大，如自发性气胸、大叶性肺炎、肺动脉栓塞等；当胸痛患者出现明显焦虑、抑郁、唉声叹气症状时，应想到心脏神经官能症等功能性胸痛可能。

（二）体格检查和辅助检查

首先注意患者生命体征，包括体温、呼吸、脉搏、血压。怀疑主动脉夹层时应测四肢血压。注意颈部有无血管异常搏动，主动脉弓部的夹层可以在胸骨上窝出现异常搏动；颈静脉充盈或怒张可见于心包填塞、肺动脉栓塞等引起的急性右心衰竭；气管有无偏移是一项简单有用的体征，用以判断是否有气胸、大量胸腔积液、肺不张等。注意胸廓有无单侧隆起，有无局部皮肤异常，有无触压痛；注意肺部呼吸音的改变，有无胸膜摩擦音。心界大小，心音强弱、杂音及心包摩擦音是心脏检查的内容。腹部应注意有无压痛，尤其是剑突下、胆囊区。对怀疑肺动脉栓塞的患者要检查下肢有无肿胀，是否有下肢深静脉血栓形成的迹象。

血常规检查可协助判断是否存在感染及血液系统疾病；心电图、肌钙蛋白是确诊心肌梗死的重要手段；D-二聚体对急性肺栓塞的筛查有较好价值；动脉血气分析和胸部 X 线检查有助于判断有无气胸、肺动脉栓塞等；腹部 B 超可以帮助判断肝脏、胆囊和膈下病变；心脏超声、主动脉螺旋 CT 对主动脉夹层有很高的检出率；冠状动脉造影是诊断冠心病的金标准。

【临床诊断思路】

急性胸痛的诊断流程

1.评估和诊断　对急性胸痛就诊的患者，立即评估病情，识别引起胸痛的致命性疾病。

(1)如患者存在危及生命的症状和体征，包括突发晕厥或呼吸困难，血压＜12.0/8.0kPa(＜90/60mmHg)，心率＞100 次/分，双肺可闻及啰音，立即建立静脉通路，吸氧，稳定生命体征。

(2)在 5min 内完成第一份心电图及体格检查。主要注意颈静脉有无充盈，双肺呼吸音是否一致，双肺有无啰音，双上肢血压是否一致，心音是否可听到，心脏瓣膜有无杂音，腹部有无压痛和肌紧张。

(3)完善血气分析、肌钙蛋白、生化标志物、肾功能状况、血常规、出凝血时间、床旁胸片和床旁超声心动图检查。

(4)进一步了解病史，包括此次胸痛发作的时间；既往胸痛病史；既往心脏病史；糖尿病和高血压病史；

既往药物治疗史。

2.进入绿色通道　经上述检查，根据最大可能性诊断，立即进入绿色通道。

(1)明确诊断心肌梗死

1)急性 ST 段抬高型心肌梗死(STEMI)治疗：一经诊断明确，立即予以阿司匹林 300mg 嚼服，氯吡格雷片 600mg 口服，同时通知心内科经皮冠状动脉介入治疗(PCI)组医护人员到位。目标是尽早、完全、持续开通"罪犯"血管，挽救生命，改善预后。对于 STEMI 的早期再灌注治疗建议：发病 3h 内就诊，溶栓和急诊 PCI 都是可选择方案，如发病 3h 后就诊，推荐首选急诊 PCI 治疗。

2)不稳定型心绞痛/非 ST 段抬高型心肌梗死(UA/NSTEMI)治疗：关键是早期诊断急性冠状动脉综合征(ACS)，准确危险分层，早期识别高危患者。根据不同危险分层给予不同的治疗方案，同时立即收住冠心病监护病房(CCU)。

(2)初步诊断不能确诊 ACS

1)对就诊时心电图和肌钙蛋白正常患者，须重复观察 6h 后心电图或肌钙蛋白变化。如果患者持续胸痛，或需应用硝酸甘油缓解，提示高危，建议早期、连续复查心电图和肌钙蛋白。

2)如患者复查心电图 ST-T 动态变化或肌钙蛋白升高或血流动力学异常提示 UA 或 NSTEMI。按照 UA/NSTEMI 流程处理。

3)如患者就诊后间隔 6h 或胸痛后 6～12h 心电图无 ST-T 改变或肌钙蛋白没有升高，提示患者近期发生非致死心肌梗死或死亡风险为低危或中危。危险分层请使用心肌梗死溶栓疗法(TIMI)危险评分或全球急性冠状动脉事件注册(GRACE)评分。①低危患者，如没有其他引起胸痛的明确病因，可出院后 72h 内行负荷试验或冠状动脉 CT(冠状动脉 CTA)检查，并门诊随访。②中危患者，建议请心内科医师会诊，出院前行心脏负荷试验或冠状动脉 CTA 检查。

(3)排除 ACS 时，行胸痛三联 CT 检查：由于临床上致命性胸痛的主要病因是肺动脉栓塞、主动脉夹层和冠心病，所以对于 ACS 中、低危患者一次 CTA 检查完成 3 种疾病的筛查很有必要，此即胸痛三联 CT 成像。

(栾艳霞)

第二节　晕厥

【概述】

晕厥是一过性全脑低灌注导致的短暂性意识丧失(T-LOC)，以发作迅速、持续时间短和自行完全恢复为特征。近乎晕厥指一过性黑矇，体张力丧失或降低，但不伴有意识丧失。为维持正常清醒状态，对每 100g 脑组织，每分钟供氧不低于 3.5ml。心脏供血暂停 3s 以上，可发生近乎晕厥，5s 以上可发生晕厥，超过 10s 则发生抽搐(阿-斯综合征)。

【临床诊断】

(一)分类

1.反射性晕厥(神经介导性晕厥)

(1)血管迷走性晕厥：①由情绪介导：害怕、疼痛、器械操作、晕血症；②由直立位介导。

(2)情境性晕厥常见的情况：①咳嗽、打喷嚏；②胃肠道刺激(吞咽、排便、内脏疼痛)；③排尿性晕厥；④运动后；⑤进食后；⑥其他，如大笑、吹奏铜管乐器、举重等。

(3)颈动脉窦综合征又称颈动脉窦晕厥。

(4)不典型晕厥没有明确的触发因素和(或)不典型的表现。

2.直立性低血压和直立性不耐受综合征

(1)原发性自主神经功能障碍:单纯性自主神经功能衰竭、多系统萎缩症、帕金森病伴自主神经衰竭。

(2)继发性自主神经功能障碍:糖尿病、淀粉样变性、尿毒症、脊髓损伤。

(3)药物所致的直立性低血压:乙醇,血管扩张剂、利尿剂、抗抑郁药、吩噻嗪类所致。

(4)血容量不足:如出血、腹泻、呕吐等引起。

3.心源性晕厥

(1)心律失常性晕厥

1)缓慢性心律失常:如窦房结功能不全,包括心动过缓或心动过速综合征、房室传导系统疾病、置入装置功能障碍。

2)快速心律失常:室上性心律失常、室性(特发性、继发于器质性心脏病或离子通道病)心律失常。

3)药物引起的缓慢或快速心律失常。

(2)器质性心脏病

1)心脏:心瓣膜病,急性心肌梗死或心肌缺血,肥厚型心肌病,心脏肿瘤(左房黏液瘤等),心包疾病或压塞、冠状动脉先天畸形、人工瓣功能障碍。

2)其他:肺动脉栓塞,急性主动脉夹层,肺动脉高压。

(二)诊断方法

1.病史采集　注意晕厥的诱发因素,如体位改变、剧烈咳嗽、排尿、外伤出血、用力、疲劳、紧张或站力过久等。了解用药情况,尤其是降压药和降血糖药物的应用;晕厥发作的前驱症状;晕厥发作时情况;发作后伴发症状,如血管减压性晕厥、体位性低血压、吞咽性晕厥、咳嗽性晕厥、排尿性晕厥等反射性晕厥发作后迅速恢复,极少数有片刻软弱无力。

2.体格检查　应注意:①有无脱水、贫血;②心脏、血管的体征;③体位性低血压:即卧位站立时,在3min内收缩压下降>2.67kPa(20mmHg),或舒张压下降>1.33kPa(10mmHg);④直立性心动过速:从卧位站立时,在5min内,心率的增加>28次/分。

3.辅助检查

(1)颈动脉窦按摩(CSM):按压颈动脉窦10s,若出现心脏停搏且出现晕厥症状常提示颈动脉窦综合征。室性停搏>3s和(或)收缩压降低>6.67kPa(50mmHg),称为颈动脉窦超敏反应(CSH);伴随自发晕厥时定义为颈动脉窦综合征(CSS)。既往短暂性脑缺血发作(TIA)史、过去3个月内卒中史或颈动脉杂音属禁忌证。

(2)直立位激发试验:有两种方法:①主动站立(患者由卧位站起);②直立倾斜试验。

直立倾斜试验是诊断血管迷走性晕厥的重要方法。试验前需排除器质性心脏病、心律失常、缺血性心脏病、未控制的高血压等。

操作方法:卧位休息时间>5min。倾斜角度为70°,应在10～15s自平卧位转为倾斜位,倾斜时间30～45min。如阴性,可用药物激发:静脉异丙肾上腺素或舌下含硝酸甘油,药物维持15～20min。静脉异丙肾上腺素从小剂量逐渐增加,1～3μg/min,直至平均心率增加超过基础心率的20%～30%。试验终点:诱发晕厥或倾斜阶段没有发作(包括药物诱发)。

阳性标准:出现晕厥或近似晕厥,同时伴以下条件:收缩压≤10.7kPa(80mmHg)和(或)舒张压≤6.67kPa(50mmHg),或平均压下降≥25%;窦性心率<50次/分,结性心律;出现一过性Ⅱ度或Ⅱ度以上

房室传导阻滞、窦性停搏≥3s。

阳性反应类型：1 型（混合型）：晕厥时心率、血压均明显下降。心率下降，但不低于 40 次/分；或低于 40 次/分但持续时间＜10s，同时伴血压下降；2 型（心脏抑制型）：心率下降≥40 次/分持续超过 10s 或心脏停搏＞3s，在心率下降同时或之后血压降低；3 型（血管抑制型）：晕厥发生时，血压下降而无心率减慢（心率减慢低于其峰值的 10%）。

（3）心电图（ECG）监测分为无创和有创：包括动态心电图、住院期间的监测、事件记录仪、体外或植入式心电记录器，以及远程（家庭）监护系统。金标准为症状和记录的心律失常明确相关。

（4）电生理检查（EPS）：既往心肌梗死且 LVEF 正常者，诱发持续单形性室速高度提示为晕厥病因。然而诱发室颤，并不具有特异性。不能诱发室性心律失常，提示心律失常晕厥可能性较小。

（5）三磷酸腺苷（ATP）试验：ECG 监护下，快速（＜2s）注射 20mgATP 或腺苷。诱发房室传导阻滞且室性停搏＞6s，或诱发超过 10s 的房室传导阻滞，有临床意义。但对该方法仍存在争议。

（6）心脏超声及其他影像学检查：心脏超声可识别器质性心脏病，如主动脉瓣狭窄、心房黏液瘤、心包填塞等，可给予 LVEF 进行危险分层。考虑特殊疾病，如主动脉夹层、肺动脉栓塞、心脏肿块、心包和心肌疾病、冠状动脉的先天异常等，可使用经食管超声、CT 和磁共振成像（MRI）。

（7）运动激发试验：曾在运动中或运动后即刻发生晕厥的患者可行该试验。在试验过程中及恢复期均须对患者进行严格心电监护和血压监护。

（8）心导管检查：如冠状动脉造影，可对怀疑心肌缺血或心肌梗死的患者进行。

（9）精神疾病（状态）评价：晕厥与精神疾病相互影响。多种精神病药物可通过直立性低血压和延迟 QT 间期导致晕厥。

（10）神经系统评价：脑电图（EEG）在晕厥患者中正常，但正常 EEG 并不能除外癫痫。晕厥可能性较大时，并不推荐行 EEG 检查。CT 和 MRI，一般不主张使用。脑血管和颈动脉超声在典型晕厥诊断中的价值有限，不推荐使用。

（三）不同类型晕厥的临床特点

1.反射性晕厥　最常见，占晕厥总数的 80%～90%。主要是正常情况下有用的心血管反射对刺激因素出现的过度不适反应，引起血管扩张和（或）心动过缓，导致动脉血压降低及全脑灌注减少。

（1）血管迷走性晕厥：又称血管减压性晕厥或单纯性晕厥，是临床最常见的晕厥类型。可由情绪或直立位介导，常伴自主神经激活的前驱症状（大汗、苍白、恶心、心悸）。部分患者在先兆期立即坐下或平卧，可避免发作。倾斜试验是诊断血管迷走性晕厥的一项特殊性检查方法。

（2）吞咽性晕厥：为吞咽神经痛所致的综合征，患者有吞咽神经痛，食管、咽、喉、纵隔疾患，严重房室传导阻滞。病态窦房结综合征的患者可因吞咽动作激惹迷走神经，引起反射性心率减慢而晕厥。吞咽性晕厥发作与体位无关，也无先兆。阿托品可制止发作。心脏起搏器可防止发作。治疗原发病非常重要。

（3）排尿性晕厥：好发于青壮年男性，常在夜间或午睡后起床排尿过程中或排尿结束时发病，偶于白天排尿时发病。发病前无任何先兆。发病时突然摔倒，意识丧失，持续 1～2min 后恢复，无任何后遗症。

机制：夜间迷走神经亢进，心率慢；体位改变，由卧位到立位时反射性周围血管扩张；膀胱收缩产生强烈迷走反射，导致心脏抑制和心律失常；膀胱排空，腹内压骤然降低，使静脉回心血量减少；睡眠时肌肉松弛，血管扩张等均使心搏出量减少，引起暂时性脑缺血、缺氧而导致晕厥。

（4）咳嗽性晕厥：见于慢性支气管炎、百日咳和支气管哮喘患者，在剧烈咳嗽后突然意识丧失，历时短暂，迅速恢复。偶有头晕眼花、出汗等前驱症状，无后遗症。

机制：剧烈咳嗽引起胸内压和腹内压增高，阻碍静脉回流，继发回心血量减少，心搏出量降低，引起脑供血不足而发生晕厥;咳嗽时,反射性引起颅内压急剧增高,减少脑灌流量,引起意识丧失。

(5)疼痛性晕厥:由于剧痛刺激,反射性引起血管舒缩中枢抑制,周围血管突然扩张,回心血量减少,血压骤降,脑血流减少,晕厥发生。类似情况也发生于过分悲伤或强烈恐怖刺激,这是由于强烈精神打击,反射性引起一过性血管舒缩功能障碍所致。

(6)颈动脉窦综合征:即颈动脉窦晕厥,是颈动脉窦过敏引起的晕厥。诱发原因常有突然转头、穿过硬的高领衣服或用手压迫颈部等。颈动脉窦附近的病变压迫和刺激颈动脉窦或颈动脉窦反射功能亢进均可引起晕厥。晕厥发作时心率减慢、血压下降、但无恶心、面色苍白等先兆症状。按发生形式又可分为:①血管迷走型,发作时反射性窦性心动过缓或房室传导阻滞,或两者同时存在,故心输出量减少,脑血流量下降,引起晕厥。此型多见,占颈动脉窦晕厥的70%。用阿托品类药物治疗有效。②减压型,发作时反射性血压骤降,心率无变化,也无房室传导阻滞。此型少见,可用升压药,如肾上腺素或麻黄碱治疗有效。③中枢型,发作时心率和血压均无改变,只有短暂晕厥。这是由于一过性脑血管痉挛引起。阿托品及升压药均无效,一般用镇静剂治疗。临床上做颈动脉窦按摩,可诱发晕厥。

2.直立性低血压　此类晕厥主要包括以下4种类型。

(1)典型的直立性低血压　是指站立3min内收缩压下降≥2.67kPa(20mmHg)和(或)舒张压下降≥1.33kPa(10mmHg),见于单纯自主神经功能衰竭(ANF)、低血容量或其他类型的ANF。

(2)初始直立性低血压:指站立即刻血压降低>5.33kPa(40mmHg),然后自发并快速恢复正常,低血压和症状持续时间较短(<30s)。

(3)延迟(进展性)直立性低血压:在老年人中多见,主要与年龄相关的代偿反射损害有关。特点是在直立时收缩压缓慢进行性降低,与反射性晕厥不同的是往往没有心动过缓,但延迟直立性低血压后也可出现心动过缓。

(4)体位性直立性心动过速综合征(POTS):多见于年轻女性,主要表现为严重的直立性不能耐受,但没有晕厥,伴随心率明显增加(增加>30次/分或120次/分以上)以及血压的不稳定,病理生理机制仍不清楚。

3.心源性晕厥

(1)心律失常它是最常见的心源性晕厥原因。心律失常引起血流动力学障碍,心输出量和脑血流量明显降低。

1)心动过缓与心脏停搏:病态窦房结综合征引起严重窦性心动过缓或停搏;不完全性房室传导阻滞可突然转变为完全性房室传导阻滞,也可由心脏传导抑制药物如奎尼丁、普萘洛尔(心得安)等肾上腺素能β受体阻滞剂引起;由于麻醉诱导,手术过程,纵隔疾患,颈动脉窦综合征,胸膜、腹膜刺激,以及胃肠道内镜检查,妇科取宫内节育环手术等时反射性引起。心率缓慢,房室传导阻滞及停搏,导致脑灌注减少而意识丧失,晕厥发作。

2)心动过速、房颤及室颤:心率过速,心室得不到充分舒张和完全充盈,使心排出量减少,导致晕厥发生。阵发性心动过速和房颤引起的晕厥,发作前常突然出现不规则心跳、头晕、眼花和出汗等症状。心室纤颤是最严重的心律失常,可并发于急性心肌梗死、严重低血钾、洋地黄中毒、心脏手术、电击、窒息等。室颤在心功能上是无效的心脏跳动,无心搏出量,实际上与心脏停搏无区别,因此一旦发生,需立即心肺复苏。

3)特发性QT间期延长综合征:几乎发生于交感神经高度紧张之时。临床表现为眩晕、晕厥,甚至猝死。本综合征诊断根据:①主要条件,QTc>0.44s;精神创伤或体力劳累诱发晕厥;有家族史;②次要条件,先天性耳聋;发作性T波改变;心率缓慢;异常心室复极化。

患者有两项主要条件，或一项主要条件加两项次要条件即可诊断为本综合征。

(2)器质性心脏病晕厥常见于左室流出道梗阻性疾病，如常见的肥厚型梗阻性心肌病，主动脉瓣狭窄等。主要由于机械性梗阻致心输出量减少。

【诊断流程】

(一)确诊前先判断是否为晕厥

1.排除以下情况

(1)伴有意识丧失或障碍，但没有全脑低灌注的疾病：①代谢性疾病，如伴低碳酸血症的过度换气综合征；低血糖；低氧血症；②椎基底动脉短暂缺血发作；③中毒；④癫痫。

(2)不伴有意识丧失的疾病猝倒症；倾倒发作；跌倒、精神性"晕厥"，如癔症、躯体症状化疾病。

2.询问病史

(1)是否为完全性意识丧失？

(2)意识丧失是否为一过性，快速起病及持续短暂？

(3)晕厥是否为自发性、完全恢复且不留后遗症？

(4)患者是否丧失肌张力？

(二)是否存在心血管事件或死亡的高危因素

需要即刻住院或强化评估的短期高危因素。

1.严重的器质性心脏病或冠状动脉病变　心力衰竭、左室射血分数(LVEF)降低、以往有心肌梗死病史。

2.临床或心电图特征　提示有心律失常性晕厥用力后或平卧位晕厥、晕厥时伴心悸、有家族心脏病猝死史、非持续性室速、双分支阻滞或室内阻滞、不适当的窦性心动过缓或窦房阻滞、预激综合征、长/短 QT 间期、右束支体导阻滞 RBBB 伴 ST 抬高($V_1 \sim V_3$)、右胸导联 T 波倒置和 epsilon 波和晚电位。

3.并存的其他疾病　严重贫血和电解质紊乱。

(诸葛欣)

第三节　心悸

【概述】

所谓心悸，即通常所说的心慌，是人们主观感觉上对心脏跳动的不适感觉，有时被描述为心跳、胸部蹦跳感等。心悸可以由于心脏活动的频率、节律或收缩强度的改变而致，也可以在心脏活动完全正常的情况下发生，后者多因人们对自己心脏活动特别敏感而致。健康人一般仅在剧烈活动、精神高度紧张或高度兴奋时才会感觉到心悸，属正常情况。心悸常见原因如下。

1.心律失常　各种快速或缓慢心律失常。

2.精神因素　焦虑症、惊恐等。

3.药物　乙醇，咖啡因，某些处方药；如洋地黄、吩噻嗪、茶碱类、β受体兴奋剂；毒品，如可卡因；烟草。

4.非心律失常的心脏原因　心肌病、先天性心脏病、充血性心力衰竭、二尖瓣反流、起搏器介导的心动过速、心包炎、瓣膜病等。

5.心外因素　贫血、电解质紊乱、发热、甲状腺功能亢进症、低血糖症、低血容量、嗜铬细胞瘤、肺动脉疾病、血管迷走神经综合征。

【临床诊断】

（一）临床伴随症状

1.心悸伴心前区痛　可见于冠状动脉硬化性心脏病，如心绞痛、心肌梗死；心肌炎；心包炎，亦可见于心脏神经官能症。

2.心悸伴发热　可见于急性传染病、风湿热、心肌炎、心包炎、感染性心内膜炎。

3.心悸伴晕厥或抽搐　可见于高度房室传导阻滞、心室颤动或阵发性室性心动过速、病态窦房结综合征。

4.心悸伴贫血　可见于各种原因引起的急性失血，此时常有虚汗、脉搏微弱、血压下降或休克，慢性贫血则心悸多在劳累后较明显。

5.心悸伴消瘦及出汗　可见于甲状腺功能亢进症。

（二）不同原因心悸的临床表现

1.心律失常与心血管疾病

(1)期前收缩：是临床引起心悸最常见的原因。常规心电图有时不易发现，动态心电图检查有助于诊断。器质性心脏疾病所引起的期前收缩，多发生于运动后，且较多表现为频发期前收缩，如频发室性期前收缩形成二联律、三联律，或出现多源性及多形性期前收缩。期前收缩发生时患者常感突然心跳增强或心跳暂停，自己摸脉时感觉突然漏跳一次。听诊心律不规则，第一心音多增强，期前收缩后有一长间歇。

(2)阵发性心动过速：是一种阵发性规则而快速的异位心律，有突发突止的特点，发作时心率一般为160～220次/分，持续可数秒至数天；可由情绪激动、突然用力、疲劳或过饱所致，也可无明显诱因；发作时患者出现心悸、心前区不适、精神不安、恐惧感等，发作时心率过快、发作时间长，可因心输出量降低而有下降、头晕、恶心、严重可发生心绞痛。室上性心动过速常见于无器质性心脏病者，而室性心动过速则多为器质性心脏病所致。

(3)心房颤动：多发生在器质性心脏病基础上。由于心房活动不协调，失去有效收缩力，加以快而不规则心室率使心室舒张期缩短，心室充盈不足，因而心输出量不足，常诱发心力衰竭。体征主要是心律严重不齐、心音强弱不等及脉搏短促。心电图无窦性P波，代之于一系列细小而形态不一和频率不规则的心房颤动波，心室率绝对不规则。

(4)心动过缓：当心率过慢时可以出现心悸，如病态窦房结综合征和高度房室传导阻滞等，主要依靠心电图诊断。

(5)其他各类心脏血管疾病：在代偿或失代偿过程均可导致心悸，其中尤以高动力循环的心脏病，如主动脉关闭不全、各种动-静脉瘘、主动脉窦瘤破裂至右心系统等，可出现明显心悸及特征性杂音与周围血管征。

因此，心悸若因心血管疾病而引起，除有心悸症状外，可同时伴有呼吸困难、发绀、水肿、心前区疼痛等其他症状或体征，诊断不难。

2.心血管以外疾病

(1)甲状腺功能亢进症：由于基础代谢率增高及同时并存的交感神经功能亢进，使心率加快，心搏增强，有时可发生过早搏动或心房颤动，患者常以心悸为主述就诊。体格检查可以发现患者有突眼征、甲状腺肿大、震颤和杂音，心脏搏动广泛而增强，第一心音亢进和心动过速和心房颤动等。进一步测定甲状腺功能和基础代谢率明确诊断。

(2)贫血：当红细胞在3×10^{12}/L以下，血红蛋白在70g/L以下时，患者常于劳累后或平静时有心悸感。体格检查除贫血貌外，心率快，心搏增强，心尖与肺动脉瓣区有中等响度收缩期杂音，脉搏充实、脉压增宽、水冲脉、毛细血管搏动等心输出量增多的表现。

(3)发热或感染发热或感染时所见心悸：是心搏增强、心率加快的结果，一般不作为主要症状出现。

(4)低血糖症：70%低血糖为功能性，多见于女性，常反复发作，每于精神受刺激或餐后2～4h发作，每次15～20min，以肾上腺素分泌过多征群为主，多述心悸、饥饿感、软弱、出汗、焦虑等。体检发现脸色苍白、心动过速、血压偏低，多数能自行恢复或稍进食而消失。诊断低血糖症关键在于提高警惕，根据发作史、进食或注射葡萄糖后即恢复，辅以血糖测定，常可确诊。

(5)嗜铬细胞瘤：本病主要症状为阵发性或持续性高血压，临床表现取决于肿瘤分泌功能及去甲肾上腺素与肾上腺素的比例。发作时患者突然感觉头痛、心悸、恶心、出汗、四肢冰冷、兴奋、恐惧等。同时血压突然明显升高，常达26.7～40.0kPa(200～300mmHg)。心动过速、心音亢进，有时可伴有早搏。为明确诊断可作血常规、24h尿儿茶酚胺等测定。必要时可进行肾上腺CT检查以协助诊断。

(6)药物引起的心悸：有明确服药史，停药后即可好转。

(7)特发性高动力循环综合征：是一种原因不明的高动力循环状态，认为与心脏交感神经过度兴奋或心肌肾上腺素能β受体反应性或感受性增强有关。多见于青年或中年男性，常述心悸、胸痛、劳累后气急等。且有心输出量增高体征。如脉搏频速、脉洪大有力、心尖搏动强烈、心底或胸骨左缘第3～4肋间常有响亮的收缩期喷射性杂音。血压波动大，收缩期血压升高及脉压增宽等，约半数患者心电图显示左室肥厚，而X线检查心影往往在正常范围内。少数患者以后可发生明显心力衰竭，应用受体阻滞剂可使症状明显改善，而对异丙肾上腺素反应过度。诊断时注意与甲状腺功能亢进症、贫血、体循环动-静脉瘘继发性高动力循环综合征鉴别。

本病表现与心脏神经官能症有相似之处，鉴别在于心脏神经官能症患者伴有神经衰弱的某些表现，如头昏、失眠、记忆力减退、焦虑状态、手掌多汗、两手颤动及暂时性体温升高等，而本病无上述表现；心脏神经官能症患者的主述较多且显著，而本病主要表现为心搏加强，收缩压升高和脉压增宽等高输出量或高动力循环；本病在多年后可能发生心力衰竭，而心脏神经官能症则不发生。

3.心脏神经官能症　多见于青年女性，常有多种心脏方面的陈述，如心悸、心动过速、胸闷、憋气、呼吸紧迫感、心前区或心尖处隐痛及繁多的神经系统和全身性症状，如头晕目眩、失眠、耳鸣、记忆力减退、注意力不集中、焦虑、紧张、全身无力及四肢麻木等神经衰弱的表现。体检除心动过速外，有呼吸加快、伸手震颤、手掌寒凉潮湿和腱反射亢进等。由于交感神经兴奋可有窦性心动过速及轻微的ST-T异常。

鉴别点是本病的呼吸困难多为主观感觉上的憋气，喜在大吸一口气后作叹息性呼吸，而心前区疼痛多为心尖或乳房下的针刺状隐痛，在长期随访中缺乏任何器质性心脏病的证据。作普萘洛尔试验有一定价值：静脉注射普萘洛尔5mg后观察心电图改变，如在5min后随着心率减慢，ST段改变消失，T波倒置转为直立，则提示ST-T异常为功能性。也可在口服普萘洛尔20mg，服前及服后2h作心电图检查。

4.绝经期综合征或称更年期综合征　女性卵巢因老化而萎缩，发生了生理性退化，从而引起闭经。在此前后产生了一系列内分泌与自主神经功能紊乱，而出现各种症状，如颜面、躯干部烧灼感或四肢寒冷、心悸或心前区不适，常有头痛、头晕、失眠、易激动、情绪不安、抑郁、健忘等神经、精神症状；有时表现感觉异常，如指趾发麻、皮肤感觉异常或有阵发性颜面出汗等。本病发生于更年期前后的女性，测定其血中雌二醇、孕二醇的水平往往偏低，尿中卵泡刺激素偏高。阴道细胞涂片，雌激素水平减低。

【诊断思路】

1.病史　采集注意心悸发生的诱因，如发作是否与活动、精神状态及药物应用有关；心悸发作时伴随症状及发作时间的长短，如有无心脏活动过强、过快、过慢、不规则的感觉；发作时是否伴有意识状态改变，周围循环状态，如四肢发冷、面色苍白，以及发作持续时间，有无反复发作等；心悸发生是否在停经后。此外注意患者有无其他官能性述说或表现。

2.体格检查

(1)心脏疾病的体征:如心脏杂音、心脏增大及心律改变;有无血压增高、脉压增宽、动脉枪击音、水冲脉等高动力循环表现,以及有无血管杂音等。

(2)患者全身情况:如精神状态、体温、贫血、突眼、出汗、甲状腺肿大等检查。

3.辅助检查

(1)心电图检查:为明确有无心律失常存在及其性质应做心电图检查,如平静心电图未发现心律失常,可根据情况适当运动如仰卧起坐等激发异常心律。还可以动态心电图检测。

(2)其他实验室检查:如怀疑甲状腺功能亢进症、低血糖症或嗜铬细胞瘤时可进行甲状腺功能测定、血糖、尿儿茶酚胺、血常规等测定。

(张小丽)

第四节 呼吸困难

【概述】

呼吸困难是指患者主观感到呼吸费力,客观上有呼吸频率、深度和节律的改变,严重时鼻翼翕动,张口耸肩、端坐呼吸,辅助呼吸肌参与呼吸运动。呼吸困难的常见病因如下。

(一)肺源性呼吸困难

1.上呼吸道疾病 咽后壁脓肿、喉及气管内异物、喉水肿和肿物等。

2.支气管及肺部疾病 异物、支气管哮喘和肿瘤等。

3.感染性

(1)肺实质及间质疾病肺气肿、肺炎、肺结核、肺水肿、肺癌、肺泡蛋白沉着症、肺含铁血黄素沉着症、肺尘埃沉着病、结节病、弥漫性肺间质纤维化及急性呼吸窘迫综合征(ARDS)等。

(2)肺血管疾病肺动脉栓塞、原发性肺动脉高压及肺动-静脉瘘等。

4.胸膜疾病 自发性气胸、大量胸腔积液、肥厚粘连性胸膜炎、间皮瘤等。

5.纵隔疾病 纵隔炎症、纵隔肿瘤、纵隔气肿、大量心包积液等。

6.胸廓异常或运动障碍 胸廓畸形、脊柱弯曲、强直性脊柱炎、硬皮病、大量腹水、腹腔内.巨大肿瘤、过度肥胖等。

(二)心源性呼吸困难

呼吸困难是心力衰竭的重要症状之一。各种原因引起的心脏病,均可导致血流动力学的改变,进而可造成肺循环容量和压力的改变。

(三)血源性呼吸困难

重度贫血因红细胞减少,血氧不足而致气促,尤以活动后明显;大出血或休克时因缺血及血压下降,刺激呼吸中枢而引起呼吸困难。

(四)中毒性呼吸困难

各种原因所致的酸中毒,均可使血中二氧化碳体积分数升高、pH 值降低,刺激外周化学感受器或直接兴奋呼吸中枢,增加呼吸通气量,表现为深而大的呼吸困难等。

（五）神经精神性与肌病性呼吸困难因素

重症脑部疾病可直接累及呼吸中枢，出现异常的呼吸节律，导致呼吸困难；重症肌无力危象引起呼吸肌麻痹，导致严重呼吸困难；癔症也可有呼吸困难发作，其特点是呼吸显著频速、表浅，因呼吸性碱中毒常伴手足抽搐症。

【临床诊断】

1.病史

（1）既往有咳、痰、喘等类似发作史，与季节有关，考虑肺源性呼吸困难。

（2）既往有心脏病史，发作与活动有关，考虑心源性呼吸困难。

（3）有中枢神经系统病变者，考虑神经源性呼吸困难。

（4）既往有糖尿病史者，考虑中毒性呼吸困难。

（5）有明确服药史者，考虑中毒性呼吸困难。

（6）既往有血液系统疾病史者，考虑血源性呼吸困难。

2.常见呼吸困难的症状与体征

（1）肺源性呼吸困难

1）吸气性呼吸困难：由于异物、炎症、水肿或肿瘤造成喉、气管、大支气管狭窄或梗阻，表现为显著的吸气性呼吸困难，伴有高调的吸气性哮鸣音，可出现吸气时胸骨上窝、锁骨上窝、肋间隙明显下陷，称为“三凹”征。

2）呼气性呼吸困难：由于肺组织弹性减弱或小气道痉挛所致，表现为呼气费力、呼气时间延长，常伴有哮鸣音。多见于支气管哮喘，慢性阻塞性肺病（COPD）急性发作等。

3）混合性呼吸困难：由于肺部疾病病变广泛，造成呼吸面积减少，换气功能降低所致，表现为呼吸频率增加，吸气和呼气均感到费力。常见于 COPD 急性发作、慢性呼吸衰竭等。

（2）心源性呼吸困难

1）端坐呼吸：由于坐位减少静脉回心血量，从而减少肺淤血的程度，并利于膈肌活动，表现为仰卧位呼吸困难加重，患者被迫采取端坐呼吸位。

2）夜间阵发性呼吸困难：常见于左心功能不全患者，由于迷走神经兴奋性增加，使冠状动脉收缩，心肌供血不足，同时平卧位使静脉回心血量增加所致，表现为睡眠中感到呼吸困难，被迫坐起。重症者可出现发绀、哮鸣音、双肺啰音、心率加快、咯粉红色泡沫痰，称为“心源性哮喘”（表 1-4-1）。

表 1-4-1　心源性哮喘与支气管哮喘鉴别

	支气管哮喘	心源性哮喘
病史	有过敏史、哮喘发作史	有心脏病史
发作时间	春、秋季发作	无明显季节规律
肺部体征	两肺哮鸣音	两肺哮鸣音，伴双肺底湿啰音
心脏检查	多正常	心界向左下扩大，可有奔马律
X 线检查	肺野清晰度或透亮度增高	肺淤血，心影增大
BNP	多正常	增高
药物治疗	支气管解痉治疗有效	强心、利尿等治疗有效

(3)血源性呼吸困难:由于重度贫血、高铁血红蛋白血症等造成红细胞携氧量减少,血氧含量降低,表现为呼吸慢而深,心率加快。

(4)中毒性呼吸困难:安眠药、吗啡等中毒时,呼吸中枢被抑制,表现为呼吸缓慢或潮式呼吸。酸中毒时,酸性代谢产物强烈刺激呼吸中枢,表现为呼吸深而规则,可伴有鼾声,称为酸中毒大呼吸。

(5)神经精神源性呼吸困难:精神源性呼吸困难多由于情绪激动或紧张造成换气过度,出现呼吸性碱中毒,表现为呼吸频速和表浅,常伴有手足搐搦。由于脑外伤、脑血管病、脑炎等原因造成呼吸中枢受影响,表现为呼吸深慢,并出现呼吸节律改变。

3.伴随症状及体征

(1)呼吸困难伴有鼻塞,应考虑鼻部阻塞性疾病。

(2)呼吸困难伴咽痛、吞咽痛,考虑咽部疾病,如小儿的咽后壁脓肿,起病急剧,往往出现化脓性感染等全身症状,体检时可发现咽后壁红肿。

(3)呼吸困难伴有声嘶,常提示喉部病变,感染性喉部水肿往往伴有发热,血管神经性喉部水肿,多伴有全身其他部位的过敏征象。

(4)呼吸困难伴有急性刺激性呛咳,应考虑异物吸入可能;小儿白喉;中老年喉癌患者,也可以出现喉阻塞,但起病略缓。

(5)呼吸困难伴咳嗽、咳痰、咯血等症状,常见于支气管及肺部疾病。如伴两肺弥漫性哮鸣音,提示支气管哮喘、心源性哮喘、急性细支气管炎、喘息性支气管炎急性发作等;如伴有局限性哮鸣音,可能为支气管肿瘤或支气管内膜结核所致。呼吸困难伴固定性湿啰音,如同时伴有大量脓痰或反复咯血病史,支气管扩张可能性较大,如伴有局限性湿啰音,可考虑下呼吸道特异性或非特异性炎症,如湿啰音比较广泛,应考虑各种原因导致的肺水肿,如急性左心衰竭、急性成人呼吸窘迫综合征、神经源性肺水肿、吸入有毒烟雾或气体所致的肺水肿等。

(6)中年后出现的进行性呼吸困难,运动后加重,胸廓变小,两侧中、下肺野可闻及细小湿啰音,应考虑弥漫性肺间质纤维化。

(张小丽)

第五节　水肿

【概述】

人体组织间隙有过多的液体积聚时,称为水肿。水肿可分为全身性与局部性水肿。全身性水肿时,液体在体内组织间隙呈弥散性分布。水肿的程度可轻可重,隐性水肿仅有体重增加。轻度水肿表现为清晨眼睑肿胀及组织松弛处轻度水肿,或久坐久立后足背水肿,手指发胀;重度水肿可出现全身明显水肿,甚至出现腹水、胸腔积液等。

在正常人体中,血液不断从毛细血管小动脉端滤出至组织间隙成为组织液,同时组织液也不断从毛细血管小静脉端回吸收入血管中;当毛细血管内液体向组织间隙流出,大于组织间液流入毛细血管,可导致血管外液体聚集过多引起水肿。而导致这种情况的因素包括:①毛细血管内静水压增加;②毛细血管胶体渗透压下降;③组织间液静水压下降;④组织间液胶体渗透压增加;⑤淋巴管阻塞;⑥毛细血管通透性增加。

临床产生水肿的主要因素：①水、钠潴留，如醛固酮增多症；②毛细血管滤过压增高，如右心衰竭；③毛细血管通透性增高，如急性肾小球肾炎；④血浆胶体渗透压下降，常继发于血清蛋白下降，如肾病综合征；⑤淋巴液或静脉回流受阻，见于丝虫病或血栓性静脉炎等。

水肿常见病因如下。

（一）全身性水肿

全身性水肿包括：①心源性水肿.如右心衰竭，慢性缩窄性心包炎等；②肾源性水肿，如肾病综合征，肾炎综合征，肾功能不全；③肝源性水肿，如肝硬化门脉高压；④营养不良性水肿，如低蛋白血症，维生素 B_1 缺乏症；⑤内分泌功能障碍，如腺垂体功能减退症，甲状腺功能减退症，库欣综合征，原发性醛固酮增多症，经前期紧张综合征等；⑥妊娠中毒症所致水肿；⑦结缔组织病，如系统性红斑狼疮、硬皮病、皮肌炎；⑧药物，如肾上腺皮质激素、睾丸酮、雌激素、胰岛素、硫脲、降压药、解热镇痛剂等；⑨特发性水肿；⑩功能性水肿。

（二）局限性水肿

局限性水肿包括：①局部炎症所致水肿；②肢体静脉血栓形成及血栓性静脉炎；③下肢静脉曲张所致水肿；④慢性腔静脉阻塞综合征；⑤淋巴回流受阻所致水肿；⑥血管神经性水肿；⑦神经营养障碍所致局限性水肿；⑧局部黏液性水肿。

【临床诊断】

（一）临床表现

水肿是一个常见症状，临床上以心脏、肝脏及肾脏疾病引起者最多见。

1.全身水肿

（1）心源性水肿：主要包括：①有心脏病病史及基础心脏病体征；②有右心功能不全的临床症状，如食欲不振、恶心、呕吐；右季肋部不适、胀痛；尿量减少、气急等；③水肿表现为低垂部位、对称性、凹陷性水肿。早期仅仅表现为体重增加，之后低垂部位水肿，严重时全身水肿，甚至出现胸腹水，肝大，颈静脉怒张，肝颈静脉回流征阳性；④见于各种心脏病晚期造成的右心室甚至全心衰竭。多见于慢性缩窄性心包炎、大量心包积液、限制型心肌病、慢性肺源性心脏病等。

（2）肾源性水肿：由于肾脏疾病的不同，所引起的水肿表现及机制有很大差异。肾源性水肿初起时，组织疏松部较早出现或较重，如足部、头皮和眼睑等，因此起始常于晨起时眼睑或面部水肿、肿胀，后逐渐扩散至全身。

1）急性肾炎的水肿：约70％患者有水肿，水肿程度多为轻度或中度，有时仅限颜面或眼睑。水肿可以骤起，迅速发展到全身。急性期过后，水肿可以消退。水肿是由于肾小球病变所致肾小球滤过率降低，球管失衡致水、钠潴留所致。

2）慢性肾炎的水肿：大多数患者有不同程度的水肿，轻者仅在眼眶周围、面部或下肢踝部出现水肿；重者则全身水肿，甚至出现浆膜腔积液，少数患者可始终无水肿。但常见血尿、蛋白尿及管型尿。肾功能受损，血肌酐及尿素氮升高，继之，出现肾小管功能不全，血压升高，特别是舒张压升高。

3）肾病综合征的水肿：在临床上常有以下表现：①水肿常呈全身性，最初多见于踝部呈凹陷性，严重者可出现胸腔、腹腔、阴囊积液，甚至心包积液；②可见大量泡沫状蛋白尿；③可有不同程度高血压也可因循环血容量不足出现体位性低血压、脉压差小、脉搏细弱。检查：①尿液生化检查24h蛋白尿定量＞3.5g，沉渣可见管型及红细胞，尿纤维蛋白降解产物阳性；②血液生化检查：血清蛋白＜30g/L；血清胆固醇明显升高，也可有三酰甘油及低密度脂蛋白升高；③肾穿刺活检对明确诊断、制定治疗方案及判断预后有很大帮助。临床上只要符合大量蛋白尿(24h 蛋白尿定量>3.5g)、低清蛋白血症(<30g/L)两项条件者即可诊断为肾病综合征。

4)肾衰性水肿:急、慢性肾衰水肿均为全身性。急性肾衰发生较迅速、明显,而慢性肾衰则较缓慢,两者均有 GFR 下降,同时伴有急、慢性肾衰本身的临床表现,如高血压、血尿、蛋白尿等。

(3)肝源性水肿:往往以腹水为主要表现,而双下肢足、踝等部位表现却不明显。

肝性腹水最常见的原因是肝硬化,且多见于失代偿期的肝硬化患者。此时由于肝静脉回流受阻及门脉高压,特别是肝窦内压力明显升高,滤出的液体主要经肝包膜渗出并滴入腹腔;加之肝脏蛋白质合成障碍使血浆清蛋白减少,醛固酮和抗利尿激素等在肝内灭活减少可使钠、水滞留,均为肝源性水肿发生的重要因素。

肝源性水肿的诊断一般不难,多有慢性肝炎的病史,肝、脾肿大,质硬,腹壁有侧支循环,食管静脉曲张,有些患者皮肤可见蜘蛛痣和肝掌。实验室检查可见肝功能明显受损,血浆清蛋白下降。

(4)营养不良性水肿:水肿发生缓慢,多为全身性,通常由慢性消耗性疾病及营养障碍性疾病引起。主要与血浆蛋白降低、贫血、维生素 B_1 缺乏有关。可作血浆蛋白及血红蛋白测定帮助诊断。

(5)内分泌性水肿:指内分泌激素过多或过少干扰水、钠代谢或体液平衡而引起的水肿。

1)甲状腺功能异常:甲状腺功能减退症及甲状腺功能亢进症均可出现水肿,且均为黏液性水肿。甲状腺功能减退者常伴畏寒、乏力、嗜睡、动作迟钝、记忆力减退、厌食、便秘、体重增加、皮肤干燥、性欲减退、心动过缓、血压低等;甲状腺功能亢进者常伴怕热、多汗、多食善饥、心悸、体重明显减轻、疲乏无力、甲状腺肿大、突眼、心动过速、心房颤动等。两者均可通过甲状腺功能测定来诊断。

2)血管升压素分泌异常综合征:患者血管升压素分泌过多,导致水、钠潴留。见于中枢神经系统疾病,肺癌等恶性肿瘤。

3)腺垂体功能减退症:多见于产后大出血引起。表现为水肿,皮肤增厚、干而有鳞屑,毛发脱落等。

4)肾上腺皮质功能亢进:由于糖皮质激素-皮质醇及盐皮质激素-醛固酮分泌过多,导致水、钠潴留所致。

5)经前期水肿:女性在月经前期周期性出现水肿,并伴有精神症状,如烦躁不安、头痛等,以及乳房胀痛,称为经前期水肿。

(6)特发性水肿(IE):是一种以继发于水、钠潴留的间歇性水肿为特征的临床综合征。随病程延长而加重,典型者在白天较正常人增加更多的体重,突出的表现为踝部及小腿凹陷性水肿,常伴腹部膨胀,但临床表现多不显著。女性多见,特别是超重女性,水肿与体位有关,直立或工作劳累后即出现,平卧后可逐渐消退,常伴有其他神经症类症状。

2.局限性水肿

(1)静脉阻塞性水肿常发生于肿瘤压迫或肿瘤转移,静脉血栓形成等。

1)上腔静脉阻塞综合征:早期症状是头痛,眩晕和眼睑水肿,以后头、面部、颈、上肢发生水肿及胸壁上部静脉扩张,而水肿是上腔静脉阻塞综合征的主要体征。本综合征大多由恶性肿瘤引起。据统计,肺癌是最常见的原因,占 50%~80%,其次是淋巴瘤、主动脉瘤、慢性纤维性纵隔炎、胸内的良性或恶性肿瘤,以及血栓性静脉炎。

2)下腔静脉阻塞综合征:其特点是下肢水肿,其症状和体征与下腔静脉阻塞的部位或水平有关。如阻塞发生在下腔静脉的上段,在肝静脉入口的上方,则出现明显腹水,而双下肢水肿相对不明显;阻塞如发生在下腔静脉中段,肾静脉入口的上方,则下肢水肿伴腰背部疼痛;阻塞如在下腔静脉的下段,则水肿仅限于两下肢。引起下腔静脉阻塞的原因有肿瘤或腹腔包块压迫，盆腔炎症或创伤波及下腔静脉引起血栓静脉炎等。

3）慢性静脉功能不全：一般是指静脉的慢性炎症、静脉曲张、静脉的瓣膜功能不全和动、静脉瘘等所致的静脉血回流受阻或障碍。水肿是慢性静脉功能不全的重要临床表现之一。水肿起初常在下午出现，夜间卧床后可消退，长期发展后还可致皮下组织纤维化，有的患者踝部及小腿下部的皮肤出现猪皮样硬化。由于静脉淤血，局部可显青紫、色素沉着，可合并湿疹或溃疡。

4）肢体静脉血栓形成及血栓性静脉炎：在体表即浅层组织静脉血栓形成与血栓性静脉炎的区别是后者除有水肿外局部还有炎症的表现。而深层组织的静脉炎与静脉血栓形成则很难鉴别，因两者除水肿外都有疼痛及压痛，只是前者常有发热；而后者很少有发热。

（2）淋巴回流受阻局部水肿，可见皮肤如橘皮样改变，毛孔显著。慢性反复发作者，局部皮肤增厚及色素沉着。见于丝虫病、慢性淋巴管炎、淋巴管周围受压等。怀疑丝虫病者，可作周围血液微丝蚴检查。

（3）局部炎症局部检查有红、肿、热、痛，诊断主要依据感染症状。如血栓性静脉炎、丹毒、蜂窝织炎、疖、痈、蛇及虫咬中毒等。

（二）鉴别诊断

有关水肿的鉴别诊断见表1-5-1。

表1-5-1　心源性、肝源性与肾源性水肿的鉴别

鉴别点	心源性水肿	肝源性水肿	肾源性水肿
开始部位	从足部开始，向上延及全身	先表现腹胀、腹水，随后向下向上蔓延	从眼睑、颜面开始而延及全身
发展快慢	发作较缓慢	发展相对缓慢	发展常迅速
水肿性质	比较坚实，移动性小	较软，移动性中度	软，移动性大
伴随症状	伴心功能不全体征，如心脏大、心脏杂音、肝肿大、静脉压高等	伴黄疸、肝掌、蜘蛛痣及消化功能障碍及肝功能异常	伴肾脏疾病如高血压、蛋白尿、血尿、管型尿等

（冯晓敬）

第二章　影像学诊断

第一节　X线检查

影像技术对于评估及治疗已知的或疑似的心脏病患者至关重要。近年来随着技术上的进步，诊断性成像技术日新月异，其中每一种技术方法都有其各自的优点及相应的临床应用范围。临床医师在治疗心血管疾病患者的过程中必须了解各种可用的影像技术各自的临床适应证及其局限性，从而能充分、有效地利用这些技术获取必需的诊断及治疗信息。

【原理】

（一）技术现状

X线学是同时使用离子化及非离子化辐射形式进行疾病的诊断及治疗的科学技术。1895年德国物理学教授威廉·康德拉·伦琴发现了X线，他发现可利用阳极射线使得骨骼在屏幕上成像。X线的显著特点是它可以区别出所穿透的不同种类的物质，尤其是可见光所不能穿透的非透明物体。

医学上应用的X线波长在0.001～0.1nm。X线穿透物质的能力与射线光子的能量有关，X线的波长越短，光子的能量越大，穿透力越强。X线的穿透力也与物质密度有关，密度大的物质对X线的吸收多，透过少；密度小则吸收少，透过多。利用差别吸收这种性质可以把密度不同的组织区分开来，这就是X线透视和摄影的物理学基础。

X线影像的形成，即其能使人体组织在荧屏上或胶片上成像，是基于以下3个基本条件：①X线具有一定的穿透性、荧光效应和感光效应；②被穿透的人体不同组织之间有密度和厚度的差别，X线在穿透过程中被吸收的量不同，使剩余下来的X线量有差别；③这个有差别的剩余X线是不可见的，经过显像过程，如经过X线胶片或荧屏显示，就能获得具有黑白对比、明暗层次差异的X线图像。

X线光束需确定分辨率及放大率。X线一旦发生即产生辐射，在胶片上成像时必然产生几何畸变。成像目标距离X线发射源的距离越远，几何畸变就越小，但同时就必须加大射线的能量以穿透目标及在胶片上曝光。

当检测目标处于X线成像范围之内并且其所穿透的物质与周围的物质之间存在差异时才能实现X线成像。灰阶或者对比度均来自于检测目标与周围物质对X线吸收量的差异。由于心肌、血液、血管组织及其周围充气的肺脏，使得这些结构在胸部X线成像(CXR)存在差异，因此CXR可以评价心脏、大血管、肺静脉、肺野及纵隔等器官及组织，但由于成像技术、患者体型和年龄以及其他各种因素影响到CXR的成像质量，CXR可能难以提供准确、真实的信息。

（二）安全性因素

单次的CXR风险微乎其微。但是即使是低剂量的、环境中的放射性暴露(如日光)，因为能通过细胞凋亡而导致细胞死亡,也已经影响到了生态系统。电离辐射产生的这种有害的生物效应具有蓄积性,因此必须最大限度地减少不必要的放射性照射。医源性放射性照射的风险包括恶性肿瘤的发生和(或)基因突变。相对于一般人群,接受了 0.1Gy(gray,戈[瑞],吸收剂量的单位)X 线或者全身进行 γ-射线照射的人群,其一生中肿瘤的发生率估计将升高 0.5%～1.4%。

(三)胸部 X 线正常组织结构

CXR 是评估心脏及大血管结构有无异常的一种有用及简便的成像技术。因此必须熟悉正常的心脏及大血管结构。心血管的常规 CXR 检查包括后前位(靶片距离为 2m)、左前斜位(向右旋转 60°～65°)、右前斜位(向左旋转 45°～55°)。

1.正常的后前位　①右心缘上段:升主动脉和上腔静脉;②右心缘下段:右心房,右心膈角区有时可见下腔静脉影,心胸比率一般不大于 0.5;③左心缘上段:主动脉结(突出的主动脉弓);④左心缘中段:肺动脉段(心腰);⑤左心缘下段:左心耳及左心室的侧壁。

2.右前斜位(第一斜位)　①心前缘上段:升主动脉;②心前缘中段:肺动脉圆锥;③心前缘下段:右心室、心前间隙(胸骨后区);④心后缘上段:左心房;⑤心后缘下段:右心房,心后间隙、食管正常压迹有主动脉结、左主支气管和左心房。

3.左前斜位(第二斜位)　①心前缘上段:右心房;②心前缘下段:右心室,右心房上为主动脉,两者相交成钝角;③心后缘上段:左心房;④心后缘下段:左心室。透视下可见室间沟;后下缘心膈角内可见下腔静脉及心后三角;主动脉窗内可见气管分叉、主支气管和肺动脉。

需要注意的是,由于人体的不同生理因素,对于胸部 X 线检查结果会有一定的影响。如根据人体的体型分为(生理分型):①横位心:矮胖体格,心纵轴与水平面夹角<45°,心胸比率>0.5;②斜位心:适中体型,夹角约 45°,心胸比率约 0.5;③垂位心:夹角>45°,心胸比率<0.5。

年龄对于胸部 X 线也有影响,如婴幼儿心影呈球形,老人呈横位。此外,呼吸和体位对于胸部 X 线亦有影响,如深吸气心影趋垂位,深呼气心影趋横位;立位心影伸长,仰卧位则横径加大。

【临床应用】

正确解读 CXR,熟悉正常结构与各种异常病理改变,对于准确评估心血管疾病至关重要。

(一)心脏位置异常

1.右位心

(1)右旋心:心脏的长轴指向躯体的右侧,内脏仍为正位。

(2)镜面右位心:心脏的长轴指向躯体的右侧,同时伴有内脏反位。

2.左旋心(孤立性左位心)　心脏长轴指向躯体的左侧,同时伴有内脏反位。

3.中位心　心脏长轴居中,此种患者非常罕见。

除镜面右位心外,心脏位置异常的患者往往合并不同的心内畸形,需进行进一步检查。

(二)形态异常

主要从心脏病理分型来分析其形态的异常。

1.二尖瓣型心　代表右心室大、无肺动脉狭窄的一类心脏病,又称梨形心。例如二尖瓣狭窄、房间隔缺损等。

2.主动脉型心　代表左心室大的一类心脏病,例如高血压性心脏病。

3.普大型心　代表多个房室大的一类心脏病或心包病,例如心肌病或心包炎。

4.靴型心　代表右心室大,有肺动脉狭窄一类心脏病,例如法洛四联症等。

（三）心脏各房室的增大

1.*左心室增大* 后前位表现为左心缘延长，心尖向左下延伸、相反搏动点（左心室与肺动脉段的搏动方向相反，两者的交点称为相反搏动点）上移；左前斜位表现为左心室段向后下突出，与脊柱重叠，心后三角消失。此种改变多见于高血压、二尖瓣关闭不全、动脉导管未闭等患者。

2.*右心室增大* 后前位表现为心腰段平直或突起、心尖上翘，相反搏动点下移；右前斜位表现为心前缘前突，心前间隙变窄，肺动脉圆锥隆起；左前斜位表现为心前下缘向前膨隆，心膈面延长，室间沟后上移位。此种情况多见于二尖瓣狭窄、肺源性心脏病和肺动脉狭窄等患者。

3.*左心房增大* 后前位表现为左心耳突出，心底部双重密度；右前斜位表现为食管中段受压变形后移；左前斜位表现为左主支气管受压变形抬高。此种情况多见于二尖瓣狭窄、左心功能不全、动脉导管未闭等患者。

4.*右心房增大* 后前位表现为下段心影向右膨隆并延长；左前斜位表现为心前缘上段膨隆延长，与主动脉间夹角变锐。此种情况多见于房间隔缺损、三尖瓣病变等患者。

5.*心脏普遍增大* 后前位表现为心脏向两侧扩大，心横径明显加大；左、右前斜位表现为心前后间隙缩小，食管心后段因受压普遍后移和气管受压分叉角度增大。此种情况多见于心肌病、心包疾患和心功能失代偿期患者。

（四）主动脉形态和密度的改变

主动脉迂曲、延长，管腔内径扩张，管壁增粗、钙化。

（五）心脏大血管搏动异常

1.心功能代偿期心脏的搏幅增大，心率不变，如早期高血压。

2.心功能失代偿期心脏的搏幅减小，心率加快，常见于各种心力衰竭。

3.大量心包积液心脏搏动消失。

4.搏动增强心脏及主动脉搏动均增强见于甲状腺功能亢进、贫血和主动脉瓣关闭不全等患者；肺动脉搏动增强见于左向右分流的先天性心脏病、肺源性心脏病和肺动脉瓣狭窄等患者。

（六）心脏及大血管钙化

CXR 可有助于发现主动脉钙化、心包钙化、瓣膜钙化或者冠状动脉钙化等病变。

（七）心脏边缘异常

缩窄性心包炎的 CXR 表现为心缘变直。

（八）肺循环改变

1.*肺充血* 肺动脉血流量增多，表现为两肺门影大，肺纹理增粗，边缘锐利，清晰；肺门舞蹈征可见于左向右分流先天性心脏病和甲状腺功能亢进等病变。

2.*肺血少* 右心排血量减少，表现为肺门影小，肺野透亮，肺纹理稀少和稀疏。多见于肺动脉狭窄和三尖瓣狭窄等病变。

肺循环血流量多少的判断主要参照右下肺动脉干的直径：正常成年男性约 10～15mm、女性约 9～14mm，一般肺动脉与其伴行的支气管直径之比约为 1∶1。其次可见外周部的肺野透亮度增高，肺纹理稀少，变细。

3.*肺动脉高压* 肺动脉高压是指静息状态下、在海平面水平测得肺动脉的收缩压＞30mmHg 和（或）肺动脉的平均压＞20mmHg。CXR 表现为肺动脉段突出，肺门截断征，中心肺动脉搏动增强，右心室扩大。

4.*肺静脉高压* 肺静脉高压是指肺静脉压＞10mmHg。X 线表现为：①肺淤血：肺静脉压轻度增高时肺野透亮度下降，肺门大，模糊，以肺野上部明显，上、下肺门比例失调；②间质性肺水肿：肺静脉压力在

25mmHg 左右时，可出现间隔线，A、B、C 线中以 B 线多见；③肺泡性肺水肿，肺静脉压力进一步升高时出现，表现为双肺门区为主的、边缘模糊的大片实变病灶，典型者呈“蝶翼状”，可伴有胸腔积液。

5.混合性肺动、静脉高压　可由早期静脉高压导致动脉高压，最终两者并存，多见于晚期风湿性二尖瓣病变；在小儿可由动脉高压导致静脉高压，多见于左向右分流先天性心脏病。

（九）心脏病的 X 线表现

心脏病患者可表现为各种 CXR 异常。无合并症的冠心病患者的 CXR 可以正常，这同时有助于排除胸痛患者主动脉疾患及肺部病变的可能。此外，由于冠心病导致的结构异常通常在胸部 X 线透视时即可发现。当胸部透视时发现有单支或者多支冠状动脉有钙化病变，其往往与冠心病的严重程度相关。CXR 仅能发现严重的冠心病，而电子束 CT 对于冠状动脉钙化的检出具有更高的敏感性。当冠心病合并心力衰竭或者室壁瘤时，CXR 即有异常表现。

长期高血压导致的左心室肥厚表现为心影沿左侧横膈延长，心尖部饱满且下移，这种表现与高血压导致主动脉根部和左心房扩张相关。

CXR 也有助于瓣膜性心脏病的诊断。如主动脉瓣狭窄时 CXR 显示主动脉瓣钙化、主动脉根部呈狭窄后扩张、左心室壁增厚等改变，病程长者可有左心室增大。二尖瓣狭窄时由于周围组织密度较高，CXR 不易显示瓣膜钙化，增加 CXR 的透亮度将有助于发现二尖瓣钙化，但目前由于临床应用广泛的超声心动图检查瓣膜异常的敏感性更高，该方法目前已很少使用。此外，二尖瓣狭窄时左心房增大，左心耳增大尤其明显，显著增大的左心房可达到心脏最右缘，与右心房及上腔静脉重叠。左右心房间被少量充气的肺实质分隔，呈一双密度影。合并肺动脉高压时，二尖瓣狭窄可导致肺动脉扩张。慢性二尖瓣反流 CXR 可见左心房增大，严重者伴有左心室增大。

侧位 CXR 是检查主动脉瓣及二尖瓣钙化的最佳体位，并有助于评价右心房室增大的程度。当左心室增大其向后超出右心房，形成心影的下后边界，该体位也可用于评估左心室内径。

主动脉缩窄常可见高血压所致的典型放射性征象，表现为第 3～9 肋间的“肋骨切迹”，常伴有同侧内乳动脉扩张。法洛四联症因右心室肥厚多表现为靴型心，其中 25％患者伴有右位主动脉弓。

（十）局限性

X 射线对人类健康是一把双刃剑。X 线检查虽具有上述优势，但不宜过频。辐射对人体有害已是不争的事实，根据国际放射防护委员会制订的标准，辐射总危险度为 0.0165/Sv，而 X 线胸片拍摄不到半秒钟时间，曝光率约为 0.045mSv/s(1Sv＝1000mSv)，对人群的健康危险非常有限。但是，人体中的性腺、眼晶体、乳腺和甲状腺对射线特别敏感，过于频繁的检查可导致一定程度的损伤，尤其是对于一些特殊人群，如婴幼儿、孕妇(尤其妊娠初期 3 个月内)，应谨慎进行 X 线检查，如必须检查，则需提前做好必要的防护。

CXR 的局限性在于其只能探查心脏的外形，不能鉴别心肌、瓣膜和血池，在评价心肌及瓣膜功能上不具有优势。

（张小丽）

第二节　心脏 CT

心脏 CT(CCT)是一种用于显示心脏结构和评估心脏功能的检查方法。近年来，由于心血管影像技术及其应用的进展和心血管病治疗方法的不断涌现，心血管成像的临床应用逐年增多。同时，随着新型对比剂、分子放射性核素显像、灌注超声心动图、冠状动脉及其钙化积分定量 CT 及心肌结构和心肌存活 MRI

领域的创新，医用无创诊断设备已广泛应用于临床。

冠状动脉CT血管造影(CCTA)是目前评估冠状动脉狭窄及其程度的最有效的无创性方法。它的应用能使很大一部分患者避免有创性冠状动脉造影的风险，同时降低了检查费用。其阴性预测值高，因此CCTA检查无异常者，基本可除外冠心病。但CCTA仍存在局限性，如果主动脉钙化、运动伪影等因素影响较大，尤其在冠状动脉管壁钙化时，CT无法对相应部位冠状动脉管腔狭窄程度进行准确评价，其阳性预测值不理想，对于阳性患者，必要时仍需实施冠状动脉造影以明确诊断。此外，由于CCTA仍具有较大的辐射剂量，故不能在人群普查中实施。

一、患者的选择和准备

现有的CT扫描设备时间分辨率较低，基本上无法在一个心动周期内完成覆盖全心的扫描，因此要获得良好的CCTA图像，理想的条件是患者心率慢、心律齐，能配合屏气、不能过分肥胖。

检查前大部分患者需要给予β受体阻滞剂以获得理想的心率和心律。舌下含服硝酸甘油可在成像时增加冠状动脉管径。屏气练习可增加患者依从性，减少焦虑并减少运动伪影。

二、CCTA图像重建

一次CCTA检查可产生300～5000幅横断面图像。回顾性心电门控间隔5%RR间期重建图像，选择质量好的图像重建2D和3D图像。

三、心脏CT检查的临床应用

1.冠心病诊断　CCTA与介入冠状动脉造影相比，其诊断冠心病的敏感性和特异性见表2-2-1。准确性如下：①扫描失败率≤5%；②诊断阻塞性冠状动脉病变的敏感度为98%，特异度为88%；③在冠状动脉狭窄程度平均为61%的患者中，CCTA的阴性预测值为96%；阳性预测值为93%。

表2-2-1　与冠状动脉造影对照，CCTA诊断冠心病的敏感性和特异性

病变部位	敏感性(%)	特异性(%)
左主干	100	99
前降支	93	95
回旋支	88	95
右冠状动脉	90	96
冠状动脉近中段病变	93	95
冠状动脉远段病变	80	97

因此，CCTA适合于：①不典型胸痛或憋气症状的患者，心电图不确定或阴性，且患者不能做或不接受心电图负荷运动试验检查；②有胸痛症状，心电图负荷运动试验或核素心肌灌注不确定诊断或结果模棱两可；③评价低风险(指1项以下冠心病危险因素)胸痛患者的冠心病可能性或发现引起症状的其他原因；④无症状的中、高度风险人群(指具有2项以上冠心病危险因素，如性别、年龄、家族史、高血压病、糖尿病、

高脂血症、正在吸烟等）的冠心病筛查；⑤临床疑诊冠心病，但患者不接受经导管冠状动脉造影检查；⑥对于已知冠心病或冠状动脉粥样硬化斑块临床干预后病变进展和演变的随访观察。

冠状动脉 CTA 的禁忌证：①既往有严重的对比剂变态反应史；②不能配合扫描和屏气的患者；③怀孕期、育龄女性需要明确没有怀孕；④临床生命体征不稳定（如急性心肌梗死、失代偿性心力衰竭、严重的低血压等）；⑤严重的肾功能不全。

2.对冠状动脉狭窄和斑块成分的评价　按照 CCTA 表现将斑块划分为钙化、非钙化和混合斑块，在冠状动脉中有斑块就会有狭窄，根据冠状动脉的狭窄程度分为轻度（＜50%）、中度（50%～75%）及高度（≥75%），大于 99%以上为完全闭塞，且钙化积分数值越大，表示钙化含量越多，钙化积分由 CT 峰值记分系数与钙化面积的乘积得出，CT 峰值记分系数：1＝（130～199）HU，2＝（200～299）HU，3＝（300～399）HU，4≥400HU。钙化会产生伪影对测量及分析狭窄程度有一定影响。在判断狭窄程度要求从断面测量，即斑块的直径和邻近血管的直径的比值，软斑块及混合斑块在冠状动脉的严重程度较硬斑块高，尤其混合斑块形成的管腔狭窄较重，必须要注意狭窄远端血管充盈程度。目前在影像诊断中 75%时考虑有意义，需要冠状动脉支架治疗。

CCTA 对于病情稳定的疑诊冠心病患者的预后评估具有一定价值。研究显示，多支冠状动脉存在斑块、伴严重狭窄，或斑块位于左主干冠状动脉均为病死率的预测因素。

3.在评价急性胸痛患者中的应用　胸痛三联检查是指通过一次注射对比剂实现冠状动脉、胸主动脉和肺动脉联合成像。适用于突发胸痛患者急性冠状动脉事件、急性主动脉夹层和急性肺动脉栓塞的鉴别诊断。多层螺旋 CT 检查的优点是快捷和高效，一次采集完成肺血管、冠状动脉、心脏，以及升主动脉和降主动脉的扫描，技术成功率在 85%以上。但是，因扫描辐射剂量较高，临床应该选择好适应证和影像学方法的优选应用。

4.左心室功能的评价　对于心率慢的患者，应用回顾性心电门控技术，以 10%R－R 间期重建，得到 10 期相的图像顺序循环播放，动态观察心脏的收缩舒张运动。输入患者的身高、体重等信息，软件自动计算出左心室射血分数、左心室收缩末期容积、左心室舒张末期容积、每搏输出量、心输出量等指标。此外还能显示二尖瓣瓣膜钙化、二尖瓣狭窄合并主动脉瓣钙化，主动脉瓣脱垂，心包积液。但对于心率快的患者，由于时间分辨率不足，可能采集的舒张和收缩期图像不足，会影响测量准确性。

5.非冠状动脉手术前评估冠状动脉的价值　对于瓣膜病、成人先心病，且冠心病低度风险的患者，外科术前行 CCTA 可以准确排除冠心病可能性，69%以上的患者可避免经导管冠状动脉造影检查。

6.心脏移植术后对冠状动脉的检查　心脏移植术后行冠状动脉检查，对于评估患者的预后很重要。与冠状动脉造影相比，CCTA 诊断移植心脏冠状动脉病变的敏感性和特异性为 70%和 92%。

7.冠状动脉搭桥术后评估　由于桥血管受心脏搏动影响较小，加之管径较粗，近端吻合口及桥血管的评价较为容易。在金属留置物及管壁钙化等因素的影响下，多层螺旋 CT 对桥血管远端吻合口及引流动脉的评价存在不足。

8.冠状动脉支架术后评估　对于冠状动脉支架术后的 CT 成像具有挑战性，因为金属丝导致的硬线束伪影，或称“晕状伪影”。该伪影导致管腔被遮盖，从而无法评估。对于≥3.0mm 支架和低、中度再狭窄风险的患者行 CCTA 是可行的；对于＜3.0mm 支架的评估受限。

9.冠状动脉和冠状动脉畸形的评价　双源 CT 可以很好地显示右冠状动脉起源异常和走行及在心动周期内的变化为阐明心肌缺血提供线索，先天性心脏病 MSCT 诊断准确率为 83%，先天性心脏病合并冠状动脉开口与走形异常的比例较高，常见的有冠状动脉-肺动脉瘘、冠状动脉-右室瘘等。冠状动脉解剖对先天性心脏病手术影响很大，无论是否存在冠状动脉开口与走行异常，手术前必须明确冠状动脉开口与走行情况。CT在显示心脏大血管解剖的同时可显示冠状动脉,患者的冠状动脉开口与走行显示效果尚需进一步改善。

10.电生理射频消融术前诊断　在双心室起搏器植入前明确心脏冠状静脉解剖;房颤射频消融之前用于明确患者的肺静脉解剖,测量左心房大小,与周围组织关系(如食管),以及除外左心房附壁血栓。

11.心脏和血管解剖结构的诊断　明确超声心动图的异常发现,如心包病变、心脏肿块或肿瘤、心内膜炎(赘生物和脓肿)、左心室心尖部的血栓、冠状动脉瘘以及肺动脉、肺静脉和主动脉弓部的异常等。瓣膜病不是CT观察的重点,但是对于主动脉瓣周围、窦管交界处病变及主动脉瓣术前、术后复杂病变的诊断,如大动脉炎累及主动脉瓣、瓣周瘘等,CT有一定优势。

目前心脏CTA、CCTA临床应用中得到了广泛的推广,并且为临床工作提供了良好的诊断依据。存在的问题包括:患者的辐射损害较大;少数患者因运动伪影导致血管无法评价;血管壁较大;较长的钙化斑块及置入的金属内支架均可影响管腔狭窄程度判断,甚至使管腔被屏蔽而无法显示,评价冠状粥样硬化斑块稳定性方面存在一定局限。

(岳　然)

第三节　心脏MRI

【概述】

磁共振成像(MRI)是利用射频电磁波对置于磁场中的含有自旋不为零的原子核的物质进行激发,发生核磁共振(NMR),用感应线圈采集磁共振信号,按一定数学方法进行处理而建立的一种数字图像。

目前MRI被越来越多地运用于心血管疾病的诊断,可对心血管系统解剖形态、组织学特性、功能、血流灌注、心肌活性、心脏功能、斑块负荷等进行综合评价,并为心脏手术或介入治疗效果提供无创的随访资料。

心血管MRI因具有下列优势特点,而在心血管疾病的诊断中具有重要意义。首先,MRI的组织对比良好,能准确区分心脏的正常结构、肿瘤、脂肪浸润、组织变性、囊肿及积液;能够在任意方向进行容积资料采集并迅速获得三维图像;无创,无放射性;MRI区分心脏结构和血池时,不需要造影剂,所以避免了碘对比剂的过敏和毒性反应;有较高的时间和空间分辨率;能够准确、实时地显示心血管解剖形态、功能、血流灌注,并测定心肌活性,对心血管系统功能进行全面评价;充分抑制搏动伪影,获得极高分辨率的清晰稳定图像;快速成像序列可以在一次屏气过程中完成全部图像采集,有效消除了呼吸伪影的干扰。心脏MRI成像需要某种形式的生理性门控技术。目前在心脏MRI中使用的主要技术包括MRI门控、多层技术、电影MRI和快速梯度回波成像技术。

【心脏MRI的临床应用】

心脏MRI在临床上应用主要用于显示病理解剖。近年来,多种心脏MRI技术的结合,能对心血管系统解剖形态、组织学特性、血流灌注、心肌活性、心脏功能等进行综合评价。准确显示解剖异常的心脏疾病,如复杂性先天性心脏病、心包疾病、胸主动脉病变。

(一)在缺血性心脏病的临床应用

心脏MRI(CMR)的临床适应证:①静息时患者ECG异常,不能耐受运动平板试验;②介入治疗前明确冠状动脉的大血管及其分支情况;③介入治疗术前心脏室壁运动情况,评价其收缩功能。小剂量多巴酚丁胺负荷试验可用于测定左室室壁运动,检测隐匿性冠心病,CMR网格标记技术可提高负荷试验的准确性,CMR频谱技术可识别早期心肌缺血。

MRI能够发现缺血区心肌的信号减低,延迟期成像无异常。梗死心肌室壁变薄,节段性室壁运动减弱、消失,心肌灌注首过成像显示灌注减低或缺损,延迟期成像显示梗死心肌呈明显高信号。急性梗死心肌信号强度增高,T2WI尤为明显。陈旧性梗死由于心肌纤维化,信号强度减弱,同样以T2WI为著。

(二)在非缺血性心脏病的临床应用

1.扩张型心肌病　电影MRI显示节段性或者全心室运动异常,左心室或双心室的心肌收缩功能普遍下降,收缩期室壁增厚率降低,EF值多在50%以下;心肌信号改变,在T1WI、T2WI表现为较均匀等信号。黑血序列、亮血序列及增强扫描可显示附壁血栓,在T2WI多成高信号。

2.肥厚型心肌病　MRI的表现:①左室心肌不均匀增厚,常常>15mm,主要累及前室间隔及左室前壁中部和基底部,肥厚心肌/左室后壁厚度≥1.5;②病变常伴有左室心腔缩小、左室流出道狭窄、左室舒张功能减低、二尖瓣关闭不全等;③晚期左室扩张,收缩功能降低。

3.限制型心肌病　MR1诊断要点:①双心房扩大,上下腔静脉及门静脉扩张;②单室或双室舒张功能受限,表现为舒张早期的狭窄的喷射影,心室舒张期血流峰值/心房舒张期血流峰值>2;③心室腔正常或略缩小,心室壁厚度正常,心室收缩功能正常或轻度减低。心房高度扩大和心室腔不大是原发性限制性心肌病的特点,心尖部闭塞伴心内膜条带状强化可能是心内膜下心肌纤维化的重要特征。目的除了显示心室舒张受限外,主要是鉴别限制型心肌病与缩窄性心包炎。缩窄性心包炎的心包厚度在横断面上测定>4mm。另外,由于异常舒张期室间隔运动是缩窄性心包炎常见的表现,所以应用电影MRI观察室间隔运动有助于两者的鉴别诊断,但MRI不能很好显示心包钙化。

4.致心律失常型右室发育不良　2%年MRI诊断标准主要条件:①右心室局部室壁运动消失或运动障碍或收缩不同步;②右室舒张末期容量与体表面积比值>10。

(三)在评价心功能的临床应用

CMR时间及空间分辨率高,在充血性心力衰竭患者的评估中发挥重要的作用,心脏多层短轴成像排除了超声测量的几何学假设,获得准确的心肌及心脏容量定量数据,准确的评估左、右心室的大小、形状和功能,识别淀粉样变性和心肌致密化不全等的特异形态。用对比成像测定血流速度,可进行舒张功能的评估。

(四)在心脏瓣膜病的临床应用

临床上,超声心动图在心脏瓣膜病的诊断上具有优势,然而在判断瓣膜反流的严重程度上的定量分析并不成功,只能大致评估,CMR通过测定电影MRI的信号流空和测定两心室的每搏输出量的差异等方法,能定量分析瓣膜的反流程度。此外,能精确显示心脏瓣膜的厚度及其开放、关闭功能、受累瓣口的大小、瓣膜的狭窄及关闭不全、赘生物等,同时可通过血流速度的三维成像观察血流动力学变化,用于介入或外科手术的术前评估和术后随访研究。

(五)在心包疾病和心脏肿瘤的临床应用

MRI能够准确显示心包的形态、厚度及心包腔积液,对缩窄性心包炎等心包病变有很高的诊断价值。CMR快速成像技术可从形态、功能、灌注等多方面的观察心脏、心包,确定心脏肿瘤的位置、大小、心腔内外浸润范围、与周围组织的关系、周围大血管,以及肺、纵隔的情况,为心脏肿瘤的诊断提供了又一有效而直观的方法。CMR对少数心脏肿瘤可做出定性诊断,如脂肪瘤、纤维瘤、黏液瘤等都具有特征性的信号改变,但是大多数心脏肿瘤的类型诊断难度较大,且肿瘤的良、恶性质在MRI信号上难以区分。

(六)在先天性心脏病的临床应用

在下列情况,需实施CMR检查:

1.超声心电图无法保证为临床提供足够清楚的诊断图像。

2.由于心室体积和射血分数是临床很重要的参数，因此当超声提供的数值模棱两可或模糊不清时，应使用 CMR 证实或修改超声测量值后才能进行临床决策。

3.下列情况 CMR 往往比超声心动图（UCG）更加有效，可以解决大部分 UCG 所不能解决的问题：①体、肺静脉，如肺静脉畸形引流或血管阻塞等；②右室容积和射血分数，如法洛四联症术后；③右室流出道疏通术、右室肺动脉外管道术后是否通畅，有无狭窄或瘤样形成等；④肺动脉瓣反流量；⑤通过测量主动脉和肺动脉干的血流，计算分流量；⑥主动脉瘤、夹层和主动脉缩窄；⑦体肺动脉侧支和动静脉畸形；⑧冠状动脉起源异常；通过对比剂延迟强化，定性和定量的测定左右室心肌纤维化的程度和范围。

（诸葛欣）

第四节　MR 血管成像

MR 血管成像（MRA）是一种完全无损伤性血管造影新技术。随着计算机技术的发展，软件功能的不断完善。二维、三维“梯度回波脉冲序列”、快速自旋回波序列以及“流动补偿”技术的相继投入使用，使得 MR 技术具备了显示血管形态和血流方向、测定血流速度和流量的能力。从 1990 年开始，血管 MRA 作为一种特殊技术在美国率先应用于临床。

一、MRA 所具有的优势特点

MRA 相对于其他的心血管影像学检查具有一些潜在的优势，主要包括：①CMR 无须电离辐射或者放射性核素或者碘造影剂而可获得图像，其非侵入性的特点减少了不必要的血管内损伤。无碘对比剂及电离辐射避免了许多相关的并发症。②CMR 能在身体任何平面位置获得影像，没有体型及体位的限制。③CMR是一种灵活的显像模式，能评估心血管解剖和功能的多种不同参数。CMR 能明确心血管解剖和结构以及组织组成特点。根据室壁运动或血流速度测量心肌功能，明确冠状动脉的开口及走形。④CMR 具有很高的立体与瞬时清晰度，可以区分正常心血管结构及异常心血管结构，测量左室或右室心肌厚度，僵硬度，或者组织灌注及心肌梗死的面积，具有高度的可重复性和灵敏性。而其缺点在于扫描时间长；涡流可引起散相位，局部信号降低；层面内血流部分被饱和，信号降低和丢失，小血管分支显示不佳。

二、MRA 的临床应用

1.冠状动脉 MRA　冠状动脉管径细小，末梢部直径仅为 3～7mm，选择性冠状动脉造影的分辨率为 0.3mm，而冠状动脉的空间分辨率为 1.9mm×1.9mm，所以目前冠状动脉 MRA 尚不能替代冠状动脉血管造影。冠状动脉 MRA 的主要临床应用指征：①显示冠状动脉狭窄；②评价冠状动脉畸形；③评价闭塞的冠状动脉开放状态；④评价冠状动脉搭桥移植血管的开闭状态。

冠状动脉狭窄的表现为冠状动脉狭窄所引起的血管内涡流的形成，使该区域表现为低信号，同时，血管狭窄或闭塞后末梢血流的明显减弱，将表现为血流信号的明显狭窄或突然消失。国外研究表明冠状动脉 MRA 确定冠状动脉主要分支明显狭窄具有高度的准确性，其敏感性和特异性优于放射性核素显像，当然也存在一定比例的假阴性和假阳性。

常规选择性冠状动脉造影对异常冠状动脉的显示有时并不理想，主肺动脉之间的异常冠状动脉的近侧部分往往难以显示。三维冠状动脉 MRA 能够对冠状动脉进行三维图像采集，并通过容积重建对血流和血管的解剖进行三维显示，发现 MRA 对异常冠状动脉近段的显示具有重要的意义。

2.颈动脉 MRA　MRA 最常用于颈动脉分叉部病变的检查，因为颈部血管血流量大，没有呼吸等移动伪影的干扰，图像质量好，并可获得颈动脉起始部至虹吸段的造影图。立体旋转图像多角度观察可消除血管相互重叠的影响，使病灶显示更加清楚。MRA 还可用特殊的预饱和方法除去颈动脉的影响而仅显示颈静脉，从而可以了解肿瘤侵犯、压迫静脉的情况。

3.颅内血管 MRA　适应证：怀疑蛛网膜下隙出血或自发性脑内血肿应行脑血管造影或核 MRA，顽固性癫痫及头痛也要考虑有颅内动、静脉畸形，颅内动脉瘤的可能性而行脑血管造影或 MRA。

由于 MRA 在显示颅内动脉瘤的瘤体及载瘤动脉具有无创、安全、清晰、敏感性高的优点，目前认为 MRA 是颅内动脉瘤的首选诊断方法。但是 MRA 的不足之处在于依靠血流流空效应，对血液涡流的血管病变有夸大作用，慢血流及复杂血流显示不清，有时很难显示小动脉瘤。MRA 以无损伤性、适应证广泛而日益受到重视，开发 MRA 新技术成为当今热点。MRA 可准确做出巨大型动脉瘤的诊断和鉴别诊断。MRA 图像上表现为颅内动脉管腔局限性膨大，可呈囊状、梭形或浆果状。当瘤内有血栓形成时，可表现为动脉瘤内充盈缺损，结合原始图像及常规扫描不难诊断。三维重建可以多角度、多方位对动脉瘤及其载瘤动脉进行观察，与数字减影血管造影(DSA)二维图像相比，对动脉瘤细节的显示更有优势。对于有血栓性动脉瘤，MRA 结合原始图像及 MRI 在显示瘤腔的大小、形态、血栓情况明显优于 DSA。MRA 对动脉瘤漏诊主要原因有动脉瘤小(直径＜3mm)、不常见部位、血管重叠、载瘤动脉痉挛、动脉瘤破裂出血、瘤腔内完全充满血栓等。根据以上情况结合 MRI，可以提高 MRA 的术前确诊率。同时注意采用多薄块法减少饱和效应，薄切层和高矩阵提高分辨率，以增加小动脉瘤的检出。假阳性最常见部位是前交通动脉，其次为大脑中动脉、基底动脉和后交通动脉，采用靶区重建技术可以改善扭曲血管和重叠血管的显示，减少动脉瘤的漏诊和误诊。

4.胸部血管 MRA　胸部的呼吸运动及心脏搏动等移动伪影使常规 MRA 检查受到影响，普通肺血管 MRA 图像质量不高。使用心电门控 MRA 电影技术结合 MR 所固有的断层图像，可动态观察并测量心脏各房室的收缩功能，观察瓣膜开放情况，直接显示心脏内肿块大小，甚至可发现梗死后心肌信号的异常改变。但由于图像质量欠佳，临床应用受到一定限制。采用超短重复时间和回波时间技术缩短成像时间，可显示肺动脉第三级分支，在诊断肺动脉栓塞上具有优势。

5.腹部血管 MRA　目前腹部血管 MRA 主要对肾动脉狭窄有着重要的诊断意义。在肾动脉 MRA 的检查过程中发现能比较清楚的显示近段肾动脉狭窄，但对远段显示欠清，狭窄区伪影造成对狭窄病变的判断偏重，对需要做肾脏移植的肾衰竭患者，MRA 是唯一能较清楚显示肾血供的手段。通过“血团追踪”技术，可观察门脉血流方向、流速及脾肾静脉搭桥术后血流是否通畅。在下腔静脉及髂静脉血栓性病变的诊断上，MRA 也有一定意义。多层面和矢状面血管断层图可显示管腔内病变。

6.四肢血管 MRA　以往 MRA 对四肢动脉系统的研究较少，一般认为膝、肘以上 MRA 尚有诊断意义，而膝、肘以下由于血管腔细小，分支多，血流慢，血管成像质量低，限制了 MRA 在这一区域的应用。

7.CMR 的安全性问题　美国 2%年《心血管核磁共振专家共识》中指出目前 CMR 的安全性较高，但也存在一定的风险，《共识》将其来源分为三大类。

(1)MR 扫描室内金属物体飞射：在进行 MR 检查时，由于磁场一直存在，带有磁性的金属物体会被吸入磁体。有可能对室内人员造成伤害。所以 MR 室外应该设有明显标志，禁止带入金属物体。

(2)关于体内植入设备 CMR 检查的安全性问题：有几个方面的因素：CMR 扫描仪的静磁场很强大，对于铁磁性的物体可能会造成移位，完全用非磁性材料制作的植入物，N300 系列不锈钢、钛合金、镍钛合金，由于没有电子元件或磁性物质，可以在植入后立即进行 CMR 检查。对于具有弱磁性的物体，CMR 安全性还没有完全确立，如果植入后立即扫描，CMR 有可能造成这些植入物的移位，但对于固定良好的植入物，一般不会产生移位，如心脏人工瓣膜，其受到的心脏搏动及血流冲击的力量，远大于 CMR 对这种弱磁性物体的作用力。一般而言，对于具有弱磁性的植入物，如果确实需要 CMR 检查，可等待一段时间后，如植入 6 周以后再考虑 CMR 检查。对于冠状动脉支架、主动脉支架、心脏起搏器、下腔静脉滤器、心内植入物、血流动力支撑装置等 CMR 检查安全性问题，如非磁性的冠状动脉支架，进行 CMR 检查通常是安全的，但不建议在 3.0T 场强下扫描，另外，对于药物洗脱支架，其 CMR 安全性问题仍有待商榷，又如心脏起搏器和主动脉气囊反搏器，由于含有复杂的电磁元件，是 CMR 检查的禁忌证。关于体内植入物的安全性问题，由于植入物种类繁多，其发展变化也较块，对于某一具体的植入物设备，特别是遇到不熟悉的植入物时，在进行 CMR 检查前，需要从该物品的包装说明书或 CMR 安全网站或手册中查询，以确定安全性的问题。

(3)MRI 钆对比剂常用于 CMR 检查：包括灌注、延迟增强、肿瘤增强成像扫描。关于钆剂的安全性，除了变态反应外，还可以引起肾源性系统性纤维化，引起急性肾衰竭，甚至严重的肾衰竭，尚可累及胸膜、心包、肺、关节，以及斜纹肌(包括膈肌和心肌)。对于肾功能受损的患者，特别是对于老年患者、慢性肾病或慢性肾衰竭患者、肾移植患者，需慎重考虑进行 CMR 检查，对于严重肝脏疾病及肝移植相关的肝肾综合征的患者，也不建议增强 CMR 检查。

(牛燕运)

第五节 心脏放射性核素检查

心脏核医学是利用放射性核素或放射性核素标记药物来反映心脏的一些病理、生理、生化的改变，通过这些改变来诊断和治疗疾病。在心脏疾病，尤其是冠心病的诊疗中发挥重要作用，且具有无创伤性、形态与功能相结合、着重体现功能状态的特点。为心脏疾病患者，特别是冠心病的诊断、病变范围和程度估价、疗效监测及预后判断提供了可靠的无创性检查方法，并使活体研究人体心脏生理及代谢过程成为可能，为心血管疾病的病理、生理研究提供了新的手段。

主要包括心肌灌注显像、心肌代谢显像、急性心肌梗死显像、心脏神经受体显像、心血池显像及心室功能测定等。

一、心肌灌注显像

心肌灌注显像是通过单光子发射计算机断层成像术(SPECT)或正电子发射断层成像术(PET)等显像仪器，利用心肌血流灌注显像剂的示踪特性，获得在特定条件下的心肌血流灌注影像，以此了解心肌的供血和存活情况，达到诊断和鉴别诊断，以及预后和疗效观察的一种显像技术。心肌灌注显像是核心脏病学中最重要的检查方法，其最有价值的临床应用是与负荷试验相结合评价缺血性心脏病。

适应证：①胸痛综合征的病因诊断；②心肌缺血病变范围、程度及预后的估价；③心肌梗死的预后评价；④心脏病内科和外科治疗的疗效观察；⑤心脏疾患心脏相对储备功能评价。

(一)原理

正常或有功能的心肌细胞可选择性摄取某些碱性离子或核素标记化合物，其摄取量与该区域冠状动脉血流量呈正比，与局部心肌细胞的功能或活性密切相关。静脉注射该类显像剂后，正常或有功能的心肌显影。局部缺血或坏死心肌的摄取能力减低或丧失而表现为放射性减低区或“冷区”。心肌灌注显像图除了能准确反映心肌局部的血流情况外，心肌对显像剂的摄取也是反映心肌细胞存活和活性的重要标志。

（二）显像剂

1.单光子心肌灌注显像剂

（1）^{201}T1：由回旋加速器生产，物理半衰期73h，主要射线能量69～83keV。生物特性与K^+离子相近，静脉注射后能迅速被有功能的心肌细胞摄取。^{201}T1首次通过心肌的提取分数约85%，早期心肌摄取量与心肌的血流量呈正比。一旦^{201}T1进入心肌细胞，将连续不断地进行交换而透过细胞膜，这一过程与Na^+-K^+-ATP酶泵系统有关，心肌对^{201}T1的摄取也是有活性的心肌细胞存在完整的细胞膜的标志。^{201}T1在心肌细胞内有持续地再蓄积作用，并具有再分布的特性，即在静脉注射5～10min后正常心肌摄取达到高峰水平，其后^{201}T1通过弥散过程逐步清除，其清除速度与冠状动脉血流量呈正相关。因而正常部位^{201}T1清除快于冠状动脉狭窄部位，可表现为心肌缺血部位的放射性填充显像。^{201}T1显像的一个特点是一次静脉注射后能获得负荷和静息心肌血流灌注影像，以提供不同的生理病理资料。其中，负荷状态下注射即刻显像，反映负荷状态下心肌血流灌注情况；而2～24h的再分布或延迟影像代表钾池的分布，故反映心肌的活性。缺点是^{201}T1供应不方便，物理半衰期相对较长，了射线能量较低，影响下后壁心肌病灶的检测。

（2）^{99m}Tc标记化合物　主要有^{99m}Tc-MIBI、^{99m}Tc-tetrofosmin（p53）、^{99m}Tc-teboroxime、^{99m}Tc-N-NOET等。^{99m}Tc标记化合物发射140keV的r射线，物理半衰期为6h，与^{201}T1相比，^{99m}Tc标记心肌灌注显像剂具有合适的物理特性和较低的辐射吸收剂量，故允许给予较大的剂量，影像质量佳，可进行门控心肌断层显像，在了解心肌血流灌注的同时，可观察心室功能和局部室壁运动等。

^{99m}Tc-MIBI是目前最常用的心肌显像剂。^{99m}Tc-MIBI为脂溶性、正一价小分子化合物，静脉注射后首次通过心肌的摄取率约65%，主要通过扩散作用进入心肌细胞，并与细胞内小分子蛋白质结合滞留在细胞内，一般可稳定存在5h以上，因此心肌内无“再分布”，进行负荷和静息心肌血流灌注显像时需在这两种状态下两次注射^{99m}Tc-MIBI。^{99m}Tc-MIBI主要从胆道和肾排出，故胆囊显影明显，注射30min后进食脂肪餐可加速显像剂自胆囊排出，减少肝胆影对心肌显像的干扰。通常在注射后1～2h进行显像。

2.正电子心肌灌注显像剂　目前，正电子心肌灌注显像剂主要有^{82}Rb、^{13}N-NH_3和^{15}O-H_2O。

（三）显像方法

常用心肌灌注显像根据显像方法、所用仪器不同，分为平面显像与断层显像、负荷试验显像与静息显像及门电路显像、SPECT与PET显像几种类型。对于可疑有冠心病或心肌缺血患者，需常规进行负荷试验心肌灌注显像，以提高诊断的敏感性和特异性；门电路心肌灌注断层显像可同时获得心脏收缩功能参数；SPECT心肌灌注显像与PET心肌葡萄糖代谢显像结合，可灵敏而准确地评价心肌活性。

1.平面显像　静脉注射^{201}T1或^{99m}Tc-MIBI后，分别行前后位、左前斜位45°及左侧位显像，不同体位心肌影像可显示左心室的不同节段。

2.断层显像　静脉注射心肌灌注显像剂后，应用SPECT仪器进行断层采集，探头贴近胸壁从右前斜45°开始到左后斜45°顺时针旋转180°，每6°一幅，根据计数率高低，采集20～30秒/幅，采集结束后用心脏专门软件，按照心脏自身的长短轴方向重建3个方向的心肌断层影像，即短轴、水平长轴和垂直长轴断层影像。

3.门控心肌断层采集　心脏是快速运动的脏器，为观察其在心动周期中的动态变化过程，须提高采集的时间分辨率。而在其他采集条件固定不变的情况下，每帧图像的采集时间越短，图像的信息量就越难保证。此时可以利用心脏运动是周期性运动的特点。以心电图R波作为心动周期的起点，到下一个R波出现作为终点，将γ-R间期分成n段，通常一个心动周期分成16～64段，在每一时间段开始时刻以R波作为触发信号启动r相机，进行自动、连续等时的采集一个心动周期内的连续信息，并将收集和储存的每段信息，与前一个心动周期内的相应段信息叠加，可构成一个综合的心动周期的系列影像，这种采集方式称为多门电路采集。门控显像除可显示心肌灌注影像外，尚能观察室壁运动，得到众多心功能参数，并提高对病灶检测的灵敏度。

4.常用显像方案

(1)^{201}T1心肌灌注显像：通常先进行负荷显像(早期显像)，在负荷达预计值时注入^{201}T1，10min即刻显像，3～4h后进行静息显像，即再分布显像(延迟显像)。

(2)^{99m}Tc-MIBI心肌灌注显像：^{99m}Tc-MIBI在心肌内无再分布现象，所以负荷和静息显像时都要分别注射造影剂。

1)两日法：临床常用。一般先做负荷显像，当达到负荷标准时，静脉注射^{99m}Tc-MIBI555～740MBq(15～20mCi)，30min后进食脂肪餐，以促进肝胆系统内放射物的排泄，减少对下壁图像的干扰，1.5～2h后进行平面或断层显像。若负荷心肌灌注显像正常，可不做静息显像，否则第2天行静息像，显像剂的剂量、采集条件等不变。

2)同日法：先做静息显像。静息显像时，患者空腹静脉注射^{99m}Tc-MIBI259～370MBq(7～10mCi)，30min后进食脂肪餐，注药后1.5～2h进行心肌平面或断层显像。在静息显像后3h进行负荷显像。需再次静脉注射^{99m}Tc-MIBI，用量为555～740lVIBq(15～20mCi)。注射显像剂30min后再次进食脂肪餐，1.5～2h后行心肌平面或断层显像。

(四)心脏负荷试验

冠心病患者，由于冠状动脉的储备功能和侧支循环的形成，静息状态下心肌灌注显像可无异常表现，心脏功能及室壁运动正常。负荷试验时，冠状动脉狭窄区血流的增加明显少于正常冠状动脉供血区的心肌血流，致使该供血区表现为放射性减低区。

1.负荷试验的类型　①运动负荷：运动平板或踏车试验；②药物负荷：所用药物包括双嘧达莫(潘生丁)、腺苷、多巴酚丁胺。

2.负荷试验的适应证和禁忌证　①适应证：冠心病、心肌缺血的诊断及需要了解心脏储备功能者。②禁忌证：心脏功能严重受损、心力衰竭、近期心肌梗死(48h内)、不稳定型心绞痛、严重高血压：BP＞24kPa(180mmHg)、低血压：BP＜12kPa(90mmHg)、严重心律失常、急性心肌炎、心包炎、心内膜炎、严重肺部疾病。

双嘧达莫试验特别适用于不能运动或无法获得足够运动量的患者，如年老体弱、下肢骨关节疾病、间歇性跛行、截肢、神经与肌肉疾病，冠状动脉成形术或溶栓疗法等治疗后的疗效观察及预后估计。其相对禁忌证为支气管哮喘及对氨茶碱过敏者。

腺苷试验和多巴酚丁胺试验的适应证及禁忌证基本同双嘧达莫试验，应注意的是腺苷能抑制窦房结或房室结的传导，可能诱发一度至三度房室传导阻滞。因此，有病窦综合征或房室传导阻滞的患者不宜进行腺苷试验。而多巴酚丁胺试验还适用于哮喘、低血压患者。

3.负荷试验的方法和注意事项

(1)运动负荷试验检查前患者停服硝酸酯类扩血管药、β受体阻滞剂、茶碱类和钙拮抗剂2～3个半衰期，活动平板或踏车运动试验时，按运动量方案逐级增加运动量，直至达到其年龄预计的次极量级运动量的最大心率(195患者年龄)。

(2)药物负荷试验停服硝酸酯类扩管药、β受体阻滞剂、茶碱类和钙拮抗剂2～3个半衰期。检查当天用清淡饮食，忌饮含咖啡类饮料。双嘧达莫按0.56mg/kg的剂量静脉注射。在4min·内缓慢注完，即

0.14mg/(kg·min)。腺苷成人给药总剂量为0.84mg/kg，静脉泵0.14mg/(kg·min)匀速给药。多巴酚丁胺以首剂5μg/(kg·min)，每间隔3min增加5μg/(kg·min)达到30μg/(kg·min)或40μg/(kg·min)。双嘧达莫试验约有30%患者出现不同程度的不良反应，如面部潮红、头晕、头痛、心悸、气促、恶心等症状，大部分症状轻微，一般不需特殊处理，但其"盗血"作用(正常冠状动脉明显扩张，使狭窄冠状动脉部位的血流到达正常冠状动脉内)可导致部分患者心绞痛发作。若心绞痛症状严重，应立即静脉注射氨茶碱，常用剂量75～250mg加入25%葡萄糖溶液或生理盐水10ml内缓慢静脉注射，一旦症状缓解可停止。腺苷负荷试验的不良反应发生率很高(80%～90%)，但严重不良反应少见，腺苷半衰期短，作用迅速。一旦发生不良反应，只要停止输注，症状在1～2min内就会消失。多巴酚丁胺的正性肌力作用较强，患者容易出现心悸、胸闷、胸痛、头晕等不良反应，服用硝酸甘油可缓解。

(五)正常影像

1.平面影像　正常左心室心肌影像呈"U"字形或卵圆形，影像清晰，放射性分布大致均匀，中央为左心室腔里放射性空白区，心尖放射性分布稍稀疏。不同体位心肌影像可显示左心室的不同节段，前后位显示前侧壁、心尖和下壁；左前斜位45°显示前间壁、下壁、心尖和后侧壁；左侧位或左前斜位70°可显示前壁、心尖、下壁和后壁。

注：A.前后位；B.左前斜位45°；C.左侧位。

2.断层影像　按照心脏自身的长短轴方向重建3个方向的心肌断层影像，即短轴、水平长轴和垂直长轴断层影像。除心尖部和左心室基底部稍稀疏外，左心室各壁显影清晰，显像剂分布均匀。室间隔膜部因是纤维组织，呈稀疏、缺损区。右心室静息影像可不显影或隐约显影。

(1)短轴断层影像：垂直于心脏长轴从心尖到心脏基底部的依次断层影像，呈环状，中心空白区为左心腔。环状h部为前壁，下部为下壁，近基底部断面的下部为后壁，右侧为侧壁，左侧为间壁。侧壁的放射性密度略高于间壁，间壁近基底部为膜部，放射性明显减低。

(2)水平长轴断层影像：平行于心脏长轴由心肌膈面向上的依次断层影像，呈立位马蹄形，主要显示左室侧壁和间壁。间壁的放射性低于侧壁，基底膜部放射性明显减低，甚至缺如，使间壁长度短于侧壁。

(3)垂直长轴断层影像：垂直于短轴和水平长轴由间壁向左侧壁依次断层影像，呈横位马蹄形。主要显示左室前壁、下壁和后壁。前壁的放射性密度较高，下壁到后壁的放射性逐渐减低。

3.靶心图　是目前常用的心肌灌注断层显像的定量方法。在重建心肌短轴断层图像后，应用专用软件对其中一幅图像确定左心室腔中心点，由此向心室壁生成若干个扇区，计算每个扇区显像剂相对计数最大值，做出该扇区角度和该区计数最大值的散点函数分布图，即最大计数圆周剖面圈。每一短轴断面生成一个圆周剖面圈，按同心圆方式从心尖部至心底部排列，圆心为心尖部，外周为心基底部，上为前壁；下为下壁和后壁；左侧为前、后间壁；右侧为前、后侧壁，由此形成了左室展开后的全貌平面图。以不同颜色显示左心室各壁显像剂分布的相对百分计数值即为靶心图，也称原始靶心图。在分析断层心肌显像图时，靶心图是个比较客观的方法。

靶心图的作用如下：

(1)评价心肌血流灌注：客观、形象地评估正常、可逆性灌注缺损和固定性灌注缺损范围，并可定量测定病变心肌占左室心肌的百分率。通过比较负荷与静息显像靶心图、治疗前后显像靶心图，如将治疗前后、负荷与静息短轴断层影像同时显示在一个靶心图上，经相减处理，得到相减靶心图，由此可定量估计心肌缺血的部位、程度、范围或灌注改善的情况。

(2)直观了解受累血管及其分布范围：冠状动脉具有节段性供血的特点，而靶心图与冠状动脉供血区相匹配，通过分析靶心图上各节段心肌显像剂的摄取量，有助于明确责任(病变)血管之所在。

（六）异常影像

在平面心肌影像上某一节段出现放射性稀疏缺损区，或心肌断层影像在2个不同轴向断面和连续2个层面上，在相应节段出现放射性稀疏缺损区，可确定为异常影像。

1.可逆性放射性缺损　负荷试验显像呈放射性稀疏缺损，再分布或静息显像原缺损区消失或接近消失（填充），是心肌缺血的典型表现。

2.固定性放射性缺损　负荷试验显像和再分布或静息显像均呈放射性缺损，见于心肌梗死，但极严重心肌缺血也可有此表现。

3.部分可逆性放射性缺损　负荷试验显像呈放射性稀疏缺损，再分布或静息显像见原缺损区中心仍为放射性缺损，而周边则填充，见于心肌梗死伴缺血或严重心肌缺血。这类患者往往有可能再次发生心肌梗死，甚至引起猝死，是心脏事件发生概率最高者。

4.反向分布　负荷试验显像心肌放射性分布正常，再分布或静息显像呈放射性稀疏缺损，其临床意义目前仍无一致结论。常见于严重的冠状动脉狭窄、稳定型冠心病、X综合征及急性心肌梗死接受了溶栓治疗或经皮冠状动脉腔内成形术（PTCA）治疗的患者，也可见于个别正常人，一般情况下此种现象多为存活心肌。首先须除外显像剂所用剂量较低所致

5.花斑状分布　心肌放射性分布呈散在性，分布不均匀，放射性稀疏和正常相间呈花斑状与冠状动脉分布不一致，同时伴随心室腔扩大，心肌变薄，弥漫性室壁运动减弱等，多见于心肌病、心肌炎等。但需注意排除显像剂用量不足所致统计涨落的影响，并与极度心力衰竭相鉴别。

二、心肌代谢显像

心肌具有利用多种能量底物的能力，其中葡萄糖和脂肪酸是心肌细胞代谢的重要能量底物。生理条件下，心肌细胞所需的能量主要通过脂肪酸氧化来获取。心肌缺血情况下，由于局部氧供应量减少，脂肪酸氧化代谢受抑制，心肌细胞主要以葡萄糖的无糖酵解产生能量，以维持心肌细胞的完整性。脂肪酸代谢的绝对减少和葡萄糖代谢的相对增加成为心肌缺血的重要表现。将这些底物应用放射性核素进行标记，显像剂经静脉注射将被心肌细胞摄取，应用PET或SPECT仪器即可进行心肌代谢断层显像。氧和底物的供应水平与心肌灌注密切相关，几乎所有的心肌代谢研究都包括心肌灌注研究。

（一）葡萄糖代谢显像

^{18}F-FDG是当前最常用和最重要的葡萄糖代谢显像剂，是判断心肌细胞存活准确而灵敏的指标。心肌灌注缺损区或无功能心肌壁^{18}F-FDG摄取正常或增高时，提示心肌细胞存活；无FDG摄取则提示心肌坏死。

心肌灌注与葡萄糖代谢显像结合分析有3种情况：①血流与代谢显像均正常，提示无缺血改变；②血流灌注明显减低，而葡萄糖利用正常或相对增加，提示心肌缺血但存活；③心肌血流与葡萄糖代谢均明显减低，提示心肌瘢痕和不可逆性损伤。

（二）脂肪酸代谢显像

心肌脂肪酸代谢显像常用的显像剂为^{11}C-棕榈酸（^{11}C-^{11}C-PA）、^{123}I标记游离脂肪酸等。正常心脏禁食状态下和运动时，乳酸水平上升，乳酸作为心肌的主要能量来源。此时将放射性核素标记游离脂肪酸静脉注射后，能迅速被心肌细胞所摄取，参与心肌的脂肪酸代谢过程，左心室心肌^{11}C-PA摄取均匀。

冠状动脉狭窄＞70％时，心肌对^{11}C-PA的摄取减少，清除缓慢，可据此做出心肌缺血的诊断；心肌缺血时，脂肪酸和葡萄糖代谢显像的影像特征有较大差异，缺血区脂肪酸代谢显像呈局灶性缺损，而^{18}F-FDG

显像同一部位则显像剂摄取增高，表明物质代谢已由脂肪酸转变为葡萄糖代谢，同时也提示心肌存活。

三、心血池与心功能显像

心功能测定是影像学研究最广泛的领域，超声心动图、心室造影、门控心肌灌注显像、平衡法心血池显像均可进行心功能测定。目前临床常规核医学检查中在心功能测定上门控心肌灌注显像在心功能测定方面已取代心血池显像。但心血池显像法不同于上述其他方法，其心室容积测定是基于血池放射性计数的变化而不是对容积假设，因此不受心室位置及几何形状的影响。

（一）平衡法心血池显像原理

静脉内注入心血池显像剂如^{99m}Tc标记红细胞或人血清蛋白后10～20min，该显像剂在血循环内达到平衡，此时，以患者心电图R波作为打开SPECT或r照相机采集门的触发信号，按设定的时间间隔自动、连续等时地采集并储存每一时间段的信息，通常每一个心动周期设定16～32个时间段，采集几百个心动周期的数据获得满意的图像质量后，分别将各段采得的放射性计数进行叠加，形成16～32帧图像，包括从舒张末期（ED）到收缩末期（ES）再到舒张末期等过程的系列影像，将此系列影像以心动电影方式进行重放观察心脏局部室壁运动情况，圈定左心室的ROI，即可得到左心室的时间-放射性曲线或称左室容积曲线。根据此曲线可计算左心室几十个功能参数。也可行运动或药物负荷试验，方法类似于心肌灌注显像。

（二）影像分析和正常、异常所见

1.*局部室壁运动*　分析正常室壁运动的特点是各个节段协调均匀地向心收缩和向外舒张，静息状态下心室轴缩短率＞25％。弥漫性室壁运动低下是扩张性心肌病和各种原因所致心力衰竭的表现。局部室壁运动异常，特别是负荷试验后异常是诊断冠心病的重要依据。局部室壁运动分为正常、运动低下、无运动和反向运动4种类型。反向运动指正常心肌收缩时病变部位反向外扩张，正常心肌的舒张早期，病变部位反而有向心回缩之势。这表明病变部位心肌已失去主动收缩舒张的功能，而只是靠心室内压力变化的影响被动运动，是心肌梗死室壁瘤形成的特征。

2.*心室容积曲线分析*　根据左前斜45°心血池系列影像，用计算机ROI技术可生成左、右心室心动周期的时间-放射性曲线。由于心室内的放射性计数与心室的血容量成正比，因此，此曲线实为心室容积曲线，根据此曲线可以计算出多个心功能参数。曲线在时相上分为射血期和充盈期。曲线最高点反映舒张末容积（EDV），曲线最低点代表收缩末容积（ESV）。最常用的收缩功能参数是射血分数（EF），即心脏每搏量（SV）占心脏舒张末容积的百分数：

$$EF(\%)=SV/EDV\times100\%=\frac{\text{室舒张末期计数}-\text{收缩末期计数}}{\text{心室舒张末期计数}-\text{本底}}\times100\%$$

世界卫生组织（WHO）推荐EF正常值如下：静息状态下左室射血分数（LVEF）＞50％，右室射血分数（RVEF）＞40％。运动负荷试验绝对值比静息状态值上升5％以上。

其他收缩功能参数包括前1/3射血率（1/3ER）、前1/3射血分数（1/3EF）和高峰射血率（PER）等。

将心室影像分成若干扇区，可以计算出每一区的局部EF，临床价值较整体EF为佳。

目前，心肌舒张功能日益受到重视，研究表明，心肌缺血往往首先引起心肌顺应性降低，使充盈率下降，而此时心肌收缩功能不一定减低，因此测定心肌舒张功能有助于早期诊断冠心病和其他心肌疾病。最常用的舒张功能参数是高峰充盈率（PFR）和1/3充盈率（1/3FR）。PFR是心室充盈期的最大容量变化速率，单位是EDV/s。1/3FR是前1/3充盈期盼平均充盈率，因避免了舒张期内可能出现的心房收缩的干扰，它比PFR更为可靠而灵敏。

四、冠心病的科学诊断及临床心脏核医学进展

冠心病最实质的内容是心肌缺血。心肌缺血后，由于缺血发生的速度、范围、程度及其侧支循环建立的不同，可能出现3种不同的结局：①心肌坏死，病变冠状动脉的血流即使恢复，心功能也无法改善，即不可逆性心肌损害；②心肌冬眠，是指由于长期冠状动脉低灌注状态，局部心肌通过自身的调节反应降低细胞代谢和收缩功能，减少能量消耗，以保持心肌细胞的存活，当血运重建治疗后，心肌灌注和室壁运动功能可完全或部分恢复正常；③心肌顿抑，指心肌在短暂的(2～20min)急性缺血再灌注后，心肌细胞虽未发生坏死，但已发生了结构、功能及代谢的变化，心肌得到有效的血流再灌注后，心功能恢复的时间取决于缺血的时间和冠状动脉储备功能。PTCA和冠状动脉搭桥术(CABG)等冠状动脉再通术已广泛应用于临床，准确鉴别坏死与冬眠或顿抑心肌，对选择再血管化治疗的适应证、估测疗效和预后判断具有重要价值。

影像学检查应用于冠心病涉及3个层面：①诊断冠心病；②冠心病危险分层、指导治疗决策；③治疗及预后评估，预测再发心脏事件。

心脏放射性核素显像可以评价冠心病心肌血流灌注、心肌细胞活性和功能及心功能状况。核素心肌灌注显像是美国最常用的冠心病诊断处理技术，^{201}T1或^{99m}Tc-MIRI心肌灌注断层显像为目前首选的方法，可以获得心脏全层多断面的图像，门控核素心肌灌注显像(G-MPI)在判断心肌血流灌注的同时能够测定左室功能。美国心脏病学会(ACC)、美国心脏协会(AHA)、美国核心脏病学会(ASNC)的相关指南推荐下列情况首选核素心肌灌注显像：可疑或轻中度冠状动脉病变患者确定冠心病诊断、危险分层及预后评估；冠状动脉临界病变(25%～70%)，评价其功能意义，诊断和指导治疗。心肌代谢显像，尤其是葡萄糖代谢显像可准确判断心肌细胞的代谢状态与存活性，是目前评价心肌活力最为可靠的无创性检查方法。

冠状动脉造影可以显示冠状动脉的解剖、冠状动脉病变的范围及程度。以往把冠状动脉造影发现冠状动脉主干或其主要分支直径狭窄≥50%作为诊断冠心病的“金标准”.把狭窄达到70%以上作为冠状动脉介入治疗术的指征，现在这种观点已被部分修正。多项大规模临床研究表明，对于症状稳定的冠心病患者，即使其有一处或多处超过70%的严重冠状动脉狭窄或严重心肌缺血，药物治疗加冠状动脉介入治疗术并不比单纯的药物治疗使患者获得更好的预后；相反，加用冠状动脉介入治疗术反而会增加患者非致死性心肌梗死的风险。不宜将冠状动脉造影作为“筛选”冠心病的手段。对于临床可疑或轻中度冠心病患者，须先行核素心肌灌注显像，将其作为冠状动脉造影的“把门人”，可提高冠状动脉造影的阻阳率，有助于制定合理的治疗方案。

近年来，冠状动脉CT血管造影(CTCA)作为无创性诊断冠心病的一种新方法发展较快，能够显示冠状动脉的狭窄程度、动脉粥样硬化斑块的性质(稳定性斑块、不稳定性斑块)，对冠状动脉肌桥、冠状动脉起源异常的判断敏感，对冠状动脉搭桥术后评价有较高的价值。对<2mm管径的冠状动脉节段的细小分支难以准确评价，闭塞段短时易误诊为重度狭窄，出现弥漫性钙化斑块的冠状动脉，CTCA无法准确判断其狭窄程度。CTCA仅反映冠状动脉的解剖结构，无法评价相应供血区心肌血流灌注状态。

超声心动图是心脏检查常用的技术，它可以实时动态观察心脏结构、血流的改变，很方便地进行心功能测定，简便、无创。但常规超声无法早期诊断冠心病，如果冠状动脉狭窄程度不严重，没有引起心脏运动障碍或者结构改变时，超声结果则正常。如果冠心病严重到一定程度，心肌缺血损害会造成心脏结构间异常交通，如室间隔穿孔；血流朝与正常相反的方向流动，如瓣膜反流，或者心肌缺血变薄、心脏变大、心脏运动失常等改变，则很容易在超声心动图上反映出来。

SPECT在冠心病的诊断中最大缺陷是缺乏解剖学信息，不能显示心肌缺血区域供血冠状动脉的病变

情况，膈肌对下后壁的衰减产生伪影、左束支传导阻滞出现室间隔稀疏等产生假阳性，三支冠状动脉均衡性病变产生假阴性等，SPECT/CT 仪器的问世将心肌血流灌注影像与冠状动脉影像有机结合，一次检查就可同时得到核素心肌灌注与 CTCA 的信息，达到解剖与功能显像的融合。SPECT/CT 能够诊断冠心病，确定功能相关病变冠状动脉，确定钙化冠状动脉的功能状况。近年来介入治疗和血运重建术的广泛开展，对其疗效评价越发显得重要，SPECT/CT 不仅显示支架的位置及形态学特征、冠状动脉搭桥术后桥血管开通和闭塞情况，同时能显示其支配的心肌区域有无心肌缺血的功能变化。

PET/CT 心肌显像：^{18}F-FDGPET 心肌代谢显像是诊断心肌存活的"金标准"，通过综合判断代谢和灌注显像可以了解心肌存活的状态。PET/CT 将心脏冠状动脉血管的解剖三维图像和心肌功能图像融合得到 PET/CT 心脏融合图像，很容易确定灌注或代谢异常的供血血管位置及血管内软斑块、钙化的分布情况，为临床提供更加丰富的诊断依据。

SPECT/CT、PET/CT 在心血管领域具有广阔的应用前景。

（栾艳霞）

第六节　超声心动图

一、成像技术和临床应用

超声心动图是利用高分辨力超声显示心脏、大血管及血流的一种影像技术，自 1954 年瑞典学者 Edler 首先把超声心动图应用于临床以来，随着超声诊断技术的不断进步，目前已经成为无创性诊断心血管疾病的重要手段之一。临床常用的超声心动图检测技术包括经胸超声心动图和经食管超声心动图。

（一）经胸超声心动图

经胸超声心动图检查是临床上应用最广泛的超声心动图检查技术。一般包括 M 型超声、二维超声、频谱多普勒和彩色多普勒等技术。

1.*M 型超声心动图*　由瑞典学者 Edler 于 1954 年提出。M 型超声心动图不能直观显示心血管结构及其空间位置关系，但时相分辨力极高，能区分心脏结构活动时相的微小差异。M 型超声心动图的曲线，其 X 轴与 y 轴分别代表时间和距离，因此曲线的运动轨迹及其斜率能准确了解室壁与瓣膜的运动情况和速度；实时测量心腔容量；可显示瓣叶高速颤动；并可与心电图、心音图及心内压力曲线同步显示，在探讨心音产生机制方面有重要作用；可探测血液的反流与分流等。因此，M 型超声心动图在许多方面仍不可能完全被二维超声及其他超声技术所替代，可为临床诊断治疗提供确切、可靠、完整的资料。

2.*二维超声心动图（2-DE）*　二维超声心动图是在 M 型超声心动图的基础上发展起来的超声显像技术，亦称辉度调制型超声心动图，能清晰、直观、实时显示心脏大血管断面的解剖结构、空间关系及其功能状态，故又称为切面超声心动图，简称二维超声。二维超声心动图现已成为超声心动图中最主要的检查方法之一，是超声心动图检查的基础，二维超声心动图检查心脏时，基本上用三个相互垂直的平面，分别命名为长轴切面、短轴切面与四腔心切面。通过不同切面的探查可以对心脏各个房室腔的大小、室壁的厚薄、心肌的收缩及舒张功能、瓣膜的功能及心包疾病进行方便、准确的评估，并且可以重复多次检查。

3.*多普勒超声心动图（DE）*　多普勒超声心动图是根据多普勒效应，将在心腔和血管中流动的血流以频谱的形式反映出来，检测血流的时相、方向、流速和血流性质。频谱在基线上方，表示血流朝向探头；在基线下方，则表示血流背离探头。主要有脉冲多普勒(PW)和连续多普勒(CW)两种形式。PW 可作精确定位，CW 可测高速血流，结合心电图可判断血流出现在收缩期还是舒张期。流速异常增高往往提示瓣膜狭窄、反流或分流性疾病。各瓣口血流速度的正常值参见表 6-1。

4.彩色多普勒血流显像(CDFI) 彩色多普勒血流显像分析包括：明确图像切面，判断有无结构异常；定性判断正常和异常血流区域；异常血流的时相、部位；根据颜色判断血流方向、形式、速度；测定异常血流。结合脉冲多普勒和连续多普勒估计血流量等，可为心脏瓣膜的狭窄、反流及心血管内分流等病变提供可靠的诊断信息。

表 2-6-1 多普勒超声测定各瓣口血流速度的正常值(m/s)

部位	儿童	成人
二尖瓣瓣口	1.0(0.8～1.3)	0.9(0.6～1.3)
三尖瓣瓣口	0.6(0.5～0.8)	0.5(0.3～0.7)
肺动脉瓣口	0.9(0.7～1.1)0.75(0.6～0.9)	
主动脉瓣口	1.5(1.2～1.8)	1.35(1.0～1.7)

(二)经食管超声心动图

经胸超声心动图现已成为直观地显示心脏解剖结构和血流动力学改变、诊断心血管疾病的一项不可缺少的常规临床检查方法。但有部分患者由于肥胖、慢性阻塞性肺疾病、胸廓畸形等原因，导致 TTE 探查的图像显示不清晰，质量欠佳，常常不能满足临床诊断的需要。为此人们发展了经食管超声心动图(TEE)。TEE 是将超声探头放置于食管内或胃内适当部位，从心脏的后方或下后方进行超声心动图检查。1971 年 Side 等首次采用 TEE，目前 TEE 探头的制作工艺水平不断提高，探头体积逐渐减小，导管直径也减少，其柔韧性和调控性增加，如今多平面超声心动图食管探头(0°～180°任意可调)已经广泛应用于临床，逐步成为一项成熟的临床检查技术。

1.TEE 的适应证及禁忌证 TEE 常用于经胸超声检查显像困难或显示有关结构不够满意，难以明确诊断的各种心脏大血管疾病患者。适应证主要有：二尖瓣、三尖瓣和主动脉瓣的病变情况；人工瓣膜置换后的功能评价；感染性心内膜炎；主动脉病变；冠状动脉起源、走行及管腔异常；部分先天性心脏病的诊断和鉴别诊断；心腔内占位性病变；围术期的监测；某些食管或纵隔的肿瘤。同时，TEE 为一项侵入性检查，可能给患者带来一些不适或者损伤，其主要禁忌证包括：严重心律失常者；严重心力衰竭或血压过高者；体质极度虚弱、持续高热不退不能耐受检查者；食管、胃部病变，如溃疡、静脉曲张等；冠心病心绞痛发作频繁或心肌梗死急性期；癫痫；严重颈椎或脊椎畸形；麻醉药物过敏；咽部急性炎症；巨大降主动脉瘤；凝血功能异常、严重传染病、精神障碍不能配合检查者。

2.TEE 检查的优缺点及安全性 TEE 的优点主要是对肺气肿、肥胖、胸廓畸形的患者可获得经胸壁检查难以比拟的清晰图像，对于左心房、房间隔、肺静脉及降主动脉等结构显示更清晰，尤其 TEE 检查时，房间隔与声束垂直且在近场，无回声失落现象，可准确观察房间隔有无异常。此外，心脏直视手术中进行 TEE 监护减少手术失误，并且对手术操作无任何干扰。

TEE 属于半介入性或微创性检查，在检查过程中有一定痛苦和有一定比率的并发症和死亡率。少数患者因禁忌证不能进行检查。少数患者由于恶心等检查反应较重不能坚持完成检查或因紧张/恐惧而拒绝接受检查。此外，食管上段与心脏之间有气管相隔，使位于气管前侧的升主动脉上段、主动脉弓近段等结构难以显示，形成所谓的检查盲区。TEE 对于声束远场的病变，如三尖瓣、右心室流出道、肺动脉瓣等结构的局部病变显示有时较差。目前使用的探头尽管较前有改进，但直径还是偏粗，管体偏僵硬，插管时引起的局部刺激性较大。特别是因小儿探头体积仍相对较大，致使检查对象受到年龄和体重的限制。TEE探头和检查费用较TTE昂贵，检查条件较TTE要求高，这些在一定程度上影响了此项检查的普及。

TEE检查一般相对较安全，检查时患者常有恶心、呕吐等不适反应，但由于检查者多为心脏病患者，极个别患者可能会出现麻醉剂过敏、严重心律失常(如室性心动过速、心室纤颤等)、食管出血或穿孔、心肌梗死、急性心力衰竭甚至死亡等严重并发症，存在一定的潜在风险。因此检查前应对患者病情作详细了解，严格掌握适应证。

3.TEE检查方法 TEE检查前应先明确检查的目的，有针对性地进行，避免长时间检查增加患者的痛苦及不适。检查时根据患者的病变性质、部位及一般状况，先将食管超声探头插入胃底，然后逐渐回撤，依次在胃底、胃-食管交界处，食管下段、中段、食管中上段和食管上段6个水平探查不同深度的心脏和大血管的解剖结构和血流信息。晶片从0°到180°的

TEE可显示主动脉及主动脉瓣病变的部位、形态、瓣叶的数量、有无钙化、有无赘生物形成及关闭不全，还可以评估主动脉瓣的功能，甚至可探查主动脉夹层动脉瘤的破口部位、大小、数目、真腔及假腔的大小、假腔内是否有血栓形成等，并可探查降主动脉的全貌。

TEE对于房间隔缺损的诊治具有指导作用。TEE的二心房切面显示左心房、右心房的大小；房间隔的轮廓、走向、连续性，对于房间隔缺损的大小、数目、形态，及周边残留组织的长度和支撑力的评估、血流分流的方向和范围等，对于房间隔缺损能否进行介入性封堵治疗的决策必不可少，同时在介入性封堵治疗的过程中可全程引导及监测手术过程，经TEE判断无房水平的分流且与房室瓣、主动脉瓣关系良好后可结束介入治疗，术后可行随访复查。

TEE对于人工二尖瓣功能的评估优于经胸超声，可探查人工瓣膜有无异常附着物，如血栓、赘生物等，结合彩色多普勒可以探查瓣周有无异常血流，有助于对瓣周脓肿、血肿、瓣周漏进行诊断。TEE对于人工主动脉瓣的探查较经胸心脏超声探查并不具有明显优势。

(三)负荷超声心动图

正常心脏可通过冠状动脉扩张，使冠状动脉血流量从正常的300ml/min增加到2000ml/min，以满足心肌氧耗量增加时的需求，这就是冠状动脉的储备能力。许多冠心病患者由于冠状动脉硬化，导致冠状动脉的储备能力显著下降，但静息状态下仍能维持心肌供血需求，无心肌缺血发作的表现。为了检测冠状动脉循环的储备能力，通常可通过增加心脏负荷的方法诱发心肌缺血，包括心电图负荷试验、超声心动图负荷试验和核素负荷试验。超声心动图负荷试验就是将各种负荷试验方法与超声心动图检查相结合而成。目前应用最广的是通过二维超声观察负荷状态下节段性室壁运动的改变来了解节段性收缩功能指标和左心室整体收缩功能指标的变化，是一项具有较高敏感性和特异性的方法。临床上依据负荷方法分为3类：动态超声心动图负荷试验、药物超声心动图负荷试验和其他超声心动图负荷试验。

1.*动态超声心动图负荷试验* 动态超声心动图负荷试验包括不同体位的踏车运动负荷试验及活动平板负荷试验。比较运动前后各切面的室壁运动及心肌增厚情况，以检出运动后新出现的两个或两个以上相邻的节段性室壁运动异常或原有的两个或两个以上相邻节段性室壁运动异常进一步恶化，作为检出心肌缺血的阳性判定标准。

2.*药物超声心动图负荷试验* 药物超声心动图负荷试验主要用多巴酚丁胺(DSE)、双嘧达莫和腺苷等药物，其他如异丙肾上腺素、阿布他明等也有应用。通过比较不同负荷状态下的节段性室壁运动，可将室壁运动对负荷试验的反应分为下述五大类：①室壁运动增强，此为负荷试验的正常反应；②负荷引起的原有异常的节段性室壁运动异常加重或出现新的节段性室壁运动异常，此为负荷诱发心肌缺血的有力证据；

③持续改善，静息时室壁运动异常，随着负荷量的增加，节段性室壁运动逐步改善，此为存活心肌判定的指标；④检出负荷早期室壁运动改善，随着负荷量的增加，节段性室壁运动逐步恶化，即呈现双相反应，作为检测存活心肌的标准；⑤持续固定（即负荷前后）的节段性室壁运动异常，是心肌坏死的表现。

3.其他超声心动图负荷试验 其他包括冷加压负荷试验、等长握力试验、经食管心房调搏负荷试验以及在心肌声学造影（MCE）基础上发展起来的多巴酚丁胺负荷心肌声学显像（DSE-MCE）等。DSE-MCE 是将心脏声学造影剂经外周静脉注入，通过肺循环，使心腔显影，勾画出完整的心内膜轮廓，因此对室壁运动的判断更容易、更准确。同时由于造影剂的微泡足够小，能使心肌内微血管显影.可进一步判断心肌的血流灌注。实时 DSE-MCE 是近几年发展起来的无创性评估冠心病心肌血流灌注的新技术，可以获得药物负荷试验时清晰的左心室内膜边界和较好的心肌灌注图像。

此外，经食管超声心动图（TEE）负荷试验也是近年来开展的新技术。TEE 负荷试验的检查方法、给药种类（主要应用药物为多巴酚丁胺及腺苷）及给药方法同常规 TEE。该技术克服了 TTE 运动试验中过度呼吸及胸壁运动的影响，提高了成功率及图像质量，在整个试验过程中可连续获得高质量图像，其敏感性高于 TTE 运动试验，同时避免了较长时间的心肌缺血，减少了一些副反应的发生。但 TEE 为半创伤性方法，患者有一定不适，TEE 检查虽可反映三支血管的供血区，但左心室心尖及基底部有异常时可被漏诊，不能观察到冠状动脉的全貌，因此不能做定量分析。

以上各种负荷试验中，应用最多的是药物负荷中的 DSE 及动态负荷中的踏车运动负荷，而 DSE-MCE 方法在临床上具有广阔的发展应用前景。其他如冷加压负荷试验、等长握力负荷试验及 TEE 负荷试验等临床上已较少使用。

（四）心脏超声造影

心脏超声造影又称"心脏声学造影"，即在进行超声心动图检查时经血管注入声学造影剂，通过声学造影剂可显示血流状态、判断心腔内有无分流与反流，对确定解剖结构及测量心脏内腔大小有一定的价值，是一种研究心脏疾病的非损伤性检查技术。根据研究部位不同，分为右心声学造影、左心声学造影和心肌声学造影。

1.右心声学造影 右心声学造影是经心导管或周围静脉注入右心声学造影剂，到达右心腔后显影。常用的造影剂为二氧化碳微气泡，可由维生素 C 和碳酸氢钠以 1∶2 容量混合后产生，也可采用双氧水。造影剂从周围静脉注射后，正常显影是以腔静脉-右心房-右心室-肺动脉的顺序进行显示，由于造影剂不能通过肺毛细血管，左心系统应无造影剂气泡回声的显影。临床主要应用于检测右心腔内结构有无异常，如有无右心憩室、右心占位等。一些先天性心脏病，如卵圆孔未闭、房间隔或室间隔缺损、动脉导管未闭，如存在右向左分流，则可在右心显影后三个心动周期内探及造影剂从不同水平分流至左心系统；如果为左向右分流，则在右心系统见到负性显影区。肺动静脉瘘患者在右心显影 4 个心动周期后左心房才显影。永存左上腔静脉者从左肘静脉注射造影剂可见左上腔静脉先显影，然后根据显影顺序，可以判断左上腔静脉引流的部位。

2.左心声学造影 左心声学造影是经心导管或周围静脉注入左心声学造影剂，达到左心腔或心肌显影的目的，分为左心室声学造影和心肌声学造影。常用的造影剂为 Optision 和 SonoVue（声诺维）。左心室声学造影主要用于观察左心系统的形态结构、室壁厚度和运动、瓣膜的反流以及有无左向右分流。

3.心肌声学造影 心肌声学造影是左心声学造影的研究重点，是将含有超声微泡的造影剂直接经冠状动脉注入冠状动脉循环或经周围静脉注入，通过肺循环后抵达冠状动脉循环。当微泡通过心肌微血管床时，在二维超声心动图上可见心肌显影。临床上主要用于评估冠状动脉微循环储备能力、定量心肌血流灌注，判断存活心肌和评价经皮冠状动脉介入治疗的疗效。

（五）血管内超声和心内超声心动图

介入性血管内超声技术是近几十年发展起来的一种全新的超声技术，分为血管内超声显像技术（IVUS）和心腔内超声（ICE）。

1.血管内超声显像技术

（1）IVUS检查方法：IVUS是将超声探头装在导管的顶端，直接插入血管腔内以观察各种病变血管壁的组织形态学特征，可精确测量血管腔径及截面积，评价各种介入性治疗的效果，弥补了血管造影的某些不足，被称为冠心病的“新的金标准”和“活体的组织学”检查。由于它的高度敏感性和准确性，此方法已被应用于冠状动脉粥样硬化的病理研究。如长期随访冠状动脉成形术患者，有助于阐明再狭窄的机制；对于未进行成形术的病例，可研究斑块的进展与消退，并可评估某些药物或降脂治疗的效果。

IVUS检查没有绝对禁忌证。因为心导管检查是其先行的步骤，一般来讲，心导管检查的禁忌证亦即可说是IVUS的禁忌证。作为IVUS检查的相对禁忌证，如果治疗前后患者的全身情况很不稳定，应尽量避免此类检查。因IVUS检查操作可引起冠状动脉急性痉挛和闭塞。此外，如果在血管造影术中已获得足够的诊断信息，而IVUS检查不大可能改变治疗方法等情况下，则不提倡进行IVUS检查，这样既可缩短介入手术时间，又能降低医疗费用。

（2）IVUS的临床应用：IVUS检查主要应用于冠状动脉系统的诊断，尤其是冠状动脉造影正常的冠状动脉、不明确的病变及移植心脏的冠状动脉疾病。与CAG相比，IVUS对轻中度病变提供断层图像，且能进行定量测定，常可检测出CAG正常患者的隐匿性病变，证明冠心病通常是弥漫性的，而并非是局灶性的。

1）对于粥样斑块的判断：IVUS可对有破裂危险的粥样斑块（易损斑块，也称不稳定斑块）作出诊断，而CAG则不能精确检测出易损的冠状动脉斑块。易损斑块的组织学特点为一个富含脂质的粥样斑块带有一个纤维帽。斑块破裂或有裂纹导致血栓形成。但IVUS要从高回声斑块中识别出急性血栓形成仍然是不可靠的，因为低密度脂肪组织与陈旧血液有相似的组织学和超声特点。IVUS对血栓形成的诊断目前尚无特定的影像学标准。

2）对于动脉重塑的研究：动脉重塑指动脉粥样硬化发展期间血管腔径的变化。在冠状动脉狭窄＜40%时，动脉管径的增加“过度补偿”了斑块的聚集，从而导致管腔面积的相应增加。对于晚期病变，重塑不明显，腔径变小，表明外弹力膜（EEM）面积和斑块面积之间呈正相关，并证实病变早期的过度代偿。这有助于解释CAG低估病变程度的现象，而且可以评估血管管径。重塑指数（remodelingindex，RI）定义为病变处的EEM面积/近端参考段的EEM面积。RI＞1.05为正性重塑；RI＜0.95为负性重塑；RI在0.95～1.05之间为无重塑（或中性重塑）。近来，IVUS研究表明了冠心病患者冠状动脉血管重塑和临床表现之间的关系。正性重塑常见于不稳定组，负性重塑常见于稳定组。而且正性重塑被认为与易破裂斑块密切相关。

3）IVUS对介入治疗决策的影响：粥样硬化斑块一般分为硬性斑块和软性斑块，硬性者由胶原和钙组织构成，超声显示为密度高于血管外膜的强回声，常伴声影，而软性者由纤维蛋白原和脂质成分构成，超声显示为均匀一致，密度低于血管外膜回声的低回声区。对于软斑块，可采用球囊扩张术，对于硬斑块则多选用切割或旋磨治疗方法。IVUS可准确分析斑块的形态和组成，尤其对钙化的识别非常敏感。因此可指导PCI，即选择合适的技术治疗特定的病变，以期达到更好的效果，减少合并症。

4）心脏搭桥术后移植血管的观察与评估：对主动脉冠状动脉分流术后1年，行血管造影显示移植的隐静脉正常者，IVUS显示其血管内膜已比移植后1个月时的血管内膜增厚。因此，IVUS对移植血管的观察在临床工作中是非常有意义的。

5）对于外周血管疾病的治疗：IVUS除能做检查协助诊断之外，用顶端装有球形钛合金的导管及导管鞘构成的超声消融装置，可用于超声血管成形术而进行治疗，可消融血栓、纤维性或钙化斑。除用于冠状动脉疾病治疗外，还可用于周围血管治疗。IVUS监测治疗可以减少消融引起管壁穿孔及分离的可能性。

6）对心肌桥的诊断：由于IVUS的分辨力较高，对心肌桥的检测具有高度的敏感性及特异性，可检出CAG无法发现的心肌桥。因此采用IVUS检查可使CAG疑似心肌桥而不能确诊的患者得到明确诊断。同时还可观察β受体阻滞剂和硝酸酯类药对心肌桥处血管血流的不同影响，从而指导心肌桥的临床治疗。

近年来，三维重建已运用于IVUS检查，可得到血管腔和粥样硬化病灶的立体图像，从而获得病变节段血管全面的图像，还可用于追踪PTCA后的血管损伤情况。对血管内支架的患者，三维重建能真实地再现各种支架的几何形态及其在血管内的扩张情况。

2.*心腔内超声心动图* 心腔内超声心动图（ICE）是一项与心导管检查相结合的超声诊断新技术，即在特制的心导管顶端安装微型超声换能器，经血管插入心腔内进行心脏解剖结构和生理功能检查的超声显像方法。ICE探头可通过股静脉或下腔静脉送入右心室，在某些情况下甚至可穿过房间隔。近年来ICE技术发展迅速，可获得高分辨率的二维图像及更满意的多普勒成像，可作为非冠心病的治疗，如电生理介入性治疗过程中以及电生理介入实验室有用的监测技术，上述侵入性治疗传统的监测技术包括透视、经胸超声或是经食管超声，但这些技术都具有各自内在的局限性，不太实用，尤其当患者仰卧时，上述监测技术不能有效地显示心脏后部的结构。ICE可以在心房纤颤的消融治疗时有效地直接显示肺静脉及左心耳，此外ICE可在右心侧协助指导房性心律失常的射频消融治疗。ICE可清晰探查心内结构，确保电极与心内膜接触，可以引导间隔穿刺。这项技术也有助于及时发现上述治疗的并发症，包括血栓形成、心包积液，肺血管栓塞等。在心导管室，ICE可指导房间隔缺损或卵圆孔未闭的介入封堵治疗，有助于明确缺损的大小、位置及周围重要的相邻结构，选择最适宜的位置进行封堵治疗。治疗后ICE可明确封堵器的位置，运用多普勒判断有无残余分流。ICE也可用于监测经皮左心耳闭塞术和二尖瓣球囊成形术。

（六）三维超声心动图

无论经胸三维超声心动图，还是经食管三维超声心动图，都可以获得更明确的正常心脏结构与异常心脏结构间的空间关系，因为三维超声心动图从三个垂直方向采集图像，在解剖学上更直观，可以准确地显示心脏结构关系的变化，显示二维超声心动图无法获得的解剖层面的心脏结构，并能显示出各个结构与病变的毗邻位置与空间关系，从而能提供更为丰富的诊断信息。与彩色多普勒相结合，重建立体的彩色血流图像，可以立体地显示瓣膜反流束和心内间隔缺损分流束的位置、时相、方向、长度、宽度、面积、流程、起止点和严重程度，并可对反流和分流量进行较精确的定量测量，提供较二维超声彩色多普勒更加丰富的信息。三维超声心动图可更精确和可靠的测量心脏腔室的体积，评估其功能，尤其对于形状复杂的腔室，如右心室或者有室壁瘤的左心室，此时如用二维超声心动图技术监测往往不准确，如今随着超声、电子及计算机技术的进步，实时三维超声心动图技术已逐步应用在临床。

三维超声心动图可对左心室的质量进行量化、测量体积和射血分数，测量二尖瓣面积及评估二尖瓣狭窄患者瓣口狭窄程度，并可用于二尖瓣修复手术中治疗效果的评估。在先天性心脏病诊断上，三维超声能显示深部的心壁与房室间隔的整体形态，判断房、室间隔缺损的部位、大小、范围、类型、立体关系及其动态变化，有助于治疗方案的选择和制订。在先天性复杂心脏畸形患者，能完整地显示出病变的复杂空间结构关系和血管走向，从不同方向直观地显示出房、室间隔结构的形态及完整性，判断缺损的部位、大小、范围、立体形态、类型、动态改变及其与周围邻近结构的空间关系。在冠心病诊断上应用实时三维超声进行负荷试验，能同时全面记录负荷前、负荷时与负荷后心室壁各个部位的实时立体动态变化，能够提高负荷试验的敏感性和准确性。

（七）局限性

虽然现代超声心动图融合了众多的新技术，但它非常依赖操作者的检查手段，需要根据患者实际的临床情况选择适宜的检查方法，才可以合理、充分地解释患者的病情，为临床提供有益的诊断信息。检查时需要技术熟练、经验丰富及有耐心的操作者才能获得满意的图像。但实际工作中由于患者肥胖、合并慢性阻塞性肺疾病或者患者胸廓畸形、近期胸部有损伤等均会影响所获取的图像质量，大约10％～15％患者的超声图像的质量较差，由于这一困难，造影剂被更广泛地采用以提高心内膜的显影，但是由于其严重的心肺并发症，美国FDA已发布黑盒子警告禁止急性病患者使用商用造影剂。便携式手提超声需要检查者具有一定的心脏超声工作经验并且需经过适当的训练。超声心动图误诊及其带来的治疗不当，往往是由于操作者经验不足和（或）不适合的图像质量所致。

TEE常受到许多临床情况的限制，如患者应有自主行为的能力、一般状况良好、能配合简单的指令、能有效地吞咽食管超声探头等。TEE局限性主要在于需要适当的镇静和食管插管，对于患者有一定的创伤，可能会导致食管穿孔、吸入胃内容物等风险，并且在结构上无法获得左心室的完整图像，通常作为经胸超声心动图检查的进一步补充及完善。

（胡　昊）

第三章　无创诊断技术

第一节　心电图

一、心电产生原理及心电图基础知识

自心电图学的先驱 Willem Einthoven 记录人类第一份心电图以来已有 110 多年。尽管记录的导联已从 3 个增加到 12 个，记录仪器也演变为高度自动的数字记录仪，但心电图的基本原理没有变：心电图是通过体表电极记录的心肌细胞除极和复极所产生的电位变化。

（一）心电的产生

当心肌细胞处于静息状态时（又称极化状态），细胞膜内外存在一定的电位差（内负外正），但在膜表面各处电位相等，不存在电位差。此时电流计记录到的是一条直线，称为等电位线。

当心肌细胞一端受刺激而兴奋时，该处细胞膜则发生除极化——由原先的"内负外正"转为"内正外负"，而与它邻近的部分仍处在"内负外正"的极化状态，两者之间出现了电位差，在相邻的细胞膜表面产生了许多"电偶"或除极心电向量（由电位低的一端指向电位高的一端），"心电"由此产生。除极向量的方向和除极扩布的方向一致。该除极向量使面向它的电极电位升高，记录出电位升高的曲线；使背向它的电极电位降低，记录出电位降低的曲线。

在整个心肌细胞除极完毕时，细胞膜表面全都处于"内正外负"的去极化状态，电偶消失，膜表面各处电位相等，电流计所记录到的曲线又回到等电位线。

心肌细胞除极化过程一旦结束，复极化过程随即开始。复极使细胞膜电位由"内正外负"的除极化状态恢复至"内负外正"的极化状态。在复极过程中，已复极和尚未复极的相邻两部分之间又产生了电位差及一系列电偶或复极向量。不过，复极向量的方向和复极推进的方向相反。如果复极顺序和除极顺序一致，即先除极的部位先复极，那么相应电极所记录到的复极波则与除极波方向相反。

复极完毕，细胞膜又重新恢复至"内负外正"的极化状态，膜表面电位差及电偶消失，心电向量亦消失，降低或升高的曲线又回到等电位线。

需要注意的是，除极向量的方向和除极扩布方向一致，复极向量方向和复极扩布方向相反。面对除极向量（或复极向量）的探查电极记录到的是一个向上的波，背对除极向量（或复极向量）的探查电极记录到的是一个向下的波。

（二）心电图各波的形成

由窦房结发出的激动依心脏特殊传导系统向前传导，使心房、心室顺序除极和复极，在心电图上形成

相应的除极波和复极波。

1.*心脏的除极顺序与除极波*　由于窦房结位于右心房的右上部，故激动首先传入右心房并沿心房肌呈辐射状向四周扩展，由此产生的除极向量先指向前下方，随后指向左下方，最后转向左后方。

心房的除极在心电图上形成 P 波。由于整个心房除极过程中所产生的除极向量主要指向左下方，所以在面对该除极向量的Ⅰ、Ⅱ、aVF、V_5、V_6 导联表现出正向的 P 波，而在背对该除极向量的 aVR 导联表现出负向的 P 波。

激动在使心房除极的同时经结间束传导至房室结，之后激动沿希氏束、左右束支下传至心室，使左右心室除极。心室的除极在心电图上产生 QRS 波群。

心室最先除极的部位是室间隔，室间隔发生自左向右的除极，由此产生的除极向量指向右前方，使位于右前方的 V_1 导联出现向上的 r 波，另一方面使位于左侧的 V_5、V_6 导联出现向下的 q 波。随后左右心室心尖部附近的心室壁开始除极，其产生的综合除极向量指向前下方偏左。之后，激动抵达左、右心室的内膜面，产生自心内膜面向心外膜面的辐射状除极。由于右心室壁相对较薄，除极很快结束。左心室壁较厚，当右心室除极结束时左心室壁还有相当大的部分仍在继续除极，此时心室除极的综合向量主要为左心室壁的除极向量，方向指向左方，并且由于没有向右除极向量的抗衡而显现得非常强大，使 V_5、V_6 导联产生直立高大的 R 波，而在 V_1 导联产生向下且较深的 S 波。最后是左心室的后底部或右心室的肺动脉根部心肌的除极，产生的综合除极向量指向后上方，常使 V_5、V_6 导联出现向下的 s 波。

2.*心脏的复极顺序与复极波*　心房复极形成心房复极波——Ta 波。心房肌复极的顺序是：先除极的心房肌先复极，后除极的心房肌较晚复极，复极自右上向左下扩展。心房复极产生的复极向量（和复极顺序相反）指向右上方，因而在同一导联记录到的 Ta 波方向和 P 波相反。但由于 Ta 波的振幅很小，且常常重合于 QRS 波群之中，故一般不易辨认，个别情况下偶可见到。在心动过速情况下，Ta 波可落于 ST 段而使之发生向下移位。

心室复极在心电图上产生 T 波。需要注意的是，心室复极顺序与心室除极顺序不同——由心外膜面向心内膜面进行。假如心室的复极也像除极一样，从心内膜面向心外膜面扩展，即先除极的心肌先复极，后除极的心肌后复极，那么，复极向量由心外膜面指向心内膜面（与复极顺序相反），心电图上 T 波的方向则与 QRS 波群主波方向相反。然而正常情况下，心室复极由于受代谢因素，如温度、压力及供血等情况的影响，后除极的心外膜复极迅速，复极完毕先于心内膜，心室复极完毕的顺序由心外膜面向心内膜面方向推进，因此在正常的心电图中 T 波多与 QRS 波群主波方向一致。

除极波或复极波的形态主要由除极顺序或复极顺序来决定，正常的心房、心室除极顺序决定了正常的 P 波与 QRS 波群形态，正常的心室复极顺序决定了正常的 T 波形态。起自心房异位起搏点或心室异位起搏点的激动，由于引起心房除极或心室除极的顺序异于正常，其产生的 P 波或 QRS 波群形态因而发生异常改变。当某种因素引起心室复极的顺序发生改变时，心电图 T 波形态则出现异常改变。

（三）心电图导联

将电极放置在人体不同部位，通过导联线与心电图机的正负极相连，这种记录心电图的电路连接方法称为心电图导联。依电极放置部位和连接方法的不同，可组成不同的导联。目前临床上常规体表心电图记录 12 个导联：3 个 Einthoven 双极肢体导联（又称标准导联）-Ⅰ、Ⅱ、Ⅲ导联；3 个 Goldberger 加压单极肢体导联-aVR、aVL、aVF 导联；6 个 Wilson 单极胸导联——V_1～V_6 导联。双极肢体导联是将心电图机正负极直接连接于人体体表，所测的是正负两极间的电位差及其变化。单极导联是将心电图机负极连接于由 Wilson 设计的“0”电位亦称“中心电端”，将正极作为探查电极置于欲检测的部位，测定这一部位与“0”电位之间的电位差及其变化。

胸导联探查电极安放的位置：

V_1 导联：胸骨右缘第 4 肋间。

V_2 导联：胸骨左缘第 4 肋间。

V_3 导联：V_2～V_4 两点连线的中点。

V_4 导联：左锁骨中线与第 5 肋间的交点。

V_5 导联：左腋前线与 V_4 水平线的交点。

V_6 导联：左腋中线与 V_4 水平线的交点。

由于Ⅱ、Ⅲ、aVF 导联的正极都接于左下肢，故该 3 个导联反映心脏下壁的情况；Ⅰ、aV_1 导联的正极都接于左上肢，故反映心脏侧壁、高侧壁的情况；V_1 导联的正极面对的是右心室壁，故反映右心室的情况（又称右胸导联）；V_3、V_4 导联的正极面对左心室前壁，故反映左心室前壁的情况（又称过渡区导联）；V_5、V_6 导联的正极面对的是左心室侧壁，故反映左心室侧壁的情况（又称左胸导联）。

心电图波形在各导联之间存在一定的关系。在同一组心搏中，Ⅱ导联电压（正向波和负向波的代数和）等于Ⅰ导联与Ⅲ导联的电压之和。在加压单极肢体导联中，aVR、aVL、aVF 三个导联的电压之和为 0。在正常心电图的胸导联中，从 V_1～V_6，R 波振幅逐渐增高，S 波振幅逐渐降低，R/S 比值逐渐增加。在人体额面上，aVL 与Ⅱ、aVF 与 I 的导联轴成近似 900 的关系；在水平面上，V_1 与 V_5、V_2 与 V_6 的导联轴成近似 90°的关系。当Ⅱ、Ⅲ、aVF 导联的 ST 段抬高时，Ⅰ、aV_1 导联 ST 段往往压低；同理，当 V_5、V_6 导联 ST 段下移时，V_1、V_2 导联 ST 段往往抬高，该现象称为“镜像反应”。

（四）平均心电轴与心脏钟向转位

1.平均心电轴　平均心电轴（简称电轴）是指心室除极过程中全部瞬间向量的综合。通俗地讲，它是心室除极的总体方向。电轴具有三维空间性，但在心电图上是指它投影在人体额面上的方向。

电轴的方位通常是以电轴与Ⅰ导联轴正极一侧所成的角度来表示。对电轴偏移的判断有多种标准，目前使用较多的是世界卫生组织推荐的标准。

（1）－30°＋90°正常电轴

（2）－30°～－90°电轴左偏

（3）＋90°＋180°电轴右偏

（4）－90°～－180°不确定电轴

正常人心电轴多数在 0°～＋90°之间，少数可超出这一范围，但一般左偏不超过－30°，右偏不超过＋110°电轴左偏常见于左心室肥厚、左束支传导阻滞及左前分支传导阻滞等；电轴右偏常见于右心室肥厚、右束支传导阻滞、左后分支传导阻滞。电轴－90°～－180°，以往称为电轴重度右偏，近年主张定义为“不确定电轴”，临床上可见于正常人（正常变异），亦可见于肺源性心脏病、冠心病、高血压等。

2.心脏钟向转位　自心尖至心底中心的连线称为心脏的长轴。循该长轴从心尖朝心底方向观察心脏，可将心脏的转位分为顺钟向转位与逆钟向转位。正常情况下，过渡区导联（V_3、V_4）R 波与 S 波大致相等，若过渡区导联的图形出现在左胸导联（V_5、V_6），称为顺钟向转位，若 V_1～V_6 导联均呈 rS 型（R/S＜l）称为重度顺钟向转位；若过渡区导联的图形出现在右胸导联（V_1、V_2），则称为逆钟向转位。顺钟向转位多见于右心室肥厚；逆钟向转位多见于左心室肥厚。

二、心电图分析

正常心电图（图 3-1-1）应表现为：一组组 P-QRS-T 在一定频率范围内规律出现，并且每组 P-QRS-T

中，各波、段及各间期的数值均在一定范围内。因此，分析一份心电图应从以下两方面着手：①分析一组组P-QRS-T是否规律出现，P波与QRS波群之间的关系以及它们各自的频率是多少；②分析一组P-QRS-T在12个导联中各波、段及间期的数值是否在正常范围内（图3-1-2）。前者分析的是有无心律失常；后者分析的是一次心脏电活动的除极和复极有无异常，主要了解的是有无房室肥大、心肌缺血、心肌梗死、预激综合征、（某些）传导阻滞、电解质紊乱或药物影响等。

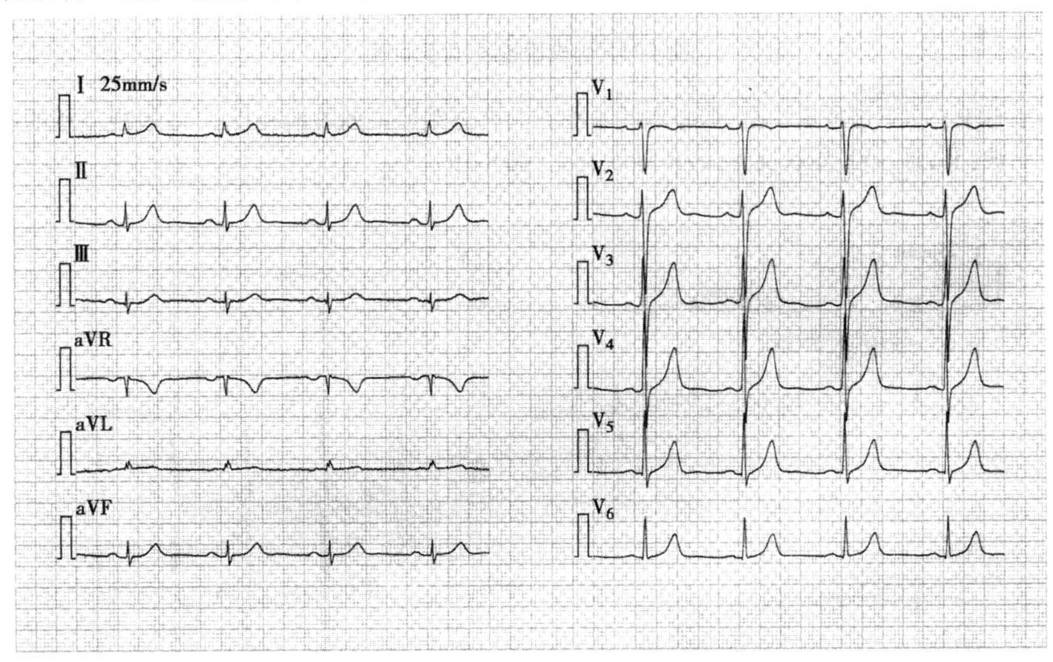

图 3-1-1 正常心电图

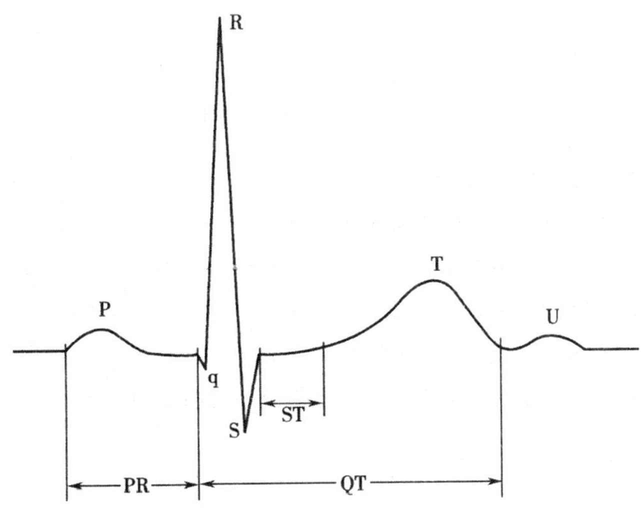

图 3-1-2 心电图各波、段及间期

（一）心电图波形分析

1.P 波

（1）正常范围：P波代表左右心房除极产生的电位变化。P波的形状主要取决于起搏点的位置及由此引起的心房除极顺序。正常心电活动产生于窦房结，起源于窦房结的窦性P波多呈钝圆形，有时也可出现小的切迹，其方向在Ⅰ、Ⅱ、aVF、V_1、V_2导联向上，aVR导联向下，V_1导联的P波可以直立或正负双向。正常P波时限<0.12秒。其最高振幅，在肢导联<0.25mV，胸导联<0.2mV。

(2)异常所见:房内异位起搏点发放冲动所形成的P波,其形态取决于该异位起搏点的位置:异位起搏点若离窦房结较近,则心房的除极顺序正常或接近正常,异位P波的形态与窦性P波相似;异位起搏点离窦房结越远,心房除极顺序和P波形态就越异常。如果异位激动来自于心房下部或房室结,那心房的除极方向就会跟原来的方向相反,P波表现呈所谓逆行P波:Ⅱ、Ⅲ、aVF导联倒置,aVR导联直立(图3-1-3)。

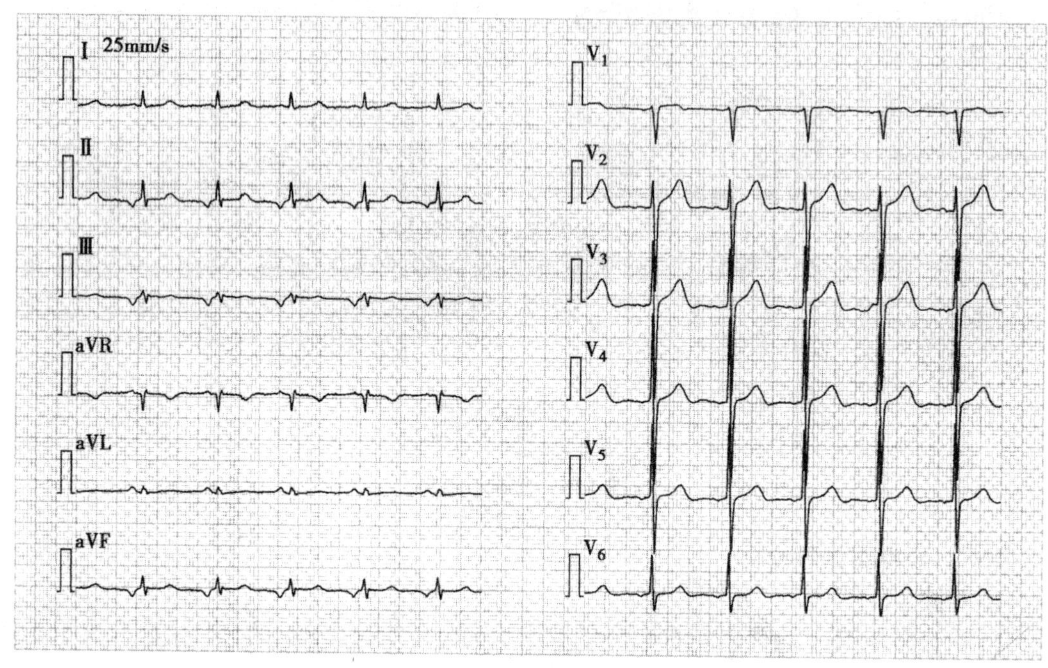

图3-1-3　起搏点位于心房下部的房性心律(PR间期0.14秒)

起源于心房下部和房室交界区的激动使心房除极在心电图上都表现出逆行P波,逆行P波若位于QRS波群前,PR间期≥0.12秒考虑激动起源于心房下部,<0.12秒考虑激动来自房室交界区

P波时间延长≥0.12秒,形态呈双峰,峰距≥0.04秒,提示左心房肥大或房内传导阻滞,两者心电图特征几乎完全相同,其鉴别主要依靠临床表现与病史。

P波振幅增高,常提示右心房肥大,Ⅱ、Ⅲ、aVF导联P波高尖,振幅≥0.25mV,因临床上常见于肺源性心脏病,被称肺型P波(图3-1-4)。P波振幅增高还可见于甲状腺功能亢进、低血钾等情况。P波振幅过于低平,可见于高血钾、黏液性水肿等。

2.PR间期

(1)正常范围:自P波起点至QRS波群起点的一段时间。代表激动自心房开始除极,经结间束、房室交界区、希氏束、束支及其分支、浦肯野纤维网传导,至心室开始除极的时间。PR间期受心率波动影响较明显:心率增快时,PR间期缩短;心率减慢时,PR间期延长。此外,PR间期常随年龄的增加而延长。正常成人心率在正常范围内的情况下PR间期多在0.12～0.20秒,老年人可略有延长,但不应超过0.22秒。

(2)异常所见:PR间期延长>0.20秒,提示房室传导延缓,见于各种原因所致的一度房室传导阻滞;PR间期缩短<0.12秒,提示房室传导加速,多见于预激综合征。

3.QRS波群

(1)正常范围:QRS波群代表左、右心室除极产生的电位变化。QRS波群形态主要由心室除极顺序决定。正常情况下,室间隔是心室除极的第一部分,此后激动通过希.浦系统传导,使左右心室同步除极,从心尖部到心底部,从心内膜到心外膜。由于左心室厚度是右心室厚度的3倍左右,因而心室除极综合向量表现以左心室占优势的特征:左胸导联(I、V_5、V_6)以正向波为主,右胸导联(V_1、aVR)以负向波为主。QRS

波群在不同情况下可呈不同形态，图 3-1-5 显示了 QRS 波群各种可能表现出的波形和对其所作的命名。

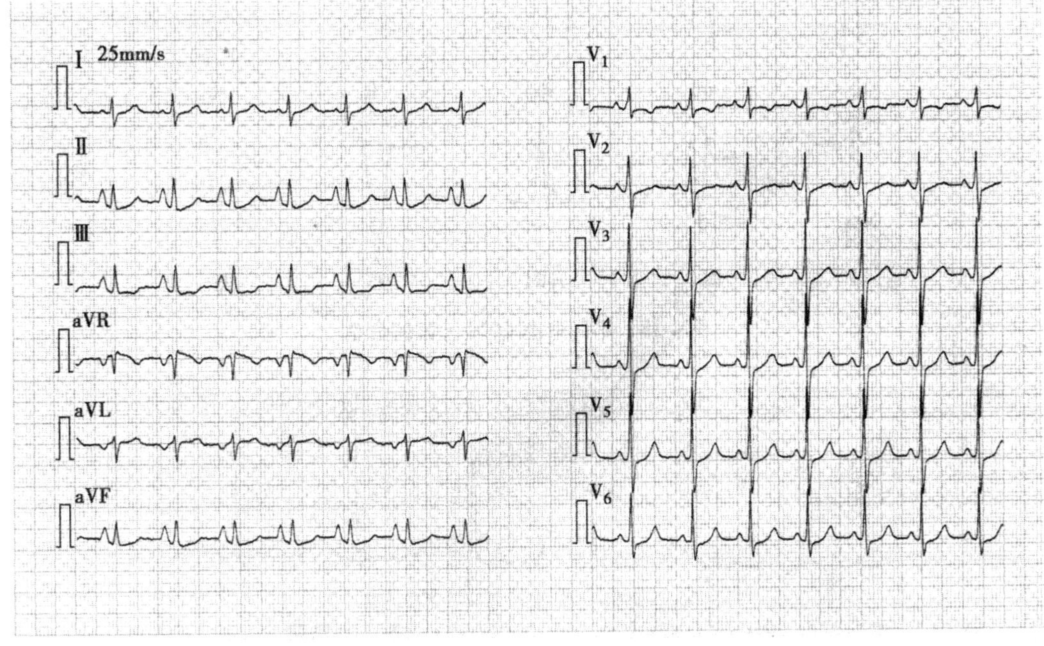

图 3-1-4　肺型 P 波，右心室肥大

Ⅱ、Ⅲ、aVF 导联 P 波形态高尖，电压≥0.25mV，V_1 导联 R/S>1，V_5 导联 S 波增深，$R_{V1}+S_{V5}>1.05mV$

正常 QRS 波群形态在胸导联：V_1、V_2 导联主波向下，多数呈 rS 型，少数呈 QS 型；V_5、V_6 导联主波向上，多数呈 Rs 型。V_1～V_5 导联有 R 波逐渐升高，S 波逐渐减小的趋势（图 3-1-6），R/S 比值逐渐增大；在肢体导联：aVR 导联主波向下，其他导联多数向上。

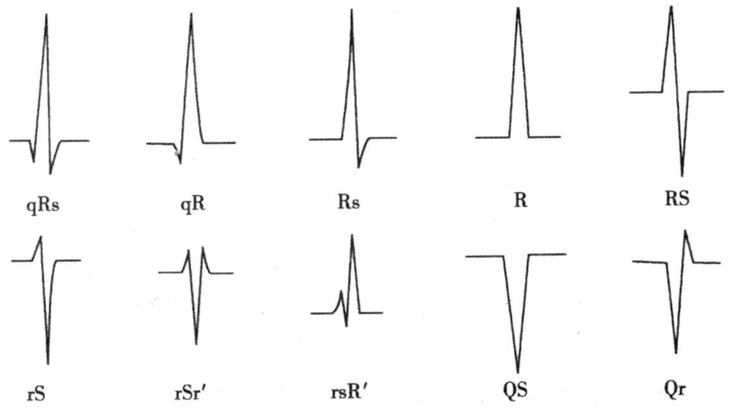

图 3-1-5　不同形态 QRS 波群的命名

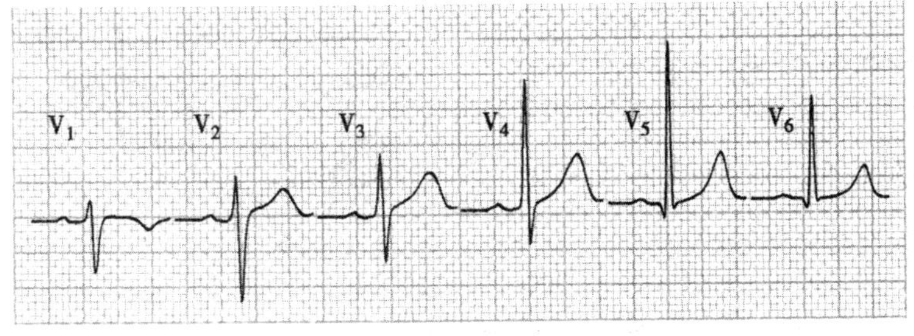

图 3-1-6　QRS 波群形态在胸导联的变化规律

正常的 QRS 波群时间多为 0.07～0.10 秒，最高不超过 0.11 秒。

正常的 QRS 波群振幅（即电压）波动在一定范围内，超过上限称为高电压，小于下限称为低电压。其上限是：①胸导联：V_5、V_6 导联的 R 波和 V_1 导联的 S 波反映左心室电压，$RVsRV_6 \leqslant 2.5mV$，$RVs+Svl \leqslant 4.0mV$（女性≤3.5mV）。V_1 导联的 R 波和 V_5 导联的 S 波反映右心室电压，$Rv_1 \leqslant 1.0mV$，$Rv_1+SV_5 \leqslant 1.05mV$。②肢体导联：$R_1 \leqslant 1.5mV$，RaVL≤1.2mV，RaVF≤2.0mV，RⅠ+SⅢ≤2.5mV，RⅡ+RⅢ≤4.0mV（超过者反映左心室电压增高）。RaVR≤0.5mV（超过者反映右心室电压增高）。其下限是：①胸导联：在 6 个胸导联中，QRS 波群总的振幅（正向波与负向波振幅的绝对值相加）不应都小于 0.8mV；②肢体导联：在 6 个肢体导联中，QRS 波群总的振幅不应都小于 0.5mV。

（2）异常所见

1）QRS 波群的形态：QRS 波群的形态主要因心室除极顺序异常而出现异常改变，并多数伴有时间的增宽，心电图上见于束支阻滞、分支阻滞、非特异性室内阻滞、心室预激和异位室性激动等。

A.束支阻滞：与左束支传导阻滞相比，右束支传导阻滞心电图更具有特征性的 QRS 波群形态改变：V_1 或 V_2 导联 QRS 波群呈 rsR′型或 M 型改变（图 3-1-7）。左束支传导阻滞心电图更多表现的是 QRS 波群显著增宽和继发性 ST-T 改变（图 3-1-8）。根据 QRS 波群增宽的程度，束支阻滞分为完全性和不完全性两种：QRS 波群时限≥0.12 秒者，为完全性束支阻滞；<0.12 秒者，为不完全性束支阻滞。但需要指出的是，只要两侧束支下传激动时间相差超过 0.04 秒以上，延迟传导一侧的心室就会被对侧传导过来的冲动所激动，从而表现出该侧束支完全阻滞的图形。因此，即便心电图表现出完全性束支阻滞图形改变，也并不意味着该束支绝对不能下传。

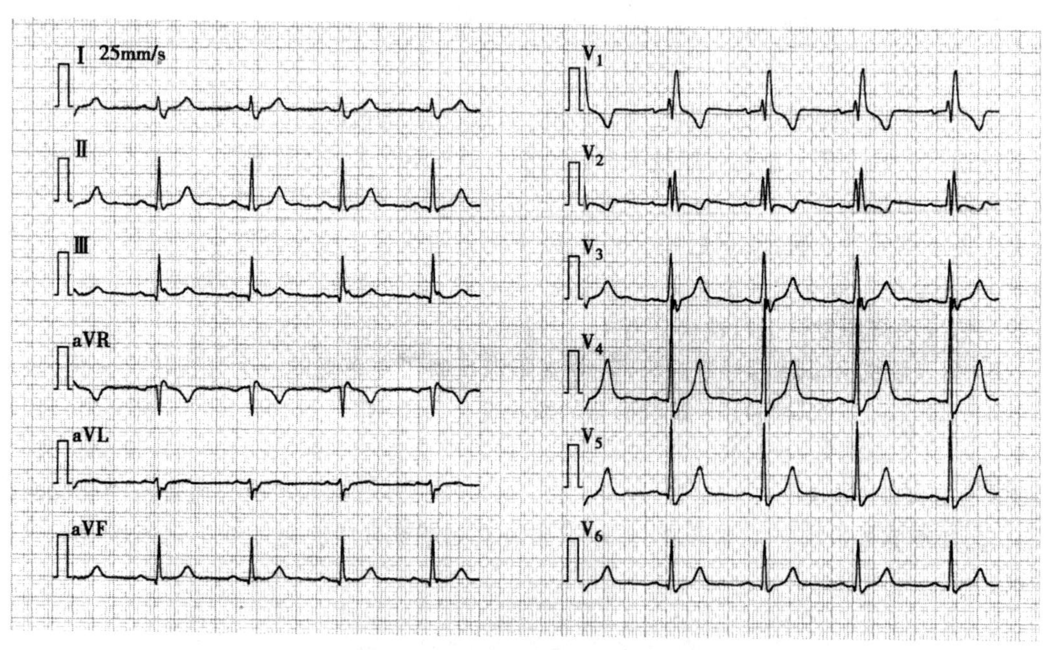

图 3-1-7　完全性右束支传导阻滞

V1 导联呈 rsR’型，V2 导联呈 M 型，其他导联 QRS 波群终末波宽钝，QRS 波群时限≥0. 12 秒

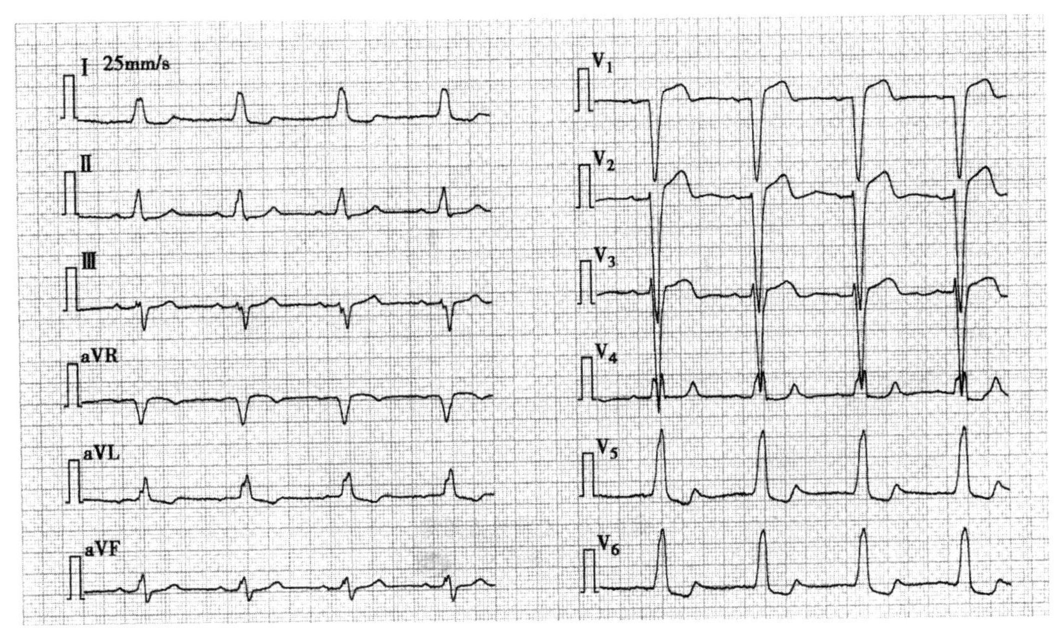

图 3-1-8 完全性左束支传导阻滞

I、aVL、V5、V6 导联呈 R 型，R 波顶端粗钝或有切迹，V_1 导联呈 QS 型，V_2 导联呈 rS 型（r 波极小），QRS 总时限＞0.12 秒

完全性右束支阻滞多见于器质性心脏病，如冠心病、高血压性心脏病、肺源性心脏病、传导系统退行性病变等。急性心肌梗死时新出现右束支阻滞是一恶性预兆，常伴大面积梗死，预后较差。出现于年轻人的单纯性完全性右束支阻滞多不具有临床意义。然而，左束支阻滞更多见于器质性心脏病，预后差。30 岁以下的正常人发生完全性左束支阻滞非常少见。临床上，完全性左束支阻滞最常见于高血压、冠心病、心肌病等。单纯性完全性左束支阻滞有些与传导系统原发性退行性病变有关。

B.分支阻滞和非特异性室内阻滞：分支阻滞反映了左束支的一个分支传导减慢，表现为电轴的偏移和肢体导联 QRS 波群形态的微小变化（图 3-1-9），而 QRS 时间一般正常或仅轻度延长。对于非特异性室内阻滞患者，传导系统尽管存在传导缓慢，但激动顺序没有改变，因此不引起 QRS 波群形态的改变（图 3-1-10）。临床上该传导减慢可由心血管药物或代谢因素引起，如细胞外钾离子浓度升高，或由严重心肌病心肌发生弥漫性纤维化或瘢痕形成等所致。

C.心室预激：此类患者房室之间除有正常的房室传导系统外，还存在直接连接心房与心室的房室旁路（Kent 束）。来自心房的激动可从正路与旁路两条途径同时下传心室。由于旁路传导激动速度快，故经旁路下传的激动先于前者到达心室，引起部分心室肌提前除极。在心电图 QRS 波群起始部出现预激波，又称“△”波（图 3-1-11）。

D.Q 波：QRS 波群首先向下的波称为 Q 波。Q 波不是在每个导联都可以出现，正常人 V_1、V_2 导联不应出现 q 波或 Q 波，但可以呈 QS 型；aVR 导联可出现 Q 波且无论幅度多大均属正常。其他导联可以有 q 波或 Q 波，但其幅度应小于同导联 R 波的 1/4，时间应小于 0.04 秒（有时仅在Ⅲ导联或 V_1 导联超出该范围仍属正常），否则称为异常 Q 波。临床上异常 Q 波常见于心肌梗死、心肌病（图 3-1-12）、心肌炎、脑血管意外（图 3-1-27）、肺源性心脏病等。

E.室性激动：是指由心室异位起搏点发出的激动。该激动由于造成心室除极顺序发生异常，故导致 QRS 波群宽大畸形。室性激动可以期前收缩的形式提前出现，若室性期前收缩连续发生，即形成室性心动过速（图 3-1-26）；也可以逸搏的形式在长间期后出现。

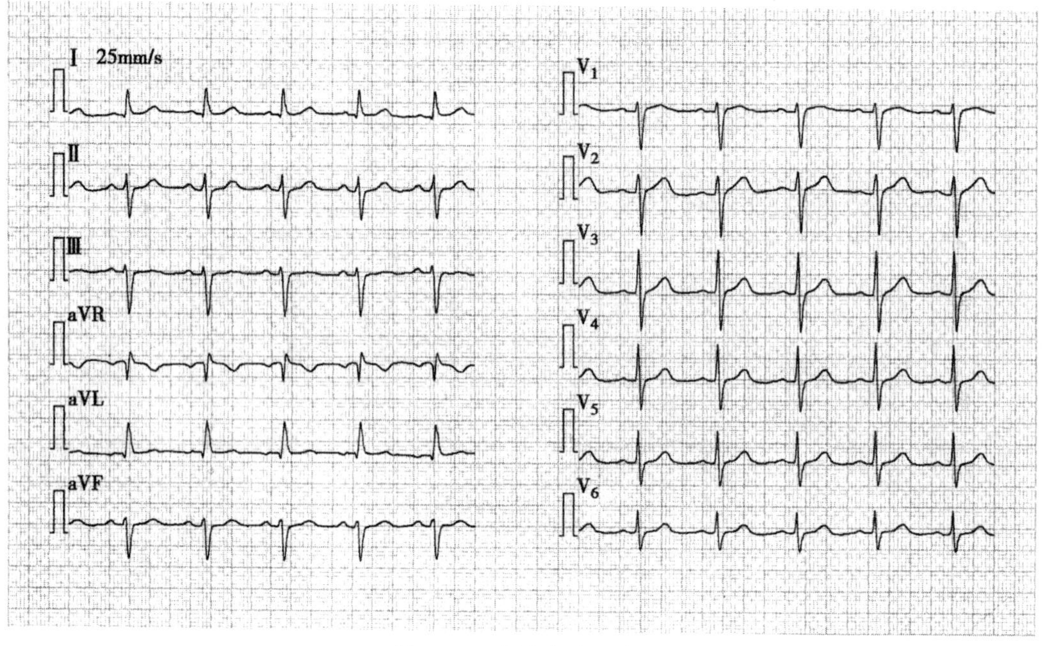

图 3-1-9　左前分支阻滞

Ⅱ、Ⅲ、aVF 导联呈 rS 型，SⅢ＞SII，Ⅰ、aV_1 导联呈 qR 型，RavL＞RI；电轴左偏超过－30°

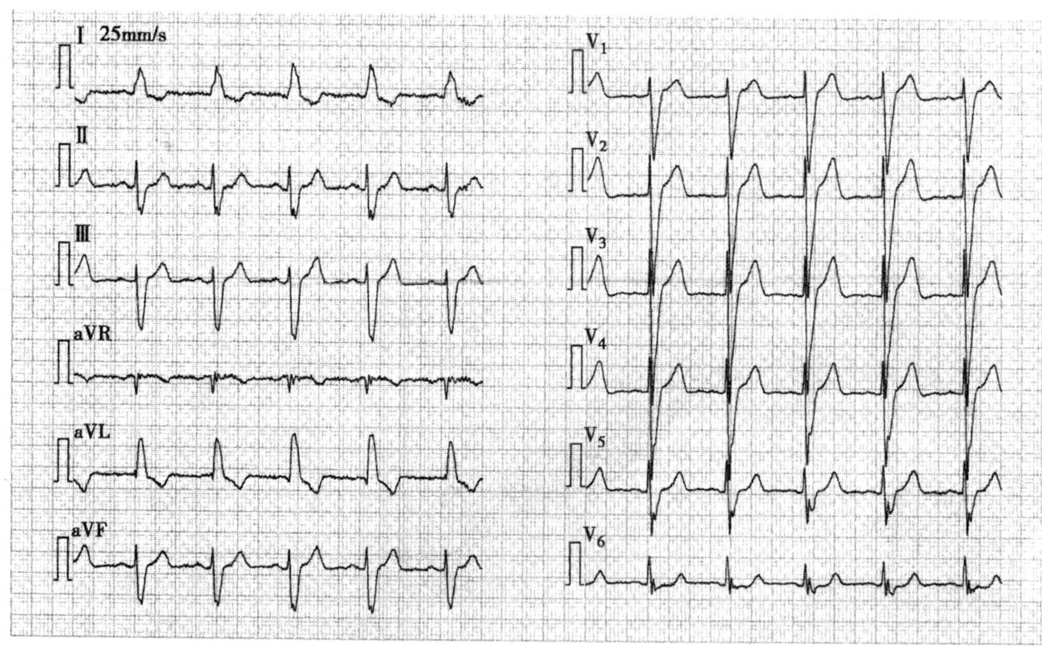

图 3-1-10　非特异性室内阻滞

QRS 总时限＞0.12 秒，但 QRS 波群形态既不呈右束支阻滞图形，也不呈左束支阻滞图形

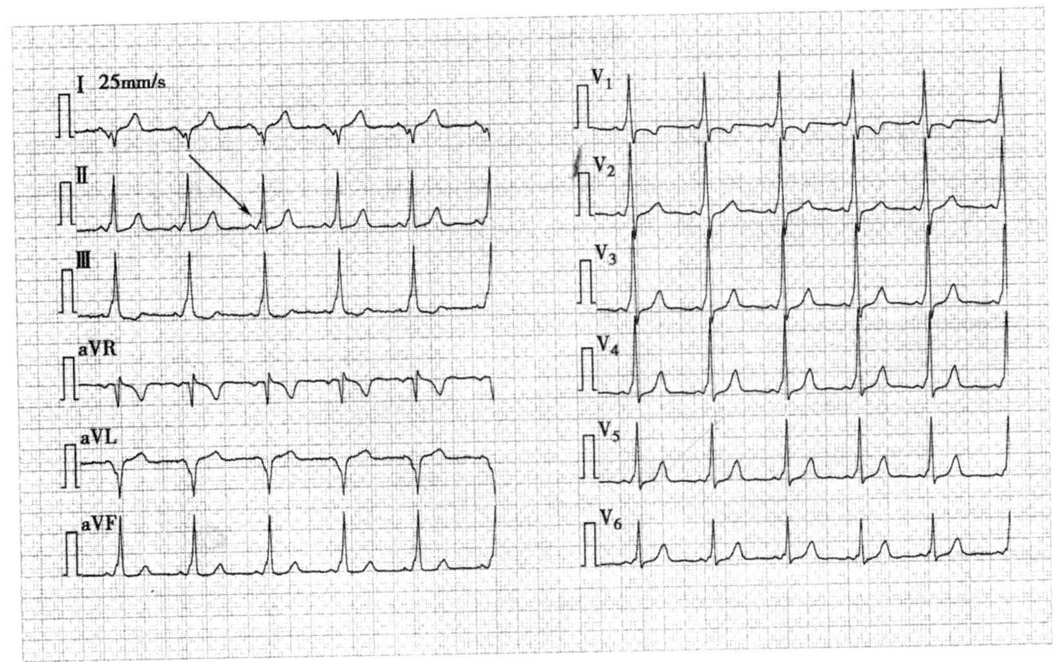

图 3-1-11　**心室预激**

各导联 QRS 波群前可见△波(箭头所指),QRS 时限＝0.12 秒,PR 间期＜0.12 秒

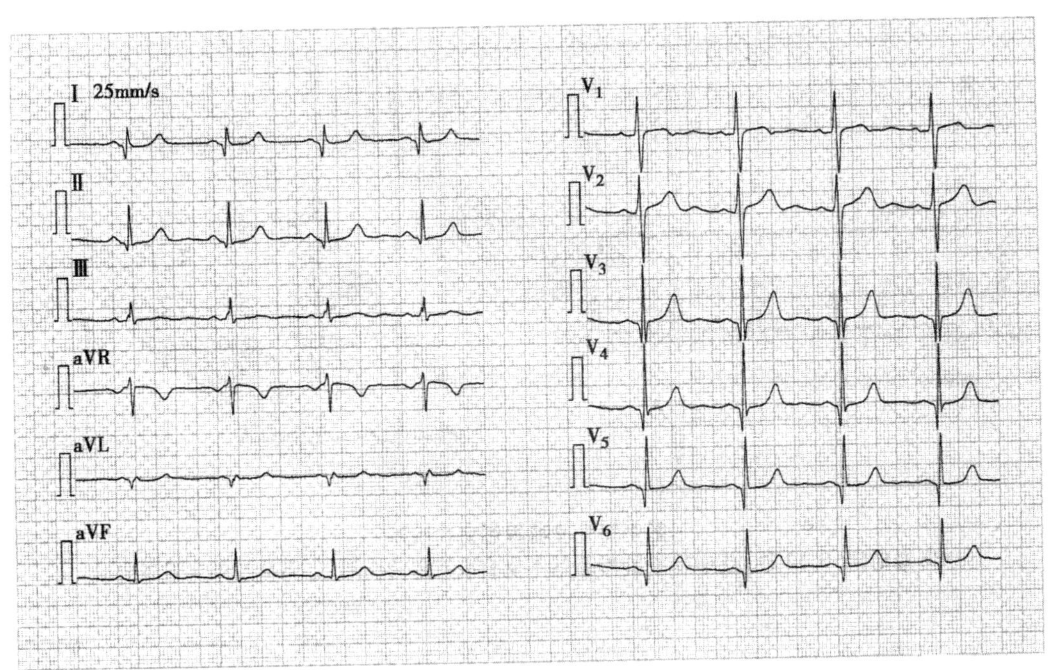

图 3-1-12　**异常 Q 波**

I、aVL、V_4～V_6 导联出现异常 Q 波

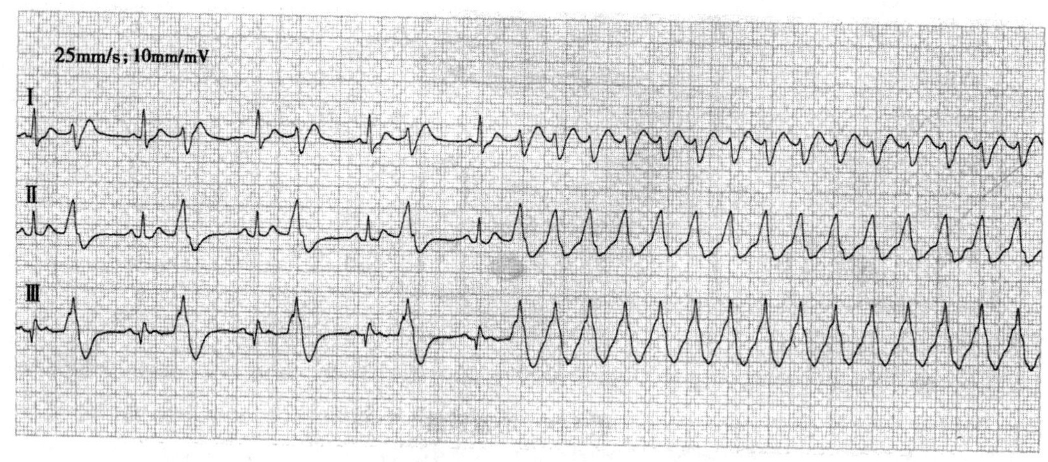

图 3-1-13 室性期前收缩二联律，室性心动过速

2）QRS 波群振幅：QRS 波群的振幅（即电压）受多种因素的影响，如左右心室壁的厚度、心包积液或胸腔积液、心脏和胸壁间的组织含量和距离，以及年龄、性别及种族等。左心室肥厚时，可引起左胸导联（V_5 和 V_6）的 R 波增高和右胸导联（V_1 和 V_2）的 s 波增深，使其电压值超出正常高限。左心室肥厚时可伴有 QRS 波群时限的轻度延长，并常伴有心室复极的改变，从而引起 ST 段和 T 波的改变（图 3-1-14）。右心室肥厚时，心电图不但可使反映右心室的电压指标增高，还可引起 QRS 波群形态发生改变，增大的右心室除极向量可抵消左心室的除极向量，引起右胸导联（v_1 和 V_2）R 波增高和 s 波降低及左胸导联（V_5 和 V_6）R 波降低和 s 波加深，V_1 导联出现 QRS 波群主波向上（图 3-1-15）及 V_5 导联出现 QRS 波群主波向下，重度右心室肥厚可使 V_1 导联呈 qR 型改变（图 3-1-16），此外在肢体导联常出现 QRS 波群电轴右偏。心包积液和胸腔积液会使所有导联 QRS 波群幅度降低。浸润性疾病，如心肌淀粉样变性也会使 QRS 波群幅度减低。

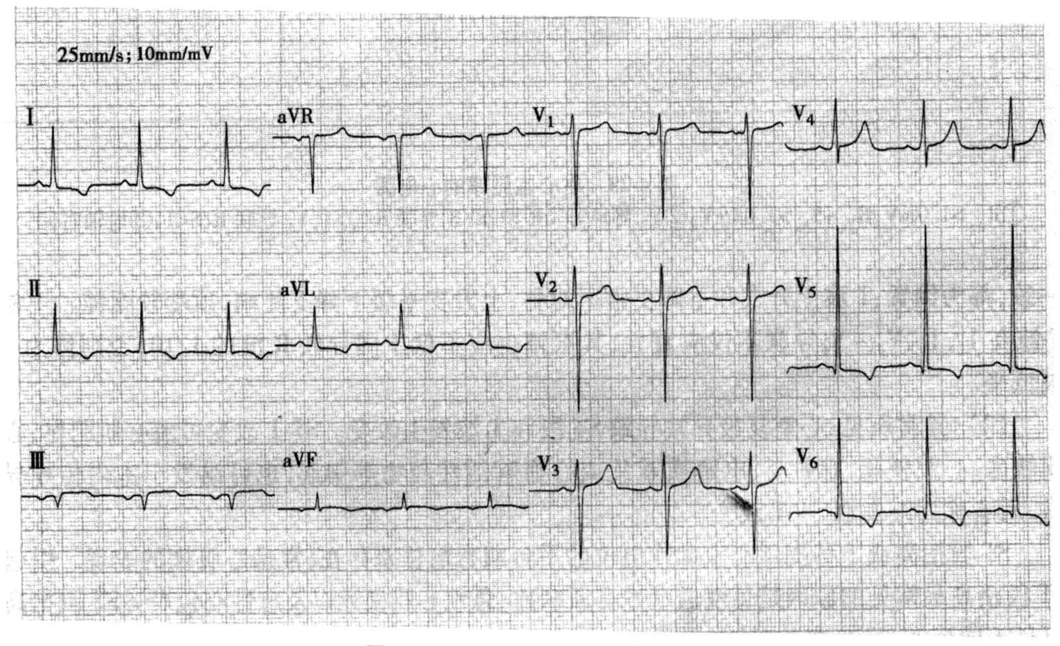

图 3-1-14 左心室肥厚的心电图

①Rv;＞2.5mV,RVs＋Svl＞4.0mV;②STI、aVL.V_6 下移≥0.05mV,TⅠ、Ⅱ.aVL.V_5.V_6 倒置

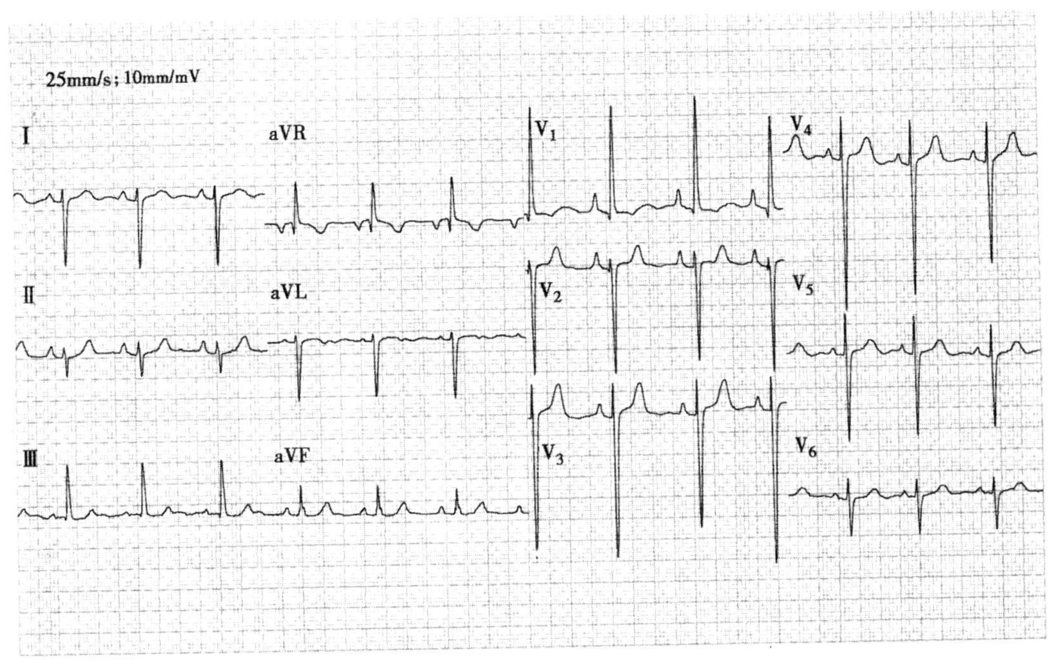

图 3-1-15　右心室肥厚的心电图

①RV_1>1.0mV，RvI+S55>1.05mV；②V_1 导联呈 qR 型，aVR 导联 R/Q>1，V_5 导联 R/S<1；③电轴右偏

4.ST 段和 T 波

(1)正常范围：ST 段和 T 波反映心室肌的复极。ST 段为自 QRS 波群终点到 T 波开始的线段，由心室肌细胞缓慢复极而形成。在此间期，心室的动作电位处于平台期，只产生很小的电位差。因此，ST 段和 PR 段、TP 段一样为一等电位线。不过正常人的 ST 段也可有一定程度的上下偏移。ST 段向上偏移称为 ST 段抬高，ST 段向下偏移称为 ST 段下移。ST 段抬高在肢体导联和胸导联的 V_4～V_6 导联不应超过 0.1mV，在 V_1、V_2 导联 ST 段抬高不超过 0.3mV，V_2V_3 导联不超过 0.5mVoST 段下移在 aVR 导联不超过 0.1mV，除此之外在其他导联 ST 段下移都应不超过 0.05mVoT 波由心室肌细胞快速复极而形成。正常的 T 波应在Ⅰ、Ⅱ、V_4～V_6 导联与 QRS 波群主波方向一致，都为正向，在 aVR 导联亦与 QRS 波群主波方向一致，都为倒置，T 波上升支和下降支常不对称，上升支平缓下降支陡峭，顶端较圆钝。正常 T 波在Ⅰ、Ⅱ、V_4～V_6 导联不仅应直立，其振幅也应不低于同导联 R 波的 1/10，否则称为 T 波低平。

(2)异常所见：心室复极异常导致 ST 段和 T 波发生改变。ST-T 改变可由心肌肥厚、心肌缺血、心肌梗死、心肌炎、电解质紊乱或心血管活性药物等引起，也可继发于室内传导异常，后者称为继发性 ST-T 改变。

ST 段抬高或下移提示心室动作电位的平台期有电位差存在，常是心脏病的表现。引起 ST 段抬高最常见的原因是急性透壁性心肌缺血、急性心肌梗死以及急性心包炎。ST 段抬高可呈不同形态，弓背向上型(也叫凹面向下)ST 段抬高是急性心肌梗死的特征性改变(图 3-1-16)；弓背向下型(也叫凹面向上)ST 段抬高多见于急性心包炎(图 3-1-17)。

急性心肌缺血或梗死时，缺血区和非缺血区交界部位的电位梯度差导致电流(又称损伤电流)的产生，该损伤电流使面对缺血区的导联出现损伤型 ST 段抬高。急性心肌梗死心电图除表现有 ST 段抬高外，还可见到坏死型 Q 波和缺血型 T 波改变。坏死型 Q 波的形成意味着缺血区域心肌细胞丧失了电活动能力，是心肌坏死的标志，心电图亦是依据坏死型 Q 波出现在哪些导联来对心肌梗死作出定位诊断。T 波高耸常常是急性透壁性心肌缺血最早的心电图表现，但多为一过性。急性心肌梗死时出现的损伤型 ST 段抬高、坏死型 Q 波及缺血型 T 波心电图改变，随病情的发展和恢复呈现规律性变化，此被称为心肌梗死心电图动态演变规律(图 3-1-18)。对于这些变化的识别有助于早期诊断和及时治疗，包括溶栓治疗和经皮冠状动脉血运重建，以此逆转心肌缺血、预防心肌细胞的丢失和后遗症的发生。

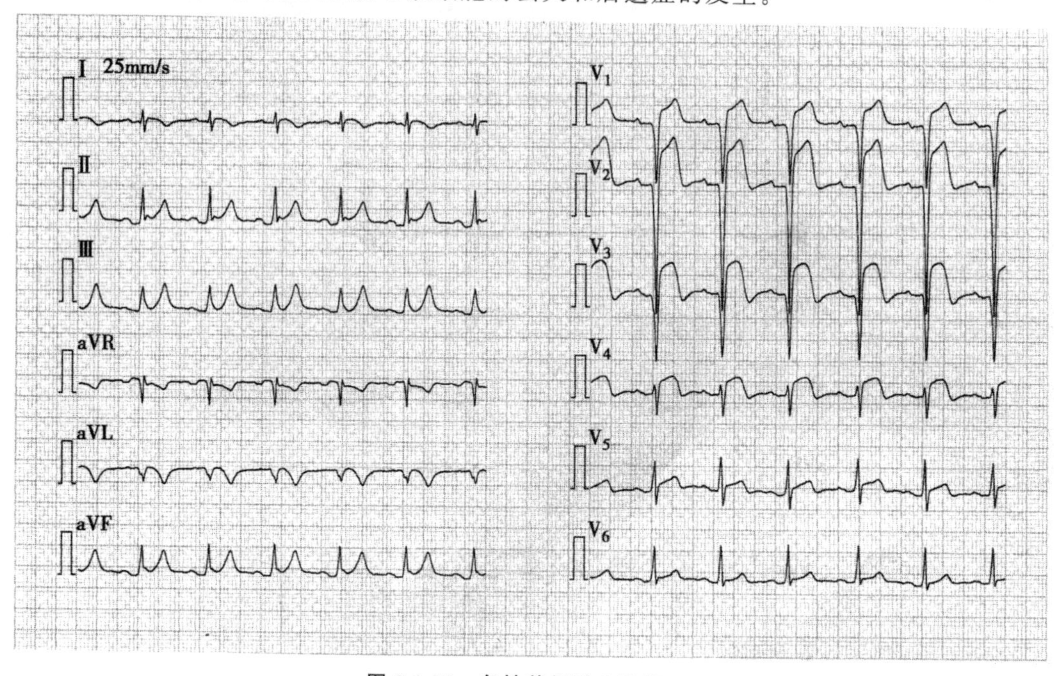

图 3-1-16 急性前间壁心肌梗死

V_1～V_5 导联 ST 段弓背向上型显著抬高，V_1～V_3 导联 QRS 波群呈 QS 型

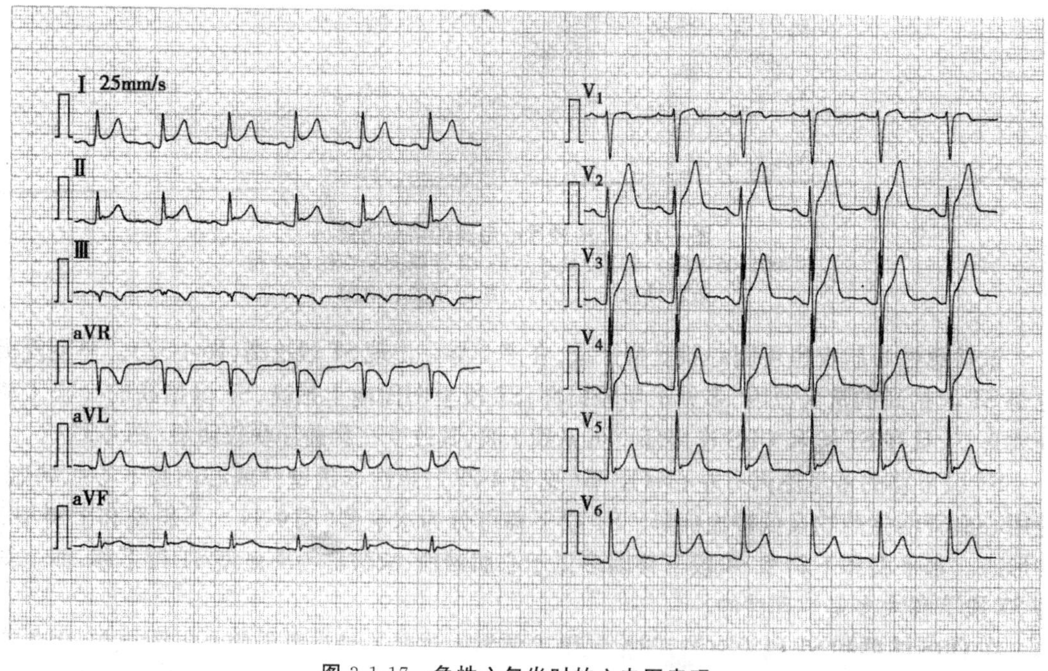

图 3-1-17 急性心包炎时的心电图表现

Ⅰ、Ⅱ、aVL、aVF、V_4～V_6 导联 ST 段弓背向下型抬高≥0.1mV

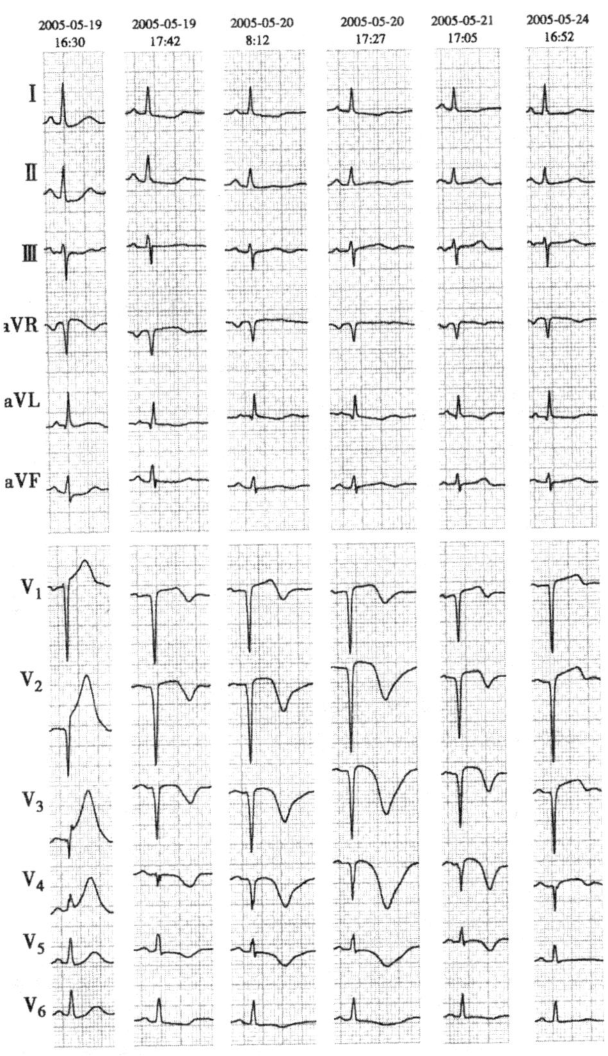

图 3-1-18　心肌梗死心电图的动态演变

"2005-05-19　17:42"及其之后的 12 导联图是在给患者行冠状动脉介入治疗后所记录的心电图

重症急性心肌炎也可因心肌受损严重，在多个导联出现 ST 段抬高(图 3-1-19)。早期复极也是 ST 段抬高的常见原因，多见于年轻男性，ST 段呈凹面向上抬高，ST 段抬高的导联 T 波高大直立，且在 ST 段和 QRS 连接部位可见到 J 波，其改变在胸前导联较明显(图 3-1-20)。

ST 段下移的常见原因有左心室肥厚(见图 3-1-14)、急性非透壁性或心内膜下心肌缺血、应用心血管活性药物及低钾血症等。ST 段下移可分为水平型(图 3-1-21)、下斜型和上斜型 3 种形态。水平型和下斜型 ST 段下移因多见于心肌缺血，故被称为缺血型 ST 段下移，而上斜型 ST 段下移大多是生理性的。

在 QRS 波群和 ST 段没有改变时，仅仅 T 波发生改变是最难解释的心电图异常，因为它大多是非特异性的，可由许多病理性和非病理性原因引起。一般来说，I 导联 T 波倒置是异常的，常提示有心脏疾患。双肢对称、呈箭头样深倒置的 T 波因常见于冠心病而被称为冠状 T 波(图 3-1-22)，反映心外膜下心肌缺血或有透壁性心肌缺血。轻微的 T 波变化，如 T 波低平或轻微的倒置，特别是出现在没有心脏异常或在心脏病低危人群中，常常是非特异性和非病理性的。T 波低平或倒置常发生于快速心室率，此时如没有其他心电图波形和时限的改变，往往是非特异性的，不提示有潜在的心脏病。高钾血症患者心电图中的 T 波常常出现特征性改变：双肢对称、直立增高、顶端尖锐、基底部变窄呈帐篷状 T 波，以胸前导联尤为明显(图 3-1-

23)。

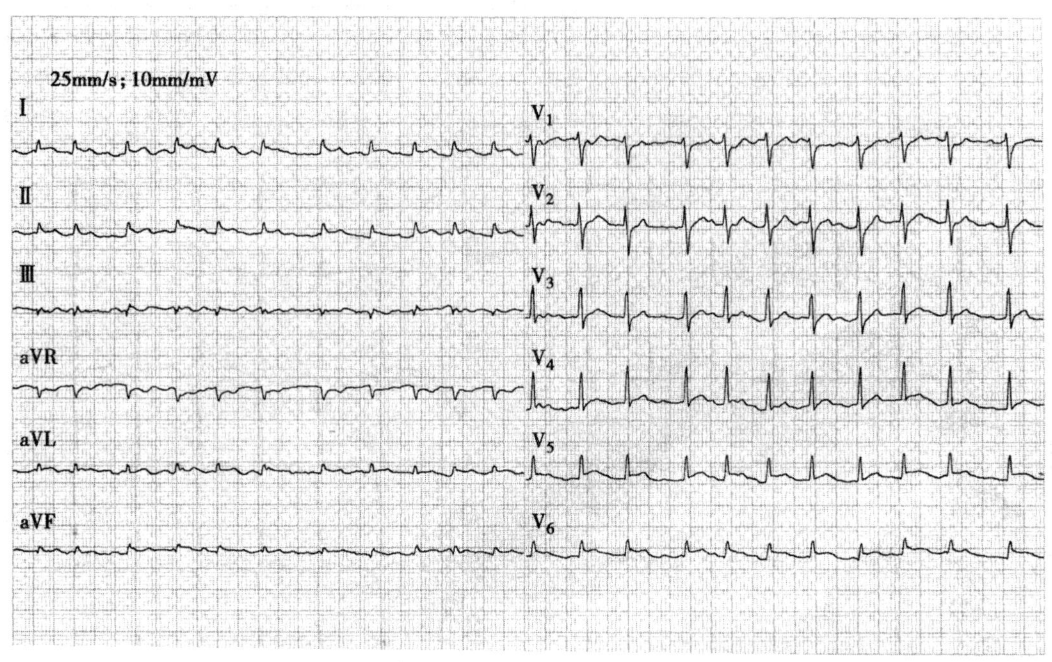

图 3-1-19　急性心肌炎时的心电图表现

心电图显示心房颤动、肢体导联低电压和多个导联 ST 段抬高

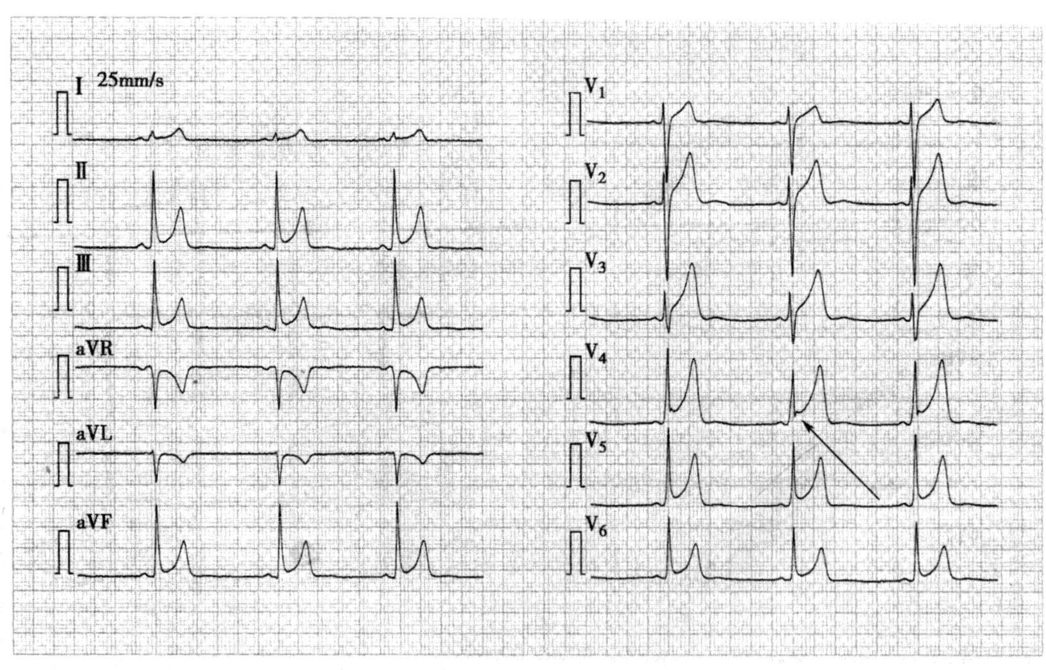

图 3-1-20　早期复极的心电图表现

Ⅱ、Ⅲ、aVF、V_4～V_5 导联 ST 段凹面向上抬高或可见 J 波(箭头所指),T 波高耸

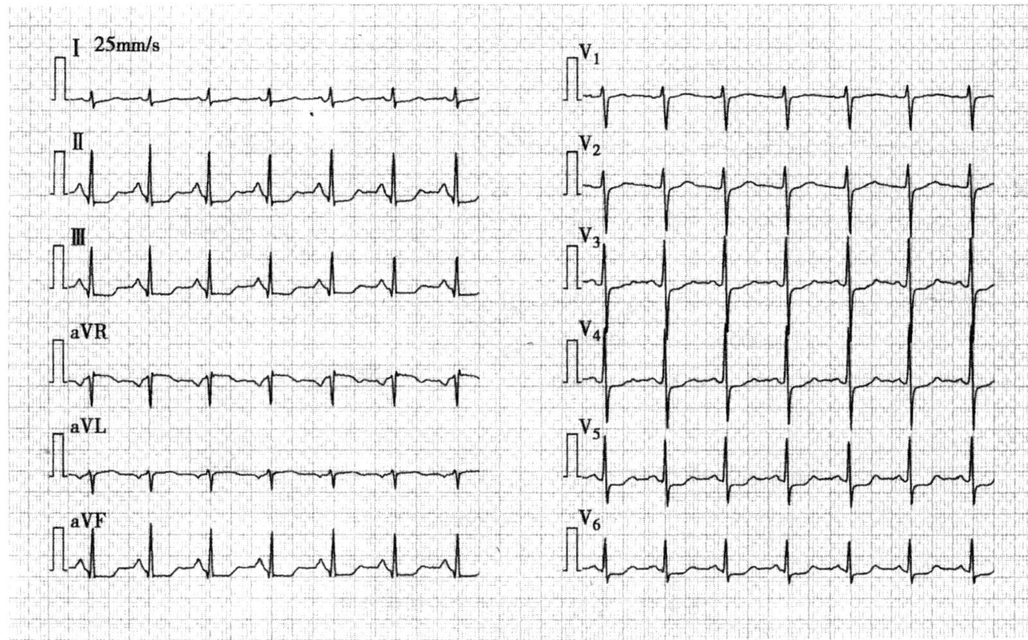

图 3-1-21　ST 段水平下移（提示心肌缺血）

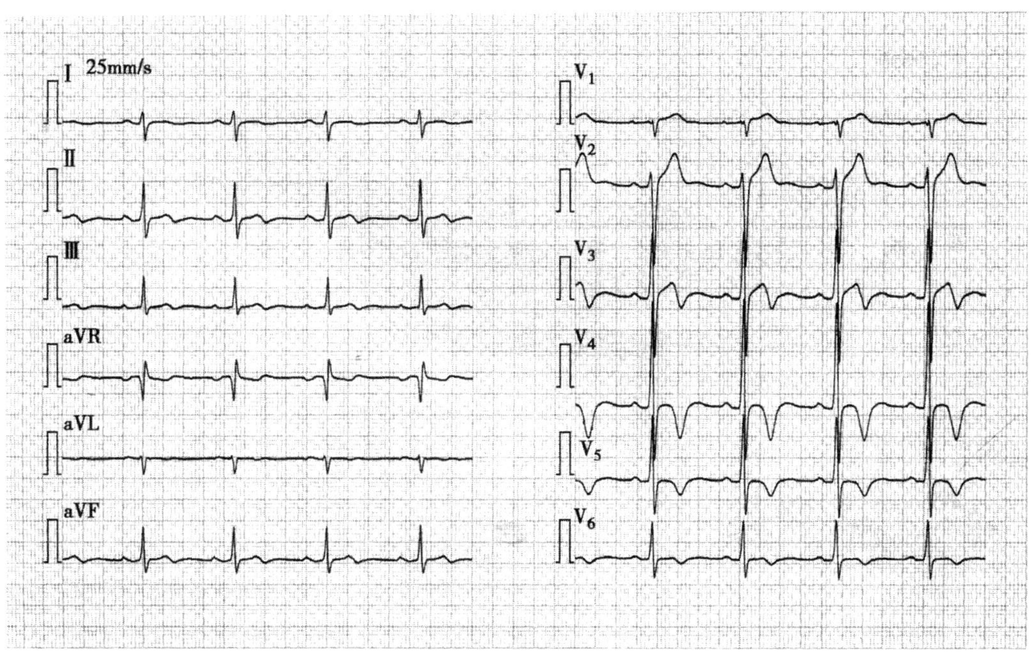

图 3-1 22　冠状 T 波（V_4、V_5 导联）

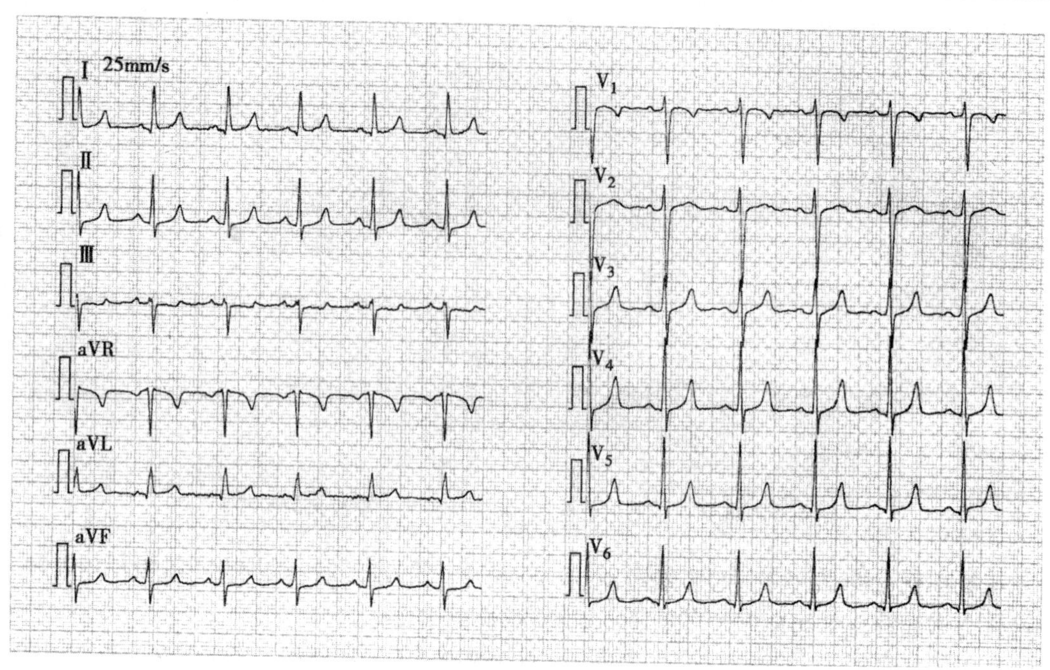

图 3-1-23 高钾血症时的心电图(V_3～V_6 导联 T 波呈帐篷状改变)

5.U 波

(1)正常范围:U 波代表心室的后继电位,其形成机制尚未完全清楚。正常心电图可不出现 U 波或有振幅较小的 U 波。U 波常出现于 T 波之后 0.20 秒,多在 V_2～V_4 导联容易看到。正常 U 波的方向应与 T 波方向一致,其振幅亦与 T 波振幅相关,一般不超过 T 波的一半。

(2)异常所见:U 波幅度增高常见于低钾血症的心电图中(图 3-1-24)。此外还可见于应用洋地黄、胺碘酮等药物,脑血管意外及先天性长 QT 综合征等。

6.QT 间期

(1)正常范围:QT 间期是指从 QRS 波群起点到 T 波终点的一段时间,代表心室除极和复极全过程所用的时间。QRS 波群、ST 段和(或)T 波时限的变化都可改变 QT 间期的长度。正常人 QT 间期的长短因心率的变化:男女的差别及年龄的大小而不同,尤其受心率影响最大:心率增快时,心肌复极时间缩短,QT 间期变短;心率减慢时,心肌复极时间延长,QT 间期延长。为消除心率对 QT 间期的影响,须将实测的 QT 间期经心率校正。经心率校正后的 QT 间期称为 QTc。

(2)异常所见:QT 间期虽代表的是心室除极和复极的总时程,但其改变更多的是受心室复极的影响,故凡能引起心室复极发生改变的因素均可引起 QT 间期发生改变。QT 间期延长可见于低血钾、低血钙、心肌缺血、心肌炎、长 QT 综合征、脑血管意外、药物作用及迷走神经张力增高等;QT 间期缩短可见于高血钙、洋地黄作用时。

临床上有许多药物通过延长 ST 段或 T 波的时限使 QT 间期延长。当应用这些药物时有必要监测心电图,以防由于 QT 间期延长导致一种特殊类型的室性心动过速(尖端扭转型室速)发生的可能。低血钾和低血钙都可引起 QT 间期延长,但它们的心电图各有其特征:低血钾心电图可表现有 ST 段压低、T 波低平或倒置、u 波增高、TU 融合或呈双峰形态(图 3-1-24)及 QT 间期延长等;而低血钙心电图的主要改变为 ST 段平直延长、QT 间期延长(图 3-1-25)。相反,血钾和血钙增高可通过使 ST 段缩短而使 QT 间期缩短。一种与调节复极电流基因异常有关的先天性长 QT 综合征,可因反复出现多形性或尖端扭转型室速(图 3-1-26)甚至室颤而导致晕厥或猝死。

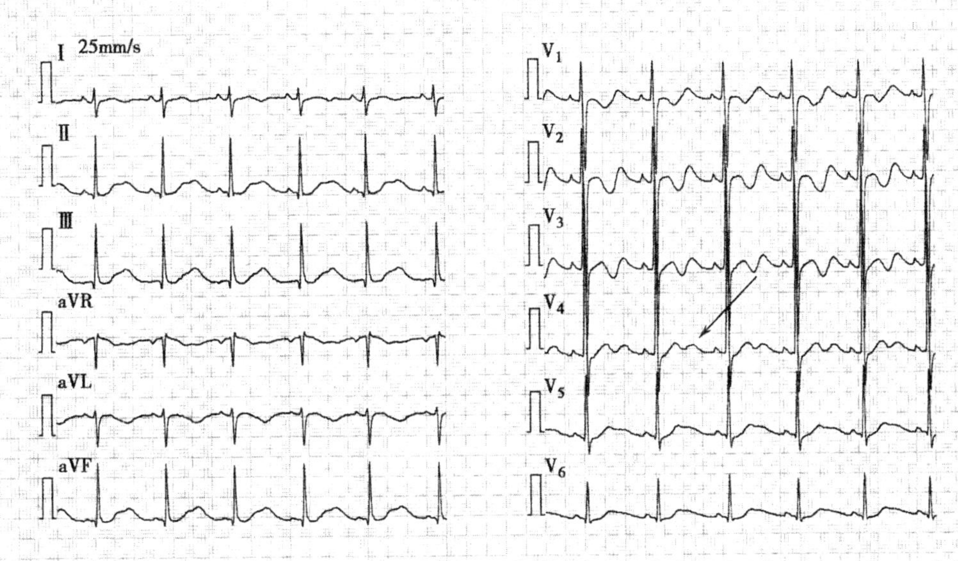

图 3-1-24　低钾血症时的心电图(箭头所指为直立高大的 U 波)

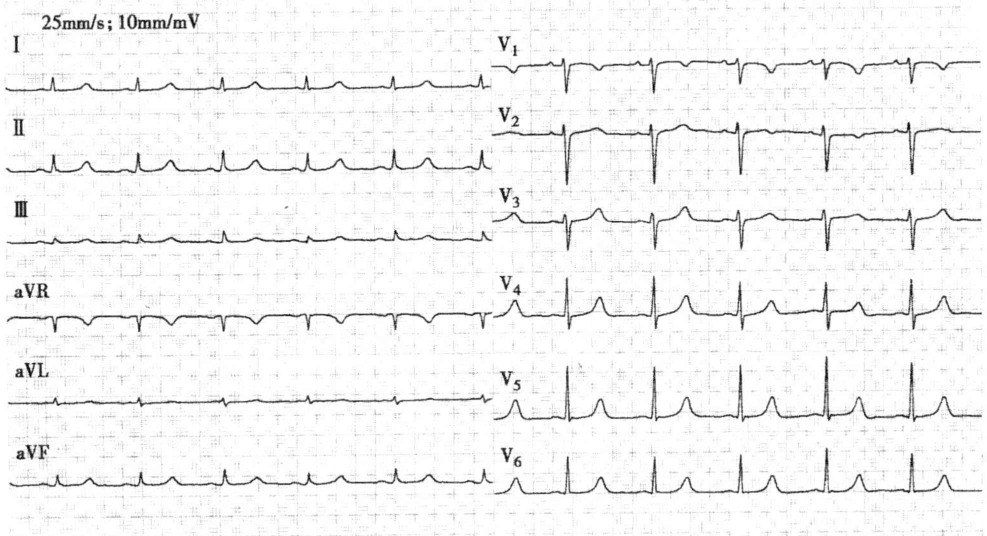

图 3-1-25　低钙血症时的心电图(ST 段平直延长)

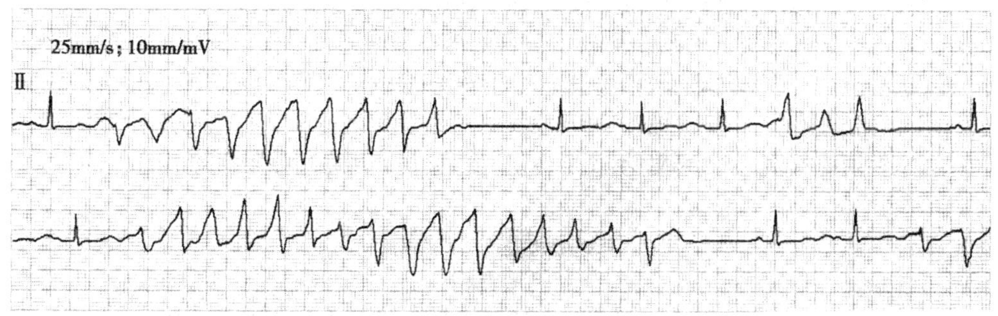

图 3-1-26　尖端扭转型室性心动过速

QT 间期显著延长和 T 波倒置可见于急性心肌梗死后的最初几天，特别是冠状动脉左前降支闭塞引起的心肌梗死。QT 间期延长通常 1～2 天后消失，而 T 波倒置可持续较长时间。类似的 T 波和 QT 间期的变化也可发生于急性心肌缺血但没有心肌梗死的胸导联，提示左前降支近段严重狭窄但尚未完全阻塞。T 波倒置和 QT 间期显著延长还见于某些神经系统疾病，特别是颅内出血（图 3-1-27）和颅内高压。当出现这种比较特异的心电图改变时称为脑血管意外形态，此被认为与交感神经张力不平衡有关，该心电图改变通常在几天内消失。

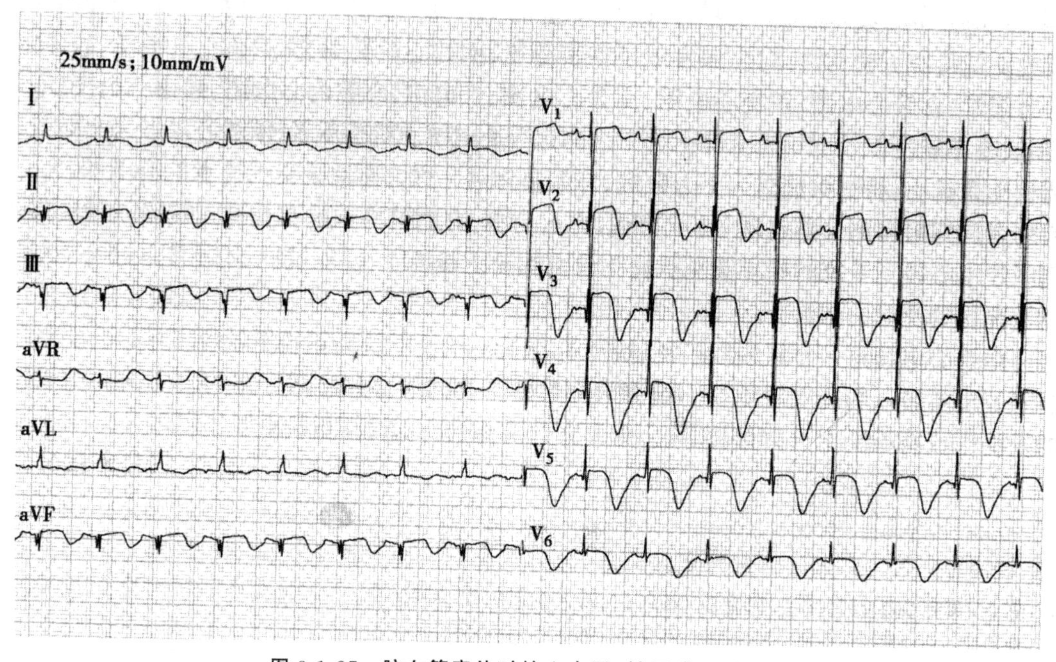

图 3-1-27 脑血管意外时的心电图（蛛网膜下腔出血）

Ⅱ、Ⅲ、aVF、V_2～V_4 导联可见异常 Q 波、ST 段抬高及 T 波倒置，酷似急性心肌梗死。冠状动脉造影示回旋支仅 30%狭窄

（二）心律失常

心律失常是指心脏激动的起源异常（包括起源部位、频率及节律）和（或）传导异常（详见本书第四篇）。心率>100 次/分的心动过速原因有多种，包括窦性心动过速、房性心动过速、心房扑动、心房颤动、由折返引起的室上性心动过速和室性心动过速等，根据 P 波的频率和形态、P 波与 QRS 波群的关系以及 QRS 波群的形态和时间可以作出诊断。心率的异常缓慢（<50 次/分）也有多种原因，包括窦性心动过缓、窦房或房室传导阻滞等，同样可以根据 P 波和 QRS 波群的频率、形态、P 波与 QRS 波群的关系等明确诊断。心律不齐可能由房性期前收缩、室性期前收缩、心房颤动、不完全性（二度）窦房或房室传导阻滞等引起。

（胡 昊）

第二节 运动试验

【概论】

运动试验即心电图运动负荷试验。是通过一定负荷量的生理运动，增加心肌耗氧量，诱发心肌缺血，是目前诊断冠心病最常用的无创性诊断技术。方法包括二级梯运动试验、踏车运动试验和平板运动试验。

1.*二级梯运动试验* 以秒表计时，用节拍器调节登梯速度，患者上下登走每级 22.86cm 高的二级梯，往返登梯 3min，然后描记运动后 0、2、4、6min 的心电图。此法负荷量小、敏感性较差、假阴性率高，现基本淘汰。

2.踏车运动试验 受试者在特制的自行车功量计上以等量递增负荷进行踏车，以1级开始至8级，每级运动2～3min，运动中连续测量心电图和血压。

3.平板运动试验 受试者在带有能自动调节坡度和转速的活动平板仪上行走，按预先设计的运动方案，规定在一定的时间提高的坡度和速度。根据患者的情况（即年龄、心率），做亚极量和极量分级运动试验，运动中连续心电图监护，间断记录血压。极量运动试验：逐级增加运动量，达到高水平运动量时氧耗量也达到最大，继续增加运动量，氧耗量不再增加，此时的运动量为极量运动。极量运动试验的目标心率（次/分）＝220－年龄；亚极量运动试验：达到极量运动心率的85％～90％的负荷量，临床大多采用亚极量运动试验。亚极量运动试验目标心率（次/分）＝195－年龄。

【适应证和禁忌证】

对于心电图显示预激综合征、起搏心律、左束支传导阻滞而难以进行心电图分析，或ST段压低＞1mm需要进行影像学检查的患者，不属于下述范畴。

1.适应证

（1）冠心病的辅助检查，对不典型胸痛或可疑冠心病患者进行鉴别诊断。

（2）对冠心病患者危险分层，估计冠状动脉狭窄的严重程度，筛选高危患者以便进行手术治疗。

（3）评定心功能，测定冠心病患者心脏功能和运动耐量，以便合理地安排患者的生活和劳动强度，为康复训练提供依据。

（4）冠心病患者药物或介入手术治疗效果前后对比。

（5）心肌梗死患者预后评估。

（6）特殊人群（飞行员、宇航员、航海员等）体格检查。

（7）其他：如进行冠心病易患人群流行病学筛查。

2.禁忌证

（1）绝对禁忌证

1）急性心肌梗死或心肌梗死合并室壁瘤。

2）高危不稳定心绞痛（5d内反复发作）。

3）未控制的、伴有血流动力学障碍的心律失常。

4）有症状的严重主动脉瓣狭窄。

5）未控制的有症状的心力衰竭。

6）急性肺动脉栓塞或肺梗死。

7）急性心肌炎、心内膜炎或心包炎。

8）急性主动脉夹层。

9）严重的高血压[收缩压＞24.0～26.7kPa（180～200mmHg）及（或）舒张压＞14.7kPa（110mmHg）]或低血压。

10）急性或严重非心源性疾病。

11）严重的运动能力障碍。

12）患者拒绝检查。

（2）相对禁忌证

1）冠状动脉左主干狭窄。

2）中、重度狭窄的心脏瓣膜病。

3)电解质紊乱。

4)肥厚梗阻性心肌病及其他形式的流出道梗阻。

5)导致不能充分运动的身心障碍:肢体残疾、体弱及活动不便者。

6)快速性或缓慢性心律失常。

7)妊娠、贫血、甲状腺功能亢进症、肺气肿及患有其他严重疾病者。

8)酒后、止痛药、镇静药、雌激素等药物作用时。

【活动平板试验方法】

1.准备工作

(1)配齐各种急救药品和器材、除颤器、氧气;配备有经验的医师或技师。

(2)向患者作详细的解释工作,说明检查的必要性和危险性、检查过程、检查的安全性,同时也不排除意外的发生,签署知情同意书;应让患者了解运动负荷试验设备的工作特性及运动的方式等。

(3)详细询问病史、体检及12导联心电图,鉴别有无运动试验的禁忌证;患者术前2h禁食,禁烟酒。

(4)术前停用相关药物至少3～4个半衰期。

2.试验方法　近年研究表明,达到最大耗氧值的最佳运动时间为8～12min,延长运动时间并不能增加诊断准确性。

试验前描记受检者卧位和立位12导联心电图并测量血压作为对照。运动中通过监视器对心率、心律及ST-T改变进行监测,并按预定的方案每3min记录心电图和测量血压一次。在达到预期亚极量负荷后,使预期最大心率保持1～2min再终止运动。运动终止后,每2min记录1次心电图,一般至少观察6min。如果6min后ST段缺血性改变仍未恢复到运动前图形,应继续观察至恢复。

3.试验终止指标

(1)绝对指标:①患者要求停止;②出现典型心绞痛;③急性心肌梗死;④ST段水平型或下斜型压低≥2mm;⑤在无梗死性Q波的导联(除外Vl或aVR)上出现ST段抬高≥1.0mm;⑥运动负荷增加而收缩压比基础值下降>1.33kPa(10mmHg),并伴有其他缺血证据;⑦严重的心律失常:室性心动过速、心室扑动、心室颤动;⑧明显症状及体征:极度体力衰竭、发绀、面色苍白、皮肤湿冷、共济失调、眩晕或晕厥前兆、缺血性跛行等。

(2)相对指标①运动负荷增加而收缩压比基础值下降≥1.33kPa(10mmHg),但没有其他缺血表现;②显著高血压:SBP>29.3kPa(220mmHg)和(或)DBP>14.7kPa(110mmHg);③频发室性期前收缩:多源或成对;④阵发性室上性心律失常;⑤出现室内传导延缓;⑥胸痛加重。

【结果判读】

1.运动试验阳性标准

(1)运动中出现典型的心绞痛。

(2)运动中或运动后以R波为主的导联J点后80ms处ST段下斜型或水平型下移较运动前≥0.1mV,持续时间>1min。

(3)运动中或运动后ST段弓背向上抬高≥0.1mV。

2.运动试验可疑阳性标准

(1)运动中或运动后以R波为主的导联J点后80ms处ST段下斜型或水平型下移较运动前增加0.05～0.1mV,持续时间>1min。

(2)运动中或运动后以R波为主的导联,ST段上斜型压低在J点后60ms处≥0.15mV或ST段斜率<1mV/s,持续时间≥1min。

(3)U 波倒置。

(4)出现严重心律失常,如室速、房室传导阻滞、窦房传导阻滞、束支传导阻滞等。

(5)T 波变为倒置或双向。

(6)运动中收缩压较运动前或前一级运动时下降≥1.33kPa(10mmHg)。

3.影响运动试验结果的因素

(1)地高辛:运动试验时可产生异常 ST 段反应。检查前须停药 2 周,以减轻药物对复极的作用。

(2)左心室肥大伴复极异常:使运动试验特异性降低,但敏感性不受影响。因此,运动试验仍有价值。

(3)休息时 ST 段压低:无论是否是冠状动脉缺血性心脏病患者,已证实休息时 ST 段压低是一个预测心脏事件的重要指标。研究显示,休息时 ST 段压低者急性冠状动脉综合征的发生率是无休息时 ST 段压低者的两倍。

(4)左束支传导阻滞:运动试验诱导的 ST 段压低常常伴有左束支传导阻滞,不提示心肌缺血。有左束支传导阻滞时,不存在 ST 段压低多少即有诊断意义的标准。

(5)右束支传导阻滞:运动试验诱导的 ST 段压低常常伴有右束支传导阻滞(V_1～V_3 导联),与心肌缺血无关。但是,在左胸导联(V_5、V_6)或下壁导联(Ⅱ和 aVF),右束支传导阻滞的存在并不降低运动试验对心肌缺血的敏感性、特异性或预测价值。

(6)β 受体阻滞剂:尽管 β 受体阻滞剂对运动最大心率有明显的作用,但对可能的冠状动脉缺血性心脏病评价并无显著影响。

(7)心房复极 β 心房复极波方向与 T 波方向相反,并可以延伸到 ST 段和 T 波。运动期间,过大的心房复极波会产生非缺血性 ST 段下斜型压低。这种假阳性运动试验出现在较高的峰值运动心率时,无运动诱导的胸痛,下壁导联 P-R 段明显压低。

(栾艳霞)

第三节　动态心电图

【概论】

动态心电图(DCG、AECG)是指连续记录 24h 或更长时间的心电图。1961 年由美国学者 Holter 发明,故又称为"Holter"。AECG 可以检测和分析心律失常和 ST 段改变,也可以对更为复杂的 R-R 间期和包括晚电位、QT 离散度和 T 波改变的 QRS-T 形态进行分析。是重要的无创性心血管病检查技术。

【适应证】

临床上主要应用于捕捉一过性心脏病变,做定性和定量分析。主要对心律失常分析;心肌缺血分析;心率变异性分析;起搏信号分析。

【设备】

(一)基本结构

1.记录系统　包括导联线和记录器。导联线一端与固定在受检者身上的电极相连,另一端与记录器连接。记录器目前多是固态式,佩戴在受检者身上,能精确地连续同步记录和储存 24h 或更长时间的两通道或三通道心电信号。

2.回放分析系统　主要由计算机系统和心电分析软件组成。回放系统能自动对记录器记录到的心电信号进行分析。分析人员通过人机对话对计算机分析的心电图资料进行检查、判定、修改和编辑、打印出异常心电图图例以及有关的数据和图表，做出诊断报告。

（二）种类

AECG 记录仪有两种，持续监测仪和间断记录仪。

1.持续监测仪　24～48h 连续监测。

2.间断记录仪　有循环记录仪和事件记录仪两种类型。可长期监测（数周到数月），提供短暂的、简短的数据来发现发生频率较低的事件。循环记录仪适合于症状十分短暂，或症状仅为短暂乏力，可以马上触发记录仪并记录储存心电图的患者。事件记录仪，佩戴在患者身上，并在事件发生时由患者触发。它不是适用于意识丧失或意识几乎丧失的心律失常患者，而是适用于症状发生频率低、不严重但持续存在的心律失常患者。

【导联选择】

导联的选择应根据不同的检测目的而定，常用导联及电极放置表 3-3-1。

表 3-3-1　动态心电图双极导联位置

导联	正极	负极
模拟 V_1（CM1）	右第 4 肋间胸骨旁 2.5 cm 处	右锁骨下窝中 1/3 处
模拟 V_2（CM2）	左第 4 肋间胸骨旁 2.5 cm 处	右锁骨下窝中 1/3 处
模拟 V_5（CM5）	左第 5 肋间腋前线	右锁骨下窝中 1/3 处
模拟 aVF（ MaVF）	左腋前线肋缘	右锁骨下窝中 1/3 处

注：无干电极在右锁骨-窝外 1/3 处，或右胸第 5 肋间腋前线或胸骨下段中部。

【分析内容】

1.正常 Holter 表现　尚无统一标准，影响因素多，变异大，需综合分析。

成人 24h 平均心率：59～87 次/分；最高心率：活动时可达 180 次/分，随年龄增加而降低；最低心率：睡眠中多>40 次/分，运动员可更低。可见一过性窦缓：某一时间内 HR<60 次/分；持续性窦缓：24h 总心搏数<86400 次；一过性窦速：某一时间内 HR>100 次/分；持续性窦速：24h 总心搏数>140000 次。常有窦性心律不齐出现；偶见窦性停搏：时长多为 1.5～2.0s，睡眠中。如>2.0s 常是异常。运动员时长>2s 的占 37.1%。室上性心律失常：50%～75%正常人可有，随年龄增长。以房早为多，一般房早<100 次 124 小时或 1 次 11000 心搏。短阵，偶发的室上速，房颤、房扑少见。室性心律失常：50%的正常人可见，随年龄增多。一般频率<100 次/24h，1 次 11000 心搏，≤5 次/小时。频率>10 次/1000 次心搏多为非生理性。单发为多。传导阻滞：主要是 AVB，2%～8%，多为一度、二度Ⅰ型；短暂，多在睡眠中。儿童多，老人少。运动员更多，可有房室分离，逸搏等。ST-T 变化：活动后常发生上斜型压低，发生率可高达 30%。水平型、下斜型压低少见。ST 段抬高发生率可达 25%，呈凹面向上。T 波可低平，双向。

2.心律失常诊断及评价标准

（1）窦房结功能不全诊断：一般情况 24h 窦性心搏总数为 10 万次，≤8 万次、最慢心率≤40 次/分持续 1min 以上、最快心率≤90 次/分、出现窦房阻滞、窦性停搏>3s，或快速心律失常发作终止时窦性停搏>2s，提示窦房结功能不全。

（2）室性心律失常的评价：正常人室性期前收缩≤100 次/24 小时，或 5 次/小时，超过此数只能说明有心脏电活动异常，是否属病理性应综合临床资料判断。室性期前收缩达到 10wn 法分级 3 级以上多有临床意义。

（3）室性心律失常药物疗效评价疗效评价：常采用 ESVEN 标准。用药后达以下标准者判定有效：室性期前收缩减少≥70%；成对室性期前收缩减少≥80%；短阵室速减少≥90%，连续15次以上的室速及运动时连续5次以上的室速消失。

(4)抗心律失常药物所致心律失常作用：用药后心律失常恶化定义为平均每小时的室早数较用药前增加4倍；成对室性期前收缩和(或)室速较用药前增加10倍；用药后新出现的持续性室速；原有的室速心率明显加快；停用抗心律失常药物后，加重的心律失常逐渐消失。

3.缺血分析　Holter是诊断日常生活引发心肌缺血的唯一方法，可对心肌缺血进行综合评估，对不同阶段的冠心病患者诊断和治疗都有指导作用。

缺血的诊断依赖于一系列的心电图改变，即“三个一”标准：ST段压低至少1mm(0.1mV)，发作持续时间至少1min，两次发作间隔至少1min，在此期间ST段回到基线。指南推荐的发作间隔时间为5min；如果原来已存在ST段下移，则要在ST段已降低的基础上，ST段水平型或下斜型再降低≥1mm。

(1)排除条件在“三个一”的基础上，①ST段降低前的10个R波平均幅度高于ST段降低最显著时的R波幅度的20%；可能体位改变引起；②突然发生的ST段下斜型下移；可能伪差或体位改变；③伴随P-Q段降低的ST段下移；常因心动过速引起。

(2)Holter检测缺血的条件窦性心律，基线ST段偏移≤0.1mV，形态为上斜型，T波直立。ST段平坦或伴随T波倒置仍可判断，但应避开下斜型或铲挖状ST段；监控导联R波高度≥10mm；监测导联不应有≥0.04s的Q波或明显的基线ST段改变；右束支传导阻滞时ST段偏移是可以判断的，特别是在左胸导联。

12导联心电图示左室肥厚、预激综合征、左束支传导阻滞或非特异性室内传导延迟≥0.10s者，不适用AECG检测缺血。

4.心率变异性　心率变异性(HRV)是指逐次窦性心动周期之间的微小变异，反映心脏自主神经系统的功能状态。测量方法：静息短时测量法(5min)；动态长程测量法(24h)。分析方法：时域分析法、频域分析法和非线性分析法。推荐24hHRV检测采用时域分析指标，5min静息HRV分析采用频域分析指标。

(1)时域分析：对连续记录的正常窦性心搏，按时间或心搏顺序排列的γ-R间期的数值，进行数理统计学分析的方法。24hγ-R间期标准差(SDNN)＜50ms，三角指数＜15，心率变异性明显降低；SDNN＜100ms，三角指数＜20，心率变异性轻度降低。HRV降低为交感神经张力增高，可降低室颤阈，属不利因素；HRV升高为副交感神经张力增高，提高室颤阈，属保护因素。大多数人认为SDNN、SDANN等时域指标＜50ms，为HRV显著减低，病死率大大增加。

(2)频域分析：对心率变异的速度和幅度进行心率功率谱的分析。分为超低频功率，频段≤0.003Hz；极低频功率，频段0.003～0.04Hz；低频功率，频段0.04～0.15Hz；高频功率，频段0.15～0.4Hz。高频功率与迷走神经传出活动有关，受呼吸影响。低频功率与血管压力感受性反射作用有关，由交感神经和迷走神经共同介导的心率波动形成。极低频和超低频的生理意义尚不清楚。

【注意事项】

患者佩戴记录器检测过程中需作好日志，按时间记录其活动状态和有关症状。完整的生活日志对于正确分析动态心电图资料具有重要价值。

监测过程中，患者的体位、活动、情绪、睡眠等因素的影响，对动态心电图检测到的某些结果，尤其是ST-T的改变，还应结合病史、症状及其他临床资料综合分析，以作出正确的诊断。

由于导联的限制，尚不能反映某些异常心电改变的全貌，分析时应结合常规12导联心电图检查等。

（蒋　飞）

第四节　动态血压监测

【概论】

动态血压监测(ABPM)是一种采用间接无创性测量方法连续24h,按设定的时间间隔进行跟踪测量和记录BP的便携式血压监测方法。一般测量频率白昼为每20～30min1次,夜间30～60min1次,提供24h血压测量数据及全天血压波动水平和趋势信息。

【临床应用】

1.白大衣高血压的检测和诊断。

2.鉴别原发性和继发性高血压。

3.指导和评价降压治疗。

4.临界高血压和不稳定高血压。

5.有晕厥史或体位性低血压,并最好与Holter同时进行检查。

【监测指标】

目前监测指标大致分为4类:血压平稳性指标、血压负荷性指标、反映血压变化规律的指标及其他相关指标。随着研究的深入,除24h血压平均值、白昼血压平均值、夜间血压平均值、最高血压值、最低血压值等,近年来提出一些新的指标如谷/峰比(T/P比)、平滑指数(SI)、夜昼指数(DI)、压力负荷(BPL)等。ABPM的正常值一直是争论的焦点。

表3-4-1　成人ABPM正常值(mmHg)

	理想	正常	异常
24小时	＜125/75	＜130/80	＞135185
白天	＜130/85	＜135/85	＞140/90
夜间	＜115165	＜120/70	＞125/75

1.*血压平稳性指标*　主要包括血压变异系数(CV)、降压平滑指数(SI)、谷/峰比值(TlP)。CV表示在一定时间内血压波动程度,有短时变异和长时变异,表示不同时间阶段血压波动程度。SI为CV的倒数(1/CV),反映降压平稳性,SI愈高,降压愈平稳。T/P比值为降压谷效应值与峰效应值之间的比值,谷峰比＝谷值/峰值×100%。谷效应值指药物在剂量末、下次剂量前血压降低值;峰效应值指药物最大效应时血压降低值。长效降压药(T/P)应达到50%以上(最好＞60%),每天1次给药可以在24h内稳定降压。

2.*血压负荷性指标*　主要包括血压负荷值、曲线下面积。血压负荷值是指血压超过某个阈值水平次数的比例。目前对于血压阈值水平仍未有统一标准,但一般学者将白昼阈值定为收缩压＞18.7kPa(140mmHg),舒张压＞12.0kPa(90mmHg);夜间阈值定为收缩压＞16.0kPa(120mmHg),舒张压＞10.7kPa(80mmHg)。曲线下面积即计算24个时间区间收缩压或舒张压曲线下面积之和。血压负荷性指标主要反映血管压力负荷程度,目前主要用于高血压诊断及终点事件预测。

3.*反映血压变化规律指标*　包括血压-时间趋势图、昼夜血压波动曲线、夜间血压下降百分率及夜昼指数。血压-时间趋势图,即以小时为单位将1d划分为24个时间区间,连接各时间区间平均收缩压或舒张压曲线图。昼夜血压波动曲线是指连续24h测试每个血压测量值所形成的曲线。一般血压应成明显昼夜波动性，正常曲线成长柄勺状。夜昼指数一夜间平均血压/白昼平均血压，正常<0.9。夜间血压下降百分率＝(白昼血压均值－夜间血压均值)/白昼血压均值。10%～20%为杓型，<10%为非杓型。主要用于判断夜间生理性血压下降程度。此类指标主要反映24h血压变化规律情况，正常血压呈夜低昼高，夜间血压应比白天下降10%以上，反常的血压规律常预示各种临床终点事件的发生。

4.其他　动脉僵硬度指数(AASI)可以反映动脉血管硬化程度。以舒张压(DBP)为纵坐标，收缩压(SBP)为横坐标，求出斜率，动脉僵硬度指数(AASI)定义为1减去回归斜率。动脉硬化程度越严重，AASI越趋向于1。AASI可以独立预测心脑血管疾病，尤其是脑卒中的发生。动态脉压指数＝(24h平均收缩压－24h平均舒张压)124h平均收缩压。可以作为独立的稳定的反映高血压靶器官损害的指标。

【注意事项】

佩戴袖带一般置于左上臂，左上臂应尽量保持静止状态，以免袖带松动或脱落影响测量结果。袖带充气时应取坐位或上臂垂直不动，避免上肢肌肉收缩。睡眠时上臂位置变化或被躯干压迫可影响血压读数的正确性。监测期间鼓励患者记日记，这样有利于分析血压突然改变的原因。

（苏秋迎）

第四章　实验室检查

心血管病学是现代医学中发展最为迅猛的学科之一。近年来，对于心脏生化标志物的研究日益深入，其成熟技术已广泛应用于临床。心脏生化标志物的监测直接影响心血管病患者的临床诊断、危险性评估、治疗方案选择及疗效观察、预后判断等方面，本章将对心肌损伤标志物、心功能指标、炎症标志物、凝血及免疫指标等方面公认的最主要的心脏标志物进行分类叙述。

第一节　心肌损伤标志物

心肌损伤标志物目前已经广泛的运用于临床，从理论上而言，理想的心脏损伤标志物应该具有以下特点：①高度的组织特异性和敏感性，即心脏组织高而其他组织低或无，其含量高低仅仅是心脏组织状态的反映；②分子量小，存在于胞质中，能在损伤后迅速释放入血，并能很快达到高峰，在高峰维持足以检测的时间窗以后，又能很快的下降，再次损伤能再升高；③检测迅速而准确，同时经济效益比较合理；④在对急性心肌梗死（AMI）的早期诊断中有作用之外，还最好能对 AMI 的预后、病情监测及危险分层有提示作用。

自从 1954 年的第一个心脏生物标志物谷草转氨酶（GOT）（现称天门冬氨酸氨基转移酶，AST）用于临床至今，先后发现了一系列的具有临床应用价值的心脏损伤标志物，例如乳酸脱氢酶及其同工酶、肌酸激酶及其同工酶等。随着对心肌损伤标志物的敏感性、特异性的更高要求，分析技术的完善，测定方法及时间更趋便捷，很多的生化标志物已经逐渐不再作用心肌损伤标志物进行应用，目前已经广泛采用了以肌钙蛋白为金标准，辅以肌红蛋白、肌酸激酶同工酶（CK-MB）等指标的综合诊断策略。

一、肌红蛋白

肌红蛋白是最早用于心肌梗死诊断的标志物之一，作为一个只有相对分子质量为 17800 的蛋白质分子，它能很快地释放入血，在胸痛 1～3h 的时候就能在血中检测到升高，6～12h 达峰值，18～30h 恢复到正常水平，因其起峰时间早，具有较高的灵敏度；但因其并非心脏特异，而在骨骼肌中的含量也很高，当患者具有骨骼肌损伤时，会导致 AMI 的误诊，所以目前肌红蛋白作为心肌损伤的标志物主要应用于两方面。

1.对 AMI 的排除诊断，若患者急性胸痛发作 6～10h 肌红蛋白仍为阴性可排除 AMI。

2.因其半衰期较短，对于住院心肌梗死患者发生再梗，尤其在 24～48h 内的再梗具有一定定诊断意义。

参考范围：定性为阴性；定量 ELISA 法为 50～85μg/L，放免法为 6～85μg/L，诊断临界值＞75μg/L。

二、肌酸激酶同工酶

肌酸激酶同工酶（CK-MB）在肌钙蛋白之前被认为是 AMI 诊断的金标准，它的相对分子量为 86000，在胸痛症状出现 3～6h 后在血中的含量能明显增高，达峰时间为 12～24h，恢复正常时间为 48～72h。其诊断的特异性较肌红蛋白明显增高，但因其在骨骼肌中的微量表达，其心肌损伤诊断的特异性仍会受骨骼肌损伤的影响。目前其作为心肌损伤标志物的应用主要在以下方面。

1.作为以肌钙蛋白为主的综合诊断指标中的一员，作为心肌梗死早期诊断标志物之一。

2.若 AMI 发病后 CK-MB 一直升高不下降，说明梗死在继续。

3.若 AMI 发病后，24～48h 内血中 CK-MB 下降后又升高，表明原梗死部位在扩展或又有新的梗死出现，因此在再梗的诊断中显示了很好的应用价值。

参考范围：37℃时＜12U/L，30℃时＜8U/L。

三、肌钙蛋白

肌钙蛋白(cTnl/cTnT)，cTnT 和 cTnl 分别在 1989 年和 1992 年被首次报道，从此改变了心肌标志物检测的历史，因为其高度的组织特异性和检测的敏感性，经过十多年的临床实践和基础研究，目前已经成为公认的 AMI 诊断的金标准。它的时间动力曲线在早期类似于 CK-MB，在胸痛后 3～6h 内就能引起血中含量增加，在 24～36h 达到峰值，在 AMI 发生后的 5～10d 左右仍能检测到异常的升高。其临床应用主要在以下几个方面。

1.因其高度的敏感性和特异性，且诊断窗口期相对较长(最长可达 14d)，目前已经成为心肌损伤，尤其是心肌梗死诊断的“金标准”。

2.在胸痛发生 12h 后，若血中肌钙蛋白浓度若仍未升高，可排除心肌梗死，在胸痛 12～24h 内的阴性预测价值可达 100%。

3.对于近期曾发生胸痛的患者，或无胸痛症状的隐匿性心肌梗死患者，可通过肌钙蛋白的检测，提示在 10～14d 之内是否发生心肌损伤或心肌梗死。

4.肌钙蛋白不仅作为诊断指标，而且在急性冠状动脉综合征患者，甚至在肾衰竭、心力衰竭、心房颤动、肺梗死患者的危险分层、预后判断等方面均显示了巨大的价值。

5.因其半衰期较长，缺点是不利于心肌梗死后短期内再梗死的诊断，同时在一些非心肌梗死患者的血中也能检测到肌钙蛋白的增高，比较常见的疾病为肾衰竭、心力衰竭、高血压危象、肺动脉栓塞、心肌炎、败血症等，在诊断急性心肌梗死时需要排除。非急性心肌梗死可导致肌钙蛋白升高的疾病如下：

(1)慢性或急性肾衰竭。

(2)严重的急性或慢性充血性心力衰竭。

(3)高血压危象。

(4)心动过速或过缓。

(5)肺动脉栓塞，严重的肺动脉高压。

(6)炎性疾病，如心肌炎。

(7)急性神经系统疾病，例如脑卒中、蛛网膜下腔出血。

(8)主动脉夹层，动脉瓣疾病或肥厚性心肌病。

(9)心肌创伤、消融、起搏、复律、心内膜活检。

(10)甲状腺功能减退症。

(11)心尖球样综合征。

(12)浸润性疾病，如：淀粉样变性、血色病、结节病、硬皮病。

(13)心肌毒性药物，如阿霉素、5-氟脲嘧啶、赫赛汀、蛇毒。

(14)烧伤，尤其是体表烧伤面积30%以上。

(15)横纹肌溶解症。

(16)危重病患者，尤其是呼吸衰竭及败血症。

参考范围：ELISA法：cTnT<0.1μglL为正常，>0.2μglL为诊断临界值，>0.5μg/L可以诊断急性心肌梗死；cTnl<0.2μg/L力正常，>1.5μglL为诊断临界值。

四、临床应用注意事项

虽然目前仍沿用临床表现、心电图、实验室标志物检查，三者中有两项即可诊断AMI。但因为目前心肌损伤标志物阳性结果的滞后性，因此在检验结果报告未出来前，对临床表现和心电图均有明显改变者，即应采取必要的诊治措施；发病6h肌红蛋白阴性及12h肌钙蛋白的阴性，有助于除外AMI，发病24h内肌钙蛋白至少应有一次超过参考范围上限值；CK-MB至少两次超过特定参考范围上限值；而临床观察AMI患者诊疗过程中有无再梗，CK-MB和肌红蛋白是较好的标志物。

（栾艳霞）

第二节 炎症标志物

作为导致急性心肌梗死的元凶，动脉粥样硬化，目前被认为是一种炎症性疾病。大致的病理生理过程如下：当低密度脂蛋白(LDL)聚集在动脉内膜下后，可以导致内皮细胞活化，在活化的内皮细胞表面，白细胞黏附分子及趋化因子的表达量明显增多，促进单核细胞及T淋巴细胞募集。其中单核细胞来源的巨噬细胞表面某些识别受体例如吞噬受体可以上调，从而吞噬那些经过修饰后的低密度脂蛋白；某些Toll样受体的上调和激活，可以传递跨膜信号，促进巨噬细胞释放细胞因子，例如肿瘤坏死因子(TNF).白介素-1，白介素-6等，以及血管活性分子等多种物质。而募集来的T淋巴细胞能被斑块中的某些特异性抗原活化，分泌大量Thl类的细胞因子，例如γ-干扰素等，促进巨噬细胞及内皮细胞炎症的进展。同时，调节型T淋巴细胞在此过程中，能分泌TGF-β、白介素-10等抗炎因子，来维持促炎和抗炎之间的平衡，从而稳定斑块。在促炎因子中，尤其是白介素-6，白介素-18，TNF能促进大量急性期反应蛋白在肝脏的生成，包括C反应蛋白(CRP)，血清淀粉样蛋白A等。以上所述炎症标志物对于动脉粥样硬化的早期筛查、病情评估及预后判断具有重要意义，而抗炎治疗对于动脉粥样硬化病情的控制或许是一种有效的方法。

C反应蛋白：C反应蛋白(CRP)是一种非特异的、急性炎症反应标志物，它的升高可以提示许多炎症事件的发生，例如感染、组织损伤以及手术创伤等，于炎症进程6～12h血中浓度即可有明显升高，急性期浓度可升高上千倍，循环中的CRP半衰期为19h。人类CRP是由肝脏产生，由5个相同的亚基依靠非共价键形成的环状五聚体。CRP特征反应是能在钙离子存在的条件下特异性结合磷酸胆碱基团，基础研究发现，CRP通过与配体(凋亡与坏死的细胞，或入侵的细菌、真菌、寄生虫等的磷酰胆碱)结合，激活补体和单核吞噬细胞系统，将载有配体的病理物质或病原体清除。因此，它能识别外来物质，激活补体系统，增强吞噬细胞吞噬作用；与血小板激活因子(PAF)结合，降低炎症反应等作用。

近20年的研究表明，CRP是各种心血管事件良好的预测因子，个体的CRP基础水平和未来心血管病的发病关系密切，由于健康人体内CRP水平常常≤10mg/L，而且大多数人的CRP<3mg/L，因此，心血管

疾病筛查时应使用高敏感的方法进行检测，即超敏 C 反应蛋白(hs-CRP)。多次检测血 hs-CRP＞3mg/L 提示炎症状态持续存在，存在动脉粥样硬化的危险，一般若 hs-CRP＜1.0mg/L 为低危险性，1.0～3.0mg/L 为中度危险性，＞3.0mg/L 为高度危险性；若 hs-CRP＞10.0mg/L 提示存在其他急性感染，应在炎症控制后再采血复查。其在心血管疾病中主要应用在以下方面。

1.无论性别，hs-CRP 独立于血压、血脂、血糖、吸烟、年龄等传统危险因素之外，成为冠心病患者心血管事件独立的危险预测因子。

2.在急性冠状动脉综合征的患者中，高 hs-CRP 预示更高的病死率和更差的预后。

3.对于健康人群，血中高 hs-CRP 提示将来发生心肌梗死、脑卒中、周围血管病变，致死性心血管事件的发生率更高。

4.体重的变化、他汀类药物、阿司匹林、大剂量的维生素 E 治疗能影响血中 hs-CRP 的含量。

参考范围：免疫法：血 hs-CRP＜3mg/L。

（张小丽）

第三节　心功能指标

心脏除了具有机械性收缩和舒张功能外，还是一个重要的内分泌器官。心钠素(cNP)是心肌细胞产生的一种神经激素，其主要功能是增加尿和(或)钠排泄，降低血管紧张素一醛固酮引起的血管收缩及血压升高。cNP 有 3 种：ANP(心房钠尿肽，大量储存于心房)；BNP(心室钠尿肽，大量储存于心室)；CNP(血管钠尿肽，主要存在于血管、骨骼、中枢神经系统)。其中血中 ANP 和 BNP 在很多的心血管疾病中增高，并且 BNP 增高的幅度要较 ANP 显著，且最稳定，利于采集标本和检测，因此 BNP 常作为心力衰竭的诊断指标。

正常时，BNP 在心肌细胞内以前体(prepro-BNP-134)形式存在，当压力增高，容积增大时，心室和心房细胞内 BNP 都会明显升高，且 prepro-BNP 移去 26 个氨基酸成为 pro-BNP-108，水解成两个片段活性形式(active-BNP-32)和非活性形式(NT-pro-BNP-76)，释放入血。NT-proBNP 半衰期为 1～2h，而 BNP 仅约 20min，血中 NT-proBNP 浓度会受肾功能影响，增加但 BNP 浓度不受肾脏影响，NT-proBNP 体外较稳定，体外 BNP 稳定性较差。理论上，心力衰竭时心室压力的升高和容积的变化能用血中 BNP 或 NT-proBNP 浓度的变化进行预测，从而反映充血性心力衰竭。目前，临床将两者常用于以下心血管疾病的诊疗。

1.用于心力衰竭诊断及分级：BNP 可作为无症状心力衰竭及心力衰竭早期的筛查指标，BNP＜100ng/L，NT-proBNP＜400nglL 时，基本排除心力衰竭可能；当 BNP＞400ng/L，NT-proBNP＞2000ng/L(受年龄、性别、肾功能、体重等影响)时，考虑心力衰竭诊断。

2.心源性呼吸困难及肺源性呼吸困难的鉴别：前者 BNP 增高明显，后者不增高或轻度增高(肺源性心脏疾病)。

3.心肌梗死后心功能监测和预后判断的指标。

4.心肌肥厚、肥厚型心肌病、扩张型心肌病的心功能情况判断：BNP 和左室射血分数存在一定的正相关；能很好的反映左室超负荷情况。

5.心力衰竭患者病情监测指标。

6.心脏手术前后心功能的评估和手术时机的选择。

（李　曼）

第四节 凝血功能相关指标

正常的止血机制有赖于血管壁、血小板、凝血系统、抗凝系统、纤维蛋白溶解(纤溶)系统以及血液流变学等结构与功能的完整性,以及它们之间的生理性调节和平衡。血小板及血管壁异常所致的止血障碍被称为一期止血,常用出血时间(BT),血小板计数(PCorPLT),以及血块收缩时间(CRT)作为一期止血功能缺陷的筛检试验,但因其操作标准化程度不高,敏感性不好,且无法反映凝血因子的含量及活性,故目前已为凝血功能检查所取代。凝血和抗凝血异常所致的止血障碍常被称为二期止血。临床常用的凝血功能筛查主要包括血浆凝血酶原时间(PT)、由 PT 计算得到的凝血酶原时间比值(PTR)、国际标准化比值(INR),活化的部分凝血活酶时间(APTT)、纤维蛋白原(Fg),和血浆凝血酶时间(TT)。此外,体内的血栓和体外的凝血块都可以溶解,这是通过纤维蛋白溶解(纤溶)系统来实现的,目前临床常通过纤维蛋白(原)降解产物(FDP)和 D-二聚体(D-D)等指标的测定来反映纤溶情况。

一、PT、APTT、Fg 和 TT

PT 主要是反映外源性凝血系统功能。PTR 是受检血浆的凝血酶原时间/正常人血浆的凝血酶原时间的比值。INR—PTRlsl,其中国际灵敏度指数(ISI)越小,组织凝血活酶的灵敏度越高。APTT 主要是反映内源性凝血因子缺乏最可靠的筛选试验。Fg 主要反映凝血共同途径中纤维蛋白原形成不溶性稳定的纤维蛋白促使血液凝固的能力。TT 是测定加入标准凝血酶后开始出现纤维蛋白丝所需要的时间。

参考范围:PT 正常值为 11～13s。测定值超过正常值 3s 以上为异常。PTR 正常值为 1.0±0.05。INR 值为 1.0±0.1。APTT 正常值 32～43s。测定值超过正常 10s 以上为异常。Fg 正常值 2～4g/L。TT 正常值为 16～18s,测定值超过 3s 以上为异常。

临床上常用抗凝药物预防血栓形成,溶栓药物溶解血栓,使用中掌握合适用量非常重要,过量会造成出血,不足则达不到效果,因此需要必要的实验室指标进行监测。下面列举几种常用抗凝、溶栓药物使用过程中的检测指标的选择和判读。

1.普通肝素和低分子肝素抗凝药物的监测　普通肝素或低分子肝素抗凝首选 APTT 作为监测指标,使 APTT 维持在正常的 1.5～2.5 倍,即 50～100s 为宜;在体外循环及血液透析中运用普通肝素抗凝时,则选择活化的凝血时间(ACT),参考范围为 60～120s,使其维持在 300～450s 为宜。

2.口服抗凝药物的监测　目前临床最常用口服抗凝药物为华法林,用于血栓形成的预防。WHO 推荐使用国际标准化比值作为监测指标,中国人的 INR 维持在 2.0～3.0 之间为宜,也有证据显示对于出血风险较高的患者,可考虑控制 INR 在 1.5～2.5 之间。

3.溶栓治疗的监测　溶栓治疗的主要并发症为出血,常用纤维蛋白原(Fg),凝血酶时间(TT),和纤维蛋白(原)降解产物(FDP)作为监测指标。目前多数学者认为 Fg 维持在 1.2～1.5g/L,TT 维持在正常对照值得 1.5～2.5 倍,FDP 在 300～400mg/L 为宜。

二、FDP、D-二聚体

纤维蛋白溶解系统是人体最重要的抗凝系统,由 4 种主要部分组成:纤溶酶原(plasmingen)、纤溶酶原激活剂(如 t-PA,u-PA)、纤溶酶、纤溶酶抑制物。当纤维蛋白凝结块形成时,在 t-PA 的存在下,纤溶酶原激活转化为纤溶酶,纤维蛋白溶解过程开始,纤溶酶降解纤维蛋白凝结块形成各种可溶片段,形成纤维蛋白产物(FDP),FDP 由下列物质:X-寡聚体、D-二聚体、中间片段组成。其中,X 寡聚体和 D-聚体均含 D-二聚体单位。因为血凝和纤溶是一个动态过程,因此,理论上临床中检测纤维蛋白产物各种组分,对诊断与治疗纤溶系统疾病(如 DIC,各种血栓)及与纤溶系统有关疾病(如肿瘤、妊娠综合征),以及溶栓治疗监测,有着重要的意义。在心血管疾病中的主要应用如下。

1.纤维蛋白降解产物水平升高,表明体内存在着频繁的纤维蛋白降解过程。因此,FDP、D-二聚体是深静脉血栓(DVT),肺动脉栓塞(PE),弥散性血管内凝血(DIC)的筛查指标。

2.D-二聚体可作为溶栓效果的定量监测指标,而 FDP 可来自纤维蛋白原,且在原发性纤溶中也升高。因此后者不能作为溶栓效果的定量指标。

3.除外深静脉血栓、肺栓塞,很多继发性纤溶亢进酌疾病,均会导致 FDP 及 D-二聚体结果的变化,例如肿瘤、风湿免疫性疾病、心肌梗死、脑梗死、肾功能不全、肝功能不全、主动脉夹层、感染及组织坏死等疾病,因此在胸闷、胸痛、甚至晕厥患者中,常作为排除肺梗死的重要指标,阴性的 D-二聚体值对于肺动脉栓塞具有理想的阴性报告作用;相反,其阳性结果并不能确诊包括肺梗死在内的某一项具体疾病。

参考范围:①FDP 定性:乳胶凝集法:阴性。ELISA 法:＜5mg/L。②D-二聚体:乳胶凝集法:阴性。ELISA 法:＜200μg/L。

(胡　昊)

第五节　免疫系统指标

近年来,有学者提出心血管病尤其是动脉粥样硬化性疾病,是一种慢性炎症和自身免疫性疾病的新观点,认为免疫和炎症是内在和外在危险因素致心血管再塑和发病的中心环节,应用抗炎和免疫调节治疗可以有效控制心血管疾病的发生和发展。这不仅进一步揭示了心血管病的发病重要机制,而且为今后研究和治疗心血管病提出了新的方向和道路。

动脉粥样硬化的特点是脂质在血管壁中沉积,导致管腔的狭窄,继发的斑块破裂和血栓形成可引起急性冠状动脉综合征。已有研究表明免疫系统的多种成分参与其中,例如巨噬细胞吞噬脂质颗粒变为泡沫细胞,同时将抗原提呈给 T 淋巴细胞,这一过程中,斑块中成分可分泌很多细胞因子,包括白介素-1,白介素-2,白介素-6,白介素-8,白介素 12,白介素-10,以及肿瘤坏死因子,γ-干扰素以及血小板衍生因子等。很多的研究都证明了细胞免疫在动脉粥样硬化中的作用,尤其是 T 淋巴细胞中的 CD4＋和 CD8＋分子的活化,被认为在动脉粥样硬化的形成中有促进作用。此外,热休克蛋白(HSP),尤其是 HSP-60,CD40 配体等均参与了动脉斑块形成中的免疫活化。同时大量的临床资料也表明了一些自身免疫性疾病的患者(例如类风湿关节炎、系统性红斑狼疮、抗心磷脂抗体综合征等),其动脉粥样硬化的发病率及患病率均较高,而同时患自身免疫性疾病的动脉粥样硬化患者,则具有更高的致死率和致残率,这些都提示了免疫激活,在动脉粥样硬化的发生发展中的重要作用。

此外,在感染性心血管疾病中,如心肌炎、感染性心内膜炎等疾病中,病毒或细菌可通过病原体及其代谢产物刺激人体免疫系统所产生相应抗体,可利用酶联免疫吸附(ELISA)、放射性免疫检测(RIa)、凝集实验等手段进行检测;甚至可以利用 PCR 或 DNA 探针杂交技术对病原体核酸进行检测进行诊断及病情判断。下面主要介绍免疫指标在免疫相关的心血管系统疾病中的应用。

一、结缔组织病所致肺动脉高压

某些结缔组织病，可导致肺动脉高压，例如系统硬化病、CREST综合征、系统性红斑狼疮（SLE）、混合结缔组织病、干燥综合征、抗心磷脂抗体综合征等，以上疾病可通过检测血中特异性自身抗体进行初步的判断，例如抗ENA抗体、抗核抗体、抗SS-DNA抗体、抗DS-DNA抗体、抗线粒体抗体、抗中性粒细胞抗体、抗心磷脂抗体、抗β-2糖蛋白抗体、抗平滑肌抗体等。

以上自身免疫抗体检测，正常人均为阴性。

二、抗链球菌溶血素“O”测定

链球菌溶血素“O”是A族溶血性链球菌的重要代谢产物之一，它具有抗原性，能刺激机体产生相应的抗体，称为抗链球菌溶血素“O”（ASO）。常见于A族溶血性链球菌感染引起的疾病，如感染性心内膜炎、扁桃体炎、风湿热及链球菌感染后肾小球肾炎等。溶血性链球菌感染后1周左右，ASO开始升高，4～6周达到高峰，可持续数月。因此，用于风湿活动判断时，需要结合临床，以及CRP和红细胞沉降率（血沉）等指标。

参考范围：＜500U。

三、柯萨奇病毒抗体测定

柯萨奇病毒是引起病毒性心肌炎最主要的病毒之一，病毒作用于心肌的方式是直接侵犯心肌，以及心肌内小血管损伤，并由免疫机制产生心肌损害。目前主要通过检测血浆中柯萨奇病毒特异性抗体进行判定。

参考范围：正常情况为阴性。

临床意义：

1.柯萨奇病毒特异抗体IgM阳性，提示急性感染期。

2.特异性抗体IgG阳性，提示既往感染。

3.此外，其他病毒，如埃可病毒、脊髓灰质炎病毒、腺病毒、流感、副流感病毒、麻疹病毒、腮腺炎病毒、乙型脑炎病毒、带状疱疹病毒、巨细胞病毒等均可导致病毒性心肌炎，这些病毒感染情况，均能通过相应的特异性抗体进行监测，通常情况IgM阳性提示急性感染期，而IgG阳性提示既往感染。

（牛燕运）

第五章　冠心病

第一节　概述

现代医学科学技术的迅速发展，使我们对冠心病的认识日益深入，治疗水平不断提高。流行病学的研究明确了冠心病的主要危险因素，有针对性地进行有效的干预可降低病死率。各种诊断技术的进步使冠状动脉粥样硬化病变的部位、性质及程度清晰地显现。包括药物、介入和外科手术在内的各种治疗方法的综合应用，使冠心病治疗步步跃上新台阶，同时也促进了中西医综合治疗的发展。

一、冠心病的定义

冠状动脉粥样硬化性心脏病(CHD)是指冠状动脉粥样硬化使血管腔狭窄或阻塞，或(和)冠状动脉功能性改变(痉挛)导致心肌缺血缺氧或坏死而引起的心脏病，统称冠状动脉性心脏病，简称冠心病，亦称缺血性心脏病。

(一)临床分型

冠心病是动脉粥样硬化导致器官病变的最常见类型，也是严重危害人民健康的常见病。由于冠状动脉病变的程度、部位、范围及供血不足的发展速度不同，临床表现亦明显不同，1979 年 WHO 分型如下。

1.无症状型心肌缺血　它是指无临床症状，但客观检查有心肌缺血表现的冠心病，亦称隐匿型冠心病。患者有冠状动脉粥样硬化，但病变较轻或有较好的侧支循环，或患者痛阈较高因而无疼痛症状。其心肌缺血的心电图表现可见于静息时、增加心脏负荷时或仅在 24h 的动态观察中间断出现(无痛性心肌缺血)。

2.心绞痛型冠心病　表现为发作性胸骨后疼痛，为一过性心肌供血不足引起。根据发作的频率和严重程度分为稳定型和不稳定型心绞痛，稳定型心绞痛指的是发作 1 个月以上的劳力性心绞痛，其发作部位、频率、严重程度、持续时间、诱使发作的劳力大小、能缓解疼痛的硝酸甘油用量基本稳定。不稳定型心绞痛指的是原来的稳定型心绞痛发作频率、持续时间、严重程度增加，或者新发作的劳力性心绞痛(发生 1 个月以内)，或静息时发作的心绞痛。不稳定型心绞痛是急性心肌梗死的前兆，所以一旦发现应立即到医院就诊。

3.心肌梗死型冠心病　症状严重，由冠状动脉闭塞致心肌急性缺血性坏死所致。心肌梗死发生前 1 周左右常有前驱症状，如静息和轻微体力活动时发作的心绞痛，伴有明显的不适和疲惫。梗死时表现为持续性剧烈压迫感，闷塞感，甚至刀割样疼痛，位于胸骨后，常波及整个前胸，以左侧为重。部分患者可沿左臂尺侧向下放射，引起左侧腕部、手掌和手指麻刺感，部分患者可放射至上肢、肩部、颈部、下颌，以左侧为主。疼痛部位与以前心绞痛部位一致，但持续更久，疼痛更重，休息和含化硝酸甘油不能缓解。有时候表现为上腹部疼痛，容易与腹部疾病混淆。伴有低热、烦躁不安、多汗和冷汗、恶心、呕吐、心悸、头晕、极度乏力、呼吸困难、濒死感，持续30min以上，常达数小时。发现这种情况应立即就诊。

4.缺血性心肌病型冠心病　属于冠心病的一种特殊类型或晚期阶段，是指由冠状动脉粥样硬化引起长期心肌缺血，导致心肌弥漫性纤维化，产生与原发性扩张型心肌病类似的临床综合征，表现为心脏增大、心力衰竭和心律失常，随着冠心病发病率的不断增加，缺血性心肌病型冠心病对人类健康所造成的危害也日渐严重。

5.猝死型冠心病　因原发性心脏骤停而猝然死亡，多为缺血心肌局部发生电生理紊乱，引起严重的室性心律失常所致。病理学检查显示有冠状动脉粥样硬化，但多数无血栓形成，动脉腔未完全闭塞，无急性心肌坏死的病理过程。目前认为，在动脉粥样硬化的基础上，发生冠状痉挛或微循环栓塞，造成心肌急性缺血是导致猝死的主要原因。这种情况是可以逆转的，若心肺复苏抢救及时、得当，可以挽救患者生命。

大量临床实践表明，偏重于回顾性的分型方法已不能适应当前诊疗工作的需要。临床学家们更加重视结合病理变化特点进行分型，以便有预见性、针对性地选择恰当的治疗方案以提高疗效，降低死亡率。如稳定型心绞痛，即典型的劳力性心绞痛，其冠状动脉病变为稳定的粥样硬化斑块，造成管腔的固定狭窄，在劳力性负荷增加时，因心肌耗氧量增加诱发心肌缺血而致心绞痛；急性心肌梗死的发生并不直接与冠状动脉狭窄程度相关，而是由于不稳定的斑块破裂、局部血栓形成而导致管腔急性闭塞，因此治疗上非常强调尽早实施经皮介入或溶栓再灌注治疗。

新近文献中常提到“急性冠脉综合征”，它是由于冠状动脉粥样斑块破裂、表面破损或出现裂纹，继而出血和血栓形成，引起冠状动脉不全或完全阻塞所致。它包括了不稳定型心绞痛、非ST段抬高心肌梗死及ST段抬高心肌梗死。

（二）冠心病与中医病名的联系

中医学中虽无冠心病、心绞痛、心肌梗死等病名，但对冠心病各种临床表现的证治早有记载，经过数千年的临床积累，形成了完整的辨证论治理论体系。

心绞痛属于中医学“心痛”、“胸痹”范畴。如《素问·标本病传论》有“心病先心痛”之谓，《素问·脏气法时论》曰：“心病者，胸中痛，胁支满，胁下痛，膺背肩胛间痛，两臂内痛。”《金匮要略》称本病为胸痹，描述其症状为胸背痛、心痛彻背、背痛彻心、短气不足以息、气塞胸闷不得卧等，所制定的瓜蒌薤白白酒汤、瓜蒌薤白半夏汤等方剂，至今应用于临床仍卓有成效。其后历代医学家不断地研究和丰富心痛、胸痹的辨证论治理论，创造了许多经久不衰的有效方剂，如生脉散、丹参饮、血府逐瘀汤等。现代运用中医和中西医结合方法对心痛、胸痹开展了广泛深入的临床和实验研究，进行剂型改革创新，取得了显著成果，使中医药在心绞痛治疗中的作用愈加重要。

急性心肌梗死中，胸痛较轻者，属于中医学“心痛”、“胸痹”的范畴；胸痛严重预后凶险者，属于中医学“真心痛”范畴。如《灵枢·厥病》谓：“真心痛，手足轻至节，心痛甚，旦发夕死，夕发旦死。”急性心肌梗死合并心源性休克则属于中医学“厥脱”范畴。中医辨证论治和传统方药对心痛、胸痹有明显疗效；对于真心痛，因病情危急，在过去由于受科技医疗条件的限制而缺少有效的急救措施。解放以后特别是改革开放以来，深入进行了对冠心病、心肌梗死的研究，发展了中医治疗学优势，一批适合于心肌梗死急救应用的中成药包括中药静脉制剂，在治疗中发挥了重要的作用，如复方丹参滴丸、参麦注射液、参附注射液、血塞通注射液等。

冠心病引起的心力衰竭属于中医学“喘证”、“痰饮”、“水肿”范畴。中医学对冠心病的临床表现认识很早，如《素问·痹论》曰：“心病者，肿不消，烦者心下鼓，暴上气而喘。”《金匮要略·水气病脉证并治》曰：“心水者，其身重而少气，不得卧，烦而燥，其人阴肿。”中医治疗心力衰竭的优势在于整体调节，扶正祛邪，通过辨证与辨病相结合，益气强心改善心脏功能，活血利水消除水液潴留。

冠心病心律失常属中医学“心悸”、“怔肿”、“结代脉”范畴。古代中医通过诊脉诊断脉率失常，与现代心律失常相当。如《素问·三部九侯论》曰：“叁伍不调者病”。《灵枢·根结》曰：“持其脉口，数甚至也，五十动而不一代者，五藏皆受气；四十动一代者，一藏无气；三十动一代者，二藏无气；……不满十动一代者，五藏无气。”对冠心病轻度失常应用中医药治疗，扶正祛邪，平衡阴阳，调节气机，活血通脉，有较好效果。而对于中、重度冠心病心律失常，中医药配合抗心律失常西药治疗也可以起到协同治疗作用。

二、发展概述

在进入21世纪之际，深感20世纪50年代后新技术、高科技迅猛的革命性发展给医学尤其是冠心病带来空前的辉煌。20世纪50年代以后对不稳定型心绞痛/急性心肌梗死（UAP/AMI）的诊治有了很大进步，并使AMI住院病死率显著下降，挽救了大量患者的生命和心功能，给患者带了光明和希望。但由于人民生活水平的提高和寿命的延长，冠心病的发病率还在不断地增加，AMI和UAP的病死率虽下降，但存活者病情可能复发或出现难治性心功能不全等并发症；AMI住院病死率虽下降，但住院前病死率或猝死率并未下降。溶栓治疗只能使AMI患者血栓溶解，冠脉再通率达到60%～85%，疗效最好的加速t-PA溶栓仅能使TIMIⅢ级（完全再通）达54%，但不能解决斑块狭窄问题，残留附壁血栓溶栓后1年内有20%～30%可能出现冠脉再闭塞而再发心肌梗死。冠脉介入治疗挽救大量患者的生命，但术后再狭窄（30%左右）问题还是全球性科研难题。此外医疗费用增加，社会和个人不胜负担，美国1994年用于冠心病防治的费用达1260亿美元，1996年迅速增至1510亿美元，除用于AMI救治外，主要用于冠脉搭桥术和PTCA（每年各约30万人次），目前的共识是必须重视一级预防，降低疾病的发生率。而解决预防问题必须重视冠心病机制的研究，才能有的放矢地解决防治问题。疾病预防是新世纪心脏病学、冠心病研究的主要趋势和艰巨的任务，回顾过去展望未来，对鼓励斗志，争取冠心病防治取得更辉煌的胜利是必需的。

（一）回顾过去

20世纪50年代医学科学在心血管领域尤其在冠心病方面取得重大进展，心脏监护室（CCU）的建立；溶栓和冠心病的介入治疗是20世纪医学发展的重要里程碑。1950年前对AMI消极防御，卧床禁动6周，病死率为30%以上，现在国际最先进医院，让AMI后有适应证者入院后即到放射科导管室，在心脏禁区进行冠脉造影和冠脉内溶栓，做直接经皮冠脉内球囊和支架成形术，挽救高危患者，使病死率显著下降。

过去30余年，心血管疾病在发达国家已呈下降趋势，在1965～1990年间，澳大利亚、加拿大、法国和美国心血管病的死亡率下降了约50%，日本下降了60%，西欧国家下降要少些，约20%～25%。但该病却日益成为包括中国在内的发展中国家的巨大威胁。1990年，发达国家心血管病死亡数约530万，而发展中国家为800万～900万。由于生活方式的变化，使国人体重指数、血压、血胆固醇水平有明显增加。据1995年卫生部发布的统计显示，全国高血压患者达8500万人，每年新发脑卒中150万例，心脑血管病（包括脑卒中）死亡占人口总死亡数的40%，据此每年全国死于心血管病者达200万以上，其中冠心病占主要位置。随着冠心病治疗技术的进步，病死率下降，患者寿命延长，人们生活水平提高，但社会竞争日益加剧，高血压、高血脂、肥胖等增加，使冠心病发病率增加.冠心病晚期并发症也增多，如心力衰竭、心律失常等。因此，今后的防治任务更加艰巨，任重而道远。故对冠心病的一级和二级预防，尤其是动脉粥样硬化危险因素以及急性冠脉综合征和斑块破裂机制的基础和临床研究为当务之急。

（二）展望未来

1.只有发病机制的阐明才能有的放矢地防治　科研的任务是探索未知，道路是艰难曲折的，切忌先入为主和主观性、片面性，要用唯物辩证观点去发现和分析矛盾，认识真理。如血栓形成与AMI的因果问题就反复争论近200年，最终肯定了血栓形成导致AMI。过去认为冠脉狭窄程度决定冠心病的事件的发作，而目前已认识到斑块的性质决定其是否易破裂造成血栓形成及UAP、AMI；而有时冠脉狭窄严重，机化的动脉已有侧支循环建立反而不易发生急性心肌缺血事件。过去认为冠脉造影是诊断冠心病的金标准，现在认为有的弥漫性小斑块或软斑块在冠脉造影时可能不被发现而冠脉镜和超声可以发现。其实在20世纪70年代已有病理学家给冠心病患者尸检时做冠脉造影发现有的造影正常而尸检冠脉已有明显病变，在探索未知中要用创新思维去研究未知才可能取得真知灼见。关于动脉粥样硬化和冠脉内斑块破裂的危险因素和防治，必须解放思想，从多因素包括高血压、高血脂、糖尿病、炎症、吸烟和其他新的危险因素如冠脉痉挛和心理应激等进行基础和临床研究，以探索防治的捷径，降低冠心病发病率和病死率。

2.*心血管病防治的革命* 临床研究和实践的单一生物医学模式向生物-心理-社会医学模式转变。以经验和推理为基础的传统医学模式向以证据为基础即循证医学(EBM)模式转换。在循证医学指导下，在心血管医学领域涌现出“他汀”群、“沙坦”群、溶栓(纤溶药物)群体和新的抗血小板药物群体(血小板膜糖蛋白Ⅱb/Ⅲα受体拮抗药)、β受体阻滞剂以及扩冠抗凝防栓治疗等，这些药物和方法在冠心病的一级和二级预防和对急性冠状动脉综合征的干预、心力衰竭的治疗等领域中发挥了巨大的作用。积极开展对冠心病、高血压危险因素防治的群众性宣传、教育，开展对冠心病急性事件的院前抢救和防治以降低冠心病发病率和病死率。普及和提高对心脏骤停的复苏抢救技术，提高抢救成功率是重要的任务。

3.*冠心病血管重建治疗* 冠心病血运重建近几十年迅速发展。

(1)冠脉搭桥术(CABG)：与内科药物治疗比较，手术可提高患者生活质量，高危者如左主干、三支病变、伴有左前降支近端严重狭窄的单、双支病变、左心功能不全或老年患者可提高生存率。近年微创直接冠状动脉旁路术(MID-CAB)作胸部小切口，不用体外循环、游离左内乳动脉与左前降支吻合。近年在胸腔镜下进行左主干和左前降支搭桥术也获成功。

(2)介入治疗：冠状动脉腔内成形术(PTCA)开创了介入性心脏病学新纪元，20世纪80年代后迅速发展。1984～1996年全国51所医院共注册PTCA6213例，总成功率91.9%，重要并发症发生率8.6%，病死率0.6%。冠脉内支架术对降低PTCA后再狭窄和PTCA术中并发夹层或急性闭塞时保持血管通畅有肯定疗效，在1520例中，成功率99.1%，重要并发症发生率5%～7%，手术死亡率0.46%。阜外医院高润霖等对AMI并发心源性休克患者行急诊PTCA治疗获得成功。以后朝阳医院胡大一等对AMI患者行急诊PTCA也取得降低病死率的效果，从患者到急诊室至穿刺血管时间缩短到30min内。Antoniucci等报道364例连续进行直接PTCA者中心源性休克66例，成功率94%，47%置入支架，住院病死率降至26%，其疗效优于溶栓治疗，后者TIMI3级血流35%～55%，直接PTCA可达90%以上，但需熟练掌握PTCA并有相关人员配合，条件不成熟时应转入有条件医院进行。

(3)激光心肌血管重建术：或称“心肌激光打孔术”是近年发展的新技术，早年由外科医生从心外膜向心腔内打孔，使心腔血直接经孔道给心肌供血，近年由内科医生开展经皮穿刺从心内膜向外膜做非贯穿性打孔即为PTMR，后者优点是不开胸，创伤较小，在临床应用中取得近期改善症状，提高生活质量疗效，但其机制、远期疗效存在较大争议，有待大规模、多中心随机对照的临床试验证实。国内心血管学界认为目前应严格掌握适应证，用于不能做PTCA和冠脉搭桥者，正确应用这一新技术使之更好地为需要它的患者服务，避免对非适应证者不必要的创伤。

4.*PTCA后再狭窄* 包括支架置入后的支架内再狭窄是有待解决的重要问题，PTCA后再狭窄的机制和防治需进一步研究。近期报道可能有重要突破进展的是血管内近距离放射治疗，认为可减少再狭窄。放射治疗在PTCA或支架后再狭窄的预防中的应用可能有效。

5.基因治疗　基因治疗是采用基因工程和细胞生物学技术向体内导入外源性基因，补充失去功能的基因表达物或抑制体内某些基因过度表达，而达到治疗目的。

三、冠心病的研究现状

（一）危险因素

冠心病（CHD）是一种慢性、进展性、隐匿性病变。第一次冠心病事件后约有1/3患者死亡。对这些患者来讲，冠心病的二级预防太迟了，因此有必要强调冠心病的一级预防，应早期识别并控制改变冠心病的危险因素。

高血压、高血脂、糖尿病、吸烟、肥胖、饮酒是CHD的主要危险因素。对无CHD者干预其高血压、高血脂，心血管病的患病率和死亡率均明显减少。建议评估常见的CHD危险因素，计算CHD的绝对危险水平，对CHD高危患者进行积极的一级预防。

（二）引起动脉粥样硬化的新机制

动脉粥样硬化的一个可能机制是：各种损伤因素引起特殊的细胞炎性反应，造成血管内皮功能障碍。起初的炎性反应是保护性反应，但如损伤因素不能及时去除则炎症反应继续进展。单核细胞聚集、平滑肌细胞迁移和增生、纤维组织形成，最终导致严重、复杂的动脉粥样硬化斑块形成。针对这一炎症过程治疗的研究是当前的研究热点。

CHD事件不仅是由于动脉粥样硬化的进展，重要的是斑块不稳定、破裂、血管收缩和局部血栓形成，导致血管腔部分或全部阻塞。斑块破裂与病变的程度无关。多数患者是由于斑块纤维帽变薄、破裂，多发生在巨噬细胞聚集处和细胞凋亡发生的部位。激活的巨噬细胞分泌蛋白溶酶，破坏斑块的纤维帽，分解胶原蛋白和弹力蛋白为多肽和氨基酸。纤维斑块破裂暴露其下面的高度致栓的核心，引发急性冠脉综合征。此时冠脉内多有栓子，位于富含巨噬细胞的斑块区域。增加斑块稳定性的药物可减慢CHD进程，但对斑块大小无影响（冠脉造影证实）。降血脂药物，尤其是他汀类，有稳定易损动脉粥样硬化斑块的作用。其机制可能是通过消耗大的脂核，浓缩富含巨噬细胞的病变。

除干预血脂外，对钙通道阻滞剂研究发现，氨氯地平对血管内皮有保护作用。同安慰剂相比，血管重建率减少43%；不稳定心绞痛再住院率减少33%。最新研究发现，心血管高危患者使用血管紧张素转换酶抑制剂（ACEI）可降低总死亡率和心肌梗死、卒中的发生率。

（三）颈动脉内膜至中膜厚度——心肌梗死和卒中的危险因素

高清晰度B超可准确评估颈动脉血管壁的特点，评估血管内径、内膜至中膜厚度、颈动脉是否有斑块。研究发现，颈动脉内膜至中膜厚度（CIMT）与已知的心血管病的危险因素、心血管疾病和其他动脉系统疾病相关。尤其与中老年人未来发生冠心病和脑血管疾病强烈相关。在校正了其他心血管危险因素后，CIMT仍有预测价值。这些研究表明，CIMT可作为心血管病患病率和死亡率的合适终点和替代终点。越来越多的研究将CIMT列入心血管疾病的危险因素，作为研究的观察指标。

（四）CHD诊断和治疗的现代概念

冠脉造影从发现至今已有40年左右的历史，被认为是评价冠脉病变的金标准。但是由于放射显像仅能显示管腔简单的两维投射，使冠脉造影有其局限性。研究资料表明，“剪影”或“管腔造影”对评价冠脉的解剖并不理想，不能很好指导治疗。

造影评价冠脉病变严重程度基于测量狭窄的百分比，需与邻近正常的参照血管相比。尸检发现冠脉病变常为弥漫性，影响整个血管壁，几乎不存在正常的血管段供对照，因此冠脉病变常被低估。如冠脉病变弥漫、影响血管全层、向心且对称，造影结果显示血管细小而无明显斑块。Glagov1987 年首次提出“冠脉血管重塑”现象，表现为明显的粥样硬化处的血管段管壁向外突出，抵消了冠脉管壁病变造成的狭窄，这样的病变对血流无影响。但临床试验发现，病变轻微甚至造影未见明显狭窄者是急性冠脉综合征（包括心肌梗死）的重要人群。对这样的人群，冠脉内血管超声检查有帮助。冠脉内血管超声是断层显像，冠脉造影是“剪影显像”，前者可弥补后者的不足。

（任保权）

第二节 流行病学

1938～1941 年 3 年期间，北京大学医学院仅收治 9 例心肌梗死患者，而现今我国每年新发心肌梗死患者达 50 万人之多。因此，了解我国冠心病的流行情况，对于更深入地认识冠心病，提高对冠心病的防治措施的理解和执行力度甚为必要。

一、冠心病的分布

（一）地区分布

世界不同国家、不同地区之间 CHD 死亡率有较大的差异。发达国家的患病率和死亡率比发展中国家要高。20 世纪 60 年代以来，世界各国 CHD 死亡率水平有所变化。一部分发达国家 CHD 死亡率呈下降趋势，如美国、澳大利亚、加拿大等。同时，另一部分国家的发病和死亡情况表现为上升趋势，其中以东欧各国上升幅度最大。我国冠心病事件发病率和死亡率与国际相比属较低水平。冠心病事件发病率和死亡率存在较明显的地区差异。北方高于南方，发达的沿海地区高于相对落后的内地，城市高于农村。

（二）时间分布

季节性：急性心肌梗死的发生多在冬春季，其原因还有待进一步研究。

（三）人群分布

1.年龄　CHD 发病率和死亡率随年龄而上升，一般认为男性年龄超过 40 岁冠心病的发病率随年龄的增长而升高，大约每增长 10 岁发病率上升 1 倍。女性的发病起始年龄比男性平均晚 10 年，女性发生心肌梗死及猝死大约比男性晚 20 年。大约在 50 岁，绝经期后发病率也随年龄上升。

2.性别　一般人群中，冠心病的患病率和死亡率男性高于女性，其差别随着年龄的增长而逐渐减小，到 85 岁及以上时，两性死亡率相近。女性发病多为心绞痛，而心肌梗死和猝死以男性多见。各个年龄段死亡危险男性均比女性高。

3.种族　虽然以往的研究都指出黑人冠心病的发病率和死亡率比白人高，但在美国第 32 届心血管病流行病学年会上的报道认为，冠心病的死亡率白人男子与黑人男子、白人女子与黑人女子相似；黑人及白人的危险因子相同。

4.职业　一般情况下，脑力劳动者冠心病患病率高于体力劳动者。

二、冠心病的患病率

冠心病多发生在 40 岁以后，男性多于女性，脑力劳动者多于体力劳动者，城市多于农村，平均患病率约为 6.49%，而且患病率随年龄的增长而增高，是老年人最常见的一种心血管疾病。随着人民生活水平的提高，目前冠心病在我国的患病率呈逐年上升的趋势，并且患病年龄趋于年轻化，因此，21 世纪我国面临心血管疾病的挑战，能否扼制危害人类健康的“第一杀手”，关键在于预防。

（一）人群抽样调查

按 1979 年世界卫生组织对冠心病所规定的分类标准，冠心病被分为心肌梗死、心绞痛、冠心病猝死、心为衰竭和心律失常。但因一些冠心病和心肌梗死在发病前并无明显临床症状；一些心绞痛患者则因症状各异有时也难确诊；心力衰竭和心律失常按 WHO 规定需经造影方可确诊，因此人群中包括各类型在内的冠心病患病率较难得到。我国早在 20 世纪 60 年代初期就开始组织不同省市的居民、工人、农民、牧民以及渔民进行冠心病患病率及危险因素的调查，由于诊断方法的困难和诊断标准不一致，我国目前尚无较好的有关各种临床类型冠心病患病率的资料。据 70 年代国内在人群中进行的调查，40 岁以上人群冠心病患病率在 2%～10%，患病率最高的地区为内蒙古族（15.6%），其次为新疆维吾尔族（11.74%～14.78%）。1991 年进行全国高血压抽样调查时通过询问方法，表明我国男性心肌梗死患病率为 215.63/10 万，女性为 151.07/10 万，合计患病率为 181.60/10 万。第三次全国卫生服务调查研究数据显示，2003 年我国人群冠心病患病率为 0.46%，其中城市人群为 1.24%，农村人群为 0.20%；冠心病人群住院率为 52/10 万。由此可见，我国人群冠心病患病率近年有明显增高趋势。据美国全国健康访问冠心病在中年以上的流行情况 ≥65 岁男性为 169%。女性为 113‰。1996 年美国心脏病协会宣称，1991～1992 年估算美国 2.58 亿人口中，15 岁以上人群中有 7900 万人患有不同类型的心血管病，其中高血压 5000 万，冠心病 1349 万，脑卒中 382 万，风湿性心脏病 136 万，心血管患者中有 19%致残。1996 年美国为心血管病花费约 150 亿，这对经济虽很发达的美国，无疑亦是一个巨大的经济负担和严重的社会问题。

（二）病理检查所见

1983 年动脉粥样硬化病理普查协作组分析了自 1949～1979 年间积累的部分尸检标本，年龄自新生儿至 105 岁老人，随机抽样进行病理检查得出该组 7159 例中检出有冠状动脉粥样硬化病变者 7982 例。冠脉粥样硬化病变始于儿童，0～9 岁组检出率为 1.17%。以后随年龄增长，80 岁以后达 95%以上。但冠脉狭窄者 20～29 岁组少见，检出率仅 0.95%，55 岁左右检出率为 20.79%。另外证明冠脉粥样硬化有性别差异，男女检出率男高于女，分别为 14.68%和 35.64%。并有地区性差异，秦淮以北比秦淮以南病变约早 10 年。

三、冠心病的病死率

自 1900 年以来心血管病就成为美国头号杀手，其中 70%是死于冠心病。1996 年美国心脏病协会报告在美国每 33 秒就有 1 个美国人死于心血管病。1993 年心血管病死亡人数高达 954138 例，占总死因 42.1%。

1992 年美国心血管病死亡率，白人男性为 230.2/10 万，女性为 128.3/10 万；黑人则男女分别为 335.6/10 万与 217.1110 万，表明死亡率有种族的差别。1990 年 WHO 公布工业化国家冠心病死亡率，北爱尔兰男性 406/10 万，女性 130/10 万，10 倍于日本男性 38/10 万和女性 13/10 万。1994 年 7 国研究公布日本心血管病死亡率明显低于其他各国。

据 1994 年世界卫生年鉴公布我国城市心血管病死亡率的资料，表明 1987～1992 年我国城市男性冠心病死亡率由 42.4/10 万升至 49.2/10 万，稍呈上升趋势。女性则自 30.5/10 万波动到 32.2/10 万，无显著升高。农村除冠心病死亡率较城市稍低外，变化趋势与城市相似。Monica 研究组北京监测区，报道 1985—

1992年北京地区70万人群8年急性冠心病标化死亡率城市男性波动在80.0110万～109.1110万，女性在39.6/10万～62.5/10万；农村男女则分别为29.6/10万～103.6/10万，36.7/10万～93.5/10万。

四、冠心病的自然病程

随着冠心病检测方法敏感性的提高以及公众对冠心病认识的提高，多数冠心病患者通过降低危险因素、药物治疗或血管重建得到治疗，因此只有很少数的病例表现为自然病程。治疗技术的进展，尤其溶栓技术、经皮冠脉成形术和冠脉搭桥手术可以明显改善冠心病患者的生活质量和预后。

冠心病通常是由于动脉粥样硬化发展的结果。病变开始于成人的早期，可以多年无明显的症状或体征，进展也很缓慢，偶尔有病例在早期表现为缺血性心脏病。患者常在出现较严重症状甚至猝死时才就诊，因此实际上冠心病的发病率和患病率较难准确统计。美国参加朝鲜战争死亡士兵尸检研究显示：很多年轻的美国人的冠状动脉已有纤维斑块，一些已经出现损伤。我国病理结果显示：10～20岁主动脉脂纹病变的检出率为50%；北京15～39岁意外死亡者冠状动脉粥样硬化病变研究中，中重度病变的检出率约占1/4，并以不稳定斑块居多。这些发现清楚地证明男性十几岁以后到二十多岁即可出现动脉粥样硬化。

在未出现症状时，动脉粥样硬化的损伤是不易察觉的或仅能通过一些特殊的诊断手段如动态心电图、运动试验、超声心动图、放射性核素和冠脉造影等发现。病变从无症状到出现临床症状的进展速度是大不一样的，可以从几分钟到数年，通常是到中年发病。冠心病发展中一个不可预测的原因是动脉粥样硬化斑块的不稳定性或破裂，诱发血栓形成而导致冠状动脉的突然阻塞。虽然动脉损伤在成年的早期已开始，但动脉粥样硬化并不是随年龄增加的必然结果，老年人冠状动脉正常是完全可能的。美国男性在60岁前发生冠心病的危险是1/5，女性是1/17。临床上冠心病一些严重的表瑚形式，如心肌梗死、心性猝死，女性比男性发病晚10年到20年。

（王 磊）

第三节 病因病理及发病机制

一、冠心病的病理变化

（一）正常动脉结构

根据动脉口径及管壁的结构，一般将动脉分为三类：①大动脉或弹性动脉：包括主动脉及其主要大分支。其管壁特点是富含弹性纤维和弹性膜，因而对舒张压形成及维持起重要作用，是冠心病易于形成的动脉。②中等动脉或肌性动脉：包括冠状动脉、肾动脉等。其管壁有丰富的肌纤维，对于维持正常器官的灌注压有一定的调节作用。也是冠心病易于累及的部位。③小动脉：一般直径≤2mm，位于组织器官内，一般认为它们与血压调节有关。

正常动脉壁有三层，即内膜、中层及外膜。内膜主要由单层内皮细胞、结缔组织及有孔的内弹力板组成，在内皮细胞和弹力板之间除结缔组织外，还有平滑肌细胞和基质（包括酸性蛋白多糖、可溶性蛋白、脂质、葡萄糖及电解质等）。儿童时期平滑肌细胞极其少见，随年龄的增长内膜平滑肌细胞及基质成分逐渐增多。中层主要由斜行的平滑肌细胞构成，胶原、弹力纤维和糖蛋白等环绕平滑肌细胞。在弹性动脉，中层有若干层呈同心圆排列的弹力层，各弹力层间分布着细长的平滑肌细胞，由胶原纤维将其连于弹力层上。中层的结缔组织及蛋白聚糖由平滑肌细胞生成。外膜由纤维母细胞、胶原、糖蛋白及平滑肌细胞构成。外膜与中层结构间由一不连续的外弹力板所分隔。

（二）冠心病的病理形态学改变

动脉粥样硬化主要发生于大型和中型肌性弹力动脉，腹主动脉受累比胸主动脉受累更广泛，主动脉中的病变通常以在其分支的开口处附近最明显；冠状动脉受累最明显处常在冠状动脉近段 6cm 范围内。动脉粥样硬化可伴随人的一生，早在婴幼儿期出现的脂肪条纹是种单纯的炎症性病变，镜下可见单核细胞源性巨噬细胞以及 T 淋巴细胞的浸润，其中巨噬细胞和从中膜游走至内膜的平滑肌细胞质内可见大量被吞噬的脂质。纤维斑块是由脂肪条纹逐步发展而来，为动脉粥样硬化的典型病理改变。突出于管腔的表层为一较坚硬的结缔组织帽；下方混有单核细胞源性的巨噬细胞、T 淋巴细胞及大量结缔组织。结缔组织细胞为平滑肌细胞，细胞外基质为胶原纤维、弹性纤维、纤连蛋白和蛋白多糖的多细胞区域，巨噬细胞和平滑肌细胞均可摄取脂蛋白而成为泡沫细胞；再下方是坏死泡沫细胞及组织碎片的混合区，内含胆固醇结晶、钙化，形成病变深部糜粥样的柔软部分。一般认为，脂纹是冠心病的早期病变。也有人认为胶样病变和微血栓也是冠心病的早期病变。晚期病变则为纤维斑块、粥样斑块及复合病变。各病理特点分述如下。

1.早期病变　包括脂纹、胶样变、微血栓及横纹 4 种类型。

（1）脂纹：脂纹是动脉粥样硬化的早期病变。肉眼观：于动脉内膜面，见黄色帽针头大的斑点或长短不一的条纹，条纹宽约 1～2mm、长约 1～5cm，平坦或微隆起。光镜下：病灶处内皮细胞下有大量泡沫细胞聚集。泡沫细胞圆形，体积较大，石蜡切片见胞浆内有大量小空泡（制片过程中被溶解）。在 HE 染色的切片中，不能区别泡沫细胞的来源。深入的研究表明，脂纹中多为巨噬细胞源性泡沫细胞。此外，可见较多的细胞外基质（蛋白聚糖），数量不等的合成型平滑肌细胞，少量 T 淋巴细胞，中性、嗜碱性及嗜酸性粒细胞等。脂纹最早可出现于儿童期，是一种可逆性变化，并非所有脂纹都必然发展为纤维斑块。

（2）胶样病变：为内膜质软半透明的隆起病变。内膜明显增厚，细胞的纤维成分分散，基质多，密度低。含硫酸软骨素和硫酸皮肤素的蛋白聚糖大颗粒和基膜物质增多。有时可找到纤维素。合成型平滑肌细胞增多。可见少量淋巴细胞和单核细胞。部分病变有泡沫细胞，少数病变深部出现粥样斑块。可能因含硫酸软骨素和硫酸皮肤素的蛋白聚糖大颗粒和 LDL 结合，促进脂质聚集，以及平滑肌细胞活跃，增生和分泌结缔组织成分等促使冠心病病变形成和发展。

（3）微血栓：在不同程度增厚的内膜上，有时可出现由血小板或纤维素或两者混合形成的微血栓。其中有些可被纤溶系统溶解而消失。另一些则被内皮细胞所覆盖，血栓逐渐机化，并可成为新血栓的形成点。血小板可释放生长因子刺激平滑肌细胞迁移和增生，并可促使脂质聚集，进而可促进冠心病病变形成和发展。

（4）横纹：在主动脉较多见，是内膜周期性横带状隆起的结构，带间距约 1.0mm，横纹宽 1.0～1.5cm，长一般为 2.0～3.0cm，也有较长的，个别达 25cm。内膜增厚明显，弹力纤维显著增多，平滑肌细胞和胶原纤维增多。合成型平滑肌细胞较多见，有时见较多基膜物质和蛋白聚糖大颗粒。部分横纹内可见泡沫细胞和细胞外脂质，有时见合并斑块。横纹结构虽与冠心病斑块有所不同，但其平滑肌细胞增生，结缔组织成分增多等有助于冠心病病变的形成，横纹区出现脂质和冠心病斑块均提示横纹与冠心病相关。

2.晚期病变

（1）纤维斑块：脂纹进一步发展则演变为纤维斑块。肉眼观：内膜面散在不规则表面隆起的斑块，初为淡黄或灰黄色，后因斑块表层胶原纤维的增多及玻璃样变而呈瓷白色，状如凝固的蜡烛油。斑块可融合。光镜下：病灶表层为大量胶原纤维、平滑肌细胞、少数弹性纤维及蛋白聚糖形成的纤维帽，胶原纤维可发生玻璃样变性。纤维帽下方可见不等量的泡沫细胞、平滑肌细胞、细胞外脂质及炎细胞。病变晚期，可见脂质池及肉芽组织。

(2)粥样斑块：粥样斑块亦称粥瘤，为动脉粥样硬化的典型病变。肉眼观：动脉内膜面见灰黄色斑块，既向内膜表面隆起，又向深部压迫中膜。切面见纤维帽的下方，有多量黄色粥糜样物。光镜下：在玻璃样变性的纤维帽的深部，有大量粉染的无定形物质，为细胞外脂质及坏死物，其中可见胆固醇结晶(HE 片中为针状空隙)及钙化。底部及周边部可见肉芽组织、少量泡沫细胞和淋巴细胞浸润。粥瘤处中膜平滑肌细胞受压萎缩，弹性纤维破坏，该处中膜变薄。外膜可见毛细血管新生、结缔组织增生及淋巴细胞、浆细胞浸润。

(3)继发病变，或称复合病变。继发性病变指在纤维斑块和粥样斑块的基础上的继发病变，常见的有：①斑块内出血：斑块内新生的血管破裂，可致斑块突然肿大，甚至使管径较小的动脉腔完全闭塞。此外，有人把斑块出现腔隙样破裂而继发动脉腔内血液灌注入斑块内也归属为斑块内出血；②斑块破裂：纤维帽破裂，粥样物自裂口逸入血流，遗留粥瘤性溃疡；③血栓形成：病灶处的内皮损伤和粥瘤性溃疡，使动脉壁内的胶原纤维暴露，血小板在局部聚集形成血栓，加重血管腔阻塞，如脱落可致栓塞；④钙化：钙盐沉着于纤维帽及粥瘤灶内。严重者，其硬如石；⑤动脉瘤形成：于严重的粥样斑块处可引起相应局部中膜的萎缩和弹性下降，在血管内压力作用下，动脉管壁局限性扩张，形成动脉瘤。动脉瘤破裂可致大出血。

二、发病机制

(一)冠心病发生机制

关于冠心病形成机制其学说很多，如比较传统的脂源性学说包括脂质浸润说、渗入说和灌注说、巨噬细胞受体缺失学说、平滑肌致突变学说，以及近年来被普遍接受的损伤应答学说和炎症学说等。现重点介绍脂质浸润学说、炎症学说及损伤反应学说。

1.脂质浸润学说 该学说认为冠心病与脂质代谢异常密切相关，其本质是动脉壁对从血浆侵入的脂质的反应。血浆中增高的脂质即以 LDL 和 VLDL，或经动脉内膜表面脂蛋白脂酶的作用而分解成残片的形式通过内皮细胞间的间隙被内皮细胞直接吞饮，或经由内皮细胞表面的 LDL 受体通过受损后通透性增高的内皮细胞，或通过内皮细胞缺失而直接暴露在血流的内膜下组织途经侵入动脉壁。脂蛋白进入到中膜后，堆积在平滑肌间、胶原和弹力纤维上，引起平滑肌细胞增生，平滑肌细胞和来自血液中的单核细胞吞噬大量脂质成为泡沫细胞。脂蛋白又降解而释放出胆固醇、胆固醇酯、甘油三酯和其他脂质。LDL 还与动脉壁的蛋白多糖结合产生不溶性沉淀，都能刺激纤维组织增生。所有这些合在一起就形成粥样斑块。Anitschkow(1925)的浸润学说、Ossle(1943)的渗入学说、Doerr(1963)的灌注学说都是在此基础上建立并互为补充的。

2.炎症学说 冠心病的诱发因素、发生发展过程中细胞及基质的反应、各种细胞因子及生长因子的产生及作用，与炎症过程很类似；从组织学角度分析，动脉粥样硬化中的肉芽肿样病灶纤维化，淋巴细胞、单核细胞浸润等均具有明显的炎症性质；病理过程如内皮通透性增高、白细胞黏附、化学趋附、移动抑制，以及局部正反馈式的自我促进等，也与炎症过程中所见相似，因此多数学者认为动脉粥样硬化是一种特殊的慢性炎症过程。

动脉粥样硬化和其他炎症性疾病如肝炎、类风湿关节炎、肾小球硬化、肺纤维化、慢性胰腺炎等的共同之处是均表现为单核细胞、巨噬细胞和淋巴细胞浸润而无粒细胞的浸润(类风湿关节炎和肺纤维化可有/或无粒细胞浸润)。其不同之处在于常见的慢性炎症是纤维母细胞增殖并产生胶原和其他间质，缺乏纤维母细胞的动脉内膜则由平滑肌细胞起此作用。

3.损伤反应学说　自从1973年Ross和Glomset正式提出“损伤反应学说”以来，随着基础研究的逐步深入，该学说得到了不断的充实和发展。目前该学说的观点认为：①导致内皮细胞功能损害的危险因素包括低密度脂蛋白的修饰和浓度升高、吸烟产生的自由基、高血压、糖尿病、高半胱氨酸血症、基因异常、疱疹病毒或肺炎衣原体感染等；②在导致动脉粥样硬化形成的过程中，内皮细胞功能障碍比内皮缺损、内皮下组织暴露更为重要。内皮细胞功能障碍包括对巨噬细胞、T淋巴细胞、血小板的黏附和通透性增加等。③内皮细胞在损伤反应中产生的血管活性分子、细胞因子和生长因子可使相应的细胞(单核细胞、淋巴细胞等)产生趋化迁移、生物学活化和分裂增殖，细胞外基质产生增多。若危险因素持续存在，上述炎症反应中平滑肌细胞的迁移增殖达到一定程度，血管壁可增厚同时伴有血管的代偿性扩张。在早期管腔内径仍能维持正常甚至增多(正性重构)；而在晚期，管壁增厚所致管腔狭窄不能为血管的代偿性扩大所抵消，将产生血管狭窄和堵塞；④在动脉粥样硬化形成的不同阶段，一般均无粒细胞的浸润，而单核源性巨噬细胞以及不同亚型T淋巴细胞的浸润则基本参与了动脉粥样硬化形成过程的各个阶段。

(二)冠心病形成过程中各主要成分的作用

1.脂质的作用　高脂血症在动脉粥样硬化发病机制中的作用机制除了慢性高脂血症主要是高胆固醇血症可以直接引起内皮细胞的功能障碍及高脂血症可使内皮细胞的通透性增加外，主要与低密度脂蛋白(LDL)的氧化修饰有关。特别是内皮细胞和单核/巨噬细胞可使LDL氧化修饰而成为氧化LDL(ox-LDL)。氧化LDL对动脉粥样硬化的病变形成有几种作用：可与单核/巨噬细胞的清道夫受体结合使之形成泡沫细胞；对血液中的单核细胞具有较强的趋化作用；通过内皮细胞黏附分子增加单核细胞的黏附；刺激各种生长因子和细胞因子的产生；对内皮细胞和平滑肌细胞产生细胞趋化性等。

高胆固醇血症尤其是低密度脂蛋白胆固醇增高和低密度脂蛋白的修饰与冠心病的发生有极高的相关性。低密度脂蛋白是血浆中主要携带胆固醇的脂蛋白，其核心脂质成分是胆固醇及少量甘油三酯，表面成分为磷脂和胆固醇以及ApoB-100。身体中绝大多数组织包括肝细胞都具有LDL受体，能够识别LDL表面的ApoB-100，摄取LDL以满足对胆固醇的需求。血浆中LDL由于各种原因浓度升高后，向血管壁渗透，渗透至内膜的LDL被氧化修饰。损伤内皮细胞功能，使内皮的通透性增高，从而加速LDL向内皮下聚集，如此反复导致低密度脂蛋白微粒在内皮下聚集并氧化。LDL的修饰包括氧化、糖基化(糖尿病)、与蛋白糖结合或参与免疫复合物形成等，其中以氧化修饰最有意义。巨噬细胞表面没有LDL受体而只有一种清道夫受体，这种受体不能识别LDL，但却能与胞外化学修饰后的异常LDL以及多种带负电荷的大分子结合并迅速内移至胞浆降解。正常血浆中LDL增多并不直接导致泡沫细胞的形成，而LDL渗透至内膜被氧化修饰后才为巨噬细胞清道夫受体摄取。由于摄入的脂质在细胞内(过)氧化，胆固醇聚集增多，巨噬细胞可转化为泡沫细胞，并逐渐丧失吞噬和清除异物的能力。若修饰LDL过多，超过了巨噬细胞的清除能力，就会进一步损伤内皮细胞和血管平滑肌细胞。修饰LDL除了损伤细胞外，还可使内皮细胞源性单核细胞化学趋化蛋白产生增多、单核细胞向LDL聚集处趋化游走，并可使巨噬细胞集落刺激因子(CSF-M)表达上调。因此，修饰LDL可通过促进更多的单核细胞向病变部位聚集和刺激单核细胞源性巨噬细胞的增殖而达到增强炎性反应的作用，炎症介质如肿瘤坏死因子仪(TNF-α)、白细胞介素-1(11-1)和巨噬细胞集落刺激因子(CSF-M)均可促进LDL与内皮细胞、平滑肌细胞相结合，启动一系列细胞内反应过程，包括诱导尿激酶和炎症细胞因子(如11-1等)的产生。抗氧化剂如维生素E、普罗布考可使粥样斑块缩小、冠状动脉事件发生率下降，可能与它抑制LDL的氧化修饰，抑制单核细胞黏附分子表达上调，从而抑制炎症反应过程有关。

2.内皮细胞损伤的作用　慢性的或反复的内皮细胞损伤是动脉粥样硬化的起始病变，为损伤应答学说的基础。其功能障碍启动了动脉粥样硬化的发生发展。内皮细胞的生理功能包括：①连续的内皮细胞表面具有防止血栓形成的作用；②内皮细胞构成有通透性的生物屏障，血管内外的物质通过它进行交换；③通过释放小分子物质如一氧化氮（NO）、前列环素（PGI2）和内皮素（ET）等来调节和维持血管的紧张性；④合成和分泌生长调节因子以及细胞因子（血小板源性生长因子、成纤维细胞生长因子、CSF-M、11-1 等）；⑤产生细胞外基质：Ⅳ型及Ⅰ、Ⅲ、Ⅴ型胶原、弹力蛋白、蛋白多糖等。⑥内皮细胞表面可防止白细胞的黏附；⑦当脂蛋白跨内皮转运时对脂蛋白进行氧化修饰。目前认为，多种危险因素如机械性、血流动力学、低氧和吸烟等均可引起内皮细胞的损伤。此外，早期的动脉粥样硬化病变可发生于内皮细胞形态完整的动脉内膜，所以近年研究认为内皮细胞的非剥脱性功能障碍或活化在动脉粥样硬化病变形成中可能更为重要。内皮细胞的功能障碍/活化及形态学损伤可引发血液中单核细胞、血小板及血管壁中膜平滑肌细胞的变化而形成动脉粥样硬化的病灶。如内皮细胞的通透性增加使血液中的脂质易于沉积在内膜；内皮细胞的损伤或功能障碍可使单核细胞、血小板黏附增加；并且产生多种生长因子促进进展期斑块中平滑肌细胞的增生及分泌基质等。

血浆中 LDL 浓度增高，经内皮细胞转运至内膜，LDL 在内皮细胞下氧化修饰。氧化的 LDL 诱导内皮细胞表面黏附性糖蛋白如血管细胞黏附分子-1（VCAM-1）的合成，使单核细胞、T 淋巴细胞与内皮细胞的黏附性增加，并向内皮下趋化游走。在动脉的特殊部位（如分叉处、迂曲处）血流性质发生改变、湍流成分增加、血管壁剪切力下降。这些部位的内皮细胞表面特殊功能分子表达增多，通过这些分子可使单核细胞和 T 淋巴细胞黏附、迁移、聚集。其中的黏附分子可作为受体与单核细胞和 T 淋巴细胞表面糖蛋白结合和整合素（包括几种选择素、细胞间黏附分子）相结合；与白细胞迁移相关的分子如血小板、内皮细胞黏附分子可与平滑肌细胞、单核细胞产生的化学趋化分子（如单核细胞化学连接蛋白-1、骨桥素、修饰 LDL）相结合，促进单核细胞和 T 淋巴细胞通过内皮细胞而进入内皮下。动物试验证明，在载脂蛋白 E 缺陷的高胆固醇血症小鼠模型中，斑块好发部位处内皮细胞表面细胞间黏附分子-1 表达增加，而正常小鼠不表达的 VCAM-1 也开始表达。细胞间黏附分子-1、P-选择素或 CD18（或三者同时）缺陷的小鼠模型经脂质喂养后产生的动脉粥样硬化斑块较无缺陷者小。新近的研究发现，在内皮细胞（平滑肌细胞或巨噬细胞）上存在着金属蛋白酶样非整合素样富含半胱氨酸的蛋白族（MDCs），它们是跨膜蛋白，其胞外区含有金属蛋白酶序列，可激活 TNF-α 而介导炎症反应。正常动脉一般不含 MDCs，而在动脉粥样硬化病变处则常有 MDCs 的表达。由于 MDCs 具有金属蛋白酶活性，可使白细胞膜表面黏附分子（如 L 选择素）断裂脱落，因此通过测定局部组织血浆中不同种类的脱落黏附分子，可以反映是否存在慢性炎症反应，脱落黏附分子种类与慢性炎症种类间的关系是一个值得研究的问题。

3.单核/巨噬细胞的作用　单核细胞的黏附被认为是动脉粥样硬化的早期病变。在动脉粥样硬化的早期，单核细胞可在内皮细胞黏附分子的作用下黏附于内皮细胞表面并进入内皮下，转化成巨噬细胞，吞噬脂质尤其是 ox-LDL 转变成泡沫细胞（巨噬细胞源性泡沫细胞），是动脉粥样硬化的早期病变脂纹、脂斑的主要成分。

循环血液中的单核细胞在化学趋化因子（如内皮细胞源性单核细胞化学趋化蛋白）的作用下，向炎症部位游走并具有了吞噬异物的能力，成为巨噬细胞。动脉粥样硬化的各个阶段均有巨噬细胞的参与，除了作为抗原递呈细胞将处理后的抗原递呈给 T 淋巴细胞外，巨噬细胞还作为清道夫细胞清除体内的有害物质并合成分泌多种细胞因子，因此巨噬细胞是动脉粥样硬化形成过程中重要的炎症介导细胞。激活的巨噬细胞表达Ⅱ类组织相溶性抗原如 HLA-DR，具有向 T 淋巴细胞呈递抗原的能力。淋巴细胞接受呈递抗原的刺激，分泌包括 γ-干扰素、TNF-α、TNF-B 等在内的多种细胞因子使炎症反应增强。巨噬细胞除直接通过清道夫受体摄入氧化 LDL 外，还通过多条途径氧化 LDL（包括脂氧合酶途径）。在氧化过程中，脂肪酸被过氧化而产生醛、酮体等物质，后者可与LDL中的载脂蛋白B部分共价结合，然后通过清道夫受体被巨噬细胞吞噬。氧化LDL可直接或间接刺激巨噬细胞产生金属蛋白酶和多种生长因子，包括血小板源性生长因子(PDGF)、11-1和TNF-α等，后两者作用于平滑肌细胞和内皮细胞使之产生PDGF，进而促进平滑肌细胞增殖并合成细胞外基质。随着脂质摄入的增多，巨噬细胞的吞噬作用逐渐减弱并最终成为泡沫细胞。炎性细胞因子如γ-干扰素可激活巨噬细胞诱导其产生细胞凋亡，成为动脉粥样硬化病变处核心的一部分。

在动脉粥样硬化的进展期，巨噬细胞通过产生多种生物活性物质而参与动脉粥样硬化病变的形成。如产生白细胞介素-1(IL-1)和肿瘤坏死因子(TNF)促进白细胞的黏附；产生单核细胞趋化因子(MCP-1)等化学趋化因子使白细胞进入斑块内；产生活性氧可促进斑块内LDL的氧化；并且产生生长因子促进平滑肌细胞的增生等。

4.平滑肌细胞的作用　根据平滑肌细胞内肌丝(肌球蛋白)、粗面内质网和高尔基体的状态，可将平滑肌细胞分为收缩型(胞质内含大量肌丝，而粗面内质网和高尔基体甚少)和合成型(粗面内质网和高尔基体等分泌蛋白合成器官发达，而肌丝含量甚少)两种。前者可对ET、PGE、PGI2、NO、儿茶酚胺、神经多肽、白三烯(LTs)等产生反应，发生血管收缩或舒张；后者可表达生长调节因子和细胞因子，接受生长因子的调节并合成细胞外基质。

大量研究证明在动脉粥样硬化病变部位，平滑肌细胞由收缩型向合成型转化，在自身或其他细胞分泌的PDGF作用下，平滑肌细胞增殖并分泌细胞外基质。当平滑肌细胞损伤或坏死时可释放成纤维细胞生长因子(FGF)，后者可促进相邻平滑肌细胞和内皮细胞的生长或活化。因此，平滑肌细胞在动脉粥样硬化的纤维增殖过程中起着重要的作用。值得注意的是，不同部位的动脉，其平滑肌细胞的胚胎起源各不相同，某些脊椎动物的胸主动脉平滑肌来源于神经外胚层，而腹主动脉则来源于间充质。冠状动脉目前认为起源于心脏间充质。这些起源上的差异提示不同部位动脉粥样硬化的形成过程中，平滑肌细胞的激活方式可能不同。更为复杂的是，大动脉中层平滑肌细胞的基因型可能不同，这就使得增殖能力和基质合成能力存在细胞间的差异。动脉粥样硬化病变在外周动脉、颈动脉和冠状动脉的不同表现与平滑肌细胞起源差异之间的关系是个值得探讨的问题。

中膜平滑肌细胞增生、游走进入内膜，是参与动脉粥样硬化进展期病变形成的主要环节。如前所述，渗入脂质的刺激、附着于内皮的血小板、单核细胞、内皮细胞以及平滑肌细胞自身产生的一些牛长因子，如血小板源性生长因子(PDGF)、成纤维细胞生长因子(FGF)、转化生长因子(TGF-3)等，均具有促进平滑肌细胞增生和(或)游走的作用。增生、游走的平滑肌细胞发生表型转变，即由收缩型(细胞长梭形，胞浆内含大量肌丝和致密体)转变为合成型(细胞类圆形，胞浆内含大量粗面内质网、核蛋白体及线粒体)。此等平滑肌细胞表面亦有LDL受体，可以结合、摄取LDL及VLDL而成为肌源性泡沫细胞，参与病变的形成。此外这些增生的平滑肌细胞能合成大量胶原蛋白、弹性蛋白和糖蛋白等，使病变的内膜显著增厚变硬，促进硬化斑块的形成。

5.T淋巴细胞的作用　在动脉粥样硬化的各阶段均发现CD4和CD8T淋巴细胞，因此细胞介导免疫反应参与了动脉粥样硬化的形成。除了上面提到的巨噬细胞抗原呈递激活外，平滑肌细胞也可通过其表面的Ⅱ类HLA分子(可能是γ-干扰素诱导其表达)向T淋巴细胞呈递抗原。被呈递的抗原中即包括氧化LDL，LDL经巨噬细胞摄取并氧化处理后呈递给T淋巴细胞，后者激活分泌相应的细胞因子介导炎症反应。在动脉粥样硬化病变处的T淋巴细胞以及巨噬细胞、内皮细胞或平滑肌细胞表面免疫调节分子CD40及其配基的表达上调导致白细胞介素-1p(IL-1p)释放，后者可促进炎症反应。动物试验表明，在载脂蛋白E缺陷的小鼠中应用抗体阻断CD40的作用可抑制粥样斑块的形成。

6.血小板的作用　在人和动物的动脉粥样硬化病变处常可见到血小板黏附和附壁血栓形成，血小板可与功能障碍的内皮细胞、暴露的胶原和巨噬细胞黏附，血小板黏附激活后，可产生脱颗粒现象。颗粒中含有细胞因子、生长因子和凝血酶，它们可促进平滑肌细胞和单核细胞的迁移和增殖。活化的血小板还可产生花生四烯酸，后者可转化为前列腺素（如血栓烷 A2 即 TXA2）或 LTs，使炎症反应增强。血小板在维持血管壁的完整性和防止自发性出血方面具有重要的作用。血小板活化和血栓形成过程中，血小板表面表达糖蛋白Ⅱb/Ⅲα受体，它属于黏附分子受体中的整合素超家族，在止血过程中发挥重要作用。糖蛋白Ⅱb/Ⅲα受体的拮抗剂可防治心肌梗死患者血栓的形成，该类药物已开始在临床应用。

7.细胞外基质的作用　在动脉中层或粥样硬化斑块处，平滑肌细胞周围存在着不同类型的结缔组织。在动脉中层，细胞外基质主要为Ⅰ型和Ⅲ型胶原纤维。在粥样硬化病变处则主要为蛋白多糖并混有松散的胶原纤维。研究发现将人类动脉平滑肌细胞覆盖在胶原纤维上培养，胶原可使细胞周期抑制因子表达上调，平滑肌细胞增殖被抑制。当用胶原酶降解胶原或使平滑肌细胞离开此抑制环境时，平滑肌细胞则可在有丝分裂原的刺激下产生增殖。其他基质分子如纤维结合素和硫酸肝素也可能参与了平滑肌细胞的抑制。

三、粥样斑块的活动性与 CHD 临床类型

（一）成熟的动脉粥样斑块

动脉粥样硬化与斑块形成是血液成分、管壁异常和血流改变等多因素综合作用的结果，此外，还涉及许多病理机制包括内皮细胞激活、单核细胞聚集的炎症反应。伴随有平滑肌细胞增殖、基质合成的增加和脂质聚集，干酪样坏死、钙化或骨化、血栓形成等过程。这些过程导致了动脉粥样硬化的形成及进一步发展为急性冠脉综合征。动脉粥样硬化的分布有一定规律，易发生于低剪切力和高血流冲击的部位。动脉粥样硬化在出生后不久就开始发生，一般需要几十年才能演变为成熟的斑块。成熟斑块通常有两大组成部分，即较软的富含脂质的粥样物和较硬的、富含胶原的硬化成分。硬化成分占冠状动脉狭窄部位斑块的70%以上。硬化成分相对无害，因为纤维成分能够稳定斑块，防止其破裂。占斑块较少成分的粥样物质最具危险，因为它柔软而使斑块不稳定，易发生破裂。粥样物暴露于血流还易诱发血栓形成。

斑块核心缺少胶原支撑，内无血管，缺少细胞成分（脂核的周围除外），富含细胞外脂质和柔软的粥样物质。在粥样斑块内可见到包绕在核和蜡样质周围的巨噬泡沫细胞，以及巨噬泡沫细胞特有的 CD68 抗原，而在平滑肌细胞肌动蛋白内却没有这种表现，说明充满脂质的巨噬细胞死亡是形成粥样成分的主要原因，它使粥样核增大，这就是为何称脂质核是巨噬细胞坟墓的原因。有一些人认为，由于 LDH、胶原和纤维蛋白的相互结合，低密度脂蛋白在动脉内膜的细胞外间隙直接内陷，形成粥样核。在粥样核的形成过程中细胞坏死和脂质的直接内陷之间的关系还不清楚。

（二）稳定斑块与不稳定斑块

根据斑块是否容易发生继发病变而将斑块分为两类，即稳定斑块与不稳定斑块，其各自特点分述如下。

1.稳定斑块　稳定斑块即使体积很大，也可以多年不引发临床事件。其形态学特点为：①细胞外脂质核体积相对较小；②纤维帽厚而均匀；③局部有较多的胶原成分和平滑肌细胞；④巨噬细胞较少。

2.不稳定斑块　不稳定斑块容易破裂形成血栓，即使体积不大，也可引起严重的临床事件。其形态学特点为：①细胞外脂质核体积较大；②纤维帽薄而不均匀；③局部胶原成分和平滑肌细胞数量少；④局部有慢性炎症细胞（巨噬细胞、T 淋巴细胞）浸润，同时巨噬细胞可分泌基质金属蛋白酶（MMP）破坏斑块的稳定

性；⑤新生血管增多。不稳定斑块内膜表面可见不同程度的糜烂、剥脱、裂缝和溃疡，严重时斑块在纤维帽最薄和泡沫细胞浸润最多的“肩部”破裂形成血栓，导致不稳定型心绞痛、急性心肌梗死及猝死等临床事件发生。

冠状动脉内粥样斑块形成、破裂，血小板聚集和血栓形成是急性冠脉综合征患者死亡的主要原因。冠状动脉粥样硬化在尸检时很普遍甚至常见于生前无缺血性心脏病表现者。所以我们不仅要了解动脉粥样硬化为何会进展，更要弄清楚处于静止状态下的斑块，在一定时间后为何会突然破裂而引发威胁生命的血栓事件。如果我们能阻止斑块破裂和血栓形成，那么动脉粥样硬化应该属于预后良好的良性疾病。斑块发生破裂的危险与斑块的内在特性（脆弱性）以及作用于斑块上的外在力量有关。如果斑块不稳定，则这种外力易引起斑块破裂，从而使静止状态下的斑块突然向不稳定演变和引发血栓事件。

（三）CHD临床类型及其病理基础

一般将CHD按临床特点分为五大类，即心绞痛（包括稳定型心绞痛，不稳定型心绞痛及变异性心绞痛）、心肌梗死（包括ST段抬高型心肌梗死及非ST段抬高型心肌梗死）、无症状性心肌缺血、缺血性心肌病及原发性心脏骤停型冠心病。其中不稳定型心绞痛、ST段抬高型心肌梗死及非ST段抬高型心肌梗死合称为急性冠脉综合征（ACS），是临床需要紧急处理的急危重症之一。

冠状动脉疾病的临床表现多种多样。有些老年人没有心绞痛症状或其他心脏病的临床表现，但死后尸检发现存在广泛的冠状动脉粥样硬化。有些患者患慢性稳定型心绞痛多年，从来没有因不稳定型心绞痛住院或者发生急性心肌梗死。而有些年轻患者急性心肌梗死是冠心病的首要表现，还有些因冠心病猝死的患者冠状动脉造影或者尸检发现病变轻微。决定冠状动脉疾病临床表现的因素，不单是动脉粥样硬化。斑块的数量、分布和狭窄的严重程度与CHDI临床类型及严重程度密切相关，但更为重要的是斑块的稳定性常常决定着CHD的发病及临床表现。而其稳定性是由外在触发因素与斑块内在特性相互作用的结局。

稳定型的心绞痛病理基础主要在于冠状动脉粥样硬化导致固定的狭窄，且粥样斑块稳定，表面无溃疡，其内部炎症反应轻微。当心肌耗氧量增加时，冠脉的狭窄导致血流不能相应增加且冠脉储备（即进一步舒张以增加血供）耗尽时，则心肌氧耗与供氧不能匹配而诱发心绞痛发生。临床发现很多慢性劳力型心绞痛患者在行冠脉造影时其冠脉有弥漫性较严重的狭窄（50%～80%），甚至累及到远端血管而失去冠脉搭桥（CABG）的机会。从这一侧面可反映出稳定型心绞痛与不稳定型心绞痛及急性心肌梗死的病理生理基础的不同。

如果斑块不稳定，发生破裂，就会发生急性冠脉综合征。斑块破裂诱发血栓形成，其临床后果大致可分为三种情况：①破裂处的血栓不断增大，突入管腔，最终使管腔接近或完全闭塞，导致急性心肌梗死。闭塞性血栓自发溶解或经溶栓治疗后血管再通转化为②③两种类型，但坏死心肌已不可逆，其左心功能已明显受损；②血栓突入管腔，严重阻塞血流，单独或与血管收缩因素并存导致不稳定型心绞痛或非Q波性AMI，其后血栓机化使冠脉狭窄加重，或血小板血栓脱落栓塞于血管远端，造成非Q波性AMI；③裂隙中的血栓长入管腔，由于阻塞程度不重，未产生临床症状，或腔内血栓形成后又自发溶解，使管腔基本保持通畅状态。

导致继发性病变的血栓多发生在狭窄相对较轻的病变基础上，有2/3的破裂斑块破裂前病变狭窄＜50%，有97%的斑块破裂前狭窄小于70%。导致斑块病变上血栓形成的斑块损伤包括斑块的浅表溃疡和斑块破裂。斑块溃疡暴露出内皮下的胶原纤维和vWF，诱发血小板黏附和聚集。这种病变占尸检致命冠状动脉血栓的1/3。随着斑块纤维帽的破裂，斑块内容物直接与血液接触，斑块中的组织因子激活血液中因子Ⅶ，通过外源性凝血系统形成凝血酶，导致血栓形成，此类病变占尸检致命冠状动脉血栓的2/3。

四、影响斑块活动性的因素

在触发动脉粥样硬化斑块破裂，导致急性冠脉综合征的过程中，斑块内在的因素起着更为重要的作用。外在因素多是诱因。

（一）斑块的脆弱性

典型的动脉粥样硬化斑块是在厚的偏心性内膜中央有富含脂质的核。核的管腔端是纤维帽，它主要由结缔组织构成。纤维帽是将核与血循环分隔开来的唯一屏障。在核里富含血栓形成物，含有很强的能产生血栓的凝血系统。在帽的边缘是肩部，此处富含巨噬细胞和充满脂质的泡沫细胞。这些损伤的巨噬细胞和泡沫细胞能产生各种各样物质，包括组织因子。纤维帽的厚度和完整性是决定斑块是否稳定的主要因素。病理解剖学研究发现斑块的脆弱性取决于以下几点：①粥样核的大小和组成。②覆盖在核上的纤维帽的厚度。③纤维帽内的炎症和修复过程。

1.粥样核的大小和组成　不同斑块粥样核的大小和组成变化很大，其稳定性也有很大差别。研究表明核的大小和斑块破裂有关系，核占斑块 40%以上者尤易破裂和发生血栓事件。Gertz 和 Ro-berts 等对 17 根梗死相关的冠状动脉解剖发现，39 个斑块破裂的片断其脂核比 229 个表面完整的脂核要大得多。

核的脂质特性也是决定斑块脆弱性的另一因素。半流陈状的胆固醇酯使斑块柔软，而固体状的晶体胆固醇使得斑块变硬。降脂治疗能使斑块内脂质耗竭从而全面降低核内液态、流动的胆固醇酯，而使固态的晶体状胆固醇相对提高，理论上能使斑块变硬、稳定。

2.纤维帽的厚度和组成　纤维帽的厚度、细胞组成、基质和胶原含量差异很大。它们是斑块稳定性的重要决定因素。破裂的纤维帽中合成胶原的细胞成分比完整的纤维帽要少。胶原纤维的缺乏能削弱纤维帽，导致斑块易破裂。斑块破裂易发生于纤维帽较薄和泡沫细胞严重浸润的部位。偏心性斑块破裂易发生在肩部，这是斑块与病变较轻的血管壁交界处。肩部的纤维帽通常较薄且有巨噬细胞严重浸润。

3.纤维帽的炎症和修复　尸检发现破裂的纤维帽通常被激活的巨噬泡沫细胞浸润。说明斑块破裂的部位有炎症反应。炎症细胞浸润是斑块脆弱性的又一标志。许多因素，包括脂蛋白（尤其是氧化脂蛋白）、感染因素或某些因子如热休克蛋白，可刺激动脉粥样斑块发生慢性炎症反应。激活的巨噬细胞和 T 淋巴细胞进入斑块，随后胞质和基质降解蛋白合成，削弱斑块框架的连接成分。平滑肌细胞能够产生基质、胶原和金属蛋白酶的基质降解酶抑制剂来拮抗这些影响。

从分子水平来说基质金属蛋白酶和某些胞质是造成斑块脆弱的重要因素。基质金属蛋白酶是一类蛋白水解酶，它能使细胞外基质的各种成分降解。在各种胞质刺激后（如 γ-干扰素、TNF、白介素-1、巨噬细胞克隆的激活因子），斑块里的泡沫细胞、巨噬细胞、激活的淋巴细胞和平滑肌细胞能分泌该酶。Hanson 等证明在人的动脉瘤内有慢性激活，γ-干扰素诱导的 T 细胞存在。γ-干扰素能抑制平滑肌细胞的增生及胶原的合成，导致斑块修复能力的下降，促使斑块不稳定、易破裂。破裂的纤维帽与完整的纤维帽相比，纤维帽内所含平滑肌细胞要少得多。

导致斑块破裂最重要的内在因素是斑块纤维帽较薄，炎症反应活跃（大量的巨噬细胞），破裂区平滑肌成分相对较少，斑块内有大而柔软的脂核，这种斑块称为易损斑块。生物工程学研究显示，覆盖脂核的纤维帽越厚，斑块的圆周应力越小；随着脂核的增大，斑块的圆周应力增加，尤其是偏心斑块的周边部分即“肩部”的位置。狭窄程度对斑块的应力无明显影响。事实上，随着管腔狭窄程度增加，斑块的圆周应力下降，使得斑块更不容易破裂。

在斑块破裂的部位经常发现炎症标志物。易损斑块有大量的巨噬细胞和 T 淋巴细胞。斑块破裂附近的细胞常常发现活化的标志物，如组织相容分子 HLA-DR，可能是 T 淋巴细胞分泌的 γ-干扰素作用的结果。

血小板激活和交感神经兴奋与急性冠脉综合征的发生有关，凌晨或者患者清醒后急性冠脉综合征的发病率明显增高。阿司匹林可以消除晨起高峰。交感神经兴奋导致冠状动脉收缩，根据 Laplace 定律，随着冠状动脉腔内压力增加，圆周应力也增加，促使斑块破裂和诱发血栓形成。

血纤维蛋白原浓度增高使破裂斑块处更易形成血栓，是冠状动脉事件发生的独立危险因素。组织型纤溶酶原激活抑制物-1（PAI-1）抑制体内纤溶活性，使形成的血栓更加稳定，不易被体内纤溶系统溶解，与冠状动脉事件的发生也明显相关。尤其是年轻人发生心肌梗死。脂蛋白(a)[Lp(a)]与纤溶酶原存在相似的重复序列（纤溶酶原的第四 kringle 区），竞争性地抑制体内纤溶酶原激活，形成有活性的纤溶酶。

（二）细胞外基质代谢和斑块破裂

决定纤维帽强度的因素是斑块间质中胶原纤维的含量。胶原纤维一共有 9 种类型。在维持粥样斑块纤维帽完整性方面最重要的是Ⅰ型和Ⅲ型胶原。这种三螺旋分子主要由平滑肌细胞合成。一般情况下，斑块纤维帽中胶原的质和量是相对稳定的。导致胶原纤维减少和斑块破裂的因素主要有以下 3 个。

1.*易损斑块中平滑肌细胞合成胶原纤维减少*　一般情况下，平滑肌细胞合成间质型的胶原纤维是构成斑块纤维骨架的主要成分。一些介质，如活性转化生长因子-pTGF-(3)、血小板源生长因子(PDGF)能够刺激人平滑肌细胞间质型胶原的生物合成。另一方面，存在于动脉粥样硬化斑块中的细胞因子，如 γ-干扰素能够抑制人平滑肌细胞胶原的合成。在动脉粥样硬化斑块中，只有 T 淋巴细胞合成 γ-干扰素，γ-干扰素诱导平滑肌细胞 HLA-DR 的表达，抑制平滑肌细胞分泌胶原纤维。

2.*细胞外基质降解增加*　正常动脉中有活性的基质降解酶类（金属蛋白酶）的含量非常少，但在炎症反应活跃的不稳定斑块中，大量巨噬细胞来源的泡沫细胞和其他细胞，表达和分泌胶原酶、明胶蛋白酶和 stromelysin，降解胶原纤维和弹力纤维，使斑块的纤维骨架遭受破坏，易发生破裂。

3.*平滑肌细胞抑制或者凋亡*　我们往往把精力集中在平滑肌细胞增生与动脉粥样硬化进展之间关系的研究上，但病理研究证实，在易损斑块，尤其发生破裂和血栓形成的部位，往往缺乏平滑肌细胞。事实上在许多的成熟斑块，细胞成分都减少了，而基质（胶原纤维、弹力纤维和蛋白聚糖）的主要来源是平滑肌细胞。

近来的研究发现，动脉粥样硬化斑块中的平滑肌细胞存在凋亡现象。与凋亡相关的 3 个炎性细胞因子是 γ-干扰素、肿瘤坏死因子-α(TNF-α)、白介素-1p(IL-1P)，这些细胞因子一旦作用于细胞表面的肿瘤坏死因子样配体的受体，就会诱导平滑肌细胞凋亡，破坏斑块的稳定性。

（三）斑块破裂的触发因素

冠状动脉斑块不断遭受一系列机械和血流动力学力量的冲击，从而触发脆弱斑块的破裂。最重要的外部力量包括：纤维帽的张力、斑块的压力、环状面弯曲和纵向弯曲变形以及血流动力学力量。这些外部力量通常集中作用在斑块最脆弱的部位，即纤维帽最薄和最易发生撕裂的部位。

管壁上的斑块不断受到机械力的影响。理论上这些力量可在 3 个主要方面起作用：环状面、纵向和放射状。此外还要考虑剪切力、疲劳性和斑块的结构。

1.*环状变形*　血管收缩产生的脉搏波动使血管管径和形状发生改变。正常情况下，管径在收缩期一舒张期之间的改变约 10%，这一数值随年限增长和冠状动脉疾病而变化。管径形状改变能引起动脉粥样斑块的变形和弯曲，尤其在“肩部”。长时间、周期性弯曲变形能削弱斑块并造成斑块破裂。在引起致命性心肌梗死的斑块破裂部位最大环状面压力比稳定的斑块处要高3倍。

2.纵向变形 随每次心脏跳动，附着在心脏表面的冠状动脉会发生纵向变形。与环状面变形相似，这种动脉管壁的过度伸展可削弱斑块。若心脏收缩力发生急性改变，可导致斑块破裂。心脏跳动产生的脉搏波，对整个动脉管壁产生相同压力，因此管壁变形与动脉管壁相平行。在动脉弯曲部位，变形与动脉走向不平行，管壁某些部位的扩张比其他部位更明显。在弯曲的部位可能会均匀受压，而对应部位却处于扩张状态。造影时常可见到冠状动脉狭窄进行性加重的部位比无明显变化的部位收缩曲角要大。

3.辐射状变形 从血管腔内单纯辐射状给予压力不可能导致斑块破裂。Lee等从腹主动脉处给斑块施加单轴压力，尽管压力增加到超过20个标准大气压(atm)，仍无斑块破裂。他认为斑块未破裂的原因是因为在实验时未给斑块施加环状或纵向压力。理论上讲斑块破裂也可发生于斑块附着在血管腔的相对面.但这种类型的破裂要求斑块内压力超过腔内压，可能是因为狭窄部位脆弱斑块的崩溃、水肿，血管弯曲和动脉滋养血管出血所致。

血管痉挛引起纤维帽向管腔内破裂，血管痉挛和纤维帽破裂通常共存。可以认为斑块破裂引起血管痉挛比血管痉挛引起斑块破裂的可能性更大。ki等发现药物引发的血管痉挛很少引起心肌梗死；而Noboyo。hi等认为麦角新碱诱发的冠状动脉痉挛和斑块的进展有关。

斑块内动脉滋养血管的出血能引起斑块破裂。有冠状动脉粥样硬化的猴的动脉滋养血管血流比正常的猴高10倍。然而，从细小的动脉滋养血管内流出的血流压力要超过冠状动脉压似乎不太可能。故斑块破裂的动脉滋养血管假说仍需要进一步证明。斑块内出血常常因为血流从管腔内穿过斑块上的缝隙而进入斑块引起。

4.剪切力 在动脉硬化形成过程中，血流不稳定是引起内皮细胞损伤的主要因素。已公认剪切力可促使动脉粥样硬化的形成。但它是否为引起斑块破裂的唯一原因仍值得探讨。如果剪切力是引起斑块破裂的主要因素，则可推断在剪切力较高部位的斑块更易引起破裂。

作用于斑块上的剪切力一般小于血压作用于其表面的力量，然而，由于剪切作用，作用于内皮细胞上的张力可能很高。

5.疲劳和湍流 张力能增加物质的脆性，这可以通过反复弯曲金属线而使之破裂来说明冠状动脉交替出现的扩张和内陷，以及湍流的压力波动传到狭窄处，可使斑块表面疲劳，促使其破裂。

无论斑块是何种类型(多细胞、少细胞或钙化)，施加张力的频率，即振动压力，能改变斑块的机械特性。随着振动压力的上升，纤维帽的硬度增加。Loree等通过粥样模型发现在0.1～0.3Hz范围内，随振动压力的上升，脂质池硬度增加。斑块组织变硬的病理解剖后果是坚硬钙化的纤维帽易突然发生破裂(就像玻璃)，而多细胞帽易逐渐拉长或出现裂痕。

6.斑块的结构和力学 纤维帽的厚度和位于它下方的脂质池大小对整个动脉粥样斑块的稳定有很大的影响。通过力学测试，对胸主动脉粥样硬化帽进行单轴放射状压力改变研究，发现少细胞构成的帽的硬度比多细胞帽强2倍。钙化帽的硬度比多细胞帽强4～5倍。静止环行力学试验的结果则相反，细胞构成和钙化程度不同的斑块之间相比无差别。

降低斑块纤维帽厚度能使斑块环形压力峰值上升。偏心脂质池压力集中在斑块帽部，尤其是在斑块边缘附近。但是，当脂质池小于血管周长的15%，以及当斑块帽比邻近正常内膜硬度低时，最大压力点位于斑块中部。

(王 磊)

第四节　临床分类

一、冠心病的临床分类

【中医临床分类】

冠心病属于中医学“胸痹”、“心痛”、“真心痛”、“厥心痛”、“心悸”及“心力衰竭”等的范畴，中医分类如下。

1.胸痹　胸痹是由于多种原因引起心脉不畅，临床以膻中或胸部发生憋闷、疼痛为主要表现的一种病症。轻者偶发短暂轻微的胸部沉闷或隐痛，或为发作性膻中或左胸说不清的不适感；重者疼痛剧烈，或呈压榨绞痛。常伴有心悸、气短、呼吸不畅，甚至喘促，惊恐不安，面色苍白，出冷汗等。多由劳累、饱餐、寒冷或情绪激动而诱发，亦可无明显诱因或安静时发病。可分为七个证型。

(1)痰浊内阻型：胸闷重而痛，形体肥胖，身困乏力，纳呆，呕恶，遇阴雨天发作或加重，苔腻，脉滑。

(2)瘀血阻络型：心胸疼痛剧烈，刺痛或绞痛，痛处固定不移，胸闷日久不愈，舌暗或有瘀斑，脉沉弦或结、代、促。

(3)气滞胸中型：心胸满闷，憋痛，痛无定处，胸胁胀痛，时欲叹息，遇情志不遂时诱发或加重，苔薄白，脉弦。

(4)寒凝心脉型：胸闷、心痛，受寒而发，手足不温，冷汗自出或心痛彻背，背痛彻心，苔薄白，脉沉紧或促。

(5)心气不足型：心胸隐痛，胸闷，气短，动则益甚，倦怠乏力，神疲懒言，面色㿠白，舌体胖大，脉虚细缓或有结代。

(6)心肾阴虚型：心胸疼痛或灼痛或闷痛，心悸怔忡，五心烦热，潮热，盗汗，腰膝酸软，舌红少苔或花剥，脉细数或结代。

(7)心肾阳虚型：心悸而痛，胸闷，气短，动则更甚，形寒肢冷，腰膝酸软，舌淡苔白，脉沉细无力或结代。

2.真心痛(厥心痛)　真心痛是由于多种原因引起心脉闭阻，以心胸剧痛，甚至持续不解，伴有汗出，肢冷，面白唇青，脉微欲绝为主要表现的疾病。可分为以下几型。

(1)寒凝心脉型：心痛剧烈，胸闷，气短，或有心悸，恶寒肢冷，面色苍白，唇紫。舌淡紫，苔白，脉弦紧或沉迟，或结代。

(2)痰瘀交阻型：突发胸痛如刺，胸闷如窒，剧痛难忍，汗出肢冷，形体肥胖，纳呆，呕恶，面唇青紫，舌暗或有瘀点，苔腻，脉滑或弦涩、结代。

(3)痰热扰心型：胸闷如窒，心痛不休，口苦而干，体胖痰多，舌红苔黄腻，脉弦滑。

(4)气阴两虚型：胸闷心痛，气短乏力，口咽干燥，心烦失眠，便干或有低热，舌红少苔，脉细数无力或结代。

(5)心肾阳虚型：猝然心痛，胸闷气短，四肢不温，畏寒，腰酸尿频，唇甲淡白，舌紫暗，苔白，脉沉细或结代。

(6)心阳虚脱型：胸痛剧烈，胸闷气短，面色苍白，焦虑不安，四肢厥冷，汗出不止。口唇青紫，舌质紫暗，苔白滑，脉微细或结代。

3.心悸　心悸是由于多种原因导致心失所养，心脉不畅，引起心中急剧跳动，惊慌不安，不能自主为主要表现的一种病症。心悸发作时常伴有气短，胸闷，甚至眩晕，喘促，晕厥，脉象或数或迟或结代。

(1)心脉瘀阻型：心悸，胸闷不适，心痛如刺，唇甲青紫，舌质紫暗或有瘀斑，脉涩或结代。

(2)痰热上扰型：心悸不安，烦躁胸闷，受惊易作，失眠多梦，口苦口干，大便秘结，小便短赤，舌红苔黄腻，脉弦滑。

(3)水饮凌心型：心悸不宁，胸闷痞满，渴不欲饮，小便少，下肢浮肿，眩晕，呕恶，舌淡苔滑，脉弦滑，或沉细而滑。

(4)心虚胆怯型：心悸胆怯，善惊易恐，少寐多梦，易惊醒，恶闻声响，苔薄白，脉细或结代。

(5)心脾两虚型：心悸，气短，头晕健忘，神疲乏力，腹胀纳呆，少寐多梦，舌淡红，脉细弱。

(6)心阴亏虚型：心悸不宁，心烦不寐，五心烦热，潮热盗汗，思虑劳心则症状加重，腰酸耳鸣，舌红少苔，脉细数。

(7)心肾阳虚型：心悸不安，胸闷气短，动则尤甚，畏寒肢冷，腰膝酸软，面色苍白，舌淡苔白，脉虚弱或沉细无力。

4.心力衰竭　心力衰竭是指心病日久，阳气虚衰，运血无力，或气滞血瘀，心脉不畅，血瘀内停，喘息心悸，不能平卧，咳吐痰涎，水肿为主要表现的脱症类疾病。

(1)阳虚水泛型：心悸、喘促、胸闷痰涌，咳嗽或咯泡沫、粉红色痰，颜面灰白，口唇青紫，汗出，肢冷，烦躁不安，舌质暗红，苔白腻，脉细促。

(2)气虚血瘀型：心悸气短，动则尤甚，面色晦暗，口唇紫，颈脉怒张，胸胁满闷，胁下痞块，舌紫暗或有瘀斑、瘀点，脉细或结代。

(3)心肾阳虚型：心悸，喘息不能平卧，颜面及肢体浮肿或伴胸水、腹水，脘痞腹胀，形寒肢冷，小便短少，舌体胖大，质淡，脉沉细无力或结代。

(4)气阴两虚型：心悸，气短，下肢水肿，倦怠乏力，面苍白，自汗或盗汗，心烦失眠，口干，舌红或淡红，苔薄白，脉细数或结代。

(5)心阳虚脱型：心悸，烦躁，呼吸短促，不能平卧，喘促不宁，额汗不下，精神萎靡，颜面发绀，唇甲青紫，四肢厥冷，舌质淡，苔白，脉细微欲绝。

【西医临床分类】

1.隐匿型　冠心病无临床症状，但客观检查有心肌缺血表现的冠心病。

2.心绞痛

(1)劳累性心绞痛：劳累性心绞痛的特征是运动或其他增加心脏需氧量的情况下短暂胸痛发作，休息或舌下含化硝酸甘油后，疼痛常迅速消失，劳累性心绞痛分为四类：①初发性心绞痛：劳累性心绞痛病程在1个月内。②稳定型劳累性心绞痛：劳累性心绞痛病程稳定在1个月内以上。③恶化劳累性心绞痛：同等程度劳累所诱发的胸痛发作次数，严重程度及持续时间突然加重。④卧位性心绞痛：亦称休息时心绞痛。指在休息或熟睡时发生的心绞痛，其发作时间较长，症状也较重，发作与体力活动或情绪激动无明显关系，常发生在半夜，偶尔在午睡或休息时发作。疼痛常剧烈难忍，患者烦躁不安，起床走动。体征和心电图变化均较稳定型心绞痛明显，硝酸甘油的疗效不明显，或仅能暂时缓解。

(2)自发性心绞痛：自发性心绞痛的特征是胸痛发作与心肌需氧量的增加无明显关系。与劳累性心绞痛相比，这种疼痛一般持续时间较长，程度较重，并不易为硝酸甘油缓解。未见血清酶的变化。心电图常出现某些暂时性的ST段压低或T波改变性变化。

(3)混合性心绞痛：在同一时期内出现劳累性和自发性两种类型的心绞痛，心绞痛发作的劳累阈值不恒定。心绞痛的发作由心肌耗氧的增加和冠状动脉供血不足两种因素参与导致。

(4)梗死后心绞痛:在急性心肌梗死后不久或数周后发生的心绞痛。由于供血的冠状动脉阻塞,发生心肌梗死,尚未坏死的心肌处于严重缺血状态下又发生疼痛,随时有发生再梗死的可能,也属于不稳定型心绞痛。

(5)x综合征(微血管性心绞痛):指患者有典型心绞痛(多为男性),心电图运动试验阳性,而冠状动脉造影正常。其临床特点:①心绞痛严重,而左心室功能不全极微;与心外膜下传导动脉固定狭窄或痉挛所致的心绞痛迥然不同,后者缺血性心电图改变与左室功能减低相一致,却常缺乏疼痛。②在劳累或情绪激动后心绞痛发作,可持续30min以上,但心电图极少能检出心肌缺血。③冠状动脉造影为正常,心电图运动试验为阳性,24h心电监测示暂时性ST段压低多次发作,麦角新碱试验未能诱发冠状动脉痉挛。

(6)心绞痛的分级:

①劳累性心绞痛

Ⅰ级:较日常生活重的体力活动引起心绞痛。日常活动无症状,如平地小跑、快速或持重物上三楼、上陡坡引起心绞痛。

Ⅱ级:日常体力活动引起心绞痛。日常活动受限,如在正常条件下步行1500～2000m,上三楼、上坡等引起心绞痛。

Ⅲ级:较日常活动轻的体力活动引起心绞痛。日常活动明显受限,如在正常条件下常速步行500～1000m,上二楼、上小坡引起心绞痛。

Ⅳ级:轻微体力活动(如在室内缓行)引起心绞痛。严重者,休息时亦发生心绞痛。

②非劳累性心绞痛

轻度:有较典型的心绞痛发作,每次持续时间数分钟,每星期疼痛至少发作2～3次或每日发作1～3次,但疼痛不重,有时需口含硝酸甘油。

中度:每天有数次较典型心绞痛发作,每次持续数分钟至10min左右,疼痛较重,一般都需口含硝酸甘油。

重度:每天有多次典型心绞痛发作,因而影响日常生活(例如大便、穿衣等),每次发作持续时间长,需多次口含硝酸甘油。

3.心肌梗死

(1)急性心肌梗死:急性心肌梗死的临床诊断常根据病史,心电图和血清酶的变化而作出。病史:典型的病史是出现严重而持久的胸痛。有时病史不典型,疼痛可以轻微或没有,可以主要为其他症状。心电图:心电图的肯定性改变是出现异常、持久的Q波或QS波以及持续旧以上的演进性损伤电流。当心电图出现这些肯定性变化时,仅凭心电图即可做出诊断。另一些病例,心电图示有不肯定性改变。包括:a.静止的损伤电流。b.T波对称性倒置。c.单次心电图记录中有一病理性Q波。d.传导异常。血清酶:a.肯定性改变包括血清酶浓度的序列变化,或开始升高和继后降低。这种变化必须与特定的酶以及症状发作和采取血样的时间相隔相联系。心脏特异性同工酶升高亦认为是肯定性变化。b.不肯定性改变为开始时浓度升高,但不伴有随后的降低,不能取得酶活力的曲线。

①肯定的急性心肌梗死:如出现肯定心电图改变和(或)肯定性酶变化,即可诊断为明确的急性心肌梗死。病史可典型或不典型。当出现肯定的心电图改变时,确诊的梗死有时可称为穿壁性心肌梗死。如仅有ST-T波的演变而不出现Q波或QS波,但有肯定的酶的变化,则称为非穿壁性或内膜下急性心肌梗死。

②可能的急性心肌梗死:不肯定心电图改变持续超过24h以上,伴有或不伴有酶的不肯定性变化,均可诊断为可能的急性心肌梗死,病史可典型或不典型。

在急性心肌梗死恢复期，某些患者可呈现自发性胸痛，有时可伴有心电图改变，但无新的酶变化，其中某些病例可诊断为Dressler综合征，某些为自发性心绞痛患者，另一些则为急性心肌梗死复发或可能有扩展，其他的诊断措施可能有助于建立确切的诊断。

(2)陈旧性心肌梗死：陈旧性心肌梗死常根据肯定性心电图改变，没有急性心肌梗死病史及酶变化而做出诊断。如果没有遗留心电图改变，可根据早先的典型心电图改变或根据以往的肯定性血清酶改变而诊断。

4.心力衰竭　冠心病可由多种原因而发生心力衰竭，它可以是急性心肌梗死或早先心肌梗死的并发症，或可由心绞痛发作或心律失常所诱发。在没有以往冠心病临床或心电图证据的心力衰竭患者(排除其他原因)，冠心病的诊断乃属推测性。

5.心律失常　心律失常可以是冠心病的唯一症状。在这种情况下，除非进行冠状动脉造影证明冠状动脉阻塞，否则冠心病的诊断是臆测性的。

6.原发性，心脏骤停　原发性心脏骤停是一突发事件，设想由于心电不稳所引起，没有可以做出其他诊断的依据。

7.缺血性心肌病　是指由冠心病心肌缺血引起心肌变性、坏死和纤维化等改变，并导致严重的心肌功能失常的疾病。

（郑大为）

第五节　临床表现

一、隐匿型冠心病的临床表现

1.患者多属中年以上，无心肌缺血的症状，在体格检查时发现心电图(静息、动态或负荷试验)有ST段压低，T波倒置等变化，或放射性核素心肌显影(静息或负荷试验)示有心肌缺血表现。

2.在冠心病伴有心肌缺血的患者中，单纯无症状性心肌缺血者最多，约占55%；单纯有症状性心肌缺血者最少，约占17%；同一患者，心肌缺血发作时，有时有症状，有时无症状，约占28%。对后一种情况，无症状性心肌缺血的发作次数为有症状性心肌缺血发作次数的3倍。动态心电图监测的日常活动表明，大部分无症状性心肌缺血发作是在轻微体力活动或脑力活动时，且存在昼夜节律的变化。其发作高峰在上午6～12时，无症状性心肌缺血发作频率最高，占24h总发作次数的55.1%，而零时至早上6时发作频率最低，仅占9%。下午15时至21时可能存在无症状性心肌缺血发作第二高峰。冠状动脉血管造影显示单支血管病变者，动态心电图检出的无症状性心肌缺血占缺血发作总次数的81.7%，显著高于多支心血管病变的61.3%。

二、心绞痛的临床表现

心绞痛的临床表现是指突然发生的胸骨后疼痛或钝痛，可向左肩背及左上肢、颈部放射，胸闷，呼吸困难等，一般发作的部位比较固定。典型部位是胸骨后，个别也有以腹痛、牙痛、咽痛为首发症状者。典型的心绞痛的性质为紧缩和压迫样感觉。常伴有焦虑、窒息或濒死的恐怖感，约占心绞痛的60%左右。发作时可有全身乏力或汗出。一般心绞痛的发作往往有一定的诱因，如，体力活动、脑力劳动、过度的情绪刺激、饱餐及恶梦等都可诱发心绞痛。心绞痛的时间一般持续数分钟，大多数在15min以内。恶化劳累性心绞痛或变异性心绞痛发作持续时间较长。经休息或去除有关的诱因后，心绞痛常能迅速缓解或终止。卧位性心绞痛，常需坐起后才能缓解。不能自行缓解者，舌下含服硝酸甘油，大多数在1～3min即可缓解。如舌下含服硝酸甘油数片不能缓解或持续时间在20～30min，应高度怀疑心肌梗死的可能。

心肌缺血性心绞痛有时临床表现不典型，给临床诊断带来一定困难，需与非心肌缺血引起的胸痛或其他症状相鉴别，必要时做有关辅助检查以确诊。各型心绞痛临床特点如下。

1.稳定型心绞痛　即上述稳定劳累性心绞痛。此型是临床最常见的一种心绞痛。发病机制是在冠状动脉器质性狭窄氧供不足的基础上，有一过性需氧增加而引起心绞痛。其特点为发作时多数有劳累、情绪激动、饱餐、寒冷等诱因；发作持续时间和程度相对固定；疼痛在休息或含化硝酸甘油后可迅速缓解；病程稳定在1个月以上。疼痛发作时心电图检查可见ST段水平或斜型下移压低，伴有或不伴有T波倒置。冠脉造影显示血管病变谱广、多支比单支病变多见，以同心性狭窄、表面光滑为特点。缺血相关的狭窄程度多在70%～95%间，当狭窄达90%以上时，均有良好的侧支循环。

2.不稳定型心绞痛

(1)初发劳累性心绞痛：是指病程在1个月内因心肌缺血新发生的心绞痛(以往无心绞痛或有心绞痛病史但在近半年内未发作过心绞痛)，特别指几日或几周内心绞痛程度日益加重或发作次数增多者。发病原因为冠状动脉粥样硬化病变迅速发展，或内皮下滋养层血管破裂、出血致管腔狭窄呈进行性加重，斑块破裂诱发血管痉挛或不完全管腔闭塞性血栓形成，或者两种病变同时存在，血小板聚集物机械性阻塞或狭窄，导致局部心肌缺血而引起心绞痛。初发劳累性心绞痛一般情况下，疼痛性质、症状和心电图都类似于稳定型心绞痛。患者年龄相对较轻，心绞痛在重劳力、轻劳力和休息时均可发作，反映了心绞痛阈值波动较大，病情很不稳定。发病1个月内约有8%～14%的患者可发生急性心肌梗死。经积极治疗部分患者心绞痛可消失，多数转为稳定劳累型心绞痛。绝大多数患者冠脉有严重阻塞性病变，以单支病变较多见，在前降支最常见。左冠脉主干或3支病变较少见。

(2)恶化劳累性心绞痛：是指稳定劳力型心绞痛患者在短期内心绞痛发作的频率突然增加，持续时间延长，程度加重者。多数患者心绞痛发作加重前无明显诱因，在原先能耐受的劳力水平下，心绞痛突然发生，可由越来越轻的活动所诱发。有些患者心绞痛加重后短时间内活动耐量进行性降低，甚至静息时也可发生。以清晨日常活动时易发作，白天活动量较前受限为特点。硝酸甘油用量明显增加，甚至于不易缓解。发作时出现ST段显著压低，有时发作缓解后T波倒置。约8%～10%患者于不稳定期发生急性心肌梗死。经治疗病情稳定后活动耐受量可恢复到原来水平。部分患者活动耐量较前下降。此类型患者常有多支血管病变，合并左冠状动脉主干病变的比例也较高。

(3)卧位型心绞痛：是指平卧时发生的心绞痛。发作时需迅速坐起和站立。休息或熟睡时发生，常在半夜、偶在午睡时发作。可能与做梦、夜间血压降低或发生未被察觉的左心衰竭，以致狭窄的冠状动脉远端心肌灌注不足有关。也可能南于平卧时静脉回流增加，心脏工作量和需氧量增加所引起。冠状动脉造影显示，本型患者多数有严重的冠状动脉阻塞性病变。

(4)自发型心绞痛：是指由冠状动脉暂时性痉挛和收缩或其他动力性阻塞造成的一过性心肌缺血引起的心绞痛。胸痛发作与心肌需氧量的增加无明显关系，发生于休息和安静状态时，又称静息心绞痛。与劳力型心绞痛相比，自发型心绞痛发作持续时间长，心绞痛程度严重，且不易为硝酸甘油所缓解。发作时心电图ST段压低，缓解后ST段迅速恢复至发作前。

(5)变异型心绞痛：发病机制是冠状动脉痉挛使心肌血供减少，也称冠状动脉痉挛性心绞痛。心绞痛多在休息或一般日常活动中发作。呈周期性发作，几乎在每天同时间段发生，多见于半夜和清晨，于睡眠中痛醒，下午同等活动不易诱发，发作可能与大量吸烟有关，部分患者发作时心率、血压升高或降低交替出现。疼痛剧烈，发作短则几十秒，长则 20～30min。冠状动脉造影显示清晨冠状动脉的主支直径较小，其张力明显高于下午，表明患者运动能力有昼夜变化。冠状动脉严重固定狭窄者占 50%～70%，正常者占 10%～20%。冠状动脉呈闭塞性痉挛造成透壁性心肌缺血伴 ST 段抬高是变异型心绞痛的特征性改变，痉挛程度与 ST 段抬高幅度相平行，发作缓解后多数患者 ST 段可迅速恢复正常，原来 ST 段抬高的导联可出现 T 波倒置。

(6)混合型心绞痛：确具有一定劳力阈值的劳累性心绞痛患者如在静息时或应能很好地耐受劳力水平情况下也发生心绞痛时，称为混合型心绞痛。是由冠状动脉的病变使冠状动脉血流贮备固定地减少，同时又发生短暂的再减损所致。混合型心绞痛的临床类型可分为劳累性合并变异型心绞痛、劳累性合并自发型心绞痛、劳累性心绞痛伴冠状动脉收缩 3 种类型。

(7)心肌梗死后心绞痛：心绞痛发生在心肌梗死后不久或 1 个月内，可发展为梗死扩展和再梗死。是由于梗死部位的心肌尚未完全坏死，部分未坏死的心肌在严重缺血状态下又发生疼痛；或未梗死部位心肌出现心肌缺血。

三、心肌梗死的临床表现

1.发病诱因　急性心肌梗死约有一半以上在发病前有诱发因素。这些因素包括：

(1)精神紧张或情绪激动。

(2)过度疲劳，剧烈运动或用力排便时，均可诱发。

(3)过度饮食、饮酒及大量进食高脂餐，可使血脂增高，血液黏度增高，血流速度减慢，血小板聚集性增加致血栓形成，或同时诱发血管痉挛，闭塞管腔，发生心肌细胞缺血坏死。

(4)某些疾病，如发热、出血、腹泻或手术等，亦可诱发。

(5)寒冷也是重要的诱发因素。

2.先兆表现

(1)首次心绞痛发作，持续 15～30min 或史久，硝酸甘油效果不佳。

(2)不稳定心绞痛反复发作。

(3)原有稳定性心绞痛性质发生改变，发作频繁，程度加重，持续时间延长，病情恶化。

(4)疼痛伴有恶心、呕吐、面色苍白、大汗等，同时有血压的剧增，或骤降。

(5)心绞痛伴心功能不全。

(6)心绞痛伴发心律失常。

3.临床症状

(1)疼痛典型者：为胸骨后压榨性疼痛，患者有窒息感，濒死感，持续时间可延长 1～2h，甚至十余小时，硝酸甘油无效。疼痛不典型者约占 10%，表现为牙痛、腹痛、颈部痛、咽痛、背痛、肢体痛等，无痛型梗死约 20%～25%。

(2)全身症状：突然晕厥、发热(于发病 2～3 日开始，多为 38℃左右，持续 1 星期左右，很少超过 39℃)，出汗，全身乏力。

(3)胃肠道症状：剧痛时常频繁恶心、呕吐、上腹隐痛，梗死后常有纳差、腹胀，部分患者发生呃逆。

(4)心律失常：急性心肌梗死的患者可发生各种心律失常，心律失常见于 72%～96%的患者，多发生于起病后1～2星期内，是急性心肌梗死死亡原因之一。a.快速性心律失常：其中以室性心律失常最常见，包括频发多源性室早、室性心动过速、心室扑动、心室纤颤、加速性室性自主心律等，其他有窦性心动过速、房性早搏、房性心动过速，心房扑动，心房纤颤及阵发性交界性心动过速，非阵发性交界性心动过速。b.缓慢性心律失常：包括窦性心动过缓、窦性停搏及窦房传导阻滞、房室传导阻滞、室内阻滞及束支阻滞、室性自搏心律、心脏停搏等。

(5)心力衰竭：大面积的急性心肌梗死约有30%～40%发生左心衰竭，下列体征提示左心衰竭存在：a.呼吸急促。b.持续窦性心动过速伴室性奔马律。c.交替脉。d.满肺湿啰音及哮鸣音。严重时可发生急性肺水肿，出现胸闷，喘憋，呼吸困难，端坐呼吸，咯白色或粉红色泡沫痰等表现。右室梗死主要表现为右心衰竭，出现颈静脉怒张，心源性肝大压痛，肝-颈静脉回流征阳性和低电压状态。

(6)休克：主要为心源性休克(心肌坏死40%以上)。诊断依据：a.收缩压<10.7kPa(80mmHg)。b.面色苍白，皮肤湿冷，大汗淋漓，脉细而促。c.烦躁不安，或神志迟钝，甚至晕厥；d.尿量<20ml/h。

(7)脑供血障碍：多见于老年人。突然出现意识障碍，反应迟钝或一过性脑缺血发作。

(8)猝死。

4.体征　急性心肌梗死患者，一般心界不大。当发生心功能不全或以往有高血压的患者，心脏浊音界可轻度至中度扩大。

(1)心尖部可闻及第一心音(S1)、第二心音(S2)均减弱，与心肌收缩力减弱，血压下降及房室传导阻滞有关。

(2)心尖部可闻及第四心音(S4)及第四心音奔马律，且常可触及收缩期前搏动。

(3)心尖部出现新的收缩期杂音，提示乳头肌功能不全。

(4)心尖部闻及第三心音(S3)及第三心音奔马律，提示心肌受累，左室衰竭。

(5)第二心音逆分裂，提示左室衰竭或完全性左束支传导阻滞。第二心音分裂提示有完全性右束支传导阻滞。

(6)心尖部触诊可能呈矛盾性膨胀见于前壁梗死。

(7)心包摩擦音，多在第2～5日出现，提示透壁性心肌梗死，急性前壁梗死最易听到，也应警惕心脏破裂。

(8)在心尖部或胸骨左缘第3～4肋间可触及迟缓的收缩期反向搏动，是室壁瘤形成的表现，如在胸骨左缘第3～4肋间有收缩期杂音，伴收缩期震颤提示室间隔破裂。

(9)突然出现心脏阻塞及电一机械分离现象，提示心脏破裂。

(10)心外体征：心功能不全引起的肺部啰音随体位改变而变化，侧卧位时，底侧肺部啰音增多，上侧啰音减少或消失，而感染或慢性支气管炎导致肺部啰音与体位无关。

四、心律失常的临床表现

心律失常可为冠心病的唯一症状，而无其他表现。心律失常的类型可表现为期前收缩、心房颤动、传导阻滞、病态窦房结综合征等。患者有心悸、心慌、心跳停搏、心绞痛、胸闷、气短、头晕、乏力、倦怠等症状，严重时可发生阿一斯综合征或猝死。

五、心力衰竭的临床表现

1.收缩功能不全性心力衰竭　左心衰竭的临床表现：主要由肺瘀血或肺水肿所致。

(1)呼吸困难:①劳累性呼吸困难:分别在重体力劳动→轻体力劳动→一般日常活动→休息时出现呼吸困难。②阵发性呼吸困难:常在睡眠时发作,可伴有咳嗽。患者在熟睡时突然窒息而醒,被迫坐起,呼吸急促,坐起或站立后不久症状即可消失,患者仅可入睡,但常需高枕。③端坐呼吸:患者不能平卧,被迫坐位,两腿下垂,以减轻呼吸困难。④心源性哮喘:患者突然呼吸困难,发绀,冷汗,咯白色或粉红色泡沫痰,两肺哮鸣音及细湿啰音。

(2)咳嗽、咯痰和咯血:痰为白色泡沫样,有时带血呈粉红色泡沫痰,咳嗽多在体力劳动或夜间平卧时加重。

(3)其他症状:左心衰竭时,可出现低心排出量所致倦怠、乏力,夜尿增多,左肺动脉扩张,压迫左喉返神经致声音嘶哑等症状,严重时,由于脑缺氧可出现嗜睡、烦躁,甚至精神错乱等精神神经系统症状,严重病例可发生昏迷。

(4)心尖部舒张早期(第三心音)奔马律。

(5)交替脉:见于心力衰竭早期。

(6)肺部啰音:轻度肺水肿为满肺底湿啰音,中度肺水肿两肺湿啰音达肺门水平,重度肺水肿两肺湿啰音在肺门水平以上,甚至满肺湿啰音伴哮鸣音。

右心衰竭的临床表现:主要由于体循环瘀血引起。①腹部胀满,食欲不振,恶心,呕吐及上腹部疼痛,尿少,夜尿多及黄疸。②颈静脉充盈及怒张及肝-颈静脉回流征阳性。③肝肿大、压痛,中等硬度,边缘圆钝。④下垂性水肿,起床活动者以脚踝内侧和胫前部较明显,仰卧者则表现为骶部水肿,多发生在身体的下垂部位,严重者可发展为全身水肿。⑤腹水、胸水和心包积液,胸水以右侧多见,也可为双侧胸水。腹水为体循环静脉压明显增高或由于瘀血性肝硬化所致,胸水由于壁层胸膜静脉回流支经体循环,脏层胸膜静脉回流经肺循环,故胸水出现多为左右心力衰竭并存者。⑥紫绀和心脏恶液质。

全心衰竭的临床表现:兼有左右心衰的临床表现,但可以一侧为主。由于右室壁较左室壁薄,易于扩张,故全心衰竭时,右心衰的表现比左心衰明显。左心衰竭、肺瘀血的临床表现可因右心衰竭致右心排血量减少的发生而减轻。

2.舒张功能不全性心力衰竭　近年来研究表明,充血性衰竭的病例中,以心肌收缩功能不全为主要特征的心力衰竭占70%,以心肌舒张功能不全的心力衰竭占30%。

(1)左室舒张功能不全性心力衰竭:心肌舒张功能不全,导致左室舒张末期压力升高,进而造成左房、肺静脉压力升高,引起肺瘀血。若同时合并或继发右室功能不全,将导致体循环瘀血,产生与收缩功能不全导致充血性心力衰竭几乎完全相同的症状和体征。因此,仅靠症状和体征无法区别。区别两者主要依靠超声心动图、心导管、放射性核素等检查。

(2)右室舒张功能不全性心力衰竭。冠心病冠状动脉右室支受累或下壁心肌梗死患者,右室舒张功能不全。

六、缺血性心肌病的临床表现

1.有明确的冠心病史。

2.有心脏扩大(限制型缺血性心肌病,心脏不大)和心力衰竭。

3.X线可见心脏扩大或不大,肺瘀血,肺水肿。

4.心电图多见病理性Q波及ST-T缺血改变及各种心律失常。

5.放射性核素检查心室可见室壁运动障碍和射血分数下降,心肌灌注可见节段性充盈缺损;心导管检查有左室舒张末压、左房压及肺动脉楔压增高;冠状动脉造影常有多支血管病变。

(栾艳霞)

第六节 辅助检查

一、脂质及其代谢产物检验

现代医学研究表明：血脂异常是心脑血管疾病的重要危险因素，脂质代谢异常与动脉粥样硬化（AS）的发生有密切关系。血清脂质及其代谢产物的检测分析，已成为AS和心脑血管疾病诊断、治疗和预防的重要实验室指标。临床血脂检测的主要目的是：①对动脉硬化和高脂血症等血脂代谢异常性疾病进行诊断、病。隋观察和指导治疗；②作为健康普查指标，达到对AS和高脂血症等血脂异常性疾病的早期发现和早期诊断，并起到监控作用；③对少见的遗传性脂蛋白异常性疾病进行诊断等。

（一）血清总胆固醇（TC）测定

胆固醇包括酯化型胆固醇（CE）和游离型胆固醇（FC）。胆固醇在血中与载脂蛋白结合，以可溶性脂蛋白形式存在，其3/4存在于低密度脂蛋白（LDL）中，1/4存在于高密度脂蛋白（HDL）中。胆固醇的转运，在LDL是由肝脏向末梢组织转运，而在HDL则由末梢组织向肝脏转运。胆固醇作为细胞膜的成分维持细胞的形态和功能，是类固醇激素和胆汁酸的前体。缺血性心、脑血管疾病和高血压等动脉粥样硬化时胆固醇常增高，故上述脂质代谢异常和某些肝、胆道疾患时常需检测血清胆固醇。

参考值：健康人血清胆固醇水平与性别、年龄、饮食、生活习惯、精神因素、工作性质、运动、吸烟等因素有关。我国血清胆固醇参考值：健康成人2.82～5.95mmol/L；儿童3.12～5.2mmol/L；新生儿1.65～1.95mmol/L。

我国“血脂异常防治对策专题组”1997年提出的《血脂异常防治建议》规定，TC在5.20mmol/L以下为合适范围，5.23～5.69mmol/L属于边缘性增高，5.72mmol/L以上即为升高。

临床意义：血清胆固醇水平除受病理因素影响外，人群间胆固醇水平的高低主要取决于饮食性质、体力劳动的多少和环境因素、性别和年龄等。同样生活条件中青年组男性高于女性；女性绝经后会明显上升，高于同年龄组男性；新生儿胆固醇很低，哺乳后很快接近成人水平；随年龄增高胆固醇水平有增高趋势，70岁后下降，男性似稍明显。TC升高是冠心病的危险因素之一，高TC者发生动脉硬化、冠心病的概率高，但冠心病者并非TC都增高。

（二）甘油三酯（TG）测定

人体中贮存了大量的甘油，其中主要为甘油三酯（TG），其在血液中以水溶性的脂蛋白形式存在。TG分为外源性TG及内源性TG。TG主要贮存于脂肪组织中，当需要时被脂肪酶分解，形成脂肪酸作为热源被利用。一般脏器中含量较少，如肝脏有大量TG贮存则会形成脂肪肝。血浆中的TG处于进入和清除的动态平衡。因此，由于TG的进入（和生成）增多和（或）清除减少，会引起血浆TG水平增高。TG在循环中的半衰期仅为数分钟，饭后血浆（清）TG升高，并以乳糜微粒的形式存在，由于其分子较大，能使光线散射而使血浆呈混浊，即形成饮食性脂血。因此TG测定标本必须在空腹12～16h后静脉采集，血清于4～8℃可贮存3天；如加入抗生素和叠氮钠混合物保存，可存放1～2周；脂血症血清混浊时可用生理盐水稀释后测定。

参考值：健康人群TG水平受生活习惯、饮食条件等影响，TG在个体内和个体间波动均较大。由于测试人群和方法不同，TG参考值差异较大，中国人与日本人较接近，大约为0.56～1.7mmol/L。各种脂蛋白中 TG 正常含量不一，VLDL-TG0.22～0.96mmol/L，LDL-TG0.22～0.68mmol/L，HDL-TG 0.11～0.22mmol/L。

临床意义：受生活条件和饮食方式、年龄、性别等影响，TG 可有生理性变动。如高脂肪饮食后 TG 升高，一般餐后 2～4h 达高峰，8h 后基本恢复空腹水平；运动不足、肥胖可使 TG 升高；成年后随年龄上升 TG 水平上升(中青年男性高于女性，50 岁后女性高于男性)。病理性因素所致 TG 升高为病理性 TG 升高，我国关于《血脂异常防治建议》中提出 TG 合适范围为 TG＜1.7mmol/L，TG 升高是指 TG＞1.7mmol/L。TG 增高也是 AS 和冠心病的危险因素，高脂血症除Ⅱ型外，均有高 TG 血症。AS 和冠心病时多有 TG 增高，特别是当高 TG 同时伴有 TC、LDL-C 增高，HDL-C 减低，并同时存在冠心病其他危险因子(如冠心病家族史、饮酒、吸烟、肥胖等)时，对 AS 和冠心病诊断更有意义。

（三）高密度脂蛋白胆固醇(HDL-C)测定

HDL 是血清中颗粒最小、密度最大的一组脂蛋白，又按密度大小分为 HDL2(1.063～1.125)和 HDL3(1.125～1.210)，近来又分离出超高密度脂蛋白 VHDL(1.210～1.250)。HDL-C 组成中载脂蛋白和脂质各约占 50%，一般以测定 HDL-C 含量反映 HDL 水平。HDL 在胆固醇由末梢组织向肝脏的逆转运中起重要作用，因而 HDL—C 有抗 AS 作用，被称为所谓的“好胆固醇”，在脂蛋白代谢中起重要作用。可防止肝外细胞摄取更多的 LDL，从而防止动脉血管壁粥样硬化的发生。

参考值：影响 HDL-C 水平的因素很多，加之测定方法和被测人群的不同，HDL-C 参考值的报道差异较大。国人 HDL-C 参考值范围大致为 1.03。2.07mmol/L。我国《血脂异常防治建议》中提出，HDL-C 合适范围为＞1.04mmol/L。

临床意义：血浆(清)HDL-C 具有抗 AS 作用，其降低与 AS 和冠心病的发生有关。低 HDL-C 为 AS 和冠心病的危险因素。CHD 时 HDL2-C 下降要比总 HDL3-C 下降更明显，因此 HDL2-C 可能是衡量 CHD 更好的指标。

（四）低密度脂蛋白胆固醇(LDL-C)测定

LDL-C 是富含胆固醇的脂蛋白，其组成中 45%为胆固醇，其蛋白成分为 ApoB-100。血浆中 LDL 来源有两个途径；一是由 VLDL 异化代谢转变来的；其次是由肝脏合成直接分泌入血。LDL 的降解是通过 LDL 受体(LDL-R)途径进行的，当 LDL-R 缺陷时，会导致血浆中 LDL 水平升高。LDL 的主要功能是转运内源性胆固醇，即将胆固醇从肝脏运向周围组织细胞。LDL 在 AS 形成中起重要作用，除正常的通过 LDL-R 途径 LDL 将胆固醇从肝细胞转运到周围组织细胞，使动脉内膜下沉积大量脂质，促进 AS 形成外，LDL 还可以通过清道夫受体进行代谢。在高 TG 等病理情况下，LDL 组成发生变化，形成小而密的 LDL(sLDL)，易发生氧化修饰，形成氧化 LDL，即 ox-LDL(变性 LDL)。清道夫受体对 ox-LDL 的摄取和降解速度比 LDL 快(可为其 3～10 倍)。且随着 Ox-LDL 氧化修饰程度的升高，动脉内膜巨噬细胞和内皮细胞对 LDL 的摄取和降解也升高，从而形成了大量泡沫细胞，促进了 AS 的发生。

参考值：LDL-C 水平随年龄增高而上升，青年与中年男性高于女性，老年前期与老年期女性高于男性，中老年男女平均值为 2.7～3.2mmol/L。我国《血脂异常防治建议》规定，LDL-C 合适范围为＜3.12mmol/L，边缘升高为 3.15～3.61mmol/L，升高为＞3.64mmol/L。

临床意义：LDL 为 AS 发生发展的主要脂类危险因素，特别是小而密的 LDL 致 AS 作用更强。LDL-C 水平通常可以代表 TC 水平，TC 增高时，通常有 LDL-C 增高。体内 LDL-C 水平的调节主要与细胞表面存在的 LDL 受体(或称 ApoB、ApoE 受体)的功能有关，当 LDL 受体功能遗传缺陷时血 LDL-C 水平明显升高，见于家族性高胆固醇血症(患者 TC 增高，LDL-C 增高，伴有 HDL-C 减低)，多为Ⅱ型高脂蛋白血症(TC 增高，LDL-C 增高，TG 正常或轻度增高)。ApoB 是 LDL 的载脂蛋白，测定 ApoB 可以代表 LDL 颗粒数。有研究认为TG高而ApoB不高(表示LDL颗粒、sLDL颗粒不增加)者，冠心病危险性不增高；而ApoB增高，TG正常或增高者，冠心病危险均增高。因而认为测定ApoB(LDL颗粒)比测LDL-C更有意义，甚而主张以测ApoB取代测LDL-C。但在目前我国ApoB测定有关诸因素均无标准化保证的情况下，在血脂异常诊断标准和治疗目标中，仍主要参照LDL-C水平。

(五)脂蛋白(a)[Lp(a)]测定

Lp(a)是1963年由挪威的Berg发现。Lp(a)是不同于其他脂蛋白的一种独立脂蛋白。其脂质组成同LDL相似，其蛋白成分为Apo(a)和ApoB-100；Apo(a)是富含神经氨酸的糖蛋白，决定Lp(a)的特异性，是Lp(a)的特异性抗原，Apo(a)结构与纤溶酶原(PLG)极为相似，Apo(a)与PLG有高度同源性，所以Apo(a)可以竞争性结合于PLG受体或纤维蛋白等大分子上，加之Lp(a)和LDL-样携带大量的胆固醇结合于血管壁上，故不仅促进AS形成，而且阻碍血管内凝块溶解，从而促进CHD的发生。已有研究证明，氧化修饰的Lp(a)能使纤溶酶原激活抑制剂1(PAI-1)过量产生，从而抑制纤溶和导致血栓形成；修饰的Lp(a)易被巨噬细胞清道夫受体识别和摄取，使细胞内CE蓄积和泡沫细胞形成，促进AS发生；Lp(a)还能与LDL相互作用形成聚合物，延长其在内膜下存留时间，有助于泡沫细胞的形成。以上研究结论均说明Lp(a)与动脉粥样硬化有密切的关系。虽然对Lp(a)功能尚未十分清楚，但许多临床流行病学资料证明Lp(a)是CHD的重要危险因素。

参考值：双抗体夹心酶联免疫测定法(ELISA法)参考值为0～0.3g/L。但由于被测人群及测定方法不同，Lp(a)参考值各家报道有很大差异。

临床意义：一般认为Lp(a)在同一个体中相当恒定，但个体间差异很大，波动范围在0～1.0g/L。Lp(a)水平高低主要由遗传因素决定，基本不受性别、年龄、饮食、营养和环境影响。

Lp(a)水平病理性增高见于：①高脂血症、AS及CHD、脑梗死患者。②心肌梗死、外科手术、急性创伤和急性炎症。

LP(a)病理性减低见于：肝脏疾病(慢性肝炎除外)。因为Lp(a)合成于肝脏。

(六)载脂蛋白(Apo)测定

载脂蛋白存在于脂蛋白中，其在各种密度不同的脂蛋白中存在的种类和浓度、功能等亦不相同。

参考值：由于测定方法不同，加之其测定的标准化工作还未完善，载脂蛋白参考值的报道亦不一致。

临床意义：与AS和CHD关系最密切的是ApoAi和ApoB。ApoAi随年龄波动较小，女性稍高于男性，但差异不明显；80岁以后男女ApoAi均下降；ApoAi为存在于HDL中的主要载脂蛋白，影响其血浆水平的因素同HDL。ApoB主要存在于LDL中，不论男性或女性，血浆中ApoB水平均随年龄增高而上升，至70岁以后ApoB不再上升或开始下降；正常情况下ApoB水平随TC和LDL水平变动，故50岁以前男性高于女性，50岁以后女性高于男性，ApoAi和ApoB测定直接反映HDL和LDL水平，反映HDL和LDL颗粒的多少。脂蛋白中的胆固醇含量在病理情况下可发生变化，因而HDL-C和LDL-C测定不能代替ApoAi和ApoB。一般认为AS和CHD时ApoAi下降、ApoB升高，特别是CHD时ApoB升高比TC、LDL-C升高更有意义；而脑血管病时以ApoAi和HDL-C下降更为明显，而ApoB往往正常，脑出血时ApoB还可能偏低。有人主张ApoB/ApoAi比值可以代替LDL-C/HDL-C比值作为AS的指标。

ApoAi降低还见于酒精性肝炎、高a-蛋白血症等；ApoAi升高还见于肝脏疾病、肝外胆道阻塞、人工透析。ApoB增高还见于Ⅱ型高脂血症、胆汁淤滞、肾病、甲状腺功能低下；ApoB减低还见于肝脏疾病和甲状腺功能亢进。

二、急性心肌损伤相关生物化学标志物检验

心肌损伤是指伴心肌细胞坏死的疾病，包括急性心肌梗死（心内膜下心肌梗死、穿透性心肌梗死），不稳定性心绞痛，心肌炎。急性心肌损伤的临床诊断常依赖心电图和病史，但单一心电图还存在不足，心电图诊断急性心肌梗死的阳性率至多 80%，其余的 20%必须依靠生物化学标志物确诊。即使心电图阳性病例，如有生物化学标志物相配合，将提高诊断可靠性。1979 年 WHO 提出急性心肌梗死诊断标准：①典型的持续的胸痛史；②典型的心电图改变，包括 ST 段抬高和 Q 波出现；③心肌酶学的改变。并认为以上 3 项中的 2 项以上阳性可诊断为急性心肌梗死。

生物化学标志物是临床评估病情和预后的灵敏指标。一个理想的心肌损伤标志物除了高敏感性和高特异性外，还应该具有以下特性：①主要或仅存在于心肌组织，在心肌中有较高的含量，在正常血液中不存在，可反映小范围的损伤；②能检测早期心肌损伤，且窗口期长；③能估计梗死范围大小，判断预后；④能评估溶栓效果。

（一）历史演变

1954 年首先报道测定天门冬氨酸转氨酶（AST）有助诊断心肌梗死（AMI），1952 年首先从牛心肌提纯乳酸脱氢酶（LDH），1955 年用于诊断急性心肌梗死。1963 年发现了肌酸激酶（CK）在急性心肌梗死时快速升高，1966 年发表了 CK-MB 在急性心肌梗死诊断中作用的报道。1979 年 WHO 提出急性心肌梗死诊断标准，血清 AST、LDH、CK 以及同工酶组成血清心肌酶谱，在 20 世纪 60.70 年代在诊断 AMI 中起过重要的作用。1985 年出现应用单抗测定 CK-MB 质量的方法，CK-MB 质量成为测定 CK-MB 的首选方法。1989 年诊断急性心肌梗死的心肌钙蛋白 T（cTnT）试剂诞生，1992 年 cTnT 首次应用于不稳定性心绞痛，同时出现了心肌肌钙蛋白 I（cTnl）。1994 年 CK-MB 亚单位开始应用于临床患者的早期分筛，1996 年发表大样本的 cTnT 和 cTnl 的临床应用报道。近几年，国内外分别或合作对心肌损伤标志物的应用提出了指南、准则，一致认为肌红蛋白和 CK-MB 是急性心肌梗死早期标志物，肌钙蛋白是心肌损伤的确诊标志物。

从病理生理学角度讲，心脏标志物出现早晚与分子大小和其细胞中存在部位有关。标志物分子量越小，越易透过细胞间隙至血液，细胞质内高浓度物质比核内或线粒体内物质及结构蛋白更早在血中出现。但有些结构蛋白，如肌钙蛋白主要在肌浆中，是细丝的一部分，在细胞质有少量（3%～7%）存在也可较早释放入血。

（二）心肌酶谱

心肌内含有多种酶，当心肌损伤时这些酶可由损伤的心肌释放入血，使血内相应酶的活性增高。因此可通过检查血清中心肌酶活性水平的变化，了解是否有心肌损伤及其损伤的程度。对心肌病变进行诊断，临床常用心肌酶有肌酸激酶及其同工酶；天门冬氨酸氨基转移酶；乳酸脱氢酶及其同工酶；α-羟丁酸脱氢酶等。

1.血清肌酸激酶及其同工酶测定　CK 是心肌中重要的能量调节酶，在 ATP 提供的能量下催化肌酸生成磷酸肌酸和 ADP，磷酸肌酸可以运送至细胞质中并储存。这种能量的储存形式比直接储存 ATP 好，在线粒体可以通过氧化磷酸化获取能量，是肌肉收缩时能量的直接来源。CK 存在于需要大量能量供应的组织，除了肌肉外还常见于肾脏远曲小管、脑组织。CK 分子量＞80kD，在肝脏被清除。肌酸激酶（CK）以前称肌酸磷酸激酶（CPK），此名称不确切，国内外目前已不使用。CK 存在于细胞的胞质和线粒体中，肝和红细胞中测不到 CK 活性。CK 是一种二聚体，由 M 和 B 两个亚单位组成的二聚体，根据 CK 中 M 和 B 亚基的组合不同及它们电泳时移动速率不同，将 CK 分成三种亚型，即：①CK-BB（CK_1），为脑型同工酶，主要

分布于脑、前列腺、肠和肺等组织，电泳时移动速率最快；②CK-MB(CK_2)，为混合型同工酶，主要分布于心脏中，是电泳时中速移动部分；③CK-MM(CK_3)，为肌型同工酶，主要分布于骨骼肌和心肌，是电泳时慢速移动部分。不同肌肉同工酶的比例不同，骨骼肌中98%～99%是CK-MM，1%～2%是CK-MB；心肌内80%左右也是CK-MM，但CK-MB占心肌总CK的15%～25%。

各种CK同工酶还可根据所带电荷和等电点不同分出若干亚型，如CKMB可分为$CK\text{-}MB_1$和$CK\text{-}MB_2$。人体组织内的CK-MM主要为CK-MM。

CK同工酶与CK具有相同的酶活性，但在结构上有一定差异。正常人血清中以CK-MM为主，CK-MB少量(<5%总CK活性)，CK-BB极微量。测定CK总活性及分析CK同工酶的类型，对判断是否存在心肌梗死有一定意义。

参考值：

①CK总活性：酶偶联法：37℃时，男性38～174U/L，女性26～140U/L。300C时，男性15～105U/L，女性10～80U/10连续监测法：男性38～174U/L，女性26～140U/L。肌酸显色法：男性15N163U/L；女性3～135U/L。

②CK同工酶(琼脂糖凝胶电泳法)活性：CK-MM94%～96%：CK-MB<5%；CK-BB为0或极少。

临床意义：CK早在20世纪70年代即用于诊断急性心肌梗死，1972年CK-MB首次用于临床：CK、CK-MB对于诊断AMI贡献卓著，是世界上应用最广泛的心肌损伤指标。既可以用于较早期诊断AMI，也可以用于估计梗死范围大小或再梗死。CK及其同工酶和亚型是目前临床上测定次数最多的酶之一，主要用于心肌、骨骼肌和脑疾患的诊断和鉴别诊断及预后判断。AMI时总CK活性升高显著，CK和CK-MB在AMI发生后4～6h可可过正常上限，24h达峰值，48～72h回复正常，CK半衰期10～12h。CK极度升高(>3000U/L)主要见于全身疾病，特别是肌肉疾病，此时CK测定有助于肌萎缩病因的鉴别，如进行性肌萎缩时可见CK显著升高。此外，病毒、细菌、寄生虫感染引起的肌肉感染性疾病(如心肌炎、皮肌炎等)，都能引起CK升高。但神经疾病引起的肌萎缩，CK活性一般正常。

CK-MB和总CK常同时测定，当用免疫抑制法测定CK-MB时，CK-MB的正常上限为25U/L，临床常用CK-MB/总CK的比值，如CK-MB用质量法称为百分相对指数(%R1)，如CK-MB用酶活性法，称为百分CK-MB(%CK-MB)。如总CK>100U/L，CK-MB>25U/L，但%CK-MB<4%，多考虑肌肉疾病，如总CK>100U/L，%CK-MB在4%～25%，急性心肌梗死诊断可成立，如总CK>100U/L，%CK-MB>25%，考虑有CK-BB或巨型CK存在。CK升高和发作时间有关，传统测定为住院时、12h后、24h各测一次，现在倾向于住院时、3h后、6h后、9h后各测一次；1978年开始将CK同工酶亚型用于急性心肌梗死检测，CK-MB2在急性心肌梗死后出现较早，在急性心肌梗死发生2h即上升，10～18h达峰值，12～24h下降。CK也常用于观察再灌注的效果，溶栓后几小时内，CK-MB还会继续升高，称“冲洗现象”，此后，CK即下降。在急性心肌梗死发作后6～36h内，CK-MB敏感性为92%～96%，在ECG阴性患者敏感性79.7%。CK-MM亚型测定对早期AMI的检出更为敏感，一般以$CK\text{-}MM3/CK\text{-}MM_1>1.0$作为诊断AMI的标准，但必须排除急性骨骼肌损伤。AMI发病2～4h$CK\text{-}MM3/CK\text{-}MM_1$即开始升高，8～12h达峰值。CK-MB2亚型在AMI早期诊断和判断有无再灌注上有很高的灵敏度和特异性。一般$CK\text{-}MB_2>1.9U/L$或$CK\text{-}MB_2/CK\text{-}MB_1>1.5$可作为AMI的诊断标准之一，该标志物出现早于CK-MB，诊断的特异性达95%。

CK作为急性心肌梗死标志物具有以下优点：①快速、经济、有效，能准确诊断急性心肌梗死，是当今应用最广的心肌损伤标志物；②其浓度和急性心肌梗死面积有一定的相关，可大致判断梗死范围；③能测定心肌再梗死；④能用于判断再灌注。

其缺点是：①特异性较差，难以和骨骼肌疾病、损伤鉴别。②在急性心肌梗死发作6h以前和36h以后敏感度较低，只有CK-MB亚型可用于急性心肌梗死早期诊断。③对心肌微小损伤不敏感。

CK同工酶的特异性和敏感性高于总CK，目前临床倾向用CK-MB替代CK作为心肌损伤的常规检查项目。

2.天门冬氨酸氨基转移酶测定

天门冬氨酸转氨酶(AST)，又称谷草转氨酶(GOT)，广泛分布于人体各组织、肝脏、骨骼肌、肾脏、心脏，红细胞所含AST约为血清的10倍，轻度溶血会使测定结果升高。AST由两条多肽链构成，分子量约为100kD，参考值：>40U/L(37C)。AST在AMI发生后6～12h升高，24～48h达到峰值，持续到第5天或1周降低。由于AST不具备组织特异性，血清单纯AST升高不能诊断心肌损伤。AST诊断AMI敏感性77.7%，特异性仅53.3%。敏感性不高，特异性较差，当今学术界已不主张AST用于急性心肌梗死诊断。

3.乳酸脱氢酶及其同工酶测定　乳酸脱氢酶(LDH)是无氧酵解中调节丙酮酸转化为乳酸的重要酶，为一种含锌的糖酵解酶，广泛存在于人体组织内，以心肌、骨骼肌和肾脏含量最丰富，其次为肝、脾、胰、肺和肿瘤组织，红细胞内含量极丰富。当心肌及上述组织损伤时，LDH可释放入血，使血中LDH活性升高。LDH是分子量135kD的四聚体，由M型和H型亚单位构成5种同工酶，根据电泳迁移率快慢，将LDH分为LDH_1～LDH_5五种，分别由不同数目的代表心肌特性的H亚单位和存在于肌肉中的M亚单位组成，分别为LDHi(H4)，LDH_2(MH3)，LDH3(M2H2)，LDH_4(M3H)，LDH_5(M4)。这5种同工酶大致可分为三类：第一类LDH_1和LDH_2(尤其LDH_1)主要来自于心肌，占总LDH活性50%以上，也存在于红细胞内；第二类LDH_4和LDH_5(尤其LDH_5)为主，主要来自于肝脏，其次为骨骼肌；第三类以LDH3为主，存在于脾、肺。不同组织有其特征性同工酶，心脏、肾脏和红细胞所含的LDH同工酶比例相近，以LDH_1和LDH_2为主，测定LDH同工酶有利于病变组织的定位，AMI等心肌病变时以LDH_1和LDH_2(尤其LDH_1)升高最明显，其改变早于总LDH；肝脏及骨骼肌病变时以LDH_4和LDH_5(尤其LDH_5)改变为明显。当心肌损伤时，心肌细胞膜破裂，线粒体、胞浆内物质外漏到细胞间液及外周血中。LDH和LDH_1在急性心肌梗死发作后8～12h出现在血中，48～72h达峰值，LDH的半衰期为57～170h，大约7～12天恢复正常，如果连续测定LDH，对于就诊较迟CK已恢复正常的AM1患者有一定参考价值。

参考值：

LDH总活性：连续监测法为104～245U/L；速率法(30qC)为95～200U/L；LDH同工酶(圆盘电泳法)：LDHi为32.7%±4.6%.1DH2为45.1%±3.53%，LDH3为18.5%±2.96%，LDH_4为2.9%±0.89%，LDH_5为0.85%±0.55%；定性为LDH_2>LDHi>LDH3>LDH_4>LDHs.

临床意义：临床上测定LDH及其同工酶常用于诊断和鉴别诊断心、肝和骨骼肌的疾病。AMI时，LDH由于分子量较大，在常用心肌酶中升高最迟，通常在梗死8～18h升高，48～144h达峰值，可显著升高，因其半寿期较长，增高持续时间可达5～10d，此时其他酶已恢复正常，在亚急性心肌梗死诊断上有一定价值。但其诊断AMI特异性差，运动后、肾病综合征、肝病、胆道炎、甲状腺功能减退等可呈现轻度升高。肝炎、休克、白血病、溶血性贫血及晚期恶性肿瘤等均可有中度或显著升高。

临床检测急性心肌梗死时，LDH和LDH同工酶的应用原则：①限制LDH应用，不作为常规检查项目，对患者作个案处理，主要用于排除急性心肌梗死诊断；②在胸痛发作24h后测定LDH同工酶，作为CK-MB补充：③LDH出现较迟，如果CK-MB或cTn已有阳性结果，AMI诊断明确，就没有必要再检测LDH和LDH同工酶。

临床还常选用α羟基丁酸脱氢酶(α-HBDH)作为急性心肌梗死诊断指标。用α-羟基丁酸作底物时，可测定H亚基的活性(主要为LDH_1和LDH_2之和)，因为催化α-羟基丁酸脱氢，又称为α羟基丁酸脱氢酶

(α-HBDH)。实际就是测定 LDH_1 和 LDH_2 活性之和，但因采用的底物不同，并不等于以乳酸为底物时 LDH_1 和 LDH_2 的活性，所以 α-HBDH 并不是一种独特的酶，而是 LDH 的 H 亚基作用于另一种底物的反映，以心、肾和红细胞的含量最高。其正常参考值为：72N182U/L。

（三）心肌肌钙蛋白

1.总肌钙蛋白

(1)肌钙蛋白(Tn)的特性：肌钙蛋白是存在于骨骼肌、心肌和平滑肌细胞中的一组收缩蛋白。心肌肌钙蛋白(cTn)是肌钙蛋白复合体中与心肌收缩功能有关的一组蛋白，由肌钙蛋白 T(TnT)、肌钙蛋白 I(Tnl)和肌钙蛋白 C(TnC)三种亚单位组成，它们均由不同基因所编码。TnT 和 Tnl 是心肌特有的抗原，利用抗 cTnT 和 cTnl 的特异抗血清可以进行测定。心肌损伤时，可因心肌细胞通透性增加(可逆性损伤时)和(或)cTn 从心肌纤维上降解下来(不可逆性损伤时)而导致血清 cTn 增高，前者呈迅速而短暂性升高，后者呈持续性升高。因此，血清 cTn 浓度测定可反映心肌受损的情况，是心肌损伤的特异性标志物，其特异性和灵敏性均优于目前常用的心肌酶。

(2)肌钙蛋白的作用机制：急性心肌梗死患者 cTn 动态变化曲线和 CK-MB 很相近，急性心肌梗死后 4～8h 在血清中高于决定值，这是细胞质中的 cTn 释放所致(3%～6%cTn 存在于肌细胞质中，而 100% CK-MB 都存在细胞质中)，出现晚于肌红蛋白，但其升高持续时间(窗口期)长，cTn 一旦升高往往持续 4～10 天，甚至可达 3 周，这不仅是 cTn 半衰期较长，主要还是局部坏死肌纤维不断释放 cTn 的结果。由于 cTn 窗口期长于 LDH，在诊断发现较迟的急性心肌梗死时可替代 LDH。和 CK-MB 比较，正常人血清几乎测不到 cTn。因而它对急性心肌梗死有较高的分辨能力。cTn 是心肌特有的，因而特异性高。在怀疑急性心肌梗死的患者，一般在入院时和入院后 3h、6h、9h 各测一次 cTn 和肌红蛋白。

(3)肌钙蛋白测定：

参考值：ELISA 法：cTnT 为 0.02～0.13μg/L，＞0.2μg/L 为诊断临界值，＞0.5μg/L 可以诊断急性心肌梗死；cTnl＜0.2μg/L，＞1.5μg/L 为诊断临界值。

临床意义：目前认为肌钙蛋白(TnT、Tnl)作为心肌损伤的指标，对急性心肌梗死、不稳定型心绞痛、围手术期心肌损伤等疾病的诊断、病情监测、疗效观察及预后评估，都具有较高的临床价值；尤其对微小的、小灶性心肌梗死的诊断更有价值。认为 TnT、Tnl 和肌酸激酶及其同工酶(CK、CK-MB)结合起来用于急性心肌梗死诊断是最灵敏、最特异的方法。不稳定性心绞痛时肌钙蛋白常升高，提示有小范围心肌梗死的可能。但骨骼肌疾病和肾衰时 cTnT 也可能升高，故 cTnT 的升高要注意排除对 AMI 的假阳性升高。

2.心肌肌钙蛋白 T

(1)心肌肌钙蛋白 T(cTnT)的检测：自 1986 年推出 cTnT 检测试剂以来，世界多个国家已经广泛应用血清 cTnT 诊断 AMI。近年发现应用 cTnT 对不稳定心绞痛患者监测可以发现一些轻度和小范围心肌损伤。最初的 cTnT 试剂是由生物素标记的鼠抗人 cTnT 单兜隆抗体制备的，此抗体和慢肌的 cTnT 有3.6%的交叉反应，最低检测限 0.04μg/L，第二代试剂减少了和慢肌的交叉反应，最低检测限为 0.02μg/L，最近已有电化学发光试剂盒，该试剂盒所用的抗体和第二代相同，最低检测限为 0.01μg/L，试验可在 9min 内完成。非心脏病患者＜0.1μg/L，心肌损伤的判断值(cut-off)＞0.08μg/L。

(2)cTnT 的临床意义：临床常用敏感性和特异性比较各种标志物诊断价值，在急性心肌梗死患者还需结合时间一起考虑。在 AMI 发作时 cTnT 的敏感性只有 50%～60%，随时间延长，敏感性逐步提高，至 6h，敏感性达 90%以上，而且维持这一高敏感性直到 5 天以上。对于单一的急性心肌梗死，cTnT 的特异性比 CK-MB 低，前者是 40%～60%，后者为 75%～80%，这是由于 cTnT 阳性的患者包括了不稳定性心绞痛、心肌炎甚至稳定性心绞痛。在 cTnT 假阳性患者中，除了不稳定性心绞痛外，有可能有微小梗死灶、心肌炎患者。cTnT 还可用于评估溶栓疗法的成功与否，观察冠状动脉是否复通。溶栓成功的病例 cTnT 呈双峰，第一个峰高于第二个峰。研究表明，用 cTnT 评估复通 90min 时优于 CK-MB 和肌红蛋白，如果结合其他诊断 AMI 指标如 12 导联心电图的 ST 段变化，效果更好。cTnT 还常用于判断急性心肌梗死大小。

不稳定性心绞痛是冠心病的一种，表现为休息期持续时间较长的心绞痛，是由于冠状动脉痉挛或不完全栓塞，伴或不伴小灶性心肌坏死，其严重程度介乎普通心绞痛和急性心肌梗死之间，对于这种微小的心肌损伤，CK-MB 常常不敏感，阳性率仅为 8%，cTnT 对不稳定性心绞痛阳性率达 39%，对于心肌炎诊断，cTnT 是比 CK-MB 敏感得多的指标，有报道，84%心肌炎患者 cTnT 升高，但是 cTnT 阴性仍不能排除心肌炎的存在。

3.心肌肌钙蛋白 I

(1)cTnl 的特性：cTnl 分子量比 cTnT 小，22kD。由于基因序列不同，分别编码的慢骨骼肌 Tnl(sTnT)、快骨骼肌 Tnl(fTnT)和 CTnl-级结构不全相同。cTnl 只有 46.2%、41.4%氨基酸序列与 sTnl、tTnl 同源。因此，恰当选择氨基酸序列，就可以制备出特异的抗 cTnl 单抗，只识别来自心肌的 Tnl，可使识别特异性达 100%。cTnl 的基因位于 19p13.2-19q13.2，不同种系的哺乳类动物如兔、牛、狒狒、猴、人都是同-cTnl 基因。实际上，目前检测的 cTn 多用于心肌炎诊断，cTnT 是比 CK-MB 敏感得多的指标，有报道，84%心肌炎患者 cTnT 升高，但是 cTnT 阴性仍不能排除心肌炎的存在。

(2)cTnl 的评价

优点：

①由于心肌中肌钙蛋白的含量远多于 CK，因而敏感度高于 CK，不仅能检测出急性心肌梗死患者，而且能检测微小损伤，如不稳定性心绞痛、心肌炎。

②在恰当选择肌钙蛋白特异的氨基酸序列作为抗原决定族筛选出的肌钙蛋白抗体，其检测特异性高于 CK。

③有较长的窗口期，cTnT 长达 7 天，cTnl 长达 10 天，甚至 14 天。有利于诊断迟到的急性心肌梗死和不稳定性心绞痛、心肌炎的一过性损伤。

④双峰的出现，易于判断再灌注成功与否。

⑤肌钙蛋白血中浓度和心肌损伤范围有较好的相关性，可用于判断病情轻重，指导正确治疗。胸痛发作 6h 后，血中心肌肌钙蛋白浓度正常可排除急性心肌梗死。

缺点：①在损伤发作 6h 内，敏感度较低，对确定是否早期使用溶栓疗法价值较小。②由于窗口期长，诊断近期发生的再梗死效果较差。

(四)肌红蛋白

1.生物化学特性

肌红蛋白(Mb)是一种氧结合蛋白，广泛存在于骨骼肌、心肌、平滑肌，约占肌肉中所有蛋白的 1%。和血红蛋白一样含有亚铁血红素，能结合和释放氧分子，因而有贮氧和运输氧的功能。Mb 分子量小，仅 17.8kD，小于 CK-MB(84kD)，更小于乳酸脱氧酶(134kD)，且位于细胞质内，故出现较早。正常时血中含量很低，由肾脏排泄。当心肌和骨骼肌损害时，血中和尿中 Mb 水平升高，故测定 Mb 对心肌梗死和某些骨骼肌损害的诊断有意义。到目前为止，它是 AMI 发生后最早的可测标志物。其测定主要用免疫学方法。

2.临床应用　溶栓疗法治疗急性心肌梗死，大大改善了急性心肌梗死的预后，降低了急性心肌梗死的死亡率。但此方案的应用前提是必须在急性心肌梗死早期使用，有人认为最好在发作 3h 内溶栓，并推算出每延迟 1h，患者在 30 天内存活机会减少 2.1%。使用溶栓疗法越早，抢救 AMI 成功率越高。根据血栓的特性，首剂必须在急性心肌梗死发作 6h 以内应用，超过 6h，溶栓疗法无效。急性心肌梗死典型症状是胸痛，临床研究发现只有32.5％急性心肌梗死患者有典型的梗死型心绞痛。在诊断急性心肌梗死中起重要作用的心电图在急性心肌梗死早期只有73％呈典型的Q波和ST段升高。实际上，在20世纪80年代，已有人用肌红蛋白(Mb)诊断急性心肌梗死，但由于当时尚无溶栓疗法，对诊断时间要求不迫切而放弃了，直到近十年来才又被重视。

当AMI患者发作后细胞质中Mb释放入血，2h即升高，6～9h达高峰，24～36h恢复至正常水平。Mb的阴性预测价值为100％，在胸痛发作2N12h内，如Mb阴性可排除急性心肌梗死。心电图是临床诊断急性心肌梗死的主要工具，但据统计仍有37％急性心肌梗死患者发病后无典型的特征性心电图表现。心电图结合Mb能提高急性心肌梗死早期诊断的有效率，从单独用心电图的62％提高至82％。溶栓成功者，Mb小于正常的4.6倍，并在溶栓后2h明显下降。临床上除急性心肌梗死以外，开胸手术、过度体育锻炼、骨骼肌创伤、进行性肌萎缩、休克、严重肾衰、肌内注射时血清Mb都会升高。当胸痛发作2h前或15h后测定Mb，往往呈假阴性。Mb临床应用的主要问题是特异性不高，约为60％～95％，特别在早期心电图和其他标志物都未变化时，单凭Mb决定是否使用溶栓疗法有一定的风险。因Mb消除很快，Mb是判断再梗死的良好指标。

参考值：血肌红蛋白：定性为阴性；定量ELISA法为50～85μg/L，放射免疫法为6～85μg/L，诊断临界值为＞75μg/L。尿肌红蛋白：定性为阴性。

3.肌红蛋白的评价

(1)在急性心肌梗死发作12h内诊断敏感性很高，有利于早期诊断，是至今出现最早的急性心肌梗死标志物。

(2)能用于判断再灌注是否成功。

(3)能用于判断再梗死。

(4)在胸痛发作2～12h内，肌红蛋白阴性可排除急性心肌梗死诊断。

(五)与冠心病有关的其他生物化学危险因素

1.C反应蛋白(CRP)与冠心病

(1)CRP基本特性：CRP是环状的由5个多肽亚单位组成的球蛋白，分子量在115N140kD之间，位于电泳γ区带，是炎性淋巴因子刺激肝脏和上皮细胞合成的。感染、创伤、手术都可导致其升高，它是感染的重要标志物，在严重感染时，它的合成可以增加几十倍。CRP测定方法有放射免疫、免疫浊度法、ELISA法，参考值为0～10mg/L，严重感染时CRP＞100mg/L，呼吸道感染时CRP＞20mg/L，肺炎时CRP＞60mg/L。

(2)CRP和冠心病：多种危险因子干预试验分析各种影响冠心病的因素，表明CRP和冠心病密切相关，被看作是独立的危险因素。CRP通过激活补体系统和中性粒细胞黏附，在动脉硬化的形成和发展中起重要作用。冠心病患者的CRP仅轻度升高，通过冠状动脉造影发现，造影阳性患者的CRP比阴性患者高，但始终处于基线水平。在早期，冠心病患者的CRP状态曾称为基线CRP，后统一称为超敏C反应蛋白(hsCRP)，hsCRP参考范围为0～2mg/L。

动脉硬化常伴随急性时相蛋白如CRP、淀粉样蛋白、白介素6等升高。利用多变量回归分析，调整多项影响因素后，在诸多急性时相蛋白中，只有CRP和冠脉不良预后有关，比其他炎性因子更能反映冠脉病变的进程，是冠心病一个长期或短期的危险因素。35％CRP升高的不稳定性心绞痛患者最终演化为急性心肌梗死。

CRP也是心肌损伤或脑中风的标志物。在AMI发生后3h，中风后12h在血中可测到升高的CRP，未经溶栓治疗AMI的CRP升高，CRP升高与梗死范围和心力衰竭发生密切相关，CRP不高的急性心肌梗死患者往往无并发症。

2.纤维蛋白原　冠心病患者常见血小板活性增加，黏附、聚集于血管壁上，在斑块破裂后导致局部血栓形成。冠脉内血栓生成是冠心病发展加剧的主要因素之一。动脉造影显示，90%的急性心肌梗死有血栓生成，血栓形成是复杂的生理、生物化学过程，动脉血栓与静脉血栓发生机制上有明显差异。动脉血栓是在血流高黏滞状态时，发生在受损血管壁的含少量纤维蛋白的血小板血栓。许多实验和临床资料表明，当粥样斑块破裂后，暴露的粗糙面(内膜下层的结缔组织)常刺激血小板聚集，激活凝血系统，导致富含血小板的白色血栓形成和发展，直至血管完全堵塞。动脉血栓形成的主要危险因素是血浆纤维蛋白原、凝血因子Ⅶ和血浆纤溶酶原激活抑制剂。

多因素分析中，纤维蛋白原预测冠心病的能力强于LDL-C。纤维蛋白原通过损伤血管壁内皮细胞、促进平滑肌的增生和迁移，影响动脉硬化的发生、发展。纤维蛋白原升高将增加血流黏滞度，增强血小板聚集性，促使血栓形成。冠心病患者血中纤维蛋白原>3g/L是发生恶性事件的预兆。急性心肌梗死后一年死亡者纤维蛋白原浓度远高于幸存者。

三、心电图

(一)急性心肌梗死的心电图表现

典型的急性心肌梗死的心电图特点：主要表现为坏死型Q波、损伤型S-T段改变、缺血性T波改变。

1.缺血性心电图的特点　主要表现为T波的形态、方向及振幅三个方面的改变。

(1)缺血性T波有3个特点：①升支与降支对称。②顶端变为尖耸的箭头状。③T波由直立变为倒置。其振幅的改变为：在缺血初，无论其T波方向如何，都有一过性振幅增大，Q-T间期缩短，继而Q-T间期延长，T波向量发生改变。这时T波与QRS波方向相反，而且振幅逐渐加深。心肌缺血产生深而宽的T波较少见。

(2)功能性T波倒置

①持续性幼年型T波，特点为：T波倒置局限于V_1～V_3导联，T波倒置深度一般不超过5mm，深吸气、口服钾盐可使倒置的T波转为直立。

②过度呼吸T波异常过度呼吸在正常人可引起T波倒置。

③餐后T波倒置：饱餐后30min内可出现T波倒置，在Ⅰ、Ⅱ、V_2～V_4导联均可出现。

④心尖现象或孤立性T波倒置多见于瘦长型健康青年。T波倒置局限于V_4导联，偶可见于V_4～V_5导联，右侧卧位时，可使倒置的T波恢复直立。

⑤快速心律失常后的T波倒置室上性或室性心动过速复律后可出现对称性T波倒置，类似冠状T，可出现于任何导联，最常见于胸导联，能在数小时恢复，但也可持续数星期甚至数月。

⑥恐惧，焦虑不安等情绪刺激可引起一过性T波倒置，在Ⅱ、Ⅲ导联特别明显，服用β受体阻滞剂可消除。T波倒置是病理情况还是功能性，两者有时难以鉴别，应全面观察心电图改变，并结合临床予以鉴别。

(3)出现T波倒置的其他几种情况

①有一些脑血管意外的患者，发病后心电图上出现巨大倒置的T波。这种T波的特征有：T波宽，T波最低点圆钝；T波的上升支处可见到一个向外的突起(可能是T-U融合)；伴有Q-T间期明显延长。T波宽而深倒最常见于蛛网膜下腔出血，也可见于脑动脉闭塞或脑溢血、脑栓塞。

②心包炎的早期、各导联均有ST段升高，几天后，留下了T波倒置或低平。

③T波倒置可见于完全性房室传导阻滞。

④起搏器心律后 T 波倒置，心室起搏后，非起搏的心搏 T 波倒置，T 波宽钝。与心肌梗死 T 波窄而尖的倒置不同。

(4)T 波高尖

①缺血性 T 波高尖：高尖 T 波是心肌梗死最早的心电图征象，出现在 ST 段升高之前，可有不同形态。也可见于可逆性透壁性缺血，如变异性心绞痛，暂时性 ST 升高或高尖 T，未证明有心肌梗死，一般由于冠状动脉痉挛所致。

②非缺血性 T 波高尖：

a.高钾血症：高而对称的 T 波是高钾血症最早的心电图征象。血钾高于 5.5mmol/L 或更高，T 波趋向变高尖、窄而对称的特点与超急性期 T 波或与慢性心肌梗死对侧面直立 T 波鉴别，高钾血症则无对侧面 T 波侧置及 Q-T 延长。

b.急性心包积血：胸前导联出现高而直立的 T 波。

c.脑血管意外：某些脑血管意外致使巨大 T 波倒置，在另外一些病例则出现高而宽的 T 波，Q-T 延长常为对称性。在中胸至侧胸导联最显著，未见有对侧面 T 波倒置。

2.损伤性心电图的特点　主要表现为损伤型 ST 段改变。

(1)正常 ST 段与损伤型 ST 段：正常 ST 段抬高不应超过等电位线 0.1mV，下降不应低于等电位线 0.05mV。在 avR 导联则相反，ST 段抬高不超过 0.05mV，ST 段下降不超过 0.1mV。在 V_1、V_2、V_3 导联中，ST 段抬高最高可达 0.3mV，但多为斜上型。V_4、V_6 则可达 0.1mV。

损伤型心电图的特点是 ST 段偏移及形态的改变。损伤型 ST 段的偏移方向可分为 ST 段的抬高及降低两种形式。外膜下层心肌损伤反映为朝向外膜面的心电图导联 ST 抬高。内膜下心肌损伤则反映为朝向外膜面的导联呈 ST 段下降。损伤型 ST 段的形态改变亦分为两种形式：一种是凸面向上，另一种是凹面向上。这种 ST 段的改变，部分是取决于 T 波的变化及 QRS 波群的形态。急性心肌梗死的最初始时(超急性期)，ST 段抬高呈直线向上，倾斜地与高耸直立的 T 波相连，ST 斜形抬高而且不对称。到损伤期形成单向曲线，ST 段抬高凸面向上呈弓背状，又光滑的移行成为 T 波，两者的界线难以辨清。如果抬高的 ST 段伴以缺血型 T 波，那么向上的 Sr 的凸面光滑而对等，形成一个对称的抛物线。QRS 波类本位消失，形成单向曲线。这种心电图表现是急性心肌梗死发展期的特征，并且常伴有 R 波振幅减低，在某些心前区导联则可能见到 R 波消失。当心肌梗死尚未形成，QRS 波群尚无改变，而仅有心肌损伤时，高 R 波后面 ST 段呈凹面向上的抬高。

(2)ST 段抬高的鉴别

①缺血原因引起的 ST 段抬高

a.急性心肌梗死：ST 抬高见于急性期(数小时甚至数星期)与此同时对侧面 ST 段明显下降，继以异常 Q 波及特征性 T 波倒置。ST 段抬高 0.1～1.0mV 不等，上升形态多为凸面向上或斜线状抬高或呈平等形，偶有凹面向上。

b.变异型心绞痛：ST 段抬高出现于心绞痛发作时，同时伴有对侧面 ST 段下降。心绞痛缓解后，ST 段迅速恢复至等电位线。硝酸甘油可使临床症状缓解，同时可使心电图变化恢复正常。

c.心室壁运动不正常：ST 段可持续抬高，前壁梗死较下壁梗死更常见。

d.运动时 ST 段抬高较少见，对既往有心肌梗死，冠状动脉有临界狭窄，伴有室壁功能障碍及明显的室壁瘤，运动试验时 ST 段抬高是高度特异的指标，但不是敏感的指标。

②功能性 ST 段抬高：早期复极综合征可见于正常人，特别是运动员，其特点是：ST 段抬高多见于左胸导联，自 J 点起、ST 段抬高一般不超过 0.4mV，ST 段抬高凹面向上，同时伴有 T 波高耸；有时 T 波可见；

ST 段抬高多持续数年不变，多由于迷走神经张力过高所致。

③其他原因引起的 ST 段抬高

a.急性心包炎：急性期 ST 段抬高，随后在亚急性期、慢性期 T 波倒置。其特点是：ST 段抬高开始于 S 波之后，一般呈凹面向上；除 avR 导联外，多数导联 ST 段均抬高，抬高程度较轻，一般不会超过 0.5mV；T 波正常或高耸；无异常 Q 波出现。

b.高钾血症：高钾血症可产生高尖 T 波、ST 段抬高或暂时性 Q 波。

c.直流电转复：多次增加电流量除颤可出现暂时的 ST 抬高。

(3)ST 段下降的鉴别

①缺血原因引起的 ST 段下降

a.心内膜下缺血：无梗死、心绞痛发作时 ST 水平型或下垂性降低，患者也可无症状，出现缺血性 ST 下降改变，ST 下降一般是短暂的，见于不稳定性心绞痛。

b.无 Q 波性梗死(也称“心内膜下”或“非透壁性”心肌梗死)：无 Q 波性梗死粗略地限于心室壁内侧一半，与暂时性心肌缺血特点相似，ST 段下降，所不同的是持续时间较长，持续数小时至数天

c.透壁性梗死：对应面的 ST 段下降，如下后壁梗死，于前有一或多个导联 ST 段下降。ST 明显下降可能是对侧面梗死的反映，从形态上对侧面的 ST 段降低与该处真正心内膜下缺血有区别，都是水平型或下垂型降低，有时对侧面 ST 段的降低透壁梗死处 ST 段升高更为明显。

②正常变异及非缺血性原因引起的 ST 段下降

a.正常变异：ST 段下降一般最显著在 J 点，ST 凹面向上，生理性 J 点降低。可能是心房复极的影响，运动时 J 点可降低到 1.9mm。

b.过度换气：ST 下降≤2mV 伴有窦性心动过速，可能与交感神经张力增加有关。

c.其他：左室、右室劳损，传导阻滞，洋地黄影响，低钾血症，尖瓣脱垂，心肌病，脑血管病都可出现 ST 段下降。

3.坏死性心电图的特点　主要表现为异常宽大而且增深的 Q 波即坏死型 Q 波，以及它在远隔导联上的镜面相。

正常人的 V_1、V_2、V_3、V_{3R} 导联中不可能有 q 波存在。当心脏极度顺钟向转位时，V_1、V_2 和 V_{3R} 导联可能出现 QS 波。肢体导联中.除 aVR 导联外，其余各导联可出现小 q 波，但 q 波的深度不应超过同一导联 R 波振幅的 1/4，宽度不应超过 0.04s。若各导联心电图均正常，仅Ⅲ导联中的 Q 波大于 R 波的 1/4，可能无重要意义。

(1)坏死型 Q 波的特点

a.在左胸导联中，Q 波的深度大于同一导联 R 波的 1/4，时间超过 0.04s。正常室间隔除极所形成的“中隔 Q”，在 V_4～V_6 导联中均可见到。且通常为 $V_6>V_5>V_4$。当前侧壁心肌梗死时，Q 波的深度及宽度均达上述标准，左胸导联的 Q 波呈现 $V_4>V_5$。

b.在右胸导联，正常波型应呈 rs 型，在一波之前绝不应有 q 波。若出现 q 波，则不论其深度与宽度如何，除外右心肥大及左前分支阻滞，则表示有心肌梗死(多为室间隔左侧心内膜下)，但收缩压在 12kPa 以下的急性心肌梗死患者，不一定伴有心源性休克。由于梗死部位不同，血压及脉搏的变化亦异。急性下壁心肌梗死患者，多是低血压状态或伴有心动过缓，而急性前壁心肌梗死的患者常有心动过速或伴有较高血压。

c.在左束支传导阻滞时，若 I、aVL 及 V_4～V_6 导联中 R 波之前出现 Q 波，则不论其深度及宽度是否超过正常范围，均应视为同时伴有室间隔心肌梗死或同时有前侧壁心内膜下梗死。

(2)坏死型Q波的几种图形

a.QS波型:原来向上的r波消失或R波变为Q波后又与S波融合,形成QS波。要注意Q波只是自QS波的初始到0.02~0.04s的向量,而波的深度与坏死型心电图无关。心肌梗死的诊断不能只靠QS波形,因为QS波形偶然也可见于正常人或其他疾病。

b.QR波或Qr波:形QR或Qr为坏死区及其周围心肌综合向量构成的心电图,亦称为混合型心电图。诊断为心肌坏死型的Q波标准是:Q波时间>0.04s,Q/R振幅>1/4。

c.Q波的镜面相:右心前导联(V_1~V_3)R波振幅的异常升高,是正后壁心肌坏死Q波的镜面相。这种R波的出现也是随着心肌损伤而衍变。

d.rs型:在前壁心肌梗死而未累及室间隔时,其自左向右的室间隔除极向量仍可反映在V_1、V_2导联中,形成小r波。此r波的振幅并不一定很小,但时限很短,约在0.01s左右。心电图几乎呈直线状,直上直下。

e.正常q波的消失:如果V_5、V_6导联上原有q波消失,代表室间隔心肌坏死。如果原先的心电图上V_5、V_6导联没有q波,则是由于室间隔激动传导顺序改变,而不是室间隔心肌坏死。

f.QRS波幅的正常顺序改变为异常顺序:正常情况下自Vl向左移至V_5,各导联的R波振幅逐渐升高,如果V_4的R波反而比V_3的R波低或V_4的Q波反而比V_5的R波要深,都要考虑前间壁的心尖部有梗死性坏死。

(3)正常变异的Q波正常Q波的特点:根据心室除极的程序,从水平面看,V_5、V_6导联可出现Q波。从额面看,当心脏位置较横置时,I、aV_1导联、可出现Q波。当心脏位置较垂直时,Ⅱ、Ⅲ、aVF导联可出现Q波。上述Q波均为正常Q波,avR导联正常情况下,其QRS波群即呈Qr或QS型。当心脏呈垂直时,aV_1导联也同样出现Qr或QS波形。

①QS或Qr见于aV_1导联:少数正常人在aV_1导联可出现QS或Qr型。一般认为QS型反映心脏基底部的电位变化,Qr型反映了心脏背部的电位变化,aV_1导联出现此种图形,反映心脏转位致使心脏基底部或背部的电位变化传至左上肢,多见于悬垂型心电位。aVL导朕位置性Q波的特点是:I导联与侧胸壁导管无异常的Q波;aV_1导联不出现明显的ST-T改变,通常出现T波浅倒,P波也常呈倒置。

②异常Q波见于Ⅲ导联:12%~20%的正常人可在Ⅲ导联出现明显的Q波,特别肥胖体型者。Q波增宽,可呈Qr、QR或QS型。以吸气时Ⅲ导联出现Q波作为正常变异的依据不十分可靠。一般说,Ⅲ导联单独出现Q波很少为病理性,除非突然发生并伴有符合急性心肌梗死的ST-T变化。

③异常Q波见于Ⅲ、aVF导联:有时因正常变异可在Ⅲ、aVF导联同时出现Q波。这可能由于心尖部向前旋转,心脏后基底部电位传至左下肢之故。当Ⅲ、aVF导联出现异常Q波时,aVR导联的QRS波形对病理性Q波与正常变异的鉴别诊断颇有价值。若aVR导联呈rS型,则可肯定其为病理性Q波;若aVR导联呈QR型,则提示其为正常变异;若aVR导联出现QS波型,则鉴别诊断价值不大,因其可为病理性,也可能为正常变异。这是因为,下壁心肌梗死时,初始QRS向量向上,投影在aVR导联的正侧,故aVR导联出现q波而呈rS型;而正常变异的初始QRS向量水平向左(而非向上),故aVR导联无起始的q波而呈QS型,QR型成Qr型。此外,观察Ⅱ导联有无异常Q波、Ⅲ、aVF导联有无ST-T改变对鉴别诊断也很有价值。

④QS见于V_1、V_2导联:QS正常常见于V_1导联,较少见V_1及V_2导联都是QS型,与V_1、V_2梗死性QS很难鉴别。与前间壁心肌梗死的不同点是:正常变异的QS型光滑、锐利,其降支干出现顿挫或切迹,只限于V_1~V_2导联,罕见于V_3导联,V_1V_2导联不出现明显ST-T变化。而前间壁心肌梗死常可波及V_3导联,同时有ST-T变化。V_1、V_2导联出现QS型波型,除正常变异外,还可见于左室肥厚,左束支传导阻滞

等，各有其心电图改变特点。

⑤一过性Q波：是相对于持久性Q波而言，可见于下列疾病：重症急性心肌炎；重症肝炎；急性重症胰腺炎；重症肺炎；严重心肌供血不足致心肌顿抑（一种可逆的心肌功能丧失）；休克晚期；内环境紊乱（高血钾、严重代谢障碍、急性中毒、过敏性休克等）；急性颅内疾病；肺栓塞和右心急剧扩张致心脏延长轴顺钟向转位并呈悬垂心。

（二）急性心肌梗死心电图的分期

1.超急期　常发生在急性心肌梗死后的数分钟到数小时，常为急性心肌梗死的最早心电图表现，难以记录到，此期由于冠状动脉急性供血不足，心肌尚未坏死，处于可逆阶段，心电图有以下特点：

(1)出现急性损伤性传导阻滞，出现在明显的ST段斜形抬高期间，T波倒置及坏死性Q波之前。

(2)ST段斜行抬高，多见于下壁心肌梗死。

(3)T波高尖，甚至巨大高耸T波，可能是最早的表现，出现在ST段改变之前，常见于前壁心肌梗死。

(4)不出现异常Q波。

早期急性损伤期的典型表现一般只维持数小时，反映了一种危险的电病理和临床状态。此期极易发生房性或室性早搏，以至于发展为室颤而导致死亡。但心肌仍处于可逆阶段，若治疗及时而适宜，有可能避免发展为心肌梗死或缩小心肌梗死的范围。

2.急性期　常发生在梗死后数小时或数日，持续数月。心肌坏死、损伤、缺血的心电图特征在此期可同时存在。

(1)出现病理性Q波或QS波形。

(2)ST段抬高呈单向曲线。

(3)T波倒置，对称呈箭头样的T波。缺血性T波倒置由浅发展到最深。本期反映了超急期以损伤为主的状态，转变为以缺血与坏死为主的状态，是心电图改变所期望的进度，危险性较小。

3.近期　一般持续数周，心电图以坏死与缺血型为主要特征。

(1)抬高的ST段逐渐下降。

(2)T波由直立转为倒置，或倒置的T波由深变浅以至恢复到正常直立的图形或表现为慢性冠状动脉供血不足。

(3)病理性Q波缩小或不变。

4.陈旧期　常在心肌梗死后3～6个月之后或更久。

(1)坏死型Q波不变，约有13%～21%的患者坏死型Q波逐渐减小或消失。

(2)ST段回至等电位线，如果ST段明显抬高持续半年以上，仍未降至等电位线，应考虑室壁瘤的可能，多见于前壁，尤其是前间壁心肌梗死。

(3)另外R波振幅有所降低。

（三）急性心肌梗死的心电图诊断条件

急性心肌梗死从心电图表现为Q波性与无Q波性，临床上也称Q波性心肌梗死为透壁性心肌梗死，无Q波性心肌梗死为非透壁性心肌梗死或心内膜下心肌梗死。但透壁性心肌梗死也可以无Q波。心电图对透壁性心肌梗死比非透壁性心肌梗死诊断价值更大。

心电图对急性心肌梗死的诊断是以典型的心电图改变及其衍变过程为依据的。心电图中坏死型Q波，损伤ST段，缺血性T波都出现，诊断急性心肌梗死几乎达100%；若只有损伤型ST段的改变，诊断急性心肌梗死有重要价值，不是绝对可靠；若只有坏死型Q波，诊断心肌梗死要慎重，因为有很多疾病都可出现异常Q波，仅有缺血型T波倒置不是心肌梗死的诊断依据。急性心肌梗死的诊断条件如下。

(1)异常 Q 波、Q 波时限大于 0.04s,振幅大于同导联 1/4R。

(2)在不应出现 Q 波的导联上出现了 Q 或 q 波。如 V_1～V_3 不应出现 qrs,或 V_1、V_2 呈 rS 型,V_5、V_6 呈 R 型,则 V_3、V_4 不应出现 QS 或 qR 型。

(3)胸导联自右 R 波电压递减,或局限 R 波振幅降低。

(4)同时伴有"损伤型"或"缺血型"改变。

(5)虽无异常 Q 波,但 ST 段抬高伴 T 波倒置,并继发 ST-T 衍变持续 1 周以上者,应高度怀疑。

(四)急性心肌梗死的定位诊断

1.前间壁心肌梗死的心电图表现

(1)典型变化见于 V_1、V_2 导联,V_3 导联也常出现,可出现异常 Q 波,ST 段抬高,T 波倒置;V_5、V_6 导联上的小 q 波消失。

(2)V_1 为 rS 型,而 V_2～V_4 为 QS(QS 波上有切迹者诊断更为肯定)或 QR 波形。

(3)V_1 或 V_2 为 qrs 波形,而 V_3～V_4 为 QS 或 QR 波形。

(4)V_1～V_3 表现为 rS 波形,但 r 波占时极短,几乎呈直线形。

(5)在胸前导联上正常的初始小 q 波,V_1 较 V_4 深。如果 V_4 导联的小 q 波反而比 V_6 深,则提示前间壁低部位的梗死。

(6)前间壁心肌梗死有时 V_1～V_3 不表现为 QS 波,而是 R 波由 V.以后逐渐增高的规律破坏,或 V_1、V_3 的 R 波大于 V_3 或 V_4 同时 V_3、V_4 导联上的 T 波倒置较 V_1、V_2 显著,有间壁心肌梗死的可能,需同右心室肥厚相鉴别。

另外,下列两种心电图应高度怀疑有间壁心肌梗死。

①V_1、V_3 导联呈 qrs 型。正常情况下,V_1、V_2 导联均为 rS 型,r 波前不应有 q 波。如果肯定出现 q 波,即便很小,亦应高度怀疑为心肌梗死。

②V_1～V_4 导联呈 rS 型,由 V_1～V_4 导联波逐渐升高,但与过去心电图比较,V_2～V_4 导联的波振幅显著降低。

2.局限性前壁心肌梗死的心电图表现

(1)V_3、V_4 或 V_5 导联呈 QS 波或异常 Q 波,伴 T 波倒置。

(2)V_3、V_4 导联有小 q 波,而其右侧或左侧胸前导联均以 R 波起始。

(3)V_4、V_5 导联的 q 波不是正常的进行性增大而是逐渐变小或 V_4 导联 q 波比 V_6 导联 q 波深,或 V_3、V_4 导联有 q 波而 V_5、V_6 导联无 q 波。

有人将 V_1、V_2 导联有梗死改变者称为中间隔梗死,V_3～V_4 导联有改变者称为低间隔梗死,而把 V_1～V_4 导联发生改变者,称为前间壁梗死。

3.前壁心肌梗死的心电图表现　V_3～V_4 导联上有异常 Q 波、ST 段抬高或 T 波倒置。在急性前壁心肌梗死的患者中,有 37%～62%的患者伴有 1 个或多个下壁导联的 S-T 段下降,这是前壁 ST 段抬高的"镜像"反应。如果前降支阻塞的部位越靠近起始部,前壁导联 ST 段抬高越明显,下壁导联 ST 段压低也就明显,这往往预示着较大范围的梗死。

4.前侧壁心肌梗死的心电图表现　典型心电图表现是:V_4、V_4、V_4、V_6、I、aV_1 导联上有异常 Q 波,ST 段抬高,T 波倒置。

不典型心电图表现:左胸前导联 qR 波形的 R 波振幅减低,或 V_5～V_6 导联 R 波不呈进行性增高。需排除预激综合征,迷走神经张力增高和其他可导致 ST 段异常抬高的疾病。

5.广泛前壁心肌梗死的心电图表现　V_1～V_6 导联及 I、aV_1 导联出现异常 Q 波、ST 段抬高,或 T 波倒置。当 V_1～V_6 导联均为 QS 波形时，V_7、V_8 常出现 Qr 或 QR 波形。但是必须注意：①当心脏极度顺钟向转位时，左胸前导联（V_5、V_6）并非对向心尖区，实际上相当于室间隔部的“过渡区”，这并非广泛前壁心肌梗死的表现，需进行鉴别。②前壁梗死合并左前分支传导阻滞时，亦可使左胸前的 rS 波变为 QS 波，此时要注意Ⅱ、Ⅲ、avF 导联上左前分支传导阻滞的特征。

在某些病例的梗死初期，缺血与损伤区域往往很广，而后又渐渐缩小。如在一开始病变图形酷似广泛前壁梗死。但过一段时间后，梗死区域只局限在前壁或前间壁。决定梗死区域的大小，主要依靠 QRS 的改变，而不以 ST 段及 T 波改变为准，但急性期应以 ST 段（单向曲线）的改变为准。因此，定位诊断时应注意动态观察。

6.下壁心肌梗死的心电图表现

（1）下壁心肌梗死的心电图表现是Ⅱ、Ⅲ、avF 导联上出现异常 q 波，ST 段抬高或 T 波倒置。Ⅰ、aV_1 导联可出现对应性改变。

（2）一般下壁心肌梗死时的异常 Q 波不像前壁那样深宽。如果Ⅲ、avF 或Ⅱ导联的 Q 波均等于 0.03 秒伴 ST 段升高或 T 波倒置而深，亦同样只有诊断意义。

（3）在较少情况下，下壁心肌梗死在Ⅱ、Ⅲ、avF 导联中并不表现为 QS 或 QR 波，而呈 rS 波形，r 波占时极短，几乎呈直线状，直上直下。

（4）下壁心肌梗死在Ⅱ、Ⅲ、avF 三个导联中的异常 Q 波不一致，一般是 $Q_{Ⅱ}>Q_{Ⅲ}>Q_{avf}$，Q_{avf}的诊断意义最大，单有 QⅡ意义较小，甚至可能是正常现象。无合并症的下壁心肌梗死，Ⅱ、Ⅲ、avF 导联描记为 QS 波群者少见。若三个导联均呈 QS 波，则揭示广泛性下壁心肌梗死，V_5、V_6 导联常可出现提示性改变。

7.正后壁心肌梗死的心电图表现 正后壁心肌梗死是指心脏基底部的梗死，位于左心室的后面。由于过去曾将下壁心肌梗死称为后壁心肌梗死，所以用正后壁心肌梗死这一名称来区别。

（1）正后壁心肌梗死的心电图表现是在 V_7～V_9 导联上出现异常 Q 波、ST 段抬高，T 波倒置。

（2）在右胸导联出现心电图三联征，即高 R 波，轻度降低的 ST 段和高耸对称的 T 波。V_1～V_3 导联呈对应性改变：高而宽的起始 R 波、ST 段下降，凹面向上，后续高大，直立而对称的 T 波。V_1～V_3 的这些心电图变化可见于逆钟向转位引起的右胸导联高 R 波，右室肥厚；预激综合征及右束支传导阻滞，故不加 V_7～V_9 难以确诊。

8.无 Q 波性心肌梗死的心电图表现

（1）心外膜下心肌梗死：心外膜下心肌梗死心电图中，QRS 波群不出现异常 Q 波，但梗死相应导联中 R 波电压进行性降低，ST 段有轻度抬高，并有典型的 T 波衍变。正常时胸前导联波从 V_1～V_5 导联进行性增高。如果 R 波从右向左不进行性增高或增高不规律，提示可能存在心肌梗死。例如 R 波从 V_1～V_3 导联进行性增高，在 V_4 导联波降低，在 V_5 导联又增高，提示面向 V_4 导联的室间隔下 1/3 的心外膜下梗死。

（2）心内膜下心肌梗死：心电图 ST 段在等电位线上或略下降。一般认为此种心肌梗死组织损伤轻，急性期预后好，但长期预后与透壁性心肌梗死无差异。心内膜下的心肌梗死的心电图改变，一般要求持续 24h 以上方有诊断价值，也有的文献要求持续 48～72h 以上。

9.心房梗死的心电图表现

（1）P-R 段偏移。

（2）P 波增高变宽，切迹、双向或不规则。

（3）房性心律失常。

10.右心室梗死的心电图表现

（1）V_{3R}～V_{5R}导联 ST 段抬高 0.1mV，V_{5R}的 ST 段较 V_{3R}的 ST 段抬高更显著。

(2)V_{3R}、V_{5R}导联中，有一个导联出现上述改变，并有下列之一：

①急性右心功能不全征象。

②右心 Swan～Ganz 漂浮导管证实右心房压力>1.33kPa。

③急性下壁梗死时，心电图Ⅲ导联 ST 段抬高大于Ⅱ导联 ST 段抬高.与合并右室梗死有关，可以用来诊断右室梗死。

④若 ST 段抬高的程度为 $V_4R>V_{3R}>V_1$，则对诊断右室梗死更有价值。

（五）心肌梗死溶栓治疗后的心电图改变

急性心肌梗死经溶栓治疗后，若出现以下心电图改变，高度提示梗死的冠脉再通。

(1)迅速出现 Q 波，Q 波在数日后可缩小，甚至完全消失，且可伴 R 波振幅增高。

(2)抬高的 ST 段迅速回到基线。

但有些溶栓成功的患者，不出现上述心电图改变，故心电图无改变不能排除溶栓成功和缺血心肌发生再灌注。

（六）心室壁瘤的心电图表现

心室壁瘤是心肌梗死较常见的并发症，多发生在面积广泛的透壁性心肌梗死。一般认为，除了有心肌梗死的异常 Q 波外，约 2/3 患者同时伴有 ST 段弓背向上抬上，持续半年就可考虑可能存在室壁瘤。近几年来经心电图与病理对照研究，认为梗死后 ST 段抬高 2 个多月就有诊断意义。因为 ST 段持续抬高表明有室壁运动障碍，并非都是室壁瘤，因此以心电图上 ST 段抬高诊断室壁瘤的价值，至今仍有争论，但心电图可作为初步筛选室壁瘤的检查方法之一。

（七）心肌梗死延展与再梗死的心电图表现

梗死延展时心电图表现是：在邻近原梗死区相应导联的心电图有新的梗死性改变，而且与原梗死区的心电图变化不尽一致，时间衍变过程也不同。

再梗死的心电图表现是：陈旧性心肌梗死的心电图改变(原来的 Q 波加深增宽或消失或有 ST-T 改变)，并同时有再次急性心肌梗死的证据。

（八）陈旧性心肌梗死的心电图表现

陈旧性心肌梗死的心电图表现是：

(1)病理性 Q 波或 QS 波伴挫折。

(2)ST 段可正常。

(3)T 波可恢复正常或倒置 T 波。

(4)R 波电压可比梗死前降低，或原为梗死前 q 波者，可出现小 r 波。

（九）冠状动脉供血不足的心电图表现

冠状动脉供血不足是指血流通过不完全堵塞的冠状动脉发生障碍，在心电图上可表现为损伤及(或)缺血表现，但未出现坏死图形。从临床和心电图表现冠状动脉供血不足可分为急性和慢性两种类型。

(1)急性冠状动脉供血不足的心电图表现：有人将急性冠状动脉供血不足的心电图改变分为三度：Ⅰ度仅有 T 波高尖，Ⅱ度 QRS 波仍无变化，此中又分为ⅡA，为 ST 段略抬高，T 波直立；ⅡB 为 ST 段降低，T 波倒置，ⅡC 为 ST 段降低，T 波直立。Ⅲ度则 QRS 波改变，原有的 S 波消失，ST-T 呈单向曲线图形，但无异常 Q 波。

(2)慢性冠状动脉供血不足的心电图表现：

①ST 段不同程度的下降在以 R 波占优势的导联上 ST 段缺血型下降达到或接近 0.05mV，ST 段类缺血型下降>0.075mV，为可疑；ST 段缺血型下降>0.05mV，为阳性。但需除外引起 ST 段下降的其他因

素。若ST段无移位,水平延长达0.12秒或以上,与T波之间发生角度分明的ST-T连续(需除外T波过渡区),亦有意义。

②T波的改变　在以R波占优势的导联上T波小于R波的1/10为可疑,在R波占优势的导联上T波平坦,切迹,倒置或双相为阳性,但需排除其他引起复极改变的因素。Ⅲ导联T波大于I导联T波或V_1导联T波大于V_5、V_6导联T波,在一定程度上提示冠状动脉供血不足,但特异性较差。

③U波倒置。

④心律失常和传导阻滞心脏的传导组织,由于供血不足,功能减退,引起传导阻滞或异位激动等心律失常亦较常见。

⑤因心肌长期缺血引起心肌肥厚单纯由于慢性冠状动脉供血不足而引起的左室肥厚心电图表现是相当少见的,只有除外引起左心室肥厚的其他原因后才有意义。

四、心电图运动试验

常用的心电图运动试验有双倍二阶梯运动试验和分级运动试验。分级运动试验包括活动平板运动试验和蹬车运动试验。

(一)双倍二级梯运动试验

1.方法　根据患者年龄、性别、身高、体重确定登梯次数,在3min内走完。

2.判定标准

(1)阳性:运动中出现典型心绞痛或运动后心电图改变符合下列之一者为阳性。①在R波占优势的导联上,运动后出现水平型或下垂型ST段下降>0.05mV,持续2min者。②在R波占优势的导联上,运动后出现ST段弓背向上抬高>0.2mV。③如原有ST段下移,运动后应在原基础上再下降0.05mV,持续2min以上。

(2)可疑阳性:①在R波占优势的导联上,运动后出现水平型或下垂型ST段等于或接近0.05mV及QX/QT比例>50%,持续2min者。②J点下降0.2mV以上,持续2min者。③在R波占优势的导联上,运动后出现T波由直立变为倒置,持续2min者。④U波倒置。⑤运动后出现下列任何一种心律失常者:多源性室性早搏,阵发性心动过速,房颤或房扑,窦房传导阻滞,频发窦性静止,各型房室传导阻滞,左右束支传导阻滞,左分支阻滞或室内传导阻滞。⑥在R波占优势的导联上,运动后出现近似缺血型ST段下降>0.075mV及QX/QT>50%,持续2min者。

(3)运动后不出现ST段下降,仅有偶发性早搏,一般无诊断意义。

(4)R波电压的变化:正常健康者,在运动中,R波的电压轻度降低,但在大多数有明显冠状动脉疾病的病例中,在运动中,R波电压增高,这种改变,可以认为是增加左室容量或改变心室传导功能的结果,故有一定的临床参考价值。

(二)活动平板运动试验

1.方法　让受试者在有一定倾斜度和转速的活动平板上运动,活动平板的倾斜度自10%开始,每3min自动增加20%,转速自1.7哩/小时开始,每3min自动增加0.8哩/小时,极量达到该年龄组最大心率的100%,次极量达到该年龄组最大心率的90%。

2.活动平板运动试验的运动终点

(1)心率达到预计标准。

(2)出现典型心绞痛。

(3)心电图出现阳性结果。

(4)出现恶性心律失常:室性二联律、RonT、短阵室性心动过速,室上性心动过速等。

(5)收缩压超过 28kPa(210mmHg)或收缩压下降。

(6)呼吸困难,头晕、眼花、苍白、紫绀,步态不稳,运动失调。

(7)双下肢无力,不能继续运动。

正确掌握运动终点,及时终止运动是保证试验安全性的重要措施之一。

3.活动平板运动试验的评定标准　一般采用 Bruce 标准。

(1)阳性标准

①运动中出现典型心绞痛。

②运动中或运动后心电图出现 ST 段水平或下斜型下降≥0.1mV,如运动前原有 ST 段压低者,运动后在原有基础上再压低 0.1mV。

③运动中血压显著下降。

④J 点下降>0.2mV。

⑤运动中或运动后出现多源性室性早搏、心房颤动或扑动、短阵室性心动过速、室上性心动过速、窦性停搏、窦房传导阻滞、完全性或不完全性房室传导阻滞等严重心律失常,

⑥在 R 波占优势的导联上,运动后出现水平型或下垂型 ST 段下降≥0.1mV,持续 2min 以上者。

(2)可疑阳性

①运动后 ST 段缺血型下降≥0.05mV 以上者。

②运动后 ST 段近似缺血型下降≥0.1n/V 以上,或 J 点下降>0.1mV 以上者。

③在 R 波占优势的胸前导联的 T 波由直立变为平坦、双向或倒置者。

④运动中或运动后出现频发室性早搏或房性早搏、Ⅰ度房室传导阻滞。

⑤运动后出现单纯 U 波倒置。

4.禁忌证

(1)各种急性疾病。

(2)近 1～2 周类频繁发作心绞痛。

(3)严重肺部疾病。

(4)电解质紊乱。

(5)严重心律失常。

(6)静息时心电图有明显的冠状动脉供血不足。

五、药物试验

(一)心电图潘生丁试验

潘生丁注射中或注射后出现下列之一者为阳性。

1.出现典型心绞痛,且在静脉注射氨茶碱 50～150mg 3min 内缓解者。

2.心电图有水平或下斜型 ST 段下降≥0.1mV,并能在静脉注射氨茶碱 30min 内恢复原态者,原有 ST 段压低者,ST 再下移≥0.05mV。

3.心电图有缺血型 ST 段下降<0.1mV,>0.05mV 同时伴有下列可疑阳性标准之一者。

(1)潘生丁诱发的心绞痛未经用氨茶碱而自行缓解者。

(2)出现不典型心绞痛,且在静注氨茶碱3min内缓解者。

(3)心电图R波占优势的导联T波由直立变平坦,双向或倒置者。

(二)心电图肌苷试验

结果判定与潘生丁试验相同。

(三)心电图普萘洛尔试验

给药后心电图异常ST-T改变全部恢复正常的为普萘洛尔试验阳性,如果用药后心电图无明显变化,即为试验阴性。心电图运动试验阳性的患者,用药后运动试验结果转为阴性,为普萘洛尔试验阳性。如运动试验结果仍为阳性,则为普萘洛尔运动试验阴性。普萘洛尔试验对器质性与功能性ST-T改变的鉴别诊断,有一定的参考价值,但其估计意义有一定限度。

(四)硝酸甘油试验

临床上可用于心绞痛和心肌梗死的辅助鉴别,一般应用于核素心功能检查。心绞痛患者硝酸甘油试验后左室射血分数的高峰率明显改善,而心肌梗死患者无明显改善。

(五)冠状动脉造影麦角新碱激发试验

注射麦角新碱以后冠状动脉局部管腔狭窄75%或以上,伴有或不伴有胸痛及心电图ST-T改变(抬高或压低)为阳性。

(张　伟)

第七节　诊断和鉴别诊断

冠心病最肯定的诊断依据是有心肌缺血的表现,同时证明患者有冠状动脉粥样硬化性阻塞性病变或冠状动脉痉挛。

一、隐匿型冠心病的诊断与鉴别诊断

隐匿型冠心病临床无明显症状,诊断主要依靠静息、动态或负荷试验的心电图检查和(或)放射性核素心肌显影,发现患者有心肌缺血的改变,而无其他原因解释,又伴有动脉粥样硬化的易患因素。进行冠状动脉造影可以确诊。

二、心绞痛的诊断与鉴别诊断

1.诊断依据

(1)典型的心绞痛发作特点或体征,含服硝酸甘油后缓解。

(2)中年以上伴有冠心病易患因素。

(3)心绞痛发作时ST-T改变或心电图运动试验阳性。

(4)放射性核素心肌灌注显像阳性。

(5)冠状动脉造影结果阳性。

(6)无心肌酶谱的变化。

2.鉴别诊断

(1)心脏神经官能症:多见于中青年妇女,常诉胸痛,但为短暂的刺痛或较持久的隐痛,或感觉胸部发闷,喜出长气。胸痛部位多在心尖部附近,或经常变动。症状常与情绪相关,还常伴有头晕、心悸、乏力、焦虑、失眠、全身不适等神经衰弱症状。本病与心绞痛鉴别要点是:胸痛部位、性质、持续时间均与典型心绞痛不符,发作与运动无密切关联,疼痛发作时含服硝酸甘油无效,心电图检查可有ST段压低或T波低平,服用β受体阻滞剂后可恢复正常。

(2)颈胸疾患:颈椎病、胸椎病、肩周炎、肋软骨炎、胸膜炎等均可出现类似心绞痛表现。但这些病的疼痛服用硝酸甘油后缓解不明显,而且伴有局部的压痛,疼痛常与某些姿势或动作有关。

(3)急性心肌梗死:疼痛的部位与心绞痛相仿,但疼痛的程度更严重,持续时间长,含硝酸甘油多不能缓解。伴有休克、心律失常、心力衰竭、肢冷汗出等症状。心电图出现病理性Q波和ST-T的演变,白细胞增高,血沉加快并有心肌酶谱的变化。

(4)肋间神经疼痛:痛常累及1～2个肋间,不一定局限在前胸,为刺痛或灼痛,多为持续性,沿神经走向有压痛、咳嗽、用力呼吸或身体转动可使疼痛加剧,手臂上举时局部有牵拉疼痛。

(5)X综合征:亦称微血管性心绞痛,目前认为是由于小冠状动脉舒缩功能障碍所致,以反复发作劳力性心绞痛为主要表现,心电图检查可示心肌缺血表现,放射性核素心肌灌注可示灌注缺损。与冠心病心绞痛不同点在于:X综合征多见于女性,发病与高血压病、高脂血症等冠心病易患因素无明显相关,冠状动脉造影阴性,麦角新碱试验无冠状动脉痉挛,故可鉴别。

(6)上消化道病变:食管裂孔疝疼痛多发生在饱餐后平卧位时,坐起行走后疼痛可减轻;胃及十二指肠球部溃疡的疼痛与进餐时间有相关的节律性,并能被碱性药物所缓解;贲门痉挛者上腹部有压痛,解痉止痛药有效。

(7)急腹症:急性胆囊炎及胆石症的疼痛常伴有黄疸、发热、莫菲征阳性;急性胰腺炎的疼痛多在脂肪餐后发病,上腹部束腰带状疼痛,平卧位时加重而坐位时减轻,常伴有恶心、呕吐等症状,血及尿淀粉酶阳性;急性胃穿孔常有胃溃疡病史、发作时有腹膜刺激症状。

(8)心脏其他疾病:严重的主动脉瓣狭窄或关闭不全,风湿热或其他原因引起的冠状动脉炎、梅毒性主动脉炎引起的冠状动脉口狭窄或闭塞、肥厚型心肌病、先天性冠状动脉畸形等均可引起心绞痛,根据其他临床表现或检查可以做出鉴别。

三、急性心肌梗死的诊断与鉴别诊断

1.诊断依据

(1)根据病史和典型的临床表现。

(2)心电图出现病理性Q波、ST T出现特征性演变。

(3)心肌酶谱的系列变化增高。

(4)放射性核素及超声心电图等检查可有助于诊断。

(5)对于无痛性心肌梗死,凡是老年人突然休克、严重心律失常、心力衰竭、上腹胀痛或呕吐等表现而原因不清,或原有高血压而血压突然降低而无原因者,均要考虑心肌梗死的可能。

2.鉴别诊断

(1)心绞痛:心绞痛与急性心肌梗死的不同临床特点有以下几点:①急性心肌梗死远较心绞痛严重,疼痛较剧烈,持续时间较长,疼痛无明显诱因,硝酸甘油含化后症状缓解较差。②急性心肌梗死患者可出现心包摩擦音、呼吸困难和肺水肿，而心绞痛不会出现。③急性心肌梗死可有低血压，甚至休克，心绞痛通常不出现。④急性心肌梗死患者可出现心肌坏死的全身反应，如发热、白细胞增高和红细胞沉降率增快，而心绞痛不出现。⑤急性心肌梗死有血清肌酶的增高或异常，心绞痛不存在。⑥急性心肌梗死的心电图有Q波型或非Q波型，但发病后必然有ST段和T波的特征性动态变化，而心绞痛则无病理性Q波出现，ST段和T波改变是短暂的，各种诱因消除后或使用硝酸酯类药物后很快恢复到发作前水平，甚至有些病发作时无心电图改变。变异型心绞痛虽ST段以抬高为特征，但发作后即恢复到发作前水平，T波无逐渐加深或倒置的特点。

(2)主动脉夹层动脉瘤：主动脉夹层动脉瘤亦称夹层分离，患者以突然的心前区或胸骨后剧烈疼痛，呈撕裂样、刀割样或烧灼样，常向头、颈、上肢、背部、腰和中下腹，甚至下肢等部位放射。而急性心肌梗死的疼痛常呈窒息样或压榨样感，放射性疼痛没有这样广泛。主动脉夹层动脉瘤的重要特点是剧烈而广泛性放射疼痛仍能维持较高血压，但临床可表现为大汗，肢体厥冷等类似休克的症状，与血压很不相符。主动脉夹层动脉瘤累及左锁骨上动脉或无名动脉闭塞时，可引起两上肢血压和脉搏的明显差异。心电图检查无特征性改变。X线检查可见主动脉影进行性增宽，搏动减弱或消失。多普勒超声心动图、磁共振或CT主动脉断层显像、数字减影血管造影和逆行主动脉造影等检查，都可帮助确立诊断。

(3)急性心包炎：急性心包炎症状以非特异性心包炎引起胸痛较显著，但发病前或胸痛的同时多有发热和白细胞增高。临床表现为心前区疼痛，呈剧痛或闷痛，这种疼痛可因咳嗽或呼吸而加剧，也可放射至左肩或上腹部。心脏听诊可在收缩期和舒张期闻及心包摩擦音。渗出性心包炎临床表现出心脏压塞征。心电图除STaVR压低外，其他导联ST段均抬高，急性心包炎抬高的ST段呈弓背向下，数天后ST段回到基线。T波变平坦或倒置，但倒置一般＜0.4mV，以后可逐渐变浅、恢复正常或接近正常。心包积液时有QRS低电压，心动过速，大量积液时可见电压交替变化。X线可表现为心影向两侧普遍性增大(渗出性心包积液大于300ml时)。超声心动图可在心包回声和心肌回声之间见一无回声的液性暗区。若并发心包下心肌广泛受累时，还可出现病理性Q波，此时血清心肌标记物可增高，但血清心肌标记物升高的时间-浓度曲线不明显，血清心肌标记物升高持续时间长，没有急性心肌梗死的时间序列变化。

(4)急性肺动脉栓塞：肺部发生大块梗死时，患者除表现为胸痛外，常有突然的呼吸困难、剧烈咳嗽，甚至休克；可见右室负荷急剧增加的临床表现，如发绀、颈静脉怒张、肝肿大并压痛、肺动脉瓣区第二心音亢进。肺部检查发现肺梗死区叩诊有变浊、听诊有干湿啰音、呼吸音减弱、呼吸频率增快等。心电图可有电轴右偏，极度顺钟向转位，典型心电图表现为SIQⅢTⅢ改变，即Ⅰ导联出现深S波，Ⅲ导联Q波显著及T波倒置。血清酶LDH以LDH_2、LDH_3同工酶升高为主，LDH正常。肺部X线检查可见三角形或卵圆形浸润阴影，也可见到右房、右室扩张等表现。放射性核素肺血流灌注扫描、CT检查有助于确诊。

(5)急腹症：急性胆囊炎、胆石症、溃疡病穿孔、急性胰腺炎、急性胃炎等出现上腹疼痛伴有恶心、呕吐等，心电图无ST-T的特异性衍变，心肌酶谱无变化可鉴别。

四、冠心病心力衰竭的诊断与鉴别诊断

1.诊断依据

(1)左心衰：①夜间阵发性呼吸困难。②急性肺水肿。③双肺底湿啰音，湿啰音与体位有关。④左心室区听到第三心音奔马律。⑤左心室扩大。⑥左室舒张末压增高。⑦X线示肺纹理中上野增粗。⑧心电图可有心肌缺血改变。

(2)右心衰：①下垂性水肿。②颈静脉怒张、搏动、肝颈静脉回流征阳性。③肝脾肿大、胸水、腹水。

④右心室扩大。⑤右心室区听到第三心音，吸气时增强。⑥X线示双肺中上野纹理增重。⑦心电图有心肌缺血改变。

2.鉴别诊断

(1)支气管哮喘：气喘、胸闷有季节性规律和过敏史，双肺布满哮鸣音、X线示肺野透光增强或正常，心电图正常或右室肥大，血中嗜酸细胞计数升高。

(2)肝硬化腹水：腹胀、腹水伴有肝不大或缩小、肝功能化验异常，心电图正常。

(3)心包积液：胸闷、气喘、浮肿伴发热、汗出、乏力，并可出现心尖搏动减弱、消失或出现于心浊音界内侧处，X线示增大的心影伴清晰的肺野，或短期内几次X线出现心影迅速增大。

此外心力衰竭还应与心肌病、缩窄性心包炎等加以鉴别。病史及理化检查有助于诊断。

五、冠心病猝死的诊断

(1)过去曾诊断为冠心病或可疑冠心病，突发心绞痛，在6h内死亡，或在睡眠中死亡。

(2)无明显先兆突然死亡，经尸检证实有明显冠状动脉粥样硬化。

(3)突然发病，心电图显示急性心肌梗死或心律失常、心源性休克，6h内死亡。

六、缺血性心肌病的诊断与鉴别诊断

(一)充血型缺血性心肌病

1.诊断依据

(1)有明确冠心病史。

(2)心脏明显扩大。

(3)心功能不全征象和(或)实验室依据。

(4)排除冠心病的某些并发症并除外其他心脏病或其他原因引起的心脏扩大和心力衰竭。

2.鉴别诊断　主要与扩张性心肌病鉴别。超声心动图、放射性心肌灌注显像及冠状动脉造影可做出明确诊断。

(二)限制型缺血性心肌病的诊断

(1)劳累性呼吸困难和心绞痛。

(2)X线示肺水肿但无心脏增大，心电图亦无左室肥大证据。

(3)肺水肿消失后，心导管检查仍有右室舒张末压轻度增高，舒张末期容量增加和射血分数轻度减少。

(4)冠状动脉造影显示有冠状动脉病变，而且心室造影显示心室呈普遍轻度收缩力减低，而无其他冠心病并发症。

(郑大为)

第八节　稳定型心绞痛

【概述】

心绞痛是由于暂时性心肌缺血引起的以胸痛为主要特征的临床综合征，是冠状动脉粥样硬化性心脏病(冠心病)的最常见表现。通常见于冠状动脉至少一支主要分支管腔直径狭窄在50%以上的患者,当应激时,冠状动脉血流不能满足心肌代谢的需要,导致心肌缺血,而引起心绞痛发作,休息或含服硝酸甘油可缓解。

稳定型心绞痛(SAP)是指心绞痛发作的程度、频度、性质及诱发因素在数周内无显著变化的患者。心绞痛也可发生在瓣膜病(尤其主动脉瓣病变)、肥厚型心肌病和未控制的高血压以及甲状腺功能亢进、严重贫血等患者。冠状动脉"正常"者也可由于冠状动脉痉挛或内皮功能障碍等原因发生心绞痛。某些非心脏性疾病如食道、胸壁或肺部疾病也可引起类似心绞痛的症状,临床上需注意鉴别。

【流行病学】

心绞痛是基于病史的主观诊断,因此它的发病率和患病率很难进行评估,而且评估结果也会因为依据的标准不同产生差异。

一项基于欧洲社区心绞痛患病率的调查研究显示:45～54岁年龄段女性患病率为0.1%～1%,男性为2%～5%;而65～74岁年龄段女性高达10%～15%,男性高达10%～20%。由此可见,大约每百万个欧洲人中有2万～4万人罹患心绞痛。

最近的一项调查,其标准为静息或运动时胸痛发作伴有动脉造影、运动试验或心电图异常证据,研究结果证实了心绞痛的地域差异性,且其与已知的全球冠心病死亡率的分布平行。例如,心绞痛作为初始冠脉病变的发病率,贝尔法斯特是法国的两倍。

稳定型心绞痛患者有发生急性冠脉综合征的危险,如不稳定型心绞痛、非ST段抬高型心肌梗死或ST段抬高型心肌梗死。Framingham研究结果显示,稳定型心绞痛的患者,两年内发生非致死性心肌梗死和充血性心脏病的概率,男性为14.3%和5.5%,女性为6.2%和3.8%。稳定型心绞痛的患者的预后取决于临床、功能和解剖因素,个体差别很大。

左室功能是慢性稳定性冠脉疾病存活率最有力的预测因子。其次是冠脉狭窄的部位和严重程度。左冠状动脉主干病变最为严重,据国外统计,年死亡率可高达30070左右。此后依次为三支、二支与一支病变。左前降支病变一般较其他两大支严重。

【病因和发病机制】

稳定型心绞痛是一种以胸、下颌、肩、背或臂的不适感为特征的临床症候群,其典型表现为劳累、情绪波动或应激后发作,休息或服用硝酸甘油后可缓解。有些不典型的稳定型心绞痛以上腹部不适感为临床表现。WillⅠamHeberden在1772年首次提出"心绞痛的概念",并将之描述为与运动有关的胸区压抑感和焦虑,不过那时还不清楚它的病因和病理机制。现在我们知道它由心肌缺血引起。心肌缺血最常见的原因是粥样硬化性冠状动脉疾病,其他原因还包括肥厚型或扩张型心肌病、动脉硬化以及其他较少见的心脏疾病。

心肌供氧和需氧的不平衡产生了心肌缺血。心肌供氧取决于动脉氧饱和度、心肌氧扩散度和冠脉血流,而冠脉血流又取决于冠脉管腔横断面积和冠脉微血管的调节。管腔横断面积和微血管都受到管壁内粥样硬化斑块的影响,从而因运动时心率增快、心肌收缩增强以及管壁紧张度增加导致心肌需氧增加,最终引起氧的供需不平衡。心肌缺血引起交感激活,产生心肌耗氧增加、冠状动脉收缩等一系列效应从而进一步加重缺血。缺血持续加重,导致心脏代谢紊乱、血流重新分配、区域性以至整体性舒张和收缩功能障碍,心电图改变,最终引起心绞痛。缺血时心肌释放的腺苷能激活心脏神经末梢的A_1受体,是导致心绞痛(胸痛)的主要中介。

心肌缺血也可以无症状。无痛性心肌缺血可能因为缺血时间短或不甚严重,或因为心脏传入神经受损,或缺血性疼痛在脊和脊上的部位受到抑制。患者显示出无痛性缺血证据、气短以及心悸都提示心绞痛存在。

对大多数患者来说，稳定型心绞痛的病理因素是动脉粥样硬化、冠脉狭窄。正常血管床能自我调节，例如在运动时冠脉血流增加为平时的5～6倍。动脉粥样化斑块减少了血管腔横断面积，使得运动时冠脉血管床自我调节的能力下降，从而产生不同严重程度的缺血。若管腔径减少＞50%.当运动或应激时，冠脉血流不能满足心脏代谢需要从而导致心肌缺血。内皮功能受损也是心绞痛的病因之一。心肌桥是心绞痛的罕见病因。

用血管内超声(IVUS)观察稳定型心绞痛患者的冠状动脉斑块，发现1/3的患者至少有1个斑块破裂，6%的患者有多个斑块破裂。合并糖尿病的患者更易发生斑块破裂。临床上应重视稳定型心绞痛患者的治疗，防止其发展为急性冠脉综合征(ACS)。

【诊断】

胸痛患者应根据年龄、性别、心血管危险因素、疼痛的特点来估计冠心病的可能性，并依据病史、体格检查、相关的无创检查及有创检查结果作出诊断及分层危险的评价。

(一)病史

详尽的病史是诊断心绞痛的基石。在大多数病例中，可以通过病史就能得出心绞痛的诊断。

1.部位　典型的心绞痛部位是在胸骨后或左前胸，范围常不局限，可以放射到颈部、咽部、颌部、上腹部、肩背部、左臂及左手指侧，也可以放射至其他部位，心绞痛还可以发生在胸部以外如上腹部、咽部、颈部等。每次心绞痛发作部位往往是相似的。

2.性质　常呈紧缩感、绞榨感、压迫感、烧灼感、胸憋、胸闷或有窒息感、沉重感，有的患者只述为胸部不适，主观感觉个体差异较大，但一般不会是针刺样疼痛，有的表现为乏力、气短。

3.持续时间　呈阵发性发作，持续数分钟，一般不会超过10min，也不会转瞬即逝或持续数小时。

4.诱发因素及缓解方式　慢性稳定性心绞痛的发作与劳力或情绪激动有关，如走快路、爬坡时诱发，停下休息即可缓解，多发生在劳力当时而不是之后。舌下含服硝酸甘油可在2～5min内迅速缓解症状。

非心绞痛的胸痛通常上述特征，疼痛通常局限于左胸的某个部位，持续数个小时甚至数天；不能被硝酸甘油缓解甚至因触诊加重。

(二)体格检查

稳定型心绞痛体检常无明显异常，心绞痛发作时可有心率增快、血压升高、焦虑、出汗，有时可闻及第四心音、第三心音或奔马律，或出现心尖部收缩期杂音，第二心音逆分裂，偶闻双肺底啰音。体检尚能发现其他相关情况，如心脏瓣膜病、心肌病等非冠状动脉粥样硬化性疾病，也可发现高血压、脂质代谢障碍所致的黄色瘤等危险因素，颈动脉杂音或周围血管病变有助于动脉粥样硬化的诊断。体检尚需注意肥胖(体重指数及腰围)，有助于了解有无代谢综合征。

(三)基本实验室检查

1.了解冠心病危险因素，空腹血糖、血脂检查，包括血总胆固醇(TC)、高密度脂蛋白胆固醇(HDL-C)、低密度脂蛋白胆固醇(LDL-C)及甘油三酯(TG)。必要时做糖耐量试验。

2.了解有无贫血(可能诱发心绞痛)，检查血红蛋白是否减少。

3.甲状腺，必要时检查甲状腺功能。

4.行尿常规、肝肾功能、电解质、肝炎相关抗原、人类免疫缺陷病毒(HIV)检查及梅毒血清试验，需在冠状动脉造影前进行。

5.胸痛较明显患者，需查血心肌肌钙蛋白(CTnT或Ctnl)、肌酸激酶(CK)及同工酶(CK-MB)，以与急性冠状动脉综合征(ACS)相鉴别。

(四)胸部X线检查

胸部X线检查常用于可疑心脏病患者的检查,然而,对于稳定型心绞痛患者,该检查并不能提供有效特异的信息。

(五)心电图检查

1.静息心电图 所有可疑心绞痛患者均应常规行静息12导心电图。怀疑血管痉挛的患者于疼痛发作时行心电图尤其有意义。心电图同时可以发现诸如左室肥厚、左束支阻滞、预激、心律失常以及传导障碍等情况,这些信息可发现胸痛的可能机制,并能指导治疗措施。静息心电图对危险分层也有意义。但不主张重复此项检查除非当时胸痛发作或功能分级有改变。

2.心绞痛发作时心电图 在胸痛发作时争取心电图检查,缓解后立即复查。静息心电图正常不能排除冠心病心绞痛的诊断,但如果有ST-T改变符合心肌缺血时,特别是在疼痛发作时检出,则支持心绞痛的诊断。心电图显示陈旧性心肌梗死时,则心绞痛可能性增加。静息心电图有ST段压低或T波倒置但胸痛发作时呈"假性正常化",也有利于冠心病心绞痛的诊断。24h动态心电图表现如有与症状相一致ST-T变化,则对诊断有参考价值。

(六)核素心室造影

1.201TI心肌显像 冠脉血流被正常心肌细胞摄取,休息时铊显像所示主要见于心肌梗死后瘢痕部位。在冠状动脉供血不足部位的心肌,则明显的灌注缺损仅见于运动后缺血区。变异型心绞痛发作时心肌急性缺血区常显示特别明显的灌注缺损。

2.放射性核素心腔造影 红细胞被标记上放射性核素,得到心腔内血池显影,可测定左心室射血分数及显示室壁局部运动障碍。

3.正电子发射断层心肌显像(PET) 除可判断心肌血流灌注外,还可了解心肌代谢状况,准确评估心肌活力。

(七)心电图运动试验

1.适应证

(1)有心绞痛症状怀疑冠心病,可进行运动,静息心电图无明显异常的患者,为诊断目的。

(2)确定稳定型冠心病的患者心绞痛症状明显改变者。

(3)确诊的稳定型冠心病患者用于危险分层。

2.禁忌证 急性心肌梗死早期、未经治疗稳定的急性冠状动脉综合征、未控制的严重心律失常或高度房室传导阻滞、未控制的心力衰竭、急性肺动脉栓塞或肺梗死、主动脉夹层、已知左冠状动脉主干狭窄、重度主动脉瓣狭窄、肥厚型梗阻性心肌病、严重高血压、活动性心肌炎、心包炎、电解质异常等。

3.方案(Burce方案) 运动试验的阳性标准为运动中出现典型心绞痛,运动中或运动后出现ST段水平或下斜型下降≥1mm(J点后60ms~80ms),或运动中出现血压下降者。

4.需终止运动试验的情况 包括:①出现明显症状(如胸痛、乏力、气短、跛行);症状伴有意义的ST段变化;②ST段明显压低(压低>2mm为终止运动相对指征;≥4mm为终止运动绝对指征);③ST段抬高≥1mm;4.出现有意义的心律失常;收缩压持续降低10mmHg(1mmHg=0.133kPa)或血压明显升高(收缩压>250mmHg或舒张压>115mmHg);⑤已达目标心率者。有上述情况一项者需终止运动试验。

(八)核素负荷试验(心肌负荷显像)

1.核素负荷试验的适应证

(1)静息心电图异常、LBBB、ST段下降>1mm、起搏心律、预激综合征等心电图运动试验难以精确评估者。

(2)心电图运动试验不能下结论,而冠状动脉疾病可能性较大者。

2.药物负荷试验　包括双嘧达莫、腺苷或多巴酚丁胺药物负荷试验,用于不能运动的患者。

(九)多层CT或电子束CT

多层CT或电子束CT平扫可检出冠状动脉钙化并进行积分。人群研究显示钙化与冠状动脉病变的高危人群相联系,但钙化程度与冠状动脉狭窄程度却并不相关,因此,不推荐将钙化积分常规用于心绞痛患者的诊断评价。

CT造影为显示冠状动脉病变及形态的无创检查方法。有较高阴性预测价值,若CT冠状动脉造影未见狭窄病变,一般可不进行有创检查。但CT冠状动脉造影对狭窄病变及程度的判断仍有一定限度,特别当钙化存在时会显著影响狭窄程度的判断,而钙化在冠心病患者中相当普遍,因此,仅能作为参考。

(十)冠状动脉造影

冠状动脉造影至今仍是临床上评价冠状动脉粥样硬化和相对较为少见的非冠状动脉粥样硬化性疾病所引起的心绞痛的最精确的检查方法。对糖尿病、＞65岁老年患者、＞55岁女性的胸痛患者冠状动脉造影更有价值。

1.适应证

(1)严重稳定型心绞痛(CCS分级3级或以上者),特别是药物治疗不能很好缓解症状者。

(2)无创方法评价为高危的患者,不论心绞痛严重程度如何。

(3)心脏停搏存活者。

(4)患者有严重的室性心律失常。

(5)血管重建(PCI,CABG)的患者有早期中等或严重的心绞痛复发。

(6)伴有慢性心力衰竭或左室射血分数(LVEF)明显减低的心绞痛患者。

(7)无创评价属中、高危的心绞痛患者需考虑大的非心脏手术,尤其是血管手术(如主动脉瘤修复,颈动脉内膜剥脱术,股动脉搭桥术等)。

2.不推荐行冠状动脉造影　严重肾功能不全、造影剂过敏、精神异常不能合作者或合并其他严重疾病,血管造影的得益低于风险者。

(十一)冠状动脉内超声显像

血管内超声检查可较为精确地了解冠状动脉腔径,血管腔内及血管壁粥样硬化病变情况,指导介入治疗操作并评价介入治疗效果,但不是一线的检查方法,只在特殊的临床情况及为科研目的而进行。

【治疗】

(一)治疗目标

1.防止心肌梗死和死亡,改善预后　防止心肌梗死和死亡,主要是减少急性血栓形成的发生率,阻止心室功能障碍的发展。上述目标需通过生活方式的改善和药物干预来实现①减少斑块形成;②稳定斑块,减轻炎症反应,保护内皮功能;③对于已有内皮功能受损和斑块破裂,需阻止血栓形成。

2.减轻或消除症状　改善生活方式、药物干预和血管再通术均是减轻和消除症状的手段,根据患者的个体情况选择合适的治疗方法。

(二)一般治疗

1.戒烟　大量数据表明对于许多患者而言,吸烟是冠心病起源的最重要的可逆性危险因子,因此,强调戒烟是非常必要的。

2.限制饮食和酒精摄入　对确诊的冠心病患者,限制饮食是有效的干预方式。推荐食用水果、蔬菜、谷类、谷物制品、脱脂奶制品、鱼、瘦肉等,也就是所谓的“地中海饮食”。具体食用量需根据患者总胆固醇及低密度脂蛋白胆固醇来制定。超重患者应减轻体重。

适量饮酒是有益的，但大量饮酒肯定有害，尤其对于有高血压和心衰的患者。很难定义适量饮酒的酒精量，因此提倡限酒。稳定的冠心病患者可饮少量(＜50g/天)低度酒(如葡萄酒。)

3.ω-3 不饱和脂肪酸　鱼油中富含的ω-3 不饱和脂肪酸能降低高甘油三酯血症，被证实能降低近期心肌梗死患者的猝死率，同时它也有抗心律失常作用，能降低高危患者的死亡率和危险因素，可用作此类患者的二级预防。但该脂肪酸的治疗只用于高危人群，如近期心梗患者，对于稳定性心绞痛伴高危因素患者较少应用。目前只提倡患者每星期至少吃一次鱼以保证该脂肪酸的正常摄入。

4.维生素和抗氧化剂　目前尚无研究证实维生素的摄入能减少冠心病患者的心血管危险因素，同样，许多大型试验也没有发现抗氧化剂能给患者带来坏处。

5.积极治疗高血压，糖尿病及其他疾病　稳定型心绞痛患者也应积极治疗高血压、糖尿病、代谢综合征等疾病，因这些疾病本身有促进冠脉疾病发展的危险性。

确诊冠心病的患者血压应降至 130/85mmHg；如合并糖尿病或肾脏疾病，血压还应降至 130/80mmHg。糖尿病是心血管并发症的危险因子，需多方干预。研究显示：心血管病伴 2 型糖尿病患者在应用降糖药的基础上加用吡格列酮，其非致死性心肌梗死、中风和死亡率减少了 16%。

6.运动　鼓励患者在可耐受范围内进行运动，运动能提高患者运动耐量、减轻症状，对减轻体重、降低血脂和血压、增加糖耐量和胰岛素敏感性都有明显效益。

7.缓解精神压力　精神压力是心绞痛发作的重要促发因素，而心绞痛的诊断又给患者带来更大的精神压力。缓解紧张情绪，适当放松可以减少药物的摄入和手术的必要。

8.开车　稳定型心绞痛患者可以允许开车，但是要限定车载重量和避免商业运输。高度紧张的开车是应该避免的。

(三)急性发作时治疗

发作时应立即休息，至少应迅速停止诱发心绞痛的活动。随即舌下含服硝酸甘油以缓解症状。对初次服用硝酸甘油的患者应嘱其坐下或平卧，以防发生低血压，还有诸如头晕，头胀痛、面红等副作用。

应告之患者，若心绞痛发作＞10~20min，休息和舌下含服硝酸甘油不能缓解，应警惕发生心梗并及时就医。

【药物治疗】

(一)对症治疗，改善缺血

1.短效硝酸酯制剂　硝酸酯类药为内皮依赖性血管扩张剂，能减少心肌需氧和改善心肌灌注，从而改善心绞痛症状。快速起效的硝酸甘油能使发作的心绞痛迅速缓解。口服该药因肝脏首过效应，在肝内被有机硝酸酯还原酶降解，生物利用度极低。舌下给药吸收迅速完全，生物利用度高。硝酸甘油片剂暴露在空气中会变质，因而宜在开盖后 3 月内使用。

硝酸甘油引起剂量依赖性血管舒张副作用，如头痛、面红等。过大剂量会导致低血压和反射性交感神经兴奋引起心动过速。对硝酸甘油无效的心绞痛患者应怀疑心肌梗死的可能。

2.长效硝酸酯制剂　长效硝酸酯制剂能降低心绞痛发作的频率和严重程度，并能增加运动耐量。长效制剂只是对症治疗，并无研究显示它能改善预后。血管舒张副作用如头痛、面红与短效制剂类似。其代表药有硝酸异山梨酯、单硝酸异山梨酯醇。

当机体内硝酸酯类浓度达到并超过阈值，其对心绞痛的治疗作用减弱，缓解疼痛的作用大打折扣，即发生硝酸酯类耐药。因此，患者服用长效硝酸酯制剂时应有足够长的间歇期以保证治疗的高效。

3.β受体阻滞剂　β受体阻滞剂能抑制心脏β肾上腺素能受体，从而减慢心率、减弱心肌收缩力、降低血压，以减少心肌耗氧量，可以减少心绞痛发作和增加运动耐量。用药后要求静息心率降至55～60次/min，严重心绞痛患者如无心动过缓症状，可降至50次/min。

只要无禁忌证，β受体阻滞剂应作为稳定型心绞痛的初始治疗药物。β受体阻滞剂能降低心肌梗死后稳定性心绞痛患者死亡和再梗死的风险。目前可用于治疗心绞痛的β受体阻滞剂有很多种，当给予足够剂量时，均能有效预防心绞痛发作。更倾向于使用选择性β_2受体阻滞剂，如美托洛尔、阿替洛尔及比索洛尔。同时具有α和β受体阻滞的药物，在慢性稳定性心绞痛的治疗中也有效。

在有严重心动过缓和高度房室传导阻滞、窦房结功能紊乱、明显的支气管痉挛或支气管哮喘的患者，禁用β受体阻滞剂。外周血管疾病及严重抑郁是应用β受体阻滞剂的相对禁忌证。慢性肺心病的患者可小心使用高度选择性β_2受体阻滞剂。没有固定狭窄的冠状动脉痉挛造成的缺血，如变异性心绞痛，不宜使用β受体阻滞剂，这时钙拮抗剂是首选药物。

推荐使用无内在拟交感活性的β受体阻滞剂。β受体阻滞剂的使用剂量应个体化，从较小剂量开始。

4.钙拮抗剂　钙拮抗剂通过改善冠状动脉血流和减少心肌耗氧起缓解心绞痛作用，对变异性心绞痛或以冠状动脉痉挛为主的心绞痛，钙拮抗剂是一线药物。地尔硫䓬和维拉帕米能减慢房室传导，常用于伴有心房颤动或心房扑动的心绞痛患者，而不应用于已有严重心动过缓、高度房室传导阻滞和病态窦房结综合征的患者。

长效钙拮抗剂能减少心绞痛的发作。ACTION试验结果显示，硝苯地平控释片没有显著降低一级疗效终点（全因死亡、急性心肌梗死、顽固性心绞痛、新发心力衰竭、致残性脑卒中及外周血管成形术的联合终点）的相对危险，但对于一级疗效终点中的多个单项终点而言，硝苯地平控释片组降低达到统计学差异或有降低趋势。值得注意的是，亚组分析显示，占52%的合并高血压的冠心病患者中，一级终点相对危险下降13%。CAME10T试验结果显示，氨氯地平组主要终点事件（心血管性死亡、非致死性心肌梗死、冠状血管重建、由于心绞痛而入院治疗、慢性心力衰竭入院、致死或非致死性卒中及新诊断的周围血管疾病）与安慰剂组比较相对危险降低达31%，差异有统计学意义。长期应用长效钙拮抗剂的安全性在ACTION以及大规模降压试验ALLHAT及ASCOT中都得到了证实。

外周水肿、便秘、心悸、面部潮红是所有钙拮抗剂常见的副作用，低血压也时有发生，其他不良反应还包括头痛、头晕、虚弱无力等。

当稳定型心绞痛合并心力衰竭而血压高难于控制者必须应用长效钙拮抗剂时，可选择氨氯地平、硝苯地平控释片或非洛地平。

5.钾通道开放剂　钾通道开放剂的代表药物为尼克地尔，除了抗心绞痛外，该药还有心脏保护作用。一项针对尼克地尔的试验证实稳定型心绞痛患者服用该药能显著减少主要冠脉事件的发生。但是，尚没有降低治疗后死亡率和非致死性心肌梗死发生率的研究，因此，该药的临床效益还有争议。

6.联合用药　β受体阻滞剂和长效钙拮抗剂联合用药比单用一种药物更有效。此外，两药联用时，β受体阻滞剂还可减轻二氢吡啶类钙拮抗剂引起的反射性心动过速不良反应。非二氢吡啶类钙拮抗剂地尔硫䓬或维拉帕米可作为对β受体阻滞剂有禁忌的患者的替代治疗。但非二氢吡啶类钙拮抗剂和β受体阻滞剂的联合用药能使传导阻滞和心肌收缩力的减弱更明显，要特别警惕。老年人、已有心动过缓或左室功能不良的患者应尽量避免合用。

（二）改善预后的药物治疗

与稳定型心绞痛并发的疾病如糖尿病和高血压应予以积极治疗，同时还应纠正高脂血症。HMG.CoA还原酶抑制剂（他汀类药物）和血管紧张素转换酶抑制剂（ACEI）除各自的降脂和降压作用外，还能改善患者预后。对缺血性心脏病患者，还需加用抗血小板药物。

阿司匹林通过抑制血小板内环氧化酶使血栓素 A 合成减少，达到抑制血小板聚集的作用。其应用剂量为每天 75～150mg。CURE 研究发现每日阿司匹林剂量若＞200mg 或＜100mg 反而增加心血管事件发生的风险。

所有患者如无禁忌证(活动性胃肠道出血、阿司匹林过敏或既往有阿司匹林不耐受的病史)，给予阿司匹林 75～100mg/qd。不能服用阿司匹林者，则可应用氯吡格雷作为替代。

所有冠心病患者应用他汀类药物。他汀类降脂治疗减少动脉粥样硬化性心脏病并发症，可同时应用于患者的一级和二级预防。他汀类除了降脂作用外，还有抗炎作用和防血栓形成，能降低心血管危险性。血脂控制目标为：总胆固醇(TC)＜4.5mmol/L，低密度脂蛋白胆固醇(LDL-C)至少应＜2.59mmol/L；建议逐步调整他汀类药物剂量以达到上述目标。

ACEI 可防止左心室重塑，减少心衰发生的危险，降低死亡率，如无禁忌可常规使用。在稳定型心绞痛患者中，合并糖尿病、心力衰竭或左心室收缩功能不全的高危患者应该使用 ACEI。所有冠心病患者均能从 ACEI 治疗中获益，但低危患者获益可能较小。

【非药物治疗】

血运重建的主要指征：有冠脉造影指征及冠脉严重狭窄；药物治疗失败，不能满意控制症状；无创检查显示有大量的危险心肌；成功的可能性很大，死亡及并发症危险可接受；患者倾向于介入治疗，并且对这种疗法的危险充分知情。

1.*冠状动脉旁路移植手术(CABG)*　40 多年来，CABC 逐渐成为了治疗冠心病的最普通的手术，CABG 对冠心病的治疗的价值已进行了较深入的研究。对于低危患者(年死亡率＜1%)CABG 并不比药物治疗给患者更多的预后获益。在比较 CABG 和药物治疗的临床试验的荟萃分析中，CABC 可改善中危至高危患者的预后。对观察性研究以及随机对照试验数据的分析表明，某些特定的冠状动脉病变解剖类型手术预后优于药物治疗，这些情况包括：①左主干的明显狭窄；②3 支主要冠状动脉近段的明显狭窄；③2 支主要冠状动脉的明显狭窄，其中包括左前降支(LAD)近段的高度狭窄。

根据研究人群不同，CABG 总的手术死亡率在 1%～4%之间，目前已建立了很好的评估患者个体风险的危险分层工具。尽管左胸廓内动脉的远期通畅率很高，大隐静脉桥发生阻塞的概率仍较高。血栓阻塞可在术后早期发生，大约 10%在术后 1 年发生，5 年以后静脉桥自身会发生粥样硬化改变。静脉桥 10 年通畅率为 50%～60%。

CABG 指征：

(1)心绞痛伴左主干病变(Ⅰa)；

(2)心绞痛伴三支血管病变，大面积缺血或心室功能差(Ⅰa)；

(3)心绞痛伴双支或 3 支血管病变，包括左前降支(LAD)近端严重病变(Ⅰa)；

(4)CCSⅠ～Ⅳ，多支血管病变、糖尿病(症状治疗ⅡaB)(改善预后ⅠB)；

(5)CCSⅠ～Ⅳ，多支血管病变、非糖尿病(Ⅰa)；

(6)药物治疗后心绞痛分级 CCSⅠ～Ⅳ，单支血管病变，包括 LAD 近端严重病变(ⅠB)；

(7)心绞痛经药物治疗分级 CCSⅠ～Ⅳ，单支血管病变，不包括 LAD 近端严重病变(ⅡaB)；

(8)心绞痛经药物治疗症状轻微(CCSI)，单支、双支、3 支血管病变，但有大面积缺血的客观证据(ⅡbC)。

2.*经皮冠状动脉介入治疗(PCI)*　30 多年来，PCI 日益普遍应用于临床，由于创伤小、恢复快、危险性相对较低，易于被医生和患者所接受。PCI 的方法包括单纯球囊扩张、冠状动脉支架术、冠状动脉旋磨术、冠状动脉定向旋切术等。随着经验的积累、器械的进步、特别是支架极为普遍的应用和辅助用药的发展，这一治疗技术的应用范围得到了极大的拓展。近年来冠心病的药物治疗也获较大发展，对于稳定型心绞痛并且冠状动脉解剖适合行PCI患者的成功率提高，手术相关的死亡风险为0.3%～1.0%。对于低危的稳定性心绞痛患者，包括强化降脂治疗在内的药物治疗在减少缺血事件方面与PCI一样有效。对于相对高危险患者及多支血管病变的稳定性心绞痛患者，PCI缓解症状更为显著，生存率获益尚不明确。

经皮冠脉血运重建的指征：

(1)药物治疗后心绞痛CCS分级Ⅰ～Ⅳ，单支血管病变(ⅠA)；

(2)药物治疗后心绞痛CCS分级Ⅰ～Ⅳ，多支血管病变，非糖尿病(Ⅰa)；

(3)稳定型心绞痛，经药物治疗症状轻微(CCS分级Ⅰ)，为单支、双支或3支血管病变，但有大面积缺血的客观证据(ⅡbC)。

成功的PCI使狭窄的管腔减少至20%～50%以下，血流达到TIMIⅢ级，心绞痛消除或显著减轻，心电图变化改善；但半年后再狭窄率达20%～30%。如不成功需紧急行主动脉-冠脉旁路移植手术。

(王 磊)

第九节 非ST段抬高型急性冠状动脉综合征

【病因和发病机制】

ACS虽然临床表现多样，但患者的冠状动脉具有相似的病理生理改变，即动脉粥样硬化斑块由稳定转变为不稳定，继而发生破裂，导致血栓形成，心肌供氧不能满足心肌对氧的需求。因此，ACS的病理生理过程可分为3个阶段：①不稳定斑块的破裂；②急性缺血事件的发生；③急性缺血事件后复发冠状动脉事件的风险。NSTE-ACS患者共同的病理生理机制主要包括：①斑块破裂：导致急性、非闭塞性的血栓形成；②斑块腐蚀：以血栓黏附于斑块表面而无斑块破裂为特征，尸检发现这种斑块腐蚀在NSTE-ACS中占25%～40%，女性多于男性。

1.斑块破裂 动脉粥样硬化病变存在于全身所有主要的血管，主要包括脂核和纤维帽。与稳定斑块相比，具有破裂危险的易损斑块形态学特征有：①大而富含脂质的核心(≥40%斑块体积)；②胶原和平滑肌细胞缺少的薄纤维帽，血管外层扩张伴正向重塑；③纤维帽、脂质核心周围炎性细胞浸润(单核-巨噬细胞、T细胞、树突状细胞、脱颗粒的肥大细胞等)；④斑块内新生血管增加及斑块内出血。斑块破裂的主要机制包括：单核巨噬细胞或肥大细胞分泌的蛋白酶(如胶原酶、凝胶酶、基质溶解酶等)消化纤维帽；斑块内T淋巴细胞通过合成γ-干扰素抑制平滑肌细胞分泌间质胶原，使斑块纤维帽变薄；动脉壁压力、斑块位置和大小、血流对斑块表面的冲击；冠状动脉内压力升高、血管痉挛、心动过速时心室过度收缩和扩张所产生的剪切力以及斑块滋养血管破裂，诱发与正常管壁交界处的斑块破裂。斑块的大小、管腔的狭窄程度与斑块破裂的危险程度无关，回顾性分析发现，近2/3的斑块破裂发生在管腔狭窄＜50%的部位，几乎所有破裂发生在管腔狭窄＜70%的部位。同时，冠状动脉造影发现，具有相同斑块数目及冠状动脉狭窄程度的患者，有些患者可长期无症状，而有些患者能发生严重的心脏事件。NSTE-ACS患者通常存在多部位斑块破裂，因此多种炎症、血栓形成及凝血系统激活的标志物增高。

2.斑块腐蚀 通常指血栓黏附于斑块表面(无斑块破裂)，但斑块与血栓连接处内皮缺失。这些斑块通常被认为相对容易形成血栓，但实际上，血栓发生的诱因常位于斑块外部，而并非斑块本身。多见于女性、糖尿病和高血压患者，易发生于轻度狭窄和右冠状动脉病变处。

继发性NSTE-ACS患者常有稳定型冠心病病史，冠状动脉外疾病导致心肌氧需与氧供不平衡，剧烈活动、发热、心动过速（如室上性心动过速、房颤伴快速心室率）、甲状腺功能亢进、高肾上腺素能状态、精神压力、睡眠不足、过饱进食、左心室后负荷增高（高血压、主动脉瓣狭窄）等均可增加心肌需氧量；而低血压、严重贫血、正铁血红蛋白血症及低氧血症等减少心肌氧供。另外，少数 NSTE-ACS 由非动脉硬化性疾病所致（如动脉炎、外伤、夹层、血栓栓塞、先天异常、滥用可卡因或心脏介入治疗并发症等）。

【临床表现】

1.症状　绝大多数 NSTE-ACS 患者有典型的缺血性心绞痛表现，通常表现为深部的、定位不明确的、逐渐加重的发作性胸骨后或者左胸部闷痛，紧缩感，可放射至左侧颈肩部、手臂及下颌部等，呈间断性或持续性，通常因体力活动和情绪激动等诱发，常伴有出汗、恶心、呼吸困难、窒息甚至晕厥，一般可持续数分钟至 20 分钟，休息后可缓解。以加拿大心血管病学会（CCS）的心绞痛分级为判断标准，UA 患者的临床特点包括：①静息时心绞痛发作＞20 分钟（不服用硝酸甘油的情况下）；②初发心绞痛：严重、明显及新发心绞痛（就诊前 1 个月内），表现为自发性心绞痛或劳力型心绞痛（CCS 分级Ⅱ或Ⅲ级）；③恶化型心绞痛：原来的稳定型心绞痛最近 1 个月内症状加重，时间延长及频率增加（至少 CCS 分级Ⅲ级）。表现为 UA 的患者，如心肌损伤标志物（如 CK-MB、cTn）阳性，则应考虑 NSTEMI。

心绞痛发作时伴低血压或心功能不全，常提示预后不良。贫血、感染、炎症、发热和内分泌紊乱（特别是甲状腺功能亢进）易促进疾病恶化与进展。NSTE-ACS 的不典型临床表现有：右胸或者肩胛部疼痛、胸背部疼痛、牙痛、咽痛、上腹隐痛、消化不良、胸部针刺样痛或仅有呼吸困难等，这些常见于老年、女性、糖尿病、慢性肾功能不全或痴呆症患者，应注意鉴别。临床缺乏典型胸痛，特别是当心电图正常或临界病变时，常易被忽略和延误治疗，应注意连续观察。

2.体征　绝大多数 NSTE-ACS 患者无明显的体征。但常有出汗、焦虑，甚至坐立不安、期前收缩增多、心率加快等情况。患者血压通常正常，但如果患者疼痛和（或）焦虑严重，血压会由于肾上腺素释放而增高。UA 患者体温通常不高，但心肌梗死患者（包括 STEMI 和 NSTEMI）通常在心肌梗死 4～8 小时后出现低热，持续 4～5 天。心脏听诊常无阳性体征，但如出现第一心音减弱，则要注意有无急性左心功能不全或者房室传导阻滞的存在；第四心音常在胸骨旁能听到，表明左心室顺应性降低；如出现全收缩期杂音，应考虑有无二尖瓣反流。高危患者心肌缺血引起心功能不全时，可有新出现的肺部啰音或啰音增加、第三心音。

【诊断和鉴别诊断】

（一）诊断

1.病史及体格检查

（1）病史：对病史认真的询问是明确胸痛患者诊断的重要部分，大约 80％的 NSTE-ACS 患者有冠状动脉疾病史，且本次胸痛发作常有诱因，如过量运动、情绪激动等，但是许多 NSTE-ACS 症状不典型，因此单纯的依赖病史是不够的。尽管典型心绞痛的胸部不适常被描述为胸闷或压迫感，但研究发现缺血相关胸痛的患者中有 1/4 表现为锐痛或刺痛。所有 NSTE-ACS 患者中 13％表现为胸膜炎样疼痛，7％触诊时可产生疼痛。提示 ACS 的胸痛特征有：①胸痛为压迫性、紧缩性、烧灼感、刀割样或沉重感；②无法解释的上腹痛或腹胀；③放射至颈部、下颌、肩部、背部、左臂或双上臂；④烧心、胸部不适伴恶心和（或）呕吐；⑤伴持续性气短或呼吸困难；⑥伴无力、眩晕、头晕或意识丧失；⑦伴大汗。提示非典型 ACS 的胸痛特征有：①胸痛为锐痛，与呼吸或咳嗽有关；②胸痛与转动身体或按压身体局部有关；③持续时间很短（＜15 秒）。但非典型胸痛不能完全除外 ACS，应注意连续观察和鉴别。

（2）体格检查：绝大多数是正常的，包括胸部检查、听诊、心率及血压测定。体格检查的目的是发现外部诱因和排除非心源性胸痛表现（如主动脉夹层、急性肺动脉栓塞、气胸、肺炎、胸膜炎、心包炎、心瓣膜疾病)，焦虑惊恐症状等。

2.心电图　静息12导联心电图是对疑诊NSTE-ACS患者进行筛查和评估的重要首选方法。ST-T动态变化是NSTE-ACS最有诊断价值的心电图表现：症状发作时可记录到一过性ST段改变(常表现为2个或2个以上相邻导联ST下移≥0.1mV)，症状缓解后ST段缺血性改变改善，或者发作时倒置T波呈“伪正常化”，发作后恢复至原倒置状态更具有诊断意义，并提示有急性心肌缺血或严重冠状动脉疾病。陈旧性束支传导阻滞提示患者有潜在的冠状动脉疾病，但新出现的或可能为新出现的束支传导阻滞是高危患者的标志。有无症状时均应记录心电图，症状发作时的12导联心电图非常有价值。必要时应将不同时间的心电图做前后比较，如果有动态ST-T变化，应考虑可能存在NSTE-ACS。但有胸痛症状的患者即使心电图正常也不能除外NSTE-ACS。TIMI-Ⅲb研究发现，60%的NSTE-ACS患者心电图无变化。

发作时心电图显示胸前导联T波对称性深倒置并呈动态改变，多提示左前降支严重狭窄(Wellen现象)。有冠心病病史的患者如出现胸前导联和(或)aV_1导联的ST段改变时应加做后壁导联心电图，以明确是否存在后壁心肌梗死。变异型心绞痛常呈一过性ST段抬高。胸痛明显发作时心电图完全正常，还需考虑非心源性胸痛。NSTEMI的心电图ST段压低和T波倒置比UA更加明显和持久，并可有一系列演变过程(如T波倒置逐渐加深，再逐渐变浅，部分还出现异常Q波)。约25%的NSTEMI可演变为Q波心肌梗死，其余75%则为非Q波心肌梗死。反复胸痛的患者需进行连续多导联心电图监测，才能发现ST-T波变化及无症状性心肌缺血。

心电图不仅对NSTE-ACS的诊断非常关键，其类型及变化幅度也能为预后提供重要参考信息。ST段压低的患者在未来6个月内死亡风险最大；仅有单纯的T波变化的患者相比心电图正常的患者，长期风险并不增加；ST段压低的患者，随着压低的程度及ST段最低水平点的数目增加，其死亡风险或再发心肌梗死的概率也将增加。

3.心肌损伤标志物　心肌细胞损伤后坏死，细胞膜完整性破坏，导致这些细胞内大分子释放入循环血液，从而能够被检测到。主要的心肌坏死标志物包括肌红蛋白(MYO)、肌酸激酶(CK)、肌酸激酶同工酶(CK-MB)、心肌肌钙蛋白(cTnT、cTnI)，在NSTE-ACS患者的诊断和预后判断中十分重要。主要心肌坏死标志物及其检测时间见表5-9-1。

表5-9-1　主要心肌坏死标志物及其检测时间

时间	MYO	cTnT	cTnI	CK-MB
开始升高时间(小时)	1～2	2～4	2～4	6
峰值时间(小时)	4～8	10～24	10～24	18～24
持续时间(日)	0.5～1.0	10～21	7～14	3～4

(1)CK、CK-MB：迄今为止，CK、CK-MB仍是评估胸痛患者的重要生化指标。但由于它们在正常患者血中也有一定低水平的浓度；除心脏外还存在于其他组织中，特别是骨骼肌；这些特点限制了它们的预测价值。

(2)cTnT、cTnI：与传统的心肌酶(如CK、CK-MB)相比，cTn具有更高的特异性和敏感性，是理想的心肌坏死标志物。cTn在正常人体的血液中含量极少，因此具有高度的特异性。cTn的检测使我们能够发现1/3的CK-MB正常的UA患者的心肌坏死，目前已成为NSTEMI患者诊断和危险分层的必备条件，也为NSTE-ACS的早期诊断和预后提供了新的评估内容。高敏肌钙蛋白(hs-cTn)敏感性为cTn的10～100倍，胸痛发作3小时后即可检测到，因此，2011年ESC指南首次推荐hs-cTn对NSTE-ACS患者进行快速诊断筛查(Ⅰ,B)。

床旁生化标志物能快速提供NSTE-ACS的早期诊断及治疗指导。如果症状发作后3～4小时内cTn

测定结果为阴性,应该在症状出现后6～9/12～24小时再次监测。但是cTn升高也可见于以胸痛为表现的主动脉夹层和急性肺动脉栓塞、非冠状动脉性心肌损伤(如慢性和急性肾功能不全、严重心动过速和过缓、严重心力衰竭、心肌炎、脑卒中、骨骼肌损伤及甲状腺功能减退等疾病),应注意鉴别。

4.影像学检查　冠状动脉CTA推荐用于没有明确冠心病病史,肾功能正常者检查,应考虑CT检查的辐射以及造影剂对患者的影响。超声心动图能发现严重心肌缺血引起的左心室射血分数(LVEF)降低和室壁节段性运动异常。利用影像学技术(如MRI、PET等)能进行心肌核素显像,评价心肌灌注、心肌细胞活力及心功能。

(二)鉴别诊断

临床上持续性胸痛除ACS外还可能会有其他疾病,特别是危重疾病,应注意鉴别。主动脉夹层是首先要鉴别的疾病,当夹层累及冠状动脉开口时可伴发ACS,心脏彩超、主动脉增强CT有助于鉴别。肺动脉栓塞常表现为突发呼吸困难、胸痛、咯血、晕厥等,心电图可出现典型$S_{Ⅰ}Q_{Ⅲ}T_{Ⅲ}$表现,血气分析、D-二聚体、肺动脉CT有助于鉴别。还应与以下疾病相鉴别:①其他心脏疾病:如心包炎、肥厚型心肌病伴发的非典型心绞痛;②骨骼肌肉疾病:颈椎、肩部、肋、胸骨等骨骼肌损伤,可表现为非特异性胸部不适,类似心绞痛的症状,但通常为局部疼痛;③病毒感染,如带状疱疹;④消化道疾病:如食管反流伴痉挛、消化道溃疡、胆囊炎等,常与心绞痛混淆;⑤胸腔内疾病:如肺炎、胸膜炎、气胸等都可导致胸部不适;⑥神经精神相关疾病:可表现为惊恐发作及过度通气,也可被误认为NSTE-ACS。

ACS的治疗策略主要包括3个方面:病变处冠状动脉血流的恢复与维持;缩小梗死面积、减轻再灌注损伤以及缺血后的功能障碍;稳定冠状动脉血管壁,协调其与循环血流的相互作用。NSTE-ACS与STE-ACS治疗的最大区别在于不需要溶栓治疗,重点在于抗缺血治疗、抗血小板和抗凝治疗。

【抗缺血药物治疗】

有或无持续缺血等高风险特征的抗缺血治疗。

1.硝酸酯类　心绞痛时硝酸甘油/硝酸酯类用法。

硝酸甘油经舌下含服3次0.4mg,或每隔5min喷雾一次心绞痛仍不能缓解,且无血压下降的患者,开始静脉给予β受体阻滞剂,静脉给予硝酸甘油也有益。

(1)静脉硝酸甘油。

初次每分钟10μg静脉滴注,每3～5min增加10μg直到症状缓解或出现血压下降。速度超过20μg/min后若仍无反应者,可以逐渐增至40μg/min。如果缺血症状和体征缓解,则不需要继续增加剂量,以免引起低血压反应。如果缺血症状和体征不缓解,可以增大剂量直至血压出现下降。用药前血压正常者用药后收缩压<110mmHg(14.7kPa);或原有高血压的病人,平均动脉压降低>25%,则要非常警惕低血压反应。

静脉最大剂量为200μg/min,如果无效再增加剂量也无法获得更多益处。静脉输入剂量维持在300～400μg/h者,可延长使用2～4周而不会增加高铁血红蛋白。

(2)硝酸酯类的耐药性。

不是正在发作的难以控制的心绞痛,应以局部或口服硝酸酯制剂为主。硝酸酯类药代动力学耐受性依赖于用药的剂量和用药时间,任何形式的用药,连续治疗超过24h都有可能发生耐药。如果需要硝酸甘油连续治疗超过24h,为了维持治疗效果需要周期性增加输入速度,也可以采用低剂量和间断的定量输入法。胸痛和缺血症状消失12～24h以上,可以尝试减少硝酸甘油的速度和剂量并逐渐改为口服给药,但不要突然停止静脉给药以免引起症状复发或缺血反跳。

2.止痛药物　在含服或静滴硝酸甘油及充分抗缺血治疗后,疼痛仍持续存在或疼痛复发者可使用中枢镇痛药物。一般静脉注射吗啡1～5mg，必要时可5～30min重复使用一次，吗啡具有较强的止痛和抗焦虑的作用，还具有扩张静脉、提高迷走神经张力减慢心率的作用。对于吗啡过敏或呼吸衰竭的病人可以使用盐酸哌替啶50～100mg/次肌注。

3.β受体阻滞剂

（1）临床疗效评估。近期的大型临床试验有Kirshenbaum，MIAMI，Ryden，Norris，HINT，Robert，TIMIⅡ-B，ISIS-Ⅰ等试验。随机双盲对照试验提示，β受体阻滞剂可以避免或减少13%UA患者发展为AMI；对近期发生的AMI，即使在日常生活中，β受体阻滞剂对有缺血及心衰患者都有降低病残率和（或）病死率；对于有疼痛发作的AMI，静脉使用β受体阻滞剂可使这些高风险患者明显获益。

（2）临床应用。无禁忌证时应早期使用β受体阻滞剂；对高风险以及休息时胸痛的病人应尽早静脉给药，症状控制后再改为口服药物治疗，中低度危险病人可选用口服药物治疗。各种β受体阻滞剂的药动学、副作用以及内在拟交感活性不同，目前没有证据证明哪一类制剂比另一类制剂更有效。

（3）禁忌证。下列情况属于禁忌：任何二度/三度房室传导阻滞，且无人工心脏起搏保护时；有哮喘病史或严重左心功能不全；显著窦性心动过缓（心率<50/min），或低血压（Bp<90/60mmHg）患者。对慢性阻塞性肺病患者应用β受体阻滞剂要保持高度警惕，初次可选用小剂量β_1制剂，或选用短效的β_1制剂治疗：如使用2.5mg美托洛尔静脉注射或12.5mg美托洛尔口服或艾司洛尔静脉100μg(kg·min)给入，应完全避免其他β_2受体阻滞剂的应用。

（4）临床常用的β受体阻滞剂。如表5-9-2所示。

表5-9-2　临床常用的β受体阻滞剂

药物	选择性	部分拟交感活性	常用剂量
普萘洛尔（propranolol）	无	无	10～80mg，tid
美托洛尔（metoprolol）	β_1	无	25～100mg，bid～tid
阿替洛尔（atenolol）	β_1	无	12.5～50mg，qd～bid
噻吗洛尔（timolol）	无	无	10mg，bid
倍他洛尔（betaxolol）	β_1	无	10～20mg，qd
比索洛尔（bisoprolol）	β_1	无	5～10mg，qd
艾司洛尔（esmolol）（静脉用）	β_1	无	50～300μg/(kg·min)
拉贝洛尔（labetalol）	无	有	200～600mg，bid
吲哚洛尔（pindolol）	无	有	2.5～7.5mg，tid

4.钙离子拮抗剂（CCB）

（1）临床疗效评估。丹麦维拉帕米MI试验随机双盲与对照组比较，连续维拉帕米治疗6个月后治疗组与安慰剂组病死率两组无统计学显著差异（12.8%vs13.9%）；心肌再梗死率无统计学显著差异（7.0%vs8.3%）；12个月后死亡率无统计学显著差异（15.2%vs16.4%）。结论为维拉帕米对早期AMI的治疗未能改善生存率。

荷兰硝苯地平/美托洛尔试验结果提示：单独硝苯地平治疗组与安慰剂组比较Ml或再发心绞痛增加16%；美托洛尔治疗Ml或再发心绞痛减少24%；美托洛尔和硝苯地平联合治疗Ml或再发心绞痛减少20%，但其治疗效果主要得益于美托洛尔。这种联合治疗无统计学意义，并且因为单一硝苯地平治疗的危害而提前终止了试验。

NSTEMI发作后24～48h给予地尔硫䓬或安慰剂治疗14d结果：可以降低CK-MB水平，再梗死和顽固性心绞痛及总病死率无明显增加。Gobel试验入选了129例不稳定性心绞痛患者，结果地尔硫䓬组心绞痛再发减少，随访1年表明心脏事件发生也更少。

(2)临床钙离子拮抗剂及其副作用。

多组资料已证明，所有钙离子拮抗剂主要限于控制UA的症状。二氢吡啶类制剂对死亡或MI复发率无持续效果，同时证明快释放的短效制剂如果不是早期给予β受体阻滞剂，可以增加严重的心脏不良事件。对于减慢心率的钙离子拮抗剂(主要是地尔硫䓬)，早期用于急性心肌缺血治疗被证明无害且提示有益。因此，当β受体阻滞剂有禁忌时，可选用减慢心率的钙离子拮抗剂。当有顽固症状时，可早期用于住院患者，甚至用于有轻度左室功能不全的患者。在不稳定性心绞痛冠状动脉痉挛理论盛行时期，几乎常规使用钙拮抗剂。随着这种理论接近终结及HINT(荷兰美托洛尔和硝苯地平试验)研究的阴性结果公布，ACS患者应慎重使用钙拮抗剂。所有抗缺血药物包括β受体阻滞剂，仅有地尔硫䓬的抗缺血作用强于硝酸盐类，这种获益长期存在。

5.*血管紧张素转换酶抑制剂(ACE-Ⅰ)* 现有ACE-Ⅰ用于AMI的临床试验主要入选了STEMI患者，在NSTEMI患者中缺乏评价ACE-I的随机临床试验。但是大多数AMI试验入选了部分NSTEMI患者，对冠心病高危患者的二级预防研究也证实了ACE-I的效益。因此，ACE-Ⅰ适用于AMI最初24h内的患者，ACE-Ⅰ可在急诊室内开始使用，也可以稍后开始使用。ISIS-4亚组分析资料显示，NSTEMI患者得益于短期的ACE-Ⅰ治疗。最近的SMILE试验中的NSTEMI亚组，经佐芬普利治疗6周使主要终点事件发生率降低了65%，1年病死率降低了43%，提示NSTEMI患者早期使用ACE-Ⅰ是获益的。ACE-Ⅰ用于NSTEMI患者的建议见表5-9-3。

表5-9-3 ACE-Ⅰ用于NSTEMI患者的建议

Ⅰ类适应证：
(1)伴有左室收缩功能异常或慢性心力衰竭，使用硝酸甘油和β受体阻滞剂后仍有高血压的NSTEMI患者(证据水平B)
(2)伴有糖尿病的NSTEMI患者(证据水平B)
(3)伴有心力衰竭、左室收缩功能异常、高血压或糖尿病的NSTEMI患者出院时带药及出院后长期使用(证据水平A)
Ⅱa类证据：
(1)所有NSTEMI患者(证据水平B)
(2)所有NSTEMI患者出院时带药及出院后长期使用(B)

注：Ⅰ类：已证实和(或)公认有用和有效的操作或治疗；Ⅱ类：有用性/有效性的证据相矛盾和存在不同观点的操作或治疗；Ⅲ类：已证实和公认无用/无效，并在有些病例可能是有害的操作或治疗。A级证据：证据来自多个随机临床试验；B级证据：证据来自单个随机临床试验或非随机临床试验；C级证据：专家一致的意见。

血管紧张素受体拮抗剂(ARB)用于NSTEMI治疗还缺乏大规模随机对照的循证医学证据，现有的临床试验表明ARB并不优于ACE-Ⅰ。当患者不能耐受ACE-Ⅰ时可用ARB代替(Ⅰ类推荐，A级证据)。

6.*其他药物* 他汀类药物具有改善内皮功能、消除炎症反应、稳定斑块、预防血栓形成的多相性功效。所有NSTEACS患者入院早期(1～4d)即开始应用，LDL目标水平<100mg/dl(<2.6mmol/L)，推荐强化降脂目标是LDL<70mg/dl(<1.81mmol/L)，但要监测肝功能和防止横纹肌溶解等副作用。曲美他嗪通过改善缺血细胞内的能量代谢，防止细胞内ATP水平下降，在维持细胞内环境稳定的同时确保离子泵的功能完善和跨膜钠-钾泵正常运转，减少细胞内酸中毒以及阻止心肌细胞内钠和钙的聚集，保护细胞收缩功能和限制氧自由基造成的细胞溶解和内膜损伤，可以不影响血流动力学而改善心肌代谢作用。KATP通道开放剂(如Nicorandil)已用于UA病人，初步的循证医学证据表明可进一步减少一过性心肌缺血、心动过速发作次数。此类药物进一步评价显示，可使35d死亡、MI、缺血复发降低14%，使6个月死亡、MI、顽

固性缺血减少 23%。但冠心病病死率和心血管非致命性事件复发率还需要进一步的观察。

【抗血小板和抗凝治疗】

1.*抗血小板治疗*　当动脉内膜受损时，血小板黏附于内皮下胶原，血栓开始形成，这些血小板的进一步激活和凝集对血栓的继续形成是必要的，因此抗血小板凝集是抗血栓形成的一个重要方面。在 UA 急性期，阿司匹林(ASA)与安慰剂相比，明显降低了心肌梗死的发生率。可以肯定，一旦 ACS 诊断明确，除有禁忌证外，所有 UA/NSTEMI 患者，均应立即给予首剂 ASA 300mg，可以嚼碎以便迅速达到有效血浓度，继而以 75～150mg/d 维持，可持续数年，甚至终生。ASA 的禁忌证包括：不能耐受的过敏(主要为阿司匹林哮喘)、活动性出血、血友病、视网膜出血、活动性溃疡或胃肠道、泌尿系统出血。

其他抗血小板疗法，如抑制血小板二磷酸酶(ADP)信号的药物，以及更强效的静脉用血小板糖蛋白(GP)Ⅱb/Ⅲα 受体抑制剂的应用，代表了治疗 ACS 的一个巨大进展。对于不能耐受或严禁应用 ASA 的 ACS 患者，可应用 ADP 拮抗剂(噻氯匹定、氯吡格雷)。噻氯匹定仅在一个 NSTE-ACS 临床试验中进行了研究，结果显示 6 个月死亡和心肌梗死的风险显著降低 46%。但由于噻氯匹定其潜在的严重副作用，尤其是胃肠道反应、中性粒细胞和血小板减少，因此应用正日趋减少，已逐步被氯吡格雷所替代。

2007 年 ACC/AHA 新的指南修订版中，氯吡格雷被推荐用于除 5～7d 内计划做 CABG 的其他 UA/NSTEMI 患者，理想时间为 12 个月，除非出血风险过度增加。而在 2000 年的指南中，血小板膜 ADP 受体拮抗剂氯吡格雷/噻氯匹定仅推荐用于不能耐受阿司匹林或行 PCI 术者。氯吡格雷优于噻氯匹定的主要方面是起效快，安全系数更大。上述指南的修订，主要依据是 CURE 试验及其亚组 CURE-PCI 的结果。有关 UA/NSTEMI 患者中氯吡格雷的应用问题提供依据的是 CREDO 试验，在 2002 年美国 JAMA 杂志发表的 CREDO 试验，是另一个有关新的抗血小板药氯吡格雷减少 PCI 病人复发缺血事件的前瞻性研究。该研究主要针对以下几个问题：①早期负荷量(300mg)能否提供早期得益；②长期 75mg 治疗(1 年)与安慰剂对照的疗效评价；③氯吡格雷的安全性，尤其是大出血的频率。该研究共入选行 PCI 及支架术的病人 2116 例，入选病人的 2/3 均为 ACS 患者。结果发现：①氯吡格雷长期(1 年)治疗，可使 PCI 病人的死亡、心梗、脑卒中发生率降低 27%；②在 PCI 前(>6h)给予负荷量可以显著减少 28d 时的死亡、心梗和需急诊血运重建术的发生率(RRR 39%，$P=0.051$)。③29d 至 1 年期间显示长期使用该药对减少心血管事件联合终点的有效性(RRR 37.4%，$P=0.04$)。而且上述效果是在 50%的病人接受 GPⅡb/Ⅲα 受体拮抗剂基础上获得的。上述结果在所有亚组都是一致的。从安全性上看，1 年时大出血的发生率无统计学意义的增加(8.8%vs6.7%，$P=0.057$)，出血发生率相似，没有观察到致死的出血或颅内出血。因此，CREDO 试验是继 CURE 及其亚组 CURE-PCI 后又一重要的试验，进一步用随机、双盲和前瞻性的试验证实了 CURE-PCI 的结果，为氯吡格雷的规范化使用提供了新的循证医学依据。

血小板膜糖蛋白Ⅱb/Ⅲα 受体抑制剂主要分为两类：①具有识别纤维蛋白原受体的单克隆抗体片段，如阿昔单抗；②通过占领受体上配子的识别部位，竞争性抑制纤维蛋白原约束力的模拟配子，特点是分子小，半衰期短，作用可逆，主要有依替非特和替罗非班。血小板 GPⅡb/Ⅲα 受体拮抗剂通过抑制血小板性血栓形成的最后共同途径而发挥抗血小板作用，从理论上讲其作用较阿司匹林、肝素等更全面、彻底、有效，因而有希望成为 ACS 最有前途的治疗用药。但临床实践循证的结果并不十分满意。正是基于目前各种制剂的临床试验结果，修订了 2000 年版指南中"血小板 GPⅡb/Ⅲα 受体拮抗剂用于所有高危 UA/NSTEMI 患者以及计划行 PCI 的患者有益的"这一表述。2007 年修订版的 ACC/AHA 指南认为，血小板 GPⅡb/Ⅲα 受体拮抗剂对实施 PCI 术的患者有实质性获益，对可能接受但不常规实施 PCI 的患者亦有一定获益，但对不准备实施 PCI 者获益可疑。同时指南在综合了 CAPTURE、ISAγ-REACT-Z、IMPACT-2、TARGET、RESTORT、TWNACITY 等试验结果后也指出，对于选择早期有创策略的 UA/NSTEMI 患者，在施行诊断性冠状动脉造影之前(上游)应当开始阿司匹林加其他抗血小板治疗：使用氯吡格雷(负荷剂量后每天维持剂量)或静脉内糖蛋白Ⅱb/Ⅲa抑制剂(证据级别：A)。只有在血管造影无明显延迟并且可能施行PCI时，阿昔单抗是上游糖蛋白Ⅱb/Ⅲa抑制剂治疗的选择药物，否则静脉内依替巴肽或替罗非班是首先选择的糖蛋白Ⅱb/Ⅲa抑制剂(证据级别：B)。对于选择早期保守策略的UA/NSTEMI患者，入院后尽快在阿司匹林和抗凝治疗基础上加用氯吡格雷(负荷剂量后每天维持剂量)，并且至少1个月(证据级别：A)，理想的是1年(证据级别：B)。对于选择早期保守策略的UA/NSTEMI患者，如果反复出现症状/缺血、心力衰竭或严重心律失常，应当施行诊断性血管造影(证据级别：A)。在诊断性血管造影(上游)之前，除了阿司匹林和抗凝治疗之外，还应当加用静脉内糖蛋白Ⅱb/Ⅲa抑制剂(依替巴肽或替罗非班；证据级别：A)或氯吡格雷(负荷剂量后每天维持剂量；证据级别：A)。其他的有关血小板GPⅡb/Ⅲα受体拮抗剂用于UA/NSTEMI患者在血运重建的早期治疗中获益的试验包括CAPTURE试验(阿昔单抗)、PRⅡSM-PLUS试验(替罗非班)、PRUSRIT试验(安普利泰)。Boersma等对上述除CAPTURE试验以外的6个试验荟萃分析发现，血小板GPⅡb/Ⅲα受体拮抗剂用于UA/NSTEMI患者PCI术前早期的治疗可降低30d死亡和心肌梗死的总发生率(从11.2%降至10.8%，$P=0.015$)，但对30d内未接受PCI术者则并无益处。临床抗血小板用药剂量及方法见表5-9-4。

表5-9-4 临床抗血小板用药剂量及方法

阿司匹林：初始剂量160～325mg(非肠溶制剂)，维持剂量75～100mg/d；
氯吡格雷：负荷剂量300mg(若需快速起效应用600mg)，维持剂量75mg/d；
阿昔单抗：0.25mg/kg静脉快速注射，随后以0.125μg/(kg·min)(最大10μg/min)静点，维持12～24h；
依替巴肽：180μg/(kg·min)静脉快速注射(PCI后10min给予第二次快速静脉注射)，随后以2.0μg/(kg·min)静点，维持72～96h；
替罗非班：以0.4μg/(kg·min)静脉滴注30min，随后以0.1μg/(kg·min)持续静点48～96h。临床试验已证实了高剂量应用方案25μg/kg快速静脉注射+15μg/(kg·min)静点18h

注：此表引自ZSC 2007年NSTEACS治疗指南。

2011年3月ACC/AHA发布了UA/NSTEMI的治疗指南更新版本。最新指南以2007年指南内容为基础，对2010年4月前的各种研究结果及数据再次进行分析，并重点研究这些结果的合理性而做出更新。TRITON-TIMI38的结果表明，普拉格雷虽有优于氯吡格雷之处，但未明显减少心血管死亡和非致死性卒中，且出血率增加，不推荐常规用于血管造影前或未行PCI的患者。本届ACC删去有胃肠道出血病史的UA/NSTEMI患者使用减小胃肠道出血复发风险的药物推荐，特指质子泵抑制剂(PPI)。虽然大量的质子泵抑制剂影响氯吡格雷抗血小板作用的研究结果不一，但奥美拉唑(或兰索拉唑和雷贝拉唑)抑制CYP4502C19，明显减低氯吡格雷抗血小板作用的报道高度提示其合用之风险。

虽然氯吡格雷与ASA可明显减少冠心病患者的不良事件，但个体差异仍很明显，有些患者对氯吡格雷反应较低，甚至出现抵抗。FDA在2010年宣布氯吡格雷抵抗的“黑框警告”，ACC/AHA也已证实应用氯吡格雷后出现心血管不良事件与大于1%的无功能的等位基因表达有关，并且这种现象主要是因为基因变异所致。由于种族基因差异，现认为美籍非洲人群、亚洲及拉丁美洲人种更可能出现氯吡格雷抵抗。数个试验正在研究常规基因测试能否帮助改善冠心病患者预后，但目前尚无证据需要常规做基因测试。对于服用氯吡格雷者仍有反复心肌缺血发作者，仍应建议做基因测试。

另外一种噻吩吡啶类口服抗血小板药替卡格雷可能在不久的将来作为选择。初步研究发现，相比氯吡格雷，替卡格雷有较好的疗效，但也增加出血风险。因此FDA及指南尚未对替卡格雷的应用做出建议。

对于血小板GPⅡb/Ⅲα受体拮抗剂在ACS中的地位得到肯定，特别对那些高危患者，如心肌酶高、糖尿病及再次血管化治疗。但尚无研究对口服氯吡格雷及静脉用的血小板GPⅡb/Ⅲα受体拮抗剂作为第二种抗血小板药物的对比研究。对血小板CPⅡb/Ⅲα受体拮抗剂作为第三种抗血小板方面的应用时间、优化及风险收益方面的研究，对术前或随后用选择、常规或暂时性使用还需研究。

2.抗凝治疗　普通肝素为非均一的多糖分子聚合物，分子量为2000～30000Da。普通肝素中1/3的分子包含戊糖序列，可与抗凝血酶结合，加速抗凝血酶对Xa因子的抑制，对Ⅱa因子的抑制需要肝素与凝血酶和抗凝血酶的桥结，普通肝素通过皮下途径吸收较差，静脉途径比较理想。但治疗窗狭窄，需要监测APTT。普通肝素在注射中断3～4h后，其抗凝作用就迅速消失。在治疗结束的头24h内，凝血过程可能被再度激活，尽管同时服用阿司匹林复发风险仍会暂时提高。一项对6个普通肝素与安慰剂或空白对照组的短期临床试验汇总分析表明：肝素使死亡和心肌梗死风险下降了33%，实际上所有的益处均归因于其使心肌梗死发病危险的降低。如果把FRISC（低分子肝素与安慰剂对照试验）研究结果加进来，获益会更加明显。对普通肝素合并阿司匹林与单独阿司匹林治疗NSTEACS患者进行比较，发现普通肝素治疗中断后事件复发，这解释了普通肝素治疗的益处不能随时间而保持的原因，除非该患者在中断普通肝素前进行了血管再通治疗。

20世纪80年代早期低分子肝素就已被应用于临床，进入20世纪90年代中期后人们开始评估低分子肝素在UA中的价值。低分子肝素分子量在2000～10000Da，主要抗Xa因子活性，抗Ⅱa因子活性低于普通肝素，而且都为皮下给药起效较缓慢。但低分子肝素疗效与普通肝素相比，有血小板减少症发生率低、使用方便无须监测凝血功能、皮下注射代替静脉给药等优点。1994年Gurf发现低分子肝素合用阿司匹林治疗UA与单用阿司匹林相比，复发和发生非致死性心肌梗死的比例有下降趋势。FRISC研究也发现，与安慰剂组比较，应用低分子肝素于UA/NSTEMI 6d后能显著降低死亡和心肌梗死的发生率。低分子肝素或普通肝素用于UA/NSTEMI并不要求长程用药，一般推荐疗程为发病后(6±2)d，普通肝素与低分子肝素疗效相近。延长疗程不仅不能使患者受益，还会增加出血的危险性。

其他的抗凝剂还包括磺达肝癸钠、比伐卢定和水蛭素。Fondaparinux是目前临床使用的唯一选择性Xa因子抑制剂，它以抗凝血酶介导选择性抑制Xa因子，对凝血酶生成抑制呈剂量依赖关系，对凝血酶本身没有抑制作用。对于ACS而言推荐2.5mg固定剂量，不需要调整剂量也不需要监测Xa的活性。比伐卢定是一种最近应用于临床的直接凝血酶抑制剂。临床研究显示，其抗凝治疗效果确切，且出血事件的发生率较低，与传统的肝素抗凝治疗相比使用更为安全。为了证明比伐卢定在ACS患者治疗中的有效性和安全性，研究者设计了ACUITY临床研究：该试验共纳入了13819例高危的非ST段抬高型ACS患者，其结果在2006年ESC年会上公布，与传统的肝素联合CPⅡb/Ⅲa抑制剂治疗相比，单用比伐卢定能够显著地降低严重出血事件的发生率(3.0%对5.7%)，缺血事件方面也不亚于传统肝素联合CPⅡb/Ⅲa抑制剂(联合不良终点事件10.1%对11.7%；主要不良心脏事件7.8%对7.3%)，综合分析的结果显示，单用比伐卢定可以使患者更加获益。直接凝血酶抑制物水蛭素是从水蛭中提取的，在对几个大型随机临床试验荟萃分析中发现：水蛭素比普通肝素显著降低事件发生率，但是长期随访这种差异不能保持，而且用水蛭素作为主要治疗措施使NSTEACS患者的出血发生率更高。临床抗凝剂使用剂量及方法见表5-9-5。

表5-9-5　临床抗凝剂使用剂量及方法

抗凝剂	使用方法剂量
磺达肝睽钠	2.5mg/d皮下注射，肌酐清除率＜30ml/h者禁用
比伐卢定	0.1mg/kg快速静脉注射，随后以0.25mg(kg·h)静滴；若行PCI，术前额外静脉给予0.5mg/kg快速静脉注射，静点量增至1.75mg/kg·h；

续表

抗凝剂	使用方法剂量
普通肝素	60～70IU/kg 快速静脉注射(最大剂量 5000IU),随后以 12～15IU/(kg·h)静滴(最大剂量 1000IU/h),维持 APTT 在 1.5～2.5 倍;
依诺肝素	1mg/kg 皮下注射每 12h 一次;
达肝素	120IU/kg 皮下注射每 12h 一次;
那曲肝素	86IU/kg 皮下注射每 12h 一次
水蛭素	0.1mg/kg 快速静脉注射,随后以 0.25mg/(kg·h)静滴;若行 PCI,术前额外静脉给予 0.5mg/kg 快速静脉注射,静点量增至 1.75mg/(kg·h)

2011 年版 ACC/AHA 关于 UA/NSTEMI 治疗指南从多个层面通过近几年的数个大型研究使抗凝药物的地位得到了进一步巩固和发展。

对于首选保守治疗,且没有行 CAG 可能,应行负荷试验以明确病情(B):①如试验证明为非低危组,则应行 CAC(A);②如仍为低危组,应用 48h 的低分子肝素,或依诺肝素,或磺达肝癸钠,使用抗凝至少 8d 后停用(A)。在 CAG 后决定行 CABC 的,继续使用肝素;术前 12～24h 停用依诺肝素(B);术前 24h 停用磺达肝癸钠(B);术前 3h 停用比伐卢定(B)。

CAC 明确为冠心病并计划用药物治疗,以下情况则应抗凝:①如 CAC 之前用过低分子肝素,则继续使用至少 48h(A);②如术前已用依诺肝素,则继续应用 8d(A);③如术前已用磺达肝癸钠,则继续应用至 8d(B);④如术前已用磺达肝癸钠,可停用,也可用 0.25/(kg·h)共 72h(B)。

对于没有行 CAG 及负荷试验检查的患者,则推荐如下用药方法:连续使用 ASA(A);连续使用氯吡格雷 1 个月(A),最好一年(B);如果已使用血小板 CPⅡb/Ⅲα 受体抑制剂,则应停用(A);连续使用低分子肝素 48h,或在住院期间用依诺肝素,使用不超过 8d(A)。

对于在 CAC 之后行 PCI 患者,如 CAC 之前已用比伐卢定抗凝及用氯吡格雷至少 6h,则可以不用血小板 GPⅡb/Ⅲα 受体抑制剂(B)。

【再灌注治疗】

有以下高风险指征的 NSTEACS 患者,都应该尽早完成 CAC,以便早期实施 PCI 或 CABC:①尽管经过充分的抗缺血和抗血小板及抗凝治疗,在休息或低活动量时仍发生心绞痛或心肌缺血;②NSTEACS 患者,血清 TnT 或 TnI 阳性且水平逐渐升高;③经治疗症状稳定后新出现的或推测是新出现的 ST 段压低;④再发心绞痛或缺血伴随心力衰竭症状,S_3 奔马律,肺部湿性啰音明显增多或肺水肿,新的恶化的二尖瓣反流;⑤恶性室性心律失常;⑥非创伤性负荷试验证明属于高风险的患者;⑦左室收缩功能降低(EF<0.4);⑧PCI 干预治疗在 6 个月以内;⑨血流动力学不稳定;⑩之前曾行 CABG 治疗。过去,FRISC-Ⅱ、MITI、TACTICS-TIMI18、VINO、RITA3 和 ISARCOOLE 等试验也已经证明,早期介入干预可以明显改善非 ST 段抬高的 ACS 患者的预后。ACC/AHA 推荐的 UA/NSTEMI 的早期介入治疗和保守治疗的策略。

2010 年 ESC 指南有关 NSTE-ACS 血运重建建议:

侵入策略适用于:①GRACE 积分>140 或至少有一个高危指标;②症状反复发作;③负荷试验可诱发心肌缺血。早期侵入策略(<24h)适用于 GRACE 积分>140 或多项其他高危指标,晚期侵入策略(72h 以内)适用于 GRACE 积分<140 或无多项其他高危指标,但缺血风险极高(顽固性心绞痛、相关性心力衰竭、心律失常、血流动力学不稳定)患者应考虑行急诊(<2h)冠脉造影。下列患者不宜采取侵入性策略:①整体风险较低;②诊断和介入治疗风险较高。由此可见,直接早期侵入优于早期保守策略,早期侵入优于晚

期侵入策略,CRACE 积分＞140 的高危患者应尽可能在 24h 内紧急造影,发生血栓事件或 MI 风险高的患者应立即接受造影,低危患者也应在住院期间(最好 72h 内)完成 PCI。

(冯晓敬)

第十节 ST 段抬高型心肌梗死

心肌梗死(MI)是在冠状动脉病变的基础上,发生冠状动脉血供急剧减少或中断,使相应的心肌严重而持久地急性缺血所致的部分心肌急性坏死。临床表现为胸痛,急性循环功能障碍,反映心肌急性缺血、损伤和坏死一系列特征性心电图演变以及血清心肌酶和心肌结构蛋白的变化。MI 的原因常是在冠状动脉粥样硬化病变的基础上继发血栓形成所致,其中 NSTEMI 前已述及,本段阐述 ST 段抬高型心肌梗死(STEMD)。其他非动脉粥样硬化的原因如冠状动脉栓塞、主动脉夹层累及冠状动脉开口、冠状动脉炎、冠状动脉先天性畸形等所导致的 MI 在此不作介绍。

【发病情况】

本病在欧美国家常见。WHO 报告 1986～1988 年 35 个国家每 10 万人口急性 MI 年死亡率以瑞典、爱尔兰、挪威、芬兰、英国最高,男性分别为 253.4、236.2、234.7、230.0、229.2,女性分别为 154.7、143.6、144.6、148.0、171.3。美国居中,男、女性分别为 118.3 和 90.7。我国和韩国居末二位,男性分别为 15.0 和 5.3,女性分别为 11.7 和 3.4。美国每年约有 110 万人发生心肌梗死,其中 45 万人为再梗死。本病在我国过去少见,近年逐渐增多,现患心肌梗死约 200 万人,每年新发 50 万人。其中城市多于农村,各地比较以华北地区尤其是北京、天津两市最多。北京地区 16 所大中型医院每年收住院的急性心肌梗死病例,1991 年(1492 例)病例数为 1972 年(604 例)的 2.47 倍。上海 10 所大医院 1989 年(300 例)病例数为 1970 年(78 例)的3.84 倍。

近年来,虽然本病的急性期住院病死率有所下降,但对少数患者而言,此病仍然致命。

本病男性多于女性,国内资料比例在 1.9∶1 至 5∶1 之间。患病年龄在 40 岁以上者占 87%～96.5%。女性发病较男性晚 10 年,男性患病的高峰年龄为 51～60 岁,女性则为 61～70 岁,随年龄增长男女比例的差别逐渐缩小。60%～89%的患者伴有或在发病前有高血压,近半数的患者以往有心绞痛。吸烟、肥胖、糖尿病和缺少体力活动者,较易患病。

【病理解剖】

若冠状动脉管腔急性完全闭塞,血供完全停止,导致所供区域心室壁心肌透壁性坏死,临床上表现为典型的 STEMI,即传统的 Q 波型 MI。在冠状动脉闭塞后 20～30 分钟,受其供血的心肌即有少数坏死,开始了 AMI 的病理过程。1～2 小时后绝大部分心肌呈凝固性坏死,心肌间质则充血、水肿,伴多量炎性细胞浸润。以后,坏死的心肌纤维逐渐溶解,形成肌溶灶,随后渐有肉芽组织形成。坏死组织约 1～2 周后开始吸收,并逐渐纤维化,在 6～8 周后进入慢性期形成瘢痕而愈合,称为陈旧性或愈合性 MI。瘢痕大者可逐渐向外凸出而形成室壁膨胀瘤。梗死附近心肌的血供随侧支循环的建立而逐渐恢复。病变可波及心包出现反应性心包炎,波及心内膜引起附壁血栓形成。在心腔内压力的作用下,坏死的心壁可破裂(心脏破裂),破裂可发生在心室游离壁、乳头肌或心室间隔处。

病理学上,MI 可分为透壁性和非透壁性(或心内膜下)。前者坏死累及心室壁全层,多由冠脉持续闭塞所致;后者坏死仅累及心内膜下或心室壁内,未达心外膜,多是冠脉短暂闭塞而持续开通的结果。不规则片状非透壁 MI 多见于 STEMI 在未形成透壁 MI 前早期再灌注(溶栓或 PCI 治疗)成功的患者。

尸解资料表明，AMI患者75%以上有一支以上的冠状动脉严重狭窄；1/3～1/2所有三支冠状动脉均存在有临床意义的狭窄。STEMI发生后数小时所做的冠状动脉造影显示，90%以上的MI相关动脉发生完全闭塞。少数AMI患者冠状动脉正常，可能为血管腔内血栓的自溶、血小板一过性聚集造成闭塞或严重的持续性冠状动脉痉挛的发作使冠状动脉血流减少所致。左冠状动脉前降支闭塞最多见，可引起左心室前壁、心尖部、下侧壁、前间隔和前内乳头肌梗死；左冠状动脉回旋支闭塞可引起左心室高侧壁、膈面及左心房梗死，并可累及房室结；右冠状动脉闭塞可引起左心室膈面、后间隔及右心室梗死，并可累及窦房结和房室结。右心室及左、右心房梗死较少见。左冠状动脉主干闭塞则引起左心室广泛梗死。

MI时冠脉内血栓既有白血栓（富含血小板），又有红血栓（富含纤维蛋白和红细胞）。STEMI的闭塞性血栓是白、红血栓的混合物，从堵塞处向近端延伸部分为红血栓。

【病理生理】

ACS具有共同的病理生理基础。

STEMI的病理生理特征是由于心肌丧失收缩功能所产生的左心室收缩功能降低、血流动力学异常和左心室重构所致。

（一）左心室功能

冠状动脉急性闭塞时相关心肌依次发生4种异常收缩形式：①运动同步失调，即相邻心肌节段收缩时相不一致；②收缩减弱，即心肌缩短幅度减小；③无收缩；④反常收缩，即矛盾运动，收缩期膨出。于梗死部位发生功能异常同时，正常心肌在早期出现收缩增强。由于非梗死节段发生收缩加强，使梗死区产生矛盾运动。然而，非梗死节段出现代偿性收缩运动增强，对维持左室整体收缩功能的稳定有重要意义。若非梗死区有心肌缺血，即“远处缺血”存在，则收缩功能也可降低，主要见于非梗死区域冠脉早已闭塞，供血主要依靠此次MI相关冠脉者。同样，若MI区心肌在此次冠脉闭塞以前就已有冠脉侧支循环形成，则对于MI区乃至左室整体收缩功能的保护也有重要意义。

（二）心室重构

MI致左室节段和整体收缩、舒张功能降低的同时，机体启动了交感神经系统兴奋、肾素-血管紧张素-醛固酮系统激活和Frank-Starling等代偿机制，一方面通过增强非梗死节段的收缩功能、增快心率、代偿性增加已降低的心搏量和心排血量，并通过左室壁伸展和肥厚增加左室舒张末容积进一步恢复SV和CO，降低升高的左室舒张末期压；但另一方面，也同时开启了左心室重构的过程。

MI发生后，左室腔大小、形态和厚度发生变化，总称为心室重构。重构过程反过来影响左室功能和患者的预后。重构是左室扩张和非梗死心肌肥厚等因素的综合结果，使心室变形（球形变）。除了梗死范围以外，另两个影响左室扩张的重要因素是左室负荷状态和梗死相关动脉的通畅程度。左室压力升高有导致室壁张力增加和梗死扩张的危险，而通畅的梗死区相关动脉可加快瘢痕形成，增加梗死区组织的修复，减少梗死的扩展和心室扩张的危险。

1.*梗死扩展* 是指梗死心肌节段随后发生的面积扩大，而无梗死心肌量的增加。导致梗死扩展的原因有：

（1）肌束之间的滑动，致使单位容积内心肌细胞减少。

（2）正常心肌细胞碎裂。

（3）坏死区内组织丧失。梗死扩展的特征为梗死区不成比例的变薄和扩张。心尖部是心室最薄的部位，也是最容易受到梗死扩展损伤的区域。梗死扩展后，心力衰竭和室壁瘤等致命性并发症发生率增高，严重者可发生心室破裂。

2.*心室扩大* 心室心肌存活部分的扩大也与重构有重要关联。心室重构在梗死发生后立即开始，并持续数月甚至数年。在大面积梗死的情况下，为维持心搏量，有功能的心肌增加了额外负荷，可能会发生代偿性肥厚，这种适应性肥厚虽能代偿梗死所致的心功能障碍，但存活的心肌最终也受损，导致心室的进一步扩张，心脏整体功能障碍，最后发生心力衰竭。心室的扩张程度与梗死范围、梗死相关动脉的开放迟早和心室非梗死区的局部肾素-血管紧张素系统的激活程度有关。心室扩大以及不同部位的心肌电生理特性的不一致，使患者有患致命性心律失常的危险。

【临床表现】

按临床过程和心电图的表现，本病可分为急性期、演变期和慢性期三期，但临床症状主要出现在急性期，部分患者还有一些先兆表现。

（一）诱发因素

本病在春、冬季发病较多，与气候寒冷、气温变化大有关，常在安静或睡眠时发病，以清晨6时至午间12时发病最多。大约有1/2的患者能查明诱发因素，如剧烈运动、过重的体力劳动、创伤、情绪激动、精神紧张或饱餐、急性失血、出血性或感染性休克，主动脉瓣狭窄、发热、心动过速等引起的心肌耗氧增加、血供减少都可能是MI的诱因。在变异型心绞痛患者中，反复发作的冠状动脉痉挛也可发展为AMI。

（二）先兆

半数以上患者在发病前数日有乏力、胸部不适，活动时心悸、气急、烦躁、心绞痛等前驱症状，其中以新发生心绞痛（初发型心绞痛）或原有心绞痛加重（恶化型心绞痛）为最突出。心绞痛发作较以往频繁、性质较剧、持续较久、硝酸甘油疗效差、诱发因素不明显；疼痛时伴有恶心、呕吐、大汗和心动过速，或伴有心功能不全、严重心律失常、血压大幅度波动等；同时心电图示ST段一过性明显抬高（变异型心绞痛）或压低，T波倒置或增高（“假性正常化”），应警惕近期内发生MI的可能。发现先兆，及时积极治疗，有可能使部分患者避免发生MI。

（三）症状

随梗死的大小、部位、发展速度和原来心脏的功能情况等而轻重不同。

1.*疼痛* 是最先出现的症状，疼痛部位和性质与心绞痛相同，但常发生于安静或睡眠时，疼痛程度较重，范围较广，持续时间可长达数小时或数天，休息或含用硝酸甘油片多不能缓解，患者常烦躁不安、出汗、恐惧，有濒死之感。在我国，约1/6～1/3的患者疼痛的性质及部位不典型，如位于上腹部，常被误认为胃溃疡穿孔或急性胰腺炎等急腹症；位于下颌或颈部，常被误认为牙病或骨关节病。部分患者无疼痛，多为糖尿病患者或老年人，一开始即表现为休克或急性心力衰竭；少数患者在整个病程中都无疼痛或其他症状，而事后才发现患过MI。

2.*全身症状* 主要是发热，伴有心动过速、白细胞增高和血细胞沉降率增快等，由坏死物质吸收所引起。一般在疼痛发生后24～48小时出现，程度与梗死范围常呈正相关，体温一般在38℃上下，很少超过39℃，持续1周左右。

3.*胃肠道症状* 约1/3有疼痛的患者，在发病早期伴有恶心、呕吐和上腹胀痛，与迷走神经受损坏死心肌刺激和心排血量降低组织灌注不足等有关；肠胀气也不少见；重症者可发生呃逆（以下壁心肌梗死多见）。

4.*心律失常* 见于75%～95%的患者，多发生于起病后1～2周内，尤以24小时内最多见。各种心律失常中以室性心律失常为最多，尤其是室性期前收缩；如室性期前收缩频发（每分钟5次以上），成对出现，心电图上表现为多源性或落在前一心搏的易损期时，常预示即将发生室性心动过速或心室颤动。冠状动脉再灌注后可能出现加速性室性自主心律与室性心动过速，多数历时短暂，自行消失。室上性心律失常则较少，阵发性心房颤动比心房扑动和室上性心动过速更多见，多发生在心力衰竭患者中。窦性心动过速的发生率约为30%～40%，发病初期出现的窦性心动过速多为暂时性，持续性窦性心动过速是梗死面积大、心排血量降低或左心功能不全的反映。各种程度的房室传导阻滞和束支传导阻滞也较多，严重者发生完全性房室传导阻滞。发生完全性左束支传导阻滞时MI的心电图表现可被掩盖。前壁MI易发生室性心律失常。下壁（膈面）MI易发生房室传导阻滞，其阻滞部位多在房室束以上，预后较好。前壁MI而发生房室传导阻滞时，往往是多个束支同时发生传导阻滞的结果，其阻滞部位在房室束以下，且常伴有休克或心力衰竭，预后较差。

5.*低血压和休克* 疼痛期血压下降常见，可持续数周后再上升，但常不能恢复以往的水平，未必是休克。如疼痛缓解而收缩压低于80mmHg，患者烦躁不安、面色苍白、皮肤湿冷、脉细而快、大汗淋漓、尿量减少（<20ml/h）、神志迟钝、甚至昏厥者，则为休克的表现。休克多在起病后数小时～1周内发生，见于20%的患者，主要是心源性，为心肌广泛（40%以上）坏死、心排血量急剧下降所致，神经反射引起的周围血管扩张为次要的因素，有些患者还有血容量不足的因素参与。严重的休克可在数小时内致死，一般持续数小时至数天，可反复出现。

6.*心力衰竭* 主要是急性左心衰竭，可在起病最初数日内发生或在疼痛、休克好转阶段出现，为梗死后心脏舒缩力显著减弱或不协调所致，发生率约为20%～48%。患者出现呼吸困难、咳嗽、发绀、烦躁等，严重者可发生肺水肿或进而发生右心衰竭的表现，出现颈静脉怒张、肝肿痛和水肿等。右心室MI者，一开始即可出现右心衰竭的表现。

发生于AMI时的心力衰竭称为泵衰竭，根据临床上有无心力衰竭及其程度，常按Killip分级法分级：第1级为左心衰竭代偿阶段，无心力衰竭征象，肺部无啰音，但肺楔压可升高；第Ⅱ级为轻至中度左心衰竭，肺啰音的范围小于肺野的50%，可出现第三心音奔马律、持续性窦性心动过速、有肺淤血的X线表现；第Ⅲ级为重度心力衰竭，急性肺水肿，肺啰音的范围大于两肺野的50%；第Ⅳ级为心源性休克，血压<90mmHg，少尿，皮肤湿冷、发绀，呼吸加速，脉搏快。

AMI时，重度左心室衰竭或肺水肿与心源性休克同样是左心室排血功能障碍所引起。在血流动力学上，肺水肿是以左心室舒张末期压及左房压与肺楔压的增高为主，而在休克则心排血量和动脉压的降低更为突出，心排血指数比左心室衰竭时更低。因此，心源性休克较左心室衰竭更严重。此两者可以不同程度合并存在，是泵衰竭的最严重阶段。

（四）血流动力学分型

AMI时心脏的泵血功能并不能通过一般的心电图、胸片等检查而完全反映出来，及时进行血流动力学监测，能为早期诊断和及时治疗提供很重要依据。Forrester等根据血流动力学指标肺楔压（PCWP）和心脏指数（CI）评估有无肺淤血和周围灌注不足的表现，从而将AMI分为4个血流动力学亚型：

Ⅰ型：既无肺淤血又无周围组织灌注不足，心功能处于代偿状态。CI>2.2L/（min·m^2），PCWP≤18mmHg（2.4kPa），病死率约为3%。

Ⅱ型：有肺淤血，无周围组织灌注不足，为常见临床类型。CI>2.2L/（min·m^2），PCWP>18mmHg（2.4kPa），病死率约为9%。

Ⅲ型：有周围组织灌注不足，无肺淤血，多见于右心室梗死或血容量不足者。CI≤2.2L（min·m^2），PCWP≤18mmHg（2.4kPa），病死率约为23%。

Ⅳ型：兼有周围组织灌注不足与肺淤血，为最严重类型。CI≤2.2L/（min·m^2），PCWP>18mmHg（2.4kPa），病死率约为51%。

由于AMI时影响心脏泵血功能的因素较多，因此Forrester分型基本反映了血流动力学变化的状况，不能包括所有泵功能改变的特点。

AMI 血流动力学紊乱的临床表现主要包括低血压状态、肺淤血、急性左心衰竭、心源性休克等状况。

（五）体征

AMI 时心脏体征可在正常范围内，体征异常者大多数无特征性：心脏可有轻至中度增大；心率增快或减慢；心尖区第一心音减弱，可出现第三或第四心音奔马律。前壁心肌梗死的早期，可能在心尖区和胸骨左缘之间扪及迟缓的收缩期膨出，是由心室壁反常运动所致，常在几天至几周内消失。约 10%～20%的患者在发病后 2～3 天出现心包摩擦音，多在 1～2 天内消失，少数持续 1 周以上。发生二尖瓣乳头肌功能失调者，心尖区可出现粗糙的收缩期杂音；发生心室隔穿孔者，胸骨左下缘出现响亮的收缩期杂音，常伴震颤。右室梗死较重者可出现颈静脉怒张，深吸气时更为明显。除发病极早期可出现一过性血压增高外，几乎所有患者在病程中都会有血压降低，起病前有高血压者，血压可降至正常；起病前无高血压者，血压可降至正常以下，且可能不再恢复到起病之前的水平。

【并发症】

并发症可分为机械性、缺血性、栓塞性和炎症性。

（一）机械性并发症

1.*心室游离壁破裂*　3%的 MI 患者可发生心室游离壁破裂，是心脏破裂最常见的一种，占 MI 患者死亡的 10%。心室游离壁破裂常在发病 1 周内出现，早高峰在 MI 后 24 小时内，晚高峰在 MI 后 3～5 天。早期破裂与胶原沉积前的梗死扩展有关，晚期破裂与梗死相关室壁的扩展有关。心脏破裂多发生在第一次 MI、前壁梗死、老年和女性患者中。其他危险因素包括 MI 急性期的高血压、既往无心绞痛和心肌梗死、缺乏侧支循环、心电图上有 Q 波、应用糖皮质激素或非甾体抗炎药、MI 症状出现后 14 小时以后的溶栓治疗。心室游离壁破裂的典型表现包括持续性心前区疼痛、心电图 ST-T 改变、迅速进展的血流动力学衰竭、急性心包压塞和电机械分离。心室游离壁破裂也可为亚急性，即心肌梗死区不完全或逐渐破裂，形成包裹性心包积液或假性室壁瘤，患者能存活数月。

2.*室间隔穿孔*　比心室游离壁破裂少见，约有 0.5%～2%的 MI 患者会发生室间隔穿孔，常发生于 AMI 后 3～7 天。AMI 后，胸骨左缘突然出现粗糙的全收缩期杂音或可触及收缩期震颤，或伴有心源性休克和心力衰竭，应高度怀疑室间隔穿孔，此时应进一步作 Swan-Ganz 导管检查与超声心动图检查。

3.*乳头肌功能失调或断裂*　乳头肌功能失调总发生率可高达 50%，二尖瓣乳头肌因缺血、坏死等使收缩功能发生障碍，造成不同程度的二尖瓣脱垂或关闭不全，心尖区出现收缩中晚期喀喇音和吹风样收缩期杂音，第一心音可不减弱，可引起心力衰竭。轻症者可以恢复，其杂音可以消失。乳头肌断裂极少见，多发生在二尖瓣后内乳头肌，故在下壁 MI 中较为常见。后内乳头肌大多是部分断裂，可导致严重二尖瓣反流伴有明显的心力衰竭；少数完全断裂者则发生急性二尖瓣大量反流，造成严重的急性肺水肿，约 1/3 的患者迅速死亡。

4.*室壁膨胀瘤*　或称室壁瘤。绝大多数并发于 STEMI，多累及左心室心尖部，发生率为 5%～20%。为在心室腔内压力影响下，梗死部位的心室壁向外膨出而形成。见于 MI 范围较大的患者，常于起病数周后才被发现。发生较小室壁瘤的患者可无症状与体征；但发生较大室壁瘤的患者，可出现顽固性充血性心力衰竭以及复发性、难治的致命性心律失常。体检可发现心浊音界扩大，心脏搏动范围较广泛或心尖抬举样搏动，可有收缩期杂音。心电图上除了有 MI 的异常 Q 波外，约 2/3 的患者同时伴有持续性 ST 段弓背向上抬高。X 线透视和摄片、超声心动图、放射性核素心脏血池显像、磁共振成像以及左心室选择性造影可见局部心缘突出，搏动减弱或有反常搏动。室壁瘤按病程可分为急性和慢性室壁瘤。急性室壁瘤在 MI 后数日内形成，易发生心脏破裂和形成血栓。慢性室壁瘤多见于 MI 愈合期，由于其瘤壁为致密的纤维瘢痕所替代，所以一般不会引起破裂。

（二）缺血性并发症

1.*梗死延展* 指同一梗死相关冠状动脉供血部位的MI范围的扩大，可表现为心内膜下MI转变为透壁性MI或MI范围扩大到邻近心肌，多有梗死后心绞痛和缺血范围的扩大。梗死延展多发生在AMI后的2～3周内，多数原梗死区相应导联的心电图有新的梗死性改变且CK或肌钙蛋白升高时间延长。

2.*再梗死* 指AMI4周后再次发生的MI，既可发生在原来梗死的部位，也可发生在任何其他心肌部位。如果再梗死发生在AMI后4周内，则其心肌坏死区一定受另一支有病变的冠状动脉所支配。通常再梗死发生在与原梗死区不同的部位，诊断多无困难；若再梗死发生在与原梗死区相同的部位，尤其是NSTEMI的再梗死、反复多次的灶性梗死，常无明显的或特征性的心电图改变，可使诊断发生困难，此时迅速上升且又迅速下降的酶学指标如CK-MB比肌钙蛋白更有价值。CK-MB恢复正常后又升高或超过原先水平的50%对再梗死具有重要的诊断价值。

（三）栓塞性并发症

MI并发血栓栓塞主要是指心室附壁血栓或下肢静脉血栓破碎脱落所致的体循环栓塞或肺动脉栓塞。左心室附壁血栓形成在AMI患者中较多见，尤其在急性大面积前壁MI累及心尖部时，其发生率可高达60%左右，而体循环栓塞并不常见，国外一般发生率在10%左右，我国一般在2%以下。附壁血栓的形成和血栓栓塞多发生在梗死后的第1周内。最常见的体循环栓塞为脑卒中，也可产生肾、脾或四肢等动脉栓塞；如栓子来自下肢深部静脉，则可产生肺动脉栓塞。

（四）炎症性并发症

1.*早期心包炎* 发生于MI后1～4天内，发生率约为10%。早期心包炎常发生在透壁性MI患者中，系梗死区域心肌表面心包并发纤维素性炎症所致。临床上可出现一过性的心包摩擦音，伴有进行性加重的胸痛，疼痛随体位而改变。

2.*后期心包炎（心肌梗死后综合征或Dressler综合征）* 发病率为1%～3%，于MI后数周至数月内出现，并可反复发生。其发病机制迄今尚不明确，推测为自身免疫反应所致；而Dressler认为它是一种过敏反应，是机体对心肌坏死物质所形成的自身抗原的过敏反应。临床上可表现为突然起病，发热，胸膜性胸痛，白细胞计数升高和血沉增快，心包或胸膜摩擦音可持续2周以上，超声心动图常可发现心包积液，少数患者可伴有少量胸腔积液或肺部浸润。

【危险分层】

STEMI的患者具有以下任何1项者可被确定为高危患者：①年龄＞70岁；②前壁MI；③多部位MI（指2个部位以上）；④伴有血流动力学不稳定如低血压、窦性心动过速、严重室性心律失常、快速心房颤动、肺水肿或心源性休克等；⑤左、右束支传导阻滞源于AMI；⑥既往有MI病史；⑦合并糖尿病和未控制的高血压。

【实验室和辅助检查】

（一）心电图检查

虽然一些因素限制了心电图对MI的诊断和定位的能力，如心肌损伤的范围、梗死的时间及其位置、传导阻滞的存在、陈旧性MI的存在、急性心包炎、电解质浓度的变化及服用对心电有影响的药物等。然而，标准12导联心电图的系列观察（必要时18导联），仍然是临床上对STEMI检出和定位的有用方法。

1.*特征性改变* 在面向透壁心肌坏死区的导联上出现以下特征性改变：

（1）宽而深的Q波（病理性Q波）。

（2）ST段抬高呈弓背向上型。

（3）T波倒置，往往宽而深，两支对称；在背向梗死区的导联上则出现相反的改变，即R波增高，ST段压低，T 波直立并增高。

2.动态性改变

(1)起病数小时内，可尚无异常，或出现异常高大、两支不对称的 T 波。

(2)数小时后，ST 段明显抬高，弓背向上，与直立的 T 波连接，形成单向曲线。数小时到 2 天内出现病理性 Q 波(又称 Q 波型 MI)，同时 R 波减低，为急性期改变。Q 波在 3～4 天内稳定不变，以后 70%～80%永久存在。

(3)如不进行治疗干预，ST 段抬高持续数日至 2 周左右，逐渐回到基线水平，T 波则变为平坦或倒置，是为亚急性期改变。

(4)数周至数月以后，T 波呈 V 形倒置，两支对称，波谷尖锐，为慢性期改变，T 波倒置可永久存在，也可在数月到数年内逐渐恢复。合并束支传导阻滞尤其左束支传导阻滞时、在原来部位再次发生 AMI 时，心电图表现多不典型，不一定能反映 AMI 表现。

微型的和多发局灶型 MI，心电图中既不出现 Q 波也始终无 ST 段抬高，但有心肌坏死的血清标志物升高，属 NSTEMI 范畴。

3.定位和定范围　STEMI 的定位和定范围可根据出现特征性改变的导联数来判断。

(二)心脏标志物测定

1.血清酶学检查　以往用于临床诊断 MI 的血清酶学指标包括：肌酸磷酸激酶(CK 或 CPK)及其同工酶 CK-MB、天门冬酸氨基转移酶(AST，曾称 GOT)、乳酸脱氢酶(LDH)及其同工酶，但因 AST 和 LDH 分布于全身许多器官，对 MI 的诊断特异性较差，目前临床已不推荐应用。AMI 发病后，血清酶活性随时相而变化。CK 在起病 6 小时内增高，24 小时内达高峰，3～4 天恢复正常。

CK 的同工酶 CK-MB 诊断 AMI 的敏感性和特异性均极高，分别达到 100%和 99%，在起病后 4 小时内增高，16～24 小时达高峰，3～4 日恢复正常。STEMI 静脉内溶栓治疗时，CK 及其同工酶 CK-MB 可作为阻塞的冠状动脉再通的指标之一。冠状动脉再通，心肌血流再灌注时，坏死心肌内积聚的酶被再灌注血流“冲刷”，迅速进入血循环，从而使酶峰距 STEMI 发病时间提早出现，酶峰活性水平高于阻塞冠状动脉未再通者。用血清 CK-MB 活性水平增高和峰值前移来判断 STEMl 静脉溶栓治疗后冠状动脉再通，约有 95%的敏感性和 88%的特异性。

2.心肌损伤标志物测定　在心肌坏死时，除了血清心肌酶活性的变化外，心肌内含有的一些蛋白质类物质也会从心肌组织内释放出来，并出现在外周循环血液中，因此可作为心肌损伤的判定指标。这些物质主要包括肌钙蛋白和肌红蛋白。

肌钙蛋白(Tn)是肌肉组织收缩的调节蛋白，心肌肌钙蛋白(cTn)与骨骼肌中的 Tn 在分子结构和免疫学上是不同的，因此它是心肌所独有，具有很高的特异性。cTn 共有 cTnT、cTnl、cTnC3 个亚单位。

cTnT 在健康人血清中的浓度一般小于 0.06ng/L。通常，在 AMI 后 3～4 小时开始升高，2～5 天达到峰值，持续 10～14 天；其动态变化过程与 MI 时间、梗死范围大小、溶栓治疗及再灌注情况有密切关系。由于血清 cTnT 的高度敏感性和良好重复性，它对早期和晚期 AMI 以及 UA 患者的灶性心肌坏死均具有很高的诊断价值。

cTnl 也是一种对心肌损伤和坏死确具高度特异性的血清学指标，其正常值上限为 3.1ng/L，在 AMI 后 4～6 小时或更早即可升高，24 小时后达到峰值，约 1 周后降至正常。

肌红蛋白在 AMI 发病后 2～3 小时内即已升高，12 小时内多达峰值，24～48 小时内恢复正常，由于其出现时间均较 cTn 和 CK-MB 早，故它是目前能用来最早诊断 AMI 的生化指标。但是肌红蛋白广泛存在于心肌和骨骼肌中，二者在免疫学上也是相同的，而且又主要经肾脏代谢清除，因而与血清酶学指标相似，也存在特异性较差的问题，如慢性肾功能不全、骨骼肌损伤时，肌红蛋白水平均会增高，此时应予以仔细鉴别。

3.其他检查　组织坏死和炎症反应的非特异性指标 AMI 发病 1 周内白细胞可增至 10×10^9/L～20×10^9/L，中性粒细胞多在 75%～90%，嗜酸性粒细胞减少或消失。血细胞沉降率增快，可持续 1～3 周，能较准确地反映坏死组织被吸收的过程。血清游离脂肪酸、C 反应蛋白在 AMI 后均增高。血清游离脂肪酸显著增高者易发生严重室性心律失常。此外，AMI 时，由于应激反应，血糖可升高，糖耐量可暂降低，约 2～3 周后恢复正常。STEMI 患者在发病 24～48 小时内血胆固醇保持或接近基线水平，但以后会急剧下降。因此所有 STEMI 患者应在发病 24～48 小时内测定血脂谱，超过 24～48 小时者，要在 AMI 发病 8 周后才能获得更准确的血脂结果。

（三）放射性核素心肌显影

利用坏死心肌细胞中的钙离子能结合放射性锝焦磷酸盐或坏死心肌细胞的肌凝蛋白可与其特异性抗体结合的特点，静脉注射 ^{99m}Tc-焦磷酸盐或 ^{111}In-抗肌凝蛋白单克隆抗体进行“热点”显像；利用坏死心肌血供断绝和瘢痕组织中无血管以至 ^{201}T1 或 ^{99m}Tc-MIBI 不能进入细胞的特点，静脉注射这些放射性核素进行“冷点”显像；均可显示 Ml 的部位和范围。前者主要用于急性期，后者用于慢性期。用门电路 γ 闪烁显像法进行放射性核素心腔造影（常用 ^{99m}Tc-标记的红细胞或白蛋白），可观察心室壁的运动和左心室的射血分数。有助于判断心室功能，判断梗死后造成的室壁运动失调和室壁瘤。目前多用单光子发射计算机断层显像来检查，新的方法正电子发射计算机断层扫描（PET）可观察心肌的代谢变化，判断心肌是否存活。如心脏标志物或心电图阳性，作诊断时不需要做心肌显像。出院前或出院后不久，症状提示 ACS 但心电图无诊断意义和心脏标志物正常的患者应接受负荷心肌显像检查（药物或运动负荷的放射性核素或超声心动图心肌显像）。显像异常的患者提示在以后的 3～6 个月内发生并发症的危险增加。

（四）超声心动图

根据超声心动图上所见的室壁运动异常可对心肌缺血区域做出判断。在评价有胸痛而无特征性心电图变化时，超声心动图有助于除外主动脉夹层。对 MI 患者，床旁超声心动图对发现机械性并发症很有价值，如评估心脏整体和局部功能、乳头肌功能不全、室壁瘤和室间隔穿孔等。多巴酚丁胺负荷超声心动图检查还可用于评价心肌存活性。

（五）选择性冠状动脉造影

需施行各种介入性治疗时，可先行选择性冠状动脉造影，明确病变情况，制定治疗方案。

【诊断和鉴别诊断】

WHO 的 AMI 诊断标准依据典型的临床表现、特征性的心电图改变、血清心肌坏死标志物水平动态改变，3 项中具备 2 项特别是后 2 项即可确诊，一般并不困难。无症状的患者，诊断较困难。凡年老患者突然发生休克、严重心律失常、心力衰竭、上腹胀痛或呕吐等表现而原因未明者，或原有高血压而血压突然降低且无原因可寻者，都应想到 AMI 的可能。此外有较重而持续较久的胸闷或胸痛者，即使心电图无特征性改变，也应考虑本病的可能，都宜先按 AMI 处理，并在短期内反复进行心电图观察和血清肌钙蛋白或心肌酶等测定，以确定诊断。当存在左束支传导阻滞图形时，MI 的心电图诊断较困难，因它与 STEMI 的心电图变化相类似，此时，与 QRS 波同向的 ST 段抬高和至少 2 个胸导联 ST 段抬高＞5mm，强烈提示 MI。一般来说，有疑似症状并新出现的左束支传导阻滞应按 STEMI 来治疗。无病理性 Q 波的心内膜下 MI 和小的透壁性或非透壁性或微型 MI，鉴别诊断参见前文“不稳定型心绞痛和非 ST 段抬高型心肌梗死”段。血清肌钙蛋白和心肌酶测定的诊断价值更大。

2007 年欧洲和美国心脏病学会对 MI 制定了新的定义，将 MI 分为急性进展性和陈旧性两类，把血清心肌坏死标志物水平动态改变列为诊断急性进展性 MI 的首要和必备的条件。

急性进展性 MI 定义为：

(1)心肌坏死生化标志物典型的升高和降低，至少伴有下述情况之一：①心肌缺血症状；②心电图病理性 Q 波形成；③心电图 ST 段改变提示心肌缺血；④做过冠状动脉介入治疗，如血管成形术。

(2)病理发现 AMI。

陈旧性 MI 定义为：

(1)系列心电图检查提示新出现的病理性 Q 波，患者可有或可不记得有任何症状，心肌坏死生化标志物已降至正常。

(2)病理发现已经或正在愈合的 MI。

然后将 MI 再分为 5 种临床类型：Ⅰ型：自发性 MI，与原发的冠状动脉事件如斑块糜烂、破裂、夹层形成等而引起的心肌缺血相关；Ⅱ型：MI 继发于心肌的供氧和耗氧不平衡所导致的心肌缺血，如冠状动脉痉挛、冠状动脉栓塞、贫血、心律失常、高血压或低血压；Ⅲ型：心脏性猝死，有心肌缺血的症状和新出现的 ST 段抬高或新的左束支传导阻滞，造影或尸检证实冠状动脉内有新鲜血栓，但未及时采集血样之前或血液中心肌坏死生化标志物升高之前患者就已死亡；Ⅳa 型：MI 与 PCI 相关；Ⅳb 型：MI 与支架内血栓有关，经造影或尸检证实；Ⅴ型：MI 与 CABG 相关。

此外，还需与变异型心绞痛相鉴别。本病由 Prinzmetal 于 1959 年首先描述，心绞痛几乎都在静息时发生，常呈周期性，多发生在午夜至上午 8 时之间，常无明显诱因，历时数十秒至 30 分钟。发作时心电图显示有关导联的 ST 段短时抬高、R 波增高，相对应导联的 ST 段压低，T 波可有高尖表现，常并发各种心律失常。本病是冠状动脉痉挛所引起，多发生在已有冠脉狭窄的基础上，但其临床表现与冠脉狭窄程度不成正比，少数患者冠脉造影可以正常。吸烟是本病的重要危险因素，麦角新碱或过度换气试验可诱发冠脉痉挛。药物治疗以钙拮抗剂和硝酸酯类最有效。病情稳定后根据冠脉造影结果再定是否需要血运重建治疗。

【预后】

STEMI 的预后与梗死范围的大小、侧支循环产生的情况、有无其他疾病并存以及治疗是否及时有关。总死亡率约为 30%，住院死亡率约为 10%，发生严重心律失常、休克或心力衰竭者病死率尤高，其中休克患者病死率可高达 80%。死亡多在第 1 周内，尤其是在数小时内。出院前或出院 6 周内进行负荷心电图检查，运动耐量好不伴有心电图异常者预后良好，运动耐量差者预后不良。MI 长期预后的影响因素中主要为患者的心功能状况、梗死后心肌缺血及心律失常、梗死的次数和部位以及患者的年龄、是否合并高血压和糖尿病等。AMI 再灌注治疗后梗死相关冠状动脉再通与否是影响 MI 急性期良好预后和长期预后的重要独立因素。

【防治】

治疗原则是保护和维持心脏功能，挽救濒死的心肌，防止梗死面积扩大，缩小心肌缺血范围，及时处理各种并发症，防止猝死，使患者不但能度过急性期，且康复后还能保持尽可能多的有功能的心肌。

(一)一般治疗

参见前文“不稳定型心绞痛和非 ST 段抬高型心肌梗死”段。

(二)再灌注治疗

及早再通闭塞的冠状动脉，使心肌得到再灌注，挽救濒死的心肌或缩小心肌梗死的范围，是一种关键的治疗措施。它还可极有效地解除疼痛。

1.*溶栓治疗*　纤维蛋白溶解(纤溶)药物被证明能减小冠脉内血栓，早期静脉应用溶栓药物能提高

STEAMI患者的生存率,其临床疗效已被公认,故明确诊断后应尽早用药,来院至开始用药时间应<30分钟。而对于非ST段抬高型ACS,溶栓治疗不仅无益反而有增加AMI的倾向,因此标准溶栓治疗目前仅用于STEAMI患者。

(1)溶栓治疗的适应证:①持续性胸痛超过30分钟,含服硝酸甘油片症状不能缓解。②相邻2个或更多导联ST段抬高>0.2mV。③发病6小时以内者。若发病6~24小时内,患者仍有胸痛,并且ST段抬高导联有R波者,也可考虑溶栓治疗。发病至溶栓药物给予的时间是影响溶栓治疗效果的最主要因素,最近有研究认为如果在发病3小时内给予溶栓药物,则溶栓治疗的效果和直接PCI治疗效果相当,但3小时后进行溶栓其效果不如直接PCI术,且出血等并发症增加。④年龄在70岁以下者。对于年龄>75岁的AMI患者,溶栓治疗会增加脑出血的并发症,是否溶栓治疗需权衡利弊,如患者为广泛前壁AMI,具有很高的心源性休克和死亡的发生率,在无条件行急诊介入治疗的情况下仍应进行溶栓治疗。反之,如患者为下壁AMI,血流动力学稳定可不进行溶栓治疗。

(2)溶栓治疗的禁忌证:①近期(14天内)有活动性出血(胃肠道溃疡出血、咯血、痔疮出血等),作过外科手术或活体组织检查,心肺复苏术后(体外心脏按压、心内注射、气管插管),不能实施压迫的血管穿刺,以及外伤史者;②高血压患者血压>180/110mmHg,或不能排除主动脉夹层分离者;③有出血性脑血管意外史,或半年内有缺血性脑血管意外(包括TIA)史者;④对扩容和升压药无反应的休克;⑤妊娠、感染性心内膜炎、二尖瓣病变合并心房颤动且高度怀疑左心房内有血栓者;⑥糖尿病合并视网膜病变者;⑦出血性疾病或有出血倾向者,严重的肝肾功能障碍及进展性疾病(如恶性肿瘤)者。

(3)治疗步骤:①溶栓前检查血常规、血小板计数、出凝血时间、APTT及血型,配血备用;②即刻口服阿司匹林300mg,以后每天100mg,长期服用;③进行溶栓治疗。

(4)溶栓药物:①非特异性溶栓剂,对血栓部位或体循环中纤溶系统均有作用的尿激酶(UK或rUK)和链激酶(SK或rSK);②选择性作用于血栓部位纤维蛋白的药物,有组织型纤维蛋白溶酶原激活剂,重组型组织纤维蛋白溶酶原激活剂;③单链尿激酶型纤溶酶原激活剂,甲氧苯基化纤溶酶原链激酶激活剂复合物;④新的溶栓剂还有TNK-组织型纤溶酶原激活剂、瑞替普酶、拉诺普酶、葡激酶等。

(5)给药方案:①UK:30分钟内静脉滴注100万~150万U;或冠状动脉内注入4万U,继以每分钟0.6万~2.4万U的速度注入,血管再通后用量减半,继续注入30~60分钟,总量50万U左右。②SK:150万U静脉滴注,60分钟内滴完;冠状动脉内给药先给2万U,继以0.2万~0.4万U注入,共30分钟,总量25万~40万U。对链激酶过敏者,宜于治疗前半小时用异丙嗪(非那根)25mg肌肉注射,并与少量的地塞米松(2.5~5mg)同时滴注,可防止其引起的寒战、发热副作用。③γ-tPA:100mg在90分钟内静脉给予,先静注15mg,继而30分钟内静脉滴注50mg,其后60分钟内再给予35mg(国内有报道,用上述剂量的一半也能奏效)。冠状动脉内用药剂量减半。用γ-tPA前,先用肝素5000u,静脉推注;然后,700~1000U/h,静脉滴注48小时;以后改为皮下注射7500U,每12小时1次,连用3~5天,用药前注意出血倾向。④TNK-tPA:40mg静脉一次性注入,无须静脉滴注。溶栓药应用期间密切注意出血倾向,并需监测APTT或ACT。冠状动脉内注射药物需通过周围动脉置入导管达冠状动脉口处才能实现,因此比较费时,只宜用于介入性诊治过程中并发的冠脉内血栓栓塞;而静脉注射药物可以迅速实行,故目前多选静脉注射给药。

(6)溶栓治疗期间的辅助抗凝治疗:UK和SK为非选择性的溶栓剂,故在溶栓治疗后短时间内(6~12小时内)不存在再次血栓形成的可能,对于溶栓有效的AMI患者,可于溶栓治疗6~12小时后开始给予低分子量肝素皮下注射。对于溶栓治疗失败者,辅助抗凝治疗则无明显临床益处。γ-tPA和葡激酶等为选择性的溶栓剂,故溶栓使血管再通后仍有再次血栓形成的可能,因此在溶栓治疗前后均应给予充分的肝素治疗。溶栓前先给予5000u肝素冲击量,然后以1000U/h的肝素持续静脉滴注24~48小时,以出血时间延长2倍为基准，调整肝素用量。亦可选择低分子量肝素替代普通肝素治疗，其临床疗效相同，如依诺肝素，首先静脉推注30mg.然后以1mg/kg的剂量皮下注射，每12小时1次，用3～5天为宜。

(7)溶栓再通的判断指标：

1)直接指征：冠状动脉造影观察血管再通情况，冠状动脉造影所示血流情况通常采用TIMI分级：

TIMI0级：梗死相关冠状动脉完全闭塞，远端无造影剂通过。

TIMI1级：少量造影剂通过血管阻塞处，但远端冠状动脉不显影。

TIMI2级：梗死相关冠状动脉完全显影但与正常血管相比血流较缓慢。

TIMI3级：梗死相关冠状动脉完全显影且血流正常。

根据TIMI分级达到2、3级者表明血管再通，但2级者通而不畅。

2)间接指征：①心电图抬高的ST段于2小时内回降>50%；②胸痛于2小时内基本消失；③2小时内出现再灌注性心律失常(短暂的加速性室性自主节律，房室或束支传导阻滞突然消失，或下后壁心肌梗死的患者出现一过性窦性心动过缓、窦房传导阻滞)或低血压状态；④血清CK-MB峰值提前出现在发病14小时内。具备上述4项中2项或2项以上者，考虑再通；但第②和③两项组合不能被判定为再通。

2.介入治疗　直接经皮冠状动脉介入术是指AMI的患者未经溶栓治疗直接进行冠状动脉血管成形术，其中支架植入术的效果优于单纯球囊扩张术。近年试用冠脉内注射自体干细胞希望有助于心肌的修复。目前直接PCI已被公认为首选的最安全有效的恢复心肌再灌注的治疗手段，梗死相关血管的开通率高于药物溶栓治疗，尽早应用可恢复心肌再灌注，降低近期病死率，预防远期的心力衰竭发生，尤其对来院时发病时间已超过3小时或对溶栓治疗有禁忌的患者。一般要求患者到达医院至球囊扩张时间<90分钟。在适宜于做PCI的患者中，PCI之前应给予抗血小板药和抗凝治疗。施行PCI的适应证还包括血流动力学不稳定、有溶栓禁忌证、恶性心律失常、需要安装经静脉临时起搏或需要反复电复律以及年龄>75岁。溶栓治疗失败者，即胸痛或ST段抬高在溶栓开始后持续≥60分钟或胸痛和ST段抬高复发，则应考虑做补救性PCI，但是只有在复发起病后90分钟内即能开始PCI者获益较大，否则应重复应用溶栓药，不过重复给予溶栓药物会增加严重出血并发症。直接PCI后，尤其是放置支架后，可应用GPⅡb/Ⅲα受体拮抗剂辅助治疗，持续用24～36小时。直接PCI的开展需要有经验的介入心脏病医生、完善的心血管造影设备、抢救设施和人员配备。我国2001年制定的“急性心肌梗死诊断和治疗指南”提出具备施行AMI介入治疗条件的医院应：①能在患者来院90分钟内施行PTCA；②其心导管室每年施行PTCA>100例并有心外科待命的条件；③施术者每年独立施行PTCA>30例；④AMI直接PTCA成功率在90%以上；⑤在所有送到心导管室的患者中，能完成PTCA者达85%以上。无条件施行介入治疗的医院宜迅速将患者送到测算能在患者起病6小时内施行介入治疗的医院治疗。如测算转送后患者无法在6小时内接受PCI，则宜就地进行溶栓治疗或溶栓后转送。

发生STEAMI后再灌注策略的选择需要根据发病时间、施行直接PCI的能力(包括时间间隔)、患者的危险性(包括出血并发症)等综合考虑。优选溶栓的情况一般包括：①就诊早，发病≤3小时内，且不能及时进行PCI；②介入治疗不可行，如导管室被占用，动脉穿刺困难或不能转运到达有经验的导管室；③介入治疗不能及时进行，如就诊至球囊扩张时间>90分钟。优选急诊介入治疗的情况包括：①就诊晚，发病>3小时；②有经验丰富的导管室，就诊至球囊扩张时间<90分钟，就诊至球囊扩张时间较就诊至溶栓时间延长<60分钟；③高危患者，如心源性休克，Killip分级≥Ⅲ级；④有溶栓禁忌证，包括出血风险增加及颅内出血；⑤诊断有疑问。

3.冠状动脉旁路移植术(CABG)　下列患者可考虑进行急诊CABG：①实行了溶栓治疗或PCI后仍有持续的或反复的胸痛；②冠状动脉造影显示高危冠状动脉病变(左冠状动脉主干病变)；③有MI并发症如

室间隔穿孔或乳头肌功能不全所引起的严重二尖瓣反流。

（三）其他药物治疗

1.*抗血小板治疗* 抗血小板治疗能减少 STEMI 患者的主要心血管事件（死亡、再发致死性或非致死性 MI 和卒中）的发生，因此除非有禁忌证，所有患者应给予本项治疗。其用法见前文“不稳定型心绞痛和非 ST 段抬高型心肌梗死”段。

2.*抗凝治疗* 除非有禁忌证，所有 STEMI 患者无论是否采用溶栓治疗，都应在抗血小板治疗的基础上常规接受抗凝治疗。抗凝治疗能建立和维持梗死相关动脉的通畅，并能预防深静脉血栓形成、肺动脉栓塞以及心室内血栓形成。其用法见前文“不稳定型心绞痛和非 ST 段抬高型心肌梗死”段。

3.*硝酸酯类药物* 对于有持续性胸部不适、高血压、大面积前壁 MI、急性左心衰竭的患者，在最初24～48 小时的治疗中，静脉内应用硝酸甘油有利于控制心肌缺血发作，缩小梗死面积，降低短期甚至可能长期病死率。其用法见前文“不稳定型心绞痛和非 ST 段抬高型心肌梗死”段。有下壁 MI，可疑右室梗死或明显低血压的患者（收缩压低于 90mmHg），尤其合并明显心动过缓或心动过速时，硝酸酯类药物能降低心室充盈压，引起血压降低和反射性心动过速，应慎用或不用。无并发症的 MI 低危患者不必常规给予硝酸甘油。

4.*镇痛剂* 选择用药和用法见前文“不稳定型心绞痛和非 ST 段抬高型心肌梗死”段。

5.*β受体阻滞剂* MI 发生后最初数小时内静脉注射 β 受体阻滞剂可通过缩小梗死面积、降低再梗死率、降低室颤的发生率和病死率而改善预后。无禁忌证的 STEMI 患者应在 MI 发病的 12 小时内开始 β 受体阻滞剂治疗。其用法见前文“不稳定型心绞痛和非 ST 段抬高型心肌梗死”段。

6.*血管紧张素转换酶抑制剂(ACEI)* 近来大规模临床研究发现，ACEI 如卡托普利、雷米普利、群多普利等有助于改善恢复期心肌的重构，减少 AMI 的病死率，减少充血性心力衰竭的发生，特别是对前壁 MI、心力衰竭或心动过速的患者。因此，除非有禁忌证，所有 STEMI 患者都可选用 ACEI。给药时应从小剂量开始，逐渐增加至目标剂量。对于高危患者，ACEI 的最大益处在恢复期早期即可获得，故可在溶栓稳定后 24 小时以上使用，由于 ACEI 具有持续的临床益处，可长期应用。对于不能耐受 ACEI 的患者（如咳嗽反应），血管紧张素Ⅱ受体拮抗剂可能也是一种有效的选择，但目前不是 MI 后的一线治疗。

7.*调脂治疗* 见“不稳定型心绞痛和非 ST 段抬高型心肌梗死”段。

8.*钙拮抗剂* 非二氢吡啶类钙拮抗剂维拉帕米或地尔硫䓬用于急性期 STEMI，除了能控制室上性心律失常，对减少梗死范围或心血管事件并无益处。因此不建议对 STEMI 患者常规应用非二氢吡啶类钙拮抗剂。但非二氢吡啶类钙拮抗剂可用于硝酸酯和 β 受体阻滞剂之后仍有持续性心肌缺血或心房颤动伴心室率过快的患者。血流动力学表现在 KillipⅡ级以上的 MI 患者应避免应用非二氢吡啶类钙拮抗剂。

9.*葡萄糖-胰岛素-钾溶液(GIK)* 应用 GIK 能降低血浆游离脂肪酸浓度和改善心脏做功，GIK 还给缺血心肌提供必要的代谢支持，对大面积 MI 和心源性休克患者尤为重要。氯化钾 1.5g、普通胰岛素 8U 加入 10％的葡萄糖液 500ml 中静脉滴注，每天 1～2 次，1～2 周为一疗程。近年，还有建议在上述溶液中再加入硫酸镁 5g，但不主张常规补镁治疗。

（四）抗心律失常治疗

1.*室性心律失常* 应寻找和纠正导致室性心律失常可纠治的原因。血清钾低者推荐用氯化钾，通常可静脉滴注 10mmol/h 以保持在血钾在 4.0mmol/L 以上，但对于严重的低钾血症（K^+＜2.5mmol/L），可通过中心静脉滴注 20～40mmol/h。在 MI 早期静脉注射 β 受体阻滞剂继以口服维持，可降低室性心律失常（包括心室颤动）的发生率和无心力衰竭或低血压患者的病死率。预防性应用其他药物（如利多卡因）会增加死亡危险，故不推荐应用。室性异位搏动在心肌梗死后较常见，不需做特殊处理。非持续性（＜30 秒）室性心动过速在最初24～48小时内常不需要治疗。多形性室速、持续性(≥3秒)单形室速或任何伴有血流动力学不稳定(如心力衰竭、低血压、胸痛)症状的室速都应给予同步心脏电复律。血流动力学稳定的室速可给予静脉注射利多卡因、普鲁卡因胺或胺碘酮等药物治疗:①利多卡因,50～100mg静脉注射(如无效,5～10分钟后可重复),控制后静脉滴注,1～3mg/min维持(利多卡因100mg加入5%葡萄糖液100ml中滴注,1～3ml/min)。情况稳定后可考虑改用口服美西律150～200mg,每6～8小时一次维持。②胺碘酮,静脉注射首剂75～150mg稀释于20ml生理盐水中,于10分钟内注入;如有效继以1.0mg/min维持静脉滴注6小时后改为0.5mg/min,总量<1200mg/d;静脉用药2～3天后改为口服,口服负荷量为600～800mg/d,7天后酌情改为维持量100～400mg/d。③索他洛尔,静脉注射首剂用1～1.5mg/kg,用5%葡萄糖液20ml稀释,于15分钟内注入,疗效不明显时可再注射一剂1.5mg/kg,后可改为口服,160～640mg/d。无论血清镁是否降低,也可用硫酸镁(5分钟内静脉注射2g)来治疗复杂性室性心律失常;发生心室颤动时,应立即进行非同步直流电除颤,用最合适的能量(一般300J),争取一次除颤成功。在无电除颤条件时可立即作胸外心脏按压和口对口人工呼吸,心腔内注射利多卡因100～200mg,并施行其他心脏复苏处理。急性期过后,仍有复杂性室性心律失常或非持续性室速尤其是伴有显著左心室收缩功能不全者,死亡危险增加,应考虑安装ICD,以预防猝死。在ICD治疗前,应行冠状动脉造影和其他检查以了解有无复发性心肌缺血,若有则需要行PCI或CABG。加速的心室自主心律一般无须处理,但如由于心房输送血液入心室的作用未能发挥而引起血流动力学失调,则可用阿托品以加快窦性心律而控制心脏搏动,仅在偶然情况下需要用人工心脏起搏或抑制异位心律的药物来治疗。

2.缓慢的窦性心律失常　除非存在低血压或心率<50次/分,一般不需要治疗。对于伴有低血压的心动过缓(可能减少心肌灌注),可静脉注射硫酸阿托品0.5～1mg,如疗效不明显,几分钟后可重复注射。最好是多次小剂量注射,因大剂量阿托品会诱发心动过速。虽然静脉滴注异丙肾上腺素也有效,但由于它会增加心肌的氧需量和心律失常的危险,因此不推荐使用。药物无效或发生明显副作用时也可考虑应用人工心脏起搏器。

3.房室传导阻滞　二度Ⅰ型和Ⅱ型房室传导阻滞QRS波不宽者以及并发于下壁MI的三度房室传导阻滞心率>50次/分且QRS波不宽者,无须处理,但应严密监护。下列情况是安置临时起搏器的指征:①二度Ⅱ型或三度房室传导阻滞QRS波增宽者;②二度或三度房室传导阻滞出现过心室停搏;③三度房室传导阻滞心率<50次/分,伴有明显低血压或心力衰竭,经药物治疗效果差;④二度或三度房室传导阻滞合并频发室性心律失常。AMI后2～3周进展为三度房室传导阻滞或阻滞部位在希氏束以下者应安置永久起搏器。

4.室上性快速心律失常　如窦性心动过速、频发房性期前收缩、阵发性室上性心动过速、心房扑动和心房颤动等,可选用β受体阻滞剂、洋地黄类、维拉帕米、胺碘酮等药物治疗。对后三者治疗无效时可考虑应用同步直流电复律器或人工心脏起搏器复律,尽量缩短快速心律失常持续的时间。

5.心脏停搏　立即作胸外心脏按压和人工呼吸,注射肾上腺素、异丙肾上腺素、乳酸钠和阿托品等,并施行其他心脏复苏处理。

(五)抗低血压和心源性休克治疗

根据休克纯属心源性,抑或尚有周围血管舒缩障碍,或血容量不足等因素存在,而分别处理。

1.补充血容量　约20%的患者由于呕吐、出汗、发热、使用利尿剂和不进饮食等原因而有血容量不足,需要补充血容量来治疗,但又要防止补充过多而引起心力衰竭。可根据血流动力学监测结果来决定输液量。如中心静脉压低,在5～10cmH_2O之间,肺楔压在6～12mmHg以下,心排血量低,提示血容量不足,可静脉滴注低分子右旋糖酐或5%～10%葡萄糖液,输液后如中心静脉压上升>18cmH_2O,肺楔压>15～

18mmHg，则应停止。右心室梗死时，中心静脉压的升高则未必是补充血容量的禁忌。

2.*应用升压药*　补充血容量，血压仍不升，而肺楔压和心排血量正常时，提示周围血管张力不足，可选用血管收缩药：

(1)多巴胺：10～30mg 加入 5%葡萄糖液 100ml 中静脉滴注，也可和间羟胺同时滴注。

(2)多巴酚丁胺：20～25mg 溶于 5%葡萄糖液 100ml 中，以 2.5～10μg/(kg・min)的剂量静脉滴注，作用与多巴胺相类似，但增加心排血量的作用较强，增快心率的作用较轻，无明显扩张肾血管的作用。

(3)间羟胺(阿拉明)：10～30mg 加入 5%葡萄糖液 100ml 中静脉滴注，或 5～10mg 肌肉注射。但对长期服用胍乙啶或利血平的患者疗效不佳。

(4)去甲肾上腺素：作用与间羟胺相同，对长期服用胍乙啶或利血平的人仍有效。0.5～1mg(1～2mg 重酒石酸盐)加入 5%葡萄糖液 100ml 中静脉滴注。渗出血管外易引起局部损伤及坏死，如同时加入 2.5～5mg 酚妥拉明可减轻局部血管收缩的作用。

3.*应用血管扩张剂*　经上述处理，血压仍不升，而肺楔压增高，心排血量低，或周围血管显著收缩，以至四肢厥冷，并有发绀时，可用血管扩张药以减低周围循环阻力和心脏的后负荷，降低左心室射血阻力，增强收缩功能，从而增加心排血量，改善休克状态。血管扩张药要在血流动力学严密监测下谨慎应用，可选用硝酸甘油(50～100μg/min 静滴)或二硝酸异山梨酯(2.5～10mg/次，舌下含服或 30～100μg/min 静滴)、硝普钠(15～400μg/min 静滴)、酚妥拉明(0.25～1mg/min 静滴)等。

4.*治疗休克的其他措施*　包括纠正酸中毒、纠正电解质紊乱、避免脑缺血、保护肾功能，必要时应用糖皮质激素和洋地黄制剂。

上述治疗无效时可用主动脉内球囊反搏术(IABP)以增高舒张期动脉压而不增加左心室收缩期负荷，并有助于增加冠状动脉灌流，使患者获得短期的循环支持。对持续性心肌缺血、顽固性室性心律失常、血流动力学不稳定或休克的患者如存在合适的冠状动脉解剖学病变，应尽早作选择性冠状动脉造影，随即施行 PCI 或 CABG，可挽救一些患者的生命。

5.*中医中药治疗*　祖国医学用于“回阳救逆”的四逆汤(熟附子、干姜、炙甘草)、独参汤或参附汤，对治疗本病伴血压降低或休克者有一定疗效。患者如兼有阴虚表现时可用生脉散(人参、五味子、麦冬)。这些方剂均已制成针剂，紧急使用也较方便。

(六)心力衰竭治疗

主要是治疗左心室衰竭。

治疗取决于病情的严重性。病情较轻者，给予袢利尿剂(如静脉注射呋塞米 20～40mg，每天 1 次或 2 次)，它可降低左心室充盈压，一般即可见效。病情严重者，可应用血管扩张剂(如静脉注射硝酸甘油)以降低心脏前负荷和后负荷。治疗期间，常通过带球囊的右心导管(Swan-Ganz 导管)监测肺动脉楔压。只要体动脉收缩压持续＞100mmHg，即可用 ACEI。开始治疗最好给予小剂量的短效 ACEI(如口服卡托普利 3.125～6.25mg，每 4～6 小时 1 次；如能耐受，则逐渐增加剂量)。一旦达到最大剂量(卡托普利的最大剂量为 50mg，每天 3 次)，即用长效 ACEI(如福辛普利、赖诺普利、雷米普利)取代作为长期应用。如心力衰竭持续在 NYHA 心功能分级Ⅱ级或Ⅱ级以上，应加用醛固酮拮抗剂(如依普利酮、螺内酯)。严重心力衰竭者给予动脉内球囊反搏可提供短期的血流动力学支持。若血管重建或外科手术修复不可行时，应考虑心脏移植。永久性左心室或双心室植入式辅助装置可用作心脏移植前的过渡；如不可能做心脏移植，左心室辅助装置有时可作为一种永久性治疗。这种装置偶可使患者康复并可 3～6 个月内去除。

(七)并发症治疗

对于有附壁血栓形成者，抗凝治疗可减少栓塞的危险，如无禁忌证，治疗开始即静脉应用足量肝素，随后给予华法林 3～6 个月，使 INR 维持在 2～3 之间。当左心室扩张伴弥漫性收缩活动减弱、存在室壁膨胀瘤或慢性心房颤动时，应长期应用抗凝药和阿司匹林。室壁膨胀瘤形成伴左心室衰竭或心律失常时可行外科切除术。AMI 时 ACEI 的应用可减轻左心室重构和降低室壁膨胀瘤的发生率。并发室间隔穿孔、急性二尖瓣关闭不全都可导致严重的血流动力改变或心律失常，宜积极采用手术治疗，但手术应延迟至 AMI 后 6 周以上，因此时梗死心肌可得到最大程度的愈合。如血流动力学不稳定持续存在，尽管手术死亡危险很高，也宜早期进行。急性的心室游离壁破裂外科手术的成功率极低，几乎都是致命的。假性室壁瘤是左心室游离壁的不完全破裂，可通过外科手术修补。心肌梗死后综合征严重病例必须用其他非甾体类消炎药(NSAIDs)或皮质类固醇短程冲击治疗，但大剂量 NSAIDs 或皮质类固醇的应用不宜超过数天，因它们可能干扰 AMI 后心室肌的早期愈合。肩手综合征可用理疗或体疗。

(八)右室心肌梗死的处理

治疗措施与左心室 MI 略有不同，右室 MI 时常表现为下壁 MI 伴休克或低血压而无左心衰竭的表现，其血流动力学检查常显示中心静脉压、右心房和右心室充盈压增高，而肺楔压、左心室充盈压正常甚至下降。治疗宜补充血容量，从而增高心排血量和动脉压。在血流动力学监测下，静脉滴注输液，直到低血压得到纠治，但肺楔压如达 15mmHg，即应停止。如此时低血压未能纠正，可用正性肌力药物。不能用硝酸酯类药和利尿剂，它们可降低前负荷(从而减少心排血量)，引起严重的低血压。伴有房室传导阻滞时，可予以临时起搏。

(九)康复和出院后治疗

出院后最初 3～6 周体力活动应逐渐增加。鼓励患者恢复中等量的体力活动(步行、体操、太极拳等)。如 AMI 后 6 周仍能保持较好的心功能，则绝大多数患者都能恢复其所有正常的活动。与生活方式、年龄和心脏状况相适应的有规律的运动计划可降低缺血事件发生的风险，增强总体健康状况。对患者的生活方式提出建议，进一步控制危险因素，可改善患者的预后。

【出院前评估】

(一)出院前的危险分层

出院前应对 MI 患者进行危险分层以决定是否需要进行介入性检查。对早期未行介入性检查而考虑进行血运重建治疗的患者，应及早评估左心室射血分数和进行负荷试验，根据负荷试验的结果发现心肌缺血者应进行心导管检查和血运重建治疗。仅有轻微或无缺血发作的患者只需给予药物治疗。

(二)左心室功能的评估

左心室功能状况是影响 ACS 预后最主要的因素之一，也是心血管事件最准确的预测因素之一。评估左心室功能包括患者症状(劳力性呼吸困难等)的评估、物理检查结果(如肺部啰音、颈静脉压升高、心脏扩大、第三心音奔马律等)以及心室造影、核素心室显像和超声心动图。MI 后左心室射血分数＜40％是一项比较敏感的指标。无创性检查中以核素测值最为可靠，超声心动图的测值也可作为参考。

(三)心肌存活的评估

MI 后左室功能异常部分是由于坏死和瘢痕形成所致，部分是由存活但功能异常的心肌细胞即冬眠或顿抑心肌所致，后者通过血管重建治疗可明显改善左室功能。因此鉴别纤维化但功能异常的心肌细胞所导致的心室功能异常具有重要的预后和治疗意义。评价心肌存活力常用的无创性检查包括核素成像和多巴酚丁胺超声心动图负荷试验等，这些检查能准确评估节段性室壁运动异常的恢复。近几年正逐渐广泛应用的正电子发射体层摄影以及造影剂增强 MRI 能更准确预测心肌局部功能的恢复。

(牛燕运)

第十一节 心肌梗死后心源性休克

心源性休克(CS)是由于心排血量降低导致的低血压和终末器官灌注不足。心源性休克是心肌梗死(MI)后最常见的死亡原因。在MI住院患者中,ST段抬高型MI(STEMI)患者心源性休克的发生率为5%~8%,在非ST段抬高型MI患者中,其发生率为2.5%。尽管随着时间的推移,MI的介入治疗和药物治疗取得了较大进步,但CS的发生率仅有轻微下降,其死亡率仍然高达50%。

【病因和发病机制】

心肌梗死后心源性休克通常继发于严重的左心室功能不全。这可能源于大面积MI或原有左心室功能不全的患者继发急性损伤。在SHOCK试验中,有4/5的患者有显著的左心功能不全,入选试验的病例中有近1/3的患者具有先前发生过MI的证据。

急性血流动力学崩溃是一组较为少见的临床状况。急性心肌梗死的机械合并症包括乳头肌断裂或功能障碍引起的急性二尖瓣关闭不全,室间隔破裂或心室游离壁破裂是最常引起MI后心源性休克的状态;右心室心肌梗死引发的单纯右心衰竭或同时合并左心衰竭也可出现急性血流动力学崩溃。临床医师需要注意由于不恰当的药物治疗,如β受体阻滞剂引起的医源性休克。由于临床操作引起的隐蔽性出血并发症,同时合并抗凝、抗血小板和溶栓治疗也可导致低血压和休克。

(一)严重的左心衰竭

传统的心源性休克定义是,在左心室充盈压正常或升高的情况下,收缩压<90mmHg,同时伴有末梢器官灌注不足的证据。斑块破裂/血栓形成引起的急性缺血能导致急性心肌功能障碍。MI时,由于左心室每搏输出量下降引起心排血量减少,首先导致收缩压下降。低血压使冠状动脉灌注压进一步下降,导致心肌缺血更加严重。心肌缺血也可能来自梗死相关血管远处的心外膜冠状动脉的血流受限的固定性狭窄,因此形成缺血,进一步加重缺血的恶性循环,导致血流动力学衰竭并最终死亡。在传统的心源性休克概念中,认为心排血量减少引起低血压时,血管收缩是机体通过神经激素系统进行代偿的一个主要机制。在临床工作中观察到许多患者在这种状态下意外的表现为血管舒张和体循环血管阻力下降,提示心源性休克的定义可能需要修改。研究观察到的证据显示,心源性休克患者体内的炎症因子水平,如白介素6(IL-6)、IL-1和肿瘤坏死因子-α(TNF-α)明显升高,其升高程度与败血症患者相似。这些发现提示MI可能会导致机体产生一种类似于感染或创伤所致的全身炎症反应综合征,并产生与缺血性坏死无关的心肌抑制和低血压。这些发现对心源性休克患者的诊断评价和最佳治疗方案的制订也具有重要意义。

(二)右心衰竭

右心室功能障碍通常出现在右冠状动脉缘支供应区域的急性心肌梗死。右心衰竭的典型表现为肺野清晰的低血压,并且常伴有缓慢性心律失常,包括高度房室传导阻滞,甚或完全性房室传导阻滞。右心室导联V_3R和V_4R的ST段抬高是右心室心肌梗死的特征性心电图表现。所有表现为急性下壁心肌梗死和可疑右心室心肌梗死的患者都应该做右心室导联心电图检查。右心室心肌梗死时,通过肺循环流入左心室的前向血流减少,右心室充盈压迅速升高。右心室舒张末期压升高使室间隔向左心室弓形突出,左心室的血液充盈量减少。结果导致左心室充盈不足,心排血量进一步下降。再灌注右冠状动脉可以改善右心室功能,恢复传导,最终促成血流动力学的正常化。

(三)二尖瓣关闭不全

描绘了二尖瓣的解剖,显示了二尖瓣瓣叶的关闭是如何依赖于乳头肌功能的。每个二尖瓣瓣叶都通过腱索连接于后中和前外侧乳头肌。后中乳头肌易于受到缺血性损伤的影响.因为它只有一支来自后降支动脉的血供,而前外侧乳头肌通常有分别来自前降支和旋支动脉的双重血供。因此,下壁和后壁的心肌梗死易于引起乳头肌功能失调/断裂,结果导致严重的二尖瓣关闭不全。其他乳头肌断裂的危险因素包括老年、女性、初次 MI、低血压和单支血管病变。这种状态下二尖瓣反流的喷射是偏心的,背离受累的连枷样二尖瓣瓣叶的方向;相反,因心肌缺血导致的二尖瓣后叶活动障碍所致的二尖瓣关闭不全,其反流方向为中心后方。

乳头肌断裂导致的急性严重二尖瓣关闭不全预后很差,3/4 的患者于发病 24 小时内死亡,仅 6%的患者能存活 2 个月以上。严重的二尖瓣关闭不全使左心房和肺毛细血管楔压显著上升,结果导致肺水肿和低血压。在 SHOCK 试验中,尽管急性严重二尖瓣关闭不全患者的平均左心室射血分数较高,但他们的住院病死率与左心衰竭患者相似。除了血运重建外还进行了外科修补的患者,与只单独进行血运重建的患者相比,其住院存活率呈上升趋势(40%～70%,P=0.003)。急性 MI 时,是否合并缺血性二尖瓣关闭不全在发病初期可能难以确定。因此,在评价合并心源性休克的 MI 患者时需要注意鉴别是否同时存在二尖瓣关闭不全。目前,对合并二尖瓣关闭不全的 MI 患者推荐联合进行紧急血运重建和二尖瓣外科修补或置换术。

(四)室间隔破裂

急性 MI 并发室间隔破裂引起的心源性休克其死亡率超过 75%。以往室间隔破裂被描述为 MI 的晚期并发症,实际上它也可能出现于病程早期。在 SHOCK 试验中,从 MI 发病到出现室间隔破裂平均时间只有 16 小时。前壁和下壁 MI 都可能发生室间隔破裂。下壁梗死引起室间隔下段基底部位的中隔破裂,这种破裂比较复杂,呈匐行性,并常延伸至右心室。与之相反,前壁梗死引起的室间隔破裂在室间隔顶端。与缺血性二尖瓣关闭不全/乳头肌断裂一样,对 MI 所致的室间隔破裂的主要治疗是外科手术;然而,即使接受了手术,患者的死亡率仍然很高。由于室间隔顶端破裂修补的手术操作比较简单,所以其治疗效果好于室间隔下端破裂。经导管封堵破裂的室间隔被越来越多的用于这种情况,特别是合并重大外科疾病的患者。

(五)游离壁破裂

心脏破裂是 MI 的一个灾难性并发症。易患因素为老年和女性。根据 1975 年对 50 具尸体的尸检结果将游离壁破裂划分为三种类型:Ⅰ型破裂主要发生于 MI 发病后的 24 小时之内,表现为穿过正常厚度梗死心室壁的一道裂口;Ⅱ型破裂多发生在后壁心肌梗死,表现为梗死心室壁上的一个局部侵蚀;Ⅲ型破裂常见于前壁心肌梗死,发生在严重扩展、变薄和膨胀了的梗死心肌。心脏破裂通常会导致瞬间死亡。在一些患者中,破裂可能会被包裹并形成一个假性动脉瘤。所有这类患者的处理都是紧急心脏手术。

急性 MI 时,首先是溶栓治疗的常规运用使室间隔破裂和游离壁破裂的发生率下降,而经皮冠状动脉介入治疗的运用则使该发生率进一步下降。然而,这两种并发症在临床仍有发生,必须早期诊断和早期治疗以减少 MI 机械并发症的死亡率。

【临床表现】

心源性休克的临床表现和体征与其病理生理改变相一致。MI 的患者多主诉胸痛,再发的胸痛则提示存在进行性的缺血或再次梗死,但也可能反映了机械并发症的出现,如乳头肌断裂、室间隔破裂或游离壁破裂。缺血相关的症状包括恶心、呕吐、烦躁不安和焦虑。终末器官组织灌注不足,机体通过选择性的血管收缩使血液重新分配至重要的组织器官,引致四肢湿冷。同时也可能出现尿量减少和精神状态改变。

左心室充盈压升高引起肺水肿和呼吸困难,体格检查有呼吸急促和两肺湿啰音。实验室检查可发现有急性肝肾损伤和乳酸性酸中毒的证据。

【诊断和鉴别诊断】

（一）诊断

心肺体格检查能提供导致血流动力学崩溃的病因学线索。心尖搏动弥散、响亮的第三心音奔马律、颈静脉压增高和肺部湿啰音都是心力衰竭的特异性体征。新出现的全收缩期杂音提示可能有二尖瓣关闭不全(尽管杂音在这种急性状态下可能较难检出)、室间隔破裂,或由于右心室扩张和容量负荷过重引发伴有功能性三尖瓣关闭不全的右心衰竭。心前区震颤有助于室间隔破裂的鉴别。低血压合并脉压减小、奇脉和心音遥远提示可能存在游离壁破裂引致的心包填塞。

超声心动图是MI患者重要的诊断工具。在心源性休克时,超声心动图能提供病因学的详细信息,并能提供病史和体格检查的补充信息。超声心动图能提供关于左心房和左心室大小及其功能的信息,还能发现是否存在瓣膜和结构并发症。

（二）鉴别诊断

当患者出现低血压,怀疑有心源性休克时,必须要排除一些非缺血性的、心脏外的病因可能。继发于感染或中毒的急性心肌炎可以在首发症状出现后的数小时内病情迅速进展并导致心源性休克。Tako-Tsubo心肌病又称心尖球形综合征,是另一个能导致急性左心室功能障碍的疾病,该病多发生于情绪或生理应激后,临床表现类似于心源性休克。另外还要注意与急性主动脉夹层鉴别,该病可能合并主动脉瓣反流、冠状动脉夹层、主动脉破裂和心脏压塞。心脏压塞也可能继发于心脏手术或外伤后的心肌局部血肿、恶性肿瘤、心肌梗死和感染导致的心包积液。肺栓塞能使右心室的容量负荷和压力负荷增大,阻塞右心室流出道,并最终导致血流动力学崩溃。此外,还要注意与感染性休克后的心肌抑制相鉴别。

【治疗】

严重多支冠状动脉病变的患者,其MI后心源性休克的治疗以早期再通闭塞的冠状动脉为中心,以完全血管重建为目的。首选冠状动脉造影后血运重建治疗,其次是纤维蛋白溶解治疗。在SHOCK试验中,与早期接受药物治疗接着根据临床情况决定进行或不进行后期血运重建治疗组相比,接受早期血运重建治疗组1年内每1000个患者中有132人被成功救活。在<75岁的患者中这种获益更明显,并且长期随访也证实了这种生存获益。在合并休克时,积极血运重建治疗的临床获益时间窗大于已确定的STEMI再灌注治疗时间窗。SHOCK试验入选了MI发病后36小时内的患者,遍及整个获益时间窗。在观察记录中发现当选择有经验的医师进行手术时,一些年龄>75岁的患者也能从血运重建治疗中获益。血运重建的方式需要根据冠状动脉病变的范围和严重程度来决定。对于能进行血运重建的单支和双支血管病变患者,建议予以PCI加支架植入术。除开通梗死相关动脉以外,在这种急性状态下,尚需要考虑对其他严重狭窄病变的多支血管PCI。三支冠状血管严重阻塞或严重的左主干狭窄需要考虑紧急冠状动脉旁路移植手术,特别是在不能施行PCI的情况下。

心源性休克时使用血流动力学监测(Swan-Ganz,SG导管)对治疗有一定的帮助,当作为独立因素研究时,并没有证据显示SG导管能影响患者的存活率;但是,它对心源性休克的诊断和治疗有一定的帮助。当引起低血压的原因不清楚时,如SG导管监测到心内充盈压升高则提示该低血压与心排血量降低有关,休克的原因是心源性的而不是其他。右心衰竭、乳头肌断裂和室间隔破裂的存在可以通过SG导管的血流动力学检测进一步证实。此外,还可以实时监测主动脉内球囊反搏(IABP)和药物治疗调整后机体的血流动力学反应。

IABP是心源性休克治疗的另一个辅助措施。它由心电图或心动周期中的压力波触发,通过舒张期充气膨胀,收缩期放气收缩球囊发挥作用。在收缩期,IABP产生一种真空效应,减少左心室后负荷;舒张期时,IABP增加舒张期血压,理论上讲可以增加冠状动脉灌注压。美国心脏病学院/美国心脏病协会的治疗指南支持在心源性休克时把IABP作为一个稳定病情的治疗措施使用。

诱导型一氧化氮合成酶的表达在休克的发生和转归中起着重要作用。然而，多中心随机试验显示一氧化氮合成酶抑制剂L-N(G)-甲基精氨酸并不能降低心源性休克患者的死亡率。

常规的MI和心源性休克的处理方法是在积极准备冠状动脉造影的同时稳定患者的血氧饱和度、血压和心律。一旦确定了冠状动脉闭塞病变的解剖位置，则应进行血管再通。当治疗中心缺乏心导管条件时，对于STEMI和休克3小时以内或休克症状刚出现的患者，可以考虑先进行溶栓再灌注治疗。然后将患者转送至具有心脏导管介入治疗和冠心病重症监护病房的中心。

重症监护病房的密切监测对大面积MI或MI合并血流动力学不稳定的患者并发症的诊断及治疗管理非常有益。机械并发症的早期发现促进了及时的外科手术治疗。必须谨慎使用血管活性药物以避免医源性休克。右心室心肌梗死患者对前负荷的减少非常敏感。硝酸甘油用于这类患者可能会导致低血压和心肌缺血加重。同样的，右心室梗死的患者可能需要大容量的补液(数升)才能达到血流动力学稳定。对于这些患者补液量需要个体化，检测平均血压以确定液体量已给足，通过体格检查和血氧饱和度检测注意观察患者有无液体超负荷的迹象。大面积梗死合并严重左心室功能障碍的患者可表现为心动过速，以维持足够的心排血量。β受体阻滞剂的使用可能会使这类患者心排血量下降，并引发血流动力学崩溃。在COMMIT试验中，β受体阻滞剂的早期使用使AMI患者心源性休克的发生率升高。过于激进地使用血管紧张素转换酶抑制剂同样可引起医源性低血压。

（冯晓敬）

第十二节　经皮冠状动脉介入治疗

一、经皮冠状动脉介入治疗操作

(一)程序和设备

PCI在心导管室操作，使用和诊断性冠状动脉造影同样的X线机器，动脉入路可以是股动脉、桡动脉或肱动脉。股动脉径路是最常用的，也是大部分培训中心教导最多的方法。桡动脉途径由于减少手术入路的出血并发症和减少PCI的合并症，因而近年来越来越受到欢迎。桡动脉径路的不利之处是学习曲线延长和可能桡动脉闭塞。尺动脉通畅、掌弓血循环完整是行桡动脉径路的先决条件，这样即使桡动脉闭塞也保证患者没有症状。

介入治疗用指引导管比诊断用导管稍粗，以便容纳球囊、支架和介入器材通过。冠状动脉和靶病变通过冠状动脉造影显影后，导引导丝通过病变部位并且进入到远端血管；在导丝引导下，球囊导管被送到病变部位，球囊扩张器用来扩张球囊，通过对斑块的挤压和斑块的破裂，扩张狭窄的病变。现在冠状动脉支架植入几乎是冠状动脉成形术不可缺少的一部分，未释放的支架被放置并压缩于球囊导管的球囊上，通过导丝将支架球囊放置到已预扩张的病变部位，球囊扩张使支架撑开并植入于血管壁上；支架植入后使用高压球囊后扩张使支架扩张更完全。随着器械的不断改进，不经球囊预扩张而直接支架植入的操作越来越多，并且支架球囊可以使支架完全扩张而不需要后扩。

PCI手术结束，介入器材退出后，常常在ACT下降到正常范围内(常在170秒左右)可以手工压迫止血。近年来，在股动脉穿刺部位用血管缝合器闭合动脉比较普遍，股动脉穿刺部位伤口可以在手术后用缝线或胶原塞子立即闭合住，这样在适合的患者可以得到马上止血，并且允许患者早期活动。

（二）辅助的药物治疗

所有拟行PCI的患者术前都必须服用阿司匹林和氯吡格雷，手术时要给予完全肝素化（抗凝）以防止手术器械内产生血栓。传统上，肝素作为抗凝剂在手术中使用，在急性冠状动脉综合征患者中，由于其围术期心肌梗死和缺血事件的发生率高，因而往往增加使用血小板Ⅱb/Ⅲα受体拮抗剂进一步对抗手术中的血栓形成。近年来，水蛭素成为另一种介入手术中抗凝选择，临床研究发现水蛭素和肝素加血小板Ⅱb/Ⅲα受体拮抗剂围术期缺血事件的发生率相似，但水蛭素有明显半衰期短的优势，手术的出血并发症减少。

血管内支架最主要的问题是内皮化不完全部位支架内血栓形成，药物洗脱支架明显抑制了支架内皮化过程，可能需要数月或更长时间支架才能完全被内皮覆盖。支架植入1年以后形成的晚期支架内血栓是现在使用药物支架的主要担心，基于这方面的考虑，药物支架植入后至少口服抗血小板药物阿司匹林和氯吡格雷1年以上，以减少支架内血栓的风险。由于药物支架存在晚期支架内血栓形成的风险，而长期双联抗血小板治疗又存在出血并发症的可能，因而近年来药物支架的使用热情已明显下降。

（三）经皮冠状动脉介入治疗结果

随着冠状动脉介入治疗技术的改进、支架设计的改良、操作者经验的增加，PCI治疗的结果已得到显著改善。选择合适的患者以及适宜的操作时机，有经验的操作者手术成功率（定义为病变部位残余狭窄＜20％，前向血流正常）可达到95％以上。手术并发症，如引起血管急性闭塞的夹层或血管穿孔等在导管室已很少发生。虽然仍然存在争议，一些操作者已建议在PCI手术医院不一定需要外科保驾。

经皮冠状动脉介入治疗手术安全性与术者经验呈正相关，美国心脏学院（ACC）和心脏协会（AHA）指南中指出，冠状动脉介入治疗应该在手术量在400例以上的单位，操作者每年手术量75例以上的医师中开展。

在冠状动脉内支架常规应用之前，再狭窄成为冠状动脉介入治疗的主要障碍，球囊扩张对血管壁的损伤促进血管内膜增殖，导致术后3～6个月血管再狭窄。金属裸支架的使用使得再狭窄发生率显著降低，药物洗脱支架是在支架表面涂以免疫抑制或抗增生的药物（如西罗莫司、紫杉醇等）在支架植入后缓慢释放以防止血管内膜增殖，这种方法使再狭窄率进一步下降，晚期再次血运重建率从裸支架的15％～20％下降到药物洗脱支架的5％～7％。由于药物洗脱支架植入后存在发生晚期支架内血栓形成的风险，并且需要长时间抗凝治疗，因而对于特定的人群需要权衡利弊，选择合适的支架，如对于直径较大的冠状动脉狭窄，不一定必须植入药物洗脱支架。

冠状动脉介入治疗的诸多进展，使得许多以前需要冠状动脉搭桥的患者现在可以在导管室进行有效的治疗；虽然CABG现在仍然是复杂冠状动脉病变的治疗手段，但其所占比例已明显降低。

（四）冠状动脉介入治疗手术操作并发症

PCI最常见的并发症是和动脉穿刺点有关。穿刺部位出血和血肿的发生率在3％～5％之间，大部分可以用保守治疗处理，只有少部分需要输血或外科处理。穿刺部位的假性动脉瘤发生率不到1％，大部分可以在超声指导下压迫解决。后腹膜血肿发生率很低，如未能及时发现，可能威胁生命，有时需要外科处理，在PCI后继续进行抗凝治疗的患者必须非常警惕后腹膜血肿的存在。经桡动脉的介入治疗，可能会导致桡动脉闭塞，但大部分是无症状的，因为手部供血是双环的。

冠状动脉介入治疗的心脏并发症并不多，球囊扩张或支架植入可以导致粥样硬化斑块的栓塞和（或）在远端血管床的血栓形成，相应产生的心肌梗死常是小灶的和可以忍受的。水蛭素或肝素加Ⅱb/Ⅲα受体拮抗剂可以明显减少围术期心肌梗死的发生。心肌缺血诱导的心律失常，包括室性心动过速或心室颤动常常对药物治疗或心脏电复律反应较好。冠状动脉介入手术中的冠状动脉夹层撕裂和（或）血栓性闭塞导致 Q 波心肌梗死、急诊冠状动脉搭桥和手术相关的死亡，发生率相当低，有经验的操作者结合现代的 PCI 技术已经使这些并发症的发生率下降到 1%以下。

（五）辅助器材

1.高速斑块旋磨术　高速旋磨技术是利用高速旋转的表面带有金刚石颗粒的磨头研磨斑块至小的颗粒，这些颗粒再随血液至下游吸收。最初它主要用于高度钙化病变、开口病变和分叉病变。旋磨后往往要植入支架。

2.远端保护装置　冠状动脉静脉桥血管病变往往存在易碎斑块和血栓性病变，并且在介入治疗时容易引起远端血管栓塞。有几种远端保护装置在临床应用，最常用的是冠状动脉过滤器。现在设计的过滤器是附着于冠状动脉导丝上，在释放前由鞘管束缚住。过滤器系统放置到静脉桥血管病变的远端，移去束缚的鞘管过滤器被释放并且自膨胀开堵塞病变远端。通过过滤器的导丝在滤器近端行球囊扩张和支架植入；在支架植入过程中粥样硬化斑块和血栓性碎片脱落并被滤器拦截，不致引起下游毛细血管床的栓塞（可能会引起心肌损伤）。在支架植入结束后，用回收鞘将滤器回收。

部分不适合使用远端保护装置的静脉桥病变可以使用近端保护装置，这两种保护装置都可以减少静脉桥血管介入治疗围术期心肌梗死的发生率。

3.血栓去除装置　血栓常常出现在闭塞性冠状动脉病变中，特别是在 ST 段抬高型心肌梗死和其他急性冠状动脉综合征状态。血栓可能导致远端冠状动脉床的栓塞并且影响 PCI 的结果。常用去除血栓的方法是血栓抽吸装置，该装置有两个腔孔，尖端中心腔为导丝通过腔，侧面有较大的侧孔腔与导管末端相通为抽取血栓。该装置常用于血栓负荷重的 ST 段抬高型心肌梗死的治疗，已有临床试验证实血栓抽吸装置用于该状态可以改善冠状动脉介入治疗的结果。

另一种是通过血液流变血栓抽吸装置去除血栓。该装置在导管末端部分有外部管腔，通过该管腔向血管内高速注射生理盐水并折回至导管内，这种高速生理盐水喷射在其后产生一低压区（伯努利原理），通过导管末端周围的孔道将血栓抽吸入导管内。高速喷射的生理盐水可以打碎血栓至微颗粒并且推进它们至导管的近端腔。这种装置对于大量血栓负荷的病变特别有效。

4.血管内超声血管内超声（IVUS）　是通过冠状动脉指引导丝将超声转换器送入冠状动脉内。IVUS 可以提供粥样硬化斑块的形状和血管壁的状况，并且能提供冠状动脉造影不能给予的冠状动脉病变信息。在 PCI 之前使用 IVUS 评估冠状动脉病变的严重性及血管大小帮助决定是否需要使用辅助性装置和支架的大小。PCI 之后的 IVUS 常常用来评估支架是否被完全扩张和支架与血管壁的贴壁情况。在目前药物支架年代，理想的支架植入和完全支架贴壁对减少早期和晚期支架内血栓是非常重要的因素，出于这方面的考虑，IVUS 使用频率已明显增加。几项关于血管内超声的研究是关于药物治疗冠状动脉斑块容量进展或逆转的观察。

5.切割球囊　切割球囊作为冠状动脉普通球囊的改进品，常用来处理复杂的冠状动脉病变，如支架内再狭窄病变、冠状动脉分叉病变和开口病变以及小血管病变。最常用的切割球囊表面装有三片切割刀片，在球囊扩张时造成血管壁有控制的内膜切割，与标准的球囊相比，切割球囊会产生更好的管腔扩大。相似的切割装置有将 3～4 根螺旋形的镍钛合金钢丝附着于半顺应性的球囊表面，在球囊扩张时切割斑块，其结果更具有可预测性。

6.冠状动脉压力导丝　冠状动脉压力导丝测量是用来评估临界病变的功能性严重度的一种重要工具。压力导丝的压力敏感器被安放在 PCI 导丝的末端，测量时压力导丝置于病变冠状动脉远端，通过冠状动脉病变远端压力和近端无病变部位压力的比值判断冠状动脉功能储备分数（FFR）值，该数值来自于冠状动脉充分扩张后常用腺苷获得。FFR 值与非创伤性功能检查结果相似，对冠状动脉病变是否应该行 PCI 术的判断很有帮助。

二、PCI适应证

PCI所进行的冠状动脉血运重建可以缓解狭窄性冠状动脉病变患者的心绞痛症状，在部分患者中可以改善存活率。AHA/ACC关于冠状动脉造影和冠状动脉介入治疗指南中已经对PCI的适应证给予界定。要决定是否行PCI需要在冠状动脉搭桥、药物治疗和PCI手术成功率以及远期收益之间平衡。手术操作的成功率和晚期获益很大程度上取决于病变和患者的选择以及医疗单位和手术者的经验。

（一）PCI患者选择

对于无症状或仅有轻度心绞痛的冠状动脉狭窄患者以及那些在无创负荷试验中无或仅有轻微心肌缺血者通常可以采用药物治疗；然而，即使是无症状的患者，他们在无创负荷试验中有明显的心肌缺血或在心导管检查中冠状动脉有严重狭窄，往往是心血管疾病发病的高危人群，应该考虑使用PCI或CABG进行血运重建。

和药物治疗相比较，稳定型心绞痛患者或冠状动脉存在1～2支血管明显狭窄的患者一般来说PCI可以改善临床症状和改善生活质量；然而，对大部分稳定型心绞痛患者PCI并不改善患者的死亡率或再梗死的发生率。PCI一般推荐为单支或双支病变且病变适合行介入治疗患者，作为优于CABG的选择。对于多支血管病变者，CABG和PCI都是可以选择的，大部分比较PCI和CABG临床研究的结果提示两者的死亡率和心肌梗死的发生率相似，但CABG者需要再次血运重建率较低。对于CABG或PCI的选择取决于合并疾病的存在（它们可能会增加开胸手术的风险），以及病变的特征（它们可能会影响PCI的结果）、患者的倾向性；可能还需要在开胸手术的最初的风险以及后续的合并症和PCI后多次血运重建之间平衡。糖尿病合并多支血管病变者CABG的存活率高于PCI者。

对于急性冠状动脉综合征的患者从急诊PCI手术中收益特别大。对于不稳定型心绞痛和非ST段抬高型心肌梗死患者相对于单纯使用药物治疗，使用介入治疗（如PCI）可以明显减少主要事件（死亡或心肌梗死）的发生率，因而对这类患者应尽早进行冠状动脉造影，并且根据冠状动脉解剖或合并存在疾病状况分配至PCI、CABG或药物治疗。

ST段抬高型心肌梗死患者进行急诊介入治疗的收益最大。对于急性ST段抬高型心肌梗死患者的急诊PCI疗效明显优于溶栓治疗，明显降低这类患者的死亡、再次心肌梗死以及卒中的发生率，如果患者就诊在恰当的时间内，并且由有经验的医师手术，急诊PCI已成为这类患者首选的再灌注治疗手段。急诊PCI在抢救心源性休克或不能溶栓治疗的AMI患者有特别优势。对于AMI首诊在不能行PCI的医院，是就地进行溶栓治疗，还是转运到有条件行PCI的中心还存在争议，因为转运确实存在治疗延迟的问题。近年来，全国范围内都在争取降低转运时间以使大部分AMI患者能进行急诊PCI。如果急性心肌梗死患者最初接受溶栓治疗，但溶栓没有成功，患者仍有持续性胸痛和ST段抬高，这些患者应该进行补救性PCI，这样仍能改善结果。在心肌梗死后的早期阶段或成功溶栓后几天内进行PCI可以减少再发心肌缺血的频率。

（二）PCI冠状动脉病变选择

冠状动脉病变的特征是决定患者进行PCI、CABG或药物治疗的重要因素。复杂的冠状动脉病变包括非常长的病变、极度扭曲或钙化病变、高度成角病变，某些分叉病变、开口病变、退变的静脉桥血管病变、小血管病变和慢性完全闭塞性病变；这些复杂病变的存在可以使PCI手术更困难并且影响手术后的长期疗效。如果冠状动脉病变复杂，并且可能PCI的疗效不理想，则药物治疗或CABG可能会是更好的选择。

冠状动脉搭桥后静脉桥血管病变已越来越受到关注。静脉桥血管病变常常是弥漫性病变，易碎的和血栓性斑块多，并且在PCI中容易发生远端血管栓塞。桥血管局灶性病变可以在远端保护装置应用下行支架植入。但对于多个静脉桥血管弥漫性退行性病变以再次冠状动脉搭桥为较好的选择。之前，对于左主干病变标准的治疗手段是CABG，然而随着PCI技术的改进以及药物洗脱支架的应用，使得左主干支架植入术成为可能，并且这种可能性还在进一步增加。

（任保权）

第十三节　冠状动脉旁路移植术

心血管疾病是全人类，特别是发展中国家的主要死亡原因。急慢性冠心病导致了心肌的氧供应不足，随之引起氧代谢紊乱。冠状动脉血流对心肌细胞的灌注不足引起心绞痛发作，如果持续时间较长，将可能导致心肌细胞的坏死。解决冠状动脉血流中断最简单有效的方法是建立另一条通路作为替代途径，以绕过阻塞的冠状动脉，达到供应心肌血液的目的。正是基于这种认识，就产生了冠状动脉旁路移植术(CABG)。

【适应证】

对于急性冠状动脉综合征(ACS)来说，CABG只适合于那些血管解剖上不能行经皮冠状动脉介入治疗(PCI)或者PCI风险太高的患者，在这种情况下，CABG被广泛证明能减少死亡率、减少再住院率、改善生活质量。对于多支血管病变适合行PCI的患者来说，PCI和CABG都是合理的，多数研究均证实了PCI和CABG在住院期间死亡率和再梗死率是无显著差异的，但PCI术后再狭窄率显著高于CABG。CABG的适应证有：

1.药物治疗不能缓解或频发的心绞痛患者。

2.冠状动脉造影(CAG)证实左主干或类似左主干病变、严重三支病变。

3.稳定型心绞痛患者如存在包括左前降支近端狭窄在内的两支病变，若左心室射血分数(LVEF)＜50%.或无创检查提示心肌缺血存在，也推荐行CABG。

4.不稳定型心绞痛患者在进行正规的抗凝、抗血小板及抗心肌缺血药物治疗后仍不能控制心肌缺血症状，且患者冠状动脉病变不适合行PCI或反复出现再狭窄者；如发生持续性胸痛或胸痛恶化，可行急诊CABG。

5.PCI不能进行或失败，当出现危险的血流动力学改变，患者有明显的心肌梗死的危险或导丝、支架误置到关键部位、导丝穿出、冠状动脉破裂者。

6.急性心肌梗死患者如在静息状态下有大面积心肌持续缺血和(或)血流动力学不稳定，非手术治疗无效者。

7.心肌梗死后出现急性机械性并发症(如室间隔穿孔、二尖瓣乳头肌断裂或游离壁破裂等)者，应急诊行CABG或全身状态稳定后行CABG。

8.室壁瘤形成可行单纯切除或同时行CABG。

9.陈旧性较大面积心肌梗死但无心绞痛症状或左心功能不全、LVEF＜40%的患者，应行心肌核素和超声心动图检查，通过心肌存活试验判定是否需要手术。如有较多的存活心肌，手术后心功能有望得到改善，也应行CABG。

【技术】

1.手术时机　一旦明确了外科血运重建治疗的适应证,重点就集中在时机选择(紧急、限期或者择期)和手术方法的选择上。关于急性心肌梗死何时行 CABG 目前尚无定论。急诊 CABG 是相对于常规的 CABG 来说的,通常指患者在明确有手术指征后数小时内完成手术。急诊 CABG 死亡率高,特别是发病 6 小时内手术者,可高达 17.4%。但有些患者,如心肌梗死后并发机械并发症、行 PCI 失败或者出现意外,只有行急诊 CABG 才能挽救生命。对于那些 CAG 证实为冠状动脉闭塞并伴有血流动力学不稳定和(或)强化药物治疗后仍反复发生心肌缺血的患者,可以考虑紧急 CABG 术。对于那些稳定型心绞痛、血流动力学稳定、病变程度较轻的患者,可考虑择期手术。多因素分析显示:LVEF<0.30、年龄>70 岁、心源性休克及低心排状态均为 CABG 患者死亡的独立危险因子。因此,心内科医师和心外科医师应组建"心脏小组",针对每个患者手术时机进行商讨,共同决定冠心病患者的最佳治疗策略,以确保 CABG 能获得最大疗效。

2.手术方式　CABG 的金标准是实现完全的再血管化,这一点也是与 PCI 的重要区别。CABG 的手术方式主要有传统的心脏停搏、体外循环支持(CPB)和非体外循环的 CABG(OP-CABG)。一般搭桥的顺序是先做心脏背侧,即左侧边缘支,再做右冠状动脉,最后做前降支。如果先做前降支,再做其他吻合,可能会损伤前降支;但如果用非体外循环,则可能先解决左心室缺血区域,即做完前降支,再做边缘支或右冠状动脉。桥血管分为动脉桥和静脉桥,前者主要有乳内动脉、桡动脉、胃网膜动脉和腹壁下动脉,后者主要是大隐静脉、小隐静脉和上肢头静脉。乳内动脉是最常用的动脉桥,吻合前降支年通畅率可达 95.7%,10 年通畅率在 90%以上,显著优于静脉桥。大隐静脉是最常用、最易取的静脉,长度长、口径大,但其 10 年通畅率在 50%左右,长期效果不如乳内动脉。CABG 的核心是选择和找到正确的靶血管并在病变远端合适位置上做好端端吻合,高质量的血管吻合是保证近期和远期通畅率的最重要条件。

目前普遍使用的体外循环系统包括一个转动泵(大多是滚压泵)、一个膜氧合器和一个开放的贮存池。在停搏的心脏上操作允许术者仔细地检查病变血管,将移植血管与直径小到 1.5mm 的冠状动脉进行精细地吻合。传统的外科血运重建技术需要放置一个主动脉阻断钳在升主动脉上来控制手术区域。为了最大限度地减少心肌损伤,通常采用心肌灌注液和降低心脏温度以减少代谢的方法来保护心肌。在完成主动脉夹闭和灌注液的引导后,首先进行的是远端血管的吻合。最先吻合的是心脏下面的血管(右冠状动脉、后降支、左心室支),然后以逆时针方向依次吻合后缘支、中间的缘支、前面的缘支、中间支、对角支,最后为左前降支;最后进行左乳内动脉与前降支(或者其他最重要的远端血管)的吻合。按照动脉血管吻合方式,使用 4mm 开孔器吻合桥血管与近端主动脉。如果升主动脉有严重动脉粥样硬化病变,则不主张放置主动脉阻断钳夹进行近段血管吻合,从而降低血栓或粥样斑块脱落的风险。许多外科医师在近端主动脉吻合口放置一个不锈钢垫圈(能被荧光透视法显像),以便于以后的 CAG 导管操作。近远段吻合都完成后,再次充盈主动脉和移植血管,随即去除阻断钳。此时,心肌开始得到再灌注,可以准备结束体外循环。常规体外循环下行 CABG,术野清晰,操作精确,吻合口通畅率高,是大多数外科医师常用的手术技术,尤其适用于血管条件较差、病变广泛弥漫的患者。

随着 CABG 技术的发展与手术器械的改进,OPCABG 逐渐被推广。与传统的 CABG 手术相比,OP-CABG 可以免除体外循环对患者的不利影响,如代谢紊乱、体内血管活性物质的激活和释放、心肌顿抑、对肺功能和肾功能处于边缘状态患者的打击、出血和血栓形成等并发症;同时,还能减少手术创伤,缩短手术、气管内插管、术后监护和住院时间,节省医疗费用。但 OPCABG 的选择具有一定的局限性,病变冠状动脉一般局限于前降支、对角支或右冠状动脉,也可以为多支病变。对于那些心脏显著扩大、心律失常、冠状动脉管腔小、管壁硬化严重或同时要做其他心脏手术的患者,宜行传统的 CABG。一项 Meta 分析结果表明,接受 OPCABG 患者的死亡率、脑血管意外和心肌梗死发生率低于接受常规 CABG 患者。近期的

PRAGUE-6 研究结果表明，对于高危患者(EuroSCORE 评分≥6 分)，OPCABG 比传统停跳 CABG 近期获益更多。

无论在体外循环下还是非体外循环下行 CABG，围术期的处理、术中麻醉和体外循环均很重要，要维持好血压和心率。停体外循环和心脏复跳后，要密切观察血流动力学变化和心电图改变，必要时采用左心辅助措施，如及早使用主动脉内球囊反搏(ICBP)等。由于 OP-CABG 应用时间尚短，与常规体外循环下的 CABG 的长期疗效比较有待继续观察随访。

微创外科手术是近年来另一种常用的技术。简单地说，这种方法就是 OPCABG 和小切口技术的结合。采用左前侧切口从第 4 肋间进入而不需切开或切除肋骨。打开心包后，将靶冠状动脉与周围的组织分离，将吻合口前后一小段血管缝住后悬吊至一片心包组织上，使血流暂时中断。如果心功能保持稳定，可在不应用体外循环的情况下进行吻合，用稳定装置固定吻合口局部。这种方法手术视野小，不适用于血流动力学不稳定和多支血管病变的患者。因为移植血管只能取自胸内的动脉，一般只用于单支病变血管，特别是左前降支的血运重建。

3.围术期处理　围术期处理的中心是心肌保护，术前心肌保护主要在于保护心肌储备，包括减少活动、控制血压和心率、防治心律失常，对于危重患者可行 ICBP。术中正确控制好心肌缺血的时间。术后维持好血压和心率，保护好心功能。

(1)循环稳定：一旦决定行 CABG，应就地开始准备，维持循环稳定。术前或者术中循环不稳定者应及时放置 ICBP 或使用正性肌力药物。ICBP 能增加冠状动脉血流和心排血量.改善其他脏器灌注，同时降低心脏前负荷和心肌氧耗量。

(2)药物调整：应予以阿司匹林 100～325mg/d，可持续到术前。通常在术后 6 小时内即开始使用阿司匹林，这可以提高大隐静脉移植物的通畅率。剂量＜100mg 的阿司匹林虽然对冠状动脉疾病患者有效，但维持大隐静脉通畅的效果较差。对于稳定、择期的患者，最好在 CABG 前 5 天停用 P2Y12 受体阻滞剂，如氯吡格雷和替卡格雷；但对于血栓前状态和需要接受急诊手术的不稳定患者，可持续到术前 24 小时；普拉格雷则应在术前至少 7 天就停用。所有患者在围术期都应该接受他汀类药物治疗。研究表明，没有接受他汀类药物治疗的患者 CABG 后出现心血管并发症的概率较高。围术期使用β受体阻滞剂可以降低 CABG 相关房颤的发生率及其影响。短期或长期使用β受体阻滞剂还能降低缺血和死亡风险。

(3)血糖控制：糖尿病患者术后应接受胰岛素持续输注，以便将血糖控制在 10mmol/L 以下。就目前而言，还不太清楚将血糖控制在 7.8mmol/L 目标水平的价值到底有多大。

(4)术后管理：术后常规送 ICU 加强监护，积极防治并发症，包括控制感染、营养支持、维持水电解质及酸碱平衡等。急诊 CABG 比择期 CABG 术后行机械通气时间长，因此，应注意呼吸道管理，避免肺部感染。对于所有 CABG 患者，只要符合条件均要进行心脏康复指导，包括早期步行等适当锻炼、家庭宣教等。

4.术后并发症及处理　CABG 对手术操作要求轻巧、快捷，吻合要精确、严密。同时手术本身带来创伤较大，并发症多，如处理得好，绝大多数患者可顺利康复。CABG 术后常见并发症如下：

(1)心律失常：CABG 术后最常见的心律失常是心房纤颤，发生率可达 20%～30%，多发生在术后 1～3 天，常为阵发性。术前不停用及术后尽早应用β受体阻滞剂可有效减少心房纤颤的发生。治疗的原则是先控制心室率，然后进行复律。可选用β受体阻滞剂、钙拮抗剂、胺碘酮等。

(2)术后出血：是 CABG 术后最常见的并发症之一，发生率 1%～5%，常发生在术后 24 小时内。当胸腔引流量＞200ml/h，并持续 4～6 小时，24 小时＞1500ml，或者出现心包填塞时，应尽早转回手术室开胸探查。同时应检测 ACT，防止凝血功能障碍引起的出血。

(3)低心排综合征：CABG 术后发生低心排的原因主要有：低血容量、外周血管阻力增加导致的心脏后负荷过重和心肌收缩不良等。表现为低血压、心率快、四肢厥冷、少尿或无尿等。应用温血停跳液及正性肌力药物可减少术后低心排综合征的发生。如由于心肌收缩不良引起,可使用正性肌力药物,如多巴胺、多巴酚丁胺等。当正性肌力药物剂量过大,血压仍偏低者,可行ICBP植入。

(4)术后再发心肌梗死:CABG患者本身血管条件差,术后可再发心肌梗死,发生率2.5%~5.0%,原因可能有:心肌再血管化不良、术后血流动力学不稳定、桥血管出现问题等。通过心电图及心肌酶谱可及时诊断。应采用及时的血流动力学支持、药物治疗以及维持水、电解质、酸碱平衡,必要时可采取急诊介入治疗或外科手术。

(5)感染:CABG术创伤大,感染概率较高,纵隔感染的发生率为1%~4%,是CABG术后死亡的主要原因之一。研究表明,术前使用抗生素可明显降低CABG术后感染。在胸骨深部感染尚轻时,应积极外科清创,并采用肌瓣移植覆盖创面,早期恢复血运。

(6)肾衰竭:急性肾衰竭是CABG术后常见的并发症,为CABG死亡的独立危险因素。

(7)脑血管意外:患者高龄、脑动脉硬化或狭窄,或有高血压、脑梗死病史,手术时肝素化和体外循环对动脉压力和血流量的影响,都可加重脑组织损害;术中循环系统气栓以及各种原因的脑血栓、栓塞或脑出血,均可引起术后患者昏迷,应对症处理。个别患者有精神症状,如烦躁、谵妄等,口服奋乃静治疗,一般3天内可恢复。良好的麻醉和体外循环技术是避免脑部并发症的关键。

5.疗效

(1)早期疗效

1)手术死亡率:目前在西方发达国家,CABG死亡率降到2%以下。近期住院死亡率不仅受到病例选择、医院条件、手术时间、手术技术的影响,而且与高龄、女性、既往CABG、急诊手术、左心功能不全、左主干病变、冠心病严重程度等因素有关。尽管我国患者就医和手术时间晚、病程长、病情重、血管条件差的病例多,但是如能提高手术技术,可获得同发达国家相近的疗效。

2)心绞痛缓解:CABG可有效缓解心绞痛,疗效肯定,已被全世界所公认。90%~95%的患者心绞痛完全缓解,5%~10%的患者症状明显减轻或减少用药。症状缓解与否的相关因素为:手术技术、是否完全血管化、冠状动脉移植血管有无再狭窄、患者病变范围以及血管远端条件。

(2)远期疗效

1)远期生存率:不同研究组的报告大致相似,1个月生存率为94%~99%,1年为95%~98%,5年为80%~94%,10年为64%~82%,15年以上为60~66%。这不仅与患者年龄、病情轻重、术后自我保护意识增强与否有关,还受患者本身血管病变以及冠状动脉移植血管是否发生再狭窄等因素的影响。手术6年后死亡率逐渐增加,患者多死于心脏原因,其他原因死亡者约占25%。近期研究表明,对于不需要急诊治疗的多支血管病变的老年患者,CABG治疗会比PCI治疗得到更长的生存期。

2)症状缓解:CABG术后,患者心绞痛症状缓解,心功能改善,生活质量提高;1年后,除年老体弱者外,大部分患者均可恢复工作能力。手术后3个月和4年是心绞痛可能复发的两个关键时期,远期心绞痛缓解率为90%左右。

3)再手术:静脉桥由于在取材过程中受到牵拉、内膜损伤等原因易造成内膜增厚,10年通畅率较动脉桥显著降低,发生再狭窄的概率显著增高,静脉桥狭窄或阻塞5%~10%发生于1年内。吻合不良、血管损伤、血流量低、病变进展都会引起血管狭窄,静脉瓣对此可能亦有影响;静脉桥长度不够或过长,导致血管扭曲、内皮损伤,引起血栓形成,这些情况都需要再手术治疗。根据不同的报告,97%的患者5年内免于再手术,90%和65%的患者分别在10年和15年内免于再手术。乳内动脉的使用使再手术率有所下降,但年轻患者再手术率增加。再手术危险性是第1次手术的2倍,冠状动脉左主干受累、三支以上血管狭窄和左心室功能不全是最重要的危险因素。

4)再梗死：除了发生围术期心肌梗死外，有学者报告96%的患者术后5年和64%的患者术后10年不会发生再梗死。

5)左心室功能：65%的患者术后左心室功能明显改善，缺血心肌得到血液供应，顿抑和冬眠心肌功能恢复，节段心肌收缩能力增强，左心室舒张功能在手术后改善更快。1年后，这些疗效会更明显。但是如果再血管化不完全或吻合口不通畅，将会影响心功能恢复。

（冯晓敬）

第十四节　冠心病的药物治疗

近几十年来随着医学科技领域的研究进展，新的治疗方法不断出现，展示了广阔的前景。过去的20年，已经认识到一氧化氮(NO)与动脉粥样硬化进程有关。动物实验已经证实，NO供体具有减缓动脉粥样硬化进程的作用。临床研究也表明，NO供体应用可治疗冠心病伴发的心绞痛。在ACS的患者，现在认为炎症是斑块破裂的中心环节。因此抗炎治疗，无论是针对特异性炎症，还是非特异性炎症，都可以作为新的治疗靶点。早在20世纪初，就有学者应用各种方法促进缺血心肌的血管再生，在血管再生分子机制的研究过程中，试图找到一种在这一过程起关键作用的细胞因子，将其应用于临床性血管再生。研究较多的是血管内皮生长因子(VEGF)和成纤维母细胞生长因子(bFGF)，它们作用于血管生成的多个环节，在理论上及体外实验均起启动和加速血管再生数个关键步骤的作用。新近研究表明，在不稳定型心绞痛(UA)、AMI、心肌冬眠、缺血再灌注损伤中都存在细胞凋亡的解剖学证据。通过对细胞凋亡的调控以延缓粥样硬化的过程，促进斑块消退，防止斑块破裂及其并发症，改善预后，可以成为一个新的治疗方向。

目前临床上用于冠心病的药物种类主要有抗血小板聚集药、调脂药、硝酸酯类药、β受体拮抗药、钙通道阻滞药、血管紧张素转化酶抑制药等。

一、抗血小板药物的应用

阿司匹林通过抑制环氧化酶和血小板血栓烷A2的合成来达到抗栓作用。在3000例以上稳定型心绞痛患者应用阿司匹林治疗，心血管不良事件的危险性平均降低33%。在UA者，阿司匹林能够减少短期或长期致死或非致死性心肌梗死的危险。研究显示，择期给予无症状患者300mg阿司匹林，可降低心肌梗死的发生率。在稳定型心绞痛患者进行的试验显示，索他洛尔治疗基础上加用75mg阿司匹林，作为主要终点事件的心肌梗死和死亡减少34%，二级终点事件血管事件减少32%。

噻氯匹定是沙纳吡定衍生物，它抑制腺苷酸诱导的血小板积聚，并降低凝血酶、胶原和血栓烷A2、血小板活化因子的浓度。它还可减少纤维蛋白原并增加红细胞变形，从而降低血液黏滞度。虽然噻氯匹定可降低稳定型心绞痛患者的血小板功能，但不像阿司匹林，它没有显示能够减少心血管事件。然而，它可引起白细胞计数减少，偶尔可发生血栓性血小板减少性紫癜。

氯吡格雷也是一种沙纳吡啶衍生物，在化学结构上与噻氯匹定相近，但具有更强的抗血栓功能。它选择性地不可逆地抑制腺苷二磷酸与血小板受体结合，因而阻断依赖腺苷二磷酸激活的糖蛋白Ⅱb/Ⅲa复合物，阻止腺苷二磷酸介导的血小板激活。一项在陈旧性心肌梗死、卒中或有症状周围血管性疾病(即有发生缺血事件危险)者比较氯吡格雷与阿司匹林的随机试验显示，氯吡格雷对减少心肌梗死、血管性死亡或缺血性卒中的联合危险性方面比阿司匹林更有效。然而，没有进一步的试验证实氯吡格雷治疗稳定型心绞痛患者有效果。

双嘧达莫是一种嘧啶类衍生物，具有扩张冠状动脉阻力血管的作用，并还有抗血栓作用。它通过抑制磷酸二酯酶，激活腺苷酸环化酶，增加血小板细胞内 cAMP，并抑制从血管内皮细胞和红细胞内摄取腺苷。血浆内腺苷浓度增加导致血管扩张。由于常规口服剂量的双嘧达莫就可加重稳定型心绞痛患者运动诱发的心肌缺血，因此，它不应作为抗血小板药物使用。

冠心病患者无论是否有症状，只要没有禁忌证，就应常规每日应用阿司匹林 75～300mg。荟萃分析 287 项随机试验的结果显示，75～150mg/d 剂量组血管事件减少与 160～300mg/d 剂量组相近，然而，＜75mg/d 受益较小。

二、抗凝血药的应用

已经发现，组织纤溶酶原激活物抗原（tPA-ag）增加、纤溶酶原激活物抑制剂（PAI-1）浓度增高和运动后 tPA-ag 反应降低，都可与稳定型心绞痛患者发生继发性心血管死亡危险性增高有关，这就为长期抗血栓治疗提供了理论依据。在稳定型心绞痛患者进行的小规模安慰剂对照研究显示，每日皮下注射低分子肝素能够降低纤维蛋白原水平，这与改善临床症状和提高运动到 ST 段压低 1mm 或最大 ST 下降的时间有关。然而，这种治疗的临床经验非常有限。还没有确立新型抗血小板及抗血栓药物加糖蛋白Ⅱb/Ⅲa 抑制药和重组水蛭素在治疗稳定型心绞痛患者的效果。在有动脉粥样硬化危险因素但没有症状的心绞痛患者进行的随机试验表明，使用华法林口服低强度抗凝（INR1.47）可降低缺血事件（冠心病死亡和致死性及非致死性心肌梗死）的危险。阿司匹林可增强这种获益。

三、调脂药物的应用

使用胆汁酸螯合药、纤维酸衍生物（吉非贝齐和氯贝丁酯）或者烟酸等较早的降脂试验表明可将总胆固醇降低 6%～15%。汇总这些研究得到的资料还表明，总胆固醇每减少 1%，冠状动脉事件的发生减少 2%。采用冠状动脉造影的试验解释了调脂治疗对冠状动脉粥样硬化斑块出现解剖学变化的作用。积极治疗可延缓斑块发展，使斑块更加稳定，减少临床事件的发生。对 37 项试验的荟萃分析证实，降低胆固醇治疗与冠心病病死率和总病死率降低有明显的关系。

降低低密度脂蛋白（LDL）的药物可减少冠心病患者不良缺血事件的危险。试验显示，在基线胆固醇 2.12～3.08g/L 的冠心病（包括心绞痛）患者应用 HMG-CoA 还原酶抑制药治疗，可将病死率和主要冠状动脉事件降低 30%～35%。一项研究显示，在有陈旧性心肌梗死并血浆总胆固醇＜2.4g/L（平均 2.09g/L）和 LDL-胆固醇在 1.15～1.74g/L（平均 1.39g/L）的男性和女性，应用 HMGCoA 还原酶抑制药（他汀类）治疗，可将致死性或非致死心肌梗死降低 24%0 这些临床试验表明，在冠心病包括稳定型心绞痛者，主张进行调脂治疗，即使只是出现轻到中度 LDL-胆固醇升高。

四、血管紧张素转化酶抑制药（ACEI）的应用

曾一直认为 ACEI 有潜在的心血管保护作用。早在 1990 年，两项研究显示，ACEI 能够降低复发性心

肌梗死发生率，这种效应与单纯降低血压的作用有关。与此同时，研究证实，血浆肾素高值与心肌梗死合并轻度高血压患者的病死率明显增高有关，并这种效应与血压水平无关。

90%以上的血管紧张素转化酶与组织结合，而仅有10%的血管紧张素转化酶在血浆内以可溶解的形式出现。在非动脉粥样硬化的动脉，大多数组织内血管紧张素转化酶与血管壁管腔面的内皮细胞的细胞膜结合，并高浓度血管紧张素转化酶出现在血管内皮外。粥样硬化代表了一个过程的不同阶段，它主要由内皮细胞介导。因此，在早期，对于内皮细胞功能有重要影响的局部血管紧张素Ⅱ和缓激肽浓度，主要位于内皮细胞的血管紧张素转化酶是一个非常重要的介质。应用喹那普利(40mg/d)，能够消除没有严重高脂血症或心力衰竭证据患者的冠状动脉内皮功能紊乱。在更严重的病变，血管紧张素转化酶也可位于贯穿整个斑块的微血管结构的内皮并伴有血管紧张素Ⅱ增高。

血管紧张素转化酶使得血管紧张素Ⅰ转变为血管紧张素Ⅱ，并通过水解作用使缓激肽降解成为无活性的代谢物。因此，血管紧张素转化酶为血浆内的血管紧张素Ⅱ和缓激肽之间的平衡，提供了一个重要的生理学功能，但在血管壁内更加重要。已经表明，与安慰剂比较，雷米普利治疗导致心肌梗死后患者的血浆凝血酶原激活物抑制剂1(PAI-1)抗原水平降低44%(P=0.004)，PAI-1活动度降低22%(P=0.02)。因此，雷米普利使心肌梗死后的纤溶平衡移向溶解这一侧，这种生物化学作用与临床试验中降低心肌梗死的危险性有关。总之，血管紧张素转化酶抑制药具有有利于促进血管扩张、抗凝集、抗增生和抗血栓效应的血管作用机制。

五、抗心绞痛和抗缺血药物的应用

抗心绞痛和抗缺血药物治疗与其他防止心肌梗死和死亡的药物联合应用。但在某些高危患者，有些干预(例如β受体拮抗药和外科搭桥术)在防止心肌梗死和心脏性猝死的同时，可改善心绞痛和缺血。然而，抗心绞痛治疗的主要目的是减轻心肌缺血的症状，因而改善体力活动功能和提高生命质量。减轻缺血和心绞痛的最有效药物是β受体拮抗药、钙通道阻滞药和硝酸盐制剂，

(一)β受体拮抗药

应用β受体拮抗药减慢心率、抑制心肌收缩力和降低动脉压力，可减少心肌氧耗。心率减少可延长舒张期灌注时间，从而增加左心室灌注。尽管β受体拮抗药可能通过形成环腺苷酸(cAMP)来增加冠状动脉血管阻力，但尚没有证实这种药效学的临床意义。心率显著减慢可增加左心室舒张期室壁张力，从而增加心肌需氧量，但与硝酸盐制剂同时使用可抵消β受体拮抗药的这种潜在不良反应。

目前有多种β受体拮抗药都可用于治疗高血压和心绞痛。所有β受体拮抗药对心绞痛可能具有相同的作用。在稳定型劳累性心绞痛患者，这些药物可减少运动时的心率与血压的乘积，因此，心绞痛的发作或运动时缺血阈值延迟或避免。在治疗稳定型心绞痛时，常规将β受体拮抗药的剂量调整到静息心率为55～60/min。在严重心绞痛患者，假如没有与窦性心动过缓有关的症状和没有发生心脏传导阻滞，可将心率减慢到<50/min。在稳定型劳累性心绞痛者，β受体拮抗药限制运动性心率增加，理想心率为低于缺血发作时心率的75%。已经发现，具有血管扩张作用的β受体拮抗药对稳定型心绞痛有效。同时具有肾上腺素能受体和β肾上腺素能受体拮抗作用的药物，在稳定型心绞痛的治疗中也有效，β受体拮抗药对于控制劳累性心绞痛具有明显效果。比较β受体拮抗药和钙通道阻滞药的对照研究显示，这两种药物对控制稳定型心绞痛同样有效。对于梗死后稳定型心绞痛和血管重建治疗后需要抗心绞痛治疗者，应用β受体拮抗药治疗，能够有效地控制有症状或无症状心肌缺血的发生。文献报道，在有高血压但无明显冠心病的老年

患者，与利尿药相比，作为一线治疗的β受体拮抗药不能够降低心源性病死率和各种原因的病死率。然而，β受体拮抗药仍然是治疗老年稳定型心绞痛患者可供选择的抗缺血药物。

许多随机试验已经显示β受体拮抗药能改善新近发生心肌梗死患者的存活率。几个大规模的随机试验也显示，β受体拮抗药能改善高血压患者的存活率并预防卒中和心力衰竭。一些小规模的随机对照试验观察到β受体拮抗药对既往没有心肌梗死或高血压的稳定型心绞痛患者的作用。

（二）钙通道阻滞药

钙通道阻滞药包括新的第二代选择性二氢吡啶类药物和如维拉帕米、地尔硫䓬等非二氢吡啶类药物，它们能够减少冠状动脉血管阻力，增加冠状动脉血流。所有这些药物都可使心外膜冠状动脉血管和小动脉阻力血管扩张。心外膜冠状动脉扩张是钙通道阻滞药缓解血管痉挛性心绞痛的主要受益机制。钙通道阻滞药还能主要通过减轻血管阻力和动脉压力来减轻心肌需氧。

比较钙通道阻滞药与β受体拮抗药的随机试验显示，钙通道阻滞药对于减轻心绞痛大体上与β受体拮抗药的效果相当，并能够延长运动到心绞痛或缺血发生的时间。不同剂量的二氢吡啶类药物或非二氢吡啶类药物，其临床效果都很明显。钙通道阻滞药能有效降低血管痉挛性心绞痛患者的心绞痛发生率。短效的硝苯地平、地尔硫䓬和维拉帕米在约70%患者可完全解除心绞痛发作，还有20%患者的心绞痛发作频率明显降低。应用新一代血管选择性长效二氢吡啶类药物氨氯地平治疗血管痉挛性心绞痛的安慰剂随机对照试验将52例血管痉挛性心绞痛患者随机分为氨氯地平组或安慰剂组，与安慰剂组比较，氨氯地平治疗组的心绞痛发生率明显下降，摄入硝酸甘油片的量也明显减少。

（三）硝酸甘油和硝酸制剂

硝酸甘油是内皮依赖性血管扩张药，它通过减少心肌需氧和改善心肌灌注而产生有益的作用。心肌需氧和氧耗下降主要是由于前负荷降低所致左心室容积和动脉压力降低。大动脉压力降低也可是由于硝酸甘油使大动脉的顺应性改善的结果。在稳定型心绞痛患者，硝酸甘油还具有抗血栓和血小板的作用。有些患者由于反射性的交感神经兴奋性增加，结果心率增加，心肌收缩力增强。但一般硝酸甘油和硝酸制剂的净作用是减少心肌需氧量。

硝酸甘油能够扩张心外膜冠状动脉和侧支血管。这种对有或没有粥样硬化性冠心病的心外膜冠状动脉的扩张作用，可有效地缓解血管痉挛性心绞痛患者的冠状动脉痉挛。由于硝酸甘油减少需氧并改善心肌灌注，因此，这些药物能够有效地缓解需氧性和供氧性心肌缺血。

对于劳累性心绞痛患者，硝酸甘油能提高运动耐量，延缓心绞痛发生时间，减轻踏板运动试验中ST段下降的程度。与β受体拮抗药或钙通道阻滞药联合应用，硝酸盐制剂能增强在稳定型心绞痛患者抗心绞痛或抗缺血效果。

（四）其他抗心绞痛药物

吗多明是一种与硝酸盐制剂具有相同药理特性的斯德酮亚胺，能够有效地控制有症状的稳定型心绞痛患者。尼可地尔是一种钾通道激活药，也与硝酸盐制剂具有相同的药理特性并可有效地治疗稳定型心绞痛。代谢性药物如曲美他嗪、雷诺嗪和左旋肉毒碱在一些患者具有抗心绞痛作用。心动过缓药物如阿普林定和扎替雷定已经用于治疗稳定型心绞痛，但其有效性还有待进一步观察。研究者一直在对ACEI治疗稳定型心绞痛的作用进行观察，但尚不能肯定其疗效。文献报道，在使用β受体拮抗药的稳定型心绞痛并左心室功能正常者，加用ACEI可减轻运动诱发的心肌缺血。5-羟色胺拮抗药酮色林可能对稳定型心绞痛无效。拉贝洛尔是一种β受体和α受体拮抗药，已经证实具有抗心绞痛作用。文献报道，非选择性的磷酸二酯酶抑制药如茶碱和曲匹地尔具有抗心绞痛作用。泛托法隆是一种钙通道阻滞药，具有抑制窦房结兴奋性的作用，因而能减慢心率。与其他钙通道阻滞药一样，它具有强烈扩张外周血管和冠状动脉血管的作用。对照研究中已经观察到它对稳定型心绞痛患者具有抗心绞痛作用。

六、稳定型心绞痛药物治疗的选择

稳定型心绞痛治疗有两个目的：①降低病死率和发生不良事件的危险；②减轻症状。从患者的角度，往往更加关注后者。稳定型冠心病的主要症状有绞窄性胸痛或相当于劳力性呼吸困难一样的症状。患者往往不仅有症状本身而感到不适，还可有伴随的活动受限或症状引起的焦虑。有关预后的不确定也是导致焦虑的另一个原因。对于有些患者，主要症状可以是心律失常引起的心悸或晕厥；或者心功能不全导致的疲劳、水肿或端坐呼吸。

由于患者中症状的不同、患者本身独特的感觉、期望和选择不同，不可能制订一个统一的治疗成功的定义。例如对一例除心绞痛之外无其他疾病的活动量很大的患者，治疗目的是完全消除心绞痛，恢复积极的体力活动。相反，对于一例有严重心绞痛并伴有其他严重疾病的老年患者，减轻症状并能进行日常有限的活动就很满意了。

对大多数患者来说，治疗目标应是完全或几乎完全地消除绞窄性胸痛，恢复正常活动并恢复到CCS分级为Ⅰ级的功能状态。完成这种目标的同时，治疗的不良反应应尽可能少。这种成功的定义应根据每一例患者的具体临床特征和选择来确定。

治疗心绞痛的药物选择主要考虑应是改善预后。一级预防或二级预防试验已经显示，阿司匹林和调脂治疗能够降低病死率和非致死性心肌梗死的危险。这些资料强烈提示，在稳定型心绞痛患者，心脏事件也可减少，这得到应用阿司匹林小样本随机试验的直接证据的支持。

β受体拮抗药作为心肌梗死后患者的二级预防应用时，也能够减少心脏事件并降低高血压患者的病死率和患病率。基于β受体拮抗药可降低患病率和病死率，应着重考虑将β受体拮抗药作为稳定型心绞痛的首先治疗，但目前应用较少。糖尿病不是使用β受体拮抗药的禁忌证。尚没有研究显示硝酸盐制剂能够降低急性心肌梗死或冠心病患者的病死率。但即刻释放或短效二氢吡啶类钙通道阻滞药可增加心脏不良事件。然而，长效或缓释的二氢吡啶药或非二氢吡啶类药物，可缓解稳定型心绞痛患者的症状，不会增加心脏不良事件的危险。没有结论性证据表明，长效硝酸盐制剂或钙通道阻滞药能够有效地长期治疗和缓解心绞痛症状。长效钙通道阻滞药由于可维持24h，在维持治疗方面比长效硝酸盐制剂有效。然而，也应考虑到患者和医师的选择。

新一代血管选择性长效钙通道阻滞药如氨氯地平或非洛地平，可用于左心室收缩功能下降者。在窦房结功能失调、休息时心动过缓或房室传导阻滞者，应避免应用β受体拮抗药或减慢心率的钙通道阻滞药。在胰岛素依赖的糖尿病患者，应慎用β受体拮抗药，因为β受体拮抗药可掩盖低血糖症状，轻微外周血管疾病者，没有应用β受体拮抗药或钙通道阻滞药的禁忌证。然而，有静息性缺血症状的严重外周血管疾病患者，最好避免使用β受体拮抗药，但优先应用钙通道阻滞药。在梗阻性肥厚型心脏病患者，应避免应用硝酸盐制剂和二氢吡啶类钙通道阻滞药。对这些患者，β受体拮抗药和减慢心率的钙通道阻滞药可能有用。有严重主动脉瓣狭窄者，应慎用所有血管扩张药，包括硝酸盐制剂，因为血管扩张药有引起低血压和晕厥的危险。

心绞痛患者可伴随其他心脏问题，例如充血性心力衰竭，需要其他特殊治疗，如利尿药和ACEI。

（任保权）

第十五节　冠状动脉介入手术相关的药物应用

一、技术特点

（一）技术发展

20世纪80年代以来，由于器械的不断更新、经验的日趋丰富和新技术的开发，经皮腔内冠状动脉成形术（PT-CA）被广泛地应用于冠心病的治疗中。1987年，瑞士医师UlrⅠchSigwart首次在冠状动脉内置入支架，成为介入心脏病学新的里程碑。

早期PTCA是在采用Seldinger经皮股动脉穿刺技术和Judkins导管的基础上开展起来的。由于股动脉内径大，定位明显，穿刺容易，因此成为常规途径。但随着介入治疗病例的增加，伴随出现的并发症例数也相应增加，严重出血问题使人们认识到经股动脉途径存在一定的缺陷。1989年，加拿大医师Campeau报道了首例经皮穿刺桡动脉进行冠状动脉造影，发现与股动脉途径相比可以显著降低并发症的发生率。入路的改变不仅提高了手术的安全性，患者术后可以立即下床活动成为巨大的优势。1992年和1993年荷兰医师Kiemeniji相继报道了首例经桡动脉途径开展PTCA及支架置入术，引领介入心脏病学进入了又一个发展阶段。从1977年到现在，经皮冠状动脉介入治疗经历了3个里程碑式的飞跃，即PTCA、金属裸支架（BMS）和药物洗脱支架（DES）。

PTCA术后靶血管再狭窄率高达30%～50%，弥漫性血管病变、慢性完全闭塞病变以及纤维化或钙化斑块病变手术成功率低，而冠状动脉支架置入术的临床应用解决了大部分PTCA术后急性血管闭塞问题，并且通过改善血管的负性重塑使靶血管再狭窄率较PTCA下降了15%～20%。支架置入术虽然有效地阻止血管弹性回缩和负性重塑，使再狭窄率降低，但由于血管壁损伤、血栓形成以及炎性反应刺激各种生长因子和细胞因子产生，通过血管平滑肌受体使平滑肌细胞分裂，平滑肌细胞增生、基质分泌，向内膜迁移，使新生内膜过度增生，内膜增厚，导致病变血管再狭窄，因而支架置入术后再狭窄发生率仍高达20%～30%。通过支架携带抑制平滑肌细胞增生的药物，可以抑制新生内膜增生，从而降低再狭窄的发生率。在已完成的SIRIUS系列研究中，雷帕霉素洗脱支架（SES）治疗单支病变的再狭窄率为5%～9%，在TAXUSⅠ～Ⅵ系列研究中，紫杉醇洗脱支架（PES）治疗单支病变的再狭窄率在10%以下。

近年来，应用DES治疗复杂病变如弥漫血管长病变、分叉病变、慢性完全闭塞病变、支架内再狭窄、开口病变和无保护左主干病变显示出良好的临床效果，再狭窄率为10%～24%。2006年最新ACC会议公布的TYPH00N试验显示，应用DES治疗ST段抬高型AMI，其支架内再狭窄率明显低于金属裸支架（3.5%vs20.3%，P=0.001）。多项PTCA与CABG的随机对照临床试验显示：在药物洗脱支架问世前，根据RITA研究结果，单支病变患者PTCA与冠状动脉旁路移植术（CABG）组相比，病死率相同，住院期间心肌梗死发生率CABG组略高于PTCA组，靶病变需血管重建（TLR）者PTCA组显著高于CABG组，然而3年时两组心绞痛发生率相似。ARTI研究证实，多支病变金属裸支架置入术与CABG相比，病死率相似，但糖尿病患者CABG组存活率高于支架组，1年主要心脏事件发生率支架组明显高于CABG组。对于多支病变合并左心功能不全患者（射血分数＜40%）特别是并发糖尿病、不稳定型心绞痛、高危病变和（或）前降支近端病变者，如果PCI不能达到完全血管重建，最好行CABG治疗。

（二）应用指征

1.慢性稳定型冠心病　PCI是缓解慢性稳定型冠心病患者症状的有效方法之一。与药物治疗相比总体上不能降低死亡率及MI发生率，但有证据表明，在有较大范围心肌缺血的患者中PCI仍比药物治疗具有优势。

2.不稳定型　心绞痛和非ST段抬高MI在这些患者中，可采取早期保守策略和早期介入策略。循证医学证据表明：对危险度高的患者，早期介入治疗策略显示了明显优势。

3.急性STEMI　包括直接PCI、转运PCI、补救PCI、易化PCI。循证医学证据表明，PCI能有效降低STEMI总体死亡率。但总体死亡率降低的获益仍取决于以下因素的影响：患者发病时间，梗死部位及心功能状况所构成的总体危险度，患者年龄及合并疾病情况，患者用药情况，医生经验及导管室人员熟练配合程度以及进门球囊扩张时间。所以，合理、有效的使用PCI手段是STEMI再灌注治疗的关键。

（三）治疗方法

1.单纯球囊扩张　心肌供血范围不大、血管内径小（＜2.5mm）的冠状动脉发生病变并引起临床症状时，经球囊扩张后达"支架样"管腔疗效，则行单纯球囊扩张术。分叉病变PCI时，如分支血管内径较小且仅起始部狭窄，通常主张仅对主支血管行支架术，而分支血管行球囊扩张术即可。有时，经"对吻"（kissing）球囊扩张后疗效满意，也无须置入支架。

2.BMS和DES支架置入　BMS的安全性和疗效均优于单纯PTCA，但术后由于内膜增生，支架内再狭窄，导致再次血管重建率高，在小血管长病变、冠状动脉慢性完全闭塞和分叉病变以及糖尿病患者尤其明显；而DES可显著抑制内膜增生，从而大大降低支架术后再狭窄率和再次血管重建率（5%～10%）。支架的主要问题是支架内血栓形成。

3.冠状动脉斑块旋磨术　冠状动脉斑块旋磨术是用高速旋转的金刚钻磨头（14万～18万转/min）将粥样斑块销蚀。

4.定向性冠状动脉斑块旋切术　理论上，通过定向性冠状动脉斑块旋切术，切除阻塞性斑块（而非用球囊导管或支架挤压斑块），可获得足够大的血管腔。但研究显示，与普通球囊扩张术相比，定向性冠状动脉斑块旋切术早期并发症增多，临床益处不明显。定向性冠状动脉斑块旋切术是唯一可对阻塞性动脉粥样硬化斑块或再狭窄病变进行活组织检查的方法。

5.支架内再狭窄放射疗法　尽管单纯球囊扩张术治疗支架内再狭窄安全，但复发率较高。以往某些BMS的随机、安慰剂对照试验指出，血管内放射疗法能降低自身冠状动脉或静脉桥支架内再狭窄。但是，近年来的研究证明冠状动脉内DES治疗再狭窄，较血管内放射疗法更安全、有效。

6.切割球囊　切割球囊通常装有3～4把纵向排列的金属刀片，以便在低压球囊扩张时能对斑块做切开。

7.远端保护装置　应用远端保护GuardWire系统显著改善桥血管PCI时心肌灌注分级。

8.血栓抽吸装置　在支架置入前用血栓抽吸装置能显著降低微循环阻塞和心肌功能障碍。

二、用药方法

无论是否行PCI，药物治疗都是冠心病治疗和二级预防的基石。PCI可改善心肌缺血并减少由此引发的急性和慢性不良事件风险，但PCI术中对病变斑块的挤压、促凝组织的暴露以及支架等器械置入等可促进血小板激活、血栓形成而导致PCI围术期不良心血管事件。PCI术后由于基础疾病进展、PCI局部病变处再狭窄或血栓形成等，发生不良心血管事件和再次入院治疗的风险仍较正常人群高。近年大量循证医学的证据表明，合理应用抗血小板、抗凝、他汀类、β受体拮抗药及血管紧张素转化酶抑制药（ACEI）等药物能够明显降低PCI围术期及术后长期不良心血管事件风险，对达到PCI预期效果和改善患者预后具有重要意义。

（一）抗血小板药物的应用

1.阿司匹林　环氧化酶阻断药阿司匹林是应用最广泛的血小板聚集的抑制药，它通过乙酰化环氧化酶1（COX-1）中529位丝氨酸的羟基而不可逆地灭活该酶活性，而阻碍花生四烯酸与385位酪氨酸的活性位点结合，阻止TXA的形成。评价PCI术中应用阿司匹林的早期研究旨在确定阿司匹林是否具有预防再狭窄的作用。尽管阿司匹林对预防再狭窄无效，但这些研究表明阿司匹林是具有预防近期缺血性并发症的。

稳定冠心病患者，如患者术前没有长期服用阿司匹林，需要术前3h负荷剂量给予口服300mg。术前规律服用阿司匹林（70～160mg/d）的患者：在PCI术前口服阿司匹林75～300mg。术前未规律服用阿司匹林的患者：因阿司匹林的生物利用度及抗血小板作用可能延迟，PCI术前至少2h（最好24h前）给予阿司匹林300mg。若应用小剂量阿司匹林（75～100mg）至少应于术前24h服药。

STEMI患者一旦确诊必须立即口服阿司匹林300mg。

阿司匹林敏感的患者应用噻吩吡啶类衍生物替代，也可以在术前应用糖蛋白GPⅡb/Ⅲa拮抗药替代。阿司匹林绝对禁忌的患者，于PCI前6h给予氯吡格雷负荷剂量

300mg，和（或）PCI时应用GPⅡb/Ⅲa拮抗药。

经皮冠状动脉介入治疗中国指南推荐：

（1）术前已经接受长期阿司匹林治疗的患者应在PCI前服用100～300mg。

（2）以往未服用阿司匹林的患者应在PCI术前至少2h，最好24h前给予300mg口服。

（3）PCI10术后，对于无阿司匹林过敏或高出血风险的患者，口服100～300mg/d，置入BMS者至少服用1个月，置入雷帕霉素洗脱支架者服用3个月，置入紫杉醇洗脱支架者服用6个月，之后改为100mg/d长期服用。

（4）对于担心出血风险者，可在支架术后的初始阶段给予75～100mg/d的低剂量阿司匹林治疗。

2.氯吡格雷　腺苷二磷酸（ADP）受体拮抗药主要通过与ADβ受体P.Y：发生不可逆结合而竞争性抑制ADP（PAF）的血小板聚集，还可以抑制由血小板活化因子（PAF）GP引起的血小板聚集和释放，其最终作用是干扰血小板GPⅡb/Ⅲα受体与纤维蛋白原结合，从而抑制血小板的激活。氯吡格雷在体内的活性代谢产物可以选择性、不可逆地与血小板表面的ADβ受体结合（减少ADβ受体结合位点但是不影响受体的亲和力），阻断ADP对腺苷酸环化酶的抑制作用，抑制纤维蛋白原受体（GPⅡb/Ⅲ。）活化进而抑制血小板的聚集。此外，氯吡格雷还能阻断ADP释放后引起的血小板活化扩增，从而抑制其他激动药诱导的血小板聚集。

（1）用药选择：①稳定型冠心病：鉴于目前绝大多数PCⅠcI的患者最终可能均置入了支架，因此，所有计划行Pc75m患者均应该尽早开始在阿司匹林基础上应用氯吡格雷75mg/d。②NSTEMI患者：不论是否决定进行PCI治疗，均应立即给予300mg或600mg氯吡格雷负荷剂量。CURE、PCICURE和CREDO研究（300mg负荷剂量＋75mg/d）均证实及早应用氯吡格雷可降低PCI术前和术后的缺血事件发生率，即使是对需要进行CABG手术的患者，可能获益超过风险。③STEMI患者：CLARITY（负荷剂量300mg或600mg）和COMMIT/CCS-2（无负荷剂量，75mg，1/d）研究均显示阿司匹林加氯吡格雷比单用阿司匹林更加有效。如进行直接PCI或置入支架需要再次服用负荷剂量。PCI-CLARITY研究，证实即使急性STEMI患者溶栓后在PCI前应用氯吡格雷（负荷剂量300mg）可使死亡、心肌梗死复发或卒中减少38%。PCI-CLARITY研究，氯吡格雷负荷剂量预处理能显著降低STEMI患者PCI术前和术后的心血管死亡及

缺血事件的发生，并且没有显著出血危险的增加。

(2)给药时间：噻吩吡啶类药物的抗血小板抑制作用滞后，但给予负荷量后抗血小板作用迅速出现，应于PCI术前6h以上预先给予氯吡格雷负荷量600mg或300mg。PCI术前给更高剂量的氯吡格雷(450～600mg)较常规负荷量300mg可以使其抗血小板作用更为迅速，从而使行紧急介入治疗术的患者获得更多的益处，6h内行PCI患者可加大负荷剂量致600mg，但是该剂量对于高危PCI能否与GPⅡb/Ⅲa拮抗药合用还不清楚。氯吡格雷最佳的负荷剂量和治疗时间，还需要进一步的研究来证实。

(3)并发症防治：如果由于特殊病变(不适合PCI)或PCI相关并发症而需要考虑急诊CABG术的患者，在考虑预先给予氯吡格雷治疗获益的同时，还需要权衡其增加出血的风险。一般情况下，CABG术前应该停用5～7d，以减少出血并发症。

经皮冠状动脉介入治疗中国指南推荐：

(1)PCI术前应当给予负荷剂量氯吡格雷。术前6h或更早服用者，通常给予300mg负荷剂量；急性心肌梗死行急诊PCI或术前6h以内服用者，为更快达到高水平的血小板抑制，可给予600mg负荷剂量；对溶栓治疗12～24h行PCI者，可口服300mg负荷剂量的氯吡格雷。

(2)置入DES的患者，如无高出血风险，PCI术后服用氯吡格雷75mg/d至少12个月。接受BMS的患者，氯吡格雷75mg/d至少1个月，最好12个月(如患者出血风险增高，最少应用2周)。

(3)对阿司匹林禁忌的患者，应在PCI术前至少6h给予300mg负荷剂量的氯吡格雷和(或)PCI时加用血小板糖蛋白Ⅱb/Ⅲα受体拮抗剂。

(4)置入DES的患者，可考虑将氯吡格雷服用时间延至1年以上。

3.GPⅡb/Ⅲa拮抗药　血小板膜糖蛋白Ⅱb/Ⅲa拮抗药抗血小板GPⅡb/Ⅲa单克隆抗体与血小板结合可以抑制血小板聚集，在GPⅡb/Ⅲa分子上存在着纤维蛋白原的受体，它们与纤维蛋白原A链上的RGD(精氨酸甘氨酸门冬氨酸)肽段连接，引起血小板聚集，抗血小板GPⅡb/Ⅲa单克隆抗体，则能阻断这种连接而抑制血小板聚集。GPⅡb/Ⅲa拮抗药按制剂的性质分为三类：非肽类、合成肽、抗血小板GPⅡb/Ⅲa单克隆抗体，阿昔单抗，埃替巴肽和替罗非班是美国FDA已批准上市的三种静脉注射型GPⅡb/Ⅲa拮抗药。

(1)阿昔单抗(e7E3)：阿昔单抗是一种人、鼠嵌合的GPⅡb/Ⅲa单克隆抗体7E3的Fab片段，相对分子质量为47.6kD。它的抗血小板作用是阻断纤维蛋白原受体而抑制血小板聚集，阻碍经皮冠脉介入治疗(PCI)部位的血小板栓子形成，降低血管堵塞危险，减少组织因子诱发血小板所介导的凝血酶生成，延长活化的凝固时间，减少血栓的形成。此外，阿昔单抗有促进溶栓的作用，其可能的机制是：①增加血块的多孔性，阻碍血块回缩；②降低凝血酶活化纤溶酶抑制物的形成；③减少血小板释放Pal-1和Pal-2纤溶酶抑制物；④减少凝血因子Ⅻ介导的纤维蛋白交链。

(2)埃替巴肽：它是根据barbourin蛇毒的介离素的KGD(赖氨酸-甘氨酸-门冬氨酸)结构所合成的一种环形七肽。相对分子质量为0.823kD，血浆中半衰期为2.5h，约50%由肾排泄。它是肽类GPⅡb/Ⅲα受体拮抗药，通过与血小板膜上糖蛋白Ⅱb/Ⅲα受体结合，占据其结合位点，使血小板膜上糖蛋白Ⅱb/Ⅲα受体与纤维蛋白原不能结合而抑制血小板的聚集。

(3)替罗非班：它是一种含RGD肽的酪氨酸类似物，相对分子质量为0.495kD，血浆中的半衰期为1～2h，39%～69%由肾排泄。它是非肽类GPⅡb/Ⅲα受体拮抗药，不具有抗原性，可以与GPⅡb/Ⅲα受体可逆性结合，选择性抑制GPⅡb/Ⅲa，进一步阻断纤维蛋白原与GPⅡb/Ⅲa结合，抑制血小板聚集。

GPⅡb/Ⅲa拮抗药是目前最强的抗血小板药物，根据现有的证据GPⅡb/Ⅲa拮抗药适用于UA/NSTEACS患者或有其他临床高危因素的患者。GPⅡb/Ⅲa拮抗药主要降低PCI的急性缺血事件，如存在残余夹层、血栓或干预效果欠佳时，常常在PCI术中或术后即刻使用阿昔单抗来进行补救，但这种做法并没有经过前瞻性研究验证。

开始用药的时间，在诊断性血管造影前开始还是PCI前开始应用还没有更多的证据，根据现有的证据，在血管造影前即患者已经诊断应用替罗非班和埃替非巴肽能明显获益。而阿昔单抗主要对24h内计划行PCI的患者有益，对于非介入治疗的患者不建议应用阿昔单抗。

稳定型冠心病患者：ISAγ-REACT和ISAγ-REACT研究在低危非ACS患者中没有发现阿昔单抗优于安慰剂，出于对费用和出血并发症的考虑，不常规推荐GPⅡb/Ⅲa拮抗药。对不同病例需要具体分析，如冠状动脉造影发现为复杂病变，或者有威胁生命的血管闭塞或可见血栓，或血流缓慢或无复流的患者，考虑GPⅡb/Ⅲa拮抗药。

NSTEACS患者：具有急性血栓并发症高危的NSTEACS患者建议选择GPⅡb/Ⅲa拮抗药。如患者没有服用氯吡格雷，强烈建议术中应用GPⅡb/Ⅲa拮抗药。已经合用氯吡格雷的高危患者可选择应用。PCI尤其是直接PCI者或顽固性心绞痛、其他高危患者，使用GPⅡb/Ⅲa拮抗药（阿昔单抗或埃替非巴肽）。

若伴有肌钙蛋白水平升高接受PCI的NSTEMI/UA患者，在介入干预前24h内开始使用阿昔单抗。而不准备做介入治疗的患者，阿昔单抗没有益处。预期在短期内行PCI（2.5h内）的患者，术前GPⅡb/Ⅲa拮抗药可以延缓，可以在导管室中开始，选择阿昔单抗或埃替非巴肽。

ISAγ-REACT2研究再次证实了GPⅡb/Ⅲa拮抗药对肌钙蛋白阳性的ACS高危患者明显获益。对有心绞痛发作并且伴肌钙蛋白升高或ST段压低超过0.1mV或一过性ST段抬高超过0.1mV（20min）或新出现束支传导阻滞，原位血管或静脉桥具有明显的病变可进行PCI的患者，至少术前2h应用大剂量氯吡格雷600mg。结果阿昔单抗组主要终点事件30d内的死亡、MI、缺血导致目标血管紧急血运重建下降（8.9%vs11.9%）。住院期间的严重出血（均为1.4%）和轻微出血事件均没有显著差异。

STE-MI患者：GPⅡb/Ⅲα受体拮抗药在STEMI患者中的使用是有争议的。接受PCI的STE-MI患者，应早期应用阿昔单抗，能降低6个月后的病死率和靶血管血运重建。而替罗非班或埃替非巴肽在STE-MI患者的研究资料有限。

经皮冠状动脉介入治疗中国指南推荐：

（1）不稳定型心绞痛/非STE-MI（UA/NSTEMI）行PCI的患者，如未服用氯吡格雷，应给予一种血小板糖蛋白Ⅱb/Ⅲα受体拮抗药。在实施诊断性CAG前或PCI术前即刻给药均可。

（2）UA/NSTE-MI行PCI的患者，如已服用氯吡格雷，可同时给予一种血小板糖蛋白Ⅱb/Ⅲα受体拮抗药。

（3）STE-MI行PCI的患者，可尽早应用血小板糖蛋白Ⅱb/Ⅲα受体拮抗药。

（4）接受择期PCI并置入支架的高危患者或高危病变（如ACS、近期MI、桥血管狭窄、冠状动脉慢性闭塞病变及CAG可见的血栓病变等），可应用血小板糖蛋白Ⅱb/Ⅲα受体拮抗药，但应充分权衡出血与获益风险。

（二）他汀类药物的应用

经皮冠状动脉内介入术（PCI）已经成为冠状动脉疾病血运重建的最佳手段之一。但是，PCI本身可能会引起血管壁的损伤和炎症反应，进而引起心肌损伤。近年来他汀类药物在PCI围术期的应用受到普遍重视，展现出美好的前景。

他汀类药物是羟甲基戊二酰辅酶A（HMG-CoA）还原酶抑制药，此类药物通过竞争性抑制内源性胆固醇合成限速酶还原酶，阻断细胞内羟甲戊酸代谢途径，使细胞内胆固醇合成减少，从而反馈性刺激细胞膜表面(主要为肝细胞)低密度脂蛋白(LDL)受体数量和活性增加、使血清胆固醇清除增加、水平降低。

1.他汀类药物的非降脂作用及机制

(1)对内皮功能的影响:内皮功能失衡是动脉粥样硬化的启动机制之一。他汀类药物主要通过稳定内皮细胞一氧化氮合成酶(eNOS)的转录,阻止低氧导致的内皮细胞 eNOS 的下调,从而使内皮细胞的一氧化氮(NO)产生增加,同时减少内皮素(ET-1)合成而抑制其缩血管作用。此外,氧化低密度脂蛋白(oxLDL)可损伤血管内皮细胞,抑制 eNOS.他汀类药物可减少内皮细胞摄取 oxLDL,从而增强 eNOS 的活性,可在短时间内迅速改善内皮依赖的血管舒张功能。

(2)他汀类药物的抗炎作用:炎症过程参与动脉粥样硬化斑块的形成,而动脉粥样硬化是冠心病的病理基础。他汀类药物可以抑制炎症反应而起到抗动脉粥样硬化作用,其抗炎机制包括:①抑制黏附分子表达;②抑制巨噬细胞生成细胞因子、降低巨噬细胞的活性,稳定动脉粥样硬化斑块;③降低 C 反应蛋白(CRP)。

(3)稳定动脉粥样硬化斑块:他汀类药物可以通过以下机制稳定动脉粥样硬化斑块:①降低管腔内中膜厚度及钙斑形成;②控制斑块的易损性;③减少巨噬细胞分泌金属蛋白酶(MMPS)。他汀类药物可减少巨噬泡沫细胞的大小和脂纹面积,减少炎症细胞,抑制泡沫细胞和平滑肌细胞产生的 MMPS,从而减少胶原蛋白和弹力蛋白的降解,稳定粥样斑块,防止血栓形成,避免 ACS 的发生。

(4)抗血小板聚集和血栓形成:当斑块破裂时暴露出内膜下胶原纤维,激活由组织因子介导的外源性凝血途径,导致急性血栓形成。他汀类药物可抑制人体巨噬细胞组织因子的表达,抑制外源性凝血过程。此外,他汀类药物增强组织型纤溶酶原激活物(t-PA)的表达;抑制纤溶酶原激活物抑制药(PAI)的表达。

2.他汀类药物在 PCI 围术期应用的循证医学证据

(1)ARMYDA-1(阿托伐他汀减少血管成形术中的心肌损伤)研究入选 153 名未接受过他汀类药物治疗的稳定型心绞痛患者,在择期 PCI 术前随机分为 2 组,即阿托伐他汀(40mg/d)组和安慰剂组,7d 后发现,心肌梗死(MI)发生率在阿托伐他汀组及安慰剂组分别为 5%及 18%(P=0.025)。ARMYDA-1 研究直接提示阿托伐他汀在稳定型心绞痛患者中有明确的降脂外作用,而且抗炎、抗氧化、保护血管内皮作用发生很早,更充分地提示了阿托伐他汀早期获益作用。

(2)ARMYDA-2(高负荷剂量的氯吡格雷减少 PCI 围术期心肌梗死)研究入选拟行 PCI 的患者 255 例并随机分成 2 组,分别在术前 4~8h 给予氯吡格雷 600mg(n=126)和氯吡格雷 300mg(n=129)的负荷剂量。随后分别在基线、术后 8h、24h 检测肌酸激酶 MB,肌钙蛋白 I 和肌红蛋白的水平,随访 30d 发现,高负荷剂量治疗方案可使发生 MI 的危险性降低 50%(OR=0.48,95%CI:0.15~0.97,P=0.044)。更有甚者,被随机分入 600mg 氯吡格雷治疗组的患者中,服用他汀类药物可使 MI 危险降低 80%。

(3)他汀类药物不仅能预防 PCI 术中 MI 的发生,而且能降低心外科术后心房颤动的发生率。MⅠaRMYDA-3(阿托伐他汀预防心脏外科术后心房颤动)研究入选术前无心房颤动病史及他汀类药物治疗史、拟行选择性心脏手术的患者 200 例,分为阿托伐他汀组(101 例,40mg/a)和安慰剂组(99 例),7d 后结果显示,与安慰剂相比较,阿托伐他汀组患者术后心房颤动发生率明显下降(35%vs57%,P=0.003)。阿托伐他汀治疗使发生心房颤动的风险降低 61%(95%CI:0.18~0.85,P=0.017)。阿托伐他汀联合 β 受体拮抗药治疗可使发生心房颤动的风险降低 90%(OR=0.01,95%CI:0.02~0.25,P<0.0001)。

(4)对于急性冠状动脉综合征(ACS)患者,他汀类药物作用更明显。阿托伐他汀 PCI 前治疗减少 ACS 患者心肌损伤研究(ARMYDA-ACS)为多中心、前瞻性、随机、对照试验,纳入包括不稳定型心绞痛和非 ST 段抬高型心肌梗死(NSTE-MI)的患者 171 例,均服用氯吡格雷 600mg 的负荷量,治疗组(n=86)于术前 12h 随机给予阿托伐他汀 80mg,然后在 PCI 术前即刻再给予 40mg 阿托伐他汀,对照组予安慰剂(n=85)。

PCI术后，所有的患者均接受40mg/d的阿托伐他汀长期治疗。随访30d发现，阿托伐他汀组发生心血管并发症的危险降低88%（OR=0.12，95%CI：0.00～0.50，P=0.004）。ARMYDA-ACS研究提示短期术前大剂量使用阿托伐他汀（120mg）可以减少行PCI的ACS患者的心肌损害并改善患者的预后终点，丰富了他汀类药物在围术期应用的循证医学证据。

高负荷剂量阿托伐他汀降低择期PCI围术期MI的发生率（NAPLESⅡ）研究：入选既往未行他汀类药物治疗拟行择期PCI的患者668例，平均年龄64岁，随机分配为术前24h口服80mg阿托伐他汀组（n=338）和非他汀类药物对照组（n=330）。PCI术后6h和12h测定肌酸激酶心肌同工酶（CK-MB）和心肌钙蛋白水平。主要终点为围术期MI发生率（围术期MI定义为CK-MB高于正常上限3倍）。结果显示，阿托伐他汀组和对照组术后6h、12hCK-MB高于正常上限3倍的比例分别为9.5%和15.8%（P=0.014，OR=0.56），cTnl高于正常上限3倍的比例分别为26.6%和39.1%（P<0.001，OR=0.56）。次级终点（住院期间死亡、再次血运重建、Q波心肌梗死）无显著差异。该研究证实单次、大剂量（80mg）、短时内（24h内）给予阿托伐他汀具有心脏保护的作用，并降低围术期MI的发生率。

2009年，公布的长期他汀类药物治疗的PCI患者再应用阿托伐他汀的疗效（ARMYDA-RECAPTURE）研究，入选352例稳定型心绞痛或非ST段抬高ACS患者，平均年龄66±10岁，所有患者均接受长期他汀类药物治疗30d以上，随机分为2组，一组PCI术前12h给予阿托伐他汀负荷量80mg，术前2h再给予40mg（n=177），另一组给予安慰剂（n=175）；术后所有患者均给予阿托伐他汀40mg/d。结果显示，阿托伐他汀组主要终点30d主要心血管事件（MACE，包括心源性死亡、心肌梗死或靶血管血运重建率）发生率较对照组显著减少（3.4%vs9.1%，P=0.045），相对风险降低了48%（NNT=17），尤以围术期MI发生率下降显著（3.4%vs8.6%，P=0.06）。该研究进一步验证了PCI术前强化他汀类药物治疗的重要价值。

（5）他汀类药物还可以预防造影剂肾病。造影剂肾病（CIN）定义为介入治疗后血清肌酐超过5mg/L或超过基线值的25%。阿托伐他汀减少血管成形术时心肌损伤——造影剂肾病（ARMYDA-RENAL）试验纳入434例接受PCI手术治疗的患者，随机分为PCI前接受他汀类药物治疗组（260例）及安慰剂组（174例）。他汀组稳定型心绞痛患者术前接受40mg阿托伐他汀治疗7d，ACS患者术前12h接受120mg他汀类药物治疗，两者术后均接受每日40mg他汀类药物长期治疗。随访4年发现，与安慰剂相比，PCI术后他汀类药物治疗组CIN患病率显著降低（3%vs27%，P<0.0001）；肌酐清除率显著升高（80+/-20vs65+/-16ml/min，P<0.0001），心血管事件发生率显著降低（53%vs95%）。该研究还表明，PCI前他汀类药物预治疗在预防造影剂肾病的同时，还可有效预防患者的长期心血管事件及死亡，为PCI前应用他汀类药物进行辅助性药物治疗提供了佐证。

（三）抗心绞痛药物的应用

1.*硝酸酯类药物* 这类药物主要通过一氧化氮（NO）途径，扩张容量血管和大冠状动脉，降低心脏前、后负荷，减少心肌耗氧量，发挥抗心绞痛作用。研究表明，硝酸酯类药物能缓解心绞痛发作，改善运动耐量，延长运动试验中至心绞痛出现的时间，减少ST段压低。至今没有任何药物能够替代硝酸甘油迅速缓解心绞痛发作的作用。

《国际心脏病学杂志》发表了一篇荟萃分析，对51项硝酸酯相关临床研究、3595例患者进行分析发现，硝酸酯可有效延长运动耐力和减少心绞痛发作次数，但对患者生命质量无显著影响，而且硝酸酯间歇给药的效果优于连续给药，其原因是减少了硝酸酯发生耐药的可能性。文章指出，间歇给药需注意“零点现象”，避免出现心绞痛发作反跳。《硝酸酯在心血管疾病中应用专家共识》在肯定硝酸酯缓解心绞痛发作作用的同时，也指出：硝酸酯类药物耐药现象需引起临床医师的重视。此荟萃分析中，硝酸酯类药物的常见不良反应头痛的发生率高达51.6%，是患者不能耐受此类药物的最主要原因。

目前，较大规模的GISSI-3、ISIS-4等研究均未能证实硝酸酯可改善长期预后。现行的美国心脏病学会(ACC)、欧洲心脏病学会(ESC)及中国指南均将硝酸酯类归为改善症状的药物。日本在2006年修订的《心肌梗死后二级预防指南》中甚至提到，在心肌梗死后患者中，如无缺血发作及心力衰竭症状，长期使用长效硝酸酯可能增加心血管事件发生率，这来源于石川等的研究结果。但经皮冠状动脉介入治疗(PCI)或冠状动脉旁路移植术(CABG)术后症状已完全缓艇的患者仍长期使用硝酸酯类药物，或给予所有冠心病患者长效硝酸酯长期治疗，是不妥的。

2.β受体拮抗药　ARMYDA-ACS多因素分析的结果表明，经皮冠状动脉介入(PCI)治疗围术期的药物治疗对主要心脏事件(MACE)能够产生显著影响。β受体拮抗药、血管紧张素转化酶抑制药(ACEI)和阿托伐他汀显著减少30d内发生的MACE(OR值分别为0.75、0.88和0.12)，使相对风险显著降低。自20世纪90年代初期以来，除他汀类药物、ADβ受体拮抗药应用显著增加外，β受体拮抗药的应用在原来已较广泛的基础上更加充分，无疑对改善预后起了重要作用。

少数几项研究观察了急性心肌梗死(AMI)患者原发性PCI的长期预后。长期病死率的研究结果表明，除年龄是影响远期预后的重要因素外，术后未用β受体拮抗药者的长期病死率显著增加。JulⅠard等对228例STEAMI患者的研究结果发现，平均随访497±640d，术后2年和4年的生存率分别为(94.46±0.02)%和(86.86±0.06)%，多元分析结果表明：除年龄增加死亡的风险(RRl.09/年；95%Cl：1.03～1.16)外，未使用β受体拮抗药者相对风险显著增高(RR6.5；95%CI：1.97～21.47)，且不依赖于左心室射血分数(LVEF)，是两个独立的后期病死率的预测因素。

既往研究表明，未溶栓的原发性PCI患者，在再灌注治疗前使用BB可提高生存率，但对于AMI前已经长期口服了BB的患者，其效果如何，值得关注。Halkin等完成的CADILLAC研究，对2082例AMI者随机给予美托洛尔5mg/5min静脉注射，共3次(n=1136)。结果与未给予美托洛尔的对照组(n=946)比，术后30d的病死率为1.5%vs2.8%(P=0.03)。在静脉注射美托洛尔的患者中，其中此次AMI前未接受β受体拮抗药治疗的患者效果更显著(P=0.007)，而此次AMI前已经接受过β受体拮抗药治疗者则效果不显著(P=0.47)。对于此次AMI前已经接受过β受体拮抗药治疗者，用与不用美托洛尔静脉注射者术后1年的生存率为96.3%vs95.1%(P=0.15)。表明在AMI前未用过BB者，在AMI后行直接(原发性)PCI前静脉注射β受体拮抗药可促进心肌恢复、降低术后30d的病死率。

Wang等采用随机、双盲、安慰剂对照试验，在PCI过程中对150例中的75例通过冠状动脉内注射普萘洛尔，与安慰剂组(n=75)对照比较术后24h心肌坏死的生化标志物升高程度和术后30d的临床转归，结果发现：安慰剂组PCI后血CK-MB和TnT升高3倍者分别占36%和33%，而用药组仅17%和13%(P=0.01；P=0.005)；术后30d安慰剂组复合终点死亡、操作后发生的MI、PCI后住院期间NQ-MI为40%，用药组仅18%(HR2.14；95%CI：1.24～3.71，P=0.004)。从而，认为PCI中从冠状动脉内用β受体拮抗药具有心肌保护作用、显著减少PCI操作所致MI的发生率，改善短期内临床转归。但类似的研究较少，具体应用需要根据患者的总体病情和耐受状况而定。

3.血管扩张药物的应用

(1)PCI术中为了正确测量真实血管直径并减少血管痉挛反应，建议常规冠状动脉内注射硝酸甘油，可根据患者血压在术中或手术结束时重复注射。少数对硝酸甘油无反应的患者，可用维拉帕米代替。

(2)对慢血流、无复流现象，建议应用腺苷、维拉帕米和硝普钠。

(四)慢性肾功能不全患者的术前准备

随着老龄化社会的形成，慢性肾功能不全(CRI)的发病率越来越高，估计其发病率为8%～8.9%。CRI

加速冠状动脉粥样硬化的发展，因此，CRI 患者冠状动脉病变一般较复杂，且多合并高血压、糖尿病。因此，CRI 患者的 PCI 术操作复杂，术后出血、无复流、再狭窄、支架内血栓等并发症发病率高。其次，CRI 患者造影剂肾病的发生率高、后果严重。因此，如何安全地提高 CRI 患者复杂冠状动脉治疗的成功率以及减少并发症已经成为介入医师迫切解决的问题。

1.术前全面评估患者的肾功能　推荐使用 Ccm 来评价 CRI 患者的肾功能，Ccm＜60ml/min 是 PCI 术后预后不良的独立预测因子。

2.预防造影剂肾病(CIN)的发生　在高危人群，CIN 的发生率可达 30%～70%，在药物性急性肾衰竭中 CIN 高居第 2 位，CIN 是医院获得性肾衰竭的第三大最常见原因，CIN 是 PCI 患者预后不良的独立预测因子。因此，如何有效预防 CIN 的发生是 CRI 患者 PCI 术成功与否的关键。根据我国、美国以及欧洲 PCI 最新指南指出，术前停用肾毒性药物；术前水化，选用生理盐水：术前 2N3h 开始静脉滴注生理盐水，术后持续滴注 10h 或至充足尿量；可适当应用利尿药；选用非离子型造影剂；严重肾功能不全患者(血肌酐＞176.8μmol/L的患者)，必要时做好血液透析准备。合理选择造影剂，采用低渗或等渗透造影剂；严重肾功能不全患者可考虑术前术后预防性透析；严格控制造影剂用量等措施能够有效控制 CIN 的发生。

3.手术策略的选择　CRI 患者多合并有心功能不全、糖尿病等合并症，要求 PCI 手术时间越短越好，造影剂用量越少越好。因此，其复杂病变不一定要求完全血运重建，3 支非闭塞病变时首先治疗最重血管，2 支闭塞时优选近期闭塞支治疗，分叉病变首选保证主干血管。

4.调整用药　CRI 患者各种药物代谢受到影响，因此要注意抗凝药物剂量调整，以免发生严重出血并发症。

5.术后严密监测患者肾功能

6.对造影剂或多种药物过敏患者的术前准备　选用非离子型造影剂；术前进行抗过敏治疗；操作开始前静脉注射地塞米松。

(五)抗凝药物的应用

1.普通肝素　普通肝素是含有多种氨基葡聚糖苷的混合物。分子中主要重复结构是二糖三硫酸链，仅少数二糖组成五糖序列链。抗凝作用依赖于肝素五糖序列链中几个硫酸基团与抗凝血酶Ⅲ(ATⅢ)的亲和力。肝素作为辅因子，能增强 ATⅢ、中和活化的凝血因子如Ⅱa、Ⅸa、Xa、Ⅺa、Ⅻa 及纤溶酶的作用。因此，肝素对凝血过程的多环节都有影响。目前认为肝素与 ATⅢ以电子键形成暂时性抑制复合物。复合物的形成改变了 ATⅢ构型，暴露出活化中心，使 ATⅢ能与丝氨酸蛋白酶的活化中心形成不可逆的共价键结合的 1:1 化学当量计的复合物，丝氨酸蛋白酶在此过程中被灭活。共价键的形成使 ATⅢ对肝素的亲和力减弱，肝素能被释放出再利用。肝素加速 ATⅢ活化的血浆浓度理论上仅需 0.01U/ml。若血浆肝素水平＞11U/ml，则反应速率增加 2000 倍，能使血浆凝血酶 $t_{1/2}$＜40s 缩短至 0.01s，肝素在此过程中并不消耗。低剂量肝素的抗凝作用主要由于能中和 FXa，从而阻止凝血酶原转化成凝血酶。低剂量肝素时凝血酶的中和能力低，因此，低剂量肝素只对凝血酶未完全生成前，通过抑制凝血酶的生成，有低度抗栓功能。主要适于血液淤滞情况下抑制凝血酶生成，作为预防性应用。足量肝素治疗能中和凝血酶(Ⅱa)从而阻止纤维蛋白原转化成纤维蛋白。全量肝素并能通过抑制凝血起始阶段生成的凝血酶而抑制纤维蛋白稳定因子 FⅧ的活化，阻止稳定的纤维蛋白凝块的形成；抑制Ⅱa 对血小板聚集的影响、抑制 FV 和 FⅧ的活化而起有效抗凝作用。肝素无溶栓作用，不能溶解已形成的血块。肝素与口服抗凝药不同点是抗凝作用迅速，体内外都有抗凝活性。

(1)PCI 术中肝素应用：自从 PCI 问世，一直应用 UFH 来预防导管和血管内的血栓形成。UFH 是 PCI 术中最常用的抗凝药，由于需要达到的抗凝水平超过 APTT 测量范围，在导管室测定活化凝血时间

(ACT)来监测 PCI 术中肝素的剂量。未联用 GPⅡb/Ⅲa 抑制药时,建议肝素剂量为 60～100U/kg,靶 ACT250～350s(HemoTec 法)或 300～350s(Hemachron 法)。联合使用 GPⅡb/Ⅲa 抑制药时,肝素剂量为 50～60U/kg,靶 ACT 为 200～250s。

术中应根据 ACT 来决定肝素用量,尤其是手术时间延长和需要追加肝素时,能减少过度抗凝,如负荷剂量后 ACT 没有达标,可以追加 2000～5000U,ACT 值低于 150～180s 可拔除股动脉鞘管。

(2)PCI 术后肝素应用:随机研究表明,延长肝素用药时间并不能减少心血管事件,尚可增加鞘血管部位的出血,简单病变、无并发症的成功 PCI(包括单纯 PTCA 和支架置入)术后不常规应用静脉肝素,尤其是已经合用 GPⅡb/Ⅲa 抑制药的患者。但对于 ACS 的患者,术后突然停用肝素可能会出现"反跳"的危险,如果有残余血栓或夹层时术后也应继续应用。目前 STEACS 术后一般维持 48h,而 NSTEACS 术后临床中多采用低分子肝素,一般 7～10d。

经皮冠状动脉介入治疗中国指南推荐:

(1)行 PCI 的患者应该使用普通肝素。

(2)UA/NSTEMI 拟行早期侵入检查或治疗的患者,建议优先选用普通肝素(与血小板糖蛋白Ⅱb/Ⅲα 受体拮抗药合用)。

(3)STEMI 行直接 PCI 者应使用普通肝素。

(4)PCI 术前用过普通肝素者,PCI 术中必要时追加普通肝素,并考虑是否应用血小板糖蛋白Ⅱb/Ⅲα 受体拮抗药。

(5)应用普通肝素剂量的建议:与血小板糖蛋白Ⅱb/Ⅲα 受体拮抗药合用者,围术期普通肝素剂量应为 50～70U/kg,使活化凝血时间(ACT)>200s;如未与血小板糖蛋白Ⅱb/Ⅲα 受体拮抗药合用,围术期普通肝素剂量应为 60～100U/kg,使 ACT 达到 250～350s(HemoTec 法)或 300～350s(Hemochron 法)。当 ACT 降至 150～180s 或以下时,可拔除鞘管。

(6)对于行非复杂性 PCI 者,术后不应常规应用普通肝素。

(7)严重肾功能障碍患者(肌酐清除率<30ml/min)建议优先选用普通肝素。

2.低分子肝素(LMWH)　LMWH 在抗凝活性方面具有独特的优势。

(1)普通肝素(UFH):由长短不一的多糖链组成。UFH 制剂中仅 1/3 肝素链含有与 ATⅢ有强亲和力的戊糖序列,而 LMWH 每条链都含有戊糖序列,但因制备过程中的损伤,与 ATⅢ的亲和力减弱。

(2)LMWH 对 FXa 的抑制作用比对Ⅱa 大,其抗栓作用大于抗凝作用。

(3)LMWH 抗栓作用强而不影响血小板功能。LMWH 不被 PF4(血小板因子 4)中和,半衰期延长。由于肝素链所包含的单糖少于 18 个,它与 PF4 的亲和力降低,以致不发生中和反应,所以,LMWH 仍能在血小板聚集物表面有效地抑制凝血酶的生成。反之,UFH 能被 PF4 中和,在血小板聚集物表面的抗凝作用相对减弱。

(4)其他特征:LMWH 能刺激内皮细胞释出组织因子抑制物(TFPI),作用强于 UFH。

LMWH 与 UFH 都是通过与抗凝血酶结合来增强其对凝血酶的抑制,但 LMWH 具有很多优势,根据体重调整剂量、使用方便、无须监测等。STEEPLE 研究是第一个 PCI 术中应用 LMWH(依诺肝素)与 UFH 比较的大规模临床试验,入选了 3528 例非急诊介入治疗患者,被随机分为 3 组:依诺肝素(0.5mg/kg)组、依诺肝素(0.75mg/kg)组和 UFH 组,结果依诺肝素组严重出血减少 57%。STEEPLE 研究推进了 PCI 术中 LMWH 取代 UFH 的进程。

稳定型心绞痛:根据术前情况来决定 UFH 剂量或 LMWH 的剂量。

NSTEACS:大量研究比较了 NSTEACS 应用 LMWH 与普通肝素,LMWH 逐渐取代了 UFH。在临床中，多数 NSTEACS 患者接受 PCI，而且术前绝大多数可能已应用 LMWH。对于 PCI 前已皮下注射 LMWH 的患者，建议额外抗凝治疗应根据最后一次使用 LMWH 的时间。如果 PCI 术前最后一次使用依诺肝素的时间≤8h，建议不再追加抗凝治疗。如果 PCI 术前最后一次使用 LMWH 的时间在 8～12h，建议在 PCI 开始时静脉注射 LMWH（依诺肝素 0.3mg/kg）。如果 PCI 术前最后一次使用依诺肝素的时间＞12h，建议在 PCI 过程中按常规抗凝治疗。

STEACS：最新的 EXTRACT-TIMI25 研究为 STEACS 患者介入术中抗凝提供了新的循证医学证据。进行 PCI 的 STEACS 患者应用依诺肝素与 UFH 比较，死亡和（或）非致死性心肌梗死相对风险下降 23%，而严重出血没有明显增加。

LMWH 对 ACT 没有影响或影响较少，不能用来监测。最后一次 LMWH 静脉给药后 4h 或皮下给药后 6～8h，可以拔除鞘管。在 PCI 中依诺肝素与替罗非班或埃替非巴肽联合应用是安全的，有报道在 PCI 术中达肝素与阿昔单抗联合应用有益的结果。PCI 术后继续应用 LMWH 并没有显著减少早期缺血事件，成功无并发症的 PCI 术后无需常规应用。

经皮冠状动脉介入治疗中国指南推荐：

（1）UA/NSTEMI 接受早期保守治疗或延迟 PCI 者，建议使用低分子肝素。

（2）如 PCI 术前已用低分子肝素抗凝，建议在 PCI 术中继续使用低分子肝素：如 PCI 术前 8～12h 接受过标准剂量依诺肝素皮下注射，应于 PCI 前静脉追加 0.3mg/kg 的依诺肝素，如 PCI 术前 8h 内接受过标准剂量依诺肝素皮下注射，无需追加依诺肝素。但应注意防止鞘管内血栓发生，必要时增加抗凝药的使用。

（3）不推荐普通肝素与低分子肝素混用及不同低分子肝素之间交叉使用。

（4）因低分子肝素对 ACT 影响较小，故 PCI 术中使用低分子肝素者无须常规监测 ACT，术后亦不应将 ACT 作为拔除鞘管的依据。出血高危患者必要时可监测 Xa 因子活性。

（5）严重肾功能障碍患者（肌酐清除率＜30ml/min）如需使用低分子肝素抗凝，其用量应减少 50%。

（6）术前使用磺达肝癸钠者，PCI 术中需补充普通肝素。

3.直接凝血酶抑制药　直接凝血酶抑制药的主要适应证为发生肝素诱导血小板减少（HIT）时替代肝素，并非首选治疗。3 种直接凝血酶抑制药水蛭素、比伐卢定和阿加曲班在 PCI 术中作为肝素替代物进行了评价。水蛭素可减少早期缺血事件，但出血危险增加。而多肽类抑制药比伐卢定在 PCI 患者中进行的研究令人鼓舞，与单用普通肝素比较，具有出血危险少的优势。ACUITY 研究为临床中高危 NSTEACS 患者早期进行介入治疗的抗凝治疗提供新的思路，比伐卢定可以替代普通肝素或依诺肝素，尤其当与糖蛋白Ⅱb/Ⅲα 受体拮抗药合用时，单独应用比伐卢定的临床净获益更多。目前国内仅有阿加曲班，但未见 PCI 术中应用的报道。

4.维生素 K 拮抗药　随机试验已经表明华法林对于支架置入患者早期的效果与单用阿司匹林比较仅提供很少益处。对于无其他抗凝治疗指征的 PCI 患者，无需 PCI 术后常规使用华法林（或其他维生素 K 拮抗药）。

近期公布的一项大规模前瞻性队列研究 RIKS-HⅠa，显示合并急性心肌梗死和心房颤动的患者，与单用抗血小板药物比较，口服抗凝药物明显减少缺血性心脏病和致死性卒中导致的死亡。PCI 术后患者有其他抗凝指征时，如心房颤动、静脉血栓栓塞、瓣膜置换术后，置入支架后联合应用氯吡格雷（75mg）、较低剂量阿司匹林（75～100mg）和华法林 INR 维持在 2.0～3.0，但应加强监测，并采取最低的有效抗血小板药物剂量，平衡发生出血和预防血栓的利弊。如患者不能服用阿司匹林和氯吡格雷可以采用较高强度的华法林 INR2.5～3.5，但没有大规模临床研究的证据。

5.Xa 抑制药（磺达肝癸钠）凝血因子　Xa 是凝血“启动途径”和凝血“放大途径”的共同通路的关键环

节，使凝血酶原转换为凝血酶并最终导致血栓的形成，也是抗凝药物的主要靶点。磺达肝癸钠是第一个人工合成的凝血因子 Xa 选择性抑制药，化学合成，不含来源于动物的成分。磺达肝癸钠以 1:1 的比例与抗凝血酶(AT)上的戊糖结构结合而抑制凝血因子 Xa，但这种结合是可逆的，磺达肝癸钠活化一个分子的 AT 后，以原型释放并结合其他的 AT 分子。磺达肝癸钠与 AT 结合后，使 AT 抑制凝血因子 Xa 的速率增加约 300 倍。对凝血因子 Xa 的抑制作用影响了凝血级联反应的进程，并抑制了凝血酶的形成和血栓的增大。但是，磺达肝癸钠并不影响 AT 对凝血酶(Ⅱa 因子)的抑制。此外，磺达肝癸钠与血小板没有相互作用，也不影响出血时间。磺达肝癸钠能更加有效的抑制前凝血活酶的生成，即凝血因子 Xa、膜磷脂、钙离子和凝血因子 Va 的复合物。磺达肝癸钠/AT 对于已经形成的前凝血活酶中的凝血因子 Xa 没有抑制作用。磺达肝癸钠还能剂量依赖性的抑制组织因子/凝血因子Ⅶa，以及凝血因子Ⅶa 的产生和活性。与 UFH 和 LMWH 不同，磺达肝癸钠对于组织因子途径抑制物没有影响。与 UFH 和 LMWH 不同的另外一个重要的特点是，磺达肝癸钠不与血小板结合，不能抑制血小板的聚集，也不与血小板因子 4 相互作用，临床罕有肝素诱导的血小板减少症(HCI)发生。体外试验显示，即使在很高的药物浓度下，也不会活化血小板，而 UFH 和 LMWH 在临床治疗浓度下可激活血小板。

相当一部分早期未进行 PCI 的 ACS 患者中，可能需要进行冠状动脉造影或延迟 PCI，包括选择非手术治疗的 NSTEACS 患者，溶栓后的择期造影或补救性 PCI，以及早期没有再灌注治疗的患者。在造影或 PCI 术之前接受磺达肝癸钠抗凝治疗以及在术后继续磺达肝癸钠抗凝治疗的患者。患者如已经给予磺达肝癸钠，并拟行造影或 PCI 术，建议术中追加普通肝素，50～100U/kg。PCI 术后，如果使用血管闭合器或经桡动脉途径可立即拔除鞘管，如未使用闭合器，需距上次注射磺达肝癸钠 6h 后拔除。拔除鞘管后重新开始用磺达肝癸钠治疗的时间不早于拔除鞘管后 2h。

(六)对比剂的应用

1.类型　对比剂是冠状动脉造影(CAG)和 PCI 中血管显影的基本药物。目前用于心血管系统检查的对比剂均为有机碘对比剂。根据渗透压的高低可将对比剂分为等渗对比剂(300～330mOsm)、相对低渗对比剂(640～900mOsm)和高渗对比剂(1500～2300mOsm)。高渗对比剂由于不良反应多，已被淘汰。目前常用的对比剂以低渗或等渗对比剂为主。低渗对比剂(非离子型单体有机碘对比剂)具有低渗透压特性，化学毒性较低，有高度的亲水性，不影响心率和节律，亦不减低心肌收缩力。其对凝血功能和纤维蛋白的溶解功能及补体活性无明显影响，且全身耐受性好，极少有过敏反应及恶心、呕吐等不良反应。等渗对比剂(非离子型二聚体有机碘对比剂)与血浆等渗，适用于易于发生对比剂肾病的高危人群。理想的对比剂应具备成分含量高、显像效果佳、无生物活性、过敏反应少、体内、外稳定性好，且肾毒性低等特点。

2.用量　对比剂的用量和毒副作用密切相关，因此，应尽量减少对比剂的用量。CAG 时，应根据病情需要，在保证造影质量和手术操作的前提下，尽量采取合适的投照体位和减少每次推注量，以减少总的对比剂用量。并应避免短时间内大量快速和连续推注对比剂。

(1)对慢性闭塞或复杂多支血管病变，PCI 程序应尽量简化。应控制对比剂推注次数，减少对比剂用量，其对比剂总量最好控制在 300～400ml，并予充分的水化疗法。

(2)对心力衰竭、低血压、低血容量、心源性休克及急诊 PCI 等重症高危患者，在治疗原发病和控制疾病状态的同时，谨慎选择和应用合适的对比剂种类，严格控制对比剂剂量，并注意控制推注速度，延长推注间隔时间，以免造成严重的心、肾等不良事件。

(3)对肾功能障碍患者，CAG 和 PCI 时对比剂用量应更为严格，接受对比剂的总量不应超过其基础 GFR 毫升数的 2 倍。也可参考 Cigarroa 计算公式：[0.05ml×体重(kg)/Cr(g/L)]。以等渗对比剂(非离子型二聚体有机碘对比剂)较好，有条件者可选用，同时应给予足量水化疗法。

对比剂的使用原则是在保证 CAG 和 PCI 操作的前提下，尽量减少对比剂的用量，同时还应考虑到患者重要脏器对对比剂推注的容积/速度的耐受性。

3.不良反应　对比剂不良反应可分为特异质反应（变态反应）与物理-化学反应，前者与剂量、注射速度无关，而后者则与剂量、注射速度和注入方式有明确的关系。对比剂的特异质反应的发生率很低，但出现迅速，可引起一系列过敏样表现，严重者可出现休克甚至危及生命。引起对比剂过敏反应的高危患者为有对比剂过敏史或过敏体质者（如哮喘、荨麻疹、神经性皮炎、湿疹、食物及花粉过敏等）。物理化学反应主要是肾毒性、心脏负荷过重和局部疼痛等，其高危患者有：慢性肾病、心力衰竭、糖尿病、高龄、血管炎、甲状腺功能亢进或减退以及同时应用其他肾毒性药物物等。

（1）过敏反应：①正确掌握 CAG 和 PCI 的适应证，对必须行 CAG 和 PCI 的过敏体质患者，应尽量选用本身不良反应性小的对比剂。②对有对比剂过敏史或过敏体质者造影前可预先使用抗组胺药和（或）糖皮质激素等以减少过敏反应的发生。术中应密切观察患者，以便及早发现过敏反应，并及时给予抗组胺药、地塞米松、肾上腺素等药物治疗并及时采取相应有效措施。③高危患者应选用非离子型等渗或低渗对比剂，并控制对比剂的单次剂量和总量。

（2）对比剂肾病（CIN）：CIN 是指排除其他肾损害因素后使用对比剂后 24～72h 发生的急性肾损害.现在新的命名为对比剂导致的急性肾损伤。通常以血清肌酐（SCr）水平较使用对比剂前升高 25%以上或 SCr 绝对值增加 44.2μmoL/L（5mg/L）以上作为诊断标准。临床多表现为非少尿型急性肾衰竭，故 CAG 后 2～5d 忽略检查尿及肾功能时易造成漏诊。多数患者。肾功能可于 7～10d 恢复。CIN 的主要危险因素为原有肾功能障碍、糖尿病和使用对比剂的剂量过多，其他可能危险因素有心力衰竭、高血压、并用肾毒性药物和高龄患者等。

4.CIN 的防治

（1）水化疗法：水化疗法是使用最早、目前被广泛接受的、可有效减少 CIN 发生的治疗方法。使用等渗晶体液（生理盐水或碳酸酸盐溶液）比低渗溶液可能更为有效。由于目前尚无充分证据表明重碳酸盐溶液比生理盐水更好，因此，目前提倡使用等渗盐水静脉水化疗法。方法：从造影前 6～12h 至造影后 12h，应用生理盐水持续静脉滴注，保持尿量 75～125ml/h。但对心功能障碍的患者要注意补液速度，以免加重心力衰竭。尚无充分证据表明口服补液的效果和静脉持续生理盐水输注相当。

（2）药物治疗：目前研究较多的有 N 乙酰半胱氨酸（NAC）、抗氧化药（抗坏血酸）、他汀类药物、前列腺素 Ei、腺苷受体抑制药（茶碱）、多巴胺受体激动药、小剂量多巴胺、钙离子拮抗药等，但尚无证据表明上述药物的预防和治疗 CIN 的效果。应在术前至少 24h 停用双胍类、非甾体类抗炎药等药物，尽量不用襻利尿药。

目前尚无一种理想的 CIN 预防药物，重视术前对患者肾功能的评价，选择适合的对比剂剂型，并严格限制对比剂剂量是预防 CIN 的有效手段。对已经发生的 CIN 也没有特效治疗药物，故足量有效的水化疗法仍是预防和治疗 CIN 的主要措施。

三、并发症的处理

（一）急性冠状动脉闭塞

急性冠状动脉闭塞在支架时代以前，择期 PTCA 的急性闭塞发生率为 2%～11%，其中 50%～80%发生在导管室，其余也多数发生在术后 6h 以内。急性心肌梗死直接 PTCA 与完全闭塞病变 PTCA 患者发生迟发（>24h）急性闭塞更为多见。支架的应用已使急性冠状动脉闭塞的发生率降低至 1%以下。

1.发生机制　在介入手术中，最常引起冠状动脉急性闭塞的原因是冠状动脉夹层以及在此基础上继发的血栓形成和冠状动脉痉挛。血管内膜/中层破裂伴管壁内出血、破裂的内膜片、粥样斑块均可导致机械性闭塞；冠状动脉夹层导致血流减慢和组织损伤，可促进血栓形成；PTCA 时球囊扩张导致纤维包裹的血栓破裂，血栓性物质的释放能进一步引起新的血栓；同时在冠状动脉夹层、血栓形成的基础上继发冠状动脉痉挛，也是冠状动脉闭塞的一个因素。

2.临床表现　冠状动脉急性闭塞后患者常出现胸痛，心电图改变，血压下降或升高，心律失常如心室纤颤和房室传导阻滞等。冠状动脉造影显示在 PCI 处冠状动脉突然截断，远端无造影剂充盈。同时可发现血栓、夹层、冠状动脉痉挛等表现。

3.处理方法　①一般治疗包括维持血流动力学稳定，静脉注射阿托品纠正迷走神经反射；纠正高血压或低血压；处理出现的心律失常；在血压允许的条件下使用抗心绞痛药物或者吗啡以缓解胸痛；检测活化凝血时间必要时加用抗凝药，保证足够的抗凝强度。②迅速冠状动脉内推注硝酸甘油 100μg 或维拉帕米 100～200μg 处理合并的血管痉挛。静脉应用 GPⅡb/Ⅲa 受体拮抗药。③器械治疗：在 PCI 处球囊扩张；置入支架治疗；外科手术治疗。

4.预防措施　①抗血小板药物：术前应用阿司匹林可降低 PTCA 的急性闭塞率 50%～70%。氯吡格雷首剂 300mg，然后 75mg/d。Restore 试验证实盐酸替罗非班联用肝素可明显降低 PCI 患者血栓闭塞的发生率。②充分抗凝：术中抗凝可降低急性闭塞的发生率。③技术合理：选择适合病变的导丝和球囊/血管直径比值，在 PCI 术中对高危病变使用长球囊(30～40mm)扩张，扩张球囊时逐渐增大扩张的压力，采用小直径球囊预扩张可降低急性闭塞的风险。

(二)无复流现象

无复流现象是指在病变局部没有夹层、血栓、痉挛或者严重残余狭窄的情况下，冠状动脉血流减少的现象(TIMI 0～1 级)。受损程度较轻(TIMI 0～2 级)的冠状动脉血流一般被称为“慢血流”，然而对急性心肌梗死患者的研究表明，在冠状动脉造影中没有慢血流的病例，也就是说对于某些患者冠状动脉造影不能显示出微血管的损伤。

1.发生机制　无复流现象的发生机制还不清楚，但最终的结果是严重的微血管功能障碍。微血管功能障碍可能的发生机制包括血管痉挛、远段血栓或者其他栓子形成的栓塞、氧自由基对血管内皮的损伤、红细胞和中性粒细胞淤滞毛细血管以及细胞内和细胞间质水肿。

2.临床表现　无复流现象对患者的影响和急性闭塞相似，但由于原复流时有侧支循环功能障碍，其后果比急性闭塞更为严重。其临床表现与其支配的心肌的范围、基础心室功能和其他血管状况有关。患者可以没有症状，也可表现为胸闷、胸痛、心律失常、血压下降，心肌梗死、心源性休克，甚至死亡。

3.处理方法

(1)冠状动脉内注射硝酸甘油：首先可于冠状动脉内注射硝酸甘油(200～800μg)以排除和缓解合并的血管痉挛，对非痉挛原因引起的无复流现象基本无效。

(2)冠状动脉内注射钙离子拮抗药是重要的治疗方法，维拉帕米(每次 100～200μg，总量 1.0～1.5mg)或地尔硫䓬(每次 0.5～2.5mg，总量 5～10mg)。可经球囊中心腔或灌注导管给药，使药物达到远端血管，从而发挥较好疗效。

(3)其他的冠状动脉血管扩张药如罂粟碱、腺苷、硝普钠、Nicorandil(钾通道激活药)有利于对抗无复流。冠状动脉内注射硝普钠(10～50μg)对处理静脉桥和 AMI 时出现的无复流效果较好。

(4)清除微血管栓塞：快速冠状动脉内注射肝素盐水或造影剂有助于清除由损伤的内皮细胞、红细胞、中性粒细胞或微栓子引起的血管填塞。

(5)循环支持无复流伴有低血压的患者，要应用升压药物(如多巴胺2～3mg静脉注射、心动过缓时阿托品1～2mg静脉注射)和ICBP以维持血流动力学状态和增加冠状动脉灌注压，同时支持冠状动脉内注射钙离子拮抗药治疗。

(6)血小板GPⅡb/Ⅲα受体拮抗药治疗。

4.预防措施　药物预防临床研究表明：肝素、硝酸甘油、维拉帕米、腺苷、血小板GPⅡb/Ⅲα受体拮抗药可以预防冠状动脉无复流的发生。器械预防远端保护装置对静脉桥病变介入治疗和因AMI而直接行PCI的患者的冠状动脉无复流具有预防作用。

(三)支架内血栓

支架内血栓是指成功置入支架(靶血管置入支架后T1M1血流分级达到3级并且残余狭窄<25%)后支架内急性、亚急性及晚期血栓形成。造影显示支架内有被造影剂包绕的椭圆形、长条形或略不规则形的低密度影像，造影剂消散后血栓存在处及近端仍有少量造影剂潴留。

1.发生机制　支架内血栓形成的机制尚未完全阐明，但可能与以下几个因素有关：

(1)球囊扩张时对血管内皮的损伤。

(2)药物支架所释放药物的影响雷帕霉素、紫杉醇可抑制血管内皮细胞的增殖，延迟支架内有效的血管内皮化，可导致晚期支架内血栓的形成。

(3)药物支架聚合物载体的影响：血管对聚合物载体的炎性或过敏反应可能会导致内皮化不完全，导致晚期支架内血栓的形成。

2.临床表现　支架内血栓分为早期支架内血栓(术后30d内)、晚期支架内血栓(30d至1年)以及极晚期支架内血栓(>1年)。早期支架内血栓又分为急性(发生于术后24h内)和亚急性(发生于术后24h至30d)。支架内血栓临床后果严重，有70%～87%的概率发生死亡和非致命性心肌梗死，包括15%～48%的死亡率和60%～70%的心肌梗死率。

3.处理方法

(1)PCI治疗发现患者出现支架内血栓后立即进入导管室，造影明确诊断后进行PCI。

(2)静脉应用GPⅡb/Ⅲα受体拮抗药可作为一项基础用药，采用其他方法治疗时也常联合该药。

(3)溶栓治疗目前缺乏足够的循证医学证据评价溶栓治疗对支架内血栓的有效性。对急性、亚急性血栓形成可于静脉或冠状动脉内进行溶栓治疗。

4.预防措施

(1)抗血小板治疗：支架置入前应常规用阿司匹林并争取加用负荷量氯吡格雷，阿司匹林常规剂量为100～300mg/d，氯吡格雷75～300mg/d。如果术前未应用抗血小板药物治疗，术中给予负荷量，阿司匹林300mg，氯吡格雷300mg。同时术后要坚持抗血小板治疗，术后不坚持抗血小板治疗与支架血栓的发生密切相关。近年来GPⅡb/Ⅲα受体拮抗药得到应用，对于高危患者(如ACS)、病变复杂以及存在血栓易患因素的患者，于术前、术中或术后开始连续使用GPⅡb/Ⅲα受体拮抗药可以减少支架术中和术后住院期间血栓形成的发生率。

(2)抗凝治疗：冠状动脉介入治疗术中给予肝素10000U(依诺肝素0.75mg/kg)，术后延续皮下给予低分子肝素治疗3～5d。

四、术后二级预防用药

冠心病经积极PCI治疗达到血运重建的目的，但冠心病PCI后二级预防用药是冠心病防治的重要环节，需要引起重视。预防目标是降低PCI后人群的病死率并减少不良心血管事件的复发。PCI术后的用药建议。

1.抗血小板/抗凝治疗

(1)阿司匹林：无过敏及出血风险增加的支架术后患者，阿司匹林100mg/d，长期服用。

(2)氯吡格雷：①置入DES者，无高危出血风险时75mg/d至术后至少12个月，置入BMS者，75mg/d至少1个月，最好12个月(出血风险增高者最少2周)；②所有接受PCI但未置入支架的STEMI患者，氯吡格雷应至少持续14d；③未行再灌注治疗的STEMI和非STEMI患者择期PCI后可长期(1年)口服氯吡格雷75mg/d；④阿司匹林过敏或不能耐受者可用氯吡格雷替代。

(3)华法林和阿司匹林长期合用：①华法林联用阿司匹林和(或)氯吡格雷时可增加出血风险，应尽量选用BMS，且术后应密切观察出血情况；②PCI后需用华法林、氯吡格雷和阿司匹林时，建议INR应控制在2.0～2.5，阿司匹林采用低剂量(75mg/d)，氯吡格雷75mg/d。

2.调脂治疗　使用他汀类药物达到以下目标：①LDL-C＜2.60mmol/L；②极高危患者(如ACS、糖尿病)I。DLC＜2.08mmoL/L。

3.β受体拮抗药　除非有禁忌，对MI后、ACS、左心室功能障碍(无论有无心力衰竭症状)的患者，均应长期应用。

4.ACEI　除非有禁忌证，所有LVEF≤40％及高血压、糖尿病或慢性肾疾病的患者均应开始并长期服用ACEI。

5.血管紧张素受体拮抗药　①建议用于不能耐受ACEI的患者，以及心力衰竭或MI后LVEF≤40％的患者；②用于不能耐受ACEI的高血压患者。

6.醛固酮拮抗药　建议用于MI后无明显肾功能障碍或高钾血症，且已接受治疗剂量ACEI和β受体拮抗药、LVEF≤40％、合并糖尿病或心力衰竭的患者。

7.抗高血压治疗　初始治疗使用β受体拮抗药和(或)ACEI，必要时加用其他降压药物，以使血压达标[＜140/90mmHg，慢性肾病或糖尿病者应＜130/80mmHg]。

8.糖尿病治疗　进行生活方式调整和药物治疗以使HbAlc＜6.5％。

五、研究展望

在药物洗脱支架时代，PCI近期和远期疗效较以往有了明显的提高，ARTⅡ的结果提示，PCI无疑是多支血管病变患者可供选择的理想治疗手段。经过大量实验和临床研究，药物洗脱支架的临床应用取得了非常显著的效果，使PCI的适应证得以进一步扩展。虽然DES明显降低了支架内再狭窄的发生率，改善了患者的生命质量，然而DES也同时存在一些未解决的问题：如DES再狭窄、血栓形成、聚合物载体(Polymer)残留在血管内等。对于单支原位病变DES再狭窄发生率在10％以下，如果包括复杂病变，其再狭窄发生率仍为10％～24％。对局限性或弥漫性DES内再狭窄，可选择单纯球囊扩张或切割球囊扩张治疗.效果不佳则应选择外科手术治疗，在病变部位再次置入相同或不同类型的药物支架，目前效果还难以肯定。继2006年ESC/WCC大会之后，DES急性、亚急性和晚期血栓形成已引起相当大的关注，主要原因与DES置入不当、支架内皮化不良、Polymer致敏诱发慢性炎症导致血管内皮损伤或提前停服抗血小板药物等有关。但之后陆续发表的数项研究得出了不同的结论。

(任保权)

第十六节 冠状动脉介入手术后再狭窄的防治用药

冠状动脉介入手术后再狭窄是指支架置入后6～9个月冠状动脉造影发现其管腔净丢失率≥50%。Mehran等根据再狭窄的严重程度将支架内再狭窄分为Ⅳ型：Ⅰ型，局限性狭窄（病变长度<10mm）；Ⅱ型，弥漫性狭窄（病变长度>10mm；局限在支架内）；Ⅲ型，增殖性狭窄（病变长度>10mm；并超出支架两端）；Ⅳ型，完全闭塞（支架内再狭窄造成血管完全闭塞）。

经皮腔内冠状动脉成形术（PTCA）是用球囊牵伸血管壁的弹性成分，并撕裂血管壁和斑块的非弹性成分造成局灶的血管壁夹层，以达到增大管腔的目的。自1977年Gru-entzig实施第一例手术以来，它挽救了许多冠心病患者的生命。然而随着对PTCA研究的深入，人们发现其术后半年有高达30%～50%的再狭窄率，支架术后仍有20%～30%的狭窄率。因此，如何解决再狭窄问题、解除患者的病痛，是心血管病医师，尤其是介入心脏病医师面临的亟待解决的现实问题。

【发生机制】

针对支架内再狭窄国内外做了大量的临床及实验研究，目前对再狭窄的发生机制仍未完全明了。但通常认为血管中层平滑肌细胞的迁移、过度增殖和大量合成细胞外基质是导致血管内膜增厚、慢性缩窄、管腔狭窄的最主要机制。

（一）发生原因

1.*血小板激活血栓形成* 手术损伤深达中膜，血管内皮细胞被破坏，暴露出内皮下组织，启动细胞2配体间的黏附反应，血小板活化，黏附于血管损伤处，之后分泌并聚集，形成血栓。血小板活化可释放包括化学因子和丝裂原等物质，如血小板衍化生长因子（PDGF），β型转化生长因子（TGF-β）和碱性成纤维细胞生长因子（bFGF），刺激中层平滑肌细胞的迁移和增殖，从而导致一系列血管损伤的修复反应，引起血管狭窄。血栓期发生于血管损伤后，并于数小时达到高峰。

2.*炎症影响* 手术球囊作为外来物体必然引起机体免疫应答，炎性细胞（如T淋巴细胞、中性粒细胞、单核—巨噬细胞）会浸润靶血管段。炎性细胞的浸润和血小板的聚集共同作用会释放出各种的细胞因子和生长因子激活血管中层平滑肌细胞，使平滑肌细胞的一系列基因异常表达，迁移增生，分泌细胞外基质，最终导致内膜的增厚和血管的重塑。

3.*平滑肌增生* 中层平滑肌细胞有收缩和合成两种表型，前者为成年人正常动脉壁平滑肌的主要类型，可维持血管壁的张力，控制血压。收缩表型的平滑肌细胞含有较多的肌丝，几乎没有粗面内质网和合成细胞器，细胞分裂和合成细胞外基质的能力较低，对生长因子几乎无反应。一旦血管损伤，平滑肌细胞能够从收缩表型转变为合成表型，表现为复制能力增加，几乎无收缩能力，合成功能随着粗面内质网增加而增强，细胞外基质的产生是收缩表型平滑肌细胞的5倍，参与血管损伤后组织修复。中层平滑肌细胞的增殖、迁移和表型改变是介入治疗后再狭窄的主要原因之一。中层平滑肌细胞的增殖在血管中膜平滑肌损伤后立即发生，48h到达高峰，平均4d左右，增殖的中层平滑肌细胞通过内弹性膜的网状孔间隙迁移到内膜，进一步增殖肥大，并由收缩表型转变为合成表型。在损伤后2个月左右增殖、肥大的平滑肌大量合成，分泌细胞外基质，引起内膜进一步增厚。

4.*细胞外基质分泌* 正常的细胞外基质在血管壁中呈同心圆分布。内膜由成线性排列的内皮细胞和少量富含蛋白多糖、透明质酸的细胞外基质构成。内膜和中膜由一层致密的弹性膜-内弹力板分隔。中膜由富含弹性成分、胶原和糖蛋白的细胞外基质及镶嵌于其内的中层平滑肌细胞构成。外弹力板分隔中膜和外膜，外膜主要由纤维性胶原、成纤维细胞和营养血管壁的脉管构成。PTCA术后内皮下基质和胶原纤维的暴露启动凝血系统，并且细胞外基质是新生内膜的主要成分。

（二）危险因素

许多研究观察了各种临床、造影和支架及操作因素均与支架内再狭窄有关，有些因素是可治性的，有些因素是不可治的。

1.年龄　Kasaoko等认为年龄每增长10岁，所有血管和受损血管处发生再狭窄的相对危险性分别增加14%～19%。

2.吸烟　吸烟可以加速动脉粥样硬化，Sahara等在比较局灶型冠状动脉支架内再狭窄和弥散型冠状动脉支架内再狭窄时，吸烟者比率分别高达76%～85%。但最近一些国内外研究显示，吸烟与再狭窄关系不大，不过，大量吸烟肯定是不利的。

3.饮酒　Niroomand等研究表明每周饮酒≥50ml的患者相对每周饮酒＜50ml的患者，平均晚期丢失直径较少，支架放置节段术后再狭窄率低，且重复血管成形术的比率较低。

4.糖尿病　胰岛素依赖型糖尿病是支架置入术后冠状动脉支架内再狭窄发生的独立危险因素，可能是胰岛素抵抗致内皮功能不全并加速血小板聚集，激活生长因子，促进平滑肌细胞的增殖，造成冠状动脉内膜增生，导致支架置入术后再狭窄的发生。

5.病变血管因素　包括病变血管部位、病变长度、病变大小。冠脉支架内再狭窄发生率左前降支＞左旋支＞右冠状动脉。冠状动脉支架内再狭窄发生率与原血管病变长度、大小呈正相关。

6.手术因素　支架及支架长度的选择，术者的熟练度以及术者的经验，均是影响冠状动脉支架内再狭窄发生的因素。

7.其他遗传因素、不稳定型心绞痛也是再狭窄的危险因素。

【临床诊断】

（一）临床表现

胸痛是最常见症状，一般在术后6个月内，出现阵发性胸痛，由劳力、饱餐、激动等因素诱发，休息或舌下含服硝酸酯类药物可以迅速缓解。临床上约1/3有症状者无再狭窄，而15%无症状者实际存在再狭窄（无症状再狭窄），胸痛的预测价值远低于人们所期望的。

（二）辅助检查

1.心电图　胸痛发作时罪犯血管供血区域相邻至少两个导联ST段抬高或压低1mm。心电图运动试验：运动中及运动后出现罪犯血管供血区域相邻至少两个导联ST段抬高或压低1mm，停止运动后持续超过2mm。适用于无症状者的筛查及就诊时处于发作间歇期的患者。假阳性较多。

2.CT冠状动脉显像　经静脉注射造影剂后应用64排以上螺旋CT对冠状动脉进行快速成像，可以清晰显示冠状动脉走行及狭窄。最近出现的CT测定冠状动脉血流储备分数技术弥补了CT冠状动脉显像假阳性率高的缺陷。但由于金属支架对血管影像质量有影响，限制了该项检查对再狭窄的诊断价值。

3.SPECT负荷心肌灌注显像　常用双嘧达莫等药物作为负荷因素，缺血心肌部位呈现灌注不足或缺损，与CT冠状动脉显像结合可提高准确率。

4.冠状动脉造影　经皮冠状动脉造影结合血管内超声或光学相干成像是诊断再狭窄的金标准，不仅可以精确测量管腔狭窄程度，还可以对增生的内膜成分进行分析，对进一步治疗具有重要指导意义。

（三）诊断与鉴别诊断

有典型胸痛症状伴有一过性心电图缺血性ST-T改变可以临床诊断。症状不典型或无症状者可行CT冠状动脉显像或无创性负荷试验进行筛查。确诊有赖于经皮冠状动脉造影结合血管内超声或光学相干成像。

支架内再狭窄要注意与支架内血栓形成及靶血管以外的其他血管狭窄相鉴别。支架内血栓形成往往有抗栓药物不足史,起病突然,病情凶险,往往表现为急性心肌梗死或猝死。幸存者冠状动脉造影检查支架内无固定狭窄。靶血管以外的其他血管病变引起的心肌缺血反映在心电图上缺血部位与靶血管供血部位不同,影像学检查可以明确。

【治疗策略】

一旦再狭窄已经形成,尚无有效药物使其逆转,主要依靠非药物治疗手段,因此,预防为主是药物治疗的主要策略。针对再狭窄的发病环节应用相关药物以外也要注意控制各种危险因素。

(一)预防血栓形成的用药方法

1.抗血小板药物

(1)抑制花生四烯酸代谢的抗血小板药。①阿司匹林:对血小板环氧化酶有选择性的抑制作用,可阻断血栓素-2(TXA2)的生成,进而抑制血小板的聚集,这种抑制作用不可逆。对腺苷二磷酸或肾上腺素诱导的血小板二相聚集作用也有抑制作用,可抑制低浓度胶原、凝血酶、抗原一抗体复合物所致的血小板聚集和释放反应以及自发性凝集。目前阿司匹林已成为支架术前、术后常规用药,常规量多在75～325mg/d。②其他:TXA。合成酶抑制药、一型多烯脂肪酸类(多烯康、鱼油)等。

(2)增加血小板内环核苷酸的抗血小板药。①双嘧达莫:抑制磷酸二酯酶,阻止环腺苷酸的代谢,使血小板中的环腺苷酸升高,降低血小板黏附和聚集而发挥抗血栓作用。但该药有冠状动脉盗血作用,临床应用受到很大的限制,作为冠状动脉支架术前、术后的用药目前主要与阿司匹林或噻氯匹定联合使用。②西洛他唑:近年合成的一种新型抗血小板药。能抑制Ⅲ型磷酸二酯酶,阻止环腺苷酸降解,提高血小板内环腺苷酸浓度,阻止血小板聚集。某些动物实验显示该药具有抑制损伤血管内皮细胞过度增生的作用,可能是一种非常有前途的预防再狭窄的药物。

(3)血小板腺苷二磷酸拮抗药。噻氯匹定(抵克力得)及其衍生物氯吡格雷(波立维):不可逆地抑制腺苷二磷酸诱导的血小板聚集;抑制胶原、凝血酶、肾上腺素诱导血小板聚集的花生四烯酸代谢,减少TXA2产生。临床研究表明噻氯匹定250mg,每日2次能够明显降低ISR的发生率和再狭窄的程度。目前临床上氯吡格雷有取代噻氯匹定的趋势。

(4)血小板膜糖蛋白Ⅱb/Ⅲα受体拮抗药:血小板表面具有TXA2受体、纤维蛋白原受体、血小板活化因子受体等多种受体,纤维蛋白原受体的表达是血小板聚集的终末共同途径。阻断这一途径可以有效地抑制血小板的聚集和血栓的形成。一种单克隆抗体阿昔单抗是一种血小板表面糖蛋白Ⅱb/Ⅲα受体拮抗药,可以不可逆与血小板膜表面糖蛋白Ⅱb/Ⅲα受体特异性结合,从而抗血栓形成。阿昔单抗对血管平滑肌细胞上的β受体也有交叉作用,使血小板及平滑肌细胞中的整合素不能正常发挥作用,在减少血栓形成的同时又抑制平滑肌细胞增生,这类药物可能是未来研究发展的方向。Lincoff等在EPISTENT试验提示支架置入＋阿昔单抗能产生互补性远期临床益处。

2.抗凝血药

(1)肝素:肝素与血管内皮有较强的亲和力,能置换覆盖在血管内皮表面的硫酸乙酰肝素,增强内皮的抗凝和抗血栓作用;可以与血小板结合,抑制血小板的聚集和释放、抑制血小板表面凝血酶的形成;体外实验证明能抑制血管内皮损伤所导致的VSMC增殖,使其停留在Go/G,状态,并抑制VSMC的迁移以及改变SMC周围基质的组成。肝素还可促进内皮细胞的再生,且能与碱性成纤维细胞生长因子结合,使之失活。肝素已成为PCI术后防治亚急性血栓形成及ISR的常规用药,而肝素涂层支架的应用大大强化了其局部防治作用。

(2)低分子肝素(LMWH):常用的肝素给药不方便,易引起出血,低分子肝素抗凝作用较肝素弱,但作用时间长;对血小板功能影响小;毒性及个体差异小。这类药物包括 dalteparin(法安明)、fraxiparin(速避凝)、enoxaparin(克塞)等,是目前临床最常用的 PCI 术后抗凝药物。低分子肝素虽缺乏抗血栓能力,但仍保留抗凝血因子 Xa 的活性及较显著的抑制内膜增生的能力,而且,低分子肝素的血浆半衰期较一般肝素长,临床上只需皮下注射一次,很少出现出血等不良反应,是一个可以长期使用、有效的防治内膜增生的药物。一般认为应在术后 24h 内给药,并应持续至内膜增生的高峰期(1 个月)以后。

(3)溶栓药:溶栓药为内源性或外源性纤溶酶原激活剂,直接或间接激活纤溶酶原,使其转化为纤溶酶,从而溶解血栓。这类药物有尿激酶、链激酶、组织型纤溶酶原激活剂(t-PA)等。溶栓药对支架置入术后急性或亚急性血栓性血管闭塞有良好的溶栓和再通效果。

(4)华法林:华法林的作用机制是抑制维生素 K 环氧化物还原酶和维生素 K 还原酶,限制维生素 K 依赖性凝血因子Ⅱ、Ⅶ、Ⅸ、X 的合成,同时抑制 C 蛋白和 S 蛋白的羧化,限制其对凝血过程的调节,从而达到抗凝的作用。但现有的研究表明华法林在预防再狭窄方面并不比阿司匹林更有效。

(二)预防血管弹性回缩和重构的用药方法

1.肾素血管紧张素醛固酮系统阻滞药　肾素-血管紧张素醛固酮系统(RAAS),尤其是器官局部的(RAAS)可通过影响细胞内皮功能及刺激细胞外基质增生等作用导致局部组织增生、血管重构,对 ISR 有促进作用。支架后再狭窄与血管平滑肌细胞增生和基质增殖相关,RAAS 参与了平滑肌细胞增生。血管紧张素转化酶抑制药(ACEI)与血管紧张素Ⅱ受体拮抗药(ARB)能通过抑制 RAS,显著减少内膜损伤反应的形成。血管紧张素Ⅱ主要通过 AT,受体促进内膜增生。在研究已证实血管紧张素转化酶抑制药和 AT,受体拮抗药分别可以阻止新生内膜的形成,其机制可能是阻止血管紧张素Ⅱ的产生和 AT1 受体的活性,从而抑制内膜增生。

2.钙通道阻滞药　钙通道阻滞药能减轻血管弹性回缩,抑制内膜增生和血小板聚集。理论上可以用于预防再狭窄,但循证医学依据不足,尚未被常规使用。

(三)预防炎症反应和细胞增生的用药方法

1.免疫抑制药和消炎药　可能对预防再狭窄有一定帮助,目前已进行过临床研究的免疫抑制药和消炎药主要包括糖皮质激素、秋水仙碱等,皮质类固醇因能影响循环和聚集的淋巴细胞、单核细胞的数量和质量;有效降低白细胞的黏附性,能防止白细胞在各种化学因子上的聚集,抑制前列腺素合成;还可以减少过氧化物的产生;抑制血小板激活因子的形成和 SMC 的增殖等生物学功效。但由于不良反应大,临床应用受到限制。

2.抑制细胞增殖药物　应用生长因子抑制药的理论基础是它能抑制 VSMC 的调整、增生和迁移。生长抑素及其类似物如生长抑肽通过其特异的细胞膜受体进行调控,它们通过抑制局部血管壁损伤处血管平滑肌增生、迁移及加速内皮细胞再生、促进新生内皮细胞的代谢达到防治 ISR 的作用。针对不同生长因子如血小板衍生生长因子、表皮生长因子等受体的单克隆抗体和抑制药可在体外抑制 SMC 的增长,但这些尚未在人体及动物身上得到证实。

3.他汀类药物　他汀类药物除具有降血脂作用外,还具有不依赖于胆固醇降低的非调脂抗动脉粥样硬化机制,如降低炎症反应,抑制动脉损伤后内皮的增生,抑制血小板聚集,促进斑块稳定等作用。包括辛伐他汀、氟伐他汀、阿托伐他汀和西立伐他汀等。他汀类药物有一个重要的功能是清除氧化自由基并呈剂量依赖性。同时它们均能以剂量依赖的方式降低了平滑肌细胞的增殖和移动。已有报道显示辛伐他汀通过抑制平滑肌细胞的移动和增殖抑制大隐静脉内膜的形成。人的冠状动脉支架置入术后,他汀类药物治疗组 50%的血管造影再狭窄率为 25.4%,明显低于非他汀类药物治疗组 38%,而且多变量分析显示他汀类药物治疗是以后支架再狭窄发生的独立的预报因子。

他汀类药物能够对抗支架狭窄形成的多个环节，而且已经从分子、细胞和组织的体内外试验初步证实了上述理论在实际上的正确性。所以他汀类药物可能是降低支架再狭窄发生的有希望的药物。但是，由于目前他汀类药物对支架再狭窄的效果仅在少数试验中得到证实，因此，还需大规模多中心的试验来进一步进行验证。

（四）其他药物的应用

1.抗氧化药　具有阻断低密度脂蛋白氧化修饰，抑制血管内皮的炎症反应及加速创伤愈合，抑制血小板聚集、血栓形成、血管收缩及SMC增生等诸多生物学活性。常见的抗氧化药普罗布考通过抗氧化作用，抑制巨噬细胞释放白细胞介素，进而抑制VSMC增生和血管重构而使再狭窄率降低。

2.曲匹地尔　血小板生长因子拮抗药，通过竞争性阻断血小板衍生生长因子受体发挥作用，同时也是TXAz的抑制药。

3.曲尼司特　可干扰由血小板衍生生长因子和转化生长因子B所诱导的VSMC增生和迁移抑制胶原合成和环氧化酶的释放或产生，并能恢复细胞因子所诱导的一氧化氮生成，能通过其膜稳定作用抑制化学介质、细胞因子和活性氧的转移、释放或生成，从而达到改善内皮功能、防治ISR的目的。

4.全反式维A酸　是一种具有广泛生物学效应的维生素A类衍生物。近年的研究报道指出了全反式维A酸对机械性损伤后的血管内膜增生具有抑制作用。机制可能是通过维A酸受体来介导有关基因的表达，也可通过干预细胞循环周期从而抑制VSMC的增殖，全反式维A酸在许多研究中显示出在血管损伤后血管壁的形态改变上有作用，包括减少新生斑块的面积，促进血管壁向外重塑。

5.β受体拮抗药　β受体拮抗药疗效对再狭窄防治尚未确定，EUROCARE研究研究了卡维地洛对冠状动脉旋切术后再狭窄的防治作用得出阴性结果。Jackson等研究认为β受体拮抗药对防治再狭窄有效。

6.降低血浆同型半胱氨酸治疗　血浆同型半胱氨酸水平增高是心血管病的独立影响因素。应用叶酸1mg/d＋维生素B_{12}400yg/d＋维生素$B_6$10mg/d(叶酸盐疗法)6个月可减少PCI后冠状动脉造影和临床再狭窄。

7.Angiopeptin　是一种具有抗增殖作用的生长抑素样物质，在支架置入后应用能明显减少支架内增生内膜的面积。有报道表明衣原体感染引起的血管内皮炎症与动脉粥样硬化有关。因此，应用罗红霉素杀灭肺炎衣原体来减少内膜的炎症反应是其减少支架内再狭窄的理论依据。但随机对照实验表明罗红霉素不能减少冠状动脉动脉造影和临床再狭窄。

（五）基因治疗的方法

主要是把带有细胞毒性基因、细胞稳定基因、抗迁移基因的支架置入病变处，防治细胞基质增殖和迁移。Reis把其分为3个层次：引入反义寡核苷酸阻断蛋白质合成；导入外源性基因产生细胞毒作用，促使细胞凋亡；构建基因工程细胞减轻创伤反应。目前，该治疗还有待更进一步的研究，相信在不远的将来，基因治疗能对再狭窄起到巨大的作用。

在有关再狭窄发病机制的研究中已经发现，显著而持久的内皮功能不良在再狭窄发生中起重要作用。如果应用血管内皮生长长子(VEGF)促使在支架置入后能尽快内皮化并正常发挥功能，就能预防再狭窄。

为达到上述目的，最可靠的方法是使与支架直接接触的血管节段能自身合成大量VEGF并发挥作用。vanBelle等的动物实验将目的基因hVEGF165转移至巨细胞病毒载体内并使之“固定”于支架上，在支架置入过程中含目的基因的病毒转染血管内皮细胞，并通过病毒复制而产生大量有生物活性的VEGF。因在局部组织内检测到了相应的蛋白质产物，证明了其可行性。在VEGF作用下，支架内表面内皮化速度明显加快，87%的受试动物在7d内支架全长即被覆一层完整的内皮细胞，而且能够显著地减少支架上的附壁血栓形成和内膜增生。在1998年的AHA年会上已报道了将上述方法试用人体治疗血管性疾病获得成功。这一成果若能尽早在临床推广将使再狭窄预防向前迈进一大步。

【研究展望】

虽然再狭窄是近几年才逐渐被认识和重视的一个问题,有关研究进展却是非常迅猛的,仅防治措施就有十几种。但不难看出,上述任何一种防治方法都或多或少有其自身局限性,有的应用于临床后疗效不佳或有并发症,有的目前尚停留于动物实验阶段。因此,在深入开展有关再狭窄的基础研究,进一步阐明其发生机制的同时,积极开展对再狭窄防治技术方法的研究工作亦任重而道远。

（胡　昊）

第十七节　冠心病的预防用药

流行病学研究表明,冠心病是一种受多因素影响的疾病。许多流行病学家将影响冠心病发病的主要危险因素分为:①致动脉粥样硬化的因素,包括高血压、高血糖、脂肪代谢紊乱以及纤维蛋白原升高。②一些易患冠心病的生活习惯包括过量进食、缺乏体力活动、吸烟以及A型性格。③冠状动脉循环受累的临床指征,包括休息、运动或监测时心电图异常以及心肌灌注不良等。这些指征并非致冠状动脉病变的危险因素,但可预示冠状动脉已有相当程度的病变。④其他先天易患因素,如早期患冠心病的家族史。

由于流行病学的资料显示出冠心病是造成人类死亡的最重要的疾病之一,而临床上尚缺乏根治性措施,因此,对冠心病的积极预防有着十分重要的意义。冠心病的预防包含着一级预防和二级预防两方面。一级预防是指对尚未患上冠心病的人群采取措施控制或减少冠心病的危险因素,以防止患病,减少发病率。二级预防是指对已患上冠心病的患者采取药物或非药物措施,以预防病情复发或防止病情加重。

冠心病的一级预防措施包括两种情况:①健康教育:对整个人群进行健康知识教育,提高公民的自我保健意识,避免或改变不良习惯,如戒烟、注意合理饮食、适当运动、保持心理平衡等,从而减少冠心病的发生;②控制高危因素:针对冠心病的高危人群,如高血压、糖尿病、高脂血症、肥胖、吸烟以及有家族史等情况,给予积极处理。当然,这些危险因素中有些是可以控制的,如高血压、高脂血症、糖尿病、肥胖、吸烟、少活动的生活方式等;而有些是无法改变的,如冠心病家族史、年龄、性别等。处理方法包括选用适当药物持续控制血压、纠正血脂代谢异常、戒烟限酒、适当体力活动、控制体重、控制糖尿病等。

冠心病患者的二级预防内容也包括两个方面,第一方面包含了一级预防的内容,也即要控制好各种冠心病的危险因素;第二方面,采用已经验证过有效的药物,预防冠心病的复发和病情加重。目前已肯定有预防作用的药物有抗血小板药、β受体拮抗药、ACEI、他汀类降脂药。另外,针对冠状动脉造影有冠状动脉粥样硬化轻度狭窄性病变而临床上尚未出现缺血症状者,尽管还不能明确诊断为冠心病,但应视为冠心病的高危人群,给予积极预防,也可给予小剂量阿司匹林长期服用,并祛除血脂异常、高血压等危险因素。

【发病现状】

冠心病发病率的增加,主要是由于心血管危险因素的流行。据2002年世界卫生组织(WHO)报告,全球因心血管疾病所致死亡中,约50%归因于高血压,31%归因于高胆固醇,14%归因于吸烟,约65%的心血管死亡归因于此3个危险因素的综合作用。2004年全球52个国家参与的In-terheart研究结果公布,再次证明,个体未来心肌梗死的发病危险90%可以由目前已知的9种传统心血管危险因素预测:高胆固醇,吸烟、糖尿病、高血压、腹型肥胖、缺乏运动、饮食缺少蔬菜水果、精神紧张、大量饮酒。欧美发达国家心血管疾病的流行趋势充分证明了心血管疾病的治疗中加强心血管危险因素控制的重要性。美国从20世纪初开始心血管死亡逐年增加，但自20世纪50年代把心血管病预防、积极控制危险因素纳入国家卫生工作重点后，近40年来美国心血管疾病病死率下降了25%。2007年美国卫生统计报告分析了美国心血管疾病病死率下降的原因，发现44%～76%归功于心血管危险因素的控制，只有23%～47%与治疗相关。其中强调控制血压达标、控制胆固醇达标以及吸烟率下降功不可没，贡献值分别为降低胆固醇24%、降低血压20%、减少吸烟12%，增加体育锻炼5%。同样，英国通过改善医疗保健措施，近20年间人口死亡率逐年下降，在所减少死亡人数中，约2/3可归因于整个人群吸烟、胆固醇和血压的下降。综合分析显示，英美两国人口死亡率大幅降低的关键因素是将心血管疾病的治疗战线迁移，加强了心血管疾病的一级预防。

在欧美发达国家心血管疾病死亡人数下降的同时，我国心血管疾病的发病率、病死率却急剧增加。2006年心血管疾病年报公布数据显示，目前我国每年新发卒中200万人，现患卒中700万人；每年新发心肌梗死50万人，现患心肌梗死200万人，1984～1995年仅北京市男性心肌梗死的病死率就增加了111%；1990年、1995年、2000年、2005年中国城乡居民心血管疾病病死率持续居首位。估计目前每年全国心血管病死亡人数达300万人，约占总死亡人数的1/3以上。心血管疾病造成我国35～64岁人群每年损失300亿美元，如果这个趋势持续下去，2005～2015年我国因心血管疾病造成的累计损失将达到5560亿美元。

对我国不同地区14组人群(年龄35～59岁，17330人)进行的前瞻性队列研究，平均随访6.4年，结果显示，我国人群中缺血性心血管病(冠心病、缺血性卒中)同样与目前公认的心血管危险因素密切相关，约34.9%归因于高血压，31.9%归因于吸烟，11.4%归因于高胆固醇，3%归因于糖尿病，约24%归因于其他因素。

我国人群心血管危险因素控制不利。2002年公布的中国城乡居民健康营养调查表明，我国烟民达3.5亿，被动吸烟5.4亿，高血压患者1.6亿，血脂异常患者1.6亿，糖尿病4000万，肥胖6000万，超重2亿。1992-2002年10年间，我国居民超重和肥胖患者数增加了1亿，其中18岁以上成年人超重和肥胖率分别上升40.7%和97.2%，同期大城市人群糖尿病患病率上升40%。《2006年中国心血管病报告》显示，中国每年新增高血压患者或血脂异常人数1000万人，估计2006年高血压人数或血脂异常人数各达2亿。随着我国经济发展，人民生活水平的提高，上述不健康状态人群仍将不断增加。在我国人群高血压、血脂异常、糖尿病、超重和肥胖的发病率增加的同时，控制率却极低，2002年调查资料显示全国血压控制率仅为6.1%，2006年第二次中国临床血脂控制状况多中心协作研究表明，血脂控制率仅为50%，高危、极高危人群仅为49%和38%，2003年、2004年和2006年调查表明糖尿病患者HbAle达标(<6.5%)仅占25%。2002年全国第三次吸烟流行病学调查显示，男性吸烟率为高达66.0%。与1996年比，尽管吸烟率略有下降，随着总人口的增加，吸烟人数仍然增加了3000万。吸烟者中只有26%的人希望戒烟，戒烟成功率仅为11.5%，超过70%的吸烟者没有意识到吸烟对心血管健康的危害，而吸烟的危害在未来10年会逐渐显现，将是我国巨大的医疗和经济负担。所以在我国，心血管疾病危险因素的控制任重而道远。

【危险因素】

冠心病的发病是多种危险因素共同作用的结果，“整体危险评估”的概念已经为全球心血管预防和控制专家广泛认可，从20世纪末以来，国际上各种心血管疾病控制指南均采用了“根据整体危险度大小决定危险因素控制措施”的策略。这些指南都一致强调，心血管一级预防中危险分层的重要性，根据不同危险分层决定干预的强度。虽然危险评估方法并不一定适用于所有年龄、性别和种族，但作为一种心血管危险初筛工具仍具有明确的临床价值，已被广泛采用，包括Framingham危险评估模型、欧洲SCORE危险评估模型、WHO提出的WHO/ISH风险预测图、中国缺血性心血管病危险评估模型。其中最经典的、被广泛使用的仍是Framingham危险评估模型，包括评估未来10年发生冠心病或卒中风险两种评分方法。评估未来10年发生冠心病风险的危险因素包括：年龄、糖尿病、总胆固醇、高密度脂蛋白胆固醇、吸烟、血压；评估未来10年发生卒中风险的危险因素包括：年龄、高血压、糖尿病、吸烟、心血管病史、心房颤动、左心室肥厚。根据不同危险分层决定控制目标和干预力度，不但有益于降低高危患者心血管风险，同时避免了低危患者的医疗风险和不必要的医疗资源浪费。对未来10年心血管事件发生风险为高危的个体，应进行强化干预，包括生活方式改变、阿司匹林和降脂治疗、降压、降糖治疗；评分在5%～10%的中危个体，临床医师要考虑强化干预的风险和获益大小，选择治疗方案；评分在5%以下的低危个体应集中在生活方式的改变。

由于这些危险评分工具计算的是个体未来10年发生心血管事件绝对风险的大小，对于年轻个体来说，其未来10年心血管事件绝对风险很低，不能准确识别出危险程度较高的对象，因此，2008年中国医师协会心血管内科医师分会组织相关专家制定了"knowyourrisk"危险评估量表，该量表包括6种元素，分别为年龄、性别、血胆固醇水平、血压、糖尿病和吸烟，是与同年龄、同性别、健康个体比较，评估个体未来10年发生心血管事件的相对风险。该量表可预测个体未来10年发生心血管事件的相对危险，分别增加2倍、3～4倍和5倍以上。动脉粥样硬化性疾病一级预防共识建议：40岁以上或有2个以上危险因素的个体，应该至少每5年进行一次危险评估。危险评估推荐使用Framingham危险评估模型，所有40岁以上个体应该了解其发生心血管疾病的绝对风险。对绝对风险低的个体推荐使用"knowyourrisk"危险评估量表，了解其心血管疾病的相对危险程度。

【预防策略】

目前公认的心血管危险因素包括：年龄、性别、种族、家族史、高胆固醇、吸烟、糖尿病、高血压、腹型肥胖、缺乏运动、饮食缺少蔬菜水果、精神紧张、大量饮酒。除年龄、性别、家族史和种族不可改变，其他9种心血管危险因素都是可以改变的，因此，也是可以预防的。除上述已知的危险因素，血小板的激活是动脉粥样硬化性心血管事件的最终共同环节，因此，抗血小板治疗也是一级预防的重要内容。

（一）阿司匹林的应用

6项大规模、前瞻性阿司匹林一级预防临床研究（美国和英国医师研究，TPT，HOT，PPP，HOT，WHS）的荟萃分析显示，应用小剂量阿司匹林进行心血管病一级预防可使所有心血管事件相对风险降低15%，非致死性卒中减少25%，非致死性心肌梗死减少33%，使心肌梗死相对风险降低30%，但同时发现阿司匹林有增加胃肠道出血和脑出血风险，因此，《2008年ACCP第8版抗栓和溶栓治疗循证临床实用指南》中在强调阿司匹林一级预防重要性、提高推荐级别的同时（Ⅱa类提高到Ⅰ类），强调要权衡获益和出血的风险，建议阿司匹林用于10年心血管风险＞10%的中、高危患者，对于10年心血管风险＜6%的低危患者，出血风险与获益相抵，不建议应用。该指南还明确推荐心血管一级预防单用阿司匹林，不需加用氯吡格雷（Ⅰa类推荐）。

各种心血管相关指南均明确提出阿司匹林用于心血管病一级预防的重要性。AHA/ASA2006年缺血性卒中一级预防指南建议阿司匹林用于10年心血管风险＞6%～10%患者（Ⅰ类推荐），《ESC2007年心血管病预防指南》建议阿司匹林用于糖尿病和10年心血管风险＞10%的高血压患者；美国《2003JNCⅦ高血压治疗指南》《2007ESC/ESH欧洲高血压治疗指南》。2005年《中国高血压防治指南》、2007年《中国糖尿病防治指南》和2008年《ADA糖尿病防治指南》均建议10年心血管风险＞10%～20%的高危患者应用阿司匹林进行一级预防。

2009年美国预防工作特别服务小组更新阿司匹林一级预防指南，扩大了阿司匹林一级预防的人群，提出了阿司匹林一级预防的获益与性别有关，男性获益于心肌梗死风险下降，女性获益于卒中风险下降。建议男性10年冠心病风险＞4%（相当于45-59岁健康男性），55岁以上女性10年卒中风险＞3%（相当于55-59岁健康女性），如果不存在胃肠道出血高风险，应用阿司匹林进行一级预防。胃肠道出血的高危因素包括:上消化道疼痛、消化道溃疡病史以及正在使用NSAID类药物。对于10年心血管风险>6%的中、高危患者,如果未使用NSAID类药物,建议应用阿司匹林进行一级预防(A级证据)。关于阿司匹林一级预防的合适剂量,《2008年ACCP第8版抗栓和溶栓治疗循证临床实用指南》和《2009年美国预防工作特别服务小组更新阿司匹林一级预防指南》均建议为75~100mg/d。建议:阿司匹林75~100mg/d作为以下人群的一级预防措施,45岁以上健康男性和55岁以上健康女性,没有胃肠道出血的高危因素;10年心脑血管事件危险6%~10%的中危患者,未服用NSAIDs药物;10年心血管病危险>10%或合并下述3项及以上危险因素,包括血脂异常、吸烟、肥胖、年龄>50岁、早发心血管疾病家族史(男<55岁,女<65岁);高血压患者50岁以上或高血压合并靶器官损害(包括血肌酐中度增高)、糖尿病或10年心脑血管事件风险>10%,且血压控制满意(150/90mmHg);糖尿病患者40岁以上,或30岁以上有1项心血管危险因素,包括冠心病家族史、吸烟、高血压、超重或肥胖、白蛋白尿、血脂异常;30岁以下人群应用阿司匹林进行心血管疾病一级预防证据不足;80岁以上的老年人应用阿司匹林进行一级预防要慎重。

(二)调脂药物的应用

2007年《中国成人血脂异常防治指南》强调心血管危险评估的重要性,不同的危险分层,降脂治疗的措施和血脂目标值不同。用于血脂异常危险评估的心血管危险因素包括:①高血压;②吸烟;③低HDL-C血症;④肥胖(BMI≥28kg/mz);⑤早发缺血性心血管病家族史(一级男性亲属发病<55岁,一级女性亲属发病<65岁);⑥年龄(男性≥45岁,女性≥55岁)。危险分层定义为:低危(无高血压且其他危险因素<3个)、中危(高血压或其他危险因素≥3)、高危(冠心病或等危症)和极高危(冠心病合并糖尿病或急性冠状动脉综合征)。建议:①血脂测定正常人群,每2~5年检测一次血脂;40岁以上人群至少每年进行一次血脂检测;②根据危险分层决定治疗方案和血脂目标值;③所有血脂异常患者首先进行治疗性生活方式改变;④LDL是降脂治疗的首要目标,首选他汀类药物。在LDL达标时,非HDL成为降脂治疗的次级目标(LDL-C的目标+0.78mmol/L),当TG≥5.65mmol/L(5g/L)时,首要目标是降低TG;⑤血脂异常患者TC和LDL-C目标值,参照《2007中国成年人血脂异常防治指南》。

他汀类药物是冠心病预防和家族性高胆固醇血症的首选药物,也可使用胆汁酸螯合药(树脂类)和烟酸,药物治疗的首要目标就是使LDL-C达标,对于治疗前胆固醇水平很高患者,单一药物不能使LDL-C达标时,可以考虑联合用药(他汀类+树脂类、他汀类+烟酸)。当LDL-C达标后,还需考虑TG的浓度,如果TG为1.7~2.3mmol/L(1.5~1.99g/L)时,需要进行治疗性的饮食改变;TG>2.3~5.5mmol/L(2~4.99g/L)时,增加他汀类药物的剂量或合用烟酸或贝特类药物;TG>5.5mmol/L(>5g/L)时,需要烟酸和贝特类药物治疗,以减少急性胰腺炎发作的危险。对于HDL-C低的患者:男性<1.0mm01/L(400mg/L)和女性<1.3mmol/L(500mg/L),首先应进行积极的治疗性饮食方式的改变,高危患者,可以考虑使用药物如烟酸、贝特类和他汀类药物升高HDL-C。

(三)合并糖尿病的用药

糖尿病是冠心病重要危险因素,糖尿病患者心血管疾病风险增加2~5倍,未来10年发生心肌梗死危险高达20%。荟萃分析显示,在HbAlc水平>5%的患者中,HbAlc水平每升高1%,心血管危险增加21%。英国前瞻性糖尿病研究(UKPDS研究)、糖尿病控制与并发症研究(DCCT)以及DCCT-EDIC研究报道进一步证实随着HbAlc的降低,微血管并发症显著下降,心血管疾病风险有降低趋势。但2008年ACCORD研究显示强化降糖组(HbAlc<6%)与标准治疗组(HbAlc<7.5%)比较,强化降糖不但没有降低反而增加心血管事件的风险。因此,目前认为降糖治疗有个底线,即不低于6%,低于这一底线将会弊大于利。糖尿病多重危险因素综合干预获益大于单纯控制血糖。Steno-2入选高危的2型糖尿病患者,针对多种危险因素综合强化治疗(调脂、降压、降糖及抗血小板),平均随访13.3年,与单存控制血糖相比,全因

死亡绝对风险下降20%，心血管死亡的绝对风险下降13%。ADVANCE研究提示糖尿病患者同时严格控制血压，把血压降到130/80mmHg以下，比单独控制血糖进一步降低心血管死亡18%。CARDS研究发现糖尿病患者强化降脂治疗，将LDL降到1g/L甚至<0.8g/L以下，可以使主要心血管事件降低37%。有两项经典研究显示ACEI、ARB在改善糖尿病患者心血管疾病预后方面有独特作用。HOPE研究糖尿病亚组应用ACEI进一步降低心血管高危的糖尿病患者心血管死亡、卒中和心肌梗死25%，卒中降低33%。LIFE研究糖尿病亚组应用ARB，与β受体拮抗药比较，使主要血管事件和卒中进一步降低21%。糖耐量异常患者通过生活方式干预和药物治疗可以预防糖尿病的发生。瑞典MalmoIGT研究和中国大庆IGT研究，分别证明生活方式干预可使糖尿病发病危险降低50%和30%～50%。STOP-NIDDM研究和DPP研究为两项IGT干预研究，证明阿卡波糖和二甲双胍可延缓或预防糖耐量异常进展为糖尿病。建议：①健康人45岁开始或超重者定期检测血糖，正常时3年检查1次，有高血压或冠心病患者常规进行糖耐量试验(OGTT)检测，正常时每3年检测1次；②IGT患者首先进行生活方式改变，无效口服二甲双胍或阿卡波糖；③糖尿病患者空腹血糖<6mmol/L(1.08g/L)，糖化血红蛋白≤6.5%，在没有低血糖发生的情况下，HbAlc的目标要尽可能的接近6%；④糖尿病患者血压控制到130/80mmHg以下，首选ACEI或ARB；⑤糖尿病患者应用他汀类强化降脂治疗，使TC<4mmol/L，LDL<2.6mmol/L。

糖尿病的治疗应是综合性的，特别是2型糖尿病，高血糖只是代谢综合征的一部分，因此治疗应包括降糖、降压、调脂和改变生活方式等多种综合治疗。生活方式的改变包括通过降低热能的摄入和有氧锻炼控制体重、控制饮食、饮食要求和降低脂质的饮食相似，戒烟等。轻型糖尿病患者，改善生活方式2～4个月后无效者，或糖尿病合并严重代谢紊乱、冠心病和其他合并症者，应进行药物治疗。治疗药物包括胰岛素、磺脲类、双胍类、葡萄糖苷酶抑制药、噻唑烷二酮类药物和苯甲酸衍生物。积极控制血糖能中度减少冠心病危险，而积极地控制糖尿病患者的血压和血脂异常能明显地降低冠心病危险。因此，对于糖尿病患者，积极控制高血压和治疗血脂异常是非常重要的。

(四)合并高血压的用药

大量的流行病学资料和临床研究证实，血压从115mmHg开始和心血管风险之间呈连续的线性关系，且独立于其他危险因素。我国研究资料显示，高血压是我国人群发生心血管事件的首要危险因素，其独立致病的相对危险为3.4，人群归因危险度为35%。2007年ESC/ESH欧洲高血压治疗指南全面评价近年来的高血压研究循证医学证据，强调高血压治疗中总体心血管风险评估的重要性，建议根据血压水平、危险因素数目、靶器官损害以及并存的临床疾病，评估未来10年发生心脑血管事件危险的程度，将高血压分层为低危、中危、高危和极高危，根据危险分层决定降压治疗的策略。建议：①健康成年人每2年监测血压1次，40岁以上成年人至少1年监测血压1次。②高血压诊断、治疗中应综合考虑总心血管风险的评估。③所有高血压患者降至140/90mmHg以下，如能耐受，还应降至更低，糖尿病以及卒中、心肌梗死以及肾功能不全和蛋白尿患者至少降至130/80mmHg以下。所有高血压患者最佳血压控制在120/80mmHg以下。④降压治疗根据2007年ESC/ESH欧洲高血压治疗指南建议进行。

高血压的治疗措施包括改变生活方式和药物治疗，改变生活方式是高血压治疗的基础，适合所有高血压患者。健康的生活方式在一级预防中起重要的作用，并有助于控制与高血压有关的其他危险因素。这些措施包括：控制体重、限制酒精摄入、规律性的有氧健身锻炼(每周5d，每天至少30min)、低盐饮食(钠盐摄入量低于4g/d)，保证足够钾盐、钙盐、镁盐，减少饱和脂肪酸和胆固醇的摄入，戒烟等。如果生活方式改善6～12个月后血压≥140/90mmHg或开始时血压>160/100mmHg或>130/85mmHg伴有心力衰竭、肾功不能全或糖尿病，即可考虑降压治疗。治疗高血压的一线药物分为5类：噻嗪类利尿药、β受体拮抗药、血管紧张素转化酶抑制药(ACED)、钙通道阻滞药、血管紧张素受体拮抗药。治疗从低剂量开始，根据年龄和药物的反应逐渐增加剂量,效果不佳时,可以联合用药。尽量选用24h平稳降压的长效制剂。高血压的药物治疗必须遵循个体化的原则,即根据年龄、种族、合并症以及药物的不良反应等不同情况选用不同的药物治疗。

(五)预防措施

1.控制吸烟　吸烟是心血管疾病重要的致病因素,原则上也是唯一能够完全控制的致病因素。大量的流行病学调查和前瞻性临床研究结果证实吸烟与心血管疾病的因果关系。戒烟治疗所花费用远远低于药物治疗的费用,或者不花费用,因此,戒烟是挽救生命最经济的干预措施。一项由8个公共场所戒烟研究的荟萃分析显示,公共场所戒烟显著降低所在城市心肌梗死发病率,证明烟草暴露对心血管病的危害。Interheart研究不仅明确了当前吸烟是全球范围心肌梗死第二大危险因素,同时强调吸烟对年轻人的危害,吸烟是年轻人心肌梗死的最重要危险因素,与老年人相比,年轻吸烟者心肌梗死危险进一步增加400%。我国现有3.5亿吸烟者,有近1/2的人口遭受被动吸烟的危害,更让人忧心的是开始吸烟年龄较1984年提前了4～5年,而且15～19岁吸烟和女性吸烟人数在增加。控烟形式不容乐观,任重道远。烟草依赖是一种成瘾性疾病,戒断很困难。一系列研究显示,行为治疗、心理社会支持以及戒烟药物治疗可增加戒断率。70%～90%的吸烟者每年与医师接触,约70%的戒烟成功者由医师的劝告实现,医师仅给予3min戒烟咨询,可提高戒断率30%,因此,医师在劝导吸烟者戒烟中发挥重要作用。建议:①劝告所有吸烟者戒烟。每次诊视询问吸烟情况,劝导每个吸烟者戒烟,评估戒烟意愿的程度,通过咨询和拟订戒烟计划帮助戒烟,进行随访,转至戒烟专业部门或给予药物治疗,在工作地点或家中避免被动吸烟。②避免环境中二手烟的危害。

2.体力活动和控制体重　缺乏体力活动是冠心病的独立的危险因素。流行病学的证据表明体力活动能够降低冠心病的危险。体力活动可以消耗热能,减少脂肪,降低TG和LDL-C,升高HDL-C,增加胰岛素的敏感性,降低血糖和血压。医师应该向所有缺乏体力活动的患者推荐安全、娱乐和实用的锻炼计划。典型的计划包括3个阶段:5～10min的轻度热身活动;20min或更长时间的耐力或有氧运动;最后为放松阶段。怀疑有呼吸系统、心血管系统、神经系统和肌肉等方面疾病的患者,或年龄超过40岁以上的中老年人或长期缺乏活动的人,应在医师的指导下进行体育锻炼,开始训练的强度和时间应适当减少,以后逐渐增加活动量。运动量的大小取决于运动持续时间、运动强度和锻炼次数。判断运动强度的方法有主观判断和客观的脉搏监测,主观判断是根据患者的自我感觉来判断活动量,活动时的轻微气促在休息后4min减轻的运动为适宜运动,如果出现恢复时间延长、胸痛、晕厥或持续性咳嗽,应及时向医师汇报。运动量也可通过锻炼时脉搏率来监测,开始锻炼时,训练目标为达到各年龄段最大心率60%的运动量,随着适应性的增加,可以增加至75%。对于那些高危者,在参加大运动量锻炼之前应该行运动心电图检查。超重和肥胖增加了冠心病发生的危险,同时增加脂质紊乱、高血压和糖尿病等其他心血管危险因素的发生率和严重程度。控制体重能有效治疗这些危险因素。控制体重的目标是使体重指数(BMI)21～25kg/m^2,特别需要重视向心性肥胖者的体重控制。控制体重最关键的方法是限制能量的摄入,同时配合体育锻炼以增加热能的消耗。需严格控制的食物包括酒精、所有油脂类、糖类,尽可能多吃绿色蔬菜,适量摄入新鲜水果。

(郑大为)

第十八节　老年人冠心病诊治进展

冠状动脉疾病(CAD)是威胁老年人生命的主要疾病,主要包括急性冠脉综合征(ACS)和稳定的冠状动脉疾病。老年冠心病患者的临床症状不典型，容易被漏诊、误诊，高龄患者的临床情况更为复杂，常因多种疾病并存而导致治疗矛盾，影响临床决策。此外，由于增龄引起老年人病理生理变化，使其心血管系统、肝肾功能及药物代谢特点等不同于其他人群，导致老年人容易发生药物不良反应、介入治疗及外科手术治疗难度及风险增加。因此，应重视老年冠心病患者的特殊性，关注并存疾病及相关的生理状态，充分评价患者的风险与获益比，谨慎选择确定个体化诊治方案，使老年冠心病患者得到最大临床获益。

一、急性冠脉综合征

随着人口老龄化进程的加速，我国老年人 ACS 患病率逐年上升。ACS 包括急性心肌梗死（AMI）和不稳定型心绞痛（UA），是威胁老年人生命的常见疾病。近年来，ACS 诊治指南不断更新，促进了临床 ACS 诊治的规范化，但是多数临床试验除外了高龄老年患者，因此，在强调指南对指导老年人 ACS 临床意义的同时，应重视老年人 ACS 的特殊性，根据个体特征选择、调整和确定治疗方案。

【老年人 ACS 的特点】

老年人心血管病理生理的功能减退，如血管硬度增加、左心室舒张功能受损、血管内皮功能异常、β 肾上腺素能反应性下降、心功能代偿能力差等使老年人发生 ACS 后更容易失代偿，甚至导致多器官衰竭。老年 ACS 患者冠脉血管病变常为弥漫、钙化、纡曲病变，多支、左主干、慢性闭塞病变多，常伴有心功能不全、瓣膜疾病、脑卒中、肾功能不全或其他疾病。伴随疾病可影响 ACS 临床表现，造成 ACS 诊治的困难。

非 ST 段抬高心肌梗死（NSTEMI）是老年人 ACS 常见的类型，老年人既往患心肌梗死、多支血管病变、高血压和心室肥厚等造成心内膜下心肌缺血，导致 NSTEMI 发生率增加。欧洲的研究显示，27%～34%NSTEMI 为 75 岁以上的老年人。

与年轻患者相比，老年患者 AMI 的病死率、充血性心力衰竭和其他合并症的发生率更高。研究显示，AMI21d 内的病死率随年龄增长而增高：＜65 岁为 7.7%，65～75 岁为 18.1%，＞75 岁为 33.1%。社区调查发现，85 岁以上 AMI 的老年人初次住院时校正后的病死率比 45 岁以下患者高 15 倍；STEMI 的老年住院患者生存者 1 年病死率可达 30%～40%，死亡最多发生在最初的 30d 内，85 岁以上和 65 岁以下患者相比，病死率增加 10 倍。ST 段抬高心肌梗死（STEMI）的合并症如心脏游离壁破裂和心源性休克更常见于老年人。

【老年人 ACS 的临床表现】

老年 ACS 的首发症状常不典型，出现典型症状者不足 40%。最常见的症状是气短、呼吸困难，可出现恶心、呕吐、乏力、晕厥、急性意识丧失或迷走神经兴奋等非疼痛症状。对于 80 岁以下患者，疼痛仍是 AMI 的主要症状，心肌梗死时的疼痛性质或部位可不典型。除胸痛外，疼痛可发生于其他部位，约 10%表现为上腹部疼痛，可伴有恶心、呕吐；部分患者的疼痛可发生于头颈部，咽喉和下颌部，还有部分患者以牙痛、颈痛、肩背痛为首发症状，老年 ACS 患者胸痛不典型、认知功能受损或与其他临床疾病并存时，常导致就诊及入院延迟。老年患者合并陈旧性心肌梗死、心脏传导异常、束支传导阻滞，常导致心电图改变不典型。

随着增龄，女性冠心病的发病率呈明显增长趋势，尤其是绝经后女性增长更加明显。女性冠心病患者心肌缺血常与微血管病变和冠脉内皮、平滑肌功能异常相关，可比冠状动脉粥样斑块导致的心肌缺血时间长，胸痛常不典型。与同龄男性患者相比，老年女性 ACS 患者症状更不典型，病死率更高。老年女性 STEMI 首次经皮冠状动脉介入治疗（PCI）成功率低于男性，无复流发生率高于男性，PCI 术后包括出血和血肿等并发症的发生率也较男性高。

老年 ACS 与脑血管疾病并存时，心排血量突然减少可导致晕厥、卒中和急性意识丧失，有时成为老年患者就诊的原因。老年人ACS也可能发生在患其他急性疾病或合并疾病恶化时(如肺炎、慢性阻塞性肺疾病、胆囊手术或髋部骨折),心肌氧耗量增加或应激状态促进潜在的冠状动脉粥样硬化疾病进展诱发冠状动脉急性事件。

【老年人ACS的危险分层及诊断】

对ACS患者进行危险分层有助于早期识别并积极治疗高危患者,降低发生心脏事件及死亡的风险。对中、低危患者需进一步评估心肌缺血的范围和严重程度后决定治疗措施。在积极治疗高危患者的同时,避免对低危的老年ACS患者过度治疗增加医疗风险和费用。

由于老年ACS患者通常临床症状不典型、合并的危险因素多于年轻患者,应通过病史、体检、心电图、实验室检查等认真评估并进行危险分层。血清肌钙蛋白(cTnT或cTnl)对老年人危险分层及预后评估有重要价值,对检出老年人小灶心肌坏死更有价值。BNP、NT-ProBNP除了作为心力衰竭的诊断指标,也可用于老年ACS患者的危险分层。2011年欧洲心脏病协会(ESC)的ACS指南将GRACE和CRUSAD评分系统用于ACS危险分层,也适用于老年ACS患者。

【老年人ACS的治疗】

老年ACS患者的治疗方案应该根据患者的个体状况、并存疾病、认知状态、预期寿命、患者意愿,评估获益/风险确定治疗策略。

(一)STEMI的再灌注治疗

老年人STEMI治疗的关键是早期再灌注治疗(溶栓治疗或介入治疗)。但在临床实践中,患者年龄越大进行再灌注治疗的比例越低。老年人同样应遵循STEMI再灌注治疗的整体目标,尽量缩短闭塞血管再通的时间,避免治疗措施的延迟。

1.溶栓治疗 老年人STEMI溶栓治疗前应进行脑出血及其他脏器出血风险评估,除了关注年龄,还应注意高血压、短暂性脑缺血发作(TⅠa)、脑卒中、消化道出血等病史。由于老年患者可能存在脑血管病变、血管淀粉样变,溶栓治疗时颅内出血风险增加。

临床研究证明,老年STEMI患者接受溶栓与年轻患者一样获益。尽管老年人群溶栓治疗的风险有所增加,但未接受溶栓治疗的老年心肌梗死患者的死亡危险更高。溶栓试验荟萃分析表明,年龄55-64岁组35d病死率溶栓组为7.5%,对照组为9.6%;年龄65～74岁组溶栓病死率为14.1%,对照组为16.5%;年龄≥75岁溶栓组病死率为24.2%,对照组为26.0%。

2.经皮冠状动脉介入治疗(PCI) 尽管溶栓治疗为老年STEMI患者带来治疗的希望,但其再通率低和致命性出血的并发症,促使临床医师寻找更好的治疗方案。直接PCI和溶栓治疗随机对照试验的汇总分析显示,直接PCI治疗可进一步降低死亡率,脑出血的发生率较低,直接PCI治疗STEMI的短期临床效果和远期预后均优于溶栓治疗。

来自全美心肌梗死调查的观察性数据表明,直接PCI比溶栓治疗患者的预后更好,在>75岁病人中,t-PA溶栓治疗组病死率是16.5%,直接PCI组病死率是14.4%。2011年公布的TRⅠaNA研究入选了年龄≥75岁的STEMI患者,起病6h内随机接受直接PCI或溶栓治疗,两组患者的平均年龄为81岁,主要终点事件是30d内全因死亡、再发心肌梗死、卒中。结果显示,接受PCI治疗较溶栓治疗获益更大,可降低30d内全因死亡、再发心肌梗死、卒中,提示即使对于高龄STEMI患者,PCI仍是最佳的再灌注策略。

老年心肌梗死患者出现心源性休克时预后差,直接PCI对合并心源性休克的大面积心肌梗死老年患者的治疗更有优势。PL-ACS研究显示,年龄>75岁心肌梗死合并心源性休克患者早期行介入治疗比药物治疗院内病死率和6个月病死率均明显下降。

在技术熟练、设备齐全的心脏中心,老年与其他AMI患者PCI手术成功率相似。合理地选择器械,熟练的操作技术以及处理围术期并发症的丰富经验是保证老年PCI成功的关键。如果条件允许，直接PCI比溶栓更适于老年人STEMI的治疗。对于老年STEMI应尽可能选择直接PCI，无PCI条件的医院，对于颅内出血危险低、有溶栓适应证的患者可选择就地溶栓治疗。

总结老年STEMI患者冠脉再灌注治疗的策略：老年STEMI患者经常存在溶栓治疗的相对或绝对禁忌证，如果条件允许，应积极进行介入治疗，以获得早期持续再灌注。对没有条件进行介入治疗的医院，应考虑静脉溶栓治疗。对于老年STEMI患者，选择PCI还是溶栓治疗取决于发病时间、合并疾病、出血风险及医疗条件等因素。对于75岁以上的老年人，选择PCI、溶栓治疗或药物治疗应高度个体化，并非仅仅根据指南。尽管现有临床试验老年亚组的结果有助于指导老年ACS患者选择血供重建策略，但目前尚缺乏专为老年ACS患者设计的双盲、随机、大规模临床试验证据，期待对不同治疗策略（直接PCI、转院后直接PCI、延迟PCI、溶栓、药物治疗）的相对获益和风险的评估试验。

（二）UAlNSTEMI的治疗

UA/NSTEMI治疗的主要目的是迅速缓解心肌缺血和预防心脏事件（即死亡或心肌梗死或再梗死）。对于高危的UAlNSTEMI患者，如经充分药物治疗后疗效不佳，推荐早期进行介入治疗。尽管UA/NSTEMI老年患者进行早期血管重建治疗的手术风险增加，但是介入治疗的总体获益可能更大。有研究显示，无禁忌证的老年高危患者，早期介入治疗能显著改善预后。因此，年龄不应成为介入治疗的限制。

现有的随机临床试验及亚组分析提示，老年人早期介入治疗有更好的疗效，尤其对老年高危患者常有较高的绝对获益。TACTⅠcS-TIMI18试验的老年亚组分析显示，早期介入治疗比药物治疗进一步减少死亡和心肌梗死的发生。与年轻病人比较，介入治疗使65岁以上患者30d死亡或心肌梗死的绝对（4.1%和1.0%）和相对风险下降（42.0%和20.4%），使年龄≥75岁患者死亡和非致命性心肌梗死的绝对风险降低10.8%，相对风险降低56%。FRISC-Ⅱ研究表明，老年ACS患者接受早期介入治疗在减少死亡和心肌梗死方面显著获益，且这种获益可持续1年以上。长期随访结果显示，患者临床症状改善，生存率提高。

（三）老年人ACS的药物治疗

对老年ACS患者均应积极进行药物治疗，疗效不佳或有药物治疗禁忌证者宜尽早评估是否需进行介入治疗。对于治疗后病情稳定及低危患者，建议先进行药物治疗后择期评估，根据危险评分和危险分层，决定是否需要进行冠脉造影和血供重建治疗。2011年ACC的ACS指南指出：对于充分药物治疗后仍有缺血发作的ACS，应立即或早期进行介入治疗。早期介入治疗是指入院后24h之内，其获益建立在充分抗栓治疗的基础之上。术前加强抗栓治疗，可减少围术期风险，减少血栓负荷，稳定斑块，从而提高手术安全性。

无论是否采取早期介入治疗，老年ACS患者都应进行积极的药物治疗，主要包括以下几方面。

1.*抗栓治疗* 主要药物包括阿司匹林、氯吡格雷、肝素、低分子肝素和血小板GPⅡb/Ⅲα受体拮抗药等。老年患者使用抗栓药物时出血合并症明显增加。

ACS患者应尽早使用阿司匹林，剂量75～325mg/d，阿司匹林的获益不受年龄限制，高危及老年ACS患者的绝对获益最大。目前指南推荐无论是否行PCI，如无禁忌证，ACS患者均应联合使用阿司匹林和氯吡格雷治疗。一项针对老年患者的观察性研究显示，联合使用阿司匹林和氯吡格雷增加出血风险，2011年ESC的ACS指南明确指出，对于胃肠道出血风险较高的65岁以上的老年ACS患者，推荐双重抗血小板治疗同时联合应用质子泵抑制药（尽量避免使用奥美拉唑）减少出血的风险。

临床研究证据显示，老年NSTE-ACS患者同样应接受抗凝血治疗。ASSENT3-PLUS研究发现，年龄在75岁以上人群应用常规治疗剂量肝素导致卒中和颅内出血的发生率增加，应按年龄调整药物剂量。低分子肝素使用方便，无需监测APTT，较少发生肝素诱导的血小板减少，可以替代普通肝素。TIMI研究老年人亚组分析结果显示，75 岁以上老年 STEMI 患者溶栓治疗时给予依诺肝素治疗，可获得与 75 岁以下患者一致的临床益处，疗效优于普通肝素。随着增龄老年人肾功能下降，经肾清除的抗凝因子减少，低分子肝素清除减少，体内蓄积增加，是慢性肾功能不全患者导致出血风险增加的重要原因。2011 年 ESC 的 ACS 指南建议应根据肾功能调整依诺肝素用量，用于 75 岁以上的老年人剂量应降至 1mg/(kg・d)并监测抗 Xa 活性。

临床试验对老年人应用血小板 GPⅡb/Ⅲα 受体拮抗药是否获益结论不一致，对已应用抗血小板及抗凝药物的老年 ACS 患者，使用血小板 GPⅡb/Ⅲα 受体拮抗药时必须考虑出血的风险。PURSUIT 研究的亚组分析显示，70 岁以上的患者使用依替巴肽出血的风险显著增加。80 岁以上患者使用依替巴肽增加中、重度出血的风险及 30d 死亡或心肌梗死的发生率。2011 年 ESC 的 ACS 指南指出：对于拟行紧急介入治疗的出血风险较高的老年患者，推荐比伐卢定联合血小板 GPⅡb/Ⅲα 受体拮抗药作为普通肝素联合血小板 GPⅡb/Ⅲα 受体拮抗药的替代治疗方案。新型的抗血小板制药（如替卡格雷、普拉格雷）、Xa 因子抑制药（如磺达肝葵那、阿比沙班、利伐沙班）和凝血酶抑制药（如比伐卢定、达比加群）为 ACS 的抗栓治疗带来新的希望。利伐沙班的 ACSⅢ期临床研究 ATLASACS2-TIMI51 结果显示，利伐沙班降低心血管风险事件，显著减少支架内血栓，未增加致死性出血的风险。目前缺乏使老年人 ACS 获益的临床证据。

普拉格雷作为噻吩吡啶类抗血小板药物，对 ACS 的有益作用近期得到验证。TRITON-TIMI38 研究纳入 STEMI 并拟行直接经皮冠状动脉介入治疗（PCI）或中高危 NSTE-ACS 完成冠状动脉造影后拟行 PCI 的患者，比较了普拉格雷 60mg 负荷后 10mgQd 与氯吡格雷 300mg 负荷后 75mgQd 的有效性和安全性。尽管此项普拉格雷与氯吡格雷的头对头比较的研究结果显示，接受 PCI 治疗的急性冠脉综合征的患者应用普拉格雷可进一步减少心血管急性事件，减少非致死性心肌梗死、支架内血栓的发生；但在获益的同时可能增加出血风险，普拉格雷组非冠状动脉旁路移植术（CABG）相关的严重出血发生率显著增加。对＞75 岁人群的亚组分析未提示普拉格雷比氯吡格雷组有更多的获益。因此，美国 FDA 不推荐＞75 岁人群使用普拉格雷。

2.改善心肌缺血治疗　β 受体阻滞药可使老年 ACS 患者获益。荟萃分析显示，β 受体阻滞药可降低 AMI 患者病死率，减少再缺血事件、心力衰竭和心律失常的发生。无禁忌证的老年 ACS 患者应在 24h 内开始使用 β 受体阻滞药，血流动力学不稳定的老年 AMI 患者应慎用 β 受体阻滞药。

对于左心室射血分数降低的 AMI 患者应早期给予血管紧张素转化酶抑制药（ACEI）。如果没有禁忌症，在第 1 个 24h 内就开始给予 ACEI 治疗。PREAMI 研究结果提示，65 岁以上老年 AMI 患者对培哚普利耐受良好，培哚普利通过抑制左室重构明显改善老年患者左心室功能，长期使用不增加心血管事件，再发 MI，心力衰竭及血管重建的风险。

在患者能耐受的前提下，β 受体阻滞药和 ACEI 均应逐渐增加至靶剂量。老年患者常伴有慢性阻塞性肺部疾病、心功能不全、低血压和缓慢心律失常等，应用 β 受体阻滞药和 ACEI 时应个体化，从小剂量开始，监测用药后患者的临床症状、体征的变化并及时调整剂量和治疗方案，避免发生不良反应。

硝酸酯类药物通过扩张血管，减轻心脏负荷改善心肌缺血。临床研究证据提示，ACS 患者早期应用硝酸酯类可减轻心肌缺血症状，但不能降低病死率。钙拮抗药只在经上述药物治疗症状未缓解或对上述药物不能耐受时使用。

3.调脂治疗　老年人 ACS 早期使用他汀类药物降脂治疗改善预后、减少终点事件，建议老年 ACS 患者尽早使用调脂药物并尽快使血脂达标，起始剂量应根据患者的病情、合并疾病和用药、血脂基线水平等决定。

目前尚无 80 岁以上高龄老年人使用他汀类药物的随机大规模临床试验，对于高龄 ACS 患者，应在充分考虑降脂治疗的利弊及患者的整体状况与联用药物情况后，积极稳妥地选择调脂药物。

（四）老年 ACS 的预防及综合管理

应针对老年 ACS 的发病机制，积极控制心血管疾病的危险因素、稳定动脉粥样斑块、预防血栓形成，做好冠心病的预防和综合管理。对有适应症的老年患者使用阿司匹林、β 受体阻滞药、ACEI 和他汀类药物治疗，并根据老年人的特点选择有效的治疗策略。同时密切观察病情变化，及时调整治疗策略和用药剂量，减少不良反应。

二、稳定性冠状动脉疾病

主要包括稳定型心绞痛，有心肌梗死病史或影像检查证实存在冠状动脉斑块的患者。通常，主要冠状动脉病变大于直径的 50%或超过冠脉横断面积的 70%，左主干病变超过直径的 50%时可出现劳力性心绞痛，如存在良好的侧支循环更严重的病变才会发生心绞痛。稳定型心绞痛是指心绞痛发作在 2 个月以上，发作的诱因、疼痛的严重程度、发作频率、疼痛持续时间、硝酸甘油服用量稳定者，可为单支或多支严重冠脉病变。老年冠心病患者常见稳定型心绞痛，部分由于症状不典型或无明显症状而漏诊或误诊。对老年人身体的功能状态、日常生活耐力、心血管病危险因素和伴随疾病的评估有助于诊断和识别潜在的冠心病患者。

（一）老年人冠心病的诊断和评估方法

对于具有多种心血管病危险因素和存在稳定型心绞痛的老年人应进行评估，筛查高危患者，制定合理的治疗措施。临床常用的评估方法如下。

1.无创检查

（1）心电图：约 50%以上的稳定型心绞痛患者静息心电图正常。老年患者常见 ST-T 改变，多表现为非特异性改变，常需与心肌肥厚导致的 ST-T 改变鉴别。束支传导阻滞及心房颤动可影响心肌缺血的判断。

（2）运动心电图：检查的目的在于筛选症状不典型或静息状态心电图正常的患者有无心肌缺血或对病人进行危险分层以决定进一步治疗方法。老年人运动心电图异常的发生率明显增高，部分老年人运动前存在心电图异常、运动功能受限、运动时收缩压过高、心率不达标等影响了运动负荷的检测和结果的判断。

（3）超声心动图：可作为老年人评估心功能、心脏结构的基本检测方法。心肌缺血时可出现节段性室壁运动障碍、左室顺应性降低及左室舒张末压升高。超声负荷试验诊断冠心病的特异性和敏感性均高于运动心电图负荷试验。

（4）运动核素心肌显像：可提高老年人冠心病诊断的阳性率，对判断心肌缺血范围较心电图准确，根据室壁运动异常出现的部位推断病变所累及的冠状动脉。拟诊冠心病的老年人无法进行运动心电图负荷试验时，可考虑采用核素药物负荷试验。

（5）冠状动脉 CT：是近年来诊断冠心病常用的无创方法。对存在冠状动脉重度钙化病变及支架置入术后的老年患者难以准确判断病变的严重程度。

（6）心脏磁共振（MRI）：对人体辐射小，经注射显影剂后观察心肌灌注影像以及冠脉血管成像技术取得重大进展，未来有可能成为冠状动脉疾病的重要检查手段。

2.冠状动脉造影　为冠心病诊断金标准，可准确了解冠脉病变部位、狭窄程度、病变形态及侧支循环情况，为冠心病的临床诊断、治疗方法的选择、预后判定提供了可靠依据。高危患者应尽早行冠脉造影检查，对可疑心肌缺血所致的胸痛、不能进行相关无创检查或有特殊需要时可直接行冠脉造影。药物治疗后仍存在加拿大心脏协会心绞痛分级(CCS)Ⅲ、Ⅳ级的稳定型心绞痛、无创检查提示存在高危征象、发生过猝死或严重室性心律失常、合并心力衰竭的心绞痛以及临床提示存在严重冠脉病变的患者应行冠脉造影检查。左室功能异常(EF<45%)、CCS Ⅰ级或Ⅱ级、无创检查提示心肌缺血中危患者以及无创检查难以作出结论的患者也可行冠脉造影检查。老年人的冠状动脉造影主要用于准备进行血运重建治疗或需要确定进一步治疗策略的患者,而不仅仅为了明确冠心病诊断。

(二)老年人稳定性冠状动脉疾病的药物治疗

主要目标:预防冠心病进展和心血管事件,降低死亡率;缓解心绞痛症状、减少心肌缺血,提高生活质量。所有患者均需控制冠心病的相关危险因素,血压、血脂、血糖达标对改善老年冠心病患者的预后均有重要临床意义。强调在改善生活方式的基础上进行药物治疗,主要的药物包括调脂、抗血小板、降低心肌耗氧量、改善冠脉血流及心肌代谢的药物。

老年低体重患者,血清肌酐正常,常常掩盖潜在的肾功能不全,出现药物毒性反应发生风险较大,建议计算老年患者的肌酐清除率,并据此调整药物剂量。

1.调脂治疗　临床研究证实,他汀类药物可抑制甚至逆转冠状动脉疾病患者动脉斑块的进展,降低冠心病的发病率和病死率。调脂治疗首选他汀类药物,使老年患者的 LDL-C<100mg/dl(2.6mmol/L),高危患者 LDL-C<80mg/dl(2.0mmol/L)。

2.抗血小板治疗　随机对照研究证实了稳定冠状动脉疾病患者服用阿司匹林可降低心肌梗死、脑卒中或心血管性死亡的风险。我国指南推荐老年人用于稳定冠状动脉疾病的阿司匹林有效剂量范围为 50～300mg/d。

不能耐受阿司匹林的患者可改用氯吡格雷 75mg/d 作为替代治疗。ACC/AHA 建议,对于氯吡格雷代谢不良的患者,可考虑增加药物剂量或换用其他药物,如普拉格雷或替卡格雷等以达到最佳抗血小板作用。

对于置入药物洗脱支架老年冠心病患者,需要坚持 12 个月的氯吡格雷、阿司匹林的抗血小板治疗,以避免支架内血栓形成。

3.β受体阻滞药　对于慢性稳定型心绞痛或存在心肌缺血的高血压患者,应作为首选用药。β受体阻滞药通过减慢心率、减弱心肌收缩力、降低血压、降低心肌耗氧量,从而减少心绞痛发作和增加运动耐量。老年人用药应从小剂量开始,逐渐增量至靶剂量,使心率保持在 55～60/min,重症心绞痛有时需将心率控制在 50/min 左右才能缓解心绞痛症状。目前多使用选择性 β2 受体阻滞药,如美托洛尔、阿替洛尔及比索洛尔,具有 α 和 β 受体阻滞作用的卡维地洛也可用于慢性稳定型心绞痛的治疗。慢性阻塞型肺病的心绞痛患者可使用高度选择性 β1 受体阻滞药。严重窦性心动过缓和高度房室传导阻滞、窦房结功能异常、支气管哮喘的患者禁用。老年人用药时应格外注意监测不良反应。

4.血管紧张素转化酶抑制药　ACEI 改善血管内皮功能、增加冠脉血流,改善心肌氧供需平衡并抑制肾素活性,减少心室肥厚、抑制血管重构,抑制动脉粥样硬化斑块进展,防止斑块破裂及血栓形成,减少心肌梗死发生及心绞痛发作。老年冠心病尤其是心功能受损的患者,如无禁忌症应积极使用 ACEI,不能耐受 ACEI 的患者可考虑使用血管紧张素受体拮抗药。

5.硝酸酯类　直接扩张冠状动脉、增加侧支循环而缓解心肌缺血,可有效减轻或缓解心绞痛症状,改善生活质量。舌下含服或喷雾用硝酸甘油可用于缓解心绞痛症状,在运动或用力前数分钟使用可减少心绞痛发作。长效硝酸酯制剂可减少心绞痛发作的频率和程度,增加运动耐量,用药时应注意保持 8～10h 无药间期,以减少耐药。首次使用硝酸甘油的老年患者应注意预防直立性低血压的发生。严重主动脉瓣狭窄或肥厚型梗阻性心肌病引起的心绞痛不应使用硝酸酯类药物。

6.钙拮抗药 通过改善冠状动脉血流缓解心绞痛，常用于变异型心绞痛或以冠状动脉痉挛为主的心绞痛。非二氢吡啶类钙拮抗药地尔硫䓬和维拉帕米减慢房室传导、抑制心肌收缩力，禁用于严重窦性心动过缓、高度房室传导阻滞和病态窦房结综合征的患者，慎用于左室功能不全的患者。

7.其他治疗心绞痛的药物 曲美他嗪、雷诺嗪通过抑制脂肪酸氧化优化心肌能量代谢，可缓解心绞痛症状、改善心肌缺血及左心室功能。

尼可地尔为钾通道开放剂，可改善心肌缺血、缓解心绞痛症状，老年冠心病患者采取常用治疗手段疗效不佳时可加用。

伊伐布雷定选择性抑制窦房结细胞起搏离子流(If)，能减慢心率，但不影响房室和心室内传导，也无负性肌力作用。通过减慢心率改善稳定型心绞痛患者的心肌缺血和减少心绞痛发作，提高心绞痛患者的运动耐量。

(三)老年人稳定性冠状动脉疾病患者的血运重建治疗

经充分的药物治疗难以控制心绞痛症状或不能耐受药物治疗、生活质量明显降低以及高危的慢性稳定冠心病老年患者应选择血运重建治疗。

1.介入治疗 老年及高龄冠心病患者由于常合并糖尿病等合并症，冠状动脉病变复杂，常为弥漫、严重钙化及多支血管病变，介入治疗的围术期风险、术中血管急性闭塞、穿孔、外周血管并发症以及抗栓治疗中出血的发生率较年轻患者明显增加。除了关注患者年龄及操作风险，应根据缺血范围、出血风险、预期寿命、合并疾病、生活质量、病人意愿、风险评估及血管再通的获益决定是否行介入手术治疗。在总体获益的前提下，选择有适应症的老年患者进行介入治疗。择期手术术前应积极控制心力衰竭、严重心律失常、高血压、高血糖，术中注意器材选择及介入治疗策略。

老年人冠脉支架临床疗效分析的荟萃分析显示，在支架置入后 30 个月，药物洗脱支架(DES)组与金属裸支架(BMS)组比较，校正后的病死率更低(12.9%比 17.9%)，心肌梗死和，血运重建减少，卒中或出血无明显差异，在 30 个月观察期中 DES 使患者持续获益，提示老年患者 DES 比 BMS 有更好的临床疗效。鉴于老年患者出血机会增多或因其他疾病需要停用抗栓药，应在术前认真评估患者的生存预期，出血风险/支架血栓风险比，慎重选择置入支架的种类。

2011 年公布的老年患者 PCI 治疗预后的比较研究共入选了 3793 名＞80 岁的老年患者，包括稳定型心绞痛、不稳定型心绞痛/非 ST 段抬高心肌梗死、ST 段抬高心肌梗死的患者；总体研究人群 30d 和 1 年的病死率分别是 9.2%和 18.1%。与稳定型心绞痛患者相比，不稳定型心绞痛/非 ST 段抬高急性心肌梗死、ST 段抬高急性心肌梗死患者的 1 年病死率明显升高；随着时间推移，稳定型心绞痛患者需要进行靶血管血运重建的比例降低；在为期 8 年的研究期间，＞80 岁的老年患者接受 PCI 治疗的比例逐年增高，其中稳定型心绞痛患者 PCI 治疗术后 1 年病死率及靶血管血运重建的比例最低。该研究提示，对于老年稳定型心绞痛患者，PCI 治疗仍是有效缓解缺血，改善长期预后的治疗手段。

老年冠心病患者行 PCI 时，主要治疗引起大面积心肌缺血的“罪犯”病变，不完全血运重建往往可改善心肌缺血症状使患者获益，不应追求完全血运重建。对于多支血管病的老年患者，应充分考虑手术的安全性，可选择分次、择期 PCI，不应强求一次手术干预多支、多处血管病变，以避免过多使用造影剂或出现手术并发症。老年冠心病患者 PCI 后需要认真坚持药物治疗，即使是不完全血运重建，如能配合积极的药物治疗，多数患者仍能保持良好的生活质量。

造影剂肾病是高龄冠心病患者介入术后常见的并发症，高达 10%。高龄是发生造影剂肾病的危险因素，老年患者合并肾功能异常、高血压、糖尿病或肾动脉狭窄等危险因素进一步促进造影剂肾病的发生。PCI 前认真评估肾功能，术前、术后给予水化治疗，选择低渗造影剂，尽量减少术中造影剂用量等对于造影剂肾病的预防具有重要意义。

2.*冠状动脉旁路移植术(CABG)治疗*　高龄患者进行 CABG 的手术风险和围术期死亡率、MI 和卒中发生率均增加，术后合并症和卒中的发生率更高。既往研究多认为，80 岁以上高龄患者行心脏外科手术的病死率达 4%～11%。随着手术技术、辅助设备以及围术期处理的完善，手术的病死率和并发症的发生率逐年降低。一项近 110000 名病人的大规模研究显示，7472 名 80 岁以上老年人接受了冠状动脉旁路移植术(CABG)，院内病死率为 3.8%，而年轻病人的病死率为 1.1%，老年人心肌梗死、卒中、肾衰竭和血管合并症的发生率略有增加。2011 年公布的澳大利亚多中心的回顾性研究纳入 21534 名患者，80 岁以上患者达 7.7%。研究对 80 岁以上冠心病患者接受冠状动脉旁路移植术与 80 岁以下的患者的临床特征、短期病死率及长期预后进行比较。结果表明，高龄老年患者中女性更多见，合并心力衰竭、高血压病者居多；手术后 30d 病死率及手术并发症包括室颤、肾衰竭发生率更高，重症监护的平均治疗时间也更长。但高龄患者术后 5 年的生存率则与年龄相匹配的普通人群相当。目前，高龄患者接受 CABG 治疗的获益/风险比仍需要大规模随机临床试验验证。

由于现有的临床随机研究多排除了有合并症的老年人和高龄老年患者，对于高危、高龄老年冠心病患者的诊疗策略，仍期待更多临床证据。随着人口的老龄化进程的加快，应格外关注老年冠心病患者的特殊问题，针对老年人的个体特点选择合理的治疗方案。

（尹佳伊黎）

第六章　高血压

第一节　原发性高血压

【概述】

原发性高血压(EH)是一种以体循环动脉压升高为主要临床表现而病因未明的独立性疾病，占所有高血压90%以上。2005年美国高血压协会(ASH)将高血压定义为：高血压是由多种复杂和相关因素引起的处于不断进展状态的心血管综合征，在血压持续升高以前即有早期标志物出现，其发展过程与心血管功能和结构的异常密切相关，最终导致心脏、肾脏、大脑、血管和其他器官的损害。近年来有关高血压临床研究为高血压的治疗积累了大量循证医学证据。因此，用循证医学结果指导临床科学控制血压，早期干预各种危险因素，改善糖、脂代谢紊乱，预防和逆转靶器官的不良重塑已成为防治高血压的重要途径。

【流行病学】

高血压是心血管疾病中最常见的疾病之一。据2002年调查资料显示，我国18岁及以上居民高血压患病率为18.8%，相比1991年上升了31%，全国约有高血压患者2.0亿人。中国南北方共14省市的自然人群调查显示，高血压总患病率为27.86%，且北方多于南方。国外资料显示，美国现有高血压患者约5千万，而全球约有10亿。预计2025年全球高血压的患病率将增长60%，达15.6亿。2002年，我国高血压的知晓率、治疗率及控制率分别为30.2%、24.7%、6.1%，远远低于美国(2000年)的70%、59%和34%。血压升高使脑卒中、冠心病事件、终末期肾病的风险显著增加。高血压是脑卒中的最重要危险因素。资料显示，高血压患者的死亡率比无高血压者高48%。根据WHO调查，每年大约有1700万人死于高血压。目前我国每年用于治疗高血压及其导致的相关心脑血管疾病费用高达3000亿元。高血压已经成为危害人类健康的主要疾病之一。

【病因和发病机制】

(一)病因

高血压是一种多因素多基因联合作用而导致的疾病，其具体发病原因并不十分清楚。研究发现，父母均患高血压，其子女的高血压发生率可达46%，父母中一人患高血压，子女高血压发生率为28%，显示高血压与遗传因素有关。不良生活方式如膳食过多的钠盐、脂肪，以及缺少体力活动、长期精神紧张、吸烟、过量饮酒均可引发高血压。资料表明，每天摄入食盐增加2g，则收缩压和舒张压分别升高2.0mmHg及1.2mmHg。男性持续饮酒者比不饮酒者4年内高血压发生危险增加40%。年龄、性别及肥胖也与高血压密切相关。另外，糖尿病和胰岛素抵抗也是高血压的重要危险因素，据WHO资料，糖尿病患者中高血压的患病率为20%～40%。近来研究发现，炎症及细胞因子、氧化应激、睡眠呼吸暂停等均是高血压发病的重要原因。

（二）发病机制

高血压的发病机制较为复杂。心排出量升高、交感神经过度兴奋、肾素分泌过多、血管内皮细胞分泌过多内皮素等是高血压的传统发病机制，其中 RAS 的过度激活起着至关重要的作用。这些因素通过中枢神经和交感神经系统功能亢进、肾脏钠水潴留、离子转运异常、血管内皮细胞功能异常、胰岛素抵抗等环节促使动脉内皮反复痉挛缺氧，不能承受血管内压力而被分开，血浆蛋白渗入，中膜平滑肌细胞肥大和增生，中膜内胶原、弹性纤维及蛋白多糖增加，最后导致血管的结构和功能发生改变，即血管重塑。因此，外周血管重塑、顺应性下降、血管阻力增加是高血压的主要病理生理表现。随着病情的进一步发展，血压不断升高，最终导致心脏、大脑、肾脏及眼底等靶器官循环障碍、功能受损。

【诊断】

（一）血压水平

我国高血压防治指南（以下简称我国指南）将血压分为正常、正常高值及高血压三类。高血压诊断标准采用国际公认标准，即在未用抗高血压药情况下，收缩压≥140mmHg 和/或舒张压≥90mmHg。由于血压水平与心血管发病危险之间的关系呈连续性特点，各国在血压水平定义上也不完全一样。我国指南将血压 120～139/80～89mmHg 定为正常高值，该人群 10 年中心血管发病危险较＜ll0/75mmHg 水平者增加约 1 倍以上。而美国高血压预防、检测、评估和治疗联合委员会第七份报告（简称 JNC-7）则将血压 120～139/80～89mmHg 定为高血压前期，目的是为了对高血压进行提前干预，而将收缩压≥160mmHg 或舒张压≥100mmHg 定为 2 级高血压，不设 3 级高血压，认为 2 级以上高血压其临床处理相似，操作更为简便。收缩压≥140mmHg 和舒张压＜90mmHg 单列为单纯性收缩期高血压。

（二）危险分层

根据高血压危险因素、靶器官的损害程度及血压水平对患者进行危险分层及风险评估。2007ESC/ESH 欧洲高血压指南（以下简称 2007 欧洲指南）强调“高血压诊断分类中要综合考虑总体心血管危险的重要性”。认为高血压的治疗与预后不单纯取决于血压升高水平，同时也取决于总体心血管危险，并提出临床上应更加关注亚临床靶器官损害。包括颈动脉增厚（IMT＞0.9mm）或斑块形成、颈股动脉脉搏波速率＞12m/s、踝臂血压指数＜0.9、轻度血肌酐升高（男 1.3～1.5mg/dl，女 1.2～1.4mg/dl）、肾小球滤过率或肌酐清除率降低、微量白蛋白尿（30～300mg/24h）等。虽然亚临床靶器官损害常常无明显临床表现，但与预后密切相关，研究表明纠正上述亚临床损害可降低患者的心血管病发病率与死亡率。

【治疗】

（一）治疗原则

降压治疗的最终目的是降低患者心血管总体危险水平，减少靶器官的损害，进而最大程度改善患者的预后。

降压目标：我国指南建议，普通高血压患者血压降至＜140/90mmHg；老年人收缩压降至＜150mmHg，如能耐受，还可进一步降低；年轻人或糖尿病及肾病患者降至＜130/80mmHg；糖尿病患者尿蛋白排泄量如达到 1g/24h，血压控制则应低于 125/75mmHg。将血压降低到目标水平可以显著降低心脑血管并发症的风险。但在达到上述治疗目标后，进一步降低血压是否仍能获益，尚不确定。有研究显示，将老年糖尿病患者或冠心病患者的舒张压降低到 60mmHg 以下时，可能会增加心血管事件的风险。

1.*非药物治疗*　主要是进行生活方式的干预。资料显示，进行生活方式干预可有效预防和控制高血压，降低心血管风险，并且可提高降压药的效果。我国指南认为血压在正常高值时，就应进行早期干预；JNC7 设定“高血压前期”，也是强调早期血压控制及进行健康生活方式干预的重要性；2007 欧洲指南更是强调高血压的防治要考虑“总的心血管危险因素”，说明非药物治疗的重要性及必要性。非药物治疗措施包括减轻体重、减少钠盐及脂肪摄入、多吃水果和蔬菜、限制饮酒、戒烟、减轻精神压力、适当有氧运动等。低脂饮食不仅可使血脂水平降低，还可以延缓动脉粥样硬化的进程。WHO 建议每人每日食盐量不超过 6g，建议高直压患者饮酒越少越好。目前非药物治疗已成为高血压防治必不可少的有效手段。

2.*药物治疗*　大量的临床试验研究证实，降压治疗的主要收益来自于降压本身，且血压降低的幅度与心血管事件的发生率直接相关。因此，进行非药物治疗的同时，还要进行药物降压治疗。其用药原则：早期、长期、联合、用药个体化。目前常用于降压的药物主要有以下 5 类，即利尿剂、β 受体阻滞剂、血管紧张素转换酶抑制剂（ACEI）、血管紧张素Ⅱ受体阻滞剂（ARB）、钙拮抗剂。

（1）利尿剂：利尿剂用于高血压的治疗已有半个世纪了。多年来的临床经验证明，无论单用或联合使用都能有效降压并减少心血管事件危险，是抗高血压的常用一线药物之一。传统复方降压制剂如复方降压片、北京降压 O 号以及海捷亚等均含有利尿剂。但随着 ACEI、ARB 以及长效 CCB 等新药的开发，加之长期使用利尿剂所带来的糖脂代谢异常副作用，使利尿剂在高血压中的地位也经受过考验。2002 年发表的迄今为止规模最大的降压试验 ALLHAT 显示，利尿剂氯噻酮在减少主要终点事件（致死性冠心病和非致死性心肌梗死发生率）上与 CCB 氨氯地平或 ACEI 赖诺普利无差别，但在减少两个次要终点（脑卒中和联合的心血管事件）上利尿剂优于赖诺普利，而且氯噻酮组心衰发生率较氨氯地平组低 38%，较 ACEI 组低 19%，中风发生率减少 15%。利尿剂减少心衰及卒中发生率的作用在 CONVINCE 及 HYVET 试验中也得到证实。HYVET 研究显示，在收缩压 160mmHg 以上的高龄老年（80 岁）高血压患者中进行降压治疗，采用缓释吲哒帕胺 1.5mg/d 可减少脑卒中及死亡危险。但 ALLHAT 试验发现氯噻酮组的新发糖尿病的发生率为 11.6%，明显高于赖诺普利组或氨氯地平组。后来的 ASCOT-BPLA 的研究也证实，利尿剂与 β 受体阻滞剂搭配使用全因死亡率比 CCB 和 ACEI 高 11%，新发生的糖尿病的比率大于 30%，提示利尿剂与 β 受体阻滞剂合用时有更大的副作用。

但是另外一些大规模临床试验（SHEP、STOP 和 MRC）证实，利尿剂与其他降压药一样不仅具有良好的降压效果，而且小剂量对糖、脂肪、电解质代谢无不良影响，其相关不良反应呈剂量依赖性。美国的一项近 24 万人的 42 个临床试验分析表明，小剂量利尿剂在预防心血管病方面比其他抗高血压药更为有效。基于大量的临床试验证据，JNC7 将噻嗪类利尿剂作为降压的首选药物，并提出大多数患者需首选利尿剂或以其作为联合用药的基础。我国指南及 2007 欧洲指南也将利尿剂作为一线和基础用药。适用于轻中度高血压患者、老年人单纯收缩期高血压、肥胖及高血压合并心力衰竭的患者。慎用于有糖耐量降低或糖尿病、高血脂、高尿酸、痛风以及代谢综合征的患者，特别注意不要与 β 受体阻滞剂联合使用。常用量：双氢克尿噻片 12.5～25mg/d。

（2）ACEI：ACEI 用于治疗高血压始于 20 世纪 80 年代。通过抑制 RAS、减少 AngⅡ的生成及醛固酮分泌、增加缓激肽及前列腺素释放等机制降低血压。ACEI 在高血压的治疗中疗效明确，作用肯定。CAPPP 和 ALLHAT 试验发现，ACEI、利尿剂或 CCB 长期治疗能同等程度地降低主要终点事件和死亡率。BPLTTC 的汇总分析表明，使用 ACEI 治疗使高血压患者的脑卒中发生率降低 28%、冠心病事件减少 20%、心力衰竭减少 18%、主要心血管病事件减少 22%、心血管病死亡率降低 20%、总死亡率降低 18%。

大量循证医学证据也证实，ACEI 具有很好的靶器官保护作用，如 SOLVD、CONSENSUS 及 V-HeFT Ⅱ试验证实 ACEI 能显著降低心力衰竭的总死亡率。SAVE、AIRE 及 TRACE 均证实，ACEI 不仅使心肌梗死患者的死亡率显著降低且能防止心梗复发。HOPE、ANBP2 发现，ACEI 对冠心病高危人群预防干预中有重要作用。ALLHAT 试验中 ACEI 显著减少新发糖尿病风险。PROGRESS 证实，脑卒中后无论患者血压是否升高，ACEI 与利尿剂合用有益于预防脑卒中复发。BENEDICT 研究结果显示，ACEI 单独应用也能够预防和减少 2 型糖尿病时微量白蛋白尿的发生。AIPRI 及新近 ESBARI 研究均证明贝那普利对肾功能作用的很好保护作用。基于大量的循证医学证据，在JNC7中，ACEI拥有心力衰竭、心肌梗死后、冠心病高危因素、糖尿病、慢性肾病、预防中风复发6个强适应证。研究发现，ACEI可以与多种降压药组合使用，与利尿剂搭配可增加降压疗效，降低副作用。ADVANCE研究结果显示，在糖尿病患者中采用低剂量培哚普利(2～4mg)/吲达帕胺(0.625～1.25mg)复方制剂进行降压治疗，可降低大血管和微血管联合终点事件9%。ASCOT-BPLA、INVEST显示，ACEI和钙拮抗剂组合使总死亡率、心血管病死亡率、脑卒中及新发生糖尿病均显著降低，被誉为最合理组合。我国指南也将其作为一线和基础降压用药。其用法注意从小剂量开始，逐渐加量以防首剂低血压。

(3)ARB：近十多年来，ARB在心血管药物治疗领域得到迅速发展。它能阻断RAS的AT1受体，降低外周血管阻力，抑制反射性交感激活及增强水钠排泄，改善胰岛素抵抗和减少尿蛋白，其降压平稳而持久，长期应用耐受性好。在LIFE研究中，ARB氯沙坦与β受体阻滞剂阿替洛尔降压效果相似，但前者可使高血压伴左室肥厚的患者心血管事件发生率显著降低13%，卒中发生率降低25%，新发糖尿病的危险进一步下降25%。SCOPE研究发现，老年高血压患者使用ARB坎地沙坦的降压效果优于对照组，同时该药显著减少非致死性卒中的发生。MOSES证实高血压合并脑血管病史的患者，ARB依普沙坦较尼群地平更能显著减少心血管事件和再发卒中的发生。

虽然VALUE试验未显示出缬沙坦用于高危高血压治疗的总体心脏预后优于氨氯地平，但发现前者比后者心力衰竭发生率显著降低19%，新发糖尿病显著减少23%。IRMA2及IDNT提示ARB能降低2型糖尿病患者患肾病的风险，其效应与降压无关。最近的JIKEIHEART研究认为，高血压合并冠心病、心衰、糖尿病等高危因素的患者加用ARB缬沙坦，不但增强降压效果，而且卒中发生率较对照组显著降低40%，充分说明ARB在抗高血压的同时具有超越降压以外的心脑血管保护作用。鉴于ARB的突出表现，2007欧洲指南指出ARB可广泛用于心血管病：心力衰竭、心肌梗死后、糖尿病肾病、蛋白尿/微量蛋白尿、左室肥厚、心房颤动、代谢综合征以及ACEI所致咳嗽。但是否ARB可以完全代替ACEI呢？有关ARB与ACEI的对照研究(ELLITE2、OPTIMAL、VALⅠaNT等)均未能证实ARB在高危高血压患者(Ml史)或合并心力衰竭的患者中降低终点事件方面优于ACEI。但最近HIJ-CREATE结果显示，合并高血压的冠心病患者应用ARB与应用ACEI相比，两者对心血管事件的复合终点的影响相似，但前者在预防新发糖尿病及保护肾功能方面具有更多优势，推测合并高血压的冠心病患者可能更适于应用ARB类药物治疗。但这方面的证据目前尚不多。建议不能耐受ACEI者可选用ARB。ONTARGET试验提示，ARB或ACEI等治疗心血管高危人群(冠心病、脑卒中、周围血管病、伴靶器官损害的糖尿病)，可预防心血管事件的发生。

(4)CCB：CCB用于治疗高血压已有二十多年的历史。常用的抗高血压药代表药为硝苯地平，现已发展到第三代氨氯地平。大量研究证实，CCB的降压幅度与利尿剂、ACEI、β受体阻滞剂及ARB相似。ALLHAT试验发现，与赖诺普利组相比，氨氯地平组致死性与非致死性脑卒中发生率显著下降23%，我国FEVER研究证实，CCB与利尿剂联用可进一步降低脑卒中事件。PREVENT、CAME10T以及IDNT的结果表明，氨氯地平在平均降低收缩压5mmHg的情况下，可使心肌梗死危险下降31%。VALUE与IDNT的研究提示氨氯地平在预防卒中及冠心病、心肌梗死方面均显著优于ARB。虽然在预防新发糖尿病风险方面，VALUE、IDNT及ALLHAT证实CCB不及ARB；但在HOT和ALLHAT研究中证实，长效CCB在糖尿病高血压患者中应用具有很好的安全性和有效性，降压的同时能延缓或阻止肾功能损害进展。CHIEF研究阶段报告表明，初始用小剂量氨氯地平与替米沙坦或复方阿米洛利联合治疗，可明显降低高血压患者的血压水平，高血压的控制率可达80%左右，提示以钙通道阻断剂为基础的联合治疗方案是我国高血压患者的优化降压方案之一。另外，PREVENT、INSIGHT、BPLT、Syst-Eur及中国几组研究也证明，CCB对老年人、SBP、ISH、颈动脉粥样硬化、糖尿病及外周血管病均有良好效果。研究发现，在ALLHAT中单用CCB苯磺酸氨氯地平或ACEI赖诺普利其疗效并未优于传统药物噻嗪类利尿剂，但在ASCOl试验中两药联合使用时疗效却明显优于传统组合，不但显著减少了总的冠心病事件，而且大幅度减少了新发糖尿病的发生率，充分显示新药组合带来的良好收益。目前我国指南、2007欧洲指南、JNC7及2006英国成人高血压指南都将CCB作为一线降压药。JNC7中CCB的强适应证为高血压合并冠心病的高危因素及糖尿病者。我国指南及2007欧洲指南中其适应证为老年高血压、单纯收缩期高血压、高血压合并心绞痛、外周血管病、颈动脉粥样硬化及妊娠等。

(5)β受体阻滞剂：β受体阻滞剂通过对抗交感神经系统的过度激活、减轻儿茶酚胺的心脏毒性、减慢心率、抑制RAS的激活等发挥降压、抗心肌重构、预防猝死的作用。多年来一直作为一线降压药物使用。随着有关β受体阻滞剂临床试验的开展，其临床地位也备受争议。

LIFE研究发现，氯沙坦组比阿替洛尔组新发生的糖尿病减少25%。在高危的糖尿病亚组中结果更为显著，氯沙坦组的主要终点比阿替洛尔组减少24.5%，总死亡率减少39%。在ASCOT试验中也证实，β受体阻滞剂/利尿剂组合效果不及CCB/ACEI组合，并证明使用β受体阻滞剂可以显著增加新发糖尿病的风险。学术界对此也展开了一场大讨论。2006年英国高血压协会(BHS)指南不再将β受体阻滞剂作为高血压患者的首选药物，将其地位从第一线降至第四线。但后来分析发现以上有关β受体阻滞剂研究中多选用传统药物阿替洛尔，并不能代表所有的β受体阻滞剂，而且不同的研究对象也会产生不同的结果。在INVEST中，发现患有高血压和冠心病的患者，使用β受体阻滞剂阿替洛尔和使用CCB维拉帕米其在降低死亡率，减少心梗发生以及预防中风上的效果一样，这说明，对于高血压伴有冠心病的患者，β受体阻滞剂仍然大有作为。BPLTTC荟萃分析显示，β受体阻滞剂在降低血压和降低心血管危险方面与CCB或ACEI无显著差别。MAPHY研究中，美托洛尔与利尿剂具有相同的降压疗效，且总死亡率、心源性死亡、猝死发生率美托洛尔组显著低于利尿剂组。一些大型临床研究(STOP-H、UKPDS、CAPP、STOP-2)均证实β受体阻滞剂治疗高血压能显著改善患者的预后。基于这些大量的荟萃分析和临床试验，2007欧洲新指南认为β受体阻滞剂在高血压降压治疗中仍占有重要地位，并将β受体阻滞剂仍放在一线降压药物之列。我国指南也指出，β受体阻滞剂与其他几类降压药物一样可以作为降压治疗的起始用药和维持用药。特别适用于伴有冠心病心绞痛、心肌梗死、快速心律失常、心功能不全、β受体功能亢进等患者，但因其对脂类和糖类代谢的不良影响，不主张与利尿剂联合使用。β受体阻滞剂使用也应从小剂量开始，逐渐加大至最大耐受量。

3.调脂治疗　我国高血压患者有30%～50%的患者伴有高脂血症。血清总胆固醇水平升高，对高血压病患者的冠心病危险起协同增加作用。虽然在ALLHAT中加用普伐他汀治疗没有显现出较大优势，但ASCOT研究表明，CCB(氨氯地平)组加用阿托伐他汀使冠心病事件降低了53%，而在β受体阻滞剂(阿替洛尔)治疗组中，则只减少了16%。表明氨氯地平与阿托伐他汀联用在预防冠心病事件上存在明显的协同作用，提示对伴有高血脂的高血压患者，配合调脂治疗获益更大。有人认为以CCB为基础加上他汀的治疗方案是最好的联合治疗方案，称其为“ASCOT方案”。REVERSAL、IDEAL和ASTEROID均证明，强化降脂可以实现动脉粥样斑块的逆转。他汀类药物除降脂外，还与其降脂外作用如抗炎、抗氧化、内皮修复等有关，它能直接抑制血管壁和肝脏中的胆固醇生成，稳定或逆转动脉粥样硬化斑块，并最终降低临床心血管事件的发生率。最近的研究试图从升高HDL-C角度上寻找依据，如最新发布的ILLUMINATE试验结果，发现胆固醇酯转移蛋白(CETP)抑制剂Torcetrapib虽可显著升高HDL-C水平，但增加总死亡率和主要心血管事件，这方面证据不多，尚需进一步积累。目前普遍认为，降压的同时给予调脂治疗是降压治疗的新策略。

4.抗血小板治疗 阿司匹林抑制血小板聚集抗血栓的特性使其在心血管疾病预防中具有重要地位。目前已常规用于冠心病二级预防。以前由于抑制血小板聚集导致脑出血的危险性增加，多年来人们一直谨慎用于高血压患者。近年来的大量临床试验证实，对于既往有心脏事件史或心血管高危患者，抗血小板治疗可降低脑卒中和心肌梗死的危险。在HOT试验中，小剂量阿司匹林的应用使主要的心血管事件减少15%，心肌梗死发生危险降低36%，且对脑卒中和致死性出血的发生率无影响。CHARISMA结果显示：对于心血管事件高危患者（一级预防）和心血管疾病患者（二级预防），单纯阿司匹林组疗效和氯吡格雷加阿司匹林组相比主要疗效终点（心肌梗死、卒中和心血管性死亡）无显著性差异，但氯吡格雷组出血并发症发生率显著高于阿司匹林组，进一步确定阿司匹林在心血管事件一级、二级预防中长期应用的基石地位。JNC7推荐：血压控制良好的高血压患者应该考虑使用阿司匹林。我国指南指出，小剂量阿司匹林对50岁以上、血清肌酐中度升高或10年总心血管危险≥20%的高血压病人有益，建议对高血压伴缺血性血管病或心血管高危因素者血压控制后可给予小剂量阿司匹林。推荐100mg/d(75～150mg)阿司匹林为长期使用的最佳剂量。

5.高血压疫苗 高血压疫苗-CYT006-AngQb，主要作用于血管紧张素Ⅱ。目前已进入Ⅱa期试验。研究发现注射疫苗14周后，日间收缩压和舒张压下降幅度分别为5.6mmHg和2.8mmHg，明显低于基线水平。收缩压整体下降幅度也显著优于安慰剂组。特别令人感兴趣的发现是高血压疫苗可有效控制晨峰血压。研究显示，高浓度组可将凌晨收缩压稳定控制在130～140mmHg之间，而安慰剂组该时间段收缩压则在130～160mmHg间变化。与降压药物相比，高血压疫苗比普通降压药更具有优势：半衰期长(123d)，可有效控制晨峰血压；每4月注射一次，依从性好；可有效控制血压，而降压药物只能使1/4的患者血压得到控制。主要不良反应表现为注射部位疼痛、皮疹或红肿等。目前研究仍在继续中。如果试验成功并最终用于临床，那么患者每年注射2～3次即有望控制血压，这将是高血压治疗史上具有里程碑意义的进展。

6.基因治疗 高血压是一种多基因遗传性疾病，是某些基因结构及表达异常的结果，具有家族聚集倾向且药物控制并不十分满意，所以研究者们试图从基因水平探索新的防治方法。与降压药物相比，基因治疗特异性强、降压效果稳定、持续时间长、毒副作用小，有望从根本上控制具有家族遗传倾向的高血压。

高血压基因治疗包括正义（基因转移）和反义（基因抑制）两种方式。正义基因治疗高血压是指以脂质体、腺病毒或逆转录病毒为载体，通过静脉注射或靶组织局部注射将目的基因转染到体内，使之表达相应蛋白以达到治疗高血压的目的。常用的有肾上腺髓质素基因、心房利尿肽基因、一氧化氮合酶基因、血红素加氧酶基因等。反义基因治疗是根据靶基因结构特点设计反义寡核苷酸（ASODN）分子，导入靶细胞或机体后与双链DNA结合形成三聚体或与mRNA分子结合形成DNARNA和RNARNA杂合体，从而封闭或抑制特定基因的复制或表达。目前ASODN在恶性肿瘤、病毒感染性疾病（肝炎、流感等）、某些遗传性疾病等试验治疗中已取得一定效果。反义基因主要有：Ⅰ型AngⅡ受体基因、酪氨酸羟基酶基因、血管紧张素原基因。随着心血管分子生物学的快速发展，基因技术也将不断克服困难，最终造福于广大高血压患者。

（胡 昊）

第二节 继发性高血压

【概述】

继发性高血压在高血压中占5%～10%，但随着诊断手段的不断提高，这一比例仍在上升；同时，继发性高血压在中重度高血压和难治性高血压中占有更大的比例；继发性高血压的识别是高血压临床诊治中最常遇到的问题之一。继发性高血压病因繁多，至少有50种以上的疾病可导致继发性高血压，其中较为重要的病因总结于表6-2-1。常见的继发性高血压主要包括：肾实质性高血压、肾血管性高血压、嗜铬细胞瘤、原发性醛固酮增多症、Cushing综合征、妊娠高血压、睡眠呼吸暂停综合征、药物引起的高血压等。由于多数继发性高血压可通过病因治疗得以根治，因此继发性高血压的识别和诊断具有重要的意义。本文重点探讨几种最重要的继发性高血压类型的临床特征、诊断依据及治疗措施。

【病因】

表6-2-1 常见继发性高血压的病因

肾性：
肾实质性疾病：急性肾小球肾炎（原发及继发）、慢性肾小球肾炎（原发及继发）、糖尿病肾病、肾盂肾炎、肾盂积水、多囊肾
肾血管性疾病：多发性大动脉炎、纤维肌性发育不良、肾动脉粥样硬化
内分泌性：
嗜铬细胞瘤
原发性醛固酮增多症
Cushing综合征
甲状腺功能亢进
甲状腺功能减退
甲状旁腺功能亢进
大血管病变：
主动脉缩窄
多发性大动脉炎
神经性疾病：
颅内压增高
脑肿瘤
脑外伤
脑干感染
其他疾病：
睡眠呼吸暂停综合征
妊娠高血压
高原病
红细胞增多症
高血钙
应激
药物作用：如糖皮质激素、拟交感药、甘草、长期口服避孕药等

继发性高血压的临床表现不同于无并发症的原发性高血压，常存在某些特殊的表现或“不合常理”的特征，有时被称为“不合常理”高血压，这常常是临床怀疑继发性高血压的最初线索。

（一）肾性高血压

1.肾实质性高血压 肾脏是调节血压最重要的脏器，各种肾实质疾病和肾功能下降都可伴有高血压，包括急性及慢性肾脏病变以及各种原因引起的肾衰竭（包括血液透析和肾移植患者）也常伴有高血压，其实，慢性肾脏疾病是继发性高血压的最常见原因。各种肾脏疾病包括原发及继发性肾小球肾炎、多囊肾、慢性肾盂肾炎、尿路阻塞等都是肾实质性高血压的病因。肾实质性高血压的形成与容量负荷和高肾素水平有关。

（1）肾小球疾病。各种原发性及继发性急慢性肾小球疾病，均可伴有高血压。急性肾小球肾炎包括链球菌感染后肾小球肾炎及急进性肾小球肾炎，前者较常见，常表现为急性肾炎综合征，包括血尿、蛋白尿、高血压、水肿、氮质血症等。本病常见于儿童，高血压发生率达80%左右，呈持续性，随着水肿消退，血压大多恢复正常。慢性肾小球肾炎是由不同病因与多种病理类型组成的一组疾病，表现为肾炎综合征或肾病综合征，如蛋白尿、血尿、高血压和氮质血症。

（2）肾间质肾炎。以肾间质炎症及肾小管损害为主，其高血压发生率约35%，其中20%由于长期滥用镇痛药所致。本病诊断主要依据除长期用药史外，静脉肾盂造影可见肾乳头环形影，肾活检呈慢性肾小管-间质性炎症伴肾小球硬化。

（3）多囊肾。为遗传性疾病，多有家族史，60%～75%可有高血压，影像学检查发现双肾呈多发性囊肿。常合并多囊肝、胰腺囊肿，也可合并颅内动脉瘤、结肠憩室和二尖瓣脱垂。

（4）单纯性肾囊肿。单纯性肾囊肿一般不伴有高血压，但囊肿直径大于4cm时，压迫附近血管导致缺血，可引起高血压。

（5）肾盂积水。由于肾结石、肿瘤、炎症、结核等导致尿路梗阻可引起肾盂积水，急性肾盂积水约30%伴有高血压，慢性肾盂积水高血压发生较少，双侧肾盂积水较单侧发生高血压为高。

肾实质性高血压的诊断及鉴别诊断主要包括：肾实质性高血压多伴有肾炎、肾衰竭的相关临床表现，尿检和肾功能测定可基本明确此类高血压。以不同程度的蛋白尿、血尿、管型尿及肾功能减退为特征。蛋白尿多在1g/24h以上，多数患者的蛋白尿成分不仅包括小分子蛋白还包括较大分子的蛋白成分。

部分原发性高血压患者，尤其是病情严重和病史较长的患者，常伴高血压肾脏损害，有时与慢性肾脏病伴有的高血压甚难区别，需要从临床表现、病史过程、尿检（尤其是蛋白定量和筛选）、肾功能、影像学等方面细致分析。双侧肾动脉狭窄的患者主要表现为顽固性高血压和肾脏损害，也可与慢性肾脏病导致的高血压和高血压导致的肾脏损害极为类似，需要通过肾动脉影像检查才能确定，此类患者如果误诊，将带来严重的治疗偏差。恶性高血压是具有特殊临床特征的高血压，高血压和肾脏损害均较为突出，也应注意识别，以免使患者错过治疗时机。

肾实质性高血压需根据其具体类型给予治疗。患者应低盐饮食（每日<6g）；大量蛋白尿及肾功能不全者，宜选择摄入高生物价蛋白，并限制在0.3～0.6g/kg/d；其高血压控制主要依赖抗高血压药物。抗高血压治疗对肾实质性高血压肾功能的保护十分重要，包括血管紧张素转化酶抑制剂（ACEI）、AT_1受体阻滞剂（ARB）、钙拮抗剂、β受体阻滞剂、α受体阻滞剂等都用来治疗肾实质性高血压。其中，ACEI和ARB对减少蛋白尿和延缓肾功能损害的发展最有作用，但此类药物不能用于肾功能显著损害（血肌酐超过3mg/dl）和高钾血症的患者。部分肾实质性高血压患者的血压控制困难，常常需要大剂量的钙拮抗剂作为治疗药物。

2.肾血管性高血压 肾血管性高血压通常由肾动脉狭窄导致，一般认为：肾动脉腔径狭窄大于或等于70%，狭窄远近端收缩压差大于30mmHg时，可导致肾脏缺血，产生肾血管性高血压。肾血管性高血压在继发性高血压中发病率相对较高，且可有效治疗，而漏诊肾动脉狭窄将导致肾脏损害以及其他高血压靶器官损害，因而对肾血管性高血压的识别和诊断具有重要意义。目前动脉粥样硬化是引起我国肾动脉狭窄的最常见病因，据估计约为20%，其次为大动脉炎（约25%）及纤维肌性发育不良（约5%）。肾动脉狭窄的患者在血压显著升高的同时，常伴高肾素活性及继发性醛固酮增高的表现。伴有如下特征的高血压患者应高度怀疑肾血管性高血压的可能，参见表6-2-2。

表6-2-2　肾血管性高血压的临床特征

30岁以前或50岁以后出现的中重度高血压
突然发生的高血压或加速性恶性高血压
无脉症或其他大动脉炎表现
腹部或背部听到血管杂音
有周围动脉栓塞或其他部位动脉粥样硬化灶
有肋腹部外伤史或肾外伤后出现高血压
单侧小肾，或两侧肾脏大小相差1.5cm以上
继发性醛固酮增高的实验证据
用ACEI后出现肌酐升高或用利尿剂后出现严重低钾血症
对多种降压药物联合使用降压效果不明显

由于肾脏缺血导致的肾功能损害称为缺血性肾病，缺血性肾病常由双侧肾动脉狭窄造成。缺血性肾病常难以与原发性高血压或原发性肾脏疾病导致的肾衰竭相鉴别，但其鉴别甚为重要。如下情况应怀疑双侧肾动脉狭窄的可能，参见表6-2-3。

表6-2-3　缺血性肾病的临床线索

青年女性产生顽固性高血压和肾脏损害（大动脉炎或纤维肌性发育不良）
老年患者伴广泛动脉粥样硬化证据而突然发生肾功能损害（肾动脉粥样硬化）
有氮质血症的患者反复发生急性肺水肿
高血压患者发展为快速进行性肾衰竭，同时缺乏尿路梗阻的证据
应用ACEI或其他降压药治疗后，肾功能反而迅速恶化

对怀疑有肾动脉狭窄的患者应进行功能试验及影像学检查。主要包括：

（1）血浆肾素血管紧张素系统检查及肾素激发试验。大多数肾动脉狭窄患者伴高肾素活性，可作为提示诊断线索；用呋塞米40mg并站立位2h后血浆肾素活性更趋明显升高，达10ng/(mL·h)者高度提示肾动脉狭窄。

（2）卡托普利肾素激发试验。肾动脉狭窄的患者使用ACEI后肾素水平更趋升高，如达12ng/(mL·h)或升高10ng/(mL·h)或升高150%以上，高度提示肾动脉狭窄。

（3）肾脏ECT及卡托普利肾脏ECT。肾动脉狭窄患者患侧肾脏ECT多有同位素显像曲线平坦、清除延缓等表现。使用ACEI后这一特征更趋明显，多提示存在肾动脉狭窄。肾脏ECT还是检测肾动脉血流的优良指标，在肾动脉狭窄治疗的评估中具有重要作用。

（4）彩色多普勒超声肾血流显像。可测量肾动脉血流速度、阻力指数及脉冲指数，是明确有无肾动脉狭窄的一项敏感可靠的筛选试验。阻力指数还是估计预后的优良指标，阻力指数增高说明长期高血压产生的狭窄远端血管不可逆损害。

如果以上检查异常，应选择以下肾动脉影像学检查之一：①肾动脉CT血管造影；②肾动脉MR血管造影；③肾动脉造影。肾动脉CT和MR血管造影均有较高的敏感性和特异性，肾动脉造影是诊断肾动脉狭窄的金标准，并且是行介入治疗评估血管重建的主要方法。另外，作为最基本的尿液检查、肾功能检测、肾脏超声等检查也是评估患者和选择治疗方法的重要依据。

肾血管性高血压的治疗包括药物治疗、介入治疗（经皮肾动脉成形术及支架置入术）及手术治疗，后两者称为肾动脉血运重建术。肾动脉狭窄的关键治疗措施为肾动脉血运重建术，它对于血压的控制和肾功能的保护均有重要作用。一般来说，对于卡托普利肾脏ECT阳性或分侧肾静脉肾素活性显著升高的患者行血运重建后，其血压改善最大。挽救肾功能减退是血运重建的另一重要指征，对肾血管性高血压发展到肾衰竭者，多有双侧肾动脉病变，如血管造影的结果及患者身体状况许可，均应积极行血运重建术。

经皮肾动脉成形术及支架置入术的适应证：①肾动脉主干或其主要分支节段性狭窄，管径狭窄程度50%以上；狭窄远近端收缩压差大于30mmHg。②患肾无严重萎缩，尚残留一定功能。经皮肾动脉成形术的有效率在70%左右，纤维肌性发育不良者手术效果最好，动脉粥样硬化效果略差，大动脉炎患者需病变稳定后再行成形术。为防止再狭窄和血管撕裂，多数情况下建议置入肾动脉支架。

外科手术：外科手术重建肾动脉主要用于弥漫性肾动脉狭窄合并腹主动脉粥样硬化的患者，尤其是伴有肾衰竭的老年患者，此类患者介入治疗常常困难。手术治疗的目的不仅是为了血压的控制，更多是为了挽救肾功能。

（二）内分泌性高血压

1.嗜铬细胞瘤　嗜铬细胞瘤来源于交感-肾上腺系统的嗜铬细胞，发病率在继发性高血压中所占比例很低，其中90%位于肾上腺髓质，90%为良性肿瘤。嗜铬细胞瘤因为能分泌儿茶酚胺而导致高血压，其临床症状与高儿茶酚胺血症和高血压有关，表现多种多样。由于严重的高血压，常合并心力衰竭、脑血管意外等并发症。由于嗜铬细胞瘤少见，临床表现又多样化，有很多非嗜铬细胞瘤疾患有类似的临床表现，因而嗜铬细胞瘤易于误诊和漏诊。由于嗜铬细胞瘤可在麻醉、应激等情况下诱发致命性高血压危象，因此漏诊嗜铬细胞瘤可能带来严重后果。同时，部分非嗜铬细胞瘤患者具有类似嗜铬细胞瘤的症状，但找不到可靠的诊断证据，导致患者长期检查和住院，造成患者的经济负担很大.因此充分了解嗜铬细胞瘤的特征和鉴别诊断是非常重要的。

嗜铬细胞瘤的确定诊断有赖于下述检查：①血或尿儿茶酚胺升高，尤其是血压升高时伴儿茶酚胺明显升高。②24h尿香草基苦杏仁酸（VMA），3-甲氧基肾上腺素（MN）或3-甲氧基去甲肾上腺素（NMN）等儿茶酚胺代谢产物水平升高。MN及NMN的诊断敏感性和特异性均高于VMA。③可乐定抑制试验。可乐定为中枢α受体激动剂，正常人用可乐定后儿茶酚胺可被抑制50%以上，而嗜铬细胞瘤患者抑制不明显。④酚妥拉明抑制试验。血压明显增高的病人，可行酚妥拉明抑制试验，嗜铬细胞瘤患者用酚妥拉明后血压明显下降。⑤肾上腺CT及MRI，为首选的无创影像检查方法，多可发现肾上腺嗜铬细胞瘤。MRI检查在发现肾上腺增生和腺瘤方面与CT检查相似，由于其空间分辨力不及CT，在诊断肾上腺增生和腺瘤方面并不优于CT，但在嗜铬细胞瘤的诊断和鉴别良恶性肿瘤以及反映恶性肿瘤对周围脏器尤其是血管的浸润等方面优于CT。⑥^{131}I-间碘苄胍肾上腺ECT、^{131}I标记的间碘苄胍（^{131}I-MIBG）可与高功能嗜铬细胞瘤结合，特异性显示病变，是嗜铬细胞瘤的定性兼定位检查手段，对肾上腺外嗜铬细胞瘤更有价值。除常规的肾上腺ECT显像外，我院首创断层ECT成像，大大提高了嗜铬细胞瘤以及肾上腺髓质增生诊断的敏感性、特异性和定位准确性。

除嗜铬细胞瘤外，肾上腺髓质增生可产生与嗜铬细胞瘤相同或相似的临床表现和特征，随着影像诊断技术和^{131}I-MIBGECT的应用，肾上腺髓质增生的患者所占比例越来越高，但影像学提示的髓质增生患者必须有内分泌证据和相关的临床表现才有意义。

另外，随着腹部CT和MRI的广泛使用，肾上腺偶发瘤的患者不断增多。对肾上腺偶发瘤需要做出判断，因为部分患者可能会出现功能亢进或发展为恶性。有意义的肾上腺偶发瘤包括：嗜铬细胞瘤、Cushing综合征、原发性醛固酮增多症以及肾上腺皮质癌等，其中嗜铬细胞瘤约占5%，其临床表现和诊断已在本文描述。<3cm的无高功能表现和恶性倾向的患者大多数为无功能的良性肿瘤，在肾上腺偶发瘤最为常见，此类患者无须干预，但最好定期进行随诊。较大的肿瘤多为有功能或恶性肿瘤，最好切除。

嗜铬细胞瘤绝大多数为良性，治疗主要依赖手术切除，术前宜用α阻滞剂治疗，以减少手术并发症和死亡率。切除嗜铬细胞瘤为一高风险性手术，手术时可能出现血压骤升或骤降和心律失常，需要备好降压、升压及扩容药物，以保证术前术中术后的血压稳定。术后部分患者血压仍不能有效控制。恶性嗜铬细胞瘤治疗困难，对化疗和放疗一般不敏感。

2.原发性醛固酮增多症　原发性醛固酮增多症及其他伴盐皮质激素增多的疾患可通过水钠潴留而引起高血压，在继发性高血压中占有重要地位。以往认为原发性醛固酮增多症在继发性高血压中所占比例较低，但随着诊断技术的进步，这一比例大大增高，原发性醛固酮增多症已成为肾上腺性继发性高血压的最常见类型，在继发性高血压中占14.4%～16.6%。原发性醛固酮增多症主要包括肾上腺皮质腺瘤、肾上腺增生、糖皮质激素可抑制性醛固酮增多症（GSH）及分泌醛固酮的肾上腺皮质癌等四种情况。原发性醛固酮增多症的主要临床表现为高血压、低钾血症和代谢性碱中毒，血钾低到一定程度可出现肌肉无力、嗜睡、全身不适、肌肉痉挛、多尿等临床表现，偶有心律不齐。高血压合并低钾血症应首先考虑原发性醛固酮增多症的可能，但其他少见的盐皮质激素增多的疾患也可导致与原发性醛固酮增多症相似的表现，主要包括分泌脱氧皮质酮的肾上腺肿瘤、异位ACTH肿瘤、先天性肾上腺增生、Liddle综合征（假性醛固酮增多症，机制为肾小管钠离子转运障碍致钠重吸收、钾排泌增加）等。另外，肾动脉狭窄、恶性高血压、肾素瘤等因为继发性醛固酮增多（此时肾素水平也增高），也可出现高血压合并低血钾，应予以鉴别。

原发性醛固酮增多症的诊断性评估措施包括：①低血钾及高尿钾。原发性醛固酮增多症患者血钾常<3.5mmol/L，而尿钾排泄并不随血钾的降低而减少，其24h尿钾常>30mmol甚至更高。这是醛固酮保钠排钾作用所致，是原发性醛固酮增多症的重要特征。高血压合并低血钾是怀疑原发性醛固酮增多症的主要线索。②高醛固酮血症及其抑制试验。血醛固酮水平升高（常>20ng/dl），肾素水平反馈抑制降低[常<0.5ng/(mL·h)]醛固酮/肾素比值（ARR）升高，ARR常>30∶1，这一指标对原发性醛固酮增多症的诊断具有相当的敏感性，这是原发性醛固酮增多症的重要特征。测定24h尿醛固酮水平也是明确高醛固酮水平的重要方法。单纯的血醛固酮水平、ARR测定有一定的假阳性，可作为筛选试验，而盐水负荷醛固酮试验较单纯测定醛固酮水平更有特异性，可作为原发性醛固酮增多症诊断的确定试验。正常人4h内输注盐水2000ml后血醛固酮水平明显下降，而原发性醛固酮增多症患者盐水负荷后血醛固酮水平仅稍有下降，仍常>10ng/dl。③肾上腺影像学检查，最常用的是肾上腺CT或MRI检查，可明确肾上腺有无腺瘤或增生。导致原发性醛固酮增多症的主要类型为醛固酮腺瘤和双侧肾上腺增生，这在影像学上大多可辨，但醛固酮瘤常较小（一般<3cm，约一半<1cm），而孤立性小腺瘤和双侧增生有时难以区别。④肾上腺静脉造影，测定两侧肾上腺静脉醛固酮/皮质醇比值，如为单侧升高，则为腺瘤，双侧增高则为增生。这一方法具有很高的诊断价值，但有一定的技术难度。另外，测定醛固酮的前体物质18-OH-皮质酮也有相当价值，腺瘤时18-OH-皮质酮常>65ng/dl，增生时常<65ng/dl。腺瘤分泌醛固酮不太受体位影响，站立位醛固酮水平升高常<30%，而肾上腺增生时直立位醛固酮升高常>30%。

手术切除为治疗腺瘤及癌的最好方法。术前应根据病情采取低盐饮食，口服安体舒通及其他降压药物,适量补充氯化锣等措施纠正低钾并降低血压。

3.Cushing 综合征 Cushing 综合征由于肾上腺糖皮质激素分泌增多导致血压升高,多数由于分泌 ACTH 的垂体腺瘤(Cushing 病)所致,少数由于肾上腺皮质腺瘤或增生引起。建议伴有下述临床症状与体征的肥胖高血压患者进行库欣综合征临床评估及确诊检查,它们是:①向心性肥胖、水牛背、锁骨上脂肪垫、满月脸、多血质,皮肤菲薄、瘀斑、宽大紫纹、肌肉萎缩;②高血压、低血钾、碱中毒;③糖耐量减退或糖尿病;④骨质疏松或有病理性骨折、泌尿系结石;⑤性功能减退、男性阳痿、女性月经紊乱、多毛、不育等;⑥儿童生长、发育迟缓;⑦神经、精神症状;⑧易感染、机体抵抗力下降。

明确 Cushing 综合征的诊断手段有:①24h 尿皮质醇测定。②过夜地塞米松抑制试验(午夜服地塞米松 1mg,晨 8 时测血浆皮质醇)。这两种方法是最简单实用的筛选性检查,为初步排除或确定 Cushing 综合征提供依据。如过夜地塞米松抑制试验血皮质醇>5μg/dl,需怀疑 Cushing 综合征的可能。进一步检查:③小剂量地塞米松抑制试验(0.5mg q6h,2d 后测 24h 尿 17-羟类固醇),如小剂量地塞米松抑制试验 24h 尿 17-羟类固醇>3mg,则可诊断 Cushing 综合征。进一步还可行:④大剂量地塞米松抑制试验(2mg q6h,2d 后测 24h 尿 17-羟类固醇),如大剂量地塞米松抑制试验 24h 尿 17-羟类固醇被抑制 50%以上,则多为垂体腺瘤导致的 Cushing 病,而大剂量地塞米松抑制试验不被抑制则多为肾上腺腺瘤。⑤测定血 ACTH 也有助于 Cushing 病和肾上腺腺瘤的鉴别。前者 ACTH>80pg/ml,后者<50pg/dl。如为肾上腺肿瘤,可测定:⑥尿 17-酮类固醇,有助于肾上腺瘤和肾上腺癌的鉴别,24h 尿 17-酮类固醇增高>30mg 多为肾上腺癌。如确定为 Cushing 综合征,应行:⑦腹部及颅脑 CT,明确诊断和手术治疗方案。

Cushing 综合征的治疗依赖于病因及病变部位,Cushing 病多需介入或手术摘除肿瘤;如为肾上腺瘤,多需腹腔镜或手术切除病变。

4.肾上腺增生 肾上腺是调控血压的重要内分泌器官,肾上腺性疾病尤其是嗜铬细胞瘤、原发性醛固酮增多症、Cushing 综合征等通过肾上腺素/去甲肾上腺素、盐皮质激素或糖皮质激素引起血压升高,是继发性高血压的常见类型。这些肾上腺性继发性高血压可表现为肾上腺的腺瘤,也可表现为肾上腺增生。其增生部位可以为皮质增生,也可以为髓质增生。其中增生的类型也有多种形态,可为小结节样增生,也可为大结节样增生。其发生原因可以是先大性,也可以是特发性或其他原因。

肾上腺髓质增生:肾上腺髓质增生的临床特征类似嗜铬细胞瘤,由于儿茶酚胺水平的升高,导致继发性血压升高,称为肾上腺髓质增生症。根据其临床特征、内分泌水平和影像学特征可以确定。一般认为,肾上腺髓质增生为较少见的疾病,随着影像诊断技术和^{131}I-MIBGECT 的应用,肾上腺髓质增生的患者在继发性高血压中所占比例有较大幅度的增高。

肾上腺皮质增生:特发性醛固酮增多症是原发性醛固酮增多症的第二种常见类型,主要表现为双侧肾上腺球状带增生,可伴结节,分泌较多醛固酮,导致原发性醛固酮增多症的高血压、低血钾等表现。部分 Cushing 综合征患者也由肾上腺皮质增生所致,表现为不依赖 ACTH 的双侧肾上腺小结节或大结节增生。

除以上肾上腺皮质增生外,先天性病因是导致肾上腺皮质增生的重要病因,这类疾病包含多种病因,大多是由肾上腺所分泌激素的酶系缺乏所致,因而其发病机理和临床特征各异,先天性肾上腺增生症多有复杂的临床表现,多数涉及性特征的异常。这类病因包括先天性脂质肾上腺皮质增生(胆固醇碳链裂解酶缺乏)、3-β-羟化类固醇脱氢酶及 8-5 到 8-4 异构酶缺乏、17-β-羟化酶缺乏,20 裂解酶缺乏、21-羟化酶缺乏、11-β-羟化酶缺乏等。其中 21-羟化酶缺乏、11-β-羟化酶缺乏等类型伴有高血压。

除以上特定病理特征的肾上腺增生症患者,随着影像诊断技术的进步,现在临床上发现的肾上腺增生的比例越来越高,部分可以确定为髓质增生,部分可以确定为皮质增生,还有很多表现为皮髓质增生,这些患者可以表现为临床或亚临床特征的 Cushing 综合征、醛固酮增多症或高儿茶酚胺血症。但更多地难以符合以上继发性高血压的诊断标准，而其血压升高又与肾上腺增生关系密切。推测肾上腺局灶性缺血，导致节段性萎缩，皮质激素分泌减少，周围细胞代偿性增生，形成结节，部分结节分泌激素亢进。对这类患者一般是给予药物治疗，近年来，我院泌尿外科对肾上腺增生患者进行了腹腔镜单侧肾上腺切除术，多数患者血压得以控制或在高血压药物辅助下得以控制，说明肾上腺增生也可能是高血压，尤其是部分血压不易控制患者的一个重要因素，尽管还不到典型嗜铬细胞瘤或其他肾上腺性高血压的诊断标准，但单侧肾上腺切除术仍然有效。这是一个亟待深入研究和系统总结的领域。也是部分难治性高血压的一个新的可供选择的诊疗途径。一侧全部及对侧大部肾上腺切除可能具有更强的血压下降作用，尽管现在尚无明确的证据，但肾上腺切除至少可以显著增强现有降压药物的疗效。

由于继发性高血压类型繁多，临床表现复杂多样，涉及多个学科，在筛查和诊断上多有困难，熟悉常见继发性高血压的临床特点是给病人做深入检查的前提。在实际工作中，如有继发性高血压的临床线索或表现为难治性高血压的患者，应结合病人的具体表现给予相关检查。另外，眼底检查、尿常规检查、肾功能以及肾素活性、醛固酮、儿茶酚胺等相关内分泌激素的测定也有重要的提示价值。功能试验及相关特异性检查是明确继发性高血压的主要诊断手段。减少继发性高血压的漏诊是当今高血压治疗尤其是难治性高血压治疗的重要临床问题。继发性高血压的治疗主要通过病因治疗，多需手术或介入等治疗方法，大多数可以借此根治或明显减少对降压药物的依赖。

（三）其他原因导致的继发性高血压

1.主动脉缩窄　主动脉缩窄系少见病，包括先天性主动脉缩窄及获得性主动脉缩窄。先天性主动脉缩窄以男性多见，高出女性 2～5 倍，并与性腺发育不全（Turner 综合征）及二叶主动脉瓣高度相关。主动脉缩窄多发生在动脉导管或动脉韧带附近，但有时也可发生在左锁骨下动脉近端，表现为主动脉的局限性狭窄或闭锁。获得性主动脉缩窄主要包括大动脉炎、动脉粥样硬化及主动脉夹层剥离等所致的主动脉狭窄。主动脉狭窄只有位于主动脉弓、降主动脉和腹主动脉上段才会引发临床上的显性高血压，升主动脉狭窄引发的高血压临床上常规的血压.测量难以发现，而肾动脉开口水平远端的腹主动脉狭窄一般不会导致高血压。本病的基本病理生理改变为狭窄所致血流再分布和肾组织缺血引发的水钠潴留和 RAS 激活，结果引起左心室肥厚、心力衰竭、脑出血及其他重要脏器损害。由于主动脉狭窄远端血压明显下降和血液供应减少，可导致肾动脉灌注不足。因此，这类高血压的发生虽然主要因机械阻力增加所致，但与肾脏缺血后释放肾素增多也有关。

主动脉缩窄主要表现上肢高血压，而下肢脉弱或无脉，双下肢血压明显低于上肢（ABI<0.9），听诊狭窄血管周围有明显血管杂音，最常见遍布前胸、背部和棘突的收缩中期杂音。多普勒超声、磁共振血管造影、计算机断层血管造影可明确狭窄的部位和程度。一般认为如果病变的直径狭窄≥50％，且病变远近端收缩压差≥20mmHg，则有血流动力学的功能意义。

2.阻塞性睡眠呼吸暂停低通气综合征　睡眠呼吸暂停低通气综合征是指由于睡眠期间咽部肌肉塌陷堵塞气道，反复出现呼吸暂停或口鼻气流量明显降低，临床上主要表现为睡眠打鼾，频繁发生呼吸暂停的现象，可分为阻塞性、中枢性和混合性三型，以阻塞性睡眠呼吸暂停低通气综合征（OSAHS）最为常见，占 SAHS 的 80％～90％，是顽固性高血压的重要原因之一；至少 30％的高血压患者合并 OSAHS，而 OSAHS 患者中高血压发生率高达 50％～80％，远远高于普通人群的 11％～12％。其诊断标准为每晚 7h 睡眠中，呼吸暂停及低通气反复发作在 30 次以上和（或）呼吸暂停低通气指数≥5 次/h；呼吸暂停是指口鼻气流停止 10s 以上；低通气是指呼吸气流降低到基础值的 50％以下并伴有血氧饱和度下降超过 4％。其临床表现为：①夜间打鼾，往往是鼾声-气流停止-喘气-鼾声交替出现，严重者可以憋醒。②睡眠行为异常，可表现为夜间惊叫恐惧、呓语、夜游。③白天嗜睡、头痛、头晕、乏力，严重者可随时入睡。部分患者精神行为异常，注意力不集中、记忆力和判断力下降、痴呆等。④个性变化，烦躁、激动、焦虑；部分患者可出现性欲减退、阳痿；患者多有肥胖、短颈、鼻息肉；鼻甲、扁桃体及悬雍垂肥大；软腭低垂、咽腔狭窄、舌体肥大、下颌后缩及小颌畸形；OSAHS常可引起高血压、心律失常、急性心肌梗死等多种心血管疾病。

多导睡眠监测是诊断OSAHS的“金标准”；呼吸暂停低通气指数(AHI)是指平均每小时呼吸暂停低通气次数，依据AHI和夜间Saoz值，分为轻、中、重度。轻度：AHI5～20，最低SaO_2≥86%；中度：AHI21～60，最低SaO_2为80%～85%；重度：AHI>60，最低SaO_2<79%。减轻体重和生活方式改良对OSAHS很重要，口腔矫治器对轻、中度OSAHS有效；而中、重度OSAHS往往需用CPAP；注意选择合适的降压药物；对有鼻、咽、腭、颌解剖异常的患者可考虑相应的外科手术治疗。

（王　磊）

第三节　高血压危象

【概述】

高血压危象是指血压显著升高(BP>180/120mmHg)的同时伴有或不伴有急性或进行性靶器官功能障碍的一组临床综合征，是各种高血压急诊的统称。对于高血压危象的定义目前国内外并不统一。早期强调血压在短期增高的程度，而近年来则更多地注重因血压增高引起的急性靶器官损害。2007ESC/ESH欧洲高血压指南称为高血压急症，而我国高血压防治指南及美国高血压预防、检测、评价和治疗全国联合委员会第7次报告(JNC7)称为高血压危象并将高血压危象分为高血压急症和高血压亚急症。二者的主要区别在于是否伴有急性或进行性靶器官损害而不在于血压水平的绝对高低。如血压升高伴有新的进行性的靶器官功能障碍则称为高血压急症，此时多数患者平均动脉血压>140mmHg并有Ⅲ到Ⅳ级视网膜病变；如果仅有血压升高而不伴有靶器官功能损害，则称为高血压亚急症，但二者有时很难评估，难以截然分开。需要特别指出的是，对于围手术期、妊娠期妇女或某些急性肾小球肾炎儿童，即使血压中度升高，也有可能出现进行性高血压脑病或者子痫并发症；另外，舒张压>140mmHg和(或)收缩压>220mmHg，即使没有症状也应按高血压急症对待。高血压急症要求血压在数分钟或数小时内下降以避免或最低程度减少靶器官损害；而高血压亚急症仅表现为血压水平的明显升高，没有靶器官进行性损害的证据，这类患者可以在24h至数日内使血压得到控制。

【流行病学】

2002年调查资料显示，我国约有高血压患者1.6亿人，高血压急诊约占5%。而美国的高血压急症占高血压患者的1%。另一组研究显示，在急诊室就诊的高血压急症患者可达3.4%。与亚急症相比，高血压急症多见于老年人，并具有较高的舒张压水平，有报道高血压急症的平均年龄约为66.5岁，并且以傍晚发病率最高。临床上以高血压亚急症更为多见，约占60.4%。高血压急症的预后取决于靶器官损害的程度以及随后血压控制的水平。资料显示，当血压得到满意控制且患者用药依从性良好时，10年生存率可达70%。

【病因】

高血压危象的具体病因不明确。最常见的原因为慢性原发性高血压患者病程中突然出现血压升高。其中很多患者有不规范的治疗史或者突然停服降压药史。也有报道，多达23%～56%的高血压危象患者可发现继发性高血压的证据，如肾脏疾病，嗜铬细胞瘤等。导致高血压危象的常见原因有：慢性高血压急性发作、肾脏疾病、药物(可卡因等)、子痫、嗜铬细胞瘤、硬皮病等。常见的诱因有：突然停药、情绪激动、过度疲劳、气候变化、吸烟、糖尿病、内分泌功能失调、代谢异常、药物中毒、创伤等。研究发现,高血压危象有糖尿病史者20%,而有吸烟史者则达到25%。高盐敏感阈及女性更易发生高血压危象。另外,家族性自主神经调节异常、手术、甲状腺功能亢进、放疗等为少见的诱因。近来有研究发现,血管紧张素DD基因型与高血压危象的发生有关。

【发病机制】

正常自动调节机制失衡以及循环血中缩血管物质突然大量释放导致周围小动脉突然暂时强烈收缩使血压骤然升高,是高血压危象发生过程的典型始动机制。各种有害因素如肾素-血管紧张素系统(RAS)激活、氧化应激、内皮损伤等参与了高血压危象病变进程。升高的血压随后引起血管张力增高、血管内皮损伤、启动小血管内凝血机制、血小板活化、纤维蛋白沉积,致使血管痉挛、狭窄以至闭塞,结果进一步激活释放血管收缩因子,加重高血压危象,形成恶性循环。最终导致靶器官缺血、出血、坏死、功能衰竭等一系列病理生理改变,产生脑卒中、心绞痛、心、肾功能不全等严重后果。越来越多的证据表明,RAS激活在高血压危象的病理机制中起着关键作用,不仅使血管收缩加强,还促进促炎因子IL-6的产生;氧化应激使活性氧簇产物(ROS)生成增多;最近的研究显示,高血压危象发生时S100b神经蛋白的失调使血脑屏障通透性发生病理性改变以及自动免疫的产生,这些因素均参与了高血压危象时终末器官的低灌注、缺血以及功能失调的病理生理过程。

【临床特征】

高血压危象主要包括:脑卒中、高血压脑病、急性心肌梗死、不稳定型心绞痛、急性左心室衰竭伴肺水肿、主动脉夹层、妊娠子痫、急性肾功能不全、嗜铬细胞危象、围手术期高血压等。资料显示,在高血压急诊中,单个器官受损约占83%,2个器官受损约占14%,多个器官(3个以上)受损约占3%。

据报道,高血压急症最常见的器官损伤是脑梗死(24.5%),其次是肺水肿(22.5%),高血压脑病(16.3%),以及充血性心力衰竭(12.0%)。少见的临床表现为颅内出血、主动脉夹层等。法国的一组回顾性研究数据表明.高血压急诊患者伴有脑血管病变(包括缺血性中风、脑出血、蛛网膜下腔出血)者占58%;伴有心血管并发症(包括左心室衰竭伴急性肺水肿、急性心肌梗死和不稳定心绞痛)者占38%。

靶器官损害的主要临床特征:

(1)脑卒中、头痛、失语、视野变化、意识改变以及局灶性神经系统损害定位体征如偏瘫等;脑CT扫描可进一步鉴别是脑出血或脑缺血。

(2)急性左心室衰竭伴肺水肿、端坐呼吸、咳粉红色泡沫痰、双肺湿啰音及心脏奔马律。

(3)高血压脑病,主要表现为弥漫性脑功能障碍,伴头痛、恶心、呕吐、烦躁,抽搐甚至意识障碍;眼底改变:视乳头水肿、渗出、出血等。

(4)急性冠脉综合征,包括不稳定型心绞痛、ST段抬高性和非抬高性心肌梗死;表现为胸痛、心悸、大汗、呼吸困难等,心电图有动态变化,心肌损伤标记物(TnI)、心肌酶升高。

(5)主动脉夹层,突发胸背部刀割样剧烈疼痛并纵向放射,多数患者血压升高伴有休克表现,四肢脉搏血压不对称,超声心动图、大动脉CT或磁共振扫描可发现分离的假腔。

(6)急性肾功能不全,少尿、蛋白尿、红细胞及管型等;尿素氮及肌酐水平升高。

(7)围术期高血压,因手术创伤应激,RAS的激活以及压力感受器功能障碍等引起周围血管阻力增大所致。血压升高的程度取决于患者既往的血压水平以及麻醉、疼痛、紧张等应激刺激的程度。

【治疗】

高血压危象最佳的治疗措施依赖于患者的临床表现,因而临床医生首先要通过询问病史、详细的体格检查以及必要的辅助检查,正确评估高血压危象患者的血压水平以及是否存在心、脑、肾、血管等靶器官损伤，快速做出临床诊断并制定正确的治疗策略，做好这一点至关重要。

高血压急症患者有急骤的血压升高和靶器官损害，所以急诊处理的目的主要是迅速安全的控制血压，阻止器官功能进一步受损。我国高血压防治指南指出，降压目标是静脉输注降压药，数分钟到1h使平均动脉血压迅速下降但不超过25%，在以后的2～6h内血压降至较安全水平，一般160/100mmHg。如果这样的血压水平可耐受以及临床情况稳定，在以后24～48h逐步降低血压达到正常水平，也就是说在急诊降压的同时要保证不影响重要组织器官的灌注。特别强调个体化降压治疗方案。

1.一般处理　去除诱因，让患者安静休息。将患者移至安静的环境中，避免各种诱因刺激。高血压急症的患者应进入急诊抢救室或加强监护室，持续监测血压，酌情使用有效的镇静药以消除患者恐惧心理。

2.药物治疗　高血压亚急症可给予口服降压治疗。可在24～48h将血压缓慢降至160/100mmHg。此后门诊调整降压药剂量至血压达到靶目标。

对于伴有急性进行性靶器官损害的高血压急症患者，需要在监护下使用静脉降压药。有条件者应收入CCU(ICU)。需要强调的是，必须在严密监护下使血压安全有控制性地下降，降压的幅度和速度应根据患者的基础血压及临床情况而定，不能片面强调快速将血压降压至正常水平。

理想的血压控制水平是在降压带来的收益和因降压而导致的靶器官严重灌注不足的风险之间寻求平衡。事实上，高血压危象的处理实际比较困难，目前没有RCT证据表明抗高血压药物的使用能减少高血压危象患者的发病率和死亡率，而且也没有充足的RCT证据证明哪一种或哪一类降压药更为有效，究竟哪一种药物能改善高血压危象患者短期或长期预后也需要进一步的循证医学证据支持。

3.药物选择

(1)乌拉地尔：α肾上腺素能受体阻断药，通过高选择性阻滞外周血管突触后的α_1受体扩张外周血管；兴奋中枢5-羟色胺-1A(5-HT_1A)受体，抑制延髓心血管中枢的交感神经反馈调节，减少去甲肾上腺素的释放产生中枢降压作用。对阻力血管和容量血管均有扩张作用。对心、脑、肾等重要脏器的血流量无明显影响，对心率影响小。用法：25mg加10ml生理盐水或葡萄糖溶液稀释后5min内缓慢静脉注射，15min后可重复应用或总量达50～75mg后，将25～100mg加入250ml液体中以2～10μg/(kg·min)静脉输注维持。起效时间2～5min，半衰期2.7h，20～30min达到高峰，是目前欧洲国家治疗高血压急症的首选药物。

(2)拉贝洛尔：兼有α及β受体阻断作用，对β受体的作用比α受体强。降低外周血管阻力的同时不降低心排血量，不影响心率，很少通过胎盘。可用于各种类型的高血压急症。用法：25～100mg，用5%～10%葡萄糖稀释至20～40ml，10min内缓慢静脉注射，如无效可于15min后重复注射1次，或以1～2mg/min的速度持续静脉滴注。

(3)艾司洛尔：超短效选择性β_1受体阻滞剂，半衰期8min。主要作用于心肌的β_1肾上腺素受体，但大剂量对气管和血管平滑肌的β_2受体也有阻滞作用。可降低正常人运动及静息时的心率，降血压作用与β肾上腺素受体阻滞程度呈相关性。500μg/kg，1min推完，之后按50～200μg/(kg·min)维持。1min起效，维持10～20min。

(4)硝普钠：属硝基扩张血管药，在血管平滑肌内代谢产生具有强大的舒张血管平滑肌作用的一氧化氮(NO)。NO也可激活鸟苷酸环化酶，形成cCMP从而扩张血管。但可引起反射性心率增快。避光持续静滴，速度为10～25μg/min。半衰期短，停药2～3min降压作用即消失。适合于高血压合并急性心功能不全、主动脉夹层等。由于降压迅速且可引起体内硫氰酸盐蓄积中毒。目前多数学者已不推荐使用。

(5)硝酸甘油：5～10mg加入250～500ml葡萄糖液中静滴，5～100μg/min，2～5min起效，根据血压调整速度。长期应用可产生耐受性。目前已不推荐作为治疗高血压危象的一线药物。

(6)酚妥拉明：非选择性α受体阻滞剂，适用于儿茶酚胺过高的高血压急症，如嗜铬细胞瘤危象。但因其引起反射性心动过速，诱发心绞痛和心肌梗死，故禁用于冠心病患者。

(7)尼卡地平：第二代二氢吡啶类钙拮抗剂。其水溶性比硝苯地平强 100 倍。5～15min 起效，维持4～6h。用量：初始剂量 0.5μg/(kg·min)，逐步增加剂量，至最大推荐剂量 6μg/(kg·min)或达到血压满意控制。

【常见类型高血压危象的处理】

1.脑卒中　脑卒中发生时血压进一步升高，代偿性改善病灶周围灌注，目前没有证据表明较高的血压使颅内出血加重。除非血压非常高，对于急性脑卒中患者抗高血压药物的使用不作常规推荐。血压控制标准各国也不完全一样。欧洲卒中促进会(EUSI)：对于既往有高血压史的患者，建议将血压维持在 180/100～105mmHg，而对既往没有高血压的患者，最好维持在 160～180/90～100mmHg。美国国家卒中协会(NSA)卒中急性期治疗指南指出，缺血性脑卒中急性期的患者只有血压＞220/110mmHg 才考虑使用降压治疗。我国脑血管病防治指南建议：脑梗死患者 BP＞220/120mmHg、溶栓前 BP＞180/105mmHg、脑出血患者 BP＞200/110mmHg 时需要降压治疗，若血压未达到上述水平，可密切观察血压而不必急于降压治疗。根据血压水平的严重程度药物可选用乌拉地尔、尼卡地平、ACEI、拉贝洛等。

2.高血压脑病　主要表现为血压骤然升高引起的急性可逆性脑功能障碍综合征。首选乌拉地尔、尼莫地平、拉贝洛尔、尼卡地平等，也可用速尿降低颅内压，有抽搐时可用安定。高血压脑病平均压在 2～3h 内降低 20%～30%。避免使用有中枢神经系统副作用的药物，如可乐定、甲基多巴和利血平。

3.急性左心室衰竭伴肺水肿　要求迅速降低左室前后负荷、减少心肌缺血，减轻肺部瘀血。药物可选乌拉地尔或硝普钠，也可使用袢利尿剂(速尿)，尤其是伴体液潴留的患者。同时联合使用强心剂。应避免使用具有心肌抑制作用的 β 受体阻滞剂和钙拮抗剂。

4.急性冠脉综合征　高血压合并冠心病的死亡率是血压正常者的 5 倍。血压宜控制在 140/90mmHg 以下。可首选 β 受体阻滞剂、硝酸甘油、长效钙拮抗剂或 ACEI。

5.急性主动脉夹层　血压的快速控制可降低血流对血管壁的切应力，减轻管壁进一步撕裂和夹层的扩大。我国指南该类患者需要将 SBP 尽快降至 100～110mmHg，心率控制在 60～70 次/min。静脉可使用 β 受体阻滞剂(艾司洛尔或者美托洛尔等)、硝普钠，尼卡地平等，拉贝洛尔兼具 α 和 β 受体阻滞作用，更适合用于急性主动脉夹层的降压治疗。

6.急性肾功能不全　对高血压合并肾损害的病人血压应控制在 130/80mmHg，对有肾脏损害和蛋白尿(＞1g/24h)的病人血压应控制到 125/75mmHg。静脉使用非诺多泮，尼卡地平及 β-受体阻滞剂。

7.子痫　硫酸镁是预防抽搐的传统药物，使用时应注意严密观察呼吸、尿量和膝腱反射。也可静脉注射拉贝洛尔、乌拉地尔、尼卡地平，禁用对胎儿发育有影响的利血平、ACEI 及 ARB 等。

8.围术期高血压　这类高血压急诊有一定自限性，静脉使用降压药物但应防止过度降压产生低血压。常用的静脉降压制剂有：硝普钠、艾司洛尔、乌拉地尔、尼卡地平以及拉贝洛尔等。

9.嗜铬细胞瘤　主要表现为血中儿茶酚胺水平的升高。静脉使用酚妥拉明或拉贝洛尔。

【小结】

高血压危象是具有潜在生命威胁的心血管急危重症之一。充分认识和寻找靶器官损害的证据有助于医生尽快地采取有效治疗措施。现有许多口服和静脉降压制剂均可使血压得到安全有效控制。随着新药的不断产生，传统药物如硝普钠、硝苯地平等已逐渐少用。尼卡地平、非诺多泮、艾司洛尔等降压效果肯定、副作用小，已逐渐广泛用于临床。由于缺乏足够的大型临床试验依据，高血压危象的诊断和治疗的循证医学证据尚需进一步积累。

(王　磊)

第四节 老年高血压病的诊断和治疗原则

一、诊断

许多大规模随机临床试验均证实对老年高血压病患者进行降压治疗,可减少脑卒中,冠心病,心力衰竭等心血管事件的发生,即使是单纯收缩期高血压也应治疗,故明确老年高血压病的诊断和临床评估是非常重要的。

1999 年 WHO/ISH 高血压治疗指南和中国高血压防治指南均将高血压定义为未服用抗高血压药物的情况下,收缩压≥140mmHg 和或张舒张压≥90mmHg。若患者既往有高血压病史,目前正服用降压药,血压虽低于 140/90mmHg,亦诊断为高血压。同时还提出要对高血压病人进行全面评估,即对血压水平,危险因素,靶器官损害,与高血压相关的临床情况,危险程度进行评估,这就为制定高血压病的诊疗流程和治疗目标提供了依据。

【病史、体格检查及实验室检查】

对老年高血压病患者进行评估时,首先应详细询问病史,进行全面的体格检查和相关的实验室检查。其目的在于:①确定血压长期升高及其水平;②排除或证实高血压的继发原因;③确定是否存在靶器官损害及其程度;④寻找可能影响预后及其治疗的其他心血管危险因素及临床情况。

(一)全面采集病史尤为重要,应包括:

1.有无高血压、糖尿病、高脂血症、冠心病、脑卒中或肾脏疾病的家族史。

2.高血压的病程,既往血压水平及以前抗高血压治疗的结果与副反应。

3.有无以下疾病的病史或症状:冠心病、心力衰竭、脑血管病、外周血管病、肾脏疾病、糖尿病、痛风、血脂异常、支气管痉挛、性功能低下及其他合并病,以及曾用以治疗这些疾病的药物的情况。

4.有无提示继发性高血压的病因或症状。

5.仔细评估生活方式诸因素:膳食中脂肪、钠盐和酒精的摄入量、吸烟支数、体力活动量以成年后体重变化情况。

6.详细询问是否曾服用可能升高血压的药物如口服避孕药,非甾体抗炎药、甘草,可卡因,安非他明等,还应注意是否有使用促红细胞生成素,类固醇或环孢菌素历史。

7.了解可能影响高血压病史及疗效的个人、心理、社会和环境因素,包括教育水平、家庭状况、工作环境。

(二)体格检查

全面的体格检查应包括下列各项内容:

1.血压的测量 血压具有很大的自发性变异特点,因此,高血压的诊断应该根据多次不同场合下测量的结果。血压的标准测量方法如下:测血压前 30min 内,患者禁止吸烟和饮用咖啡,测血压前患者静坐休息 5min,裸露被测上臂,手掌向上平伸,肘部与心脏同一水平。将袖带缠于上臂,气囊下缘应在肘弯上 2.5cm,一手触摸肱动脉,快速充气直到高于肱动脉搏动消失时的压力 30mmHg 后缓慢放气,观察再次触及脉搏的压力,该压力为收缩压的大致水平。将袖带完全放气后,置听诊器于肱动脉处,迅速充气直到触诊估测的收缩压以上 30mmHg,然后以每分钟 2~4mmHg 的速度缓慢放气。以 korotff 第 1 时相(声音初次出现)为收缩压,以 korotff 第 5 时相(声音最终消失)为舒张压。若声音消失无法确定,取变音时为舒张压,记录血压为 2mmHg 近似值,不能出现奇数,重新测量时间间隔 2min,取平均值,若两次血压差值>5mmHg.应重新测量。第一次就诊时,应测量双臂血压。

测量老年人血压时还应特别注意:

(1)老年人易出现直立性血压下降和低血压,因此须加测立位血压。立位 2min 后,测量血压,血压计应与心脏同一水平(第 4 肋间),测量方法如前所述。

(2)假性高血压:老年人因为肱动脉硬化,难以被水银柱式的袖套血压计的气囊压迫阻断血流,而出现虚假的收缩压增高,此时应高度怀疑是否为“假性高血压”。可用简单 Osler 试验辅助诊断,即将袖套充气,使其压力超过患者收缩压(20mmHg)以上,若此时仍能拟及僵硬的桡动脉及其搏动时,表明 Osler 试验阳性,可能存在“假性高血压”,这时可通过动脉穿刺直接测动脉内压,其值明显小于袖带测压读数时即可得到证实。

2.测量身高、体重,并计算体重指数(BMI)　[BMI=体重(公斤)/身高(米)的平方]。

3.心血管系统　检查,特别注意心脏大小,颈动脉、肾动脉、周围动脉及主动脉病变,心力衰竭表现。

4.肺部检查　有无啰音和支气管痉挛征象。

5.腹部检查　有无血管杂音、肾脏增大和肿块。

6.眼底检查　有无高血压视网膜病,即动脉变窄、动静脉交叉压迹、视网膜出血、渗出及视乳头水肿。

7.神经系统检查　有无脑血管损害昀证据如意识障碍、肢体感觉和运动障碍等。

(三)实验室检查

常规检查:包括尿液分析(尿液的白细胞、蛋白、葡萄糖、尿镜检),全血细胞计数,血生化(钾、肌酐、空腹血糖、总胆固醇)以及十二导联心电图。这些检查应在开始治疗前进行,以明确是否存在靶器官损害和其他危险因素。

选择性检查:根据病史、体格检查和常规检查结果,必要时可进一步选择下列检查:高密度脂蛋白胆固醇、低密度脂蛋白胆固醇、三酰甘油、尿酸、血浆肾素活性、血浆醛固酮、尿儿茶酚胺、胸片等。临床提示有左室肥厚或其他心脏病时,应作超声心动图以更全面评价心脏解剖结构和功能,决定治疗方案。若疑及主动脉、颈动脉、外周动脉病变,应作血管超声检查。若疑及肾脏疾病,应作肾脏 B 超。

要确立老年高血压病的诊断,必须排除继发性高血压。例如:有浮肿、贫血、血尿、蛋白尿、肾功能明显异常时应考虑肾性高血压;阵发性高血压伴头痛、心悸、皮肤苍白及多汗等提示嗜铬细胞瘤。总之,对有继发性高血压临床表现的老年高血压患者,应进行上述相关检查。

【评估血压水平】

1999 年 WHO/ISH 高血压治疗指南和中国高血压防治指南均将 18 岁以上成人的血压水平分为理想血压,正常血压、正常血压高值及高血压,并将高血压按血压水平分为 1 级、2 级、3 级,提出收缩期高血压的概念(表 6-4-1)。

表 6-4-1　高血压水平的定义和分类

类别	收缩压(mmHg)	舒张压(mmHg)
理想血压	<120	<80
正常血压	<130	<85
正常高值	130～139	85～89
Ⅰ级高血压(轻度)	140～159	90～99

续表

类别	收缩压(mmHg)	舒张压(mmHg)
亚组:临界高血压	140～149	90～94
2级高血压(中度)	160～179	100～109
3级高血压(重度)	≥180	≥110
单纯收缩性高血压	≥140	<90
亚组:临界高血压	140～149	<90

表中所采用的术语"1、2、3级"并不是JNGVI使用的"1、2、3期",因为"期"意味着随时间而进展,不一定适用于此处,其他的数值和术语与JNC-VI相同。WHO/ISH老版本所使用的"轻"、"中"、"重"度分别与1、2、3级相对应。已被广泛使用的"临界高血压"在此分类法中成为1级高血压中的一个亚组。必须注意,这些标准仅适用于未服降压药物和无急性疾病者。这一分类是根据两次或更多次血压读数的平均值来确定的。当患者的收缩压与舒张压属于不同级别时,应按两者中较高的级别分类。此外,"轻度高血压"并不意味预后良好,而只是与血压重度升高相比较而言。

【评估危险因素】

高血压病是一种多因素疾病,为多种因素作用于不同环节所致。这些因素称为高危因素,包括年龄、性别、血脂、吸烟、糖尿病、肥胖、遗传、精神心理因素等。它们与高血压病的形成、发展、预后及抗高血压治疗的绝对益处密切相关。因此,临床上在对每一位已确诊的高血压病患者及确定开始治疗之前,都应进行上述危险因素的评估。一般地讲,高血压合并某种心血管危险因素比单纯高血压危险性大;不同危险因素决定不同的心血管总体危险性;危险因素越多,危险性越大。

1.用于危险性分层的危险因素,分为可变和不可变的危险因素:①可变的危险因素为吸烟,总胆固醇>6.5mmol/L(250mg/dl),糖尿病;②不可变的危险因素为性别,男性>55岁,女性>65岁,早发心血管疾病家族史。

对于可变的危险因素,均要积极控制,尤其是要积极治疗糖尿病和高脂血症。

2.影响预后的其他危险因素有:高密度脂蛋白胆固醇降低、低密度脂蛋白胆固醇升高、糖尿病伴微量白蛋白尿、葡萄糖耐量异常、肥胖、久坐不动的生活方式、纤维蛋白原增高。

【评估靶器官损害(TOD)】

高血压的持续存在将引起血管平滑肌细胞增生和心肌细胞肥大等一系列病理生理变化,最终导致机体心、脑、肾等多个脏器形态和功能改变,这也是高血压最主要的致残致死原因。近年来,国内外研究均表明高血压的靶器官损害不仅与血压水平有关,还与高血压类型、病程、高血压的危险因素有关。血压越高,病程越长,合并的心血管危险因素越多,靶器官损害越严重。而且收缩压和舒张压不同类型的升高,靶器官损害程度有所不同。因此,充分认识和评估高血压病人的靶器官损害状况,对于有效地控制高血压具有重要意义。

可通过各种检查手段确定有无下列靶器官受损表现:①心电图、超声心动图或造影证实有左心室肥厚;②蛋白尿和/或轻度血浆肌酐浓度升高(1.2～2.0mg/dl);③超声或X线证实有动脉粥样斑块(颈动脉、髂动脉、股动脉或主动脉);④视网膜动脉狭窄。

【评估相关临床情况(ACC)】

流行病学研究发现高血压与多种疾病,尤其是脑卒中、冠心病、充血性心力衰竭和肾功能损害存在独立关联。高血压加速心血管疾病的发展，并使其病情恶化，死亡率增加，显著影响预后。人群调查研究结果表明：与血压正常者相比，高血压患者脑卒中发生率的相对危险性增加2倍，心血管死亡率约增加3倍，总死亡率增加1倍以上。因此，如果患者存在下列相关的临床情况，表明病情较重，预后较差，应早期治疗，选择合理的治疗方案，以达到最大限度地降低心血管疾病死亡率和病残率，改善生活质量，延长寿命的目的。

与高血压相关的临床情况包括：

1.脑血管疾病：缺血性中风、脑出血、短暂性脑缺血发作(TIA)。

2.心脏疾病：心肌梗死、心绞痛、冠状动脉血管重建术、心力衰竭。

3.肾脏疾病：糖尿病肾病、肾功能衰竭(血浆肌酐浓度>2.0mg/dl)。

4.血管疾病：夹层动脉瘤、有症状的动脉疾病。

5.高度高血压性视网膜病变：出血或渗出、视乳头水肿。

【评估心血管危险因素】

1999年WHO/ISH治疗指南强调，对一个特定患者，降低其升高的血压的决定，不仅要根据其血压水平，还应根据对该患者总的心血管疾病危险性评估。因此，WHO/ISH治疗指南委员会提供一种简便方法，根据血压水平、危险因素、靶器官损害、相关临床情况，对高血压患者进行预后的危险性分层，分为低危、中危、高危、极高危四组。同时根据参加“Framingham”研究的患者(平均初始年龄60岁，范围45～80岁)的平均10年心血管死亡，非致死性脑卒中和非致死性心肌梗死资料，计算各层未来主要心血管事件的绝对危险性。这一分层将决定医师是否采用降压治疗以及确定病人的降压目标，治疗力度，治疗策略和全面治疗方案。

1.*低危组* 该组包括男性年龄<55岁，女性年龄<65岁，高血压1级，无其他危险因素。在随访10年中发生主要心血管事件的危险性<15%。临界高血压患者危险性特别低。

2.*中危组* 该组包括高血压2级或1～2级同时有1～2个危险因素的患者。在随访10年中发生主要心血管事件的危险性大约为15%～20%，而对于1级(轻度)高血压并只有1个额外危险因素的患者，危险性约为15%。该组病人必须判断严格，并且主要由临床医生判断是否需要药物治疗及何时开始药物治疗。

3.*高危组* 该组包括高血压1级或2级，兼有3个或更多危险因素，或兼患糖尿病或靶器官损害的患者。此外，还包括高血压3级但无其他危险因素的患者。该组病人在未来10年中发生主要心血管病事件危险性约为20%～30%。

4.*极高危组* 该组包括高血压3级兼有1个或1个以上危险因素或靶器官损害的患者，或高血压1～3级兼有相关临床情况的患者。在随访10年中发生主要心血管病事件危险性≥30%，应迅速开始最强有力的治疗。

综上所述，对于血压增高的老年人，我们首先应明确是否为高血压病，在确诊后须对患者进行全面的评估，以便于选择最佳治疗方案，从而达到有效控制血压，最大限度地降低心血管病的死亡率和病残率的目的。

二、老年高血压病治疗的基本原则

随着社会的老龄化，高血压患病率随年龄而递增，我国老年高血压病患病率已达38.2%～57%。

老年高血压具有一定的特点：①患者多合并有动脉硬化、外周血管阻力明显增高，而心输出量减少，多属低肾素型高血压；②常伴有心、脑、肾等靶器官的功能衰退，故高血压致靶器官损害包括左室肥厚

(LVH)、异位节律、冠状动脉贮备减少均极常见,预后较差;③常合并糖、脂、尿酸代谢异常以及尿潴留(男性多见)、老年性痴呆等疾患;④老年单纯收缩期高血压(ISH)是老年高血压的一种特殊类型,约占老年高血压的50%,其发病机制、临床表现、治疗、预后等方面均有其独立的特征。ISH具有患病率高、血压波动大、易发生体位性低血压、并发症多而严重,病死率高等特点。

过去,人们对于老年高血压患者是否应进行治疗不明确,对治疗效果的评价不一。近几年来,许多已完成的有关老年高血压治疗的多中心大规模临床研究,包括SHEP及试验表明,有效、合理的控制血压水平,对老年患者可明显降低脑卒中及心血管事件危险性。目前对老年高血压患者进行积极降压治疗的效益是肯定的。

【降压治疗原则】

由于老年人血压不稳定,故在降压治疗中应贯彻整体治疗的原则,采用药物与非药物治疗相结合的方法,循序渐进,平稳降压。若非高血压急症,一般勿需急剧降压。坚持长期规律的降压治疗,提高服药的顺从性,对老年高血压控制,提高生存率,改善生活质量十分重要。

(一)降压目标

治疗高血压的主要目的不仅仅使血压降至正常水平,更主要的是最大限度地保护靶器官和改善患者的生活质量,从而最终降低心血管事件的发生率及死亡率。针对老年高血压的特点,对老年高血压患者降压目标为血压<140/90mmHg。

(二)进行危险分层选择治疗流程

老年高血压患病率高,单纯收缩期高血压(ISH)对靶器官损害更多见。对老年高血压早期辨别,早期治疗十分重要。首先应进行危险因素,靶器官损害及相关疾病的评估,然后确定危险分层(具体参见有关章节)。不同的危险分层选择不同的治疗流程:对于高危或极高危患者一经明确即开始药物治疗;中危患者继续监测血压及其他危险因素3~6月,如收缩压仍≥140mmHg或舒张压≥90mmHg,即开始药物治疗,若收缩压<140mmHg,舒张压<90mmHg,则继续监测随访。低危患者则给予监测血压及其他危险因素6~12月,如收缩压仍≥150mmHg或舒张压≥95mmHg,即开始药物治疗;若收缩压<150mmHg,舒张压<95mmHg,则继续监测随访。

(三)降压基本原则

1.首先采用非药物治疗,TONE试验已证实,限钠、减肥是老年高血压患者可行、有效、安全的非药物治疗方法。同时非药物治疗还可治疗危险因素,提高单药降压疗效,减少降压药物用量,与第一线药物结合可减少不良反应,是防治高血压及有关心血管疾病的有效措施。所以,应当在所有的老年高血压患者中强调改善生活方式。

2.老年高血压治疗首选药物为利尿剂和钙拮抗剂。当首选药物疗效欠佳时,不应盲目单药加量,而应换药或采用小剂量联合用药,用药前后应测量立、卧位血压,以警惕体位性低血压发生。多项研究表明,联合应用2~3种降压药物使老年高血压患者达到满意的降压疗效是必要的。合理的联合用药可以最大限度地降低血压,同时又使不良反应减少至最低程度。目前已公认有效的联合用药组合有:利尿剂+β阻滞剂、利尿剂+ACE抑制剂、钙拮抗剂+β阻滞剂、钙拮抗剂+ACE抑制剂、α阻滞剂+β阻滞剂等。

3.为防止"首剂效应",无论单一或联合用药,降压药物均应从小剂量开始,逐渐加量。一般推荐每日一次用药,既可提高患者服药顺从性,又可使全天24h血压得到平稳的降低。除非高血压急症,应避免血压降低过快,过低而加重心、脑、肾等靶器官缺血。

4.治疗中应考虑某些药物(如:避孕药、糖皮质激素、非甾体消炎药等)对降压疗效的干扰;同时还应注意降压药物对靶器官的保护作用及对糖、脂代谢方面的影响。

【降压疗效判定标准】

疗效标准根据卫生部制定的心血管系统药物临床研究指导原则评定：

1.显效　舒张压下降≥10mmHg 并降至正常或下降≥20mmHg 以上。

2.有效　舒张压下降虽未达到 10mmHg 但降至正常或下降 10～19mmHg。

3.无效　未达到上述水平者。

除以上血压水平的客观标准外，还必须对其靶器官的保护作用，并发症死亡率的影响以及长期服药的安全性等方面做出综合判定，全面评价降压治疗的效益。

（尹佳伊黎）

第七章　心肌疾病

心肌病是一组临床表现多种多样的心肌疾病，具有结构异常和(或)电异常，由各种原因通常是遗传原因造成，常表现为心室异常肥厚或扩张，但也可以正常。近年来由于心脏超声等影像技术的进步，分子生物学、分子遗传学理论和知识的应用，多中心、大规模临床“循证医学”证据的获得，对心肌病的发病、命名、诊断、治疗及预后有了许多新的见解。影像检查提供诊断和分类依据，基因诊断和基因筛选近年已成为心肌病研究的新领域。临床治疗有多种选择，包括药物、介入、外科手术和心脏移植等方法。心肌病已成为可知原因、能够诊断和治疗的常见病。

我国关于心肌病定义和分类的建议和共识将原发性心肌病分类和命名为扩张型心肌病(DCM)、肥厚型心肌病(HCM)、致心律失常性右室心肌病(ARVC)、限制型心肌病(RCM)和未定型心肌病五类。病毒性心肌炎演变为扩张型心肌病属继发性，左室心肌致密化不全纳入未定型心肌病。有心电紊乱和重构尚无明显心脏结构和形态改变，如遗传背景明显的 WPW 综合征，长、短 QT 综合征，Brugada 综合征等离子通道病暂不列入原发性心肌病分类。

第一节　扩张型心肌病

【概述】

扩张型心肌病(DCM)是一类常见的既有遗传又有非遗传原因造成的复合型心肌病，以左室、右室或双心腔扩大和收缩功能障碍等为特征，临床表现为左室收缩功能降低、进行性心力衰竭。室性和室上性心律失常、传导系统异常、血栓栓塞和猝死。

DCM 是心肌疾病的常见类型，是心力衰竭的第 3 位原因。DCM 中 30%～50%有基因突变和家族遗传背景，部分原因不明。不同的基因产生突变和同一基因的不同突变都可以引起 DCM 并伴随不同的临床表型。到目前为止，在 DCM 的家系中采用候选基因筛查和连锁分析策略已定位了 26 个染色体位点与该病相关，并从中成功找出 22 个致病基因。

扩张型心肌病病程长短不等，病死率很高。从症状出现 10 年内病死率为 70%，一般认为症状出现后 5 年存活率为 40%，10 年存活率 22%。病死原因多为心力衰竭和严重心律失常。

【DCM 的诊断】

(一)临床表现

临床将 DCM 分为 3 期。

1.早期　仅仅心脏结构改变，超声心动图显示心脏扩大、收缩功能下降但无心力衰竭症状；超声心动图测量左心室舒张末期内径为 5～6.5cm，射血分数为 40%～50%。

2.中期　超声心动图显示心脏扩大、LVEF 减低并有心力衰竭的症状(气急、乏力、心悸、水肿等)及体征(舒张早期奔马律等),超声心动图测量左心室舒张末期内径为6.5~7.5cm,左室射血分数(LVEF)为20%~40%。

3.晚期 超声心动图显示心脏扩大、LVEF明显降低并有顽固性终末期心力衰竭的临床表现(常有肝大、水肿、腹水;奔马律、肺循环、体循环淤血征等)。

DCM临床表现主要表现为心力衰竭、心律失常、血栓栓塞或猝死。

(二)辅助检查

1.心电图 QRS低电压,ST-T改变,少数病例有病理性Q波;各种心律失常以室性心律失常、房颤、房室传导阻滞及束支传导阻滞多见。

2.胸部X线检查 心影增大,心胸比>0.5,肺淤血征。

3.超声心动图 主要表现为大、薄、弱。大即心脏增大以左心室扩大为主,左心室流出道扩大;薄为室间隔和左心室室壁变薄;弱为室壁运动弥漫性减弱,LVEF降低;附壁血栓多发生于左心室心尖部,多合并有二尖瓣、三尖瓣反流;左心室舒张末期内径(LVEDd)>2.7ml/m^2、舒张末期容积>80ml/m^2。

4.心导管检查 左心导管检测左心室舒张末压和射血分数,心室和冠状动脉造影有助于与冠心病鉴别。

5.心内膜心肌活检 有助于特异性心肌疾病和急性心肌炎鉴别。

(三)诊断与鉴别诊断

1.诊断标准

(1)临床常用LVEDd>5.0cm(女性)和>5.5cm(男性)。

(2)LVEF<45%和(或)左心室缩短速率(FS)<25%。

(3)更为科学的是LVEDd>2.7cm/m^2[体表面积(m^2)=0.0061×身高(cm)+0.0128×体重(kg)−0.1529]。更为保守的评价LVEDd>年龄和体表面积预测值的117%。

临床上主要根据临床表现和超声心动图作出诊断。X线胸片、心脏同位素、心脏计算机断层扫描有助于诊断。

2.鉴别诊断 DCM诊断时需要排除引起心肌损害的其他疾病,如冠心病、心瓣膜病、先天性心脏病、酒精性心肌病、心动过速性心肌病、心包疾病、系统性疾病、肺源性心脏病和神经肌肉性疾病等。

(1)缺血性心肌病表现:类似扩张型心肌病,但患者有明显相关的冠状动脉病变。

(2)瓣膜性心肌病表现:为与异常负荷状态不符的心室功能障碍,超声心动图可明确诊断。

(3)家族遗传性DCM的诊断:符合DCM的诊断标准,家族性发病是依据在一个家系中包括先证者在内有两个或两个以上DCM患者,或在DCM患者的一级亲属中有不明原因的35岁以下猝死者。仔细询问家族史对于DCM的诊断极为重要。

(4)继发性心肌病:继发性心肌病特指心肌病变是由其他疾病、免疫或环境因素等引起心脏扩大的病变,心脏受累的程度和频度变化很大。临床常见的继发性]DCM如下。

1)感染/免疫性DCM:由多种病原体感染,如病毒、细菌、立克次体、真菌、寄生虫等引起心肌炎而转变为DCM。诊断依据:符合DCM的诊断标准;心肌炎病史或心肌活检证实存在炎症浸润、检测到病毒RNA的持续表达、血清免疫标志物抗心肌抗体等。

2)酒精性心肌病:诊断标准:符合DCM的诊断标准;长期过量饮酒(WHO标准:女性>40g/d,男性>80g/d,饮酒5年以上);既往无其他心脏病病史;早期发现戒酒6个月后DCM临床状态得到缓解。饮酒是导致心功能损害的独立原因。建议戒酒6个月后再作临床状态评价。

3)围产期心肌病:诊断标准:符合扩张型心肌病的诊断标准;妊娠最后1个月或产后5个月内发病。

4)心动过速性DCM:符合DCM的诊断标准;慢性心动过速发作时间超过每天总时间的12%~15%以上,包括窦房折返性心动过速、房性心动过速、持续性交界性心动过速、心房扑动、心房颤动和持续性室性心动过速等;心室率多在160次/分以上,少数可能只有110~120次/分,与个体差异有关。

5)代谢性心肌病:包括内分泌性:毒性甲状腺肿、甲状腺功能减弱、肾上腺皮质功能不全、嗜铬细胞瘤、肢端肥大症、糖尿病;家族性累积性或浸润性疾病:如血色病、糖原累积症、Hurler综合征、Refsum综合征、Niemann-PⅠck病、Hand-Schulleγ-ChristⅠan病、Fabry-Anderson病、Morquio-UllrⅠch病;营养物质缺乏,如钾代谢异常、镁缺乏、营养异常(Kwashiorkor病、贫血、脚气病、硒缺乏);淀粉样变,如原发性、继发性、家族性、遗传性的心脏淀粉样变;家族性地中海热、老年淀粉样变性等。

(5)心室肌致密化不全:是一种先天性心室肌发育不全性心肌病。表现为左心室和(或)右心室腔内存在大量粗大突起的肌小梁及深陷隐窝,常伴或不伴有心功能不全、心律失常及血栓栓塞等。超声心动图显示:心室壁异常增厚并呈现两层结构,即薄而致密的心外膜层和厚而致密的心内膜层,后者由粗大突起的肌小梁和小梁间的隐窝构成,且隐窝与左室腔交通而具有连续性。成人非致密化的心内膜层最大厚度/致密化的心外膜层厚度>0.2,幼儿则>1.4(心脏收缩末期胸骨旁短轴);主要受累心室肌为心尖部、心室下壁和侧壁;小梁间的深陷隐窝充满直接来自于左心室腔的血流,但不与冠状动脉循环交通;排除其他先天性或获得性心脏病的存在。

(6)应激性心肌病(Tako-Tsudo):因心尖部呈气球样扩张,基底部收缩增强,形态类似章鱼篓而称为Tako-Tsudo(日本捕章鱼的篓子)。常见于老年女性,由精神、情绪应激诱发,表现一过性左室收缩功能减低,心电图出现ST段抬高,但冠状动脉造影正常,治疗得当,预后良好。

【治疗】

治疗目标:阻止基础病因介导的心肌损害,有效的控制心力衰竭和心律失常,预防猝死和栓塞,提高DCM患者的生活质量和生存率。

(一)病因及诱因治疗

对于不明原因的DCM要积极寻找病因,排除任何引起心肌疾病的可能病因并给予积极的治疗,如控制感染、严格限酒或戒酒、控制体重、低盐饮食、改变不良的生活方式等。

(二)药物治疗

DCM初次诊断时患者的心功能状态各异。

1.早期阶段　应积极进行早期药物干预治疗,包括β受体阻滞剂、ACEI/ARB,可减少心肌损伤和延缓病变发展。在DCM早期针对病因和发病机理的治疗更为重要。

2.中期阶段

(1)液体潴留者应限制盐的摄入和合理使用利尿剂:利尿剂通常从小剂量开始,如呋塞米每天20mg或氢氯噻嗪每天25mg,并逐渐增加剂量直至尿量增加,体重每天减轻0.5~1.0kg。

(2)所有无禁忌证者应积极使用ACEI,不能耐受者使用ARB。ACEI治疗前应注意利尿剂已维持在最合适的剂量,从很小剂量开始,逐渐递增,直至达到目标剂量(表7-1-1),滴定剂量和过程需个体化。

(3)所有病情稳定、LVEF<40%的患者应使用β受体阻滞剂。目前有证据用于心力衰竭的β受体阻滞剂是卡维地洛、美托洛尔和比索洛尔。在ACEI和利尿剂的基础上加用β受体阻滞剂(无液体潴留、体重恒定),需从小剂量开始,患者能耐受则每2~4周将剂量加倍,以达到静息心率≥55次/分为目标剂量或最大耐受量(表7-1-2)。

(4)在有中、重度心力衰竭表现,又无肾功能严重受损的患者可使用螺内酯20mg/d、地高辛0.125mg/d。

(5)对于心律失常导致心源性猝死发生风险的患者,可针对性选择抗心律失常药物治疗,如胺碘酮等。

表 7-1-1 常用 ACEI 的参考剂量

药物	起始剂量	目标剂量
卡托普利	6.25mg,3 次/天	25～50mg,3 次/天
依那普利	2.5mg,1 次/天	10mg,2 次/天
培哚普利	2mg,1 次/天	4mg,1 次/天
雷米普利	1.25～2.5mg,1 次/天	2.5～5mg,2 次/天
苯那普利	2.5mg,1 次/天	5～10mg,2 次/天
福辛普利	10mg,1 次/天	20～40mg,1 次/天
西拉普利	0.5mg,1 次/天	0～2.5mg,1 次/天
赖诺普利	2.5mg,1 次/天	5～20mg,1 次/天

表 7-1-2　常用 β 受体阻滞剂的参考剂量

药物	起始剂量	目标剂量
美托洛尔缓释片	12.5～25mg,1 次/天	200mg,1 次/天
比索洛尔	1.25mg,1 次/天	10mg,1 次/天
卡维地洛	3.125mg,2 次/天	25mg,2 次/天

3.晚期阶段　在上述利尿剂、ACEI 或 ARB、地高辛等药物治疗基础上,可考虑短期应 cAMP 正性肌力药物 3～5d,推荐剂量为多巴酚丁胺 2～5μg/(kg·min),磷酸二酯酶抑剂米力农 50μg/kg 负荷量,继以 0.315～0.750μg/kg;药物不能改善症状者建议考虑心移植等非药物治疗方案。

4.栓塞的预防　对于有心房颤动或深静脉血栓形成等发生栓塞性疾病风险且没有禁忌证的患者口服阿司匹林 75～100mg/d,预防附壁血栓形成。对于已经有附壁血栓形成和发生血栓栓塞的患者必须长期抗凝治疗,口服华法林,调节剂量使国际化标准比值(INR)保持在 2.0～2.5。

5.改善心肌代谢　家族性 DCM 由于存在与代谢相关酶缺陷,改善心肌代谢紊乱可应用能量代谢药。辅酶 Q10 参与氧化磷酸化及能量的生成过程,并有抗氧自由基及膜稳定作用。用法:辅酶 Q10 片 10mg,每天 3 次;曲美他嗪通过抑制游离脂肪酸 β 氧化,促进葡萄糖氧化,利用有限的氧,产生更多 ATP,优化缺血心肌能量代谢作用,有助于心肌功能的改善,曲美他嗪 20mg 口服,每天 3 次。

(三)非药物治疗

1.双腔起搏器同步刺激左、右心室(CRT)　约 1/3LVEF 降低和 NYHA 心功能Ⅲ～Ⅳ级的心力衰竭患者,QRS 增宽>120ms,提示心室收缩不同步。有证据表明,心室收缩不同步导致心力衰竭病死率增加,通过 CRT 可纠正不同步收缩,改善心脏功能和血流动力学而不增加氧耗,并使衰竭心脏产生适应性生化改变,能改善严重心力衰竭患者的症状、提高 6min 步行能力和显著改善生活质量。CRT 适应证:窦性心律、LVEF<35%、心功能 NYHAⅢ～Ⅳ级、QRS 间期>120ms 伴有室内传导阻滞的严重心力衰竭患者是 CRT 的适应证。

2.猝死的预防　室性心律失常和猝死是 DCM 常见症状。预防猝死主要是控制诱发室性心律失常的可逆性因素:①纠正心力衰竭,降低室壁张力;②纠正低钾低镁;③改善神经激素功能紊乱,选用 ACEI/

ARB和β受体阻滞剂；④避免药物因素如洋地黄、利尿剂的毒副作用；⑤胺碘酮(200mg/d)有效控制心律失常，对预防猝死有一定作用。少数DCM患者心率过于缓慢，有必要置入永久性心脏起搏器。少数患者有严重的心律失常，危及生命，药物治疗不能控制，LVEF＜30%，伴轻至中度心力衰竭症状、预期临床状态预后良好的患者建议置入心脏电复律除颤器(ICD)，预防猝死发生。

(四)外科治疗

近年来，药物和非药物治疗的广泛开展，多数DCM患者生活质量和生存率提高，但部分患者尽管采用了最佳的治疗方案仍进展到心力衰竭的晚期，需要考虑特殊治疗策略。

左室辅助装置治疗可提供血流动力学支持，建议：①等待心脏移植；②不适于心脏移植的患者或估计药物治疗1年病死率＞50%的患者，给予永久性或"终生"左室辅助装置治疗。

对于常规内科或介入等方法治疗无效的难治性心力衰竭，心脏移植是目前唯一已确立的外科治疗方法。

1.心脏移植的绝对适应证　①心力衰竭引起的严重血流动力学障碍，包括难治性心源性休克、明确依赖静脉正性肌力药物维持器官灌注、峰耗氧量＜10ml/(kg·min)达到无氧代谢；②所有治疗无效的反复发作的室性心律失常。

2.心脏移植的相对适应证　①峰耗氧量＜11～14ml/kg(或预测值的55%)及大部分日常活动受限；②反复发作症状又不适合其他治疗；③反复体液平衡或肾功能失代偿，而不是由于患者对药物治疗依从性差。

(五)探索中的治疗方法

目前DCM的治疗主要针对心力衰竭和心律失常。现有的抗心力衰竭药物能在一定程度上提高患者的生存率，但至今仍无有效的治疗措施从根本上逆转心肌细胞损害、改善心脏功能。对于DCM病因及发病机制的阐明，有助于探索针对DCM的早期防治。

1.免疫学治疗　DCM患者抗心肌抗体介导心肌细胞损害机制已阐明，临床常规检测抗心肌抗体进行病因诊断，有助于对早期DCM患者进行免疫学治疗。①阻止抗体效应：针对DCM患者抗ANT抗体选用地尔硫䓬、抗B1受体抗体选用β受体阻滞剂，可以阻止抗体介导的心肌损害，防止或逆转心肌病的进程；②免疫吸附抗体：几项研究表明免疫吸附清除抗B1受体抗体使DCM患者LVEF、LVEDd明显改善，临床试验证明自身抗体在DCM发病中有作用；③免疫调节：新近诊断的DCM(出现症状时间在6个月内)患者静脉注射免疫球蛋白，通过调节炎症因子与抗炎因子之间的平衡，产生良好的抗炎症效应和改善患者心功能；④抑制抗心肌抗体的产生：实验研究发现：抗CD4单抗可以抑制CD4＋Th2细胞介导产生抗心肌自身抗体，可望早期阻止DCM的进展。

2.中医药疗法　临床实践发现生脉饮、真武汤等中药可以明显改善DCM患者心功能。黄芪具有抗病毒、调节免疫和正性肌力的功效。

3.细胞移植　骨髓干细胞具有多向分化能力，可产生与亲代表型和基因一致的子代细胞。DCM心力衰竭细胞治疗在美国已初步形成规则，用统一的细胞株培养、扩增后由导管或手术注入心脏，主要用肌原细胞作为研究实践应用，部分进入Ⅱ期临床。

4.基因治疗　随着分子生物学技术的发展和对DCM认识的深入，发现基因缺陷是部分患者发病机制中的重要环节，通过基因治疗DCM也成为目前研究热点。近年实验研究发现补充正常delta-SC基因、肝细胞生长因子基因治疗DCM仓鼠，可改善心功能、延长寿命；转染单核细胞趋化蛋白-1基因治疗可明显减轻自身免疫性心肌炎。基因治疗方法的探索将有助于寻找治疗家族遗传性DCM的方法。

(栾艳霞)

第二节　肥厚型心肌病

【概述】

肥厚型心肌病(HCM)是一种原发于心肌的遗传性疾病,以心肌肥厚、心室腔变小为特征,以左心室血流充盈受阻、舒张期顺应性下降为基本病变的心肌病。

HCM是一种异质性心脏病,从婴儿到高龄所有年龄阶段可有不同的临床表现和病程进展。HCM的自然病程可以很长,呈良性进展,最高年龄＞90岁,75岁以上的达到23%。HCM的主要死亡原因是心源性猝死51%;心力衰竭36%;卒中13%。16%猝死者在中等到极量体育活动时发生。本病为青少年猝死的常见原因之一。目前,已确定HCM是由8个编码肌纤维节和肌丝的基因突变所导致的常染色体显性遗传疾病.在8个基因中,至少确定了1400个突变。

【诊断】

(一)临床表现

1.呼吸困难　90%以上有症状的HCM患者出现劳力性呼吸困难,阵发性呼吸困难、夜间发作性呼吸困难较少见。

2.胸痛　1/3的HCM患者劳力性胸痛,但冠状动脉造影正常,胸痛可持续较长时间或间发,或进食过程引起。HCM患者胸痛与以下因素相关:心肌细胞肥大、排列紊乱、结缔组织增加,供血、供氧不足,舒张储备受限,心肌内血管肌桥压迫冠状动脉,小血管病变。

3.心律失常　HCM患者易发生多种形态室上性心律失常,室性心动过速、心室颤动、心源性猝死,心房颤动、心房扑动等房性心律失常也多见。恶性室性心律失常是安置ICD的适应证之一。

4.晕厥　15%～25%的HCM至少发生过一次晕厥。约20%患者主诉黑矇或瞬间头晕。左室舒张末容量降低、左心腔小、不可逆性梗阻和肥厚,非持续性室性心动过速等因素与晕厥发生相关。

5.猝死　HCM是青少年和运动员猝死的主要原因,占50%。恶性心律失常、室壁过厚、流出道阶差≥6.67kPa(50mmHg)是猝死的主要危险因素。

(二)辅助检查

1.心电图　可表现左心室肥厚,胸导联T波深倒置,多导联出现异常Q波。

2.动态心电图　有助于发现室性心律失常、房颤等。

3.超声心动图　典型表现:室间隔明显肥厚≥1.5cm,室间隔厚度/左室游离壁厚度之比＞1.3;二尖瓣前叶收缩期前移贴近室间隔(SAM征);左心室流出道狭窄;主动脉瓣收缩中期呈部分性关闭。彩色多普勒血流显像可评价左心室流出道压力阶差。

4.心脏磁共振(CMR)　可直接反映心室壁肥厚和心室腔狭窄,对于特殊部位心肌壁肥厚和对称性肥厚更具有诊断价值;对可疑HCM患者,但超声心动图诊断不确定时,可行CMR检查。

5.心内膜心肌活检　心肌细胞畸形肥大,排列紊乱。

诊断HCM应包括临床诊断,基因表型和基因筛选,猝死高危因素评估等方面。

(三)诊断标准

1.主要标准

(1)超声心动图左心室壁和(或)室间隔厚度超过15mm和(或)左室流出道(LVOT)梗阻/合并二尖瓣瓣叶收缩期前向漂移(SAM征)并与室间隔接触,无左室扩张。

(2)组织多普勒、CMR 发现心尖、近心尖室间隔部位肥厚,心肌致密或间质排列紊乱。

2.次要标准

(1)35 岁以内患者,12 导联心电图 I、aVL、V_4～6 导联 ST 下移,深对称性倒置 T 波。

(2)二维超声室间隔和左室壁厚 11～14mm。

(3)基因筛查发现已知基因突变,或新的突变位点,与 HCM 连锁。

3.排除标准

(1)系统疾病、高血压病、风湿性心脏病、先天性心脏病(房间隔、室间隔缺损)及代谢性疾病伴发心肌肥厚。

(2)运动员心肌肥厚是与体育训练相关的生理性重构(即“运动员型心脏”)。HCM 以特征性肌纤维节突变或显著左室壁增厚(>15mm)和(或)左室流出道(LVOT)梗阻和(或)合并二尖瓣瓣叶收缩期前向漂移(SAM 征)并与室间隔接触为特点。而运动员心脏常有左室、右室和左房腔的扩大、室间隔增厚甚至主动脉扩大、舒张功能正常且左室肥厚形式不同。

临床确诊 HCM 标准:符合以下所述任何一项者:1 项主要标准+排除标准;1 项主要标准+次要标准第 3 项,即阳性基因突变;1 项主要标准+排除标准第 2 项;次要标准第 2 项和第 3 项;次要标准第 1 项和第 3 项。

(四)HCM 猝死危险评估

对 HCM 患者心源性猝死(SCD)危险分层,主要包括以下 5 点。

(1)心室颤动、持续性室性心动过速或 SCD 事件,包括对室性快速心律失常进行合理的 ICD 治疗等病史。

(2)SCD 家族史,包括对室性快速心律失常合理的 ICD 治疗。

(3)不能解释的晕厥。

(4)动态心电图(Holter)记录到 3 阵以上心率≥120 次/分的非持续性室性心动过速。

(5)最大左室壁厚度≥30mm。

(五)特殊类型 HCM 诊断

1.心尖 HCM 的诊断　肥厚病变集中在室间隔和左室心尖部,心电图 I,aVL,V_4～6 导联(深度、对称、倒置 T 波)提供重要诊断依据,确定诊断依靠二维超声心动图、多普勒、磁共振等影像检查。

2.梗阻性 HCM(HOCM)　应包括在 HCM 大类中,其特点为左室与主动脉流出道压差>4.0kPa(30mmHg)。该类患者呼吸困难、胸痛明显,是发生晕厥和猝死的 HCM 高危人群。

【治疗】

因 HCM 管理策略绝大部分取决于有或无梗阻所致临床症状,故将其区分为梗阻和非梗阻性至关重要。在临床实践中,常通过心脏超声计算高峰瞬时 LVOT 斜度来评估是否存在梗阻及梗阻程度。

1.无症状 HCM 患者治疗

(1)无症状的 HCM 患者是否用药存在分歧。部分学者主张无症状不用药。因 HCM 病程呈现典型的心室重构进程,为了延缓和逆转重构,部分学者建议服用β受体阻滞剂或非二氢吡啶类钙拮抗剂,小到中等剂量,美托洛尔 25～50mg/d;地尔硫䓬 30～90mg/d;维拉帕米 240～480mg/d,缓释片更好。

对于存在流出道梗阻的 HCM 患者,应用单纯血管扩张剂和大剂量利尿剂均有潜在危害。

(2)推荐低强度的有氧训练作为 HCM 患者健康生活方式的一部分。

(3)无论梗阻的严重程度,不推荐无症状 HCM 成人患者和具有正常耐受力的患儿接受间隔消融术、切除术治疗。

2.症状明显HCM患者治疗

(1)药物治疗:推荐有或无梗阻的HCM成年患者使用β受体阻滞剂治疗心绞痛或呼吸困难等症状。但窦性心动过缓或严重传导阻滞患者慎用;若不能耐受β受体阻滞剂或有禁忌证可考虑维拉帕米,但严重心力衰竭或窦性心动过缓患者慎用;不能耐受或有维拉帕米禁忌证的患者可考虑地尔硫䓬。单用β受体阻滞剂或维拉帕米无反应患者,可考虑丙吡胺联合β受体阻滞剂或维拉帕米。丙吡胺100～150mg每天4次。

ACEI和(或)ARB对有症状、收缩功能正常HCM患者的作用尚不明确,在有LVOT梗阻的患者中慎用

(2)手术治疗

1)室间隔心肌切除术:经全面评估后对药物治疗无效、症状严重的LVOT梗阻患者可行室间隔心肌切除术。适应证:尽管进行了最佳药物治疗,仍存在严重的呼吸困难(NYHAⅢ或Ⅳ级)或胸痛;或有时出现妨碍日常活动和生活质量的其他劳力性症状;静息或随体力激发的动态LVOT梯度≥6.67kPa(50mmHg),伴有室间隔肥厚和收缩期二尖瓣前向运动(SAM征)。

2)经皮穿刺腔内间隔心肌消融术(PTSMA)是通过冠状动脉导管,进入间隔分支,在间隔支内注入无水乙醇1～3ml,造成该血供区间隔心肌坏死。达到减缓和解除流出道压差。

PTSMA适应证:

A.临床症状:患者有明显临床症状,且乏力、心绞痛、劳累性气短、晕厥等进行性加重,充分药物治疗效果不佳或不能耐受药物不良反应;外科间隔心肌切除失败或PTSMA术后复发;不接受外科手术或外科手术高危患者。

B.有创左心室流出道压力阶差:静息LVOT压力阶差≥6.67kPa(50mmHg);激发LVOT压力阶差≥9.33kPa(70mmHg);有晕厥,可除外其他原因者,LVOTG可适当放宽。

C.超声心动图:符合HOCM诊断,梗阻位于室间隔基段,并有与SAM征相关的左心室流出道梗阻,心肌声学造影确定拟消融的间隔支动脉支配肥厚梗阻的心肌;室间隔厚度≥15mm。

D.冠状动脉造影:间隔支动脉适于行PTSMA。

PTSMA禁忌症:非梗阻性肥厚型心肌病;合并需要同时进行心脏外科手术的疾病,如严重二尖瓣病变、冠状动脉多支病变等;室间隔弥漫性增厚;终末期心力衰竭。

PTSMA治疗的主要并发症为即刻发生Ⅲ度房室传导阻滞。另外,由于间隔消融产生的瘢痕可能引起恶性室性心律失常甚至猝死。

3)心脏移植:严重心力衰竭、其他治疗干预无效、EF＜50%、非梗阻性HCM患者,可考虑心脏移植。

(3)起搏治疗药物治疗无效且间隔缩小治疗不是最佳选择的梗阻性、有症状的HCM患者,可考虑永久起搏治疗。起搏治疗后约90%患者症状改善,主要表现在运动时间延长和压力曲线斜度减小。

(4)对合并阵发性、持续性、慢性房颤IICM患者的房颤管理,主要从抗凝、节律控制和室率控制3个方面进行治疗。①抗凝:建议应用维生素K拮抗剂抗凝,如华法林,INR目标值为2～3。直接凝血酶抑制剂(如达比加群酯)是抗凝另一选择,但目前尚无HCM合并心房颤动患者相关证据;②室率控制:可使用大剂量β受体阻滞剂和非二氢吡啶类钙拮抗剂进行室率控制;③节律控制:可采用胺碘酮治疗进行节律控制。若患者症状顽固或不能耐受抗心律失常药物治疗,可采用房颤射频消融术。对于有房颤病史且进行心肌间隔切除术的HCM患者可考虑行迷宫手术和左心耳封堵术。鉴于多数患者房颤药物治疗效果不满意,而能进行外科手术的患者又很少,无疑导管消融成为此类患者治疗的主要手段。

(5)ICD置入适应证:①过去已经证实发生了心脏骤停、室颤或有血流动力学意义的室性心动过速的

HCM 患者;②一个或多个一级亲属的猝死推测是由 HCM 引起的;最大左室壁厚度≥30mm;最近有一次或多次不能解释的晕厥发作;③存在其他 SCD 危险因素、有非持续性室性心动过速的 HCM 患者(尤其年龄<30 岁)者;建议置入 ICD。

(张小丽)

第三节 限制型心肌病

【概述】

限制型心肌病(RCM)以单侧或双侧心室充盈受限和舒张容量下降为特征,但收缩功能和室壁厚度正常或接近正常。可见间质纤维化增加。可为特发性,也可伴有其他疾病,如心肌淀粉样变、心内膜病变伴或不伴有嗜酸性细胞增多症等。

【诊断】

(一)临床表现

分为左心室型、右心室型和混合型,以左心室型常见。在早期可无症状,随着病情进展出现运动耐量降低、乏力、劳力性呼吸困难和胸痛、水肿等。体征可表现出体循环和肺循环淤血的表现。肺部湿性啰音、心脏可闻及舒张期奔马律、颈静脉怒张、吸气时颈静脉压增高(Kussmaul 征)、肝大、腹水、下肢或全身水肿。此外,血压常偏低,脉压小,心房压高导致心房颤动、栓塞,可发生猝死。

(二)辅助检查

1.*心电图检查* ST-T 非特异性改变,病理性 Q 波,束支传导阻滞,心律失常等。

2.*胸部 X 线检查* 心影正常或轻中度增大,可有肺淤血表现,偶见心内膜钙化影。

3.*超声心动图检查* 舒张期快速充盈随之突然终止。可有心房扩大,心室腔大致正常,心室壁增厚,偶见附壁血栓。

4.*心导管检查* 心房压力曲线出现右房压升高和快速的 Y 下陷;左心充盈压高于右心充盈压;心室压力曲线表现为舒张早期下降和中晚期高原波;肺动脉高压。

5.*心内膜心肌活检* 可证实嗜酸性细胞增多症患者的心内膜心肌损害,对心内膜弹力纤维增生症和原发性限制型心肌病的组织学诊断具有重要价值。

(三)诊断及鉴别

RCM 临床诊断较困难,对于出现倦怠、乏力、劳力性呼吸困难、胸痛、腹水、水肿等症状,心室无明显扩大而心房扩大者,应考虑本病。心内膜心肌活检有助于确定限制型心肌病的诊断。需与缩窄性心包炎相鉴别。

【治疗】

RCM 缺乏特异性治疗方法。治疗原则:缓解临床症状,改善心脏舒张功能,纠正心力衰竭,针对原发病治疗。

(一)对症治疗

1.*改善心室舒张功能*

(1)钙离子拮抗剂:可阻滞心肌细胞钙超负荷引起的细胞僵直,改善心室舒张期顺应性,降低舒张压,从而改善心室舒张功能。可用地尔硫䓬 30mg,每天 3 次;氨氯地平 5mg,每天 1 次。

(2)β受体阻滞剂：减慢心率、延长心室充盈时间，减少心肌耗氧量，降低室壁张力，从而有利于改善心室舒张功能。美托洛尔从小剂量开始，酌情逐渐增加剂量。

(3)ACEI可以常规应用，如卡托普利12.5mg，每天2次；培哚普利4mg，每天1次等。

(4)利尿剂：能有效降低心脏前负荷，减轻肺循环和体循环淤血，降低心室充盈压，改善气急和乏力等症状。

2.洋地黄类药物　对于伴有快速心房颤动或心力衰竭者，可从小剂量使用。

3.抗心律失常药物　房颤者可用胺碘酮转复和维持心律。

4.抗凝治疗　给予阿司匹林抗血小板。如心腔内附壁血栓者，应予华法林等抗凝。

（二）特殊治疗

对嗜酸性细胞增多症引起的心内膜心肌病变，皮质激素能有效减少嗜酸细胞，阻止内膜心肌纤维化进展。

（三）手术治疗

对严重的心内膜心肌纤维化可行心内膜剥脱术，切除纤维性心内膜。

（胡　昊）

第四节　遗传性心肌病

遗传性心肌病是累及所有年龄人群的一类心脏疾病，常常在青春期或成年早期发病，有家族性遗传倾向。自1990年和1995年分别发现心肌病和离子通道病的第一个致病基因以来，对疑有遗传性心脏疾病的基因检测经历了从基础研究到临床应用的发展过程。目前，离子通道病/心肌病基因检测临床上在国外主要用于辅助诊断，国内尚未用于临床。WHO及国际心脏病学会联合会工作组对心肌病的定义及分类已经从原发于心肌本身的疾病扩展到任何原因引起的心肌损伤性疾病。本部分重点讨论原发性心肌病。心肌病的五分类法根据形态及血流动力学特征将心肌病主要分为5类：扩张型心肌病(DCM)、肥厚型心肌病(HCM)、限制型心肌病(RCM)、致右心室心律失常型心肌病(ARVC)及不定型的心肌病(如非致密性心肌病及线粒体心肌病)。借助分子遗传学可以对该分类标准进行更细致的分类，可以鉴别出有临床意义的亚型，但是分子识别并没有取代临床分型，因为在相同基因上的不同突变会引起不同的疾病。如影响到B肌球蛋白重链上毗邻氨基酸的突变，既可以引起肥厚型心肌病，也可以引起扩张型心肌病。所有遗传性心肌病遗传背景都不同，每种都有多个致病基因和许多不同的基因突变。心肌病有很大的遗传异质性，变异程度决定了每种疾病的发病机制和最后转归。大约50%的HCM、35%的DCM、30%的ARVC与家族性遗传相关(表7-4-1)。原发性心肌疾病最早的基因缺损证据出现在1990年，发现家族性HCM编码β肌球蛋白重链的基因发生突变，继而发现所有心肌病类型均有基因突变。

表7-4-1　常见的心肌病致病基因

基因	位点	蛋白	所占比例
肥厚型心肌病			
MYBPC3	11p11.2	肌球蛋白结合蛋白C	20%～45%
MYH7	14q11.2-q12	B肌球蛋白重链	15%～20%
TNN72	lq32	2型肌钙蛋白	1%～7%

续表

基因	位点	蛋白	所占比例
TNNI3	19q13.4	3 型肌钙蛋白	1%～7%
致右心室心律失常型心肌病			
PKP2	12p11	桥粒斑珠蛋白 2	25%～40%
DSC2	18q12.1	桥粒芯糖蛋白 2	5%～10%
DSP	6p24	桥粒斑蛋白	2%～12%
DSC2	18q12.1	桥粒胶蛋白 2	2%～7%
扩张型心肌病			
有 25 种相关基因，但各种基因突变在 DCM 中所占比例<5%			
扩张型心肌病＋心脏传导系统缺陷			
SCN5ANa1.5	3p21	心脏钠通道 α 亚单位	5%～10%
LMNA	1q22	核纤层蛋白 A/C	5%～10%
限制型心肌病			
MYH7	14q11.2-q12	B 肌球蛋白重链	～5%
TNNI3	19q13.4	3 型肌钙蛋白	～5%

【病因和发病机制】

(一)家族性扩张型心肌病

DCM 的重要特征是左心室扩张、收缩功能障碍、心肌细胞坏死、心肌纤维化。对患者的无症状亲属分析表明家族性疾病占总病例的 1/3～1/2。对 DCM 患者一级亲属进行临床筛查(病史、体征、ECG、超声心动图)，发现 20%～35%的 DCM 具有家族性发病，若把左心室扩大作为 DCM 的早期指标，高达 48%DCM 存在家族性发病。超过 40 个疾病基因已经得到确认，虽然常染色体隐性遗传和 X 连锁遗传方式也有描述，但最常见的方式是常染色体显性遗传。DCM 有时以其他表型遗传，包括心脏方面(如传导性疾病)和非心脏方面(如感觉神经性听觉异常)。DCM 是由编码多种细胞腔隙和通路组成成分如核被膜、收缩器、力传导器、基因转录和剪切作用装置等的基因突变引起。

DCM 编码收缩蛋白类的基因突变造成心肌功能改变，β 肌球蛋白重链基因突变降低肌节运动功能，细肌丝调节蛋白基因突变减少收缩调节蛋白的钙敏感性及肌钙蛋白对钙的亲和力，这些突变造成负性肌力作用。数个疾病基因编码 Z 盘的构成部分，包括每个肌原纤维节分界线结构，以及将收缩器连接到肌膜和细胞外基质的结构复合体等。这些突变可能引起力传导缺陷。受磷蛋白(一种调节肌浆网 Ca^{2+} ATP 酶的肌细胞膜蛋白)精氨酸 14 的丢失导致钙泵过度抑制，从而减少心脏舒张期钙的再摄取，其他突变(如编码核纤层蛋白 A 和 C 型核被膜蛋白)的致病效应尚未明确。心肌细胞结构和功能的种种改变导致自噬现象的发生，这也是蛋白和细胞器退化的一条途径，最终导致细胞凋亡。

家族性 DCM 的表型分三组，其中两组基于基因遗传，第三组为 Barth 综合征(以前包括在 X 连锁遗传心肌病)，有特有的线粒体受累的表现。

1.常染色体显性遗传　常染色体显性遗传出现在大多数家族性 DCM，可以表现为心力衰竭或传导异常。目前已发现 30 多个与 DCM 有关的基因，主要包括细胞骨架蛋白基因、肌丝蛋白基因、核外膜蛋白基因以及离子通道蛋白基因等。目前已经绘制出心肌病不伴有传导系统疾病的 7 个基因位点：肌动蛋白(15q14)、结蛋白(2q35)、δ-肌膜蛋白聚糖(5q33)、p-肌膜蛋白聚糖(4q12)、心脏肌钙蛋白 T(lq3)、B 肌球蛋白重链(14qll)和 α 原肌球蛋白(15q22)。B 肌球蛋白重链和心脏肌钙蛋白 T 的突变被认为是通过减轻肌原纤维节收缩力而引起 DCM。尤其 β 肌球蛋白重链突变破坏了肌动蛋白和肌球蛋白之间的相互作用或肌球蛋白内的传递运动的铰链区。心脏肌钙蛋白 T 的突变通过减低心肌钙蛋白 T 和 C 之间离子相互作用而导致心肌收缩力的降低。a-原肌球蛋白突变干扰了细肌丝的完整性。其他的突变或者累及肌原纤维节或肌膜的稳定性，或者累及到信号的传导。心肌病伴有传导系统疾病与 5 个已描绘的位点和 1 个经过鉴定后的基因(核纤层蛋白 A/C，位于 lq22 染色体，编码中间丝蛋白核被膜)相关。该突变也导致 Emery-Dreifuss 肌营养不良。

2.X 连锁遗传　X 染色体遗传的致病基因导致心脏肌营养不良蛋白、细胞骨架蛋白严重缺乏或缺失，特征是血清肌酸激酶肌肉亚型含量增加，该基因也是导致 Duchenne 和 Becker 肌肉营养不良的重要原因。肌营养蛋白不良的基因某些部分的突变群影响 N 末端肌动蛋白结合区。

3.线粒体遗传　男性婴儿的线粒体遗传比较常见，遵循 X 染色体基因遗传，但是因为其特征性的线粒体功能异常、中性粒细胞减少、3-甲基戊二酸尿症，将其单独归于一类。基因突变结果造成许多临床病症，包括 DCM、心内膜弹性纤维组织增生症、左心室非致密性心肌病。研究表明，心肌病与线粒体 DNA 突变、能量产生异常有关。至少有 2 个家族的 HCM 发展成严重 DCM，与转运 RNA 赖氨酸缺失相关。

(二)肥厚型心肌病

HCM 是一种常染色体显性遗传疾病，以左心室和(或)右心室及室间隔非对称性肥厚(厚度 13mm)为特征，排除其他可能引起心肌肥厚的心血管疾病和全身疾病。HCM 的标志性病理特征是心肌细胞排列杂乱和纤维化。肥厚型心肌病被称为“肌原纤维节疾病”，家族性 HCM 大部分为常染色体显性遗传，单一责任等位基因突变即可致病，编码肌小节结构蛋白的基因突变与其有关，迄今利用微卫星基因标记全基因组扫描及连锁分析等技术，已将 HCM 的致病基因定位在 9 个不同的染色体上，至少有 15 种 HCM 致病相关基因及 450 种以上致病性基因突变。2/3 的 HCM 患者可以发现这些基因的任何一个致病性突变。其中编码 β 肌球蛋白重链的 MYH7 突变和编码肌球蛋白结合蛋白 C 的 MYBPC3 突变最常见。该病约有 55% 发病呈家族聚集性，称为家族性肥厚型心肌病。

基因突变一般引起合成肌原纤维节蛋白内单个氨基酸的改变，但约一半 MYBPC3 突变是截短式突变，这种突变和一些 MYBPC3 歧义突变一起，可以造成半倍剂量不足，即野生型等位基因的产物不能补偿等位基因突变造成的产物减少。心肌病的体外研究及小鼠模型已经显示，肌丝突变造成收缩性的增加是通过改变肌球蛋白动力学，增加细肌丝钙敏感性，改变 cMYBP-C 介导的调节而形成的，这些紊乱触发心脏肥厚的信号通路促成 HCM 舒张功能障碍。心肌细胞舒张期间肌浆内钙浓度增加，可能加速信号的发出、钙电流的改变，导致心律不齐。

至少有两个机制解释肌节的突变如何改变钙的平衡。首先，肌节的突变影响细肌丝调节蛋白，如原肌球蛋白、肌钙蛋白 T 及 I，以及通过增加肌钙蛋白 C 对钙的亲和性来增加钙的敏感性；肌钙蛋白是肌浆中首要的动态钙缓冲剂，亲和性的增加将提高舒张期钙的水平。其次，肌节的突变增加肌球蛋白 ATP 酶能量需求；因为横桥闭链产生的心肌收缩力消耗约 70%心肌细胞的 ATP，收缩无效将危害心肌细胞的能量学。能量不足会减少其他 ATP 消耗过程，如离子泵(特别是肌浆内网状结构 Ca^{2+} ATP 酶)的活动，从而减少舒张期钙的摄取。有证据显示离体肌原纤维、能量学损伤小鼠模型、包括在心肌肥厚发生之前的突变携带者，都存在张力依赖性 ATP 消耗的增加。限制心肌能量产生的其他疾病，包括线粒体转移 RNA 突变，与 HCM 类似，也可以引起心肌肥厚。

(三)左心室心肌致密化不全

左心室致密化不全有两个可能的遗传途径:男性以 X 染色体遗传方式进行,突变位于 TAZ 基因,该基因编码 tafazzin,如前一节线粒体遗传(Barth 综合征)所描述。另一种遗传方式是肌营养不良相关蛋白基因突变,该基因编码 a-变异短杆菌素,位于 18q12 染色体,已经分析出其结构特征及一氧化碳信号肽功能,其缺失导致基因小鼠心肌病,是左心室功能障碍的原因之一。

(四)致心律失常性右心室发育不良

ARVC 的主要特征是纤维脂肪替代正常心肌,主要以右心室为主.也累及左心室,其病变特点导致易发生右心室心律失常。ARVC 是家族性的,典型为常染色体显性遗传,占大约一半病例。在 ARVC 和两个相关的常染色体隐性遗传疾病 Naxos 病(ARVC 伴有羊毛状发和掌跖角化病)和 Carvajal 综合征(有相似的皮肤表型,但以左心室受累为主),已经发现编码桥粒蛋白的 5 个基因突变(桥粒斑蛋白、桥粒斑珠蛋白、亲斑蛋白 2、桥粒芯糖蛋白 2 和桥粒胶蛋白 2)。主要的致病突变是插入、缺失或无义突变导致编码蛋白的截短。其他两个非桥粒基因也与 ARVC 相关,一个是转化生长因子 p3(TGF-B3),另一个是跨膜蛋白 43(TMEM43)。进一步描绘位点有待于发现 ARVC 额外的疾病基因。

桥粒的作用是调节细胞间的黏合并将膜蛋白固定于心肌细胞胞浆区的中间结蛋白丝,因而桥粒的突变可能危害闰盘细胞与细胞之间的黏合力,细胞表面破坏可能导致细胞分离和死亡。实验数据提示桥粒突变也造成了间隙连接的重构,这可以解释心电图改变和室性心律失常为什么会在心肌细胞丢失和右心室功能障碍之前就已出现。

但是这个机械性缺陷不能解释右心室为主的炎症和纤维脂肪改变。桥粒蛋白也修正 Wnt/β 连环蛋白信号传导,这对心脏心肌生成至关重要。桥粒突变造成斑珠蛋白分离能力减弱,斑珠蛋白核转运增加,抑制心脏祖细胞 Wnt 信号发出。斑珠蛋白的重新分布是 ARVC 的核心特征,可以作为死后尸检组织及心内膜心肌活检标本的诊断验证。ARVC 以右心室受累为主可能依赖右心室的胚胎原、第二心区的心脏祖细胞性质。这些原始的右心室前体细胞易于分化成脂肪细胞(因为 T 细胞因子/淋巴增强子转录介导的减少),表现出其更易受到 Wnt 信号减少的影响。脂肪形成转录因子,如过氧化物酶增殖因子活化的 γ 感受器(驱动 TMEM43 表达)也可能调节细胞内脂质干扰,促成纤维脂肪变。因此,虽然末期 ARVC 治疗主要包括心力衰竭传统治疗,但是遗传方面的认识预示 Wnt/β 连环蛋白心肌信号发出的恢复和脂代谢途径的修饰(如被 PPARG 修饰基因)可能是更加定向的、疾病改善性疗法。

【临床表现】

遗传性心肌病患者有一系列临床表现,从患者家属筛查发现无症状患者,到如恶性室性心律失常造成的突发心脏猝死、心力衰竭等。家族成员中相同的结构蛋白突变为何临床表现广泛而多样,尚有待阐明。典型的临床表现为心力衰竭症状,如气促、端坐呼吸、阵发性夜间呼吸困难、水肿以及心绞痛、晕厥、疲劳、乏力等心排血量减低表现和心脏传导异常。症状依赖于心室功能障碍、瓣膜受累、心律不齐的程度。临床表现、过程及预后依照突变的基因和造成该疾病的突变而有不同。

HCM 需要特别注意,因为即使是平时健康的年轻人,猝死也可能是其最初的临床表现,猝死的风险与基因突变类型和左心室流出道梗阻、肥厚的程度密切相关。对运动员的猝死发病率相关因素的研究显示,不同患者群的发病地区具有不同的结果,这可能是不同的基因表型影响猝死可能性的相对频率不同的结果。心房颤动被认为是疾病进展的病症之一,因其容易引起卒中及心力衰竭恶化而增加治疗的难度。HCM 患者可能进展到心室扩张期,其症状与任何原因造成的 DCM 患者无法区分。

遗传性 DCM 患者症状出现的年龄处于 18～50 岁,男性比女性更常见,黑色人种比白色人种更常见。不进行心脏移植,大约 50%的患者于诊断 5 年内死亡。与获得性心肌病类似,患者死于进展性心力衰竭或室性快速性心律失常造成的猝死。DCM可能与遗传系统疾病，如糖原贮积症、黏多糖贮积症、神经肌肉性疾病和脂肪酸疾病相关。伴有这些疾病任何一种的患者，其与系统疾病相关的症状往往叠加在心肌病的临床表现之上。DCM患者往往表现出传导系统疾病，这些患者死亡年龄通常在20～30岁。心肌病的病程与电生理异常可能不相称，一般开始可能存在轻度心脏传导异常，几年后进展到完全性心脏传导阻滞。

左心室心肌致密化不全患者左心室内膜下形成较深的小梁，患者可能发生心肌肥厚或心室扩张，也可能发生室间隔缺损、肺动脉瓣狭窄、左心室发育不全。

典型的ARVC患者右心室心肌进行性地被纤维脂肪组织替代，表现为明显的右心室起源的心律失常，表现从期前收缩、持续性心室颤动到猝死。

【诊断和鉴别诊断】

具有明确家族史的心肌病患者诊断不难，基因评价应在症状出现后尽快进行。诊断初始应包括相应明确的病史、适当的体格检查、心电图及随后的超声心动图及左右心导管检查。当怀疑感染性或病毒性心肌病时，应进行心肌活检。即使是具有明确家族遗传史，也应该在排除继发性因素如冠状动脉疾病或高血压的基础上诊断遗传性心肌病。所有DCM患者都应该进行完整的神经肌肉方面的评价以排除伴发的肌病，同样任何类型的肌营养不良患者都应该进行心脏方面的评价来评定是否存在伴发的心肌病。

【治疗】

目前不存在家族性心肌病的特异性疗法，基本上是针对心力衰竭治疗。治疗的主要目的是阻止或逆转进行性心功能恶化和预防心脏性猝死。β受体阻滞剂及血管紧张素转换酶抑制剂被作为治疗遗传性DCM的基础，而且应该以最大耐受量用药，对血管紧张素转换酶抑制剂不能耐受的患者可能从血管紧张素受体阻断剂治疗中受益。一般来说，强心剂和利尿剂治疗HCM的注意事项同样适用于任何收缩功能保持而舒张功能有障碍的家族性心肌病，虽然正性肌力药物对急性失代偿心肌病患者非常有效，但是对HCM患者及正常收缩功能或运动功能亢进的患者是禁忌的。同样，利尿剂治疗HCM应该慎重，因为HCM患者是前负荷依赖性，相对血容量不足可能进一步损害舒张功能。对于中到重度心力衰竭，醛固酮拮抗剂可以降低发病率和死亡率。对于严重传导异常患者，特别是左束支传导阻滞，双心室起搏（也叫再同步治疗）可能有利于缓解症状。

植入性心脏除颤器（ICD）是抗心律失常的主要治疗方法。尽管研究了多种抗心律失常药物在心肌病患者中的应用，但是几乎没有研究数据表明这些药物能使患者获益。所有这些药物中，只有胺碘酮显示可以有限减少扩张型心肌病的心脏猝死，双心室起搏治疗明显减低任何病因造成的左心室射血分数＜35%患者的死亡率。诊断性电生理检查因其极低的预测值，对确定是否应该应用双心室起搏，特别是DCM患者，帮助较少。应该鼓励调整生活方式，如有计划的体育运动有益于健康及提高血管内皮功能。外科处置（心脏移植）可以提高生活质量及减少死亡率。高风险的外科手术，如二尖瓣修复术或置换术，尽管术后早期常常有并发症，但仍是可以考虑的处置方式。部分心室切除术、动脉瘤切除术、背阔肌心肌成形术及其他外科手术结果显示混合的或负性结果，这些手术不作为一般推荐。

最后，患者可能转变成难治性心力衰竭，此时需要有创手段，包括左心室辅助装置（作为恢复/移植过度桥梁）及最终的心脏移植，尤其对于遗传性DCM。DCM或HCM患者的特殊性治疗在第十八章和第十九章中分别讨论。强烈鼓励定期筛查家族成员，DCM患者的一级亲属，甚至在最初筛选时没有任何明显异常发现的，都应该在3～5年进行定期筛查。每个新发患者的病史应该包括详细的心脏家族史，至少包括Ⅰ级2级亲属，所有亲属都应进行体格检查、心电图、超声心动图检查。特别应该注意那些有异常但没有达到心肌病诊断标准的亲属（如束支传导阻滞或左心室增大而左心室收缩功能正常）。这些有异常发现的亲属具有较高的发展成心肌病的风险。单独的左心室增大表现可能是关键的提示或处于疾病早期，一旦发现亲属有左心室增大，依据扩张程度应每1～3年进行进一步筛查。由于表型表达的程度及结果的严重程度不同，建议家族成员向专科医师进行基因咨询。

已有一些关于改善心脏能量学的治疗研究，一项哌克昔林治疗非梗阻性肥厚型心肌病和活动受限综合征患者的随机对照临床试验中，在肥厚型心肌病微血管病变造成氧受限的背景下，部分抑制脂肪酸氧化能改善心脏ATP水平和舒张功能、减少缺血症状、增加运动能力。由非心肌细胞（如成纤维细胞）介导激活的转化生长因子B信号肽造成的进展性间质性心肌纤维化，是肥厚型心肌病的一个特征。在小鼠心肌病模型中预先使用血管紧张素Ⅱ受体拮抗剂（AT1型）可以阻止心肌纤维化。

尽管有关心力衰竭的发病机制方面的知识有显著进展，但是没有药物能“治愈”心肌病相关的病理改变。当药物治疗使症状明显减轻及接近正常的心室收缩功能时，在任何情况下都不能终止治疗，已有研究显示中断治疗导致左心室功能恶化，甚至劣于治疗前的情况。

（胡　昊）

第五节　心脏移植和机械循环辅助装置

一、心脏移植

1961年Shumway和10wer，在一只狗身上进行原位心脏移植，移植后的心脏成功工作了数天，论文发表后引起世界轰动，开创了世界上心脏移植的先河。1967年12月，南非开普敦Barnar医师成功进行了人类第1例原位心脏移植，移植后患者因肺部感染仅存活了18天。由于移植后器官的排斥以及供体、受体选择标准等一系列问题没有解决，1967—1980年心脏移植工作几乎停滞不前。1981年，斯坦福大学的研究者将环孢素（Cyc10sporin）应用于临床，开始了免疫抑制治疗，并于1984年开始广泛应用于心脏移植，从此心脏移植进入了飞速发展的阶段。到2001年底全球心脏移植总例数已超过5万，存活率：1年存活率79%，3年存活率70%，5年存活率63%，10年存活率48%。亚洲首例临床心脏移植于1968年由日本和田寿郎完成，此后很长一段时间停滞不前，直到1987年心脏移植数量才有所增加。中国心脏移植起步较晚，第1例人体心脏移植手术是在1978年由上海瑞金医院张世泽等完成的，患者存活了109天，开创了我国心脏移植的先河，近年来我国心脏移植无论从数量上和质量上都有长足的发展。

（一）适应证

心脏移植的适应证为标准药物或外科治疗无效的终末期心脏病患者。

1.冠心病　心力衰竭型冠心病，约占心脏移植的40%，国内实施例数很少。本病多因严重的多支冠状动脉病变或大面积心肌梗死引起。临床上以顽固的充血性心力衰竭和心律失常为主要特征，可同时出现心绞痛。此类患者已无法施行血运重建术或者伴有致命性恶性室性心律失常，尽管采取了药物治疗及常规心导管或外科手术治疗，病情仍未缓解；或虽然无心力衰竭症状，但猝死的风险较高，此类患者应为心脏移植的适合人群。

2.心肌病　原因不明的心肌病，包括扩张型心肌病、慢性克山病及限制型心肌病等。前两者在临床上多出现进行性加重的心力衰竭、心脏扩大及恶性室性心律失常，扩张型心肌病约占心脏移植的50%。影响扩张型心肌病预后不良的主要表现如下：①顽固性充血性心力衰竭，采用各种治疗措施不能缓解；②左心室舒张末期直径＞70mm，室壁运动减弱；③EF＜20%；④运动峰氧耗量＜14ml/（kg・min）；⑤复杂室性心律失常、束支传导阻滞或房室传导阻滞、快速性室性心律失常、窦性停搏或者心房颤动等；⑥心内膜活检发现广泛心肌病变，如广泛心肌纤维化、心肌细胞变性与坏死等。存在上述表现者，应尽早选择合适的供体进行心脏移植。

3.先天性心脏病　如先天性左心室发育不良综合征、严重的三尖瓣下移畸形、复杂的单心室伴有主动脉瓣下狭窄等，可在婴儿期或者儿童期施行心脏移植，其预后优于矫正术。

4.心肌炎　占心脏移植患者的极少部分。各种病因的心肌炎在晚期可以发展为严重的充血性心力衰竭和心律失常，但在心肌炎的急性期不能施行心脏移植。

5.心脏瓣膜病　仅占心脏移植的极少部分。心脏瓣膜病在晚期出现严重的充血性心力衰竭时，因为多种原因不能进行换瓣术，可以考虑心脏移植。但是由于心脏瓣膜病在晚期多出现肺动脉高压，心脏移植后易于发生急性右心衰竭，导致患者死亡。此时心肺联合移植或者单肺移植与换瓣膜手术更佳。

6.特殊类型的心肌病　特殊类型心肌病，如肌营养不良性心肌病、药物中毒性心肌病、放射性心肌病等。此类患者进行心脏移植的病例极少，预后有待于进一步观察。

7.心脏移植术　后再移植部分患者可以考虑再次心脏移植，但再次心脏移植死亡率比较高，适合人群如严重的急性或超急性排斥反应使移植的心脏严重受损、心脏移植后再发原先患有的严重心脏病（如巨细胞性心肌炎）、术后发生急性右心衰竭、严重低心排综合征、长期存活的心脏移植者发生严重冠状动脉增殖性病变、不能施行血运重建者。

8.其他　如南美洲锥虫病，心脏移植后是否再次发生南美洲锥虫病尚待进一步观察。

需要注意的是患者如合并重度肺动脉高压（肺动脉收缩压＞70mmHg）及肺动脉阻力大于 8W00d 单位时，则应考虑心肺联合移植。对终末期心脏病，为避免其他器官（肾、肝、肺等）发生不可逆的严重损害，应当及早行心脏移植。

（二）禁忌证

酗酒或药瘾者；不能配合，未控制的严重精神疾病；肿瘤治疗缓解但随访小于 5 年；累及多个脏器的系统性疾病；活动性感染；严重肾功能不全（CCr＜50ml/min）；不可逆的肺动脉高压（6～8W00d 单位和平均跨肺压＞15mmHg）；近期血栓栓塞；未治愈的消化性溃疡；明显肝损害和其他影响预后的严重伴发疾病。

（三）供体

供体主要来自由于颅内病变或外伤已经脑死亡但心脏功能持续存在并能够临时支持其他脏器功能者。其心脏常需结合死亡原因、是否需要心肺复苏、是否应用正性肌力药物支持等方面进行评估，并行心电图、超声心动图检查以确定心室及心脏瓣膜的功能。男性＞45 岁，女性＞55 岁，以及合并其他冠心病危险因素者，常需冠状动脉造影评估冠状动脉。此外，供体需进行全面的血清学检查，排除血液传播性疾病；并详细了解供体的既往史、用药史以及社会关系。

（四）供体-受体的匹配

应建立全国性的移植共享网络，等待移植患者的身高、体重、血型、伴随疾病等信息均详细录入，一旦有合适的供体，可充分利用其可用的器官，如心、肺、肝、肾、胰腺、小肠、角膜等为等待移植的患者造福。

（五）移植器官的留取

分离主动脉和上下腔静脉后，升主动脉插入心脏停搏套管，其他小组早期分离完成后，供体全身肝素化。结扎上腔静脉，切断左心耳，将下腔静脉部分横断以减低心脏压力，防止心室扩张。随后钳夹主动脉，用冰盐水灌洗心脏，同时注入心脏停搏液。其他器官也灌注相应的保存液并用冰盐水灌洗。

完成心脏停搏液的灌注后离断上下腔静脉，如仅需心脏移植，则在心包外分离肺动脉、肺静脉、主动脉；如需移植肺脏，则在心房中部水平分离左心房，使左心房、肺静脉留有充分的边距以分别进行心脏和肺脏移植。肺动脉干在其分叉处分离，使肺动脉留有足够的长度进行肺移植。如进行心肺联合移植，需通过分离腔静脉、主动脉、气管及连于纵隔的部分，便于整个切下心脏、肺脏。切下的器官应储存在无菌冰盐水中，装入冰箱迅速转运至移植中心。

（六）移植过程

标准的心脏移植术式自 Shumway 和 Lower 后变化不大。即使存在差异，也没有优劣之分。

手术操作自标准的胸骨正中切开开始，通过主动脉和上下腔静脉插管形成体外循环，供体心脏运达时，体外循环温度调至中度低温状态(32C)，闭紧腔静脉插管，在主动脉瓣上方离断主动脉使其分离，在肺动脉瓣上方切断肺动脉，在心房中部水平分离心房切除心耳，保留心房后部边沿，包括左侧的肺静脉和右侧的腔静脉。供体心脏自主动脉和左心房根部离断肺动脉，肺静脉口留有边距以与左心房吻合。切除多余的左心房组织，检查是否存在卵圆孔未闭，确认卵圆孔闭合后用连续缝合方式缝合左心房。缝合线起于供体的左心耳基部，刚好在受体左上肺静脉上方，沿顺时针方向连续缝合至房间隔。缝线另一端在左心房顶部上端，逆时针方向顺房间隔缝合，与之前的缝线打结。一条静脉通路与输液器相连，通过左心耳植入左心房，持续注入冰盐水，以维持心肌低温状态并排空左心的气体。从下腔静脉开口至右心耳切开供体的右心房，之后与受体的右心房缝合，缝合从房间隔的中部开始，顺时针方向越过下腔静脉插管，缝线的另一端沿逆时针方向缝合直至完全闭合后将缝线打结。之后将供体、受体的肺动脉干切取合适的长度，仔细探查受体的肺动脉，用吸引管吸取看不到的肺动脉栓子。然后将肺动脉干以首尾连接吻合方式连续缝合，直到松开阻断使右心排气后再将缝线打结。系统复温后修剪供体和受体的主动脉，以连续缝合方式吻合。心脏排空气体，系牢缝线，结束供体心脏的缺血。在复温和再灌注时，排空右心的气体，撤除腔静脉插管，剪断肺动脉缝合。修补左心耳，缝合供体的上腔动脉。正常的窦性心律通常可随着复温和再灌注同时恢复。如果未能复律，可植入心房和心室起搏电极，临时房室顺序起搏，初始起搏频率为 100 次/分。给予正性肌力支持，包括多巴酚丁胺或多巴胺 5～10μg/(kg・min)。如心率少于 100 次/分，应用异丙肾上腺素增加心率至约 120 次/分代替临时起搏。必要时可考虑其他正性肌力药物支持或血管收缩药物以及抗心律失常药物(胺碘酮)。脱离体外循环后以鱼精蛋白拮抗肝素，松开插管。充分止血后放置胸腔引流，关闭胸腔。

（七）术后管理

心脏移植术后初期治疗与一般开胸手术患者一致，特别是在出入量、电解质、气道护理、脱机和止痛方面。主要的区别在于隔离和免疫抑制以避免增加感染和排斥。密切监测移植的免疫抑制和排斥，三联免疫抑制药物、IL-2 抑制剂剂量的监测和调整依靠每日血浆浓度，如出现白细胞减少或全血细胞减少，则减少嘌呤合成抑制物的常规剂量，如无排斥反应，逐渐减少类固醇用量。可使用心内膜心肌活检，以超声心电图、右心导管或两者兼有作为补充以诊断排斥反应，监测疗效。出现严重排斥或血流动力学危象，则弹丸式注射类固醇(静注甲泼尼龙 1g/d，共 3 天)。如果无效或排斥复发，则应用其他方案。监测心律失常、免疫抑制的不良反应，以及感染的症状和体征。常规心电图经常显示两个 P 波：一个来自受体的右心房，一个来自供体的右心房，易于误诊为心房颤动或房性期前收缩。确定其中一个 P 波(来源于供体)与 QRS 综合波同步发生可诊断为正常心电图。常规床旁胸片可发现新的浸润灶，提示早于临床出现的肺炎或早期的恶性病变，免疫抑制剂可增加感染的风险，加速恶性病变的生长，应对浸润灶作出迅速判断，早期发现和治疗可提高患者的生存率。长期应用 IL-2 常见的副作用是慢性肾功能不全，调整剂量可改善。另外，IL-2 和类固醇可导致慢性高血压，可通过多种药物来控制；两者合用还可导致高脂血症，所有移植患者都应常规接受他汀类药物治疗。IL-2 抑制剂和类固醇均可导致糖尿病，通常需胰岛素治疗。

（八）移植患者预后

1983 年以来，国际心肺移植协会收集和分析了来自美国 200 个中心，超过 61000 例心脏移植患者的数据，1 年、5 年和 10 年的生存率分别为 90%、70%和 50%，存活的患者，最小为 1 岁，最大为 78 岁。接受移植的患者中 90%无功能受限，许多人重返全职工作。

POLKARD-HF 注册研究显示，波兰心脏移植术后 1 年的死亡风险为 20%，3 年的死亡风险为 22%.与欧洲其他国家的结果类似。美国每年完成心脏移植手术 2400 例，术后平均存活期达 10～13 年，明显优于内科治疗。西班牙 1984～2%年的注册研究显示，1 年、5 年、10 年、15 年的生存率分别为 78%、67%、54%、40%。

移植患者最主要的死因早期是急性移植失败(16.5%)、继发感染(15.9%)、急性排斥(7.8%)；中晚期是移植血管病变和猝死(13.7%)、肿瘤(11.9%)。

（九）心脏移植的局限性

费用昂贵、供体紧缺、等待期不确定、等待供体过程中死亡率高、适应证严格、移植后需长期免疫抑制治疗等均是心脏移植的局限之处。

二、循环辅助装置

（一）主要适应证

循环辅助装置(CSD)的主要适应证包括：

1.功能恢复前血流动力学的辅助支持治疗。

2.心脏移植前的过渡治疗。

3.无法接受心脏移植者的终点治疗。

（二）主要类型

1.主动脉内球囊反搏泵(ICBP)。

2.体外膜肺氧合(ECMO)。

3.单心室和双心室心室辅助装置(VAD)。

4.全人工心脏(TAH)。

按照使用时间可分为短期 CSD 和长期 CSD；按照安置部位可分为体外支持的 CSD 和体内支持的 CSD。

（三）短期 CSD

适应证为心脏手术后心源性休克、急性心肌梗死合并心源性休克、急性重症心肌炎、介入心脏手术并发症导致的心脏骤停。

1.IABP 通过穿刺股动脉植入一根顶端带气囊的导管，导管定位于降主动脉、左锁骨下动脉远端，舒张期通过反搏泵充气、收缩期排气，起到辅助循环的作用。

(1)机制：舒张期充气，主动脉舒张压升高，增加冠状动脉血流量；收缩期排气，主动脉压下降，心脏后负荷降低，可减少心肌做功及氧耗量，从而改善心肌收缩力，增加心排血量。

(2)适应证：高危心脏手术围术期预防性应用、心脏外科手术脱离体外循环困难、心脏手术后心排血量低、急性心肌梗死合并心源性休克、室间隔穿孔、乳头肌功能障碍导致二尖瓣反流、缺血性心肌病合并顽固性心绞痛等。

(3)临床研究：Ranucc 等回顾了 7270 例心力衰竭患者，其中 1051 例患者早期植入 ICBP，结果围术期死亡率明显低于晚期植入者，提示药物治疗无效的心力衰竭患者应早期植入 ICBP。

(4)并发症：下肢缺血、动脉栓塞、局部穿刺损伤、肾功能异常、气囊破裂、感染等。

2.ECMO 手术室外的体外循环技术，多在 ICU 完成。

(1)机制：改良的人工心肺机，最核心的部分是膜肺和血泵，将体内的静脉血引出体外，经过特殊材质的人工心肺旁路氧合后注入患者动脉(VA 通路)或静脉(VV 通路)系统，起到部分心、肺替代作用，维持人体脏器组织氧合血供。

(2)适应证：各种原因导致的心跳、呼吸骤停，急性严重的心功能衰竭，急性严重的呼吸衰竭，各种严重威胁呼吸、循环功能的疾病，酸碱电解质重度失衡、重症哮喘、溺水、冻伤、外伤、感染等。

(3)并发症：出血、脑损伤、血栓、栓塞、感染等。

3.经皮 VAD　美国 FDA 批准的有 Impella 和 TandemHeart。

(1)机制：与 ICBP 相似，但可完全为心室去负荷。

(2)适应证：心源性休克、急性左心衰竭抢救、高危 PCI 的辅助治疗。

(3)禁忌症：溶血、血栓栓塞、导管所致的室性心律失常、出血、感染、导管移位以及房间隔穿刺的并发症。

(4)其他：Impella 是一种微型经皮 VAD，操作简单，此装置装于 9F 的猪尾导管，经 12F 股动脉鞘逆行通过主动脉瓣口进入左心室，轴流泵最大可将血液以 2.5L/min 的流速从左心室泵到升主动脉。

TandemHealt 通过建立左心房、股动脉旁路系统提供循环支持，流入鞘管经股静脉.房间隔途径植入左心房，抽取氧合血液，通过体外离心泵再经流出鞘管将血液输送至一侧或两侧股动脉，提供的流速最高达 4Umin。

4.离心泵体外装置，如 BioMeDICus。

(1)离心泵属于非搏动泵，使用螺旋腔经过螺旋锥或涡轮机制产生血流。流入管的位置是股静脉、右心房或心室，泵的流出管置于股动脉、腋动脉或主动脉。

(2)常用于体表面积<1.5m^2 患者的双心室辅助，一般与 ECMO 联合使用。仅限于短期使用。

5.搏动泵

(1)体外非同步泵，模拟自然心脏状态，产生搏动性血流。通常用于右心室、左心室或双心室辅助。搏动泵有气动泵和电动泵两种类型。气动泵通过气体驱动腔的气体充放来推动血流，如 BVS5000；电动泵通过电驱动腔的低速电机和机械传动装置间断挤压隔膜来推动血流，如 HeartMate。

(2)搏动泵一般分为上下两腔，上腔由来自心房的血液连续充盈，下腔有两个三叶聚酯瓣膜，每次搏出量约 80ml。

(3)临床研究：早期的小样本研究显示，搏动泵和非搏动泵在作为心脏移植前的过渡支持效果，围术期死亡率和出院率两者之间无显著差异。近期 Starling 等研究和 ADVANCE 研究表明，持续血流的 VAD 比搏动式血流的 VAD 在住院死亡率、生存率、不良反应发生率和功效改善等方面有优势。

6.轴流泵　属于非搏动泵，作用类似于离心泵。Jarvik2000 是一种微型轴流泵，一般于体外循环下进行，经胸骨入路，入口位于心尖部，出口进入胸降主动脉，通过人工血管吻合于降主动脉，产生连续性血流，流速 5～6Umin，需长期抗凝。

(1)机制：通过叶轮使血流发生轴向向上的偏转，产生能量驱动血流加速。

(2)优点：噪声很小、体积小、机械构造简单、耗能少，体积较小，适合低体表面积患者；囊袋小，潜在的感染风险也较小。

(3)并发症：泵内血栓、出血、栓塞、心力衰竭加重以及后期的感染、血栓栓塞、溶血及泵失功等。

（四）长期 CSD

长期植入的 CSD 主要有 Novacor、Heartmate、Thoratec、CardioWestTAH。

1.Novacor

(1)机制：泵接受来自心尖部管道的左心室血液，通过流出管道泵血至升主动脉。电磁转换器将电能转换为机械能驱动两推板挤压泵囊袋，将血液排入主动脉。控制方式可与自身心室收缩同步。最大搏出量可达 70ml，流量可达 10Umin。

(2)血泵植入于左上腹肌层，电源和体外控制器的连线从右腹壁引出。

(3)优缺点：Novacor 的优点是患者可自由活动，缺点是血栓率可高达 10%，需要应用肝素或华法林抗凝。

2.Heartmate

(1)可植入装置，适合体表面积＞$1.5m^2$ 的患者，只能用于左心室支持。分为气动和电动两种机型。管道的放置与 Novacor 类似，可产生 83ml 的搏出量，流量可达 9L/min。Heaγ-mate 使用表面覆盖聚氨酯隔膜的推动叶片来推动血流，装置的外壳为经特殊处理的钛合金，能使血细胞快速黏附形成假内膜，内表面不易形成血栓，理论上不需要抗凝治疗，血栓发生率低。患者能自由走动，可以院外进行，除游泳以外患者可进行几乎所有的活动。

(2)HearMate-Ⅱ为持续血流的左心室 VAD，Starling 等比较了 HeartMate-Ⅱ与其他模式的左心室 VAD(其中 28%为搏动式血流 VAD)，在心脏设备重置率明显低于对照组(P＝0.0005)；HeartMate-Ⅱ组患者 6 个月达到心脏移植、心功能恢复和继续左心室 VAD 为 90%，对照组为 80%(P＝0.018)；12 个月的 Kaplan-Meier 生存率在 HeartMate-Ⅱ组为 85%，对照组为 70%(P＜0.001)；两组生活质量与基线相比，在 3 个月时均明显改善并持续至 12 个月。

3.Thoratec 非植入辅助装置，可用于左心室、右心室和双心室支持。系统位于体外，可用于体表面积＜$1.5m^2$ 的患者。缺点是需要抗凝治疗、活动受限、产生的流量较低。

4.CardioWestTAH 移除了自身心脏后植入的、用来完全支持循环的全人工心脏，主要用于心脏移植前的过渡支持。要求患者体表面积＞$1.7m^2$，胸部的前后距离＞10cm，需要全身

（蒋　飞）

第六节　应激性心肌病

应激性心肌病(SCM)，又称为 Tako-Tsubo 心肌病或 Tako-Tsubo 综合征，1991 年由日本学者首次报道，该病发病时表现为心脏收缩期心尖部膨隆、心底部狭小的左心室造影影像，心尖部呈球形改变，也称为心尖球形综合征、暂时性左心室心尖球形综合征(LVABS)；2006 年 AHA 关于心肌病的科学声明中，将其归为一种独立的心肌病，命名为应激性心肌病。该病的特点为：常见于绝经后女性，发作前常有精神或躯体应激，表现为突发胸痛，短暂的左心室功能障碍，酷似急性心肌梗死(AMI)的心电图改变，心肌酶轻度升高，而冠状动脉造影无阻塞性冠状动脉病变。本病呈全球性分布，人群患病率低，约占 AMI 的 0.07%～5%。

【发病机制】

发病机制尚不明确。冠状动脉结构异常、儿茶酚胺介导的心肌顿抑、冠状动脉痉挛、微循环障碍、血栓自发溶解导致的 ST 段抬高型心肌梗死半途终止、心肌炎或病毒感染、遗传、雌激素减少均是目前探讨的可

能发病机制。

【临床表现】

(一)一般资料

目前本病缺乏大规模系统研究,真实的发病率不甚明了,多数报道该病常见于绝经后妇女,占疑似AMI的0.07%～5%。

(二)诱发因素

该病均有强烈的心理或躯体应激作为诱发因素。心理应激指某种突发的严重情绪激动,如亲属死亡、亲人灾难性医学诊断、与人激烈争吵、被公司解雇、严重经济损失、惊恐状态、驾车迷路、赌场失意、遇到抢劫等。躯体应激指各种严重内外科疾病,如脑血管意外、支气管哮喘、癫痫发作、急腹症、严重外伤等,在用氯胺酮和肾上腺素治疗期间,右心室流出道室性期前收缩行射频消融术期间,多巴酚丁胺/阿托品超声心动图负荷试验期间亦可发病。

(三)症状

SCM是一种发病酷似AMI的心肌病,其临床症状与AMI无明确差异。

1.胸痛常位于左侧心前区或胸骨后,可呈压榨样、烧灼样、腌渍样,持续20分钟以上,可有肩背部或咽喉部、左上臂及上腹部放射痛,常有情绪激动、手术打击等心理或躯体应激诱因。

2.往往急性起病,病程可持续3～10天,重者可以引起心力衰竭、恶性心律失常,轻者可很快恢复。部分患者可于院外疑诊AMI而给予抗血小板聚集等过程。

3.患者可伴有恶心、呕吐、腹痛等胃肠道症状。

4.亦有发热、乏力等全身症状。

5.多无咳嗽、咳痰,伴心功能明显受损者可有胸闷、呼吸困难等症状。

该病起病突然,多数患者有胸痛、胸闷,胸痛多为持续性,压迫样,与心肌梗死难以鉴别;部分患者可有呼吸困难、晕厥、心室颤动、心跳骤停、心源性休克、心力衰竭、肺水肿等。

(四)体征

轻者体检往往无明显体征。重者查体可见心率增快、血压降低、心音低钝。由于本病可引起心功能不全,患者可能发生急性肺水肿,此时双肺可闻及满布肺野的湿性啰音等。需要提醒的是,本病发病率低,当患者出现胸痛等类似AMI表现时应首先考虑引起胸痛的其他疾病,仔细查体及进行相关检查以排除引起胸痛的其他疾病。

【实验室检查】

1.心电图　常见类似AMI的心电图动态演变过程。入院时最常见的心电图表现是ST段抬高和T波倒置,但心电图也可以正常。报道显示,ST段抬高者占50.0%～81.6%,通常出现于胸前导联(83.9%),尤其是V_3～V_6导联,前侧壁导联ST段抬高占34%,前壁导联占36%。ST段一般呈轻度抬高,部分可呈现横跨胸前导联至肢体导联的ST段明显抬高。T波异常占64.3%,Q波占31.8%,常伴QT间期延长。2～3天后明显的特征性变化包括抬高的ST段回落,随后出现累及多数导联的广泛性T波明显倒置。

2.心肌损伤标志物　与AMI相比,肌钙蛋白、肌酸激酶(CK)、肌酸激酶同工酶(CK-MB)轻度到中度升高。肌钙蛋白阳性者占85.0%～86.2%,CK-MB升高者占73.9%。CK-MB峰值常低于AMI患者。

3.心脏影像学　大部分患者CAG正常,或无明显的狭窄,少部分患者有冠心病的危险因素,如高血压、糖尿病、吸烟等,冠状动脉也可出现病变,但该病变往往不能解释明显的胸痛发作。关键的检查为左心室造影,可见左心室中部及心尖部节段运动减弱或消失,基底部收缩功能仍保留或增强,导致心尖球形样变,左心室收缩期的形状很像日本渔民捕获章鱼用的章鱼罐,故而最初被命名为"Takotsubo心肌病"。MRI、

UCG 亦可见中段节段性室壁运动障碍，心尖部运动减弱、不运动，心室中部及心底代偿性运动增强，心尖部收缩期呈球形改变，左心室基底部代偿性收缩加强，左心室射血分数显著降低。短期内 UCG 或 MRI 随访可观察到 SCM 患者严重受损的左心室功能可迅速恢复。

4.其他检查

(1)B 型钠尿肽(BNP)：有报道显示 SCM 患者血浆 BNP 水平均高于正常，而且 BNP 水平与左心室射血分数(LVEF)呈负相关。

(2)儿茶酚胺：目前多数学者认为在应激状态下，机体突然大量分泌儿茶酚胺，使循环内儿茶酚胺水平急剧升高，造成心肌急性损伤是 SCM 形成的关键机制。SCM 患者在住院的第 1～2 天内，其血浆儿茶酚胺水平是心功能 KillipⅢ级 AMI 患者的 2～3 倍，是正常人的 7～34 倍，在住院第 7～9 天，患者血浆多数儿茶酚胺、神经代谢产物和神经肽恢复至峰值的 1/3～1/2，但仍高于 AMI 患者相应的血浆浓度。

(3)雌激素：有作者认为血清中足够的雌二醇水平能够减少精神应激诱导的心脏病理改变，雌激素水平减低可能是绝经后女性 SCM 发病率增高的基础。

(4)核素心肌显像：有助于显示局部心肌供血情况。

(5)心肌活检：心内膜心肌活检可无坏死组织，可与心肌梗死鉴别。

【诊断】

对于出现类似 AMI 症状和体征伴有心电图 ST-T 改变及心脏生化标志物阳性的患者，发病前存在精神或躯体应激事件，特别是绝经后女性，应考虑到 SCM 的可能性。SCM 的发病诱因、早期临床症状、心电图变化、血清心肌酶学变化特点均易于导致 ST 段抬高性 AMI 或 ACS 的诊断。由于与 AMI 的预后不同，且若误诊为 ST 段抬高的 AMI，不恰当地给予溶栓治疗，可能给患者带来不必要的出血风险，因此确诊特别重要。本病发病过程、发病特点、辅助检查等方面均酷似 AMI，根据病史特点、ECG 变化、心肌损伤标志物难以确诊，此时应行冠状动脉造影加心室造影，而冠状动脉造影未发现与胸痛相一致的冠状动脉闭塞或次全闭塞病变，而心室造影可见心尖部扩大，左心室流出道相对狭窄，形成球形样改变，方可建立诊断。

美国梅奥医院关于 SCM 临床诊断的建议标准：①左心室中部节段一过性运动减弱、消失或运动障碍伴或不伴心尖部受累；②没有阻塞性冠状动脉病变或急性斑块破裂的血管造影证据；③新出现的心电图异常[ST 段抬高和(或)T 波倒置]或心脏肌钙蛋白升高；④近期没有严重头部外伤、颅内出血、嗜铬细胞瘤、心肌炎、肥厚型心肌病。

无明显冠状动脉狭窄和受损的左心室功能迅速恢复是 SCM 与 AMI 或 ACS 的根本不同。

【治疗】

目前由于该病发病率不高，尚无大型循证医学研究何种治疗方案最为有效，因此 SCM 的处理基本上限于经验性治疗，大部分学者是按照非 ST 段抬高型 AMI 和 ST 段抬高型 AMI 指南采用他汀类药物、β 受体阻滞剂、阿司匹林、硝酸甘油、肝素联合治疗。SCM 的临床表现与 ACS 无法鉴别，初步处理应针对心肌缺血及心功能不全或心律失常的对症处理，同时持续进行心电监测，给予阿司匹林、静脉肝素和 β 受体阻滞剂、他汀类药物。若能耐受，应持续应用 β 受体阻滞剂，主要是因为过多的儿茶酚胺在本病发生、发展过程中发挥着重要作用。轻者给予上述一般治疗即可在 2～7 天恢复，预后良好。利尿剂治疗心力衰竭有效，左心室收缩功能严重障碍的患者可应用血管紧张素转换酶抑制剂，应尽量避免使用 β 受体激动剂。泵衰竭所致心源性休克则需应用血管活性药物和主动脉内球囊反搏。对严重左心室收缩功能障碍患者应考虑抗凝预防血栓栓塞，直至左心室功能恢复正常，同时给予上述药物治疗，必要时给予机械辅助循环等基本支持措施。

（邹子扬）

第七节　心肌炎的临床表现

心肌炎是一种常见的病毒感染或非感染性免疫介导的疾病，症状多变，易于误诊。心肌炎的临床表现十分不一，可从无症状的亚临床型心肌炎到发生进行性心功能恶化、恶性心律失常、心源性休克甚至猝死的重症暴发型心肌炎。本病多由呼吸道、消化道或接触病毒感染后，先出现该系统感染的症状，经过病毒血症，数日后才侵犯心脏。当心脏症状出现时，局部感染已近尾声。急性病毒性心肌炎损伤可无临床症状，慢性心肌炎导致免疫介导的心肌损伤和功能障碍。急性心肌炎预后一般较好，但其部分可能发展为扩张型心肌病、心力衰竭，临床治疗困难。急性心肌炎一般以心外表现为首发症状，然后很快出现胸痛、心悸、心力衰竭等征兆。由于其发病突然、隐匿，给疾病诊断带来困难。急性心肌炎慢性迁延，可发展为慢性心肌炎，甚至心肌病。

一、心肌炎的一般临床表现

【前驱症状表现】

VMC大多急性起病，一般在心脏受累症状出现前1～3周或同时见有轻重不同的病毒感染前驱表现，常见有发热、咽痛、咳嗽、周身不适、肌肉疼痛、皮疹，或恶心呕吐、腹痛、腹泻等。也可能因上呼吸道感染样症状很轻微而被忽略，或仅有轻度疲乏感，此时可无明显的病毒感染史，即隐性感冒，但并不能因此而排病病毒感染。部分患者发病于全身性病毒感染性疾病之后，则可有麻疹、风疹、流行性腮腺炎、病毒性肝炎等疾病的特异性表现。很可能这些疾病是病毒侵入的门户及其周身表现，病后经病毒血症而侵及心肌。尸检结果显示，人类免疫缺陷病毒感染患者超过半数曾患有心肌炎。另外，心肌炎也可由非病毒因素所致，如螺旋体菌（莱姆病）、棒状杆菌及锥体虫属（查加斯病）。抗精神病药（氯氮平），抗生素（青霉素、氨苄青霉素、磺胺类、四环素类）及消炎药（氨基水杨酸）等可致嗜伊红敏感性心肌炎，致病因素消除后心肌炎可能逆转。嗜伊红淋巴细胞性心肌炎也可发生在接种天花疫苗后。系统性自身免疫病如变应肉芽肿性血管炎、嗜酸性粒细胞增多症等，可能与嗜伊红敏感性心肌炎相关。

【心脏受累表现】

心脏受累表现轻重悬殊。轻者可无明显自觉症状，在感冒后数日查体发现心律不齐，经检查发现心电图不正常、心肌酶增高等；重症则可在发病一二日内突然出现充血性心力衰竭、心源性休克、阿-斯综合征等，甚至发生猝死。部分病例表现为病情反复波动，迁延不愈，甚至发展为扩张型心肌病的症状体征。

（一）供血不足症状

常见有疲乏无力、气短、心悸、头痛、头晕、多汗、胸闷、胸痛、面色苍白及四肢发凉等。

（二）心律失常症状

轻者可无症状，或有心前区不适、乏力、心悸、四肢发凉、胸闷、气短等，严重者可出现心脑综合征（晕厥、抽搐）或心力衰竭表现，甚至发生猝死。

（三）体征

心脏有轻度扩大，伴心动过速，偶有心动过缓、心律不齐、心音低钝及奔马律。有心包炎者可闻及心包摩擦音。重症病例反复心衰者，心脏明显扩大，肺部出现湿啰音及肝、脾大，呼吸急促和发绀，重症患者可突然发生心源性休克，脉搏细弱，血压下降。心率多增快，其增快程度与体温不相称，如心动过缓应考虑是否存在房室传导阻滞可能。心脏浊音界一般不扩大，但急性期合并心包炎、心力衰竭者可有扩大，迁延期、慢性期患者也可有心脏扩大。心尖部第一心音低钝，可有第三心音或呈第三心音奔马律，是心功能不全的表现。心尖区可能有收缩期杂音，呈吹风样，亦可出现舒张期杂音，前者为发热、贫血、心脏扩大所致，后者是因左心室扩大造成的相对性二尖瓣狭窄所致。杂音响度一般不超过三级，心肌炎好转后即消失。心肌炎时心律失常极常见，具有多样性、多变性、易变性的特点，以房性与室性过早搏动最多见，VMC 的过早搏动多无活动后增多等倾向于病理性过早搏动的特点。房室传导阻滞也较为常见。此外，心房颤动、病态窦房结综合征均可出现。同一患者可以出现两种、三种甚至四种心律失常。可以是两种不同的快速性心律失常同时存在，也可以是快速性心律失常与传导阻滞并存。这与 VMC 病变广泛，不仅影响心肌的自律性和应激性产生各种异位心律，而且累及传导系统产生各种传导阻滞有关。

（四）充血性心力衰竭症状与体征

1.急性心力衰竭（心衰）　临床上以急性左心衰竭最为常见，急性右心衰竭则较少见。急性左心衰竭指急性发作或加重的左心功能异常所致的心肌收缩力明显降低、心脏负荷加重，造成急性心排血量骤降、肺循环压力突然升高、周围循环阻力增加，引起肺循环充血而出现急性肺淤血、肺水肿并可伴组织器官灌注不足和心源性休克的临床综合征。急性右心衰竭是指某些原因使右心室心肌收缩力急剧下降或右心室的前后负荷突然加重，从而引起右心排血量急剧减低的临床综合征。急性心衰可以突然起病或在原有慢性心衰基础上急性加重，大多数表现为收缩性心衰，也可以表现为舒张性心衰，发病前患者多数合并有器质性心血管疾病。对于在慢性心衰基础上发生的急性心衰，经治疗后病情稳定，不应再称为急性心衰。急性心衰常危及生命，必须紧急施救和治疗。急性心衰多见于急性期早期，突然出现烦躁不安、面色苍白或发灰、呼吸困难、口唇青紫、肝脏肿大，或见尿少、水肿，或表现为剧烈腹痛、恶心、呕吐（内脏淤血所致）、心率加快、心音明显低钝，或有奔马律，并可有心脏扩大。

2.急性心肌梗死或急性重症心肌炎等　可造成心肌坏死，使心脏的收缩单位减少。高血压急症或严重心律失常等均可使心脏负荷增加。这些改变可产生血流动力学紊乱，还可激活肾素-血管紧张素-醛固酮系统（RAAS）和交感神经系统，促进心衰患者病情加剧和恶化。上述病理生理过程可因基础病变重而不断进展，或在多种诱因的激发下迅速发生而产生急性心衰。发生左心衰竭肺水肿时，常见有极度呼吸困难、端坐呼吸、皮肤苍白或发绀、口唇青紫、四肢发凉、心动过速、脉搏快而弱、咯血性泡沫状痰、双肺闻及哮鸣音和湿性啰音等。

3.慢性心力衰竭　见于慢性期病例，表现为明显乏力、活动后呼吸加快甚至困难、面色苍白、脉搏细弱，或出现交替脉、心音低钝、心动过缓或心动过速，常闻及奔马律，心界可向两侧扩大，肝脏肿大、质地较硬，双下肢明显水肿，心尖部可闻及Ⅰ～Ⅲ级收缩期杂音等。

（五）心源性休克症状与体征

根据心源性休克发生发展过程，大致可分为早、中、晚三期。

1.休克早期　由于机体处于应激状态，儿茶酚胺大量分泌入血，交感神经兴奋性增高，患者常表现为烦躁不安、恐惧和精神紧张，但神志清醒，面色或皮肤稍苍白或轻度发绀，肢端湿冷，大汗，心率增快，可有恶心、呕吐，血压尚正常甚至可轻度增高或稍低，但脉压变小，尿量稍减。

2.休克中期　休克早期若不能及时纠正，则休克症状进一步加重，患者表情淡漠，反应迟钝，意识模糊或欠清，全身软弱无力，脉搏细速无力或未能扪及，心率常＞120 次/分，收缩压＜80mmHg(10.64kPa)，甚至测不出，脉压＜20mmHg(2.67kPa)，面色苍白、发绀，皮肤湿冷、发绀或出现大理石样改变，尿量更少（＜17mL/h）或无尿。

3.休克晚期　休克晚期可出现弥散性血管内凝血（DIC）和多器官功能衰竭的症状。前者可引起皮肤、黏膜和内脏广泛出血，后者可表现为急性肾、肝和脑等重要脏器功能障碍或衰竭的相应症状。如急性肾衰竭可表现为少尿或尿闭，血中尿素氮、肌酐进行性增高，产生尿毒症、代谢性酸中毒等症状，尿比重固定，可出现蛋白尿和管型等。肺功能衰竭可表现为进行性呼吸困难和发绀，吸氧不能缓解症状，呼吸浅速而不规则，双肺底可闻及细啰音和呼吸音降低，产生急性呼吸窘迫综合征之征象。脑功能障碍和衰竭可引起昏迷、抽搐、肢体瘫痪、病理性神经反射、瞳孔大小不等、脑水肿和呼吸抑制等征象。肝功能衰竭可引起黄疸、肝功能损害和出血倾向，甚至昏迷。心源性休克早期表现为兴奋，烦躁不安，心动过速，脉搏尚有力，面色苍白，肢体湿冷，皮肤发花，口唇和指趾端轻度发绀，血压可见收缩压降低、脉压差缩小。病情常迅速发展，出现神志淡漠，甚至昏迷，面色苍灰，呼吸急促，脉搏细弱，心律不齐、心音低钝、奔马律、血压明显下降，甚至测不出，烦渴，少尿或无尿，晚期患者常并发弥散性血管内凝血。

（六）心包炎症状与体征

急性心包炎是最常见的心包疾病，是心包膜脏层和壁层的急性炎症，可以同时并存心肌炎和心内膜炎；常是全身疾病的一部分或由邻近器官组织病变蔓延导致，可无症状，故易被忽视，但一般多呈如下的表现。

1.全身症状　根据病因及个体反应不同，全身症状差异较大。感染性心包炎者，多有毒血症状，非感染性心包炎的毒血症状较轻，肿瘤性者可无发热。

2.心前区疼痛　主要见于纤维蛋白性心包炎阶段。疼痛部位在心前区或胸骨后，呈尖锐的剧痛或沉重的闷痛，可随呼吸、咳嗽、吞咽、体位改变而加重。心包膜脏层无痛觉神经，只有左侧第5、6肋间水平面以下的壁层心包膜有痛觉纤维，所以当心包炎累及该部或并有膈胸膜炎时方出现疼痛，急性非特异性心包炎常伴胸膜炎，疼痛显著。结核性及尿毒症性心包炎时，疼痛较轻。

3.心包积液压迫症状　心包填塞时，因腔静脉淤血可出现上腹胀痛、呕吐、下肢水肿等，肺淤血时可引起呼吸困难。动脉血压显著下降时可见面色苍白、烦躁不安等休克症状。大量心包积液压迫气管可产生激惹性咳嗽，如压迫肺或支气管可使呼吸困难加重。喉返神经、膈神经受压时可分别出现声音嘶哑、呃逆症状，食管受压则可有吞咽困难。

在VMC时，病毒感染多不局限于心肌，可并发心包炎，称为病毒性心肌心包炎。

1.急性心肌心包炎　发病急，积液不多时，除心肌炎症状外常见心前区疼痛，反复听诊可闻及心包摩擦音，心音多不遥远；积液较多时听诊心音遥远；如短期内出现大量心包积液时大多出现心包压塞症状，如呼吸急促、心脏扩大、肝脏肿大、颈静脉怒张、下肢水肿、脉压缩小、心动过速及奇脉等，此时多数听不到心包摩擦音，但心音遥远。急性心肌心包炎的特点是心包积液出现的早，持续时间短，消失快。常不经穿刺自行吸收。少数为血性心包积液。预后良好。

2.慢性心肌心包炎　起病隐渐，主要表现为反复不易控制的心力衰竭，心脏扩大，肝大，质地较硬，可有腹水征；心脏听诊多听不到摩擦音，心音不遥远，缺乏典型心包积液体征。慢性心肌心包炎的特点是心包积液经穿刺抽液后又复增长，若不再进行穿刺抽液，可引起心包填塞症状。病情较重，预后差。

除上述表现外，还有一些症状不典型的病例。有的以突然出现剧烈胸痛为主诉，而全身症状和其他症状轻微，甚至误诊为急性心肌梗死，多见于病毒性心肌炎累及心包和(或)胸膜者。还有患者以近期内发生急性或严重心功能不全就诊，表现为严重的气短、胸闷。还有以原因不明的各种心律失常为表现而就诊，主要为心率的快、促或不齐。甚至有患者以肌痛、发热、关节痛、少尿、昏厥等全身不适为主，而心脏本身症状不明显，偶尔因心室附壁血栓脱落引起脑、冠状动脉、肠系膜、肾、胰腺和肺等脏器栓塞为主要表现。此外，如果病毒同时侵犯其他脏器时，

可产生相应的临床征象，如肝炎、肺炎、脑膜炎、胰腺炎、肠炎、肌炎和小儿麻痹后遗症等。

（七）心律失常表现

心律失常的血流动力学改变的临床表现主要取决于心律失常的性质、类型、心功能及对血流动力学影响的程度：轻度的窦性心动过缓，窦性心律不齐，偶发的房性期前收缩，一度房室传导滞等对血流动力学影响甚小，故无明显的临床表现；较严重的心律失常，如病窦综合征、快速心房颤动、阵发性室上性心动过速、持续性室性心动过速等，可引起心悸、胸闷、头晕、低血压、出汗，严重者可出现晕厥、阿-斯综合征，甚至猝死。由于心律失常的类型不同，临床表现各异，主要有以下几种表现。

1.冠状动脉供血不足的表现　各种心律失常均可引起冠状动脉血流量降低，各种心律失常虽然可以引起冠状动脉血流低，但较少引起心肌缺血。然而，对有冠心病的患者，各种心律失常都可以诱发或加重心肌血，主要表现为心绞痛、气短、周围血管衰竭、急性心力衰竭、急性心肌梗死等。

2.脑动脉供血不足的表现　不同的心律失常对脑血流量的影响也不同。脑血管正常者，上述血流动力学的障碍不致造成严重后果，倘若脑血管发生病变时，则足以导致脑供血不足，其表现为头晕、乏力、视物模糊、暂时性全盲，甚至于失语、瘫痪、抽搐、昏迷等一过性或永久性的脑损害表现。

3.肾动脉供血不足的表现　心律失常发生后，肾血流量也发生不同的减少，临床表现有少尿、蛋白尿、氮质血症等。

4.肠系膜动脉供血不足的表现　快速心律失常时，血流量降低，肠系膜动脉痉挛，可产生胃肠道缺血的临床表现，如腹胀、腹痛、腹泻，甚至发生出血、溃疡或麻痹。

5.心功能不全的表现　心功能不全的表现主要为咳嗽、呼吸困难、倦怠、乏力等。

VMC引起的心律失常虽不具有特征性，但作为该病的主要临床表现而受到广泛重视。1994年制定的小儿VMC诊断标准将其作为主要的指标之一，亦有研究者将VMC的临床表现分出心律失常型。VMC引起的心律失常具有多样性，多变性及易变性的特点，现对其作一简单介绍。

VMC引起的心律失常多种多样，几乎所有类型的心律失常均可在VMC患者中出现。国内学者将此类心律失常分为15～18种类型，常见的有窦性心动过缓、窦房结至房室结游走性节律、窦性停搏、一度房室传导阻滞、二度Ⅰ型房室传导阻滞、二度Ⅱ型房室传导阻滞、三度房室传导阻滞、完全性右束文传导阻滞、不完全性右束支传导阻滞、左前束支传导阻滞、不完全性房室分离、完全性房室分离、房性过早搏动、交界区过早搏动、室性过早搏动、室性并行心律、阵发性心动过速、室上性心动过速、非阵发性交界区心动过速、室性心动过速、多发多源性房性过早搏动、多发多源性室性过早搏动、预激综合征、房颤、房扑以及短阵和尖端扭转性室性心动过速等。在众多的心律失常中过早搏动，尤其是室性过早搏动最为常见，其次是房室传导阻滞及束支传导阻滞。在房室传导阻滞中，一度房室传导阻滞最多见，三度房室传导阻滞也不少见，当心肌病变广泛时，左、右束支也可出现传导阻滞。

VMC致心律失常者有不同的表现，在疾病过程中患者心律失常可先后出现3～7种不同的类型，甚至是24小时之内也会出现两种或数种不同的心律失常类型。林华等回顾性分析66例病毒性心肌炎的动态心电图资料。结果可见66例病毒性心肌炎患儿均发现心律失常，24小时内发现1种心律失常仅1例，其余均有2种以上心律失常存在，最多者存在6种心律失常。李森田等对1998年1月至2004年1月收治的90例小儿病毒性心肌炎患者临床资料进行分析，发现患儿出现的心律失常改变共12个类型95例次（有的患儿出现两种甚至两种以上心律失常）。过早搏动65例，其中室性过早搏动56例（频发者占41例），频发房性过早搏动9例；窦性心动过速9例；窦性心动过缓3例；室上性心动过速3例；一度房室传导阻滞1例；二度房室传导阻滞4例；双束支传导阻滞1例；短串房颤2例；预激综合征1例；窦房结内游走心律1例；异常Q波1例；低电压4例。

虽然VMC致心律失常具有多样性、多变性及易变性，但这些都同其病理改变有着密切的关系，都是病毒引起的炎症侵袭或波及心脏传导系统所致，或是病毒本身侵入特异心肌细胞所致。通常心肌炎患者心脏传导系统中，各部分受损程度颇不一致，希氏束病变最轻，窦房结和房室结病变较重，而双束支病变最重。

二、重症心肌炎的临床表现

急性重症心肌炎是一种危及患者生命的危重症，起病急，进展快，如不及时治疗很易导致患者死亡或遗留慢性心肌炎或扩张型心肌病。急性重症 VMC 临床表现重，可发生严重心力衰竭、心律失常、酷似急性心肌梗死表现，少数人合并有急性肺水肿、心源性休克、急性呼吸窘迫综合征、心肌心包炎。重症病毒性心肌炎伴三度房室传导阻滞，与其他原因所致房室传导阻滞相比，其阻滞部位低，多为三束枝阻滞。急性重症病毒性心肌炎临床表现多样，尽管确诊急性病毒性心肌炎的手段有多种，但某些难以实施或阳性率较低。因此，注重临床资料、提高诊断心肌炎的客观指标是临床医生值得注意的问题。

（一）重症心肌炎的临床表现

1.*发热* 所有急性重症 VMC 患者均有发热，体温 38～39.6℃，多为弛张热。

2.*呼吸困难* 部分患者（约占 19%）以发热后 1～2 天突发出现气憋、喘、呼吸困难、不能平卧的急性左心衰竭为首发症状就诊。

3.*晕厥* 有的患者（约占 54%）表现为感染 4～5 天后并发晕厥、意识丧失或伴大小便失禁和抽搐，以三度 AVB 收入院。

4.*疼痛* 少数患者在感染发病 1 周左右出现持续性胸痛，心电图为酷似急性心肌梗死的表现，极少数患者伴有心源性休克。

5.*全身感染情况* 部分患者合并急性肺水肿，有的合并急性呼吸窘迫综合征，亦可合并急性心包炎，有的患者伴有胸腔积液或腹水等。

6.*体征* 第一心音减弱，可闻及奔马律，早期可叩诊心界增大，肺部检查可闻及干、湿性啰音，腹部可叩及移动性浊音。

7.*心电图表现* 窦性心动过速。三度房室传导阻滞：患者心电图表现为三度房室传导阻滞，其中三束枝阻滞多见，病程中可见 AVB 长达 10 秒以上，心电图可表现为单纯 AVB 或伴其他性质的心律失常（合并阵发性室性心动过速、阵发性心房颤动）。ST-T 改变：心电图表现为 ST 段弓背向上抬高，持续 3～4 天后 ST 段恢复正常，其中伴有 Q 波形成。

（二）暴发性心肌炎的临床表现

暴发性心肌炎又称急性重症性心肌炎，起病急骤，病情进展迅猛，临床上发现有愈来愈多的趋势，且以儿童为多见。其发病早期临床症状不典型，常以心外表现为主，可突然发生充血性心力衰竭、心源性休克、心脑综合征、严重的心律失常，甚至心源性猝死。由于局灶性或弥漫性心肌间质炎性渗出，心肌纤维水肿、变性、坏死，病毒感染心肌后对心肌细胞产生直接损伤和（或）通过自身免疫反应引起心肌细胞坏死、变性。发生在发病 24 小时内病情进展恶化出现心源性休克、急性左心衰（肺水肿）、急性充血性心力衰竭、严重心律紊乱。病程凶险，预后恶劣，绝大多数来不及诊断或诊断后来不及救治就已死亡。出现类似急性心肌梗死的单向曲线改变是其另一个特征，与真正急性透壁性心肌梗死的鉴别尤其重要。其发病早期临床症状不典型，常以心外表现为主。由于暴发性心肌炎发病早期临床症状不具特异性，不以胸闷、心悸、气短为主要症状，而往往以呕吐和腹泻为主要临床表现，无频繁呕吐，呈非喷射性，同时伴有发热、腹痛、乏力、面色苍白、表情淡漠、食欲减退等症状，所以易被误诊而失去最佳抢救时机而导致不良后果。可突然发生充血性心力衰竭、心源性休克、心脑综合征、严重的心律失常,甚至心源性猝死。临床特点:暴发性心肌炎的诊断要点是:①患者一般较年轻,常无冠心病等易患因素,②近期有明显的持续时间不等的感冒病史。③窦性心动过速更为明显,且与体温增高程度不相符。④心电图出现广泛 ST-T 呈单向曲线的明显改变,但无心肌梗死的定位趋向。⑤心肌酶谱升高更为明显。⑥心电图单向曲线无演变过程。

三、小儿心肌炎的临床表现

小儿病毒性心肌炎患者比较特殊,临床表现多样,轻重不一,取决于年龄与感染的急性或慢性过程,预后大多良好。婴儿可表现为吃奶差、烦躁、哭闹、嗜睡、恶心、呕吐等,幼儿可有懒动、常叹气等表现,较大儿童常诉胸闷、心慌、头晕、乏力、心前区痛或不适等,听诊心音低钝,心动过速或过缓,心律不齐,心电图可表现为频发早搏、阵发性心动过速、明显 ST-T 改变或传导阻滞等。重者 24 小时内突然出现心源性休克、心功能不全或严重心律失常,称为暴发性心肌炎,表现为烦躁不安、面色苍白、皮肤发花,四肢湿冷、趾指端发绀、脉搏细弱、血压下降、闻及奔马律等,甚至可出现抽搐、昏迷,危及生命,需要争分夺秒的抢救。

小儿病毒性心肌炎的诊断较困难,症状描述多不确切,而且小儿好动贪玩,对自己的身体轻微的异常情况觉察较迟钝,即使心跳不规则,或合并其他症状,孩子仍能照常玩耍,这些特点给早发现和早诊断带来了一定的麻烦。

【症状与体征】

发病前 1～3 周常有呼吸道或消化道病毒感染史,如感冒、肠炎等,多有轻重不等的前驱症状,如发热、咽痛、肌痛。轻型患儿可无明显自觉症状,仅表现心电图异常。不同年龄段儿童临床表现不一。急性 VMC 根据病情轻重,大致可分为轻、中、重三型。大多数患儿属轻型,少数属中、重型。一般来说,患儿开始几天会先出现先兆症状,如发热、咳嗽、咽痛、流涕、恶心、呕吐、腹痛、腹泻、全身不适,有的患儿还可出现皮疹。大约 1～3 周后,患儿会出现心脏功能异常的症状。轻型心肌炎患儿大多无明显症状,少数有疲劳乏力,不愿玩耍,食欲不振,或出现轻微的心悸,胸闷,气短,面色苍白,咽部充血等症状。中型心肌炎除有上述轻型症状外,多数患儿感气短,表现为长叹气,个别患儿呼吸困难,有明显乏力、头晕、心悸、多汗、脸色苍白等。年长儿可诉胸前区痛,或诉说肌肉疼痛,也有患儿表现为坐立不安,心情烦躁,手足发凉,脉搏变快或者不规则。尤其重型心肌炎起病急,数小时内即可出现严重症状,如患儿极度疲乏、头晕、呕吐、气喘、烦躁不安,如果病情继续发展,则患儿四肢皮肤湿冷,大汗淋漓,脉搏摸不到,血压下降,出现心力衰竭、休克甚至死亡。

小儿爆发性心肌炎:临床表现不典型,考虑为心肌细胞炎症、变性、坏死,其收缩和舒张功能均受影响,从而出现多种多样的临床表现。胃肠道症状多见,考虑与其缺氧敏感有关,表现为腹痛、呕吐、腹部压痛,有时有肝脾大,常被误诊为急性胃肠炎、急腹症等。脑供血不足可表现为头痛、呕吐、惊厥、昏迷,如同时有上感史,极易误诊为中枢神经系统感染。如仅有咽痛、发热、全身不适、关节酸痛,常把患儿的精神不振误认为是由发热所致。鉴于爆发性心肌炎的不典型特点,我们的体会是:凡是伴有以其症状不能解释的精神不振、面色苍白、四肢无力、末梢循环不良,或检查与慢性症状不符合时,要拓宽思路,想到此病的可能,进行相关检查。尤其是夜间急诊时,有些检查不能进行时,一定要留院观察。注意生命体征变化,及时取血送检,做心电图如有病理性 ST-T 改变,完全性房室传导阻滞,早搏呈多源性、多形、成对或并行,异位性心动过速,低电压,异常 Q 波等,同时能排除心外系统的原发疾病,即可诊断为爆发性心肌炎,一旦确诊必须争分夺秒的救治。

【心电图】

小儿的心肌代谢旺盛，对缺氧和毒素较成人敏感，当患儿机体遇到发热、缺氧、感染等条件因子时，机体抵抗力降低，病毒繁殖增速而促使发病。当心肌受到不同程度的损伤或心肌缺血、缺氧而使心肌细胞发生代谢障碍，心肌细胞动作电位的"0"相除极电位降低，除极速率下降，复极顺序改变，复极时间延长，心电图上出现 ST-T 改变、QRS 波群低电压、Q-T 间期延长、异常 Q 波等。当心脏传导系统受到损伤后，就会在传导系统的某个或多个部位出现自律性、应激性、传导性等电生理性改变，心电图上就出现相对应的心律失常。如自律性和应激性的改变可出现窦性心律失常、过早搏动、阵发性心动过速、扑动或颤动等。如有传导性改变可出现窦房传导阻滞、房室传导阻滞或左右束支传导阻滞等。

陈巧云对 1999 年 1 月至 2005 年 8 月以来住院确诊的 52 例 VMC 患儿临床资料进行分析，发现心律失常中以室性过早搏动为最多见，本组 25 例，占所有病例的 48.08%，呈频发性，多以联律的形式出现；其次为窦性心动过速 20 例，占 38.46%；房性过早搏动 7 例，占 13.46%；交界性过早搏动 3 例，占 5.77%；室性心动过速 2 例，占 3.85%；室上性心动过速 4 例，占 7.69%；房室传导阻滞 7 例，占 13.46%。

频发室性过早搏动(MVPB)是小儿最常见的心律紊乱之一。1971 年 10wn 等将过早搏动＞5 次/分定为 MVPB。目前，有的医生错误地认为有过早搏动就是心肌炎；也有的误认为除了多源性过早搏动和 RonT 以外，过早搏动均与心肌炎无关。全国小儿心血管学组 1999 年前制定的心肌炎诊断标准都将过早搏动列为其次要指标，而 1999 年制定的 VMC 诊断标准中则将 MVPB 成联律者作为心电图显著改变之一。近年国内外文献报道，很多无明显心脏病表现的过早搏动患者经心内膜心肌活检(EMB)发现心肌病变。

有学者为了探讨 MVPB 与心肌炎的关系及其对心功能的影响，对 53 例单纯 MVPB 和 55 例心肌炎并 MVPB 组患儿进行多普勒超声心动图、心室晚电位(VLP)及血清柯萨奇 BIgM(CoxBIgM)抗体、肌酸激酶心肌同功酶(CK-MB)和 α 羟丁酸脱氢酶(aHBDH)检测。结果可见 MVPB 组 CoxBIgM 抗体阳性率为 30.2%，显著低于心肌炎并 MVPB 组(61.8%)，显著高于正常儿童(7.5%)。MVPB 组 CK-MB、aHBDH 显著高于正常儿童。MVPB 组过早搏动＞10 次/分患儿的心脏射血分数和心脏指数显著降低，3 例 VLP 阳性(其中 2 例发生室性心动过速)。因此，部分单纯 MVPB 患儿与心肌炎有关，可影响心功能，应使用抗心律失常药物治疗。

值得注意的是，在正常生理情况下，患儿年龄小，心脏传导系统发育不健全，加上自主神经调节功能较差，易发生各种心律失常，临床上以室性过早搏动多见，无任何诱因、症状和体征多属生理性的，为良性心律失常，与病毒感染无关。此需要与患儿病毒性心肌炎发生室性过早搏动相鉴别。窦性心律失常临床也较多见，如窦性心动过速和窦性心动过缓伴(或不伴)心律不齐，一般也多为良性心律失常，但在病毒性心肌炎发病初期较常见，临床诊断时一定要慎重处理其他类型心律失常。在心肌、心脏传导系统发育正常时一般是不应发生的。如果出现则多为病理性，常伴有明显的诱因，症状和体征。

婴幼儿病毒性心肌炎是一个特殊类型。在小儿心肌炎患者当中，婴幼儿的构成比率最大。因为新生儿不会诉说症状，抵抗力差，且起病急，发展迅速，病情严重的特点，给医生诊断和家长及时发现带来了困难。因此要能掌握新生儿病毒性心肌炎患者的发病特点，及时发现新生儿的异常现象，及早作相关检查，以确定是否患上病毒性心肌炎，争取及时治疗。

（胡　昊）

第八节　病毒性心肌炎的治疗

部分病毒感染如甲型、乙型肝炎、麻疹、脊髓灰质炎等可通过预防接种达到预防目的。VMC至今无特效治疗，国内治疗VMC一般以中西医综合治疗为主，包括抗病毒治疗、免疫调节及对症处理等。

一、病毒性心肌炎的西医治疗

有学者2001年在Circulation发表的文章中将病毒性心肌炎分为3个时期，第一期为病毒复制期，主要由病毒感染所致发热、胸痛，心电图可出现房性或室性心律失常、宽大QRS波、左束支传导阻滞、ST-T波改变等，超声心动图可示心室收缩功能降低、室壁活动减弱等，这一期如肯定有病毒感染认为可进行抗病毒治疗，如免疫球蛋白、干扰素等。第二期为免疫反应期，事实上很多患者早已进入了第二期，此期病毒感染症状已缓解，而细胞内黏附分子-1、可溶性Fas配体及T细胞激活的标志等均高于正常人群，且心脏特异性自身抗体，如抗α肌凝蛋白等常见，病毒血清学常阳性，如肯定在此时期，则可用较成熟应用的免疫抑制剂，但是，目前应用免疫疗法治疗心肌炎无论是在动物实验或在患者中并未获得从心肌炎的免疫发病机制中所期望的肯定疗效。第三期为扩张型心肌病(DCM)期，此期治疗基本同特异性心肌病，并需监测病毒感染的复发及自身免疫标志情况。

【一般治疗】

明确诊断后要住院治疗。急性期须卧床休息，从而减轻心脏负担，减少氧耗，有利于受损心肌的恢复。如不能及时和充分休息，常可导致病情迁延或加剧，有的患者还可因活动或劳累导致猝死，故卧床休息十分重要，应列为急性期的最主要的治疗手段。病情轻微者也要严格限制活动，卧床休息的时间应根据病情轻重、实验室检查和心电图等检查提示的病情变化情况而决定。急性期须卧床休息到热退后3～4周，心影恢复正常，始能下床轻微活动。恢复期应继续限制活动，待病情稳定，再逐步增加活动量。病情较重，心脏增大者，卧床6个月左右，如心脏未明显缩小，应适当延长卧床时间。有心功能不全者，应绝对卧床休息，以减轻心脏负担，使心衰获得控制，心脏情况好转后，始能轻度活动。一般重症患者需卧床休息半年以上；轻症患者如仅有过早搏动等心律失常，则可适当缩短卧床休息时间。长期卧床要注意可能发生的并发症，如肌肉萎缩、下肢静脉血栓等，宜采取适当的防护措施。

饮食吃些易于消化的平衡膳食，重视富含优质蛋白质、维生素的瘦肉、鱼、禽、蛋、奶和新鲜蔬菜、水果，提倡少量多餐，如伴明显心功能不全可给予低钠饮食。

可给予患者间歇性低流量吸氧。有心律失常者应进行心电监护。有严重心功能不全或休克者必要时做飘浮导管检查，并监测血流动力学情况，以利及时评估病情变化和指导用药。

患者如果伴有明显的感染中毒症状，如发热、疼痛，会引起患者的紧张和焦虑，加重心脏的负担，应及时妥善处理。目前抗生素的应用尚存争议，因系病毒感染所致，如无合并细菌感染的明显征象，不主张常规使用抗生素。如有心力衰竭所致的肺淤血，则可以应用抗生素预防继发性感染。也有学者认为抗生素虽对引起心肌炎的病毒无直接作用，但因细菌感染是病毒性心肌炎的重要条件因子，故在开始治疗时，均主张适当使用抗生素。一般应用青霉素肌注1～2周，以清除链球菌和其他敏感细菌。

【血管并发症的治疗】

（一）控制心力衰竭

心肌炎时，心肌对洋地黄敏感性增高，耐受性差，易发生中毒，宜选用起效迅速及排泄快的制剂如西地兰或地高辛。剂量应偏小，一般用常用量的1/2～2/3。在急性心衰控制后数日即可停药。但对慢性心功能不全者，多主张长期应用偏小量的洋地黄维持量，直到心功能恢复正常为止。利尿剂应早用和少用，同时注意补钾，否则易导致心律失常。注意供氧，保持安静。若患者烦躁不安，可给镇静剂。发生急性左心功能不全时，除短期内并用西地兰、利尿剂、镇静剂、氧气吸入外，应给予血管扩张剂如酚妥拉明（0.5～1mg/kg）加入10%葡萄糖液（50～100mL）内快速静脉滴注。紧急情况下，可先用半量以10%葡萄糖液稀释静脉缓慢注射，然后将其余半量静脉滴注。

（二）抢救心源性休克

由于心肌收缩无力，心室率过快（如室上性心动过速、心室纤颤）或心室率过缓（如窦性心动过缓、二度及二度以上房室传导阻滞）所造成，故必须及时纠正心律失常。①快速静脉滴注大剂量激素；②大剂量维生素C即刻静脉推注，如血压上升不稳定，1～2小时后重复使用，以后每4～8小时一次，第一天可用3～5次，以后改为每日1～2次；③升压药多巴胺和阿拉明并用，每200～300mL液体中各加10～20mg，静脉滴注，根据血压，随时调整浓度及速度；④若有房室传导阻滞或心率缓慢可给异丙基肾上腺素0.25～1mg加入5%～10%葡萄糖液250mL中滴注。用药前可输全血或血浆补充血容量，但必须慎防肺水肿；⑤保证液体量，按每天1000～1200mL/m^2给予，若有酸中毒应及时纠正；⑥氧气吸入。

（三）纠正严重心律失常

心律失常的纠正在于心肌病变的吸收或修复。一般轻度心律失常如过早搏动、一度房室传导阻滞等，多不用药物纠正，而主要是针对心肌炎本身进行综合治疗。若发生严重心律失常如快速心律失常，严重传导阻滞都应迅速及时纠正，否则威胁生命。

1.选择抗心律失常药物的原则

（1）疗效高，副作用少。

（2）如能进行电生理检查，则可针对所试药物疗效进行选择性用药。

（3）一些药物治疗无效时，可联合应用药理作用和毒性反应不同的药物，以提高疗效而不增加副作用。如系口服治疗，一般至少服用1周，无效时才能换用其他药物。急性期用药以连用3个月为好，可在服药期间逐渐减量，而不宜在心律失常症状消失时在短期（1～2周）内马上停药。这样容易使心律失常再度出现，并为了再度控制心律失常可能要加大药物用量。所用抗心律失常药物与一般心律失常用药相同。

2.各种心律失常治疗原则

（1）期前收缩（过早搏动）：分为房性、结性（房室交界性）和室性三种，其中以室性为多见。如为多源性，频繁性过早搏动，或形成联律，或过早搏动重叠于前面的窦性T波上（RonT）时，应及时静脉注射利多卡因。酌情选用慢心律、心律平、乙胺碘呋酮、双异丙吡胺、普鲁卡因酰胺等。房性或结性过早搏动，可选用地高辛。仍频繁者加用心得安或其他β受体阻滞剂，或改用心律平、异搏定等。室率缓慢者可慎用异丙基肾上腺素或阿托品静脉滴注。

（2）阵发性室上性心动过速：可使用机械刺激如按压颈动脉窦、刺激咽部引起恶心等方法兴奋迷走神经，或采用快速洋地黄制剂如西地兰、地高辛等静脉注射，或选用心律平、ATP等治疗。若伴重度心衰或心源性休克等，可用直流电同步电击复律。

（3）房室传导阻滞：一度、二度房室传导阻滞时以病因治疗为主。二度Ⅱ型、三度房室传导阻滞，除静脉滴注大剂量肾上腺皮质激素外，可试用异丙基肾上腺素0.5～1mg加入5%～10%葡萄糖液250mL中滴注，好转后减量维持，或用阿托品 0.01～0.03mg/kg 皮下注射或静脉滴注维持，或植入永久性起搏器。此外，束支传导阻滞不影响心排血功能，不必治疗。

(4)心房颤动与扑动：首先用西地兰，也可用异搏定、心得安。如药物治疗无效，可用电心律复转术。

(5)室性心动过速：紧急病例可叩击心前区，有时可使室性心动过速转为窦性心律。有条件者首选使用直流电电击复律术，若无此设备者可根据心电图类型选用药物治疗。如过早搏动型室速首选利多卡因，也可用心律平、普鲁卡因酰胺等注射；如尖端扭转型室速，可选用异丙基肾上腺素或阿托品或硫酸镁静脉注射。

【抗病毒治疗】

抗病毒药对 VMC 治疗效果仅见于本病早期。Kishimoto 等报告，对柯萨奇病毒感染的心肌炎小鼠，在感染当天或 4 天后予利巴韦林或安慰剂，结果发现，早期治疗能抑制病毒复制，减轻本病急性期心肌损害，提高存活率；但如果在感染 4 天后才开始治疗，虽对病毒复制和心肌损害有一定疗效，对存活率却无影响。Kishimoto 发现用利巴韦林 200μg/(kg・d)或 400μg/(kg・d)治疗 CVB3 所致 VMC 小鼠有良好疗效。一般用量为 10～15mg/(kg。d)分 2 次肌内注射或静脉滴注。巨细胞病毒也是引起心肌炎的常见病毒，更昔洛韦对此病毒有效。干扰素对 VMC 也有较好的疗效，它可以选择性地抑制病毒 mRNA 与宿主细胞核蛋白体的结合，使蛋白质合成障碍，从而阻断病毒繁殖，同时可抑制抗心肌抗体的产生，增强巨噬细胞的功能，调节细胞表面抗原的表达，从而具有较强的抗侵袭作用。但抗病毒药往往只有在病毒感染的早期使用才能有疗效，疾病后期应用则无显著效果。遗憾的是，同样的药物应用于人体并未观察到明显的临床疗效。

【非甾体类抗炎药】

研究表明，动物 VMC 急性期应用非甾体类抗炎药导致病情恶化、组织损伤加重，并且发现应用非甾体类抗炎药鼠较对照组病毒滴度高、干扰素水平低、病理改变重、死亡率高。而 cVB3 心肌炎晚期(感染后 10～20 天)应用，对组织病理学和死亡率无影响，提示 VMC 急性期过后，病毒复制结束，应用非甾体类抗炎药是安全的。因非甾体类抗炎药用于治疗心包炎，能有效缓解疼痛，故心肌炎伴有不同程度心包炎表现出现胸痛时可以应用。

【免疫抑制剂及免疫调节剂的应用】

普遍认为除病毒可直接损害心肌外，免疫反应尤其是细胞免疫反应也是致心肌损害的主要机制之一。因此免疫抑制剂及免疫调节剂可通过调节免疫反应而保护心肌。但是，病毒性心肌炎是否应用免疫抑制剂治疗，目前仍有争论，一般认为由于 VMC 病毒血症期，心肌损害主要由病毒直接侵袭所致，此时使用免疫抑制剂易导致病毒感染扩散，会加重病毒对心肌的损害。而在慢性期，病毒的持续感染及损伤的心肌细胞释放的自身抗原，可激活免疫反应，使用免疫抑制可能会通过抑制免疫反应而保护心肌。已报道用于 VMC 治疗的免疫抑制剂包括皮质类固醇、环孢素 A、硫唑嘌呤、环磷酰胺等。

(一)肾上腺皮质激素

有学者报道，早期给 CVB 米松对感染病毒的大鼠心肌细胞有保护作用。同年 Herzum 等发现，泼尼松龙不能减轻 cVB3 引起 BALB/c 小鼠心肌炎，但同时也发现大剂量的泼尼松龙能减轻 DABP2 小鼠心肌炎性损伤。Kilbame 等发现鼠感染早期应用肾上腺皮质激素增加死亡 Kuhl 肌损害，并发现病毒感染晚期(接种超过 14 天)应用肾上腺皮质激素并不增加死亡率，而 Kuh1 等认为以往实验常显示肾上腺皮质激素对 VMC 无明显治疗作用。其实是因为没有根据合适的组织学诊断选出合适的患者，肾上腺皮质激素治疗只适应某些 VMC 或不同病期患者的治疗。

肾上腺皮质激素可以抑制抗原抗体，减少过敏反应，有利于保护心肌细胞、消除局部的炎症水肿，有利于挽救生命，安度危险期。药物选用地塞米松每日 10～30mg，分次静注，连用 3～7 天病情好转改为口服，并迅速减量和停用。如果开始用肾上腺皮质激素 7 天无效则应停用。地塞米松等肾上腺皮质激素对于一般急性病毒感染性疾病属于禁用药。因为肾上腺皮质激素有抑制干扰素的合成，促进病毒繁殖和炎症扩散的作用，有加重 VMC 心肌损害的可能，所以现在一般认为 VMC 在急性期，尤其是前二周内，除重症 VMC 患者外，一般是禁用肾上腺皮质激素的。

（二）环孢素 A

Eckstein 等报道小鼠在心肌炎发病早期应用环孢素 A 可显著增加死亡率，而晚期应用时死亡率虽无改变，但病情有恶化的倾向，环磷酰胺和其他免疫抑制也有类似的情况，故目前不推荐将免疫抑制疗法为心肌炎的常规治疗。

（三）细胞因子及其抗体

细胞因子在 VMC 发展为 DCM 的过程中起了重要作用，早期抗病毒反应和以后的免疫性心肌损伤均由细胞因子介导。最近研究表明 VMC 的急性期血清中 IL-2、IL-6、IFN-γ、粒细胞集落因子(G-CSF)水平均 I-2IF 许多学者尝试通过调节细胞因子的表达来治疗心肌炎，已经用于研究的细胞因子有 IL-2、IFN-γ 等。

1.11-2　由活化的 T 淋巴细胞产生，诱导 T 和 B 细胞分化和增殖，亦诱导抗原特异性杀伤细胞和自然杀伤细胞的增殖，具有抗病毒作用。Kishimoto 等发现心肌炎病毒血症期应用 11-1、11-2 治疗鼠柯萨奇心肌炎能提高生存率、减少心肌损害。而在后期则促进对心肌组织破坏性的免疫反应。

2.干扰素　INF-γ 于病毒刺激后 4～6 小时由淋巴细胞等产生，抑制病毒复制。Matsumori 等报道适时应用干扰素(INF)-aA/D(INF-a 共分 21 型，A 代表其中一型，D 为 A 型中的亚型)治疗 VMC 小鼠，可抑制心肌中病毒复制；尚有研究显示用重组 INF-γ 治疗与病毒感染有关的 DCM，约 50％的患者心肌内病毒 RNA 消失，心功能明显改善；Mir Ⅰc 等在常规治疗的基础上，应用 INF-a 或胸腺素治疗 40 例 VMC 及 DCM 患者，发现其疗效明显优于常规治疗。应用 M-CSF 治疗 CVB3 感染的小鼠，心肌损害明显减轻，可能与 M-CSF 可诱生 IFN-γ 使其水平提高，从而病毒滴度降低和心肌病理损害减轻有关。还有研究表明，干扰素治疗后，可以发现血清中的抗 β 受体抗体(ABRA)、抗 M 受体抗体(AMRA)和肠道病毒 RNA(EVsRNA)进行性下降，尤其在治疗 6 个月后，治疗组和对照组 AMRA 和 EVsRNA 的差异有显著性，说明免疫调节剂干扰素可以降低 DCM 患者体内活跃的自身免疫损害，减少心肌细胞的坏死和纤维化；同时干扰素还可以减少病毒的复制和繁殖，降低血清病毒滴度，减轻对心肌细胞的损害。而病毒中和抗体(VNA)的浓度治疗在治疗前后两组间的差异不明显，说明干扰素不能通过提高 VNA 发挥作用，对 VMC 的抗体形成作用不明显。临床研究发现心肌活检确诊的心肌炎或 DCM 患者应用 IFN-γ 与常规疗法相比，其左心室射血分数及运动耐力明显改善。

3.其他　此外，有些研究表明某些抗细胞因子抗体对实验性 VMC 有效。Matsumori 等报道抗 TNF-α 抗体可增加心肌炎小鼠的生存率；Seko 等发现抗细胞间黏附因子单克隆抗体治疗 VMC 可明显减轻心肌炎性细胞浸润。细胞因子及其抗体治疗尽管尚处于实验阶段，但已显示它们将是治疗 VMC 的很有前途的方法。

（四）免疫球蛋白

近期的资料表明，免疫球蛋白(IG)治疗 VMC 是有肯定的作用。Weller 曾发现若在小鼠感染 CVB3 给予多克隆鼠免疫球蛋白，其心肌病变情况、生存率和病毒滴度都明显好于对照组。Takada 等发现，小鼠接种 CVB3 的同时应用 IG 可完全抑制心肌炎的发病。无论在病毒感染同时还是 2 周后应用，IG 治疗鼠均较对照组生存率高，且死亡鼠心肌炎症细胞浸润、坏死和钙化较对照组轻。何志旭也证实了丙种球蛋白对感染 CVB3 的小鼠心肌具有明显保护作用。免疫球蛋白治疗 VMC 的机制有两方面:①免疫球蛋白提供了针对病毒的抗体,可迅速清除体内病毒,阻止病变发生;②改变机体的免疫反应,减轻心肌炎性病变,对人类使用免疫球蛋白治疗也可防止心肌炎发生,清除病毒和浸润的淋巴细胞,改变血流动力学。国外某些医院已将 IG 作为 VMC 的常规用药。

对 VMC 的研究肯定了免疫病理机制在发病及其转归中的作用,但近期 50 年的免疫治疗心肌炎的研究却未得到令人满意的成果。免疫球蛋白的疗效仍未得到普遍认可,细胞因子治疗研究并无多大进展,对免疫抑制疗法多持否定态度,个性化治疗与综合治疗成功的报道较多。Strauer 建议用以下标准进行免疫治疗的患者进行筛选:①心肌中淋巴细胞浸润;②人类组织相容性抗原-1、2 表达增多;③内皮及间质细胞黏附分子表达增多;④IgA、IgG、IgM 增多,此外无明显心肌细胞溶解或持续病毒基因存在。符合以上条件的患者进行泼尼松治疗,已见改善。

总之,从心肌炎的免疫发病机制来讲,现今应用免疫疗法治疗心肌炎无论是在动物实验还是在临床中均未获得所期望的肯定疗效。但从心肌炎的免疫性发病机制和病毒性损伤作用来看,采用抗病毒联合免疫调节的疗法可能是将来的治疗方向,但尚有待于大规模的临床验证。

【保护心肌治疗】

(一)抗氧化剂的应用

(1)大剂量维生素 C 具有增加冠状血管血流量、心肌糖原、心肌收缩力、改善心功能、清除自由基,修复心肌损伤的作用。剂量为 100～200mg/(kg・d),溶于 10%～25%葡萄糖液 10～30mL 内静脉注射,每日 1 次,15～30 天为一疗程。

(2)维生素 E 是机体重要的脂溶性抗氧化剂,主要分布于线粒体膜、内质网及浆膜上,在清除细胞内外自由基,抑制膜的脂质过氧化反应、保护细胞膜等方面起重要作用。剂量为 100mg,每日 3 次口服。

(3)辅酶 Q_{10} 有类似维生素 E 的抗氧化作用,能抑制生物膜的脂质过氧化反应,减少 LPO 生成,从而保护细胞膜及亚细胞成分。剂量为 5mg,每日 1 次肌注,可连用 1～3 个月。

(二)营养心肌的药物

1.能量合剂　三磷酸腺苷 20mg,辅酶 A50～100U、维生素 B6100mg、细胞色素 C15mg 加入 10%～20%葡萄糖液 100～250mL 静脉滴注,每日 1 次,10～30 次为一疗程(细胞色素 C 使用前需做过敏试验)。

2.极化液　三磷酸腺苷 20mg、辅酶 A50～100U、普通胰岛素 4～6U、10%氯化钾 5～8mL,溶于 5%～10%葡萄糖液 250mL 内静脉滴注,每日 1 次,10～30 次为疗程。

3.肌苷注射液　肌苷注射液为次黄嘌呤核苷的一种,它能直接通过细胞膜进入人体细胞,是处于低能、缺氧状态下的细胞继续顺利地进行代谢,亦能活化丙酮酸氧化酶类,参与人体蛋白的合成。每次 200～500mg 加入 5%葡萄糖液中静脉注射或滴注,每日 1～2 次。亦可采用口服制剂。

4.1,6-二磷酸果糖　对于重症 VMC 患者,特别是并发心力衰竭或心源性休克者,近期有人提出应用 1,6-二磷酸果糖(FDP)5g 静脉滴注,每日 1～2 次。近年来的研究表明患者心肌炎时细胞内自由基增多,导致脂质过氧化而损伤细胞,损伤的细胞缺氧缺血时耗能增加更加重其病变。FDP 是存在于人体内的细胞代谢物,能调节葡萄糖代谢中多种酶的活性。外源性二磷酸果糖不能直接进入细胞,但可通过膜的相互作用影响细胞代谢。FDP 能通过直接刺激磷酸果糖肌酶及丙酮酸肌酶的活性,促使糖酵解产生足够的 ATP,使细胞向组织释放更多的氧,改善缺氧心肌的代谢情况,修复病变的心肌。FDP 可作用于细胞膜,通过刺激磷酸果糖激酶的活性,聚增细胞内的 ATP 浓度,促进 K^+ 内流,恢复细胞极化状态,有益于线粒体的能量代谢,促进修复,改善功能。同时,可以稳定细胞膜,防止 K^+ 外流,增加细胞膜内部离子浓度,提高膜电位,降低心肌兴奋灶,清除异位起搏点,改善心肌传导,减轻对心肌的损伤,促进心肌细胞恢复。

以上药物具有加强心肌营养,改善心肌功能,对心肌损伤有修复作用。

【其他药物】

(一)血管紧张素转换酶抑制剂及其受体阻滞剂

在病毒性心肌炎的急性期使用卡托普利有治疗作用。CVB_3病毒感染早期(6天内)应用卡托普利,鼠心脏重量和心肌坏死减轻,晚期(第30天)给药,仍能减轻心脏重量。其机制可能与卡托普利能减轻心脏后负荷、减少氧自由基、扩张冠状动脉以及对机体淋巴细胞作用有关,并且该药能减轻渗出性纤维蛋白沉积、保持连接组织结构、阻止肌球蛋白从α构型转变为β构型、防止心室重构、阻止扩张型心肌病的发生。血管紧张素Ⅱ受体阻滞剂通过动物实验证实也能减轻心肌坏死和心肌重量,但对生存率影响不大。

(二)β受体阻滞剂

对合并有室性期前收缩以及抗β1肾上腺素能受体抗体为阳性的患者可明显改善预后,延缓其向扩张型心肌病的转换。机制是抑制受体门控钙通道,降低细胞钙负荷,减轻细胞损伤,

(三)钙离子拮抗剂

其通过抑制电压门控钙通道而防止细胞内钙超载而达到细胞保护作用,对抗M_2胆碱能受体抗体阳性者效果好。临床常用硫氮革酮和与β1受体阻滞剂合用,合用时要注意其副作用叠加。

(四)洋地黄制剂

患心肌炎,特别是暴发型心肌炎时,心肌细胞膜的电生理稳定性差,而应激性增高,容易发生心律失常,因而对洋地黄类药物敏感性增高,因此,一般主张应用抗心力衰竭剂量的2/3为宜,以减少洋地黄的毒副反应。

(五)醛固酮受体拮抗剂

VMC慢性期主要表现为心肌纤维化,最近有报道用螺内酯对慢性VMC小鼠进行干预研究发现,与心肌纤维化密切相关的部分基因的表达明显下降,从而使Ⅰ、Ⅲ型胶原生成减少,并预防和逆转了心肌间质纤维化及外周血管的重构,由此可见,醛固酮受体拮抗剂也许为今后VMC尤其是慢性心肌炎或扩张型心肌病的治疗提供了又一思路。

(六)牛磺酸

牛磺酸是体内正常的含硫氨基酸,占心肌细胞游离氨基酸的50%,有研究表明,牛磺酸是机体内源性Ca^{2+}的稳态调节剂,其对正常心功能的维持有重要作用,牛磺酸的缺乏可导致心功能不全。它对心力衰竭、心肌缺血、心律失常及高血压均有一定的疗效。宿燕岗等发现牛磺酸对感染CVB3的心肌细胞有保护作用,牛磺酸也可减轻感染CVB3小鼠的心肌病变。病毒性心肌炎的心脏中浸润的炎性细胞产生的氧自由基可造成组织损伤,SOD可清除氧自由基,但SOD在体内的半衰期太短,将来与PEG连接可延长体内半衰期。Hiraokad等证实PGE-SOD可改善炎性细胞浸润和心肌坏死的改变。Frizelle等发现感染病毒的小鼠使用低分子肝素可降低死亡率,抑制心脏中胶原纤维沉积,减轻心肌炎症。

(七)一氧化氮合酶抑制剂

NO在心肌炎向扩张型心肌病发展过程中起着重要作用。病毒感染后,循环中促炎细胞因子如TNF-α等的升高,可刺激诱生一氧化氮合酶,使NO合成增多。研究表明,一氧化氮合酶合成过量的NO对心肌细胞起着负性肌力作用并造成心肌损害。研究表明,一氧化氮合酶抑制剂可减轻心肌炎的病理生理改变。Mikami等发现,鼠感染CVB3前2周应用小剂量一氧化氮合酶抑制剂(0.37mmol/L)较对照组可明显降低死亡率,当剂量为3.7mmol/L时,死亡率反而升高,且死亡组的心肌组织病理学改变减轻。目前,一氧化氮合酶在心肌炎及扩张型心肌病致病机制中的作用受到许多学者的重视,选择性抑制一氧化氮合酶可能是VMC的有效治疗手段之一,值得深入研究。

经过上述系统的治疗，大多数患者可以逐渐恢复。临床上也有一些判断 VMC 治愈和好转的指标。

1.治愈

(1)临床症状及体征消失，实验室检查正常。

(2)心电图恢复正常。

(3)X 线片显示心胸比例约为 50%。

2.好转

(1)临床症状控制或好转，实验室检查正常或好转。

(2)心电图好转。

(3)X 线检查心脏阴影有所缩小，但心胸比例大于 50%。

急性病毒性心肌炎患者多数可以完全恢复正常，很少发生猝死。一些慢性发展可成为心肌病。部分患者在心肌瘢痕明显形成后，留有后遗症表现：一定程度的心脏扩大、心功能减退、心律失常或心电图持续异常。

二、病毒性心肌炎的中医治疗

在常规治疗基础上加用中医能提高疗效。研究证实柯萨奇病毒感染早期，心肌 Na^{+}-K^{+}-ATP 酶和 Ca^{2+}-ATP 酶活性明显降低，心肌损伤后心肌酶明显升高，可能机制为病毒侵犯心肌后产生溶细胞物质，使心肌变性、溶解，心肌内游离型肌钙蛋白(cTnl)可从细胞质逸入血液中被破坏，结合肌钙蛋白与肌原纤维分离可持续释放入血，故 cTnl 升高，且 cTnl 仅存在心肌中，其诊断心肌损伤特异性为 100%。病毒还可造成心肌心内膜微血管损伤，引起局部心肌损害出现小病灶，使血 CK、CK-MB 升高。病毒性心肌炎属心悸、胸痹、温病等范畴。近年来运用中药治疗本病，取得了可喜的成果，显示了一定的优势。

【中药治疗】

黄芪是一种补气药，其有效成分中含有丰富的多糖、生物碱、黄酮、皂苷、有机酸等。总黄酮能清除体内的自由基，总皂苷具有抗氧化损伤及促进 Na^{+}-K^{+}-ATP 酶活性作用，还可使心肌细胞 CK 减少，降低脂质过氧化物含量，能兴奋 Na^{+}-K^{+}-ATP 酶，使细胞内钙降低。黄芪对心肌缺血有抑制作用。黄芪能增强机体免疫力，清除体内自由基，限制自由基对心肌细胞及亚细胞结构破坏，具有稳定细胞膜，保护心肌细胞增加抗缺氧能力，从而对心肌产生保护作用。

苦参为豆科植物苦参的干燥根，有清热燥湿、杀虫、利尿等作用。强力宁由甘草酸单铵、L-半胱氨酸、甘氨酸配伍制成，具有肾上腺皮质激素样作用。苦参和强力宁对急性 VMC 也有一定的疗效，可提高左心室射血分数，增加心排血量等。

高山红景天及其有效成分具有抗衰老、抗疲劳、抗寒冷和抑制肿瘤细胞生长等作用。有文献报道其多糖和酪醇对 VMC 有很好的治疗作用。

应用复方益心灵口服液在改善患者症状的同时，其 NK 细胞活性、T 淋巴细胞亚群明显改善。

也有报道用生脉解毒汤治疗 VMC 疗效显著，150 例患者，90 例显效(症状消失，心电图正常，随访 1 年以上未见复发)；46 例有效(症状消失，心电图仍有异常或心电图正常，活动后仍有乏力、心中不适感)；14 例无效(症状如前，心电图无变化者)。

有研究报道，丹参具有抗生物膜过氧化、阻滞钙离子内流、改善血液流变性及抗血栓形成作用，对 VMC 有疗效。

苦瓜素食从苦瓜果肉中提取的一种相对分子量为 2.8×10^{4} 的蛋白质有效成分，体外实验显示出良好的抗 CVB3 效果。苦瓜素可明显降低 CVB3 感染小鼠的死亡率，提高其生存率，减轻心肌组织的病变程度，并且通过抑制 CVB。RNA 复制，在病毒复制的分子水平具有明显的抗病毒作用，使急性期心肌组织病毒滴度明显降低。苦瓜素可能成为一种有效的抗 CVB3 感染的药物，对 BALB/c 小鼠 CVB3 心肌炎具有肯定的抗病毒及保护心肌的作用。但其抗病毒的机制是直接抑制 CVB3 病毒复制，还是通过增强机体的免疫功能而发挥抗病毒作用，有待进一步研究。

中药复方制剂在治疗 VMC 方面已取得可喜进展。许多学者报道，一些治疗 VMC 的中药复方具有免疫调节、抗氧自由基和抗脂质过氧化物作用，值得进一步研究。

此外，也有中医学家单纯应用中医治疗病毒性心肌炎取得了良好的效果，在这里简单介绍中医辨证施治。

【分期论治】

（一）早期的治疗

本病早期乃是在疲劳等正气不足的情况下，湿热毒邪趁虚侵犯卫表，内犯于肺，使肌腠失司，宣肃失用。临床表现为胸闷、气短、咳嗽、咽喉红肿疼痛、恶寒发热等。因心肺同居上焦，肺主气，心主血，生理上相互为用，病理上相互影响，故温热毒邪又必浸淫心脉则心失所主，临床表现为心悸、脉律不整且数，治以清热解毒，宣肺解表。方用银翘散或桑菊饮加减。临证化裁时尚须重视清热解毒和透邪解表药之运用，用板蓝根、大青叶、贯众等清热解毒药。现代中医药药理也证明了此类药物能有效杀灭或抑制病毒，降低毒性，减轻病毒对心肌的损伤。VMC 发病乃湿热毒邪经口鼻皮毛肌表侵犯而致，放透邪外出，给邪气以出路亦是颇为重要的法则。临证可选用薄荷、荆芥、银花、连翘、山豆根等。由此可见，VMC 在早期的治疗必须掌握好清热解毒和透邪解表两法之运用，这是非常关键的问题。

（二）中期的治疗

VMC 如早期失治、误治则进入中期。温热邪毒侵犯人体后，可耗气伤阴，且能灼津为痰，血瘀日久呈现热、毒、痰、虚（气阴两虚）夹杂，虚实互见之证，目前多数医家持此观点。VMC 中期为热毒内盛、耗气伤阴、灼津为痰、血停为瘀，终致气阴两伤，痰瘀互结。由此观之，此乃本病中期之发病关键。此期患者常因失治、误治而致病情反复发作，迁延难愈。在治疗上须整体调节，即要养阴益气、清热解毒为主，亦要酌加化痰活血之药。临症每用心肌炎二号治疗而或良效。心肌炎二号组成如下：西洋参 10g，黄芪 40g，白术 15g，麦冬 12g，远志、五味子 10g，板蓝根 20g，贯众 15g，赤芍 12g，丹参 20g，栝楼 15g，苦参 15g，炙甘草 6g。方中西洋参益气养阴为君药；黄芪、白术健脾益气；生地、麦冬滋阴清热，可加强君药之益气养阴功效，共为臣药。贯众、板蓝根、苦参清热解毒；远志益心气祛痰，安神；五味子滋阴生津、养心安神；赤芍、丹参、栝楼活血祛瘀化痰，共为佐药。炙甘草和诸药可为使药。现代中药药理研究证实，上方中的药物有多方面的心血管药理作用。如栝楼可以扩张冠脉，苦参治疗室性过早搏动有一定效果。生地、麦冬可以强心利尿；五味子可扩张血管，调节心血管系统血液循环；丹参可扩张冠脉、改善心肌供血、抑制血小板聚集，改善微循环等。贯众、板蓝根、赤芍等可抑制或杀灭病毒。

应强调的是，在痰瘀症状不明显时亦不能忽视化瘀活血的运用。临床上发现，在本病中期较早地使用活血化瘀常能增加治疗效果。对血瘀征象不明显的患者亦是如此。总之，化痰活血法的正确运用对 VMC 患者症状的改善、病程之缩短及预后大有裨益。

（三）晚期的治疗

VMC 患者中期的正确、及时治疗与否，直接关系患者的临床转归，故在晚期又可分为恢复期和慢性迁延期。恢复期患者随着中期益气养阴、清热解毒、化瘀活血法之正确施治患者病邪渐去，正气未复，故此时的矛盾主要方面以正虚为主，其治疗以益气养阴为主酌加清热解毒药。方药可选用生脉饮和天王补心丹化裁。生脉饮可益气养阴。现代药理证实，本方可减轻心肌耗氧量，增强心肌收缩力，改善血液循环，天王补心丹可滋阴补血、养心安神，主治阴血亏虚心悸、失眠等症颇有效验。二方合用可益气养阴，养心护心，合清热解毒之板蓝根、大青叶等则尤其用于恢复期的治疗。

恢复期又一常见症为心阳亏虚证。因中期热毒炽盛，耗伤气阴，久则气虚及阳，终至心阳亏虚。宜温阳益气养心。方用保元汤和桂枝甘草汤治疗。

慢性迁延期最重要的病机为热毒内甚、气阴两伤、痰瘀互结，故此期的治疗应兼顾正邪两面，又有所侧重。或以扶正为主，或以祛邪为主，仅用扶正或祛邪法都将失于全面，对病情不利，宜以心肌炎 2 号为主化裁治疗。

总之，对于 VMC 患者在具体治疗时，除掌握上述的基本规律外，应知常达变，灵活运用。无论如何益气养阴、清热解毒、化痰活血法是本病基本的治疗法则，是应特别强调的治疗法则，应贯穿于本病治疗之始终。

三、急性重症病毒性心肌炎的治疗

急性重症病毒性心肌炎因起病急，进展快，常表现为短期内心脏急剧增大、高热不退、难以控制的心律失常、充血性心力衰竭及心源性休克等，引发严重的血流动力学异常甚至猝死，故及时恰当的抢救治疗不仅可以改善预后，而且对降低死亡率也具有重要意义。本节将对重症病毒性心肌炎的治疗作一系统的介绍。

（一）肾上腺皮质激素的应用

虽然肾上腺皮质激素可抑制干扰素的合成，一般感染早期不主张使用，但肾上腺皮质激素对降低病毒性心肌炎 CPK-MB，α-HBDH 有显著疗效，能增进心肌酶活力，提高心肌糖原含量且能加速房室传导，消除心肌和传导系统炎症和水肿。因此，对心源性休克、严重心律失常，应早期大剂量短期应用。目前不同报道在激素治疗时，剂量、用法、疗程均不相同。因而，寻找合适的用药方案是一个值得研究的方向。

（二）干扰素

多个研究表明干扰素可以避免病毒感染的动物罹患心肌炎。有报道干扰素可以改善经常规治疗无效、感染肠病毒或腺病毒患者的症状，并提高其左心室射血分数。这些均提示干扰素在 VMC，特别是病毒感染初期及急性炎症期时可发挥有益的作用。

（三）静注丙种球蛋白

VMC 急性期 CD8（抑制性 T 细胞）明显升高，CD8 抑制 B 淋巴细胞分化，抑制抗体合成。丙种球蛋白含有针对各种病毒的中和抗体，阻止病毒复制，消除体内病毒，保护心肌细胞。

（四）抗氧化剂的使用

维生素 C、参麦等抗氧化剂的使用，能有效地防止病毒性心肌炎发病过程中氧自由基增多，阻止脂质过氧化对心肌的损伤。维生素 C 能增强 $H2O_2$ 损伤的心肌细胞的存活力，增加冠状动脉血流，纠正休克，促进心肌病变的恢复。参脉注射液由人参和麦冬组成，含有皂苷黄酮及锌、硒等微量元素，有抗氧化和清除自由基的作用。

（五）辅助呼吸

重症 VMC 并发心源性休克、急性充血性心力衰竭，低氧血症时，可考虑使用辅助通气，防止肺泡萎陷，减少肺泡内液体渗出，改善缺氧。

（六）起搏器的使用

重症 VMC 高度房室传导阻滞或窦房结损害患者需先及时应用人工心脏起搏器度过急性期。

（七）关于室性心律失常的急救

对室性心动过速或室颤等室性心律失常应紧急处理，以防心搏骤停。药物采用利多卡因静注，每次 1～2mg/kg，5～10 分钟后可重复，见效后改为静滴 20～40μg/(kg·min)或电击复律，可用直流电击复律方法，电能量为 0.5～1J/(s·kg)，电击于 QRS 的波峰上，如无效可加大能量重复电击，但不宜超过 3 次。电复律的特点是作用快、安全且效果好。但对洋地黄中毒者，则禁用电学方法治疗。

（八）纠正电解质紊乱

VMC 伴腹泻、呕吐，静注葡萄糖，利尿剂或酸中毒时碱性液的使用，均可造成机体电解质失衡。而室性心律失常本身引起心肌细胞大量失钾，使心律失常持久，此时需纠正电解质紊乱。

（九）其他

对于重症 VMC 患者，特别是并发心力衰竭或心源性休克者，近期有人提出应用 1,6-二磷酸果糖(FDP)5g 静脉滴注，每日 1～2 次。1,6-二磷酸果糖是糖代谢过程的底物，具有增加能量的作用，有利于心肌细胞能量的代谢。

总之，急性重症 VMC 临床症状严重，常有严重血流动力学的改变，需要积极的治疗。包括干扰素、激素、丙种球蛋白在内的综合治疗可能在急性重症 VMC 的转归过程中起重要作用。

四、扩张型心肌病的治疗

据统计，VMC 有 10%～15%患者最终进展为 DCM，其中病毒的持续反复感染对 VMC 进展为 DCM 具有重要作用。近年来，心肌病，尤其是 DCM 的发病有上升趋势，预后极差，国外曾报道 5 年病死率约为 50.10%，国内报道 2 年病死率为 41.12%，5 年病死率为 80.10%。尽管抗心力衰竭、抗心律失常及预防血栓栓塞等有效药物合理及时的选用使 DCM 的 5 年生存率有所上升，但对其治疗仍然维持在改善症状、预防并发症和阻止或延缓病情进展、提高生存率上。

【内科常规治疗】

（一）ACEⅠ类、利尿剂和地高辛等药物

心力衰竭是 DCM 的主要症状，其基本治疗原则与其他原因导致的充血性心力衰竭的治疗相仿。基本治疗主要使用 ACEⅠ类、利尿剂和地高辛等药物。ACEI 治疗 DCM 可以降低心脏的压力负荷，有效改善症状，长期应用可以阻止心脏扩大的进程，改善患者生存率。利尿剂通过增加尿量，减轻心脏前负荷，改善心功能。地高辛具有增强心肌收缩力的作用和控制心率。

（二）β-受体阻滞剂

近年来发现 DCM 患者血清中存在抗 β1-肾上腺素能受体抗体，该受体介导心肌细胞钙超负荷，加用倍他乐克可以阻止该效应。DCM 患者血清中炎症因子水平显著增高，TNF-a/IL-10 比值与血浆肾上腺素水平正相关(γ=0.677，P=0.025)，血清 TNF 受体(sTNF-R)与左心室大小相关，β-受体阻滞剂治疗后显著降低患者血清 TNF-α、IL-10 和 sTNF-R 水平，提示 β-受体阻滞剂具有免疫调节作用。根据中心临床试验结果显示，长期应用美托洛尔治疗 DCM 可以预防患者病情恶化、改善临床症状和左心室功能，提高生活质量。卡维地洛与 ACEI 联合长期治疗 DCM，可以使患者左心室舒张期末内径缩小，射血分数增加，室性过早搏动减少。

（三）钙离子拮抗剂

以往认为第一代钙拮抗剂对DCM有潜在的增加慢性心力衰竭患者的病死率，而地尔硫䓬治疗扩张型心肌病的临床试验（ISDDC）结果显示地尔硫䓬组心功能明显改善，左心室射血分数增加，病死率下降，因此心力衰竭住院率下降。认为治疗有益的机制是地尔硫䓬干预了抗体介导的心肌损伤和保护心肌。临床随机双盲PRASE试验提示，新的钙拮抗剂氨氯地平能延长DCM患者的存活率，对严重心力衰竭患者不增加心血管发病率和病死率。地尔硫䓬适合DCM的早期治疗，但最好在应用ACEI和β-受体阻滞剂的基础上使用。

（四）免疫治疗

DCM患者在利尿剂、地高辛、ACEI和8-受体阻滞剂治疗的基础上加用己酮可可碱（400mg3次/天）治疗，可显著改善患者临床症状和心功能，提高运动耐量，其作用机制是抑制TNF-α的产生。充血性心力衰竭患者静脉注射免疫球蛋白治疗后显示左心室射血分数增加，抗炎症分子水平增加，产生良好的抗炎症效应，改善心功能。中药黄芪具有免疫调节作用，常规应用是有必要的。

（五）并发症的防治

除常规抗心力衰竭治疗外，对各种心律失常及循环栓塞并发症的防治也很重要。其中，严重室性心律失常与DCM预后密切相关，应视其对血流动力学的影响而分别对待。对DCM伴发室性期前收缩者可选用β-受体阻滞剂；对顽固性室性心动过速者宜选用胺碘酮、索他洛尔，或采用射频消融术和心脏转复除颤器及心脏自动转复-除颤起搏器（ICD）治疗，后者可预防猝死的发生。在DCM并发房颤或房扑、心腔扩大时易形成心腔内附壁血栓而发生栓塞，对此尚无应用抗凝治疗的临床对照研究，但多数学者主张对DCM并发心力衰竭患者，尤其是伴房颤及既往有栓塞史者，在无禁忌时应给予抗凝治疗，如阿司匹林和华法令。

（六）中医药治疗

近年来 国内在中医药调节免疫、抗病毒、改善心肌代谢的基础上采用中西医结合疗法治疗DCM取得了明显有益的效果。在国内首次完成的一项多中心大系列中西医结合治疗DCM的临床研究中，入选病例320例，治疗组（164例）采用中西医结合治疗（黄芪、生脉、牛磺酸、泛葵利酮及强心、利尿、扩血管药等），对照组（156例）用常规疗法（极化液、泛葵利酮及强心、利尿、扩血管药等）。结果显示，治疗组患者临床症状好转、心功能改善（LVEF增高、心功能分级）情况均明显优于对照组，长期治疗（1年）者较短期治疗（3～6个月）者的病死率低。由此认为，中西医结合治疗DCM不失为一种可取的治疗手段。

【内科介入治疗】

（一）心脏起搏治疗

对伴病态窦房结综合征或二度Ⅱ型或三度房室传导阻滞的DCM患者，安装心脏起搏器有助于加快心率、增加心搏出量、改善临床症状。近年来，医学专家们关注于安装起搏器能否用于不伴有窦房结和房室交界区病变的DCM患者。Linde等观察131例NYHAⅢ级的DCM心力衰竭患者安装心脏起搏器，随访12个月后，发现患者生活质量、6分钟步行距离、心功能分段均较基线水平明显改善，LVEF显著升高，二尖瓣反流减少。他们认为双腔起搏保留了房室同步，改善了心室舒张，改善了心室舒张充盈，减低了二尖瓣反流，从而改善了左心室功能。对中重度心力衰竭伴宽QRS时限，有致命性恶性心律失常病史的患者采用双室同步起搏加埋藏式心脏复律除颤器（ICD）能显著改善生活质量，稳定心脏功能，增加运动量。目前推荐对DCM并发心力衰竭患者心室再同步化治疗（包括双室同步起搏或双室同步起搏加ICD）与ACEI、β-受体阻滞剂应成为心力衰竭的一线常规治疗。

（二）射频消融治疗

伴心房扑动的DCM患者若进一步出现左心室功能低下，则应考虑射频消融治疗。

（三）干细胞移植

目前有报道用自体骨髓干细胞移植治疗扩张型心肌病心衰，能改善近期的心脏功能，但对远期心脏功能的改善尚有待进一步探索。

【外科治疗】

外科治疗措施包括心脏移植、动力性心肌成形术、部分左心室切除术、左心房室瓣成型术和左心室辅助装置等，适用于各种治疗无效的内科晚期DCM患者。

（一）左心室减容手术

DCM患者的左心室腔扩大、心肌松弛、收缩无力。减容手术是将扩大的左心室游离壁纵向部分切除，左心室腔减小更趋于椭圆形，使左心室壁局部应力减小，心肌僵硬度减低。左心室椭圆化，减小局部左心室后负荷，进一步减少心室氧耗量，从而改善左心室泵功能。Etoch、Doenst分别进行了20例、5例左心室减容手术的报道，并获得了不同程度的手术效果。他们认为外科手术可减少室壁应力，但没除去扩张和收缩失调的原因，尽管术后心功能立刻改善，但该技术的长期效应还不能确定。

（二）原位心脏移植

原位心脏移植（包括心肺联合移植）是目前治疗晚期DCM最有效、最彻底的方法，其手术方法成熟、疗效确切。但由于存在供体缺乏、费用昂贵、术后感染及术后排斥反应等问题，心脏移植在国内广泛开展还有待时日。

【前景与展望】

由于在VMC和DCM重症患者心肌组织中仍可检测到病毒RNA，但这些病毒持续存在状态是有限的病毒复制，因此在这类患者中应用抗病毒治疗包括生物导弹等可能是一种防治上的新突破。我国有宝贵的天然中药库，除黄芪外，还有更多的抗病毒中药可以广泛筛选，探索并适用于本病，希望使其在防治上取得更大的突破。

已知在VMC及DCM患者血清中常有抗肌凝蛋白399～411及（或）345～352氨基酸残基，或ADP/ATP载体27～36及（或）290～297氨基酸残基抗体，如将合成的多肽结合到层吸柱上，在以该柱分离自身抗体，该分离系统可以去除95%以上的自身抗体。这种以分子筛选法去除体内VMC有关的主要自身抗体的方法可能会给病毒性心肌炎的治疗带来新的转机。

在VMC转化为DCM的过程中，病毒损伤和免疫机制具有重要的作用。在这一过程中，心肌细胞可表现为坏死，也可表现为凋亡，在急性期尚有与凋亡有关的bcl-2基因的表达，在晚期尚有凋亡基因Bax的高表达，在培养的幼鼠心肌细胞通过DNA片段技术及TUNEL染色，可观察到Fas抗原mRNA的表达。已有很多报道在细胞分子水平证实了病毒触发凋亡的存在。因此，调控心血管细胞凋亡药物的应用对病毒性心肌炎的治疗将会带来新的曙光。

基于核酸的基因沉默分子是长度在20个碱基左右的人工合成的单链或双链DNA或RNA。这些分子有反义寡脱氧核苷酸（AODN）、核酶、脱氧核糖核酸酶和最近比较热门的小干扰RNA。这些基因沉默分子以序列特异性方式靶向细胞或病毒mRNA，将其断裂和（或）阻断其转录和翻译起始，因此成为基因功能分析和药物开发的强有力工具。截至目前已经有20多项基因沉默技术验证于肿瘤、AIDS、肝炎、心血管疾病、血液系统疾病的Ⅰ至Ⅲ期临床试验。过去几年里，通过新的化学修饰方法对反义分子的细胞摄取力、寡核苷酸抗核酶降解能力、与靶序列的亲和力等方面取得很大进展。另外，最近证实双链小干扰RNA（siRNAs）在哺乳动物细胞内可作为抑制基因表达的有效措施。CVB3是感染性心肌炎的常见病原，基于病毒 RNA 的顺式和反式作用翻译序列元件的突变分析，设计了 7 条针对病毒 5’和 3’非编码区的 PS-ODNs 序列，并在培养细胞内评价其对 CVB3 的抑制作用。其中针对病毒 IRES、AUG 起始密码子以及临近 RNA 基因组 5’及 3’的 4 条序列显示出良好的抗病毒活性。最有效的靶序列临近 3’端非编码区的末端，这些结果已在鼠心肌炎模型中得到进一步验证。

（张　伟）

第八章　心脏瓣膜病

【概述】

心脏瓣膜病是由于炎症、黏液样变性、退行性改变、先天性畸形、缺血性坏死、创伤等原因引起的单个或多个瓣膜结构(包括瓣叶、瓣环、腱索或乳头肌)的结构异常或功能障碍,导致瓣口狭窄和(或)关闭不全。心室和主、肺动脉根部严重扩张也可产生相应房室瓣和半月瓣的相对性关闭不全。二尖瓣最常受累,其次为主动脉瓣。随着经济和生活水平的提高,风湿性心瓣膜病发生率在逐年下降,但是由衰老所致的退行性瓣膜病变发生率在逐渐升高,其中又以主动脉瓣狭窄最为多见。

第一节　二尖瓣疾病

一、二尖瓣狭窄

【病因和病理】

虽然青霉素在预防链球菌感染的应用,使风湿热和风湿性心瓣膜病的发病率有所下降,但风湿性二尖瓣狭窄仍是我国主要的瓣膜病。二尖瓣狭窄的最常见病因为风湿热。2/3 的患者为女性。约半数患者无急性风湿热史,但多有反复链球菌扁桃体炎或咽峡炎病史。急性风湿热后,至少需 2 年始形成明显二尖瓣狭窄,多次发作急性风湿热较一次发作出现二尖瓣狭窄早。单纯二尖瓣狭窄占风心病的 25%,二尖瓣狭窄伴有二尖瓣关闭不全占 40%,主动脉瓣常同时受累。

先天性畸形或结缔组织病,如系统性红斑狼疮心内膜炎为二尖瓣狭窄的罕见病因。风湿热导致二尖瓣装置不同部位的粘连融合,致使二尖瓣狭窄:①瓣膜交界处粘连;②瓣叶游离缘粘连约占 15%;③腱索粘连融合占 10%;④余为以上部位的复合病变。上述病变导致二尖瓣开放受限,瓣口截面积减少。狭窄的二尖瓣呈漏斗状,瓣口常呈“鱼口”状。瓣叶钙化沉积有时可延展累及瓣环,使瓣环显著增厚。如果风湿热主要导致腱索的挛缩和粘连,而瓣膜交界处的粘连很轻,则主要出现二尖瓣关闭不全。

慢性二尖瓣狭窄可导致左心房扩大及左心房壁钙化,尤其在合并房颤时左心耳及左心房内可形成附壁血栓。

【病理生理】

正常人的二尖瓣口面积为 4～6cm^2,当瓣口面积减小一半即对跨瓣血流产生影响而定义为狭窄。瓣口面积 1.5cm^2 以上为轻度、1～1.5cm^2 为中度、小于 1cm^2 为重度狭窄。重度二尖瓣狭窄时跨瓣压差显著增加,可达 20mmHg。测量跨瓣压差可判断二尖瓣狭窄程度。当严重狭窄时,左房压高达 25mmHg 才能使血流通过狭窄的瓣口充盈左室以维持正常的心排出量。

左房压升高致肺静脉压升高，肺顺应性减低，从而发生劳力性呼吸困难。心率增快时舒张期缩短，左房压更高，故任何增加心率的诱因均可促使急性肺水肿的发生，如房颤、妊娠、感染或贫血等。

由于左房压和肺静脉压升高，引起肺小动脉反应性收缩，最终导致肺小动脉硬化，肺血管阻力增高，肺动脉压力升高。重度肺动脉高压可引起右室肥厚、三尖瓣和肺动脉瓣关闭不全和右心衰竭。

二尖瓣狭窄患者的肺动脉高压产生于：①升高的左心房压的被动后向传递；②左心房和肺静脉高服触发肺小动脉收缩（反应性肺动脉高压）；③长期严重的二尖瓣狭窄，持续的肺小动脉收缩，最终导致肺血管床的器质性闭塞性改变。

【临床表现】

1.症状　一般在二尖瓣中度狭窄（瓣口面积<$1.5cm^2$）时方有明显症状。

（1）呼吸困难。为最常见的早期症状。患者首次呼吸困难发作常以运动、精神紧张、性交、感染、妊娠或心房颤动为诱因，并多先有劳力性呼吸困难，随狭窄加重，出现静息时呼吸困难、端坐呼吸和阵发性夜间呼吸困难，甚至发生急性肺水肿。

（2）咯血。有以下几种情况：①突然咯大量鲜血，通常见于严重二尖瓣狭窄，可为首发症状。支气管静脉同时回流入体循环静脉和肺静脉，当肺静脉压突然升高时，黏膜下瘀血、扩张而壁薄的支气管静脉破裂引起大咯血，咯血后肺静脉压减低，咯血可自止。多年后支气管静脉壁增厚，而以后随病情进展肺血管阻力增加及右心功能不全使咯血减少；②阵发性夜间呼吸困难或咳嗽时的血性痰或带血丝痰；③急性肺水肿时咳大量粉红色泡沫状痰；④肺梗死伴咯血，为本症晚期并发慢性心衰时少见的情况。

（3）咳嗽。常见，尤其在冬季明显，有的患者在平卧时干咳，可能与支气管黏膜瘀血水肿易患支气管炎或左心房增大压迫左主支气管有关。

（4）声嘶。较少见，由于扩大的左心房和肺动脉压迫左喉返神经所致。

2.体征　重度二尖瓣狭窄常有“二尖瓣面容”，双颧绀红。

（1）二尖瓣狭窄的心脏体征。有以下几种情况：①心尖搏动正常或不明显；②心尖区可闻第一心音亢进和开瓣音，提示前叶柔顺、活动度好；如瓣叶钙化僵硬，则第一心音减弱，开瓣音消失；③心尖区有隆隆样舒张中晚期杂音，局限，不传导。常可触及舒张期震颤。窦性心律时，由于舒张晚期心房收缩促使血流加速，使杂音相应增强，心房颤动时，由于无有效的心房收缩，故不再有杂音的舒张晚期加强。

（2）肺动脉高压和右心室扩大的心脏体征。右心室扩大时可见心前区心尖搏动弥散，肺动脉高压时肺动脉瓣区第二心音亢进或伴分裂。当肺动脉扩张引起相对性肺动脉瓣关闭不全时，可在胸骨左缘第2肋间闻及舒张早期吹风样杂音，称GrahamSteell杂音。右心室扩大伴相对性三尖瓣关闭不全时，在三尖瓣区闻及全收缩期吹风样杂音，吸气时增强。

【实验室和其他检查】

（1）X线检查。左心房增大，后前位见左心缘变直，右心缘有双心房影，左前斜位可见左心房使左主支气管上抬，右前斜位可见增大的主心室增大左房脱迫食管下段后移。其他X线征象包括右心室增大、主动脉结缩小、肺动脉干和次级肺动脉扩张、肺瘀血、间质肺水肿（如KerleyB线）和含铁血黄素沉着等征象。

（2）心电图。重度二尖瓣狭窄可有“二尖瓣型P波”，P波宽度>0.12s，伴切迹，PV_1终末负性向量增大。QRS波群示电轴右偏和右心室肥厚表现。

（3）超声心动图。为明确和量化诊断二尖瓣狭窄的可靠方法。M型示二尖瓣城墙样改变（EF斜率降低，A峰消失），后叶向前移动及瓣叶增厚。二维超声心动图可显示狭窄瓣膜的形态和活动度，测绘二尖瓣口而积。典型者为舒张期前叶呈圆拱状，后叶活动度减少，交界处粘连融合，瓣叶增厚和瓣口面积缩小。用连续多普勒测得的二尖瓣血流速度计算跨瓣压差和瓣叶面积与心导管法相关良好。彩色多普勒血流显像可实时观察二尖瓣狭窄的射流,有助于连续多普勒测定的正确定向。经食管超声有利于左心耳及左心房附壁血栓的检出。超声心动图还可对房室大小、室壁厚度和运动、心室功能。肺动脉压、其他瓣膜异常和先天畸形等方面提供信息。当经胸超声心动图检查不能够提供二尖瓣狭窄患者充分的临床数据时,应行经食道超声心动图检查,评估二尖瓣形态和血流动力学情况。

(4)心导管检查。如症状、体征与超声心动图测定和计算二尖瓣口面积不一致,在考虑介入或手术治疗时,应经心导管检查同步测定肺毛细血管压和左心室压以确定跨瓣压差和计算瓣口面积,正确判断狭窄程度。

【诊断和鉴别诊断】

心尖区有隆隆样舒张期杂音伴X线或心电图示左心房增大,一般可诊断二尖瓣狭窄,超声心动图检查可确诊。当心尖区杂音不肯定时,运动后左侧卧位或用钟形胸件听诊杂音强度增加。当快速心房颤动心排出量减少时,心尖区舒张期杂音可明显减弱以至于不能闻及,心功能改善,心室率减慢时杂音又可出现。

心尖区舒张期隆隆样杂音尚见于如下情况,应注意鉴别:①经二尖瓣口血流增加,严重二尖瓣反流、大量左至右分流的先天性心脏病(如室间隔缺损、动脉导管未闭)和高动力循环(如甲状腺功能亢进症、贫血)时,心尖可有短促的隆隆样舒张中期杂音,常紧随于增强的第三心音后,为相对性二尖瓣狭窄。②Austin-Flint杂音,见于严重主动脉瓣关闭不全时。③左房黏液瘤,瘤体阻塞二尖瓣口,产生随体位改变的舒张期杂音,其前有肿瘤扑落音。瘤体常致二尖瓣关闭不全。其他临床表现有发热、关节痛、贫血、血沉增快和体循环栓塞。

【并发症】

1.*心房颤动*　为相对早期的常见并发症,可能为患者就诊的首发症状,也可为首次呼吸困难发作的诱因和患者体力活动明显受限的开始。房性期前收缩常为其前奏。初始为阵发性心房扑动和颤动。心房颤动的发生率随左房增大和年龄增长而增加。

2.*急性肺水肿*　为重度二尖瓣狭窄的严重并发症。患者突然出现重度呼吸困难和发绀,不能平卧,咳粉红色泡沫痰,双肺漫布干湿性啰音。如不及时救治,可能致死。

3.*血栓栓塞*　20%的患者发生体循环栓塞,偶尔为首发病症。血栓来源于左心室或左心房。

4.*右心衰竭*　为晚期常见并发症。右心衰竭时,右心排血量明显减少,肺循环血量减少,左心房压相对下降,加之肺泡和肺毛细血管壁增厚,呼吸困难可有所减轻,发生急性肺水肿和大咯血的危险减少,但这一“保护作用”的代价是心排血量降低。临床表现为右心衰竭的症状和体征。

5.*感染性心内膜炎*　较少见,在瓣叶明显钙化或心房颤动患者更少发生。

6.*肺部感染*　常见。

【治疗】

(一)一般治疗

包括:①预防风湿热复发。近年来风湿热的临床表现常不典型。有风湿活动的患者应长期甚至终身应用苄星青霉素120万U,每月肌注一次;②预防感染性心内膜炎;③无症状者避免剧烈体力活动,定期(6～12个月)复查;④呼吸困难者应减少体力活动,限制钠盐摄入,口服利尿药或长效硝酸酯类药物可减缓呼吸困难,避免和控制诱发急性肺水肿的因素,如急性感染、贫血等。⑤出现劳力性症状并伴有窦性心率增快的患者,可选用β受体阻滞剂或钙离子拮抗剂。⑥一些患者二尖瓣狭窄能增加气道高反应,加用皮质类激素可改善症状。

(二)抗凝治疗

有下列症状者需进行抗凝治疗:

(1)二尖瓣狭窄和心房颤动(阵发性、持续性或永久性)患者。

(2)二尖瓣狭窄患者，以前有过栓塞事件，甚至是窦性心律。

(3)二尖瓣狭窄患者伴有左心房血栓。

(4)二尖瓣狭窄患者经食道超声出现自发性造影现象或左房扩大(直径＞50mm)率。

(三)介入和手术治疗

介入和手术为治疗本病的有效方法。当二尖瓣口有效面积＜1.5cm²，伴有症状，尤其症状进行性加重时，应用介入或手术方法扩大瓣口而积，减轻狭窄。若肺动脉高压明显，即使症状不重，也应及早干预。术前改善心功能，术中加强心肌保护和改进手术方法，积极处理术后并发症是提高风湿性心脏病瓣膜置换术疗效的重要措施。

1.经皮球囊二尖瓣扩张术　为缓解单纯二尖瓣狭窄的首选方法。在瓣叶(尤其是前叶)活动度好，无明显钙化，瓣下结构无明显增厚的患者效果更好。对高龄，伴有严重冠心病，因其他严重的肺、肾、肿瘤等疾病不宜手术或拒绝手术，妊娠伴严重呼吸困难，外科分离术后再狭窄的患者也可选择该疗法。术前可用经食管超声探查有无左心房血栓，对于有血栓或慢性合房颤动的患者应在术前充分用华法林抗凝。经皮球囊二尖瓣扩张术至少可使瓣膜面积增加一倍，好的手术结果为术后瓣口面积大于1.5m² 丽非轻度的狭窄。手术的成功率和术中术后的并发症及患者本身的身体状况和手术团队的技术有关。手术的死亡率为1%～15%，主要的并发症为：术中死亡(0.5%～4%)、心包积血(0.5%～10%)、血栓栓塞(0.5%～5%)、严重反流(2%～10%)，急诊外科处理很少发生(1%)。

手术的禁忌证为：①二尖瓣瓣口面积＞1.5cm² 患者；②左房有附壁血栓形成；③轻度以上的二尖瓣狭窄；④瓣膜或缝合处重度钙化；⑤二尖瓣缝合处未融合的患者；⑥合并有严重的主动脉瓣疾病或三尖瓣狭窄及三尖瓣反流的患者；⑦合并有冠状动脉疾病需要实施旁路手术的患者。

2.外科手术治疗

(1)保守手术治疗。

在一些发达国家，经体外循环的心脏直视二尖瓣扩张术已经取代了闭式二尖瓣扩张术，因为前者不仅可以纠正瓣膜缝合处的融合还能修复瓣下畸形。通过对来自几个有经验的研究中心的大多数年轻患者术后的大量追踪调查显示，术后远期效果较佳，15年存活率为96%，92%的患者没有发生瓣膜相关性的并发症，而最近欧洲心脏协会调查显示经心脏直视扩张术现已很少在临床使用。

对那些无症状的患者，二尖瓣中重度狭窄，尽管接受了抗凝治疗近期仍有栓塞事件发生，瓣膜形态结构适合做修补术的患者应当实施二尖瓣修补术。轻度狭窄的患者不适合做瓣膜修补术。在瓣膜修补术中一般优先选择经心脏直视扩张术而非闭式二尖瓣扩张术。

(2)人工瓣膜置换术。

有肺动脉高压的二尖瓣中重度狭窄的患者，心功能Ⅰ～Ⅱ级不适合实施二尖瓣球囊扩张术和修补术的患者应当施行二尖瓣置换手术。

人工瓣膜置换术手术死亡率(3%～10%)，与患者的年龄、心功能、肺动脉高压和是否存在冠状动脉疾病有关，术后的远期存活率与年龄、心功能、房颤、肺动脉高压、术前左室功能、人工瓣膜带来的并发症，尤其是血栓栓塞、心包积血、瓣膜结构退化有关。

二尖瓣狭窄外科手术的强适应证：

(1)有症状(NYHA功能分级Ⅲ～Ⅳ级)的中度、重度二尖瓣狭窄患者，下述情况有指征施行二尖瓣外科手术(尽可能施行修复术)：①没有施行经皮二尖瓣球囊成形术的能力；②尽管抗凝但是仍有左心房血栓，或伴随中、重度二尖瓣反流，禁忌施行经皮二尖瓣球囊成形术；③有一定手术风险的患者，瓣膜形态不适合经皮二尖瓣球囊成形术时。

(2)中、重度二尖瓣反流的患者，应当施行二尖瓣置换手术，除非进行外科手术时可以施行瓣膜修复术。

【预后】

在未开展手术治疗的年代，本病10年存活率在无症状被确诊后的患者为84%，症状轻者为42%，中、重度者为15%。从发生症状到完全致残平均7.3年。死亡原因为心力衰竭(62%)、血栓栓塞(22%)和感染性心内膜炎(8%)。抗凝治疗后，栓塞发生减少。手术及介入治疗明显提高了患者的生活质量和10年存活率。

二、二尖瓣关闭不全

【病因和病理】

收缩期二尖瓣关闭依赖二尖瓣装置(瓣叶、瓣环、腱索、乳头肌)和左心室的结构和功能的完整性，其中任何部分的异常均可致二尖瓣关闭不全。

1.瓣叶

(1)风湿性损害最为常见，占二尖瓣关闭不全的1/3，女性为多。风湿性病变使瓣膜僵硬、变性、瓣缘卷缩、连接处融合以及腱索融合缩短。

(2)二尖瓣脱垂多为二尖瓣原发性黏液性变使瓣叶宽松膨大或伴腱索过长，心脏收缩时瓣叶向上超越了瓣环水平进入左心房影响二尖瓣关闭。部分二尖瓣脱垂为其他遗传性结缔组织病(如Marfan综合征)的临床表现之一。

(3)感染性心内膜炎破坏瓣叶。

(4)肥厚型心肌病收缩期二尖瓣前叶向前运动导致二尖瓣关闭不全。

(5)先天性心脏病，心内膜垫缺损常合并二尖瓣前叶裂导致关闭不全。

2.瓣环扩大

(1)任何病因引起左室增大或伴左心衰竭都可造成二尖瓣环扩大而导致二尖瓣相对关闭不全。若心脏缩小，心功能改善，二尖瓣关闭不全可改善。

(2)二尖瓣环退行性变和瓣环钙化，多见于老年女性。尸检发现70岁以上女性，二尖瓣环钙化的发生率为12%。严重二尖瓣环钙化者，50%合并主动脉瓣环钙化，大约50%的二尖瓣环钙化累及传导系统，引起不同程度的房室或室内传导阻滞。

3.腱索　先天性或获得性的腱索病变，如腱索过长、断裂缩短和融合。

4.乳头肌　乳头肌的血供来自冠状动脉终末分支，冠状动脉灌注不足可引起乳头肌功能失调。若乳头肌缺血短暂，可出现短暂的二尖瓣关闭不全；若急性心肌梗死发生乳头肌坏死，则产生永久性二尖瓣关闭不全，乳头肌坏死是心肌梗死的常见并发症，而乳头肌断裂在心肌梗死的发生率低于1%，乳头肌完全断裂可发生严重致命的二尖瓣关闭不全。其他少见的疾病为先天性乳头肌畸形，如一侧乳头肌缺如，称降落伞二尖瓣综合征；罕见的乳头肌脓肿、肉芽肿、淀粉样变和结节病等。

瓣叶穿孔如发生在感染性心内膜炎时、创伤损伤二尖瓣结构或人工瓣损坏等可发生急性二尖瓣关闭不全。

【病理生理】

1.急性　收缩期左心室射出的部分血流经关闭不全的二尖瓣口反流至左心房，与肺静脉回流至左心房的血流汇总，在舒张期充盈左心室，致左心房和左心室容量负荷骤增，左心室来不及代偿，其急性扩张能力有限，左心室舒张末压急剧上升。左心房压也急剧升高，导致肺瘀血，甚至肺水肿，之后可致肺动脉高压和右心衰竭。

由于左心室扩张程度有限，即使左心室收缩正常或增加，左心室总的心搏量增加不足以代偿向左心房的反流，前向心搏量和心排血量明显减少。

2.慢性　左心室对慢性容量负荷过度的代偿为左心室舒张末期容量增大，根据 Frank-Starling 机制使左心室心搏量增加。加上代偿性离心性肥大，并且左心室收缩期将部分血排入低压的左心房，室壁应力下降快，利于左心室排空。因此，在代偿期左心室总的心搏量明显增加，射血分数可完全正常。二尖瓣关闭不全通过收缩期，左室完全排空来实现代偿可维持正常心搏量多年，但如果二尖瓣关闭不全持续存在并继续加重，使左室舒张末期容量进行性增加，左室功能恶化，当心排血量降低时可出现症状。

二尖瓣关闭不全时，左心房的顺应性增加，左心房扩大。在较长的代偿期，同时扩大的左心房和左心室可适应容量负荷增加，左心房压和左心室舒张末压不致明显上升，肺瘀血也暂不会出现。

持续严重的过度容量负荷终致左心衰竭，左心房压和左心室舒张末压明显上升，导致肺瘀血、肺动脉高压，持续肺动脉高压又必然导致右心衰竭。

因此，二尖瓣关闭不全首先累及左心房左心室，继之影响右心，最终为全心衰竭。

【临床表现】

（一）症状

1.急性　轻度二尖瓣反流仅有轻微劳力性呼吸困难；严重反流（如乳头肌断裂）很快发生急性左心衰竭，甚至出现急性肺水肿或心源性休克。

2.慢性　轻度二尖瓣关闭不全可终身无症状。严重反流有心排血量减少，首先出现的症状是疲乏无力，肺瘀血的症状如呼吸困难出现较晚。

（1）风心病。从首次风湿热后，无症状期远较二尖瓣狭窄长，常超过 20 年。一旦出现明显症状，多已有不可逆的心功能损害。急性肺水肿和咯血较二尖瓣狭窄少见。

（2）二尖瓣脱垂。一般二尖瓣关闭不全较轻，多无症状，或仅有不典型胸痛、心悸、乏力、头晕、体位性晕厥和焦虑等，可能与自主神经功能紊乱有关。严重的二尖瓣关闭不全晚期出现左心衰竭。

（二）体征

1.急性　心尖搏动为高动力型。第二心音肺动脉瓣成分亢进。非扩张的左心房强有力收缩所致心尖区第四心音常可闻及。由于收缩末左房室压差减少，心尖区反流性杂音于第二心音前终止，而非全收缩期杂音，低调，呈递减型，不如慢性者响。严重反流也可出现心尖区第三心音和短促舒张期隆隆样杂音。

2.慢性

（1）心尖搏动。呈高动力型，左心室增大时向左下移位。

（2）心音。风心病时瓣叶缩短，导致重度关闭不全时，第一心音减弱，二尖瓣脱垂和冠心病时第一心音多正常。由于左心室射血时间缩短，A_2提前，第二心音分裂增宽。严重反流时心尖区可闻及第三心音。二尖瓣脱垂时可有收缩中期喀喇音。

（3）心脏杂音。瓣叶挛缩所致（如风心病），有自第一心音后立即开始、与第二心音同时终止的全收缩期吹风样高调一贯型杂音，在心尖区最响。杂音可向左腋下和左肩胛下区传导。后叶异常时，如后叶脱垂、后内乳头肌功能异常、后叶腱索断裂，杂音则向胸骨左缘和心底部传导。在典型的二尖瓣脱垂为随喀喇音之后的收缩期杂音。冠心病乳头肌功能失常时可有收缩早期、中期、晚期或全收缩期杂音。腱索断裂时杂音可似海鸥鸣或乐音性。反流严重时，心尖区可闻及紧随第三心音后的短促舒张期隆隆样杂音。

【实验室和其他检查】

1.X线检查　急性者心影正常或左心房轻度增大伴明显肺瘀血，甚至肺水肿征。慢性重度反流常见左心房左心室增大，左心室衰竭时可见肺瘀血和间质性肺水肿征。二尖瓣环钙化为致密而粗的C形阴影，在左侧位或右前斜位可见。

2.心电图　急性者心电图正常，窦性心动过速常见。慢性重度二尖瓣关闭不全主要为左心房增大，部分有左心室肥厚和非特异性ST-T改变，少数有心室肥厚征，心房颤动常见。

3.超声心动图　M型和二维超声心动图不能确定二尖瓣关闭不全。脉冲式多普勒超声和彩色多普勒血流显像可于二尖瓣心房侧和左心房内探及收缩期反流束，诊断二尖瓣关闭不全的敏感性几乎达到100%，且可半定量反流程度。后者测定的左心房内最大反流束面积，$<4cm^2$为轻度、$4\sim8cm^2$为中度，$>8cm^2$为重度反流。二维超声可显示二尖瓣装置的：形态特征，如瓣叶和瓣下结构增厚、融合、缩短和钙化、瓣叶冗长脱垂、连枷样瓣叶、瓣环扩大或钙化、赘生物、左室扩大和室壁矛盾运动等，有助于明确病因。超声心动图还可提供心腔大小、心功能和合并其他瓣膜损害的资料。

4.心导管检查　心导管检查的适应证：

(1)无创检查不能确定二尖瓣反流严重程度、左心室功能或判断是否需要外科治疗时，有指征做左心室造影和血流动力学测定。

(2)无创评估显示肺动脉高压与严重二尖瓣反流不成比例时，有指征行血流动力学检查。

(3)对于判定严重二尖瓣反流程度，临床表现与无创结果不符时，有指征行左心室造影和血流动力学测定。

(4)冠状动脉疾病高危患者，施行二尖瓣修复术或二尖瓣替换术前，有指征行冠状动脉造影术。

5.放射性核素心室造影　可测定左心室收缩、舒张末容量和静息、运动时射血分数，以判断左心室收缩功能。通过左心室与右心室心搏量之比值评估反流程度，该比值>2.5提示严重反流。经注射造影剂行左心室造影，观察收缩期造影剂反流入左心房的量，为半定量反流程度的"金标准"。

【诊断和鉴别诊断】

急性者，如突然发生呼吸困难，心尖区出现收缩期杂音，X线心影不大而肺瘀血明显和有病因可寻者，如二尖瓣脱垂、感染性心内膜炎、急性心肌梗死、创伤和人工瓣脱置换术后，诊断不难。慢性者，心尖区有典型杂音伴左心房室增大，诊断可以成立，确诊有赖超声心动图。由于心尖区杂音可向胸骨左缘传导，应注意与以下情况鉴别：

1.三尖瓣关闭不全　为全收缩期杂音，在胸骨左缘第4、5肋间最清楚，右心室显著扩大时可传导至心尖区，但不向左腋下传导。杂音在吸气时增强，常伴颈静脉收缩期搏动和肝收缩期搏动。

2.室间隔缺损　为全收缩期杂音，在胸骨左缘第4肋间最清楚，不向腋下传导，常伴胸骨旁收缩期震颤。

3.主、肺动脉瓣狭窄　血流通过狭窄的左或右心室流出道时，产生胸骨左缘收缩期喷射性杂音。杂音自收缩中期开始，于第二心音前终止，呈吹风样和递减型。主动脉狭窄的杂音位于胸骨右缘第2肋间；肺动脉瓣狭窄的杂音位于胸骨左缘第2肋间；肥厚型梗阻型心肌病的杂音位于胸骨左缘第3、4肋间。以上情况均有赖超声心动图确诊。

【并发症】

心房颤动可见于3/4的慢性重度二尖瓣关闭不全患者；感染性心内膜炎较二尖瓣狭窄常见；体循环栓塞见于左心房扩大、慢性心房颤动的患者，较二尖瓣狭窄少见；心力衰竭在急性者早期即可出现，慢性者常晚期发生；二尖瓣脱垂的并发症包括感染性心内膜炎、脑栓塞、心律失常、猝死、腱索断裂、严重二尖瓣关闭不全和心力衰竭。

【治疗】

(一)急性

治疗目的是降低肺静脉压，增加心排血量和纠正病因。内科治疗一般为术前过渡措施，尽可能在床旁、Swan-Ganz 导管血流动力学监测指导下进行。静滴硝普钠通过扩张小动静脉，降低心脏前后负荷，减轻肺瘀血，减少反流，增加心排血量。静注利尿剂可降低前负荷。外科治疗为根本措施，视病因、病变性质、反流程度和对药物治疗的反应，采取紧急、择期或选择性手术(人工瓣膜置换术或修复术)。部分患者经药物治疗后症状可基本控制，进入慢性代偿期。

(二)慢性

1.内科治疗

(1)预防感染性心内膜炎；风心病者需预防风湿活动。

(2)无症状、心功能正常者无需特殊治疗，但应定期随访。

(3)心房颤动的处理同二尖瓣狭窄，但维持窦性心律不如在二尖瓣狭窄时重要。除因心房颤动导致心功能显著恶化的少数情况需恢复窦性心律外，多数只需满意控制心室率。慢性心房颤动，有体循环栓塞史、超声检查见左心房血栓者，应长期抗凝治疗。

(4)心力衰竭者，应限制钠盐摄入，使用利尿剂、血管紧张素转换酶抑制剂、β受体阻滞剂和洋地黄。

2.外科治疗　为恢复瓣膜关闭完整性的根本措施。应在发生不可逆的左心室功能不全之前施行，否则术后预后不佳。

二尖瓣反流患者手术的强适应证：①有症状的急性严重二尖瓣反流患者。②慢性严重二尖瓣反流和心功能 NYHA 分级Ⅱ、Ⅲ或Ⅳ级、没有严重的左心室功能不全的患者(严重左心室功能不全定义为射血分数<0.30)和(或)收缩期末期内径>55mm 的患者。③没有症状的慢性严重二尖瓣反流，轻、中度左心室功能不全、射血分数 0.30～0.60 和(或)收缩期末期内径≥40mm 的患者。④需要外科手术的大多数严重慢性二尖瓣反流患者，建议进行二尖瓣修复术而不是二尖瓣置换术，患者应当到有二尖瓣修复经验的外科中心手术。

手术方法有瓣膜修补术和人工瓣膜置换术两种：

(1)瓣膜修补术。若瓣膜损坏较轻，瓣叶无钙化，瓣环有扩大，但瓣下腱索无严重增厚者可行瓣膜修复成形术。瓣膜修复术死亡率低，能获得长期临床改善，作用持久。术后发生感染性心内膜炎和血栓栓塞少，不需长期抗凝，左心室功能恢复较好。手术死亡率 1%～2%。与换瓣相比，较早和较晚期均可考虑瓣膜修补手术，但 LVEF<0.15～0.20 时亦不应行此手术。

(2)人工瓣膜置换术。瓣叶钙化，瓣下结构病变严重，感染性心内膜炎或合并二尖瓣狭窄者必须置换人工瓣。感染性心内膜炎感染控制不满意，或反复栓塞或合并心衰药物治疗不满意者，提倡早做换瓣手术；真菌性心内膜炎应在心衰或栓塞发生之前行换瓣手术。目前换瓣手术死亡率低于 5%。多数患者术后症状和生活质量改善，肺动脉高压减轻，心脏大小和左心室重量减少，较内科治疗存活率明显改善，但心功能改善不如二尖瓣狭窄和主动脉瓣换瓣术满意。严重左心室功能不全(LVEF<0.30～0.35)或左心室重度扩张(左心室舒张末内径 LVEDD>80mm，左心室舒张末容量指数 LVEDVI>300ml/m^2)，已不宜换瓣。

【预后】

急性严重反流伴血流动力学不稳定者，如不及时手术干预，死亡率极高。在手术治疗前的年代，慢性重度二尖瓣关闭不全确诊后内科治疗 5 年存活率 80%，10 年存活率 60%。单纯二尖瓣脱垂无明显反流，无收缩期杂音者大多预后良好；年龄>50 岁、有明显收缩期杂音和二尖瓣反流、瓣叶冗长增厚、左心房左心室增大者预后较差。

(栾艳霞)

第二节　主动脉瓣疾病

一、主动脉瓣狭窄

【病因和病理】

随着人口老龄化的发展，在一些发达国家，主动脉瓣狭窄成了主要的心瓣膜病，其主要病因是退行性老年钙化性主动脉瓣狭窄，其次是先天性畸形，风湿性心脏病引起的主动脉狭窄则很少，我国仍以风心病引起的主动脉瓣膜病变多见。

1.风心病　风湿性炎症导致瓣膜交界处粘连融合，瓣叶纤维化、僵硬、钙化和挛缩畸形，因而瓣口狭窄。几乎无单纯的风湿性主动脉瓣狭窄，大多伴有关闭不全和二尖瓣损害。

2.先天性畸形　先天性二叶瓣畸形为最常见的先天性主动脉瓣狭窄的病因。先天性二叶瓣畸形见于1%～2%的人群，男多于女。出生时多无交界处融合和狭窄。由于瓣叶结构的异常，即使正常的血流动力学也可引起瓣膜增厚、钙化，僵硬及瓣口狭窄，约1/3发生狭窄。成年期形成椭圆或窄缝形狭窄瓣口，为成人孤立性主动脉瓣狭窄的常见原因。主动脉瓣二叶瓣畸形易并发感染性心内膜炎，而主动脉瓣的感染性心内膜炎中，最多见的基础心脏病为二叶瓣畸形。单叶、四叶主动脉瓣畸形偶有发生。

3.退行性老年钙化性主动脉瓣狭窄　为65岁以上老年人单纯性主动脉瓣狭窄的常见原因。无交界处融合，瓣叶主动脉面有钙化结节限制瓣叶活动。常伴有二尖瓣环钙化。

【病理生理】

成人主动脉瓣口≥$3.0cm^2$。当瓣口面积减少一半时，收缩期仍无明显跨瓣压差。瓣口≤$1.0cm^2$时，左心室收缩压明显升高，跨瓣压差显著。根据瓣膜面积、跨瓣压、射血速率可以将主动脉瓣的狭窄程度分为轻、中、重三种。轻度狭窄，瓣膜面积>$1.5cm^2$，跨瓣压<25mmHg，射血速率<3.0m/s；中度狭窄瓣膜面积为1.0～$1.5cm^2$，跨瓣压为25～50mmHg，射血速率3.0～4.0m/s；重度狭窄瓣膜面积<$1.0cm^2$，跨瓣压>50mmHg，射血速率>4.0m/s。

左心室对慢性主动脉瓣狭窄所致的压力负荷增加的主要代偿方式是通过进行性室壁向心性肥厚以平衡左心室收缩压升高，维持正常收缩期室壁应力和左心室心排血量。左心室肥厚使其顺应性降低，引起左心室舒张末压进行性升高，因而使左心房的后负荷增加，左心房代偿性肥厚。肥厚的左心房在舒张末期的强有力收缩有利于僵硬左心室的充盈，使左心室舒张末容量增加，达到左心室有效收缩时所需水平，以维持心搏量正常。左心房的有力收缩也使肺静脉和肺毛细血管压力免于持续升高。左心室舒张末容量直至失代偿的病程晚期才增加。最终由于室壁应力增高、心肌缺血和纤维化等导致左心室功能衰竭。

严重主动脉瓣狭窄引起心肌缺血。其机制为：①左心室壁增厚、心室收缩压升高和射血时间延长，增加心肌氧耗；②左心室肥厚，心肌毛细血管密度相对减少；③舒张期心腔内压力增高，压迫心内膜下冠状动脉；④左心室舒张末压升高致舒张期主动脉一左心室压差降低，冠状动脉灌注压降低。后二者减少冠状动脉血流。心肌耗氧增加、供血减少，如加上运动负荷将导致严重心肌缺血。

【临床表现】

1.症状　出现较晚。呼吸困难、心绞痛和晕厥为典型主动脉瓣狭窄常见的三联征。

(1)呼吸困难。劳力性呼吸困难为晚期肺瘀血引起的常见首发症状、见于90%的有症状患者。进而可发生阵发性夜间呼吸困难、端坐呼吸和急性肺水肿。

(2)心绞痛。见于60%的有症状患者。常由运动诱发,休息后缓解。主要由心肌缺血所致,极少数可由瓣膜的钙质栓塞冠状动脉引起。

(3)晕厥或接近晕厥。见于1/3的有症状患者。多发生于直立、运动中或运动后即刻,少数在休息时发生,由于脑缺血引起。其机制为:①运动时周围血管扩张,而狭窄的主动脉口限制心排血量的相应增加;②运动致心肌缺血加重,使左心室收缩功能降低,心排血量减少;③运动时左心室收缩压急剧上升,过度激活室内压力感受器通过迷走神经传入纤维兴奋血管减压反射,导致外周血管阻力降低;④运动后即刻发生者,为突然体循环静脉回流减少,影响心室充盈、左心室心搏量进一步减少;⑤休息时晕厥可由于心律失常(心房颤动、房室阻滞或心室颤动)导致心排血量骤减所致。以上均可引起体循环动脉压下降,脑循环灌注压降低,以致发生脑缺血。

2.体征

(1)心音。第一心音正常。若主动脉瓣钙化僵硬,则第二心音主动脉瓣成分减弱或消失。由于左心室射血时间延长,第二心音常为单一性,严重狭窄者呈逆分裂。肥厚的左心房强有力收缩产生明显的第四心音。先天性主动脉瓣狭窄或瓣叶活动度尚佳者,可在胸骨右、左缘和心尖区听到主动脉瓣喷射音,不随呼吸而改变,如瓣叶钙化僵硬,喷射音消失。

(2)收缩期喷射性杂音。在第一心音稍后或紧随喷射音开始,止于第二心音前,为吹风样、粗糙、递增一递减型,在胸骨右缘第2或左缘第3肋间最响,主要向颈动脉传导,常伴震颤。老年人钙化性主动脉瓣狭窄者,杂音在心底部粗糙,高调成分可传导至心尖区,呈乐音性,为钙化瓣叶震动所引起。狭窄越重,杂音越长。左心室衰竭或心排血量减少时,杂音消失或减弱。杂音强度随每搏间的心搏量不同而改变,长舒张期之后,例如在期前收缩后的长代偿间期或心房颤动时的长心动周期,心搏量增加,杂音增强。

(3)其他。动脉脉搏上升缓慢、细小而持续。在晚期,收缩压和脉压均下降。但在轻度主动脉瓣狭窄合并主动脉瓣关闭不全的患者以及动脉床顺应性差的老年患者,收缩压和脉压可正常,甚至升高。在严重的主动脉瓣狭窄患者,同时触诊心尖部和颈动脉可发现颈动脉搏动明显延迟。心尖搏动相对局限、持续有力,如左心室扩大,可向左下移位。

【实验室和其他检查】

1.X线检查　心影正常或左心室轻度增大,左心房可能轻度增大,升主动脉根部常见狭窄后扩张。在侧位透视下有时可见主动脉瓣钙化。晚期可有肺瘀血征象。

2.心电图　重度狭窄患者有左心室肥厚伴ST-T继发性改变和左心房大。可有房室阻滞、室内阻滞(左束支阻滞或左前分支阻滞)、心房颤动或室性心律失常。

3.超声心动图　为明确诊断和判定狭窄程度的重要方法。M型超声诊断本病不敏感和缺乏特异性。二维超声心动图探测主动脉瓣异常十分敏感,有助于显示瓣叶数目、大小、增厚、钙化、活动度、交界处融合、瓣口大小和形状及瓣环大小等瓣膜结构,有助于确定狭窄的病因,但不能准确定量狭窄程度。用连续彩色多普勒可测定通过主动脉瓣的最大血流速度,可计算出平均和峰跨膜压差以及瓣口面积,所得结果与心导管检查相关良好。超声心动图还提供心腔大小、左室肥厚及功能等多种信息。虽然经食道超声能够提供瓣膜的形态,瓣叶钙化程度等多种信息,目前临床上仍很少用到。严重主动脉瓣狭窄应每年一次超声心动图检查;中度主动脉瓣狭窄可1～2年一次;轻度主动脉瓣狭窄可每3～5年一次。

4.心导管检查　当超声心动图不能确定狭窄程度并考虑人工瓣膜置换时,应行心导管检查。常以左心室——主动脉收缩期压差判断狭窄程度,平均压差＞50mmHg或峰压差＞70mmHg为重度狭窄。

心导管检查的强适应证有：

(1)有冠状动脉疾病危险的主动脉瓣狭窄患者，主动脉瓣置换术前行冠状动脉造影术。

(2)有症状患者无创性检查结果不肯定，或无创性检查与临床结果判断主动脉瓣狭窄严重程度不符时，采用心导管检查测量血流动力学评估主动脉瓣狭窄的严重程度。

(3)主动脉瓣狭窄患者考虑做肺自体移植(Ross 手术)并且无创性检查不能发现冠状动脉起源时，主动脉瓣置换术前做冠状动脉造影术。

5.其他　CT 和 MRI 可帮助观察升主动脉的形态，多拍 CT 可用于观察瓣膜钙化程度，初步研究表明利钠肽可用于预测无症状的主动脉狭窄病人的存活，然而仍需配合大量的研究资料来确定患者的最佳手术时间。

【诊断和鉴别诊断】

典型主动脉狭窄杂音时，较易诊断。若合并关闭不全和二尖瓣损害，多为风心病。单纯主动脉瓣狭窄，16～65 岁者，以先天性二叶瓣钙化可能性大；＞65 岁者，以退行性老年钙化性病变多见。确诊有赖超声心动图。

【并发症】

1.心律失常　10％可发生心房颤动，致左心房压升高和心排血量明显减少，临床上迅速恶化，可致严重低血压、晕厥或肺水肿。主动脉瓣钙化侵及传导系统可致房室传导阻滞；左心室肥厚、心内膜下心肌缺血，或冠状动脉栓塞可致室性心律失常。上述的两种情况均可导致晕厥，甚至猝死。

2.心脏性猝死　一般发生于先前有症状者。无症状者发生猝死少见，仅见于 1％～3％的患者。

3.感染性心内膜炎　不常见。年轻人的较轻瓣膜畸形较老年人的钙化性瓣膜狭窄发生感染性心内膜炎的危险性大。

4.体循环栓塞　少见。栓子可来自钙化性狭窄瓣膜的钙质或增厚的二叶瓣上的微血栓。

5.心力衰竭　发生左心衰竭后，自然病程明显缩短，因此终末期的右心衰竭少见。

6.胃肠道出血　因特发性或胃肠道(右半结肠)血管发育不良，可合并胃肠道出血。多见于老年瓣膜钙化患者，出血多为隐匿和慢性。人工瓣膜置换术后出血常可停止。

【治疗】

(一)内科治疗

主要目的为确定狭窄程度，观察狭窄进展情况，为有手术指征的患者选择合理手术时间。治疗措施包括：①所有主动脉狭窄的病人均应使用抗生素预防感染性心内膜炎；若为风心病合并风湿活动，应预防风湿热。②不适合手术的病人在出现心衰时，可给予地高辛、利尿剂、ACEI 及 ARB 类药物治疗，β 受体阻滞剂等负性肌力药物亦应避免应用。若有频发房性期前收缩，应予抗心律失常药物，预防心房颤动。主动脉瓣狭窄患者不能耐受心房颤动，一旦出现，应及时转复为窦性心律。其他可导致症状或血流动力学后果的心律失常也应积极治疗。③在出现肺水肿时，可在监测血流动力学的情况下使用硝普钠。④高血压患者应给予合理的降压药物治疗。⑤一些小规模回顾性研究发现，他汀类调脂药能延缓瓣叶病变进展，但其确切作用仍需大规模临床试验确证。无任何症状可者可暂时不予药物治疗，有明显主动脉瓣狭窄患者需要接受外科手术治疗而非单纯的药物治疗。

(二)外科治疗

人工瓣膜置换术为治疗成人主动脉瓣狭窄的主要有效方法。无症状的轻、中度狭窄患者无手术指征。主动脉瓣置换术的强适应证为：①有症状严重主动脉瓣狭窄患者；②严重主动脉瓣狭窄患者行外科冠状动脉搭桥术时；③严重主动脉瓣狭窄患者行主动脉瓣等瓣叶外科手术时；④严重主动脉瓣狭窄患者并且左心室收缩功能不全(射血分数<0.50)时。

经换瓣后，患者的生活质量明显提高。单纯的主动脉瓣置换术，70岁以下人群死亡率为3%～5%，70岁以上人群中，死亡率为5%～15%。在高龄、合并有其他疾病、女性、急诊手术、有左室功能衰竭、肺动脉高压、合并有冠状动脉疾病、以前有心脏瓣膜和旁路手术史等情况下，手术风险明显增加。

(三)经皮球囊主动脉瓣成形术

经股动脉逆行将球囊导管推送至主动脉瓣，用生理盐水与造影剂各半的混合液体充盈球囊，裂解钙化结节，伸展主动脉瓣环和瓣叶，解除瓣叶粘连和分离融合交界处，减轻狭窄。手术的相对适应证为：①血流动力学不稳定的主动脉瓣狭窄成人患者主动脉瓣置换术高危时，可以施行主动脉球囊瓣膜成形术，作为后继施行外科手术的桥梁；②主动脉瓣狭窄成人患者由于严重合并性疾病不能施行主动脉瓣置换术时，可以施行主动脉球囊瓣膜成形术作姑息治疗。

经皮球囊主动脉瓣成形术一般用于小儿患者，成人很少用到。因为手术带来的效果不理想，并发症高(>10%)，大多数病人在6～12月有发生再狭窄，临床症状恶化的危险，远期效果与自然病程组无明显差别。

【预后】

可多年无症状，但大部分患者的狭窄进行性加重，一旦出现症状，预后恶化，出现症状后的平均寿命仅3年左右(出现晕厥后为3年左右，有心绞痛者为5年左右，有左心衰竭后多<2年)。死亡原因为左心衰竭(70%)、猝死(15%)和感染性心内膜炎(5%)。退行性钙化性狭窄较先天性或风湿性病变发展迅速。未手术治疗的有症状患者预后较二尖瓣疾病或主动脉瓣关闭不全患者差。人工瓣膜置换术后预后明显改善，手术存活者的生活质量和远期存活率显著优于内科治疗的患者。

二、主动脉瓣关闭不全

【病因和病理】

由于主动脉瓣及(或)主动脉根部疾病所致。

(一)急性

1.感染性心内膜炎致主动脉瓣瓣膜穿孔或瓣周脓肿。

2.创伤穿通或钝挫性胸部创伤致升主动脉根部、瓣叶支持结构和瓣叶破损或瓣叶急性脱垂。

3.主动脉夹层。夹层血肿使主动脉瓣环扩大，一个瓣叶被夹层血肿压迫向下，瓣环或瓣叶被夹层血肿撕裂。通常发生于马方综合征，特发性升主动脉扩张、高血压或妊娠。

4.人工瓣撕裂。

(二)慢性

1.主动脉瓣疾病

(1)风心病约2/3的主动脉瓣关闭不全为风心病所致。由于瓣叶纤维化、增厚和缩短，影响舒张期瓣叶边缘对合。风心病时单纯主动脉瓣关闭不全少见，常因瓣膜交界处融合伴不同程度狭窄，常合并二尖瓣损害。

(2)感染性心内膜炎引起感染性赘生物致瓣叶破损或穿孔，瓣叶因支持结构受损而脱垂或赘生物介于瓣叶间妨碍其闭合而引起关闭不全。即使感染已被控制，瓣叶纤维化和挛缩可继续。视损害进展的快慢不同，可表现为急性、亚急性或慢性关闭不全，为单纯性主动脉瓣关闭不全的常见病因。

(3)先天性畸形。包括：①二叶主动脉瓣畸形时，由于一叶边缘有缺口或大而冗长的一叶脱垂入左心室，在儿童期出现关闭不全；成人期多由于进行性瓣叶纤维化挛缩或继发于感染性心内膜炎，引起关闭不全。②室间隔缺损时由于无冠瓣失去支持可引起主动脉瓣关闭不全。

(4)主动脉瓣黏液样变性。致瓣叶舒张期脱垂入左心室。偶尔合并主动脉根部中层囊性坏死，可能为先天性原因。

(5)强直性脊柱炎。瓣叶基底部和远端边缘增厚伴瓣叶缩短。

2.主动脉根部扩张 引起瓣环扩大，瓣叶舒张期不能对合。

(1)梅毒性主动脉炎。主动脉炎致主动脉根部扩张，30%发生主动脉瓣关闭不全。

(2)马方综合征(Marfan 综合征)。为遗传性结缔组织病，通常累及骨、关节、眼、心脏和血管。典型者四肢细长，韧带和关节过伸，晶体脱位和升主动脉呈梭形瘤样扩张，后者由于中层囊性坏死所致，即中层弹力纤维变性或缺如，由黏液样物质呈囊性沉着。常伴二尖瓣脱垂。只有升主动脉瘤样扩张而无此综合征的其他表现者，称为此综合征的顿挫型。

(3)强直性脊柱炎升主动脉弥漫性扩张。

(4)特发性升主动脉扩张。

(5)严重高血压和(或)动脉粥样硬化导致升主动脉瘤。

【病理生理】

1.急性 舒张期血流从主动脉反流入左心室，左心室同时接纳左心房充盈血流和从主动脉返回的血流，左心室容量负荷急剧增加。若反流量大，左心室的急性代偿性扩张以适应容量过度负荷的能力有限，左心室舒张压急剧上升，导致左心房压增高和肺瘀血，甚至肺水肿。若舒张早期左心室压很快上升，超过左心房压，二尖瓣可能在舒张期提前关闭，有助于防止左心房压过度升高和肺水肿发生。由于急性者左心室舒张末容量仅能有限增加，即使左心室收缩功能正常或增加，并常有代偿性心动过速，心排血量仍减少。

2.慢性 左心室对慢性容量负荷过度的代偿反应为左心室舒张末容量增加，使总的左心室心搏量增加；左心室扩张，不至于因容量负荷过度而明显增加左心室舒张末压；心室重量大大增加使左心室壁厚度与心腔半径的比例不变，室壁应力维持正常。另一有利代偿机制为运动时外周阻力降低和心率增快伴舒张期缩短，使反流减轻。以上诸因素使左心室能较长期维持正常心排血量和肺静脉压无明显升高。失代偿的晚期心室收缩功能降低，直至发生左心衰竭。左心室心肌重量增加使心肌氧耗增多，主动脉舒张压低使冠状动脉血流减少，二者引起心肌缺血，促使左心室心肌收缩功能降低。

【临床表现】

(一)症状

1.急性 轻者可无症状，重者出现急性左心衰竭和低血压。

2.慢性 可多年无症状，甚至可耐受运动。最先的主诉为与心搏量增加有关的心悸心前区不适、头部强烈搏动感等症状。晚期始出现左心室衰竭表现。心绞痛较主动脉瓣狭窄时少见。常有体位性头晕，晕厥罕见。

(二)体征

1.急性 收缩压、舒张压和脉压正常或舒张压稍低，脉压稍增大。无明显周围血管征。心尖搏动正常。心动过速常见。二尖瓣舒张期提前关闭，致第一心音减低或消失。第二心音肺动脉瓣成分增强。第三心音常见。主动脉瓣舒张期杂音较慢性者短和调低，是由于左心室舒张压上升使主动脉与左心室间压差很快下降所致。如出现 Austin-Flint 杂音，多为舒张中期杂音。

2.慢性

(1)血管。收缩压升高，舒张压降低，脉压增大。周围血管征常见，包括随心脏搏动的点头征

(DeMulsset 征)、颈动脉和桡动脉扪及水冲脉、股动脉枪击音(Traube 征)、听诊器轻压股动脉闻及双期杂音和毛细血管搏动征等。主动脉根部扩大者,在胸骨旁右第 2、3 肋间可扪及收缩期搏动。

(2)心尖搏动。向左下移位,呈心尖抬举性搏动。

(3)心音。第二心音主动脉瓣成分减弱或缺如(但梅毒性主动脉炎时常亢进);第二心音多为单一音。心底部可闻及收缩期喷射音,与在心室搏量增多突然扩张已扩大的主动脉有关。由于舒张早期左心室快速充盈增加,心尖区常有第三心音。

(4)心脏杂音。主动脉瓣关闭不全的杂音为与第二心音同时开始的高调叹气样递减型舒张早期杂音,坐位并前倾和深呼气时易听到。轻度反流时,杂音限于舒张早期,音调高;中或重度反流时,杂音粗糙,为全舒张期。杂音为乐音性时,提示瓣叶脱垂、撕裂或穿孔。由主动脉瓣损害所致者,杂音在胸骨左中下缘明显;升主动脉扩张引起者,杂音在胸骨右上缘更清楚,向胸骨左缘传导。老年人的杂音有时在心尖区最响。心底部常有主动脉瓣收缩期喷射性杂音,较粗糙,强度 2/6～4/6 级,可伴有震颤,与左心室心搏量增加和主动脉根部扩大有关。重度反流者,常在心尖区听到舒张中晚期隆隆样杂音(Austin-Flint 杂音),其产生机制目前认为系严重的主动脉瓣反流使左心室舒张压快速升高,导致二尖瓣处于半关闭状态,对于快速前向跨瓣血流构成狭窄。与器质性二尖瓣狭窄的杂音鉴别要点是 Austin-Flint 杂音不伴有开瓣音、第一心音亢进和心尖区舒张期震颤。

【实验室和其他检查】

1.X 线检查

(1)急性。心脏大小正常。除原有主动脉根部扩大或有主动脉夹层外,无主动脉扩大。常有肺瘀血或肺水肿征。

(2)慢性。左心室增大,可有左心房增大。主动脉瓣损害,由于左心室心搏量增加,升主动脉继发性扩张比主动脉瓣狭窄时明显,并可累及整个主动脉弓;严重的瘤样扩张提示 Marfan 综合征或中层囊性坏死。左心衰竭时有肺瘀血征。

2.心电图　急性者常见窦性心动过速和非特异性 ST-T 改变。慢性者常见左心室肥厚劳损。

3.超声心动图　M 型显示舒张期二尖瓣前叶或室间隔纤细扑动、为主动脉瓣关闭不全的可靠诊断征象,但敏感性低(43%)。急性者可见二尖瓣期前关闭,主动脉瓣舒张期纤细扑动为瓣叶破裂的特征。脉冲式多普勒和彩色多普勒血流显像在主动脉瓣的心室侧可探及全舒张期反流束,为最敏感的确定主动脉瓣反流方法,并可通过计算反流血量与搏出血量的比例,判断其严重程度。二维超声可显示瓣膜和主动脉根部的形态改变,有助于病因确定。经食管超声有利于主动脉夹层和感染性心内膜炎的诊断。

4.放射性核素心室造影　可测定左心室收缩、舒张末容量和静息又运动的射血分数,判断左心室功能。根据左心室和右心室心搏量比值估测反流程度。

5.MRI 或 CT 显像　可用于估测经超声心动图诊断为主动脉扩张的病人主动脉扩张的程度,对主动脉瓣二叶化畸形和 Marfan 综合征的病人尤为适合。还可日测主动脉瓣反流血流,可靠地半定量反流程度。

6.主动脉造影　当无创技术不能确定反流程度,并考虑外科治疗时,可行选择性主动脉造影,半定量反流程度。

【诊断和鉴别诊断】

有典型主动脉瓣关闭不全的舒张期杂音伴周围血管征,可诊断为主动脉瓣关闭不全。急性重度反流者早期出现左心室衰竭,X 线心影正常而肺瘀血明显。慢性如合并主动脉瓣或二尖瓣狭窄,支持风心病诊断,超声心动图可助确诊。主动脉瓣舒张早期杂音于胸骨左缘明显时,应与 GrahamSteen 杂音鉴别。后者见于严重肺动脉高压伴肺动脉扩张所致相对性肺动脉瓣关闭不全,常有肺动脉高压体征,如胸骨左缘抬举样搏动、第二心音肺动脉瓣成分增强等。

【并发症】

感染性心内膜炎较常见；可发生室性心律失常但心脏性猝死少见；心力衰竭在急性者出现早，慢性者于晚期始出现。

【治疗】

（一）急性

外科治疗（人工瓣膜置换术或主动脉瓣修复术）为根本措施。内科治疗一般仅为术前准备过渡措施，目的在于降低肺静脉压，增加心排血量，稳定血流动力学，应尽量在 Swan-Ganz 导管床旁血流动力学监测下进行。静滴硝普钠对降低前后负荷、改善肺瘀血、减少反流量和增加排血量有益。也可酌情经静脉使用利尿剂和正性肌力药物。血流动力学不稳定者，如严重肺水肿，应即早手术。主动脉夹层即使伴轻或中度反流，也需紧急手术。活动性感染性心内膜炎患者，争取在完成 7～10d 强有力抗生素治疗后手术。创伤性或人工瓣膜功能障碍者，根据病情采取紧急或择期手术。个别患者，药物可完全控制病情，心功能代偿良好，手术可延缓。但真菌性心内膜炎所致者，无论反流轻重，几乎均需早日手术。

（二）慢性

1.*内科治疗*　包括：①严重主动脉瓣反流患者伴有症状或左心室功能不全，由于心脏或非心脏因素不主张施行外科手术治疗时，有指征长期应用血管扩张剂治疗。②预防感染性心内膜炎，如为风心病如有风湿活动应预防风湿热，梅毒性主动脉炎应给予一疗程青霉素治疗。③舒张压＞90mmHg 者应用降压药。④无症状的轻或中度反流者，应限制重体力活动，并每 1～2 年随访一次，应包括超声心动图检查。在有严重主动脉瓣关闭不全和左心室扩张者，即使无症状，可使用血管紧张素转换酶抑制剂，以延长无症状和心功能正常时期，推迟手术时间。⑤当外科手术被禁忌或术后左室收缩功能不全时，应用血管紧张素转换酶抑制剂，出现心衰症状时，加用利尿剂和洋地黄类药物。⑥Marfan 综合征的患者可用 β 受体阻断剂来延缓主动脉扩张的，术后仍应坚持使用，而对于主动脉严重反流的患者，β 受体阻断剂应慎用，因为长期的主动脉扩张会增加反流量。最近研究还表明，依钠普利可以延缓 Marfan 综合征患者主动脉的扩张。⑦心绞痛可用硝酸酯类药物，积极纠正心房颤动和治疗心律失常，主动脉瓣关闭不全患者耐受这些心律失常的能力极差。⑧如有感染应及早积极控制。

2.*外科治疗*　人工瓣膜置换术为严重主动脉瓣关闭不全的主要治疗方法，应在不可逆的左心室功能不全发生之前进行，而又不过早冒手术风险。无症状（呼吸困难或心绞痛）和左心室功能正常的严重反流不需手术，但需密切随访。

主动脉瓣置换术或主动脉瓣修复术的强适应证：①无论左心室收缩功能状况如何，有症状严重主动脉瓣反流患者；②慢性严重主动脉瓣反流和静息左心室收缩功能不全（射血分数＜0.50）的无症状患者；③慢性严重主动脉瓣反流患者做外科冠状动脉搭桥术或主动脉等心脏瓣膜手术时。

术后存活者大部分临床症状有明显改善，心脏减小和左心室重量减轻，左室功能有所恢复，但恢复程度不如主动脉瓣狭窄者大，术后远期存活率也低于后者。部分病例（如创伤、感染性心内膜炎所致瓣叶穿孔）可行瓣膜修复术。主动脉根部扩大者，如 Marfan 综合征，需行主动脉根部带瓣人工血管移植术。

【预后】

急性重度主动脉瓣关闭不全如不及时手术治疗，常死于左心室衰竭。慢性者无症状期较长。重度者经确诊后内科治疗 5 年存活率为 75％，10 年存活率为 50％。症状出现后，病情迅速恶化，心绞痛 5 年内死亡率为 50％，严重左心室衰竭者 2 年内死亡率为 50％。

（蒋　飞）

第三节　三尖瓣和肺动脉瓣疾病

右心瓣膜获得性疾病比左心瓣膜疾病少得多，可能是因为右心所承受的压力和血流动力学负荷相对较低。右心瓣膜功能不全常见于当形态正常的瓣膜承受异常的血流动力学负荷时，比如肺动脉高压。三尖瓣和肺动脉瓣畸形也是许多先天性综合征的部分表现。本章着重讨论获得性右心瓣膜畸形和成人肺动脉狭窄。

一、三尖瓣狭窄

【病因、发病机制】

三尖瓣狭窄并不常见。大多是由于风湿性心脏病引起。单纯的风湿性三尖瓣狭窄并不常见，一般常合并二尖瓣病变，且很多三尖瓣狭窄患者主动脉瓣叶受累，合并的二尖瓣狭窄引起大部分的症状和体征。类癌心脏病也能引起三尖瓣狭窄，其症状和体征与肿瘤（黏液瘤或转移瘤）或阻碍右心室流出道的赘生物（尤其是与起搏器电极有关的赘生物）相似。

【鉴别诊断】

1.右心房黏液瘤引起右心室流出道梗阻。

2.转移瘤引起右心室流出道梗阻。

3.起搏器电极或人工心脏瓣膜的细菌性心内膜炎。

4.先天性狭窄或闭锁。

【临床表现】

三尖瓣狭窄的症状主要是由于增加全身静脉压所产生。慢性三尖瓣狭窄或反流可能引起周水肿、腹腔积液、肝大和右上腹不适。心排血量降低可能引起显著的疲劳感。尽管合并二尖瓣狭窄，但在严重三尖瓣狭窄时，患者无或轻度出现二尖瓣病变的特征性症状（即咯血、端坐呼吸、夜间阵发性呼吸困难），因为三尖瓣狭窄可阻止血流进入狭窄的二尖瓣后面的肺循环。明显的二尖瓣狭窄患者若无肺淤血症状常提示伴有三尖瓣狭窄的可能。三尖瓣狭窄的杂音是胸骨左缘下部的一种低调的舒张期杂音。然而这种杂音常常被二尖瓣狭窄的杂音掩盖或很难区别。开瓣音偶能闻及，但是很难与并存的二尖瓣狭窄区别。当存在时，常常在二尖瓣开瓣音后且更靠内侧。

【诊断】

有用的诊断方法包括胸片、心电图和心脏超声。胸片见右心房明显扩大（即右心缘突出）。心电图可见Ⅱ导联P波高尖，提示右心房增大。由于右心房压力升高，常存在房颤。非房颤的瓣膜性心脏病患者心电图如表现为右心房增大，应怀疑三尖瓣狭窄。心脏超声上典型的表现是增厚的三尖瓣瓣叶、瓣叶活动性下降、腱索受累以及如果瓣叶尚柔软可看到瓣叶舒张期的圆顶样改变（尤其三尖瓣前叶）。类癌心脏病为一种特殊形态的增厚的三尖瓣瓣叶，其开放的位置是固定和狭窄的。多普勒能通过改良伯努利方程来估计舒张期压力阶差。多普勒超声心动图在量化三尖瓣狭窄的程度和评估合并三尖瓣关闭不全方面，与心导管检查相关性良好，故在很大程度上已经取代了心导管检查。临床症状明显的三尖瓣狭窄，其瓣口面积常$\leqslant 1.5cm^2$。

【治疗和预后】

严重三尖瓣狭窄的根本治疗措施为外科治疗，但限制钠盐摄入及应用利尿剂和硝酸酯类制剂可缓解因水钠潴留引发的症状。难治性病例传统上需要开胸行瓣叶修复或置换，如果伴随二尖瓣疾病，则根据二尖瓣病变决定手术时机。阻碍流出道的肿瘤或黏液瘤也需要外科方法解决。已经发表的研究认为，在有经验的中心进行经皮操作是有效和安全的，但目前经皮治疗一般不首先考虑。

二、三尖瓣反流

【病因和发病机制】

三尖瓣反流可能是一种原发性瓣膜疾病或由于肺动脉高压引起的继发性瓣环扩张。继发性三尖瓣反流见于任何与升高肺动脉压力有关的情况，这是三尖瓣反流的主要原因。一般来说，收缩期右心室收缩压超过 55mmHg 即可导致功能性三尖瓣关闭不全。最常见的继发性原因是左心衰竭、二尖瓣反流、二尖瓣狭窄、原发性肺部疾病和原发性肺动脉高压。原发性三尖瓣反流的少见原因包括风湿性心脏病、黏液瘤、感染性或消耗性心内膜炎、类癌性心脏病、心内膜心肌活检或起搏器或电除颤仪电极的医源性损伤和外伤。

【临床表现】

无肺动脉高压时，三尖瓣反流一般无明显症状，但当肺动脉高压和三尖瓣反流同时存在时，心排血量下降，右心衰竭症状明显（腹腔积液、肝大、水肿等）。许多三尖瓣反流患者同时有二尖瓣病变，三尖瓣反流进展时，二尖瓣所致的肺淤血症状可减轻，但代之以乏力和其他低心排血量的表现。可能合并心内膜炎或类癌综合征，并有特征性的全身症状。

颈静脉压力常升高，由于血液反流至右心房而产生的一个突出的 cv 波。典型的杂音是位于胸骨左缘或剑突下的全收缩期杂音。杂音的强度通常很低，甚至在严重反流病例中不能闻及。吸气时杂音增强（由于增加静脉回流），这有助于区别三尖瓣与二尖瓣反流。当右心室明显扩大时，右心第三心音可能存在，这也在吸气时增强。

【诊断】

胸片常提示右心扩大。心电图一般为非特异性，常见完全或不完全性右束支传导阻滞、V_1 导联有 Q 波和房颤。多普勒心脏超声有助于评估三尖瓣反流。二维心脏超声能评估瓣膜结构和右心房、右心室的大小。脉搏波或彩色多普勒提示反流束的存在、方向和大小。连续多普勒和改良伯努利方程能估测右心室和肺动脉收缩压。三尖瓣反流患者的右心室和右心房的收缩期压力阶差加上估测的右心房压力（颈静脉压）可以估计右心室收缩期压力。如果不存在肺动脉狭窄的话，这个压力等于肺动脉收缩压。这个计算方法的重要性在于能估测肺动脉高压的严重性，而不单单是三尖瓣反流本身的反流量大小。

【治疗和预后】

三尖瓣反流治疗的关键是治疗引起肺动脉高压的情况。利尿剂对难治性体液潴留有用。药物治疗效果不佳的患者偶尔可行三尖瓣瓣环成形术。一般在左心瓣膜疾病手术时同时对严重三尖瓣反流的患者施行三尖瓣瓣环成形术。如果左心疾病是二尖瓣脱垂，哪怕是轻度三尖瓣反流都需要修复，因为相关的黏液瘤常导致进行性反流。少见的情况下需要行三尖瓣置换，由于三尖瓣相对较易引起血栓形成，选择生物瓣较为有利。

三、肺动脉狭窄

【病因和发病机制】

右心室流出道梗阻可以是瓣下的、瓣膜的或瓣上的。瓣下和瓣上因素引起右心室流出道梗阻常与其他先天性疾病有关。单纯肺动脉瓣狭窄常作为一个孤立的先天性缺陷。此外，可能是努南综合征的一种心脏畸形。肺动脉瓣狭窄罕见于风湿性心脏病、心内膜炎或类癌综合征。

【临床表现】

肺动脉瓣狭窄患者通常无症状。患者可以活到40岁或60岁，可能有明显肺动脉瓣压力阶差，但是没有症状或没有右心衰竭的证据。如进展至右心衰竭，可能存在腹部肿胀、外周水肿、腹部不适和疲劳。患者很少有胸痛或劳力性晕厥。胸骨左缘出现一个中度收缩期递增递减型杂音。常合并存在喷射性喀喇音，一般在吸气时减轻。P2柔和、延迟，产生S2宽分裂，但是适当的生理改变也能使其变窄(不像房间隔缺损的S:固定宽分裂)。偶尔能在胸骨左缘闻及右心第四心音。可能存在右心室抬举性搏动。

【诊断】

胸片见肺动脉瓣狭窄后扩张，外周肺血管影减少。常见右心肥厚和扩大。轻度到中度狭窄患者的心电图可以正常，但是在严重病例常存在电轴右偏、右心扩大和右心室肥厚。有时存在完全或不完全性右束支传导阻滞，但是努南综合征患者存在特征性的左束支传导阻滞。

多普勒心脏超声有助于诊断和评价治疗。胸骨旁短轴和肋下切面是形态学评估的最佳位置，通常能显示增厚但是柔软的运动受限和圆顶状的瓣叶。少部分瓣膜严重发育不良、明显增厚，这些患者不适合经皮瓣膜成形术。右心室可以正常，尤其在儿童期，但是长期狭窄和进一步加重常常引起右心室肥厚和扩张。常有室间隔矛盾运动。连续多普勒可评估肺动脉瓣跨瓣压力阶差。当多普勒检查结果不佳或急诊球囊扩张瓣膜成形术前(和术后)可施行心导管检查。

【治疗和预后】

中度肺动脉瓣狭窄的成人患者不需要介入治疗。更多的严重病例可行球囊扩张瓣膜成形术，这很有效。美国心脏病学会和美国心脏协会2006年的指南推荐，有症状的收缩期压力阶差＞30mmHg和无症状的收缩期压力阶差＞40mmHg的年轻成人行经皮瓣膜成形术。

四、肺动脉瓣反流

【病因和发病机制】

很多健康个体中存在少量肺动脉瓣反流。中度或严重的反流常继发于严重肺动脉高压(无论是原发性或继发性的)和肺动脉扩张。罕见的，还能继发于心内膜炎、类癌综合征、风湿性心脏病、外伤、马方综合征或先天性瓣膜畸形。

【临床表现】

肺动脉瓣反流表现出的症状常是原发疾病的进展。没有严重原发病的患者常没有症状。当然，严重肺动脉瓣反流的患者最终都有右心衰竭的典型症状和体征。典型体征是胸骨左缘3～4肋间的递减型舒张期杂音，吸气时增强。如果存在明显的肺动脉高压，第二心音常有宽分裂。如果没有肺动脉高压，杂音是低调的。当肺动脉收缩压超过约55mmHg时，肺动脉瓣环扩张导致一高速反流，P2明显，P2后立即出现高调、吹风样、递减型的杂音，称为GrahamSteell杂音，在胸骨左缘第2～4肋间最清晰。偶尔当通过瓣膜的血流增加时可出现递增递减型收缩期杂音，或由于同时存在三尖瓣反流而出现一个全收缩期杂音。可以出现颈静脉怒张和右心衰竭的体征。

【诊断】

胸片和心电图常常为原发病的表现和右心室肥厚、扩大的表现。多普勒心脏超声能定量测定肺动脉瓣反流和右心室的大小和收缩性。

【治疗和预后】

通常针对原发病治疗。很少见的情况下严重反流和进行性右心衰竭需要瓣膜手术治疗。偶尔，当其他在右心室流出道的手术（如法洛四联症）影响肺动脉瓣时，需要行瓣膜外科手术。

（岳　然）

第四节　多瓣膜病

【病因】

引起多瓣膜病的病因包括：

1.一种疾病同时损害几个瓣膜最常见为风心病，约 1/2 有多瓣膜损害。黏液样变性可同时累及二尖瓣和三尖瓣，二尖瓣脱垂伴三尖瓣脱垂不少见。

2.瓣膜损害致心脏容量负荷或压力负荷过度，相继引起近端瓣膜功能受累，如主动脉瓣关闭不全使左心室容量负荷过度而扩大，产生继发性二尖瓣关闭不全；二尖瓣狭窄伴肺动脉高压导致肺动脉瓣和三尖瓣继发性关闭不全。

3.不同疾病分别导致不同瓣膜损害较少见。如先天性肺动脉瓣狭窄伴风心病二尖瓣狭窄。

【病理生理】

血流动力学特征和临床表现取决于受损瓣膜的组合形式和各瓣膜受损的相对严重程度。

1.严重损害掩盖轻损害。各瓣膜损害程度不等时，严重者所致血流动力学异常和临床表现突出，常掩盖轻的损害，导致后者漏诊。

2.近端瓣膜损害较显著。各瓣膜损害程度大致相等时，近端（上游）瓣膜对血流动力学和临床表现的影响较远端者大。例如二尖瓣和主动脉瓣的联合病变时，二尖瓣对血流动力学和临床表现更为有影响。

3.总的血流动力学异常。明显多瓣膜受损时，总的血流动力学异常较各瓣膜单独损害者严重。两个体征轻的瓣膜损害可产生较明显的症状。

【常见多瓣膜病】

1.二尖瓣狭窄伴主动脉瓣关闭不全　常见于风心病。由于二尖瓣狭窄使心排血量减少，而使左心室扩大延缓和周围血管征不明显，易将主动脉瓣关闭不全的胸骨左缘舒张早期叹气样杂音误认为 GrallamStell 杂音，诊断为单纯二尖瓣狭窄。约 2/3 严重二尖瓣狭窄患者有胸骨左缘舒张早期杂音，其中大部分有不同程度的主动脉瓣关闭不全，并非 CrallamSteell 杂音。

2.二尖瓣狭窄伴主动脉瓣狭窄　严重二尖瓣狭窄和主动脉瓣狭窄并存时，后者的一些表现常被掩盖。二尖瓣狭窄使左心室充盈受限和左心室收缩压降低，而延缓左心室肥厚和减少心肌氧耗，故心绞痛不明显。由于心排血量明显减少，跨主动脉瓣压差降低，可能导致低估主动脉瓣狭窄的严重程度。

3.主动脉瓣狭窄伴二尖瓣关闭不全　为危险的多瓣膜病，相对少见。前者增加左心室后负荷，加重二尖瓣反流，心搏量减少较二者单独存在时明显，肺瘀血加重。X 线见左心房、左心室增大较二者单独存在时重。

4.主动脉瓣关闭不全伴二尖瓣关闭不全　左心室承受双重容量过度负荷，左心房和左心室扩大最为明显，这可进一步加重二尖瓣反流。

5.二尖瓣狭窄伴三尖瓣和(或)肺动脉瓣关闭不全　常见于晚期风湿性二尖瓣狭窄。

【治疗】

1.内科治疗　同单瓣膜损害者。

2.手术治疗　为主要治疗措施。多瓣膜人工瓣膜置换术死亡危险高，预后不良，术前确诊和明确相对严重程度对治疗决策至关重要。例如，严重二尖瓣狭窄可掩盖并存的主动脉瓣疾病，如果手术仅纠正前者，将致左心室负荷剧增，引起急性肺水肿，增加手术死亡率。左心人工瓣膜置换术时，若不对明显受累的三尖瓣作相应手术，会导致术后临床改善不佳。继发于主动脉瓣关闭不全的二尖瓣关闭不全，轻者于主动脉瓣置换术后可缓解，较重者需作瓣环成形术。因此，术前应进行左、右心导管检查和心血管造影以确定诊断。有些情况，如三尖瓣损害在手术中方可确诊。

（栾艳霞）

第五节　老年退行性心脏瓣膜病

老年退行性心脏瓣膜病又称老年钙化性心脏瓣膜病，或称老年心脏钙化综合征。是指在原来正常的瓣膜或在轻度瓣膜异常的基础上，随着年龄的增长，心瓣膜发生退行性病变及纤维化，使瓣膜增厚、变硬、变性及钙盐沉积，导致瓣膜狭窄或关闭不全，临床上以主动脉瓣和二尖瓣及其瓣环最常受累，是引起老年人心力衰竭、心律失常、晕厥和猝死的重要原因之一。

【流行病学】

老年退行性瓣膜病随增龄而发病率增高，病变程度加重。本病在所有的老年心脏瓣膜病中约占25%，在老年非风湿性心脏瓣膜病中占80%。国外报道该病老年人尸检检出率为60%～80%，超声检出率为74%；国内资料显示，该病老年人尸检检出率为46.1%，超声检出率为38.8%～60.2%。60岁以后瓣膜钙化检出率呈明显的随龄增高趋势，其中以主动脉瓣钙化为主，其次为二尖瓣钙化。最新研究认为，主动脉瓣退行性变能导致心血管意外死亡率和总死亡率升高，可能是新发冠脉事件独立危险因素之一。

【病因及发病机制】

老年退行性心脏瓣膜病病因不明，可能与年龄、性别、骨质脱钙、机械压力、炎症。肾素血管紧张素转化酶(ACE)、动脉粥样硬化、遗传因素等有关。

1.年龄　<65岁的人群中钙化性瓣膜病的发生率仅20%，而65岁以上的老年人中发病率则为上述年龄组的3～4倍，并有研究发现瓣膜钙化的程度随着增龄而加重，且多瓣膜受累的发生率也明显增高。目前研究认为，钙化性瓣膜病是一种与年龄密切相关的退行性变。

2.性别　主动脉瓣钙化多见于男性，男女比例为4∶1；而二尖瓣环钙化多见于女性，男女比例为1∶2.4～4.0，国内的报道性别差异不如国外报道明显。

3.骨质脱钙　衰老过程中常伴有细胞内钙量增加，钙跨膜分布梯度降低，钙从骨骼向软组织转移，因而骨钙和血钙梯度和细胞内钙梯度降低，最终导致细胞内钙含量增加而产生功能障碍，这种转移可能与老年人维生素D缺乏有关。国外有研究发现二尖瓣上沉积的钙盐主要来自椎骨的脱钙。因此，骨质脱钙异位沉积于瓣膜及瓣环可能是导致本病发生的原因之一。

4.*机械压力* 瓣膜区机械压力的增加和血流冲击可引起瓣环受损，从而引起钙盐脂质浸润。心室收缩时，机械压力最高的部位为主动脉根部，瓣叶靠近主动脉侧的弹性区域，因此主动脉最易发生退行性病变。心室舒张时，横贯非冠状动脉尖端首先受累，因二尖瓣比三尖瓣承受更高的机械压力，故发病年龄比三尖瓣平均早二十年。

5.*炎症因素* 炎症细胞是早期主动脉瓣膜病灶中的主要细胞，包括T淋巴细胞和巨噬细胞。巨噬细胞为单核细胞通过黏附分子侵入到内皮细胞层分化而成的。内皮下和纤维膜层间活跃的T细胞释放转化生长因子-1，白细胞介素-1等细胞因子参与细胞外基质的形成，重构和局部钙化。TenasinC可促进细胞增殖，刺激骨骼形成和骨盐沉积，它表达于钙化的主动脉瓣叶上，并与金属蛋白基质相互作用共同表达。

6.*肾素血管紧张素转化酶(ACE)* ACE在硬化的主动脉瓣病灶区均可检测出。

7.*动脉粥样硬化* 主动脉瓣硬化和动脉粥样硬化有相关联的病理生理机制。主动脉瓣钙化也与冠状动脉疾病有着较高的相关性(90%)。研究发现≤75岁的老年人经胸壁超声心动图检测到主动脉瓣钙化对识别其存在冠状动脉疾病是一种有效的、无创的指标，检查结果也表明老年钙化性心脏瓣膜病与动脉粥样硬化有一定相关性。

8.*遗传因素* 遗传因素在瓣膜钙化中起重要作用。有研究表明，患者维生素D_2受体的基因型与正常人群存在明显差异。此外，IL-10，结缔组织相关因子，趋化因子受体等相关基因的多肽性也与瓣膜的钙化程度有关。

【病理生理学】

在主动脉钙化常见于主动脉侧的瓣叶基底部，自瓣叶中部向上延伸，并不累及瓣叶游离缘。典型时，钙化沉积附着于一个纤维化瓣叶表面；相反，在先天性二叶式主动脉，钙化可在瓣叶的海绵层弥漫性分布。除非同时存在炎症或感染性疾病，一般罕见主动脉瓣联合处融合。

二尖瓣瓣环钙化主要累及瓣膜的纤维组织和二尖瓣叶的基底部，瓣尖和二尖瓣闭合缘通常不受累。二尖瓣环严重钙化的病人50%以上同时合并主动脉瓣钙化。

当主动脉瓣钙质向下延伸至纤维三角，肌部和膜部室间隔交界处有钙质沉着时，可压迫和累及心脏传导系统，造成不同程度的心脏传导阻滞，产生各种心律失常，甚至猝死。当二尖瓣钙化累及附近希氏束时，可产生传导阻滞和各种心律失常。老年瓣膜退行性病变所致的主动脉瓣狭窄和或关闭不全多较轻，极少引起严重血流动力学的改变。

【临床表现】

钙化性主动脉瓣狭窄(CAS)的临床表现为：

1.*症状* 病变进展缓慢，对血流动力学影响较小，故相当长时间内无明显症状，甚至终身呈亚临床型。重度钙化性主动脉瓣狭窄的最常见症状是呼吸困难和心力衰竭。晕厥也常常发生，部分患者还有无力、心悸等症状。钙化也可导致二尖瓣关闭不全，使左房压力增高，左房扩大而发生房性心律失常如房颤，并容易并发细菌性心内膜炎，以及发生血栓。当室间隔膜部出现广泛钙化时可累及房室结、希氏束及其附近的传导组织，而出现传导功能障碍。

2.*体征* 主动脉瓣区出现收缩期杂音。与一般主动脉狭窄不同，其最佳听诊区常在心尖部，而不是在心底部，多向腋下传导，而不是向颈部传导。钙化性二尖瓣关闭不全的杂音与一般二尖瓣关闭不全相似。当心尖部出现舒张期杂音时，90%有二尖瓣环钙化。

【辅助检查】

1.*超声心动图* 为最重要的诊断方法。主动脉瓣退行性变的特征性改变为瓣膜明显增厚，活动受限，瓣膜启闭功能障碍，瓣环和瓣体部回声明显增强。二尖瓣钙化M型超声显示左室后壁前方，二尖瓣后瓣之后出现一条异常增宽，反射增强，与左室后壁平行的回声带，提示瓣环钙化，二维超声示心前区短轴平面显示二尖瓣后叶和左室后壁之间新月形致密回声带。

2.X 线和 CT 检查 主动脉瓣和二尖瓣环处呈斑片状，线状或带状钙化阴影，此处可有主动脉瓣狭窄和主动脉瓣关闭不全，二尖瓣狭窄和二尖瓣关闭不全所形成的相应 X 线征象。有报道 CT 对某些早期老年钙化性瓣膜病可提高检出率，并具有很高灵敏性和特异性。

3.心电图 轻度老年瓣膜退行性病变者心电图正常。主动脉瓣病变者可有左室肥大图形，二尖瓣钙化者可有左房左室肥大图形，当累及心脏传导系统时，可有一至二度房室传导阻滞。

【诊断及鉴别诊断】

1.诊断 本病尚缺乏统一的诊断标准，诊断应从以下条件考虑：

(1)年龄＞60 岁。

(2)超声心动图显示有典型的瓣膜钙化或瓣环钙化，主要累及瓣环，瓣膜基底部和瓣底，而瓣尖和瓣叶交界处甚少波及。

(3)X 线检查有瓣膜或瓣环钙化阴影。

(4)具有瓣膜功能障碍的临床或其他检查证据。

(5)应排除其他原因所致的瓣膜病变。

2.鉴别诊断

(1)钙化性主动脉瓣狭窄与风湿性、先天性、梅毒性主动脉炎所引起的主动脉瓣病相鉴别。前者病变首先发生在瓣叶基底部，瓣叶边缘甚少累及；结合病史、体查及生化检查可鉴别。

(2)二尖瓣环钙化与风湿性或炎症性二尖瓣病。前者主要累及瓣环，瓣叶改变少，游离缘不受累，也无瓣膜交界处粘连融合，故而很少发生瓣膜狭窄；结合病史、体查及生化检查可鉴别。

【治疗】

老年退行性心瓣膜病发病隐匿，进展缓慢，目前尚无有效逆转瓣膜钙化的可靠治疗方法。早期无症状，无须治疗，可以动态观察病情，

1.内科治疗

(1)控制基础病及易患因素。积极治疗高血压、糖尿病、冠心病、高脂血症等疾病。

(2)治疗并发症根据血流动力学情况对并发心力衰竭者，可予利尿、扩血管、强心治疗，以改善心功能。心律失常，可给予相应抗心律失常治疗，严重房室传导阻滞，可考虑植入心脏起搏器。

2.外科治疗 瓣膜损害严重，功能明显异常导致血流动力学改变者，考虑介入或手术治疗。国外 Cribier 氏首先将经皮主动脉瓣球囊瓣膜成形术用于退行性主动脉瓣狭窄取得成功，能在一定程度上扩大狭窄的主动脉瓣口面积，降低跨瓣压差，从而缩短左室射血时间，有利于左室排空，增加射血分数，改善心功能。为高危老年患者提供了新的治疗措施，其安全性大，费用低。然而球囊扩张不能根本改变瓣膜的解剖结构，成功率有限，再狭窄率高，因此，被认为仅适合作为一种短期缓解症状的姑息疗法。对瓣膜钙化严重，临床症状明显的患者，仍考虑行瓣膜置换术。Bruce 氏利用高频超声消融钙化斑块治疗钙化性主动脉瓣狭窄取得成功，瓣口面积明显增大，无 1 例出现严重并发症。此法可祛除瓣膜钙化，改变瓣膜解剖结构，恢复瓣膜功能，是一项有发展前景的新的治疗技术。

手术适应证为：①当患者因主动脉瓣狭窄出现了喷射样血流增快，血流速度超过 4m/s 或跨瓣压差＞50mmHg 时；②出现心绞痛、晕厥或充血性心力衰竭等临床症状时。这是主动脉瓣狭窄自然病程加重的关键转折点，存活期分别为出现心绞痛后 4～5 年，出现晕厥后 2～3 年，而出现心力衰竭后存活期一般仅为1～2 年。

（张小丽）

第六节　感染性心内膜炎

感染性心内膜炎(IE)是心脏某个瓣膜或心内膜表面的其他部位的感染,提示病变中存在病原微生物。尽管药物和外科手术在不断进步,由于抗菌药物耐药进一步发展,IE的发病率和死亡率仍然很高。早期诊断,及时和适当的抗菌疗法、超声心动图的评价和及时外科手术的干预是治疗成功的基石。

【病因和发病机制】

引起IE的三大细菌是链球菌、葡萄球菌和肠球菌。金黄色葡萄球菌已经取代了草绿色链球菌成为三级医院和社区获得性感染中耐苯唑西林金黄色葡萄球菌增加的首要病因。IE通常发生在已经受损的瓣膜表面或人工瓣膜上。这些地方提供了细菌寄居和黏附的场所,不断复制形成一个成熟的受感染的赘生物。

【临床表现】

IE患者的任何一个器官均可受累,因此临床表现也各不相同。IE的临床表现可分为4部分:①瓣膜的感染导致局部心脏内的并发症(如瓣周脓肿、瓣膜功能不全、传导障碍、充血性心力衰竭);②血管现象(如肺或动脉化脓性栓子、霉菌性动脉瘤、颅内出血);③菌血症向远处部位扩散(如骨髓炎、腰大肌或肾周围脓肿);④免疫现象(如肾小球肾炎、Osler结节、Roth斑、类风湿因子和抗核抗体阳性)。

IE的表现很明显,有典型的症状和体征:发热、菌血症或真菌血症、瓣膜关闭不全、周围栓塞和免疫介导的血管炎,同样也可见于亚急性IE。11%～43%的患者在临床上有赘生物栓塞导致卒中症状。然而,急性IE进展太快以致来不及产生免疫应答,患者可仅出现发热或由瓣膜关闭不全导致的严重的反应。在急性和亚急性IE中,发热是最常见的主要症状。

如果进行仔细的体格检查,通常可以在临床上作出诊断。需要注意结膜(出血)、眼底(Roth斑)、完整的心血管(新出现或变化的杂音,特别是主动脉瓣、二尖瓣或三尖瓣关闭不全和充血性心力衰竭的体征)、脾脏(脾大)、四肢末端(甲下线状出血、脓毒性血栓、Janeway结节或Osler结节)检查。一些非特异性的,至今仍推荐的实验室检查可以补充全面的体检。IE的表现包括(但不是特有)贫血、血小板减少症、白细胞增多、尿沉渣阳性、血沉升高、高丙种球蛋白血症、类风湿因子阳性、抗核抗体阳性、补体减少症。

【诊断和鉴别诊断】

(一)诊断

1994年以来,Duke标准是对可疑IE患者进行分层的最持久的诊断策略,将IE患者分为“确诊”,“可疑”或“排除”。这个标准已经经过改良,包括了一些新的诊断方法。尽管改良的Duke标准可以提供一个主要的诊断概要,它仍不能取代临床的判断。

1.*微生物学首要的确诊试验*　是必须在观察的第1个24小时内至少进行3次常规血培养。如果患者在之前几周内接受过抗生素治疗的必须进行更多的培养。几乎50%血培养阴性的IE是由于培养前接受过抗生素治疗。微生物,如HACEK组(嗜血杆菌属、伴放线杆菌属、人心杆菌属、埃肯菌属和金氏杆菌属)和布鲁杆菌属生长缓慢并需要延长培养时间(4周)。一些微生物需要特殊的培养技术或培养基(如军团杆菌属)。用传统微生物学方法难以鉴定的微生物现在可以使用基因测序的方法。超过50%的真菌性心内膜炎其血培养结果是阴性的。血清学研究对于诊断Q热、布鲁杆菌病、军团杆菌病和鹦鹉热越来越有必要,现在也作为可以替代阳性血培养结果的一种诊断方法。

2.特殊的病原体

(1)葡萄球菌性心内膜炎:葡萄球菌是目前IE最常见的病因,特别是金黄色葡萄球菌自体瓣膜IE。耐甲氧西林金黄色葡萄球菌感染的比例也在增加。金黄色葡萄球菌感染典型的暴发过程是心肌和瓣环脓肿以及同时存在广泛迁移的感染。30%的患者有神经系统表现。由耐苯唑西林金黄色葡萄球菌引起的IE特别普遍存在于静脉吸毒或医院内感染的患者。凝固酶阴性葡萄球菌是人工瓣膜心内膜炎的主要原因。右心感染IE在静脉吸毒者更多见,它对苯唑西林可以敏感或耐药。

(2)链球菌性心内膜炎:链球菌是目前IE的第二大常见致病因子,草绿色链球菌是最常见的亚组。其治愈率超过90%,但是大约30%的病例发生并发症。对于IE致病菌的报道国内外观点不一,我国今年的一篇医学文献报道,目前主要致病菌仍是草绿色链球菌。

肺炎链球菌IE比较少见,通常会累及主动脉瓣。它通常有一个暴发的过程,并常伴随瓣周脓肿、心包炎和并发的脑膜炎。青霉素耐药在逐渐增加。瓣膜置换术对预防早死也许有益。

咽峡炎链球菌有传播和形成脓肿的特性,相比其他a-溶血性链球菌需要更长的治疗时间。牛链球菌IE应该及时评价有无结肠恶性肿瘤。

由营养变异链球菌导致的IE典型表现是发病时无痛,和原先基础心脏病有关。微生物学检测需要特殊的培养基。全身性血栓形成和频繁的再发是本病治疗的难点。

(3)肠球菌性心内膜炎:粪肠球菌和屎肠球菌IE通常影响泌尿生殖道手术后的老年男性或产科手术后的年轻女性。典型的外周表现不常见。在三级医院肠球菌感染的青霉素耐药率在迅速增长。

(4)革兰阴性菌心内膜炎:静脉吸毒、人工瓣膜和肝硬化的患者患革兰阴性菌心内膜炎的风险增加。充血性心力衰竭很常见,

1)沙门氏菌通常累及异常瓣膜,与瓣膜的严重损害、心房血栓、心肌炎和心包炎有关系。抗菌治疗7~10天后必须进行瓣膜置换。

2)假单胞菌IE几乎只出现在静脉吸毒者,通常影响正常瓣膜。血栓、不能清除瓣膜细菌、神经系统并发症、瓣环环状脓肿、脾脓肿、菌血症复发和逐渐加重的心力衰竭都很常见。累及左心者推荐早期外科手术。

3)淋球菌很少引起IE,典型的表现是一个无痛的过程,累及主动脉瓣、大的赘生物、瓣环脓肿、充血性心力衰竭和肾炎。

(5)HACEK心内膜炎:5%~10%的自体瓣膜IE是由HACEK组的革兰阴性杆菌引起的,很难治疗,需要3周或更长的时间隔离。HACEK心内膜炎在牙齿感染或静脉注射毒品其注射器污染唾液者更常见。

(6)真菌性心内膜炎:念珠菌和曲霉菌是真菌性IE最常见的病因。念珠菌属在留置中心静脉导管或接受静脉营养的人群更常见。两者均可见于人工瓣膜者。其他念珠菌属、近平滑假丝酵母菌和热带假丝酵母菌是静脉吸毒者的主要病因。曲霉菌IE的血培养结果通常是阴性的。通常需要外科手术及抗真菌治疗,尤其是人工瓣膜者。通常需要终生的抗真菌治疗。

(7)血培养阴性心内膜炎:血培养阴性IE是常见的。原因包括近期抗微生物治疗、难养微生物生长缓慢,如HACEK组、真菌、立克次体属、细胞内寄生物如巴尔通体或衣原体属和非感染性心内膜炎。

(8)人工瓣膜心内膜炎(PVE):更换瓣膜后患者发生PVE的概率达到10%。早期PVE(植入瓣膜后60天内)通常是由手术期间瓣膜污染导致的。晚期PVE(60天后)主要是由短暂性菌血症导致的。其临床表现和自体瓣膜心内膜炎相似,然而,新出现的杂音或变化的杂音更常见。持续血培养阳性和超声心动图上瓣膜功能障碍是其标志。推荐使用经食管超声心动图来诊断和评估并发症,如瓣周脓肿和关闭不全。

在术后第1年内凝固酶阴性葡萄球菌是PVE的主要病因,1年后,其病原体和自体瓣膜心内膜炎相似。积极的治疗是必需的。利福平和庆大霉素可以加入萘夫西林或苯唑西林治疗甲氧西林敏感的金黄色葡萄球菌,或加入万古霉素治疗耐甲氧西林金黄色葡萄球菌。对于培养阴性的PVE,应该使用万古霉素和庆大霉素来扩大杀菌的范围。

3.超声心动图　超声心动图是IE患者诊断和治疗的必要工具,所有疑似和确诊的IE患者均应做超声心动图检查。赘生物或团块、环状脓肿、人工瓣膜裂开和新出现的关闭不全都是Duke标准和确诊IE的主要元素。经胸壁超声心动图(ITE)快速、非侵袭性,并且对赘生物有很高的诊断特异性(98%),然而,敏感性<60%。低度怀疑一开始就应该采用经胸壁超声心动图。经食管超声心动图(TEE)可以发现很小的赘生物,也可以选择用来评估肺动脉瓣、人工瓣膜和瓣膜周围区域的脓肿。经食管超声心动图实际上发现瓣膜周围的感染经胸壁超声心动图具有更高的敏感性(76%~100%)和特异性(94%)。当临床高度怀疑时就应该行经食管超声心动图检查,尤其是怀疑人工瓣膜心内膜炎或经胸壁超声心动图显像较差时(如严重的肺部疾病或肥胖)。如果一开始经食管超声心动图检查阴性但是临床仍持续怀疑IE,那么应该在7~10天内进行重复检查。经食管和经胸壁超声心动图同时阴性可以提供95%的阴性预测值。

增强CT可能在诊断感染性心内膜炎方面也有一定的作用,它可以提供较好的解剖图像,还可以显示冠状动脉。

(二)鉴别诊断

几乎所有细菌、真菌、分枝杆菌、病毒、寄生虫或螺旋体感染引起的严重的播散性疾病在某些特征方面与IE相似。一些结缔组织或自身免疫性疾病和血液系统的恶性肿瘤也可以与IE相似。通过微生物学家和心脏病学家的专业知识,在疾病早期可以确诊,使临床医师对潜在的并发症提高警觉,并采取治疗干预。相反,阴性的超声心动图结果允许更迅速地做其他诊断方面的研究。

【治疗和预后】

1.最佳治疗

(1)抗菌疗法:除了经验疗法,应该根据离体致病微生物的药敏试验选择相应的抗微生物制剂(表8-6-1)。必须经肠外途径给予长期的抗微生物治疗。必须选择具有协同作用、迅速产生杀菌作用的杀菌剂或抗生素制品。虽然血清内抗生素具有很广的有效浓度,但是仔细监测其血清浓度避免产生毒性还是非常重要的,尤其是当治疗方案中有氨基糖苷类药物时。在治疗早期和整个治疗过程中出现持续或复发发热时应采集血培养的样本来保证菌血症的根除。IE并发心律失常和充血性心力衰竭的患者必须在重症监护室进行严密的观察。自体瓣膜心内膜炎患者禁忌抗凝治疗。

许多新的抗菌药物在IE患者还未特别评估。达托霉素,一种环状脂肽类抗生素,能够杀灭大部分离体的革兰阳性菌,特别是苯唑西林敏感和耐药金黄色葡萄球菌。最近,达托霉素被证实对菌血症和右心感染的IE能够达到相同的标准治疗。然而,在左心IE方面研究太少不能确定其治疗的优势。

(2)超声心动图:超声心动图不能对未经选择的血培养阳性患者或不明原因的发热患者,以及临床可能性较低的感染性心内膜炎患者作为筛选检查。然而所有临床上疑似感染性心内膜炎的患者,尤其是血培养阴性者,均应进行超声心动图检查。在初次诊断之后,超声心动图对于个体管理,识别那些具有并发症高危风险的患者和评估是否需要手术治疗是非常有用的。提示并发症和(或)需要手术治疗的风险增加的是:①血栓形成后持续存在的赘生物;②赘生物>10mm,特别是在二尖瓣前叶上的赘生物(有栓塞的高危风险);③在治疗的情况下赘生物还在变大;④充血性心力衰竭伴急性主动脉瓣或二尖瓣关闭不全;⑤充血性心力衰竭治疗效果不佳;⑥瓣膜穿孔或破裂;⑦巨大脓肿或脓肿治疗效果不佳;⑧新出现的心脏传导阻滞；⑨瓣膜裂开。

表 8-6-1　感染性心内膜炎的抗菌疗法

病因	抗生素治疗
青霉素敏感的草绿色链球菌和牛链球菌(最小抑菌浓度 MIC<4 周，或 0.1μg/ml)	青霉素 1200 万～1800 万 U/24h，持续静脉滴注或每 4 小时 1 次，持续头孢曲松 2g 每天 1 次静注，持续 4 周，或青霉素 1200 万～1800 万 U/24h，分 6 次静注持续 2 周联合庆大霉素 1mg/kg，每 8 小时 1 次持续 2 周，或万古霉素 30mg/(kg·24h)分 2 等份静注持续 4 周(仅推荐对 p-内酰胺类过敏的患者)
青霉素相对耐药的草绿色链球牛链球菌(MIC0.1～0.5μg/ml)	青霉素 2400 万 U/24h，持续静脉静注或每 4 小时 1 次持续 4 周，联合菌和庆大霉素 1mg/kg，每 8 小时 1 次持续 2 周(对青霉素有即刻高度过敏反应的患者用头孢曲松取代青霉素 2g 静注，每天 1 次)或万古霉素 30mg/(kg·24h)，分 2 等份静注，持续 4 周(仅推荐对 B-内酰胺类过敏的患者)
肠球菌(和青霉素 MIC>0.5μml、营养需求复杂的草绿色链球菌)	青霉素 1800 万～3000 万 U/24h，持续滴注或每 4 小时 1 次联合庆大霉素 1mg/kg 每 8 小时静注 1 次，持续 4～6 周，或氨苄西林 12g/24h，分 6 等份联合庆大霉素 1mg/kg 每 8 小时 1 次静注，持续 4～6 周，或万古霉素 30mg/(kg·24h)，分 2 等份静注，持续 4～6 周联合庆大霉素 1mg/kg 每 8 小时静注 1 次，持续 4～6 周(仅推荐对 β-内酰胺类过敏的患者；对青霉素过敏的患者不可用头孢菌素替代)
葡萄球菌(青霉素敏感，MIC≤青霉素 1μg/ml)	2400 万 U/24h 分 6 等份静注，持续 6 周
葡萄球菌(甲氧西林敏感，青霉素素耐药)	萘夫西林或苯唑西林 2g，每 4 小时 1 次静注，持续 6 周联合庆大霉 1mg/kg 每 8 小时 1 次静注，持续 3～5 天，或头孢唑林(或其他第一代头孢菌素)2g，每 8 小时静注 1 次，持续 6 周联合庆大霉素 1mg/kg，每 8 小时静注 1 次，持续 3～5 天葡萄球菌(甲氧西林耐药)万古霉素 30mg/(kg·24h)，分 2 等份静注，持续 6 周
HACEK 微生物	头孢曲松 2g，每天 1 次静注，持续 4 周或氨苄西林舒巴坦 12g/24h，分 4 等份静注，持续 4 周
培养阴性(自体瓣膜)	氨苄西林-舒巴坦 12g/24h，分 4 等份静注，持续 4～6 周，联合庆大霉素 1mg/kg，每 8 小时 1 次，持续 4～6 周，或万古霉素 30mg/kg，分 2 等份静注，持续 4～6 周，联合庆大霉素 1mg/kg，分 3 等份静注，持续 4～6 周，联合环丙沙星 1000mg/24h 分 2 等份口服或 800mg/24h 分 2 等份静注，持续 4～6 周
人工瓣膜心内膜炎	参照 2005ACC/AHA 心内膜炎指南

注：抗生素剂量是针对具有正常肝肾功能的成年人制订的

(3)心脏手术：适当的、及时的外科手术可以大量的减少致残率和死亡率。外科手术治疗的相对适应证包括：①顽固性充血性心力衰竭；②一个以上系统的严重栓塞事件；③真菌性 IE，特别包括人工瓣膜；④抗生素耐药或抗菌治疗效果不佳的 IE；⑤抗菌治疗 1 周血培养持续阳性；⑥假单胞菌或沙门菌导致的左心 IE；⑦换瓣术后 12 个月或很短时间内的人工瓣膜 IE；⑧上述所列的超声心动图表现。

2.避免治疗错误 IE 的有效治疗需要由感染性疾病医师、心脏病医师、心胸外科医师等多学科的合作。

尽管已经建议了如Duke标准的相关指南和标准，但是还是应该在临床判断的基础上实行个体化的治疗。

当一个患者在接受抗菌治疗的同时，必须确保反复血培养呈阴性。如果不是阴性的话需要重新制订治疗方案，而且必须考虑到有脓肿播散或其他并发症的可能。在治疗临近结束以及完成后不久应该反复进行血培养来保证病原体已经根除，并得到新的超声心动图的基础图形。应该教育患者懂得识别IE的症状。经常被忽视的是要对牙齿进行彻底的检查以及对滥用药物进行处置。

对于有潜在心脏疾病，又在接受侵袭性操作容易产生菌血症使其患心内膜炎的风险增加的患者，推荐预防性使用抗生素。

（范群雄）

第七节　经皮导管治疗瓣膜性心脏病

CharlesDotter发现当诊断性导管经过严重狭窄的髂动脉时，其狭窄改善。早期狭窄血管即使用较大号的导管钝性扩张，后来被头端有弹性球囊的导管所代替，首先在外周血管疾病中使用，随后用于冠状动脉成形术。据国家心肺和血液协会注册研究、曼斯菲尔德球囊导管注册研究及一些大型机构研究等报道，经皮球囊扩张术渐渐用于瓣膜狭窄疾病。目前经皮瓣膜成形术（或瓣膜切开术）已为某些先天性肺动脉狭窄、主动脉瓣狭窄及部分风湿性二尖瓣狭窄的标准治疗方法。近年来认为经皮瓣膜置换或修补在经皮治疗瓣膜狭窄和关闭不全中均可行。

在不久的将来，此方法有望治疗某些瓣膜病变患者。本节将概述瓣膜性心脏病经皮治疗的所有方法。

一、肺动脉瓣狭窄

（一）经皮肺动脉瓣球囊成形术

【适应证】

通常瓣膜反流可分为四级，即1级（轻度）到4级（重度）。当患者肺动脉瓣反流＜2级，且为穹隆形时，ACC/AHA指南示经多普勒超声明确肺动脉瓣压力峰值＞60mmHg或平均压＞40mmHg时，即使无症状，也适合行瓣膜球囊成形术；有右心室功能不全的任何表现，或右心衰竭及三尖瓣反流时，即使平均压＞30mmHg，也建议行介入术；对先天发育不良的肺动脉瓣，该手术的成功率明显低，肺动脉瓣内有类癌斑块时，该手术的获益也有限。当患者肺动脉人工瓣膜功能障碍而堵塞右心室流出道时，尽管这些患者大部分伴有肺动脉瓣反流，该手术也能有效降低右心室流出道压力。

【技术】

1.*手术方法*　术前于右前斜＋头位及正侧位行右心室造影，再行肺动脉造影以评估术前肺动脉瓣反流情况。严重的肺动脉瓣反流（≥3级）是瓣膜成形术的禁忌证，瓣膜反流为手术的副作用。基础瓣环的大小可由超声心动图、MRI及造影明确。在心导管室，导管（其上有分开的已知距离的标记）在瓣膜水平造影来决定合适的球囊直径。

球囊经皮插入股静脉，不使用鞘，球囊的最大膨胀度为1.2～1.4倍的估计的瓣环大小。和主动脉瓣相比（见“主动脉瓣狭窄”节），肺动脉瓣弹性大，常需更大尺寸的球囊才能获得满意的结果。手术的目标是用心导管测量的瓣膜压力梯度最后的峰间值＜30mmHg，如果达到此值复发率明显降低。在成人通常使用一个直径 23mm 的球囊，但很大瓣环的患者则需同时并列使用双球囊。在某些导管室首选三叶形或二叶形的球囊导管。INOUE 二尖瓣瓣膜成形导管因其在扩张过程中保持稳定而渐渐用于肺动脉瓣成形术。

术后仔细测量压力梯度可自残余的瓣膜狭窄中甄别出漏斗部狭窄。术后肺动脉造影以评价手术相关的肺动脉反流情况，同时明确有无漏斗部狭窄及其严重程度。

2.短期疗效及并发症　许多中心报道在儿童及成年人中该手术短期效果均极佳。有一中心入组了 66 位婴幼儿和儿童，跨肺动脉压峰值自(92＋43)mmHg 降至(29＋20)mmHg，但心排血量无改变。美国国家心肺和血液协会成人注册研究入组 37 位成人患者，97％手术成功，其平均峰值压自 46mmHg 降至 18mmHg，其中使用较大球囊者，即较瓣环大 30％～50％，跨瓣膜压降低幅度更大，且未增加并发症。

急性期并发症很少见，包括迷走反射及导管人右心室后诱发室性期前收缩，其他还包括肺水肿(考虑可能为肺血流量明显增加，而术前肺血流灌注不足所致)、心腔穿孔、高度房室结阻滞及前述的短暂的右心室流出障碍。术后约 2/3 的患者发生肺动脉反流，但几乎无明显的临床症状。

3.长期疗效　长期的随访资料显示，经皮肺动脉瓣成形术后十余年仍保持相当好的疗效。一项有代表性的研究入组 62 位儿童，术中球囊大小与肺动脉环之比为 1.4，平均随访(6.4±3.4)年，结果示 39％的患者伴有持续性的肺动脉瓣反流，并有漏斗部肥厚进行性加重，但再狭窄率(跨瓣膜压＞35mmHg)仅为 4.8％。发育不良的瓣膜易发生再狭窄，如发生再狭窄，则再次行瓣膜成形术的疗效在非瓣膜发育不良的患者更好。

与外科瓣膜切开术相比，经皮瓣膜成形术的疗效更佳。一项大型的儿童行外科瓣膜切开术的研究显示，死亡率为 3％，手术失败(残余压差＞50mmHg)占 4％，术后随访 34 个月再狭窄率为 14％～33％。因此，非发育不良的肺动脉瓣狭窄可选择经皮球囊扩张成形术，因为短期、长期疗效均很好。

【展望】

经皮肺动脉瓣球囊成形术为简便、有效、安全、经济的治疗肺动脉瓣狭窄的首选方法，对于大部分病例，经皮球囊肺动脉瓣成形术可替代外科开胸手术。

(二)经皮肺动脉瓣置换术

1992 年在动物模型上完成第一例经皮导管植入肺动脉瓣术，其使用带支架的猪人工合成瓣，2000 年 Bonhoeffer 和他的同事首次在人身上完成经皮肺动脉瓣植入术，他们将带支架的牛颈静脉瓣植入至 12 岁儿童的右心室至肺动脉导管。在这个病例成功的基础上，又另外进行了 8 例手术，其中 5 例不论是肺动脉瓣狭窄，还是肺动脉瓣反流，其血流动力学都明显改善。目前该手术推广至许多患者，平均随访 3 年，疗效满意。故此手术整体结果令人鼓舞。

【适应证】

尽管先天性肺动脉瓣狭窄患者行经皮球囊扩张成形术取得满意的疗效，但如上所述，肺动脉瓣置换或修复术后常出现肺动脉流出道狭窄和(或)反流，特别是法洛四联症晚期修补或行 ROSS 术者(即主动脉瓣狭窄的患者，先将肺动脉瓣移植至主动脉瓣，再自身移植肺动脉瓣)。事实上，任何一个外科植入右心室流出道瓣膜导管术后一段时间后常发生再狭窄、反流，或两者兼有，这需要行瓣膜置换术，因为解剖上不允许行经皮球囊瓣膜成形术。通常大部分外科行瓣膜置换术，然而一些患者选择行经皮肺动脉瓣置换术。

【技术】

1.手术方法　目前经皮瓣膜置换的瓣膜有两种：

(1)Melody 肺动脉瓣，它是带支架的牛颈静脉瓣制作而成，已用于人。

(2)最初用于羊模型的EdwardsSAPIEN经皮支架主动脉瓣，其使用牛心包制成。一种自膨胀支架瓣膜正在研中，它的基本技术与经皮球囊瓣膜成形术相似，不同的是输送导管的球囊上带有波纹的支架。在全麻下，经股静脉或右颈内静脉(很少用)送入一硬的指引导丝至肺动脉，然后通过导丝送入带瓣膜的装置，此装置由一长鞘及其内瓣膜支架组成，一旦到位，鞘撤出，随后在阻塞的导管内球囊扩张，同时右心室流出道处也使用相同大小的球囊扩张.再植入直径比流出道大22mm的装置。这个尺寸不能用于先天性肺动脉瓣狭窄的患者，因支架可并列于扩张的肺动脉壁上。

2.*短期疗效及并发症*　近期已发布的资料显示，最早行该手术的155名患者中，存在一陡直的学习曲线，只要克服，则并发症明显减少。在最早行该手术的50名患者中，有7名出现并发症，包括移植物穿孔、压迫右冠状动脉、装置移位及有肺动脉栓塞，其中5名需外科将装置取出。在前50名患者中6%发生并发症，而后105名患者中仅2.9%发生并发症。

3.*中期疗效*　平均随访28.5个月显示良好的疗效。在155名患者中4名死亡，随访至83个月时存活率为96.6%。不需要再次导管介入的患者随访10个月时为95%，70个月时为73%，再次介入包括在第一次植入的带支架的瓣膜内再植入一带支架的瓣膜和(或)再送入球囊扩张。再次介入的原因包括支架断裂、残余压力梯度和再狭窄，肺动脉反流考虑较少。

支架断裂尚未解决，据报道发生率约为21%。假如支架植入在收缩的右心室流出道，或当带支架瓣膜释放后马上弹性回缩时则常易发生支架断裂。

目前尚无使用牛心包人工瓣膜长期疗效的报道，但很可能与所有外科植入的瓣膜相似，会渐渐退化。

【展望】

目前经皮肺动脉瓣置换术已初步取得满意的临床疗效，并在不断发展中，但其远期疗效有待循证医学证实。

二、主动脉瓣狭窄

(一)经皮主动脉瓣成形术

【适应证】

主动脉瓣狭窄时是否行介入治疗主要取决于有无充血性心力衰竭、心绞痛和活动后晕厥的症状和评估能否改善主动脉瓣瓣口面积。多普勒超声可很好地评价跨瓣压差，当超声示最大流速超过4m/s(即相当于压差64mmHg)时，很快会出现症状；如1年内流速增加超过0.3m/s，也预示很快会出现症状。因此最近的指南指出，严重的主动脉瓣狭窄为多普勒超声示跨瓣膜压差峰值＞64mmHg，平均压差＞40mmHg，或主动脉瓣瓣口面积＜$1.0cm^2$。但是还不能仅凭主动脉瓣瓣口面积决定是否手术，因为测量方法较多，且跨瓣压差主要由主动脉瓣血流及有效瓣口面积来决定。有时患者心排血量低、跨瓣压差低，但主动脉瓣却严重狭窄。基于此情况，使用增强心肌收缩的药物或硝酸酯类药物以增加主动脉血流来判断低心排血量(和随之产生的低跨瓣压)是主动脉瓣狭窄所致还是左心室功能减弱所致。此类患者即使已行主动脉瓣置换术，如果血脑钠肽水平很高，也提示预后不良。

在新生儿及低龄儿童，经皮主动脉瓣成形术成功率比较低，但较大的儿童和年轻的成人能从该手术中获益；年纪大的成人首选手术治疗，其疗效优于经皮主动脉瓣成形术，故对于成人，不论是二叶式还是钙化性主动脉瓣狭窄，经皮主动脉瓣成形术仅适用于外科手术风险很大者，如妊娠、心源性休克的老年患者.因为其疗效有限。因此经皮主动脉瓣成形术仅为最终行主动脉瓣置换术的过渡，在极少的严重主动脉瓣狭窄的患者，其左心室功能良好，但伴有外科手术禁忌证时，瓣膜成形术能短期改善症状，同时也是主动脉瓣置换术的过渡。

（二）技术

1.手术方法　与肺动脉瓣成形术不同的是，主动脉瓣成形术时球囊最大扩张直径需略小于主动脉瓣环。在成人中常选用直径 20mm 的球囊，只有患者体型特别高大才选用直径 23mm 的球囊。在主动脉球囊通过狭窄的主动脉瓣部位和扩张时会出现短暂的快速性室性心律失常，这可短暂的降低心排血量，但有助于精确定位。球囊导管置于瓣膜的中间水平后，人工扩张球囊，球囊内注入生理盐水稀释的造影剂（浓度为 25%）显影，扩张的压力对扩张结果影响不大，通常扩张 1～3 次，每次 15～20 秒。

行主动脉瓣成形术的途径较多，如经皮（经股动脉，带鞘或不带鞘），切开（切开肱动脉），或穿刺房间隔（经股静脉顺行至主动脉瓣），但结果无差异。穿刺房间隔的方法适用于主动脉-髂动脉明显粥样硬化的老年患者，穿刺房间隔后送入 0.013 英寸（0.033cm）导丝至左心房、左心室，穿过主动脉瓣，到达降主动脉后固定，送入直径为 8mm 的球囊预扩房间隔，再插入主动脉瓣成形球囊，接下来的手术过程同逆行技术相似。

2.即刻疗效及并发症　预计平均跨瓣压差可快速自 55mmHg 降至 29mmHg，同时主动脉瓣瓣口面积从 $0.5cm^2$ 升至 $0.8cm^2$，而不影响心排血量。

从患者术前和术后即刻的压力-容积资料来看，收缩功能无大的变化，射血分数仅轻微升高，正向峰值 dP/dt 轻微下降，每搏输出量、峰值和收缩期末心室壁压力均中度降低。即刻不良反应为心室舒张功能受影响，包括负向峰值 dP/dt 明显降低和剪切力延长（为心室主动舒张的测量指标）。术中短暂的轻度缺血考虑为急性变化所致。

儿童和婴幼儿的手术结果很不相同，主要取决于患者的临床情况和与之相关的心脏异常。许多严重的主动脉瓣狭窄的婴幼儿还常伴有严重的左心室发育不良或心内膜纤维弹性组织增生，故不论行经皮主动脉瓣成形术还是外科手术，疗效均很差。婴幼儿期过后瓣膜成形术的疗效有所好转，从 232 位平均年龄约 9 岁的患者行经皮球囊成形术后的数据示跨瓣压差约下降 60%，约从 75mmHg 降至 30mmHg。在青少年组该手术疗效相当满意，这提供了很重要的时间来延期到瓣膜长到成人的尺寸后再行外科手术。值得一提的是，即使即刻手术结果极佳，但一段时间后再狭窄将不可避免地发生。行瓣膜成形术的老年患者发生危及生命的严重并发症的概率很低。主动脉瓣钙化性狭窄的患者行瓣膜成形术前需签署不愿意外科手术的协议。回顾分析该类患者 791 名，院内死亡率为 5.4%，严重的并发症（脑血管意外、心脏穿孔、心肌梗死或严重的主动脉瓣反流）发生率达 1.5%，血管并发症发生率高达 10.6%，目前术后常规使用血管封堵器已大幅减少了该并发症的发生。

美国国家心肺和血液协会一项注册研究入组 671 名患者，发现并发症相当多，术后 24 小时内 25%的患者出现至少一个并发症，住院期间 31%的患者出现若干并发症。最常见的并发症为需输血（23%）、需行血管外科手术（7%）、脑血管意外（3%）、体循环栓塞（2%）或心肌梗死（2%）。全因死亡率为 3%，常见的死亡原因为多器官功能衰竭和术前左心功能不全。

3.远期疗效　对二叶式主动脉瓣狭窄的青少年患者来说，满意的治疗效果至少可维持 5～10 年，期间常见的问题是主动脉瓣反流。对于钙化性主动脉瓣狭窄的患者，一项短期的研究示术后 2 天内即出现跨瓣压差增加，毋庸置疑与主动脉弹性回缩有关。术后早期跨瓣压差增加可能是早期心排血量增加所致。术后 6 个月，大部分患者出现不同程度的再狭窄，尽管症状更多地与舒张功能障碍有关，而与跨瓣压差关系不大，一旦左心室重构，则症状可能和瓣口面积无直接关系。

在一项研究中发现，术前基线 EF 也可预测术后 1 年时症状复发的概率，基线 EF＜45%的患者术后可获益,这意味着伴左心功能不全的患者不考虑首选经皮球囊主动脉瓣膜成形术。大部分左心功能正常的患者首选外科主动脉瓣置换术,故很难评估瓣膜成形术在老年患者中的价值。

(二)经皮主动脉瓣置换术

目前医师对经皮主动脉瓣置换术(TAVI)很感兴趣,手术是将带支架的主动脉瓣通过导管送入至有病变的主动脉瓣内。介绍了目前在研的常用的两种带支架的主动脉瓣和其释放方法。EdwardsSAPIEN 装置由牛心包制成,同经皮肺动脉瓣置换术一样,球囊扩张后再将装置植入病变主动脉瓣内。该装置也可通过穿刺左心室后在左心室内送入,这样可避免在主动脉瓣严重钙化时交叉钳夹主动脉瓣。第二种装置是 Corevavle 瓣膜置换系统装置,它是由自膨胀的钛镍合金框架和载有猪心包制成人工瓣膜组成,该框架因其外向力和内向力不同而形成 3 个不同的功能水平;它将主动脉瓣装置自降主动脉悬至病变主动脉瓣水平,瓣膜的外架固定在主动脉瓣水平之上,这样可避免影响冠状动脉开口,早期的资料显示它也不影响以后行冠状动脉造影及介入手术。其他的带支架瓣膜装置也在研究中,目前 4 种装置已首先用于人体。这些新颖的装置可使动脉切口更小、在瓣膜释放时可重复定位及进一步减少术后主动脉瓣反流。目前带支架的瓣膜常使用于因人工生物瓣退化而致狭窄或反流的一些特殊的患者。

【适应证】

目前经皮主动脉瓣置换术的适应证相当局限,同经皮主动脉瓣球囊成形术一样,适用于严重主动脉瓣狭窄的老年患者,有外科手术禁忌证或手术风险高,且有望临床症状改善者。解剖上主要的禁忌证为尺寸、弯曲度和主动脉、髂动脉及股动脉的钙化程度。目前 EdwardsSAPIEN 瓣膜常使用 22F 或 24F 的导管,Corevavle 瓣膜使用 18F 的导管。基础的房间隔肥厚程度也影响瓣膜定位。二叶式主动脉瓣狭窄者因瓣口呈椭圆形而不适合行瓣膜置换术。对低跨瓣压差和低心排血量的主动脉瓣狭窄的患者行经导管主动脉瓣置换术仍然在研究中。一项对比外科及经皮主动脉瓣置换术或药物治疗的随机研究正在进行中(PARTNER 试验)。

【技术】

1.*手术方法* 全麻下先行经皮球囊成形术,然后送入比主动脉瓣瓣环稍大的瓣膜,以确保瓣膜贴壁良好,且术后反流最少。但 EdwardsSAPIEN 瓣膜的尺寸仅 23mm 和 26mm 两种,那么患者瓣环的直径在 18～21mm 者选用 23mm 的瓣膜,而瓣环直径在 21～24mm 者则选用 26mm 的瓣膜。26mm 的 Corevavle 瓣膜适用于瓣环直径 20～23mm 的患者,29mm 的 Corevavle 瓣膜适用于瓣环直径 24～27mm 的患者。两种瓣膜在定位时均会出现快速室性心律失常,导致一过性的心排血量减少。EdwardsSAPIEN 装置可经房间隔或经心尖途径,逆向或正向穿过主动脉瓣植入,正向方法的优点在于使用静脉代替动脉入路,这有助于使用更大的装置,也适用于髂动脉和股动脉有病变的患者。Corevavle 装置为自膨胀支架,其于降主动脉内自行定位,故只能采用逆向方法,也不能在局部重复定位。

2.*早期疗效及并发症* 因为行该手术的患者本身为高危患者,所以即使跨瓣压差和主动脉瓣瓣口面积改善,并发症仍常见。近期的研究显示,主动脉瓣瓣口面积约从 0.6cm^2 升至 1.5cm^2,平均跨瓣压差约从 40mmHg 降至 8mmHg,心排血量无改变或轻微改善,研究的患者平均年龄在 81～83 岁。主动脉瓣反流较常见,但无大量反流。在早期,30 天死亡率高达 13.6%～17.5%,卒中发生率为 3%～5%,其他常见的并发症还包括主动脉瓣反流(2.5%～7.1%)、心肌梗死(1.2%～17%)、出血(5%)、需安装心脏起搏器(6%)和主动脉夹层(0.8%)。使用 Corevavle 装置的手术并发症略少于使用 EdwardsSAPIEN 装置。新的带鞘的系统在研制中,以减少在释放时损伤主动脉弓。最初报道手术成功率使用 EdwardsSAPIEN 装置者为 75%、使用 Corevavle 装置者为 88%,最近的研究显示两种装置的围术期死亡率稳步下降,低至 1.5%,手术成功率总体提高，高达 97%。但目前尚无中长期的研究来明确这些装置的长期疗效。

【展望】

TAVI 可以作为外科手术患者的替代治疗方案。随着新一代产品越来越优化，价格越来越便宜，它将成为主动脉瓣疾病首选的治疗方法，且对于不能进行外科手术的患者更是一个好的选择，可以延长患者生命，改善生活质量，降低心力衰竭的发生。

三、二尖瓣狭窄

1984 年 Inoue 完成了首例经皮球囊二尖瓣成形术(PBMV)。Inoue 球囊因能进行快速、安全和有效的扩张而成为技术标准。大量研究结果显示，PBMV 使严重二尖瓣狭窄的病例血流动力学异常立即改善，瓣口面积增加 1 倍或 $1cm^2$ 以上，心功能改善；同时 PBMV 长期效果也比较满意，瓣膜条件好、无钙化的患者(尤其是年轻患者)并发症很少发生。

【适应证】

二尖瓣狭窄导致左心室血流流入受阻，左心房压随之升高。任何增加血流(如运动)或缩短舒张时间(如发生快速性心律失常，如心房扑动或心房颤动)的活动均可增加二尖瓣跨瓣压差，当跨瓣压差增加时，会出现呼吸困难和肺淤血的症状。决定是否行介入手术主要依据是劳累后出现症状及肺动脉高压的证据。

实际的肺动脉高压比单从左心房测得的高(肺毛细血管水平的继发性狭窄)。虽然肺血管阻力过度升高的触发因素不明确，但内皮素和肾上腺髓质素，均为强烈的肺血管收缩剂，它们可能参与。当行瓣膜球囊成形术或瓣膜置换术后肺动脉高压好转，所以存在肺动脉高压或右心功能衰竭，即使无淤血，也是二尖瓣狭窄行介入术的指征。

行二尖瓣置换术还是行瓣膜成形术取决于狭窄的二尖瓣的形态。有几个心动超声评分系统已被提出，但用得最多的是马萨诸塞州总医院评分系统，其中有 4 个特征，每一特征分为 1～4 级，1 级较低。积分越高，行经皮球囊扩张术的疗效越差，越倾向于行瓣膜置换术。在许多研究中，该积分系统能很好地预测即刻的手术结果，积分超过 8 分，结果很可能不佳。

术前患者需行经食管超声心动图以排除左心房血栓，并评价瓣膜形态，患者年龄和行外科瓣膜粘连切开术史对瓣膜成形术后的即刻疗效影响不大，仍可得到满意的瓣膜形态。总的来说，瓣膜形态评分低、二尖瓣反流低于＋＋级的有症状的患者适合行经皮二尖瓣瓣膜成形术。所有有症状的二尖瓣狭窄患者其二尖瓣瓣口面积常$<1.5cm^2$。

【技术】

1.手术方法　早期的经验和单球囊技术的疗效的局限性促进了双球囊术的发展，它可将二尖瓣瓣口扩张充分。从那时起，Inoue 单球囊术使用广泛。大多数中心采用穿房间隔的顺行方法。右心导管和左心室造影主要是明确二尖瓣反流程度、心排血量、肺动脉压、跨瓣压差和二尖瓣开口面积。有些介入专家经左心房正向造影指引穿刺房间隔来行右心房造影。

经房间隔导管术是使用 8FMillins 鞘，空芯的 Brockenbrough 针插入其中，持续压力监测来提醒术者穿刺针是否穿入主动脉或进入心包腔。一旦鞘管进入左心房，即撤去针，复测跨瓣压差，计算二尖瓣开口面积。

双球囊术较 Inoue 术复杂，有些术者喜欢送入两根导丝，两球囊并排置于二尖瓣内。其他一些装置也可采用，如两球囊在同一导管上（bifoil 系统）或两球囊在同一指引导丝上（Multi-Track 系统）。不管哪一种方法，两球囊需并排穿过二尖瓣，同时用稀释的造影剂扩张 1～4 次。手术结束时复测跨二尖瓣压差，重复左心室造影以评估残余二尖瓣反流。

Inoue 球囊术较简单，送入 12F 球囊导管，球囊远端先于近端扩张。穿过二尖瓣后，球囊先定位，扩张球囊远端后，拉回剩余的球囊至二尖瓣瓣口，然后充分扩张整个球囊。对双球囊来讲，最大直径术前已明确，取决于球囊扩张的最大直径。对 Inoue 球囊来讲，直径取决于扩张球囊时使用的造影剂量，此特点可允许术中渐渐增大球囊直径，而不需要再送入球囊导管，最常用的尺寸为最大直径是 26mm 和 28mm。

一旦进入左心室，在二尖瓣瓣口球囊将继续扩张，增加 1～2mm，每个球囊扩张后再次评估左心房压力和二尖瓣跨瓣压差，在每两次增加扩张量之间，经胸超声心动图观察二尖瓣的变化和反流情况，假如出现二尖瓣反流或跨瓣压差降低满意，则结束手术。

2.即刻疗效及并发症几乎所有研究都显示血流动力学和临床结果即刻改善，跨瓣压差减少 50%～70%，二尖瓣瓣口面积增加 50～100%。二尖瓣瓣口平均面积从术前 0.9cm^2 升至术后 1.9cm^2，同样二尖瓣跨瓣压差普遍从术前约 14mmHg 降至术后约 6mmHg，心排血量无明显变化。Inoue 球囊术和双球囊术术后二尖瓣瓣口面积相似，均约增加 8%～10%，增加瓣口面积超过 1cm^2。

肺动脉压即刻下降，与左心房压力变化一致，严重肺动脉高压的患者术后 24 小时内以及以后的数月中肺动脉压进一步下降。

瓣口面积和瓣口血流量之间的关系在主动脉瓣成形术中是评价其疗效，也适用于二尖瓣成形术。手术成功通常被定义为二尖瓣瓣口面积增加 50%，超过 1.5cm^2，二尖瓣反流不超过＋＋。即刻成功率可达 90%左右，主要取决于瓣膜形态。手术成功的预测因素主要为瓣膜评分低和术前无严重的二尖瓣反流。

经皮二尖瓣成形术的并发症随着学习曲线的改善而减少，且很大程度上与该中心的该手术量有直接关系。表 8-7-1 回顾总结了即刻并发症。术前常规行经食管超声，栓塞不良事件几乎消失。主要的并发症与穿房间隔技术和损伤二尖瓣装置而致二尖瓣反流的程度有关。每次球囊扩张后行超声心动图检查提高了二尖瓣反流检出率，若二尖瓣反流严重，则终止手术。术中严密观察左心房 V 波的变化很重要，一旦增加意味着二尖瓣反流加重。

表 8-7-1 经皮二尖瓣成形术手术当时的并发症

并发症	发生率(%)
紧急心外科手术	1～4
心脏穿孔、心包填塞	0.5～4
严重的二尖瓣反流	2～3
脑血管意外一栓塞不良事件	0.5～1.5
死亡	0～1

3.*长期疗效* 据报道十年生存率为 85%～97%，无事件生存率为 61%～72%。无事件生存和术后理想的瓣膜形态、维持窦性心律、较低的左心房压及反流不超过＋＋有关。超声心动图评分≤8 分者生存率及无事件生存率均优于＞8 分者，分别是 82%vs57%，38%vs22%。心房颤动和瓣膜钙化也降低无事件生存率。

基本上所有的研究均强调经皮球囊瓣膜成形术后患者临床症状的改善情况，一系列血流动力学研究示临床上再狭窄表现可能和解剖上再狭窄关系不是很大。另一报道有310名心动超声评分高的患者观察再狭窄情况，再狭窄定义为二尖瓣瓣口面积<1.5cm²，和（或）二尖瓣瓣口面积较术后初期下降至少50%。手术即刻成功率为66%（最后瓣口面积>1.5cm²），成功术后6年再狭窄累计发生率约为40%，再狭窄独立预测因子为心动超声评分（术后5年再狭窄发生率评分<8分者为20%，≥8分者为61%）。随访发现二尖瓣瓣口面积下降和再狭窄的发生进行性加重。

临床再狭窄的资料是很重要的。二尖瓣解剖结构常能预测临床症状。瓣膜成形术后7年临床再狭窄发生率报道为20%～39%，10年再狭窄率心动超声评分≤8分者为23%，9～11分者为55%，≥12分者为50%。

4.和外科手术的比较数据 对比外科手术和球囊瓣膜成形术的研究显示最初结果两者相似。60名解剖既适合行瓣膜成形术也适合行外科手术的患者随机分成两组，即瓣膜成形术组（采用双球囊术）和外科手术切开粘连组，随访3年，二尖瓣瓣口面积瓣膜成形术组竟然优于外科手术切开粘连组（2.4cm² vs1.8cm²），纽约心功能分级Ⅰ级者瓣膜成形术组为72%，而手术组为57%。

另外一项研究将90名患者随机分成3组，分别为瓣膜成形术组、已知粘连切开术组及未知粘连切开术组，随访7年。研究结束时瓣膜成形术组和已知粘连切开术组几乎无差异，临床再狭窄率瓣膜成形术组和已知粘连切开术组较未知粘连切开术组低，为0%vs27%；纽约心功能分级Ⅰ级者瓣膜成形术组为87%，已知粘连切开术组为90%，未知粘连切开术组为33%。

从术后第一个7年随访来看，有症状的二尖瓣狭窄患者只要术前瓣膜评分在可接受的范围内，瓣膜成形术等同或优于外科粘连切开术。所以，有合适的瓣膜形态的患者首选经皮瓣膜成形术。

【展望】

将来PBMV可能联合其他技术（如左心耳或肺静脉射频消融术）治疗二尖瓣狭窄及心房颤动。

四、二尖瓣关闭不全

经皮途径缓解二尖瓣反流的基本方法主要有4类。第一种方法是利用二尖瓣环靠近冠状窦，在冠状窦内植入装置将二尖瓣卷起塑形，有3种装置可用：①经皮穿刺经静脉二尖瓣环成形术（PTMA）（Viacor PTMA装置）；②Carillon：二尖瓣系统装置（Cardiac装置）；③Monarch系统装置。第二种方法是利用跨瓣膜的夹子（eValve二尖瓣夹）或针（Mobius装置）制成双孔的二尖瓣。第三种方法在研究中，为经左心室缝合的基本方法重构二尖瓣复合体及瓣环（经皮缝合瓣环成形术装置和AccuCinch装置），甚至使用射频方法（Quantum-Cor血管内系统装置）。最后一种方法是将二尖瓣自房间隔牵拉至侧壁以减少二尖瓣环的尺寸（经皮房间隔、窦房结缩短系统装置或PS3系统装置），或在心外膜表面减少其尺寸（iCoap系统装置）。目前也提出了经皮二尖瓣环扎术，它是用线将整个二尖瓣环缩小。

【适应证】

最近的指南建议，慢性二尖瓣反流的患者介入治疗的指征为有症状、肺动脉高压和慢性容量负荷过重明显影响右心功能，依照指南，当超声心动图示严重的二尖瓣反流，EF<60%或左心室收缩末期直径>4cm时，才考虑行二尖瓣置换或修补术。还有一些侵入或非侵入性的血流动力学参数也可用于评估二尖瓣反流的严重程度。二尖瓣反流较常见，75岁以上人群中约9%～10%伴有不同程度的二尖瓣反流，其中15%～20%的患者出现心力衰竭。

【技术】

1.经皮二尖瓣缘对缘修补术

(1)二尖瓣夹:二尖瓣夹合器通过 24F 指引导管穿过房间隔置于二尖瓣瓣口内,指引导管的头端逐渐变细为 22F,该装置有两个聚酯夹,分别夹住二尖瓣的两侧 8mm,释放后就形成二尖瓣双口,该二尖瓣夹合器一直附着于二尖瓣瓣叶上。

该手术方法有大量的临床资料证明能有效地经皮减少二尖瓣反流。EVERESTI 研究证实其临床安全性,EVERESTⅡ研究正在进行中。Ⅱ期临床研究为二尖瓣钳夹术,与外科手术 2∶1 入选患者,在两试验入组的前 102 位患者中,79%为二尖瓣退行性病变,其余为功能性二尖瓣反流,手术即刻成功率(二尖瓣夹合器放置完毕,且二尖瓣反流≤++)为 84%。30 天时,91%的患者无重大不良事件,9%的患者二尖瓣夹脱落。1 年时,约 70%的患者病情改善,同样约 70%的患者无须再行外科手术。2 年时这些患者仍病情稳定。共约 400 名患者行二尖瓣修补术,最初的结果显示经皮二尖瓣修补术疗效次于外科手术,但该手术耐受性好,且不影响将来最终行外科修补术,故其疗效还是明确的。

(2)Mobius 缝合术:Mobius 瓣叶修补装置同二尖瓣夹合器相似,差别在于该装置是用线缝合。使用 10F 导管穿刺房间隔,抽空导管、捕获并释放 4.0 缝合线至二尖瓣游离缘,再经 7F 导管送入一镍钛合金缝合线夹,剪去多余的线,在释放缝合线夹前不能退出线,最早的 15 名患者早期结果不满意,故该装置在不断改进,期待更多的临床研究。

2.经导管冠状窦术　经导管冠状窦术是通过改变二尖瓣环的形状来减少室间隔和左心室侧壁的距离。在大部分患者中,冠状静脉窦常高于二尖瓣瓣环,且两者直接接触,冠状静脉窦近端与二尖瓣瓣环接近,远端与它相距甚远;左回旋支也在此平面,约 75%的患者回旋支跨越冠状静脉窦。冠状静脉窦变异也较大,常改变与二尖瓣环之间的位置关系,所以在用冠状静脉窦导管减少室间隔和左心室侧壁的距离时,这些解剖变异常需考虑。

(1)ViacorPTMA 冠状静脉窦装置:ViacorPTMA 冠状静脉窦装置是-7F 多腔导管,在导管内至少可插入三种不同硬度和长度的杆以改变其硬度。目的是应用导管近端和远端的向外的作用力来取代二尖瓣 P_2 段前面的位置,以减少二尖瓣环的室间隔和左心室侧壁之间的距离。

初期的动物实验示很有希望后,在欧洲和加拿大行 PTOLEMY 研究Ⅰ期临床试验,最先入组的 27 名患者中,8 名患者解剖条件不符,剩余的 19 名患者中 13 名患者成功植入装置,减少二尖瓣反流,但 4 名患者早期就取出装置(1 名装置断裂,3 名装置移位)。经改良后的装置目前在行 PTOLEMYu 期研究,评价该装置能否改善患者的症状和左心功能。

(2)Corillon 二尖瓣轮廓系统装置:Corillon 二尖瓣轮廓系统装置是由一弯曲的镍钛合金桥和两端螺旋形的镍钛合金锚组成。它在 9F 鞘内,从颈内静脉送入,先在心大静脉内释放远端锚,然后拉装置产生张力,再释放近端锚,如需要,该装置可重复放置。

动物研究显示其能减少二尖瓣反流 4 倍,欧洲行 AMADEUSI 研究,入组 43 名患者,其中 30 名(70%)患者成功放置该装置,80%的患者二尖瓣反流至少降低一级,但有 6 名(14%)患者冠状动脉受累。随访 30 天时主要不良事件包括 1 名患者死亡、2 名心肌梗死、1 名夹层、2 名冠状静脉窦穿孔和 1 名锚移位。所有没成功植入的均取出,无并发症。

(3)另一治疗二尖瓣反流的冠状静脉窦装置:另一个通过冠状静脉窦来缩小二尖瓣环的新方法是 EdwardsMONARC 装置。先将导管插入冠状静脉窦,两端用支架锚定,两支架间是镍钛合金的弹簧圈桥,其内含有生物可降解物质。首先将装置植入,过一段时间后可降解物质吸收,弹簧圈重塑成原来其弯曲的形状,那么近端和远端靠得更近,这就取代了原来二尖瓣后叶的位置,减少了室间隔一侧壁瓣环的距离。装置的变形常需几天或几周，所以装置植入后何时起效并不明确。

第一个用于人体的是 Viking 系统装置，显示能改善二尖瓣反流，随后镍钛合金桥分开仍是普遍存在的问题。EVOLUTIONⅠ期临床试验人组 72 名功能性二尖瓣反流患者，其中 59 名（82%）患者成功植入该装置，30 天时无事件生存率为 91%，90 天时为 86%，但 50 名患者中有 15 名（30%）造影显示冠状动脉受压。Ⅱ期非随机试验正在进行中。

3.直接和间接的瓣环成形方法　对于严重的二尖瓣反流的患者，直接在室间隔.侧壁位置缩小二尖瓣环仅 20%有效。除了通过冠状静脉窦卷紧二尖瓣环的方法外，还有几个直接和间接经皮瓣环成形的技术方法正在研究中，这些第一批人组的患者远期疗效如何不得而知，所以下面只能简单地介绍。

（1）Mitralign 系统装置：Mitralign 系统装置试图重复外科瓣环缝合术。从股动脉送入 14F 导管，穿过主动脉瓣，使用导向头端将导管指向二尖瓣环，将小垫片从左心室到左心房沿着二尖瓣环放于几个不同的位置并固定，随后这些固定小垫子的绳栓紧，那么这张力就将室间隔一侧壁瓣环缩小了。Ⅰ期临床研究正在欧洲进行。

（2）AccuCinch 系统装置：AccuCinch 系统装置也是一导管系统，它可逆行至二尖瓣瓣环下，小垫子锚跨二尖瓣释放，再卷紧线以减少室间隔水平的面积，该装置的Ⅰ期试验已开始。

（3）Coapsys 和 iCoapsys 系统装置：目前正在研究一种将锚安装在心脏外面、可卷紧的线穿过左心室的方法。这种外科植入（Coapsys）的方法可缩小室间隔水平二尖瓣环面积，并在此之上取代乳头肌，对功能性二尖瓣反流有效。两个临床试验已完成，后一个临床试验（RESTOγ-MV）随机入组 138 名患者，早期结果较满意，大部分患者二尖瓣反流从（＋＋＋）降至（＋）。

iCoapsys 方法是剑突下心包穿刺的方法，在此处用针穿入左心室，然后用线穿过左心室并外置，再拉紧线，这样左心室就缩小了。该装置可行性的前瞻性、非随机研究（VIVID 研究）已启动。

4.经皮房间隔、冠状静脉窦二尖瓣瓣环缩小术（P3 系统）　沿着冠状静脉窦穿刺房间隔，送入头端带磁性的导管，经导管自左心房送入 T 字架至冠状静脉窦，系于 T 字架的线也穿过左心房，并经房间隔穿刺点拉回线，此处连接房间隔的咬合器，张力使 T 字架向房间隔拉紧。动物实验已完成，最初的患者研究显示二尖瓣反流减少，31%的患者在房间隔水平二尖瓣环有改变。Ⅰ期临床试验正在进行中。

5.QuantumCor 法射频消融　使用末端有环的导管，环的直径为 40mm，沿着环的中间 1/3 有 7 个电极、14 个热电偶将其隔开，导管植入后，导管的环位于二尖瓣瓣环上，射频消融的能量在电极间释放，热量使二尖瓣环收缩，动物模型显示在房间隔水平瓣环缩小约 20%。患者的试验研究在计划中。

【展望】

总之，经皮减少二尖瓣反流的方法很多，但是没有一个方法可使广大患者获益，所有的方法仍处于技术持续性发展阶段。

五、三尖瓣狭窄

（一）经皮三尖瓣球囊成形术

【适应证】

三尖瓣狭窄的患者常表现为心排血量低、疲乏、全身水肿、肝大及腹腔积液导致的腹部肿胀，颈部可见巨大的波，甚至有时患者也能感觉到。三尖瓣狭窄患者出现症状时才考虑行介入治疗，限制因素为三尖瓣反流，当患者不愿行外科手术，或已伴三尖瓣反流，或即使从三尖瓣狭窄变为三尖瓣反流，也能临床获益，则可考虑行球囊瓣膜成形术。

【技术】

经皮三尖瓣球囊成形术的资料极少，操作技术同经皮二尖瓣球囊成形术，但不需要穿刺室间隔。在NHLBI瓣膜球囊成形术的注册研究中，仅3名患者在自身的瓣膜上行该手术。

大部分三尖瓣瓣膜成形术是在行二尖瓣瓣膜成形术时同时完成的，有关手术结果的数据也包括了由类癌综合征引起的三尖瓣狭窄，无三尖瓣瓣膜成形术长期疗效的报道。

（二）经皮三尖瓣置换术

在动物模型上已完成了经皮三尖瓣瓣膜置换术。该装置为一标准的镍钛合金支架和两个大的圆盘组成，两圆盘被一薄的圆筒分开，圆筒上安装有18mm的牛颈静脉。尚无人体试验的研究报道。

六、生物瓣狭窄

牛和猪的心包人工瓣膜适合于各个瓣膜移植，但这些瓣膜的使用期限有限，因为瓣膜矿化和胶原变性，几年后常出现瓣尖撕裂、纤维素沉积、纤维胶原结构破坏、穿孔、纤维变性、钙质浸润等，10年时，约30%的患者人工瓣膜失效，15年时，50%以上的患者瓣膜失效。瓣膜结构的退化二尖瓣早于主动脉瓣，因为二尖瓣血流动力学压力高，透析的患者也较早出现瓣膜失效，其他相关的因素还包括年纪轻、妊娠和高钙血症。

生物瓣的瓣叶融合少见，主要的问题是瓣叶活动度差，有时手术时患者和人工瓣膜不匹配而致人工瓣膜相对较小时，术后即出现相对性瓣膜狭窄，故基于此解剖特点，行经皮瓣膜球囊成形术是不合适的。

（一）经皮人工瓣膜成形术和置换术

人工瓣膜狭窄而行瓣膜成形术的资料有限，有2名猪人工瓣膜移植三尖瓣后狭窄行瓣膜成形术成功的报道，但随访的资料也有限，且其中一名患者很快出现再狭窄。NHLBI瓣膜球囊成形术的注册研究中有4个成功案例，但无随访资料。笔者调查的猪人工瓣膜的患者中，相当多的是由于外伤而需植入人工瓣膜，球囊技术并不是一可行的方案。没有前瞻性的研究证实该手术的安全性和有效性，即使有一些有效的证据，也未被推荐。

（二）展望

将来人工生物瓣膜退变的治疗方法很有可能是之前讨论过的经皮瓣膜置换术，已有个案报道示该方案的可行性。

（蒋　飞）

第九章　心律失常

第一节　房性心律失常

一、房性期前收缩

【概述】

房性期前收缩激动起源于窦房结以外的心房组织，正常成年人 24 小时 Holter 检查，约 60%的患者有房性期前收缩发生，各种器质性心脏病患者亦常发生房性期前收缩。

【诊断】

房性期前收缩依靠心电图诊断，心电图表现为与窦性 P 波不同的房性期前收缩的 P 波提前发生。发生很早的房性期前收缩可重叠于前面的 T 波之上，且不能下传心室，易误认为窦性停搏或窦房传导阻滞。房性期前收缩常伴不完全性代偿间期，少数房性期前收缩发生为能扰乱窦房结的节律伴完全性代偿间期。

【治疗】

房性期前收缩通常不需治疗，当有明显症状或诱发室上性心动过速时应予治疗。首先应避免吸烟、饮酒、饮咖啡等诱因，药物治疗首选β受体阻滞剂，必要时选择普罗帕酮、莫雷西嗪等。

二、房性心动过速

（一）局灶性房性心动过速

【概述】

局灶性房性心动过速（简称房速）定义为激动规律性地起源自心房很小区域，然后离心地扩布，并于此后心动周期内很长的时间内无心内膜的激动，心房率通常在 100～250 次/分。

【临床表现】

症状表现为心悸、眩晕、胸痛、呼吸困难、疲乏及晕厥。儿童可出现进食困难、呕吐及呼吸急促。局灶性房速多呈短阵性、阵发持续性，少数呈无休止性。呈短阵性发作或持续时间短的房速，患者很少有症状。局灶性房速患者的临床一般为良性过程，但如无休止性发作可以导致心律失常性心肌病。

【诊断】

1.心电图诊断　局灶性房速时，心电图常表现为长 RP′心动过速，如出现房速伴房室传导阻滞，则可以排除阵发性室上速。

2.心电图P'形态与房速的起源部位 根据局灶性房速时体表12导联心电图的P'波形态，可以初步判定其起源部位。P'波在Ⅰ和aV_1导联呈负相，或V_1导联呈正相，提示左房起源。此外，下壁导联P'波呈负相，提示激动呈由足向头部方向的传导；下壁导联P'波呈正相，提示激动呈由头部向足方向的传导。起源于高位终末嵴或右上肺静脉房速的P'波形态可以与窦性心律的P波形态相似。然而前者的P波在V_1导联多呈正相。

3.心内电生理诊断 心内电生理检查表现为心房激动是从一个局灶点呈放射状传导，心内膜的激动不占据整个心房激动周长，为局灶性房速的显著特点。常规的心内电生理检查方法可以通过以下特征做出诊断：

(1)在房速时，能标测到较体表心电图P'波明显提前和比其他心房部位更早的局部最早心房激动点；

(2)心房激动顺序符合从该局部最早心房激动点呈单一的放射状和规律性传导；

(3)在该局部行心房S1S1刺激的激动顺序与房速时完全相同；

(4)在局灶点行单点消融可以终止心动过速发作；

(5)排除大折返机制的房速。三维标测系统可直观展现房速的激动顺序，可见激动从最早起源点向周围传播。

【治疗】

房速急性发作伴血流动力学不稳定可采取同步直流电复律，血流动力学稳定可采用抗心律失常药物复律，或应用药物控制心室率。导管消融是症状显著反复发作的局灶性房速患者治疗的首选。

(二)折返性房速

大折返性房速少见，其机制是绕固定解剖障碍或功能性障碍区的折返，起搏拖带标测和三维电生理标测有助于明确折返性房速的机制和折返路径。

(三)多源性房速

多源性房速为一种不规律的房速，其特点是P波形态多变(三种或三种以上)、频率不一、节律不整，有时不易与房扑鉴别。这种心律失常的最常见原因是肺部疾病，其次是代谢或电解质紊乱和由洋地黄过量所致。抗心律失常药物很少有效，部分病例钙离子通道阻滞剂有效。由于多存在严重的肺部疾病，因此通常禁忌使用β受体阻滞剂。而治疗一般针对原发的肺部疾病和(或)纠正电解质紊乱。慢性期治疗可以应用非二氢吡啶类钙离子通道阻滞剂，而电复律、抗心律失常药物或导管消融治疗等均无效。

三、心房扑动

(一)三尖瓣峡部依赖的心房扑动

【概述】

心房扑动(简称房扑)是一种常见的快速性房性心律失常，房扑多合并器质性心脏病，发病率为88%(10万人·年)，其发病率随年龄增长而显著增加。

【分类】

Ⅰ型房扑又称典型房扑，心房率为240～350次/分，可以被心房起搏拖带；Ⅱ型房扑又称不典型房扑，心房率＞350次/分，常可转化为房颤，不可以被心房起搏拖带。根据心房的激动顺序，Ⅰ型房扑可分为逆钟向房扑和顺钟向房扑。

【临床表现】

房扑患者常有心悸、呼吸困难、乏力或胸痛等症状，房扑 1∶1 下传会引起极快心室率，可导致心力衰竭、心肌缺血、晕厥和心动过速性心肌病。此外，房扑时心房机械收缩功能减低，增加了心房血栓形成引起血栓栓塞的风险。

【诊断】

1.体表心电图　逆钟向房扑下壁导联 F 波向下，而 V_1 导联 F 波向上，V_6 导联 F 波向下。顺钟向房扑下壁导联 F 波向上。

2.心内电生理检查　多极电极的激动标测显示逆钟向房扑表现为右心房游离壁从头到足的方向激动，而顺钟向房扑表现为由足到头的方向激动。拖带标测有助于明确房扑的折返路径，通常以小于房扑周长 10～30 毫秒的周长起搏，如果心电图 F 波的形态没有变化，起搏后间期（PPI）与房扑的周长相差≤20 毫秒，刺激间期与激动间期相等即可诊断为折返性心动过速。CARTOtEnSite 是临床常用的三维电解剖标测系统，两者皆可以进行激动顺序标测，可以直观的显示出房扑的折返路径、验证峡部的双向阻滞。CARTO 进行房扑的激动顺序标测要求心动过速持续，周长稳定，折返性心动过速具有特征性的早晚相接现象存在。在冠状窦口和低位右心房起搏时行激动顺序标测，可明确判断峡部的激动顺序，验证峡部的双向阻滞。EnSite（Array）系统理论上可以在一次心跳标测出房扑的激动顺序，对不持续的房扑的标测具有优势。

【治疗】

房速急性发作伴血流动力学不稳定或出现心力衰竭可采取同步直流电复律，血流动力学稳定可采用抗心律失常药物复律，或应用药物控制心室率。导管消融是典型房扑的一线治疗。

（二）非三尖瓣峡部依赖的房扑

相对于三尖瓣环峡部依赖的房扑而言，非三尖瓣峡部依赖的房扑不需右心房的三尖瓣环-下腔静脉口的峡部参与折返环，频率在 100～400 次/分之间。多数非三尖瓣峡部房扑与心房瘢痕有关，主要电生理特点为折返环的多样性。非三尖瓣峡部依赖的房扑常规电生理标测与消融存在困难，近年来随着三维标测系统的应用，对标测机制和指导消融颇有帮助。

四、心房颤动

【概述】

心房颤动（简称房颤），是一种心房电活动极度紊乱而损及机械功能为特点的室上性快速性心律失常，心电图上表现为固有 P 波消失，而代之以大小形态及频率均多变的快速颤动波。

【分类】

房颤分为初发房颤和反复发作的房颤。初发房颤定义为首次出现的房颤，不论其有无症状和能否自动复律。房颤发作≥2 次则称为反复发作的房颤，包括阵发性房颤、持续性房颤和永久性房颤。阵发性房颤指能自行转复，持续时间<7 天的房颤，一般<48 小时。持续性房颤为持续时间>7 天的房颤，一般不能自行转复，需要进行药物或电复律。既可以由阵发性房颤发展而来也可以是房颤的首次表现。永久性房颤是指复律失败或非复律适应证或复律 24 小时内又复发的房颤。

【临床表现】

临床表现无特异性的诊断价值，房颤的症状取决于发作时的心室率、心功能、伴随的疾病、房颤持续时间以及患者感知症状的敏感性等多种因素。大多数患者有心悸、呼吸困难、胸痛、疲乏、头晕和黑矇等症状.

由于心房利钠肽的分泌增多还可引起多尿。部分房颤患者无任何症状，而在偶然的机会或者当出现房颤的严重并发症如卒中、栓塞或心力衰竭时才被发现。同一患者即可存在症状性房颤发作也可发生无症状性房颤。

【诊断】

记录到房颤发作时的心电图是诊断房颤的“金标准”。如果房颤发作不甚频繁，可使用动态心电图；如果发作不频繁，事件记录仪对获得房颤发作的心电学资料有所帮助。

【转复房颤为窦性心律】

1.*药物转复房颤* 药物复律主要用于新近发生，特别是48小时以内的阵发性房颤，Ⅰ类和Ⅲ类抗心律失常药可以有效复律。2006年美国心脏病学会(ACC)、美国心脏协会(AHA)、欧洲心脏病学会(ESC)颁布的房颤指南建议将氟卡尼、普罗帕酮、索他洛尔作为无器质性心脏病的阵发性房颤的维持窦性心律的起始治疗药物，将胺碘酮、普鲁卡因胺、多非利特作为阵发性房颤的二线治疗药物。

2.*体外直流电同步复律* 体外(经胸)直流电复律可作为持续性(非自行转复的)房颤发作时伴有血流动力学恶化患者的一线治疗。患者空腹6小时，去除义齿，去枕平卧，监测并记录患者心电图。吸氧，建立静脉通路，静脉应用短效镇静药物，使患者处于轻度麻醉状态。同时应做好心肺复苏的准备。检测并确保除颤器的同步性非常重要，应选择R波明显的导联作为同步监护导联。ACC、AHA、ESC房颤指南推荐首次复律能量至少200J，如房颤持续，继续给予360J，必要时可重复。房颤直流电复律前应用抗心律失常药物可进一步提高房颤转复成功率。

3.*房颤的体内复律治疗* 心内直流电复律的研究已近20年，为了便于重复多次尽早转复房颤，20世纪90年代初期已研制出置入型心房除颤器。置入型心房除颤器发放低能量(<6J)电击，设计目的是尽早有效地终止房颤，恢复窦性心律，尽可能减少患者的不适感觉以及使促发室性快速心律失常的危险降到最小。由于该技术为创伤性的治疗方法、费用昂贵，且不能预防复发，故不推荐常规使用。

【窦性心律的维持】

抗心律失常药物的有效性不令人满意，所以在房颤治疗中，抗心律失常药物的选择主要是考虑安全性的问题。

【控制房颤心室率】

对于房颤急性发作时，最初的治疗目标是保持血流动力学稳定。伴有快心室率的房颤，如无心绞痛、低血压等情况，控制心室率即可。使心室率控制在100次/分以下通常是房颤治疗的第一步和最重要的一步。静息和日常活动时的心率必须都得到控制，现有的房颤指南中将心室率满意控制的标准定为静息时60～80次/分，中度活动后心室率在90～115次/分。β受体阻滞剂和非二氢吡啶类钙离子通道阻滞剂常作为首选药物，因为这些药物可以使心室率得到快速控制。一般在30分钟内即可使心室率降至100次/分以下。与β受体阻滞剂和非二氢吡啶类钙离子通道阻滞剂相比，地高辛控制心室率的作用较差，特别是控制运动时的心室率。

【房颤的抗栓治疗】

无论是阵发性房颤还是慢性房颤患者均需抗栓治疗，除非是孤立性房颤或存在抗栓治疗的禁忌证。

1.*华法林应用指征* 年龄≥75岁，心功能不全和(或)充血性心力衰竭(左心室射血分数≤35%或短轴缩短率<25%)，高血压病，或糖尿病作为脑卒中的中等危险因素。既往脑卒中史、短暂脑缺血发作、体循环栓塞史，二尖瓣狭窄和瓣膜术后为卒中高危因素。具有卒中高危因素或具有≥2项以上中等危险因素的房颤患者方推荐华法林治疗。具有一项中危因素的则既可以应用华法林也可以应用阿司匹林。

2.*抗栓的强度* 阿司匹林抗血小板治疗在指南中推荐的剂量则为81～325mg/d，华法林的抗凝强度需维持国际标准化比值(INR)于2.0～3.0之间,机械瓣置换术后的患者INR应＞2.5。INR在2.0～3.0之间,如果仍有血栓栓塞事件发生,则建议将INR调整为3.0～3.5,并不推荐联合应用阿司匹林。对于年龄≥75岁或具有其他中危因素的患者,如果考虑出血的风险INR维持于1.6～2.5亦可。

3.房颤复律的抗凝 房颤持续时间＜48小时,复律前不需抗凝,复律后遵照卒中风险进行抗栓治疗。房颤持续时间≥48小时或房颤持续时间未知时,传统抗凝的方案是在复律前3周,复律后4周应用华法林,并将INR维持于2.0～3.0之间。经食管超声指导下的复律可减少房颤复律前的抗凝时间,经食管超声除外血栓后,在复律前静脉应用普通肝素,监测活化部分凝血活酶时间(APTT)为正常对照的1.5～2.0倍,复律后应用华法林,在INR达到2.0～3.0时停用肝素并继续应用华法林4周。如果经食管超声发现血栓则进行华法林抗凝治疗,并在下一次复律前复查食管超声。低分子肝素在房颤复律期间的应用价值目前尚缺少足够的证据。房颤复律后长期的抗栓策略,应根据其卒中风险进行选择。

【房颤导管消融】

1.目前的消融策略、方法与适应证 近年来,房颤导管消融的主流方法包括法国Haissaguerre等首创的肺静脉环状标测电极指导下的肺静脉节段性消融;意大利Pappone等和美国Morady为代表的三维标测系统指导下的环肺静脉线性消融(肺静脉电隔离不是必须终点);美国Natale为代表的心腔内超声指导下的肺静脉前庭电隔离;德国Kuck为代表的三维标测系统联合双肺静脉环状标测电极指导下的环肺静脉电隔离;美国Nademanee为代表的复杂碎裂心房电位消融;以及美国Jackman为代表的心房迷走神经节消融等。随着慢性房颤导管消融的开展,世界各大电生理中心的慢性房颤的消融方法呈现出互相借鉴,多种策略互相联合的态势。因为慢性房颤的发病机制中肺静脉触发作用降低,而心房基质的变化成为慢性房颤维持的主要机制,因此自2004年以来针对于心房基质的复杂碎裂电位的消融颇受重视。2006年ACC、AHA、ESC房颤治疗指南中导管消融是一种抗心律失常药物治疗无效的阵发性房颤的推荐治疗。中华医学会心电生理和起搏分会在2006年房颤的认识和建议中对于年龄＜75岁、无或轻度器质性心脏疾患、左心房直径＜50mm的反复发作的阵发性房颤患者,在有经验的电生理中心,可以考虑作为一线治疗手段。2007年美国心律学会颁布的房颤导管和外科消融专家共识中推荐在少数情况下导管消融可以作为房颤的一线治疗策略。左心房内血栓是房颤导管消融的绝对禁忌证。

2.房颤导管消融的成功率与并发症 迄今已有多项随机对照试验证明了房颤导管消融的成功率明显高于抗心律失常药物治疗。阵发性房颤消融试验(APAF)入选198名一种抗心律失常药物治疗无效的阵发性房颤患者,随机分为导管消融组和抗心律失常药物治疗组,Holter和事件记录仪随访1年,导管消融组86%无房性心律失常复发,而抗心律失常药物治疗组仅有22%,Oral等发表的一项研究对比了抗心律失常药物与环肺静脉线性消融对于慢性房颤的效果。应用事件记录仪随访1年,药物组69例中有53例(77%)因药物治疗失败交叉入消融组,未服用抗心律失常药物或未接受导管消融治疗的前提下仅4.3%的患者无房颤发作,而导管消融组74.0%的患者无房颤发作。

房颤导管消融在取得令人满意的成功率的同时,其并发症的发生率亦在可以接受的范围。Cappato等总结了1995-2002年间来自全球100家电生理中心共8745例房颤导管消融治疗的并发症情况:总并发症发生率为5.9%(524例),其中严重并发症发生率为2.2%(195例),包括围术期死亡4例(0.05%),死亡原因分别为:大面积脑梗死2例,肺静脉穿孔1例,未明1例,均发生在开展此项工作的早期,心脏压塞107例(1.22%)、败血症、心内膜炎1例(0.01%)、膈神经麻痹10例(0.11%)、脑卒中20例(0.28%)、短暂性脑缺血发生率0.66%和需要介入治疗的肺静脉狭窄、闭塞53例(0.74%)等。房颤导管消融不同的术式并发症的发生率有其特殊性,比如肺静脉节段性隔离,肺静脉狭窄的风险要高于左心房线性消融,但术后房速的发生率低于左心房线性消融。此外,左心房线性消融,特别是采用Pappone的术式,左心房一食管瘘的发生率显著增加，房颤导管消融并发症发生率的高低除与消融术式有关，更重要的是房颤消融是一种高度依赖于术者经验的治疗技术，并发症的发生率与术者的经验密切相关。

3.房颤导管消融的术后随访　导管消融结果的报道需要经过3个月的洗脱期，主要终点是指不应用抗心律失常药物的情况下无房颤、房扑、房速发生，无房颤可以作为次要终点。任何一次记录到的持续30秒以上的房颤、房扑、房速均应视为失败。消融术后至少应随访3个月，然后在术后2年内至少半年随访1次。术后的随访手段中24小时Holter是可以接受的最低程度的随访手段，在消融术后1～2年内应每3～6个月完善1次Holter检查。当患者在随访期间诉心悸应佩带事件记录仪随访，在临床试验中所有患者均应至少随访12个月。虽然早期复发是消融失败的独立预测因素，但术后1个月内复发的患者，60%在以后的随访中是成功的，因此早期复发即刻再次消融不可取。如果早期复发患者的症状可以通过药物治疗控制，再次消融至少应于术后3个月后进行。

【房颤的其他治疗方法】

1.起搏治疗　有房颤病史且因心动过缓需置入起搏器的患者，应选择生理性起搏器（双腔或心房）而非心室单腔起搏器。对于房室传导正常，但需要置入双腔起搏器的患者，应尽量延长房室延迟以减少心室起搏的成分，将起搏器设置为非心房跟踪模式如DDIR，或置入有减少心室起搏程序的起搏器。对房颤并心动过缓需置入起搏器的患者，无研究依据支持多部位右心房起搏、双房起搏、超速起搏，或抗心动过速心房起搏等。少有资料支持对没有症状性心动过缓的患者使用心房起搏来治疗房颤。不建议将房颤作为永久性起搏的指征。对无心动过缓、不需置入起搏器的患者不应考虑用起搏的方法预防房颤。

2.外科治疗　Cox首创的迷宫术仍是经典的外科手术术式，在有经验的中心，迷宫Ⅲ型手术的成功率在90%以上，一般在70%～90%之间。迷宫术式复杂、手术时间较长，并发症相对较多，早期并发症主要是房扑、出血和钠水潴留，窦房结功能障碍发生率为6%～25%左右。这些都限制了它的广泛开展，随着消融径线的简化和新器械的应用，外科手术治疗房颤死亡率已经大大降低了。房颤外科治疗的主要适应证包括：行其他心脏手术的症状性房颤、行其他心脏手术时经过选择的消融风险较低的无症状房颤、专门为治疗房颤而进行的外科手术仅限于症状性房颤而患者愿意接受外科手术、导管消融失败或不具有导管消融的指征。

（诸葛欣）

第二节　室性心律失常

一、室性期前收缩和非持续性室性心动过速

【概述】

室性期前收缩（VPB）是最为常见的心律失常，健康人群检出率从5%（常规心电图）至50%（动态心电图）。非持续性室性心动过速（NSVT）在健康人群检出率为1%～3%。两者既可发生在有器质性心脏病的患者中，也可发生在无器质性病变的人群中，随年龄及心脏病变程度（如心肌梗死急性期及心功能不全）增加而增加。VPB和NSVT的预后意义取决于有无基础性心脏病及其类型和严重程度，对患者进行合理的危险分层需要结合具体临床情况。通常无器质性心脏疾病的VPB和NSVT预后良好，被认为是良性的，但最近的研究表明过于频繁的VPB（如24小时超过10000次或超过总心率的20%）可以导致左心室收

缩功能损害，甚至出现快速心律失常性心肌病；有些被认为良性的 VPB 存在潜在恶性，导致 VT、室颤的发生。另外一些 VPB 则为恶性，如 γ-ON-T 性 VPB 与室颤相关。急性心肌梗死前 1～2 天内出现的 VPB 和 NSVT 通常不认为增加心源性死亡和猝死的危险，而 1 个月后的复杂 VPB 和 NSVT 可能预示不良预后。NSVT 对于非缺血性扩张型心肌病和肥厚型心肌病患者而言可能与心源性猝死相关，但也可能只是心脏疾病进展如进行性心衰的表面现象而非因果关系。

【临床表现】

通常 VPB 不引起症状，多因偶尔心电图检查发现或触摸脉搏有“偷停”(代偿间歇)来就诊。VPB 和 NSVT 最常见的症状是心悸，也可出现头部沉重感及头晕，频繁发作的 VPB 偶有影响血流动力学，持续较长时间的 NSVT 偶可导致晕厥。患者常会由心悸而焦虑，从而又使期前收缩增加。肥厚梗阻型心肌病期前收缩后由于代偿间歇后更有力收缩加重梗阻，即 Brockenbrough 征。

【诊断要点】

1.心电图、动态心电图或住院心电监护是诊断 VPB 和 NSVT 的主要方法。VPB 心电特点是提前出现的宽大畸形的 QRS 波群，时限至少 120 毫秒，T 波与 QRS 主波方向相反，其后多有完全代偿间歇，也可有不完全代偿间歇，如不影响原来的室率为插人性 VPB，多见于心率较为缓慢时。右心室流出道 VPB 最为常见，特征性的心电图形态是左束支阻滞样图形，额面电轴向下，当 Vl 及 V_2 导联 R:S 大于 30%或 R:QRS 大于 50%，提示 VPB 起源左心室流出道。VPB 形态一致称为单源 VPB，不一致为多源。室性期前收缩与前一个窦性综合波有固定的联律间期，通常提示为折返机制。如联律间期不等，提示并行心律，是独立发放、自主节律的起搏点。室性期前收缩落在 T 波顶点或起始点附近称为“γ-ON-T”现象，与室颤相关。正常心律和 VPB 持续性交替出现，为室早二联律，可引起血流动力学障碍，三、四联律则影响较小。两个 VPB 连续出现为成对 VPB。连续 3 个及以上室性心律，持续不超过 30 秒为 NSVT，通常频率在 100～200 次/分。

2.器质性心脏病患者进行运动试验诱发复杂 VPB 或非持续性 VT 有预后意义，对于患有严重冠状动脉疾病者尤其如此。对于儿茶酚胺敏感性 VT 和长 QT 综合征患者运动试验可以诱发 VPB、NSVT 甚至室颤。

3.对于有复杂 VPB 或 NSVT 的器质性心脏病患者行心率变异性、晚电位、T 波电交替等检查，对预测心脏性死亡或猝死有一定意义。近年发现 VPB 后的心率振荡是预测预后更好的指标。

4.心内电生理检查和程序电刺激对于无器质性心脏病的 VPB 和 NSVT 无意义，但对于有器质性心脏病患者发生恶性心律失常和猝死有一定预测意义。

【治疗方案和原则】

治疗室性期前收缩和 NSVT 旳目标是减轻相关的症状和降低心脏性猝死。

1.无器质性心脏病且无症状的 VPB 和 NSVT 均无需处理。无器质性心脏病但有症状患者以心理治疗为主，无效时予抗焦虑药物和 β 受体阻滞剂常作为一线治疗，Ⅰ类和Ⅲ类抗心律失常药物也有效。对于频发的单源 VPB 和 NS-VT(如 24 小时超过 10000 次或超过总心率的 20%)，药物无效或不能、不愿意长期使用药物治疗，或症状明显不能耐受，或曾经、可能导致恶性心律失常者(如 γ-ON-T 性 VPB)，射频消融治疗安全有效。起源于流出道的 VPB 和 NSVT 普通射频消融治疗有效性可达 90%以上，非接触式球囊电极标测系统(EnSite3000/NavX 标测系统)和三维电磁标测定位系统(CARTO 系统)极大提高了非流出道起源的室性心律失常消融成功率。

2.有器质性心脏病的 VPB 和 NSVT 应结合具体临床情况进行合理的危险分层，治疗目的主要为预防心脏性猝死，其次才是缓解症状。现已明确，对于严重的器质性心脏病如心肌梗死、心力衰竭或心肌肥厚者，Ⅰ类抗心律失常药物增加死亡率，Ⅲ类抗心律失常药物胺碘酮不增加死亡率，可以缓解症状。置入式转复除颤器(ICD)被证明是唯一能预防心源性猝死的有效办法，其适应证应参照ICD置入指南。随着射频消融方法和技术的进展，射频消融成为治疗器质性心脏病VPB和NSVT的重要辅助手段。

二、室性心动过速

【概述】

室性心动过速(VT)，指起源于希氏束以下水平的心脏传导系统或心室、至少连续3个或以上的快速性心律失常，或电生理检查中诱发出6个和(或)以上的心室搏动。非持续性VT临床表现、预后意义及处理原则相当于复杂的室性期前收缩(见上节)，通常临床上VT是指持续性VT，即持续超过30秒，或伴有血流动力不稳定者，这类患者预后差。VT流行病学资料很少，但据估计美国每年猝死的30万～35万患者中绝大多数为VT或室颤。VT的分类有很多方法，根据发生部位分为左心室VT、右(左)心室流出道VT和束支折返性VT；根据发病机制分为自律性、折返性和触发活动性VT；根据有无器质性疾病分为特发性VT和病理性VT；根据对药物反应分为维拉帕米敏感性VT和腺苷敏感性VT；根据心电图特点分为单形性VT、多形性VT、分支性VT、双向VT和尖端扭转性VT等。

临床上常用的分类方法包括：持续和非持续VT；单形和多形VT；器质性和正常心脏结构VT。持续性VT多见于各种类型的器质性心脏病，大约10%的患者并没有明显结构性心脏病。是否合并器质性心脏病是判断室性心律失常患者预后的重要因素。器质性心脏病，尤其是陈旧心肌梗死和心肌病所伴发的VT临床表现多样，具有更高的致命性，处理也应该更为积极。心肌梗死后VT由折返引起多为单形VT(除外频率特别快者)；心脏结构正常的VT通常也为单形VT(离子通道病除外)，起源于流出道或左心室间隔部，风险较低。除此之外，其他一些因素也可以诱发或加重室性心律失常，严重时甚至导致心脏性猝死。如果这些因素为可逆或为一过性，则患者预后相对较好，如心肌梗死急性期出现VT、室颤等仅仅增加住院死亡率，并不增加远期死亡率。具有可逆因素的室性心律失常和心脏性猝死的治疗除了治疗基础疾病，更重要的是尽可能消除诱发或加重室性心律失常的因素，常见的可逆因素包括：心肌缺血、药物(尤其是某些抗心律失常药物)、电解质(尤其是低钾、低镁)。

【临床表现】

VT的临床表现取决于有无基础心脏疾病及其严重程度、发作的频率及持续时间、对心脏收缩功能的影响，故症状多种多样。通常表现为心悸伴有心排出量减少和低血压的症状，包括头晕、眩晕、意识改变(如焦虑)、视觉障碍、出汗、先兆晕厥和晕厥，或者血流动力学衰竭、休克甚至猝死。少数较慢频率的VT患者，尤其无器质心脏疾病者无明显症状，于体检或常规心电图检查时发现。无休止性VT长期发作导致原先正常的心脏扩大、心力衰竭，称为心动过速介导性心肌病。

【诊断要点】

1.体表心电图和动态心电图　体表心电图和动态心电图是VT诊断的主要依据，多数VT频率在100～250次/分之间，持续性VT多数在180次/分，小于100次/分者通常称为加速性室性自主节律。单形性VT的RR间期相对规则，多形性VT则可以极不规则。多数VT的QRS波群时限大于120毫秒，起源于高位室间隔或束支的VT也可小于120毫秒。仔细阅读记录图有时可见室性夺获和室性融合波。常用采用Brugada标准鉴别宽QRS心动过速的方法为：所有胸前导联均无RS形，诊断VT(否则进行下一步，以下同)；心前区导联QRS有RS型，且RS大于100毫秒，诊断VT；存在房室分离，诊断VT；胸前导联V_1和V_6形态符合VT诊断标准，即V_1呈RS型，RS大于70毫秒，V_6起始为正向波，R/S大于1即诊断 VT。

标准的 12 导联心电图(ECG)不仅可以识别与室性心律失常和心脏性猝死(SCD)相关的各种先天性疾病(如:长 QT 综合征,短 QT 综合征,Bru-gada 综合征和致心律失常性右心室心肌病),还可以识别不同 ECG 参数,以签别是否有电解质的异常,或潜在的结构改变(如:束支传导阻滞、房室传导阻滞、心室肥厚,提示缺血性心脏病或心肌病的病理性 Q 波)。持续动态心电监测能够检测心律失常,QT 间期的变化,T 波电交替,或 ST 段的变化,以评价风险,判断疗效。如果传统方法不能明确诊断,而临床上高度怀疑晕厥或症状与心律失常相关时,可置入埋藏式事件记录仪。

2.运动试验　有室性心律失常的成年患者,运动试验可以帮助除外冠心病,对于临床上怀疑运动诱发室性心律失常者,如儿茶酚胺敏感性 VT、长 QT 综合征等,运动实验可诱发 VT,明确诊断。运动试验也可以用于已知运动诱发 VT 的患者对药物或消融治疗的疗效判断。

3.心血管影像和功能检查　对有室性心律失常者结合临床情况,选择性进行超声心动图、运动或药物负荷核素心肌显像、药物负荷心脏超声、磁共振成像(MRI)和心脏 CT 等技术,以及冠状动脉造影等检查,除外 VT 的器质性心脏疾病基础。

4.无创心电技术　对于曾经有 VT 或者 VT 高危患者,尤其伴有严重器质性心脏病者,进行心率变异、晚电位、T 波电交替、心率振荡等检查,对于预测心脏性死亡或猝死也有一定意义。

5.心内电生理检查(EP)　EP 检查通过记录心内电图和电刺激以及结合术中用药评价室性心律失常和对心源性猝死危险分层。EP 检查可以诱发 VT、指导导管消融、评价药物作用、评价 VT 复发和心源性猝死的风险、意识丧失临床上高度怀疑室性心律失常者、协助判断 ICD 的指征。

6.基因筛查　离子通道病包括一组遗传相关的疾病,如长 QT 综合征、Brugada 综合征、儿茶酚胺敏感性 VT、短 QT 综合征等,目前已确定与离子通道病相关的多个基因和位点,如怀疑 VT 是由离子通道疾病导致者可以进行基因筛查协助诊断。

【治疗方案和原则】

VT 的治疗应根据不同的类型、合并的基础心脏病以及对血流动力学影响进行个体化治疗。

1.急性期治疗　对于血流动力学不稳定者首选电复律。血流动力学稳定患者,也可先尝试药物治疗,新近发布的心肺复苏指南首选胺碘酮、索他洛尔和普鲁卡因胺,过去常用的利多卡因可作为二线药物或与一线药物联合使用,普罗帕酮用于无器质性心脏病的 VT 也较为有效,腺苷可以试用于终止左心室特发性 VT,维拉帕米对于特发性左心室分支 VT 有效,硫酸镁可以用于尖端扭转性 VT 的首选治疗。β 受体阻滞剂在阻断 VT 时交感神经的作用非常有效,是急性心肌梗死和长 QT 综合征 VT 治疗的有效药物。此外,去除致 VT 的病因或诱因很重要,如急性心肌梗死尽早再灌注治疗,纠正低钾、低镁等。

2.慢性期治疗　VT 的慢性期治疗目标是预防复发及心源性猝死。

(1)药物:抗室性心律失常治疗药物包括传统抗心律失常药物和非传统抗心律失常药物。前者主要有如Ⅰ类抗心律失常药普罗帕酮、莫雷西嗪、普鲁卡因胺、阿替洛尔、胺碘酮、索他洛尔等,后者包括他汀类、血管紧张素转换酶抑制剂(ACEI)、血管紧张素Ⅱ受体拮抗剂(ARB)和醛固酮拮抗剂等。

β 受体阻滞剂对于抑制室性期前收缩、室性心律失常有一定效果,更重要的是可降低各类心脏病的死亡率和猝死率。β 受体阻滞剂是有效和安全的抗心律失常药物,目前可以作为抗心律失常药物治疗的主流药物,也可与其他抗心律失常药物联合应用。胺碘酮对长期生存率的益处目前有争论,多数研究显示与安慰剂比没有明显优势,当合并 β 受体阻滞剂可一定提高生存率。索他洛尔因有较多的致心律失常作用,也没有显示可提高生存率。而Ⅰ类抗心律失常药物已确认增加器质性心脏病 VT 的死亡率。

非传统类抗心律失常药虽然不能直接而明显地降低室性心律失常,但它们可能通过减轻炎症和改变基质的作用而达到减少心律失常和降低死亡的作用。

(2)导管消融：射频消融治疗对部分室性心律失常能够达到根治的目的。这部分室性心律失常包括起源于左心室或右心室流出道的VT、频发室性期前收缩、特发性左心室分支VT等。对伴器质性心脏病的室性心律失常，射频消融治疗目前尚不能作为首选；随着导管消融技术的发展，尤其是非接触式球囊电极标测系统(EnSite3000/NavX标测系统)和三维电磁标测定位系统(CARTO系统)问世，合并某些器质性心脏病的VT消融取得了初步疗效。目前导管消融主要用于：①存在猝死风险的单型VT，而且药物治疗效果欠佳，或不能耐受药物，或患者不愿接受长期药物治疗者。②束支折返型VT。③已安置置入性心律转复除颤器(ICD)，反复持续性VT发作需反复放电，经过多次程控ICD或变化药物效果不佳，或患者不愿接受长时间药物治疗者。④预激综合征由于房颤通过旁道快速下传导致心脏猝死和室颤的复苏成功者，或有症状的WPW综合征患者，旁道不应期小于240毫秒。

(3)抗心律失常手术：反复发作VT对药物、ICD、消融效果不佳时，在有经验的治疗中心可直接外科消融或直接切除致心律失常区域。外科手术需要术前和术中的精确标测来明确心动过速的点和区域。有一些中心用标测瘢痕的方法来切除致心律失常区域。左颈胸交感神经节的切除可降低先天性长QT综合征患者的因心律失常导致晕厥的发生频率。

(4)再血管化治疗：如果血管严重狭窄的冠心病患者合并有室性心律失常，特别是左主干病变和左前降支的近端病变者，再血管化将减少心律失常的频率和复杂性，在一些患者中甚至可根治心律失常。

(5)除颤治疗：多个前瞻多中心临床试验已经证实对陈旧心肌梗死和非缺血性心肌病导致的左心室功能不全的高危患者，ICD可以提高生存率。ICD治疗比传统或经验抗心律失常药物治疗组比可降低23%～55%的死亡率，生存率的提高绝大多数是降低SCD所得。ICD的应用主要可分一级预防和二级预防。适合一级预防的患者是没有发生过危及生命危险室性心律失常而有这种可能心脏基础病变的高危患者。二级预防适合于有心脏骤停、致命室性心律失常或不明原因的晕厥患者高度怀疑是室性心律失常所致。

根据2002年ACC、AHA关于ICD的置入指南以及2005年ACC、AHA成人心衰治疗指南，下列情形应考虑置入ICD以预防心脏性猝死：

Ⅰ类：①VT/心室颤动(VF)所致心脏骤停幸存者；②持续VT，伴器质性心脏病；③非持续VT，伴器质性心脏病，诱发电位(EP)诱发VF或持续VT；④心肌梗死后1个月或冠状动脉旁路移植术(CABG)后3个月，LVEF≤30%，预计生存期超过1年；⑤非缺血性心肌病，LVEF≤30%，预计生存期超过1年。

Ⅱa类：任何原因的心肌病，LVEF30%～35%，预计生存期超过1年。

体外自动除颤器(AED)可以挽救生命，代表着一种院外心脏骤停有效除颤方法，它可以被专业或非专业人员有效和安全地应用。AED仪器放置是关键，合适场所的放置可减少心脏骤停的抢救前时间耽误。在美国，联邦政府、各个州政府、社区已经努力将AED放在人群密集的地方，如学校、运动场、机场、高密度人群居住区、飞机上和警车及消防车上。

3.特殊类型VT的处理

(1)特发性流出道VT：特发性流出道VT中90%起源于右心室(RV-OT)，而10%起源于左心室流出道(LVOT)。RVOT-VT形态学特征是LBBB型的宽QRS心动过速，电轴指向下方，起源于右心室肺动脉瓣下的右心室流出道区域。如果V_1及V_2导联R:S大于30%或R:QRS大于50%，则一般提示心动过速起源左心室。LVOT-VT一般起源于冠状瓣的瓣上区域或主动脉瓣冠状动脉瓣下的心内膜区域。急性期腺苷、β受体阻滞剂、维拉帕米治疗流出道VT可能有效。长期治疗可以选择β受体阻滞剂、维拉帕米、地尔硫䓬，有效率在25%～50%左右。其他一些药物Ⅰa、Ⅰc、Ⅲ类都可以考虑。射频消融治疗的有效率达90%以上，对频繁发作者应作为首选治疗方案。

(2)左心室特发性VT(ILVT):大多数左心室起源的VT是维拉帕米敏感的、起源于左心室间隔面的束支内折返性VT。大多数ILVT患者心电图形态是右束支阻滞型,电轴左偏(VT折返出口位于左后分支),少部分人表现为RBBB电轴右偏(折返出口位于左前分支)。在急性期对静脉维拉帕米有反应,无效时可使用胺碘酮或电复律。射频消融治疗有效率为85%~90%,可作为首选。

(3)束支折返性VT:通常发生于器质型心脏病,尤其是扩张型心肌病。窦性心律时可见室内阻滞,VT发作时表现为快频率的左束支阻滞图形,偶有折返方向相反,表现为右束支阻滞图形者。电生理检查记录到心室波前均有右束支波,导管消融右束支可根治。

(4)尖端扭转性VT(torsadedepointes,TdP):TdP常出现在先天性长QT综合征、药物相关的QT延长和传导系统老化所致的传导阻滞的患者。先天性长QT综合征处理包括β受体阻滞剂;(左侧)颈交感切除术;对于高危患者需要置入ICD。对于非遗传性长QT导致的TdP处理包括:①停用可能相关的药物和纠正异常的电解质;②如TdP是传导阻滞、长间歇依赖或有症状的心动过缓引起,推荐急诊临时起搏和安置永久起搏治疗,通常与β受体阻滞剂合并使用;③静脉硫酸镁可能有效,但正常QT的TdP镁制剂一般无效;④异丙肾上腺素可用于长间歇依赖的反复TdP的急性处理,但应除外先天性QT延长综合征(LQT)。

(5)不间断性VT:不间断性VT又称之为VT风暴,常需要多次复律。急性心肌缺血所致的反复或不间断VT建议再血管化治疗和使用β受体阻滞剂并联合使用静脉抗心律失常药物如胺碘酮。其他情形可以静脉胺碘酮联合射频消融的办法治疗。

(6)离子通道病:包括一组与编码离子通道的基因突变导致离子通道功能改变,从而发生恶性心律失常的疾病。

1)儿茶酚胺敏感性多形性VT(CPVT):CPVT心电图表现为双向多形性VT,运动试验或静脉异丙肾上腺素可以诱发。三分之一患者具有早年猝死或运动诱发晕厥的家族史。运动或急性情绪激动会诱发晕厥。典型的症状开始于儿童期,成年后发病的比较少见。治疗一般采用β受体阻滞剂。联合应用Ⅰ类药或胺碘酮治疗是无益甚至有害的。对于症状反复发作且危及生命的心律失常需要置入ICD治疗。

2)Brugada综合征:Brugada综合征是具有特征性的右束支阻滞样图形和V_1~V_3导联ST段抬高,临床发作威胁生命的心律失常(多形性VT),无结构性心脏病,有家族发病倾向。心电图表现类似急性心肌梗死。氟卡尼或普鲁卡因胺可以使心电图显现典型图形。该病发病率为万分之五。猝死多由于室颤或多形性VT。主要发病人群是年轻人。所有有症状患者应接受ICD治疗,无症状人群如果电生理检查诱发室性心律失常也应接受ICD治疗。

3)长QT综合征(LQTS):LQTS是一种心室复极异常的疾病,表现为心电图上QT间期延长,这种QT间期延长可能是先天的也可能是获得性的,伴或不伴有先天性耳聋。心律失常的特征是发作多形性VT,又称做尖端扭转型VT。到目前为止,在8个LQTS致病基因上共发现突变位点350多个。特异性的基因型不同,临床发病特征不同。LQT1患者的心脏事件62%发生在运动时,只有极少数患者3%在睡眠、休息时发病;与此相反,LQT3只有13%的心脏事件发生在运动时,而39%发生在睡眠、休息时。LQT2患者介于中间。LQTS的标准治疗是抗肾上腺素能治疗(β受体阻滞剂,左心交感神经切除),少数需要辅以起搏器或埋藏式心脏复律除颤器(ICD)治疗。β受体阻滞剂是当今对有症状的LQTS患者的首选治疗,将β受体阻滞剂用到患者可耐受的最大剂量,是治疗的关键。起搏器通过预防窦性停搏或心动过缓增加了对LQTS患者处理的有效性,但它不能作为LQTS的唯一治疗措施,通常联合应用β受体阻滞剂。如果患者在接受充分剂量的β受体阻滞剂和左心交感神经切除术(LCSD)治疗后仍有晕厥发作,或在β受体阻滞剂治疗期间有心脏骤停(需要复苏)发生,或记录到首次心脏事件是心脏骤停,应置入ICD。

4)短 QT 间期综合征:短 QT 综合征患者心电图特点是具有短的 QT 间期,临床表现可以无症状或房颤,反复晕厥甚至猝死。目前发现 3 个编码钾离子通道的基因与短 QT 综合征有关。ICD 治疗可以保证患者生命安全,特别对于猝死幸存者或既往有过晕厥发作的患者更应将 ICD 作为首选治疗。

三、心室扑动和心室颤动

【概述】

心室扑动和心室颤动是更为严重的室性心律失常,导致血流动力学衰竭和心源性死亡。心室扑动和快速的 VT 区分十分困难,通常只有学术上的意义。临床上典型的心室扑动并不常见,因为心室扑动会迅速退变为心室颤动导致猝死。心源性猝死占每年死亡人数的 15%,占冠心病死亡的 50%,美国每年有 350000～400000 人发生心源性猝死。院外发生的心脏骤停经复苏的患者中 75%为心室颤动,通常发生之前有 VT。75%经复苏的心源性猝死患者存在较重的冠状动脉疾病,其次为严重心功能不全。心室扑动和心室颤动预后极差,因多数发生于院外,即使在便携式自动外部除颤器(AED)和初级心肺复苏技术较为普及的美国,能抢救成功并转送医院的比例也仅为 1%～15%。

【临床表现】

许多心脏性和非心脏性原因均可导致心室颤动和心源性猝死,但大部分患者均有器质性心脏病,尤其是慢性冠心病。故发生心源性猝死前患者多有相应的基础心脏疾病表现,如冠心病、肥厚型和扩张型心肌病、致心律失常性右心室心肌病、充血性心衰等的临床表现。有些患者有晕厥、心悸等室性心律失常发生的病史。通常没有前驱症状,即使出现症状也是非特异性的,包括胸部不适、心悸、气短及虚弱。一旦发生可造成晕厥、意识丧失、抽搐、呼吸停止,抢救不及时最终死亡。

【诊断要点】

1.既往基础疾病和诱因的诊断　心源性猝死绝大部分发生于器质性心脏病患者,如冠心病、肥厚型和扩张型心肌病、致心律失常性右心室心肌病、充血性心衰等,通过相应的检查了解患者的基础疾病及严重程度有助于预测猝死的发生。与遗传相关的疾病如离子通道病、肥厚型心肌病可能提供阳性家族史。有些诱因也有助于诊断,如胸前受到撞击而猝死要怀疑心脏震击综合征。

2.体表心电图和动态心电图　心室扑动的心电图特点为规则的、连续的波形,通常振幅较大,图形很像连续的正弦波,不能区分 QRS 波群、ST 段和 T 波。频率常大于 200 次/分,与 VT 的鉴别主要根据波形而不是频率,如果不能识别单个的 QRS 波群就诊断为心室扑动。心室颤动是指心脏混乱的、非同步的、碎裂电活动。心电图表现为各个波的振幅和形态均不规则。不能识别 P 波、QRS 波群和 T 波,频率常在 150～500 次/分之间。长时间的心电监测,尤其是埋藏式闭环事件记录仪可明确不明原因的晕厥是否由严重室性心律失常所致。但临床只能在偶然的情况下才能记录到。更重要的是识别室颤高危患者。

3.其他　基因检查有助于与遗传相关的如离子通道病的诊断。心脏的运动或药物负荷试验、无创和有创电生理检查对于明确诊断和预测猝死均有意义。

【治疗方案和原则】

心室扑动和心室颤动治疗的原则是立即心肺复苏(CPR)和电转复,预防复发和心源性猝死。一旦明确心脏骤停,应立刻根据目前 CPR 指南的建议步骤进行 CPR,并尽快获得体外除颤器。如是快速室性心律失常引起的心脏骤停,当用单相除颤器 360J 或双相除颤器 200J 除颤,仍有复发者可用静脉胺碘酮稳定节律。如果有导致心脏骤停的可逆病因和诱因,包括低氧、电解质紊乱、机械因素和容量不足等,在复苏后进一步生命支持中给予纠正。当心脏骤停超过 5 分钟,在除颤前先行短时 CPR(小于 90～180 秒)。除少数可纠正的因素导致的快速性室性心律失常，如电解质紊乱、心肌缺血等，均应根据ICD治疗指南适应证置入ICD。

（朱　腾）

第三节　房室交界区性心律失常

一、房室交界区性期前收缩

【概述】

房室交界区性期前收缩又称为房室交界区性早搏，指起源于房室交界区域的期前激动。房室交界区域包括房室结、心房下部和希氏束。房室交界区性期前收缩可见于无或有器质性心脏病的患者。

【临床表现】

患者可无症状，或觉心悸、漏跳感等。当期前收缩发作频繁时可有胸闷、头晕、乏力等症状。

【诊断要点】

房室交界区性期前收缩依据心电图而诊断。心电图特征：交界区提前出现的激动向上逆传心房产生逆行P波，向下激动心室产生提前的QRS波；逆传P波出现在QRS波之前（PR间期＜0.12秒）、之后（PR间期＜0.20秒）或埋藏在QRS波之中；QRS波多形态正常，一般多出现完全性代偿间歇，若存在室内差异传导，则出现宽大畸形的QRS波，不易与室性期前收缩鉴别。

【治疗方案与原则】

房室交界区期前收缩一般不需要治疗。如果期前收缩频发，患者有相关症状，可选择β受体阻滞剂、IC类抗心律失常药或非二氢吡啶类钙离子通道阻滞剂。

二、房室交界区性逸搏与逸搏心律

【概述】

房室交界区逸搏或逸搏心律既可以是对迷走神经刺激的反应，也可以见于病理情况如严重的心动过缓或房室传导阻滞，此时的房室交界区性逸搏和逸搏心律可替代高位节律点激动心室。在正常情况下，房室交界区并不表现出自律性，为潜在心脏起搏点。当窦房结的频率低于房室交界区，或者窦房结的冲动未能传导至房室交界区，后者可以发放冲动而引起逸搏，连续出现的逸搏形成逸搏心律。可见于心脏结构正常或有器质性心脏病的患者。

【临床表现】

患者可有胸闷、头昏、乏力，与心动过缓有关。若心房收缩正逢三尖瓣处于关闭状态，查体时可见颈静脉搏动时的大a波。

【诊断要点】

心电图特征：在长于正常窦性PP间期的间歇之后出现一个正常的QRS波，P波缺如，或可见逆行性P波位于QRS波之前或之后；有时也可以见到未下传到心室的窦性P波，即QRS波前有窦性P波，PR间期

<0.12 秒；房室交界区性逸搏的频率多为 40～60 次/分，QRS 波形态多正常；有时也可见独立和缓慢的窦性 P 波，此时心房率慢于心室率，称为房室分离。

【治疗方案与原则】

需要根据具体情况进行个体化治疗，有些情况可能不需要任何治疗，但有些情况时需应用增加逸搏频率和改善房室传导的药物，或给予心脏起搏治疗。

三、非阵发性房室交界区性心动过速

【概述】

非阵发性房室交界区性心动过速与房室交界区自律性增高或触发活动有关，多见于急性下壁心肌梗死、心肌炎、心脏手术后，偶见于正常人。服用洋地黄过程中出现非阵发性房室交界区性心动过速多提示洋地黄中毒；射频消融治疗阵发性房室结折返性心动过速过程中出现非阵发性房室交界区性心动过速则提示消融部位为有效部位。

【临床表现】

患者可表现为阵发性心悸、胸闷、头晕以及原有心脏病症状加重，但一般没有明显的血流动力学改变。洋地黄中毒者还会有洋地黄中毒的其他表现。

【诊断要点】

心电图特征：非阵发性房室交界区性心动过速的发作渐始渐止，心率逐渐变化，心动过速频率多为 70～130 次/分；QRS 波多呈室上性，其前或后可伴逆行 P 波。多呈规则节律，但洋地黄中毒常合并房室交界区文氏型传导阻滞而表现不规则的心室节律；多数情况下，心房活动由窦房结或心房异位节律点支配，表现为房室分离。

【治疗方案与原则】

首先应治疗基础疾病。血流动力学稳定的患者可以密切观察而无须特殊处理。若怀疑为洋地黄中毒，则必须停用洋地黄，同时予钾盐、利多卡因。

四、房室结折返性心动过速

【概述】

房室结折返性心动过速是阵发性室上性心动过速的一种常见类型，占全部室上速病例的 40%～50%，一般不伴有器质性心脏病，可发生于不同年龄和性别。其发病机制是由于房室结内（或房室交界区）存在着电生理特性不同的两条传导通路，即房室结双径路，其中快径路表现为不应期长、传导速度快；慢径路表现为不应期短、传导速度慢。AVNRT 可分为慢-快型（常见型）和快-慢型两种类型。慢-快型者冲动经慢径路下传，经快径路逆传；快-慢型者冲动经快径路下传，经慢径路逆传。

【临床表现】

AVNRT 的症状与有无器质性心脏病、心动过速时的心室率以及发作持续时间有关。心动过速呈突发突止的特点，轻者可有心悸、胸闷、紧张和焦虑；重者可出现心绞痛、心衰、晕厥甚至休克。如果发作时心室率过快，或心动过速终止时未能及时恢复窦性心律可发生晕厥。查体时可见心率增快、第一心音强度固定和心室律绝对规则。不伴有器质性心脏病的患者通常预后良好。

【诊断要点】

1.心电图特征 起始突然,常由房性期前收缩诱发;QRS 波呈室上性;心率 130～250 次/分,成人多为 150～200 次/分,儿童可能更快,偶有低于 130 次/分的情况;慢-快型者 P 波常埋于 QRS 波内不易辨认,也可在 QRS 起始形成假性 q 波,或在 QRS 终末形成假性 s 波或 r 波;快-慢型者可见逆行 P 波,γ-P′>P′-R;少数患者由于心动过速频率过快可能出现 QRS 电交替现象。

2.心电生理检查时慢-快型表现 心动过速可由心房程序电刺激反复诱发和终止;心动过速的发作时多伴有 A-H 间期的突然延长;心房程序刺激时有房室传导的"跳跃现象",表明存在房室结双径路;由于折返环路位于房室结内,因此心房和心室本身并不参与折返环路的形成,因此心动过速时心房和心室可表现为 2∶1 房室传导阻滞;心室刺激显示逆行激动顺序正常,逆传的最早心房电活动位于房室结和希氏束区域。而快-慢型 AVNRT 在心内电生理检查时表现为房室结逆传跳跃现象,RP 间期大于 PR 间期,这时需要与房性心动过速以及慢旁路参与的房室折返性心动过速相鉴别。

【治疗方案与原则】

1.心动过速急性发作的处理 选择治疗措施时应根据患者的病史、是否伴有器质性心脏病以及症状的耐受程度等综合考虑。

(1)刺激迷走神经:Valsalva 动作、颈动脉窦按压、以及双手用力握拳做下蹲动作、诱导恶心、将面部浸于冷水内等。

(2)药物终止心动过速:静脉用药过程中应持续监测心电图变化。常用药物有腺苷、钙离子通道阻滞剂、洋地黄和 β 受体阻滞剂等,ⅠA 和ⅠC 类抗心律失常药虽能阻断快径路逆向传导,但很少用于室上性心动过速急性发作的处理,一般多用于预防阵发性室上性心动过速(PSVT)的复发。

(3)直流电复律:对于血流动力学不稳定的患者尽早考虑电复律。电复律时使用能量约 10～50J。

(4)经食管心房起搏:经食管心房起搏用于药物禁忌、药物无效和有电复律的禁忌证的患者。

2.预防复发

(1)药物预防:事先应评价患者是否有必要长期应用抗心律失常药物预防心动过速反复发作。对于心动过速偶发、发作持续时间短、发作时心率不是很快、症状不重的患者可不必长期使用药物预防其发作。对于需要药物预防发作者,多首选毒副作用相对较小的药物,如洋地黄、长效钙离子通道阻滞剂、长效 β 受体阻滞剂。

(2)导管射频消融:导管射频消融根治阵发性室上性心动过速的成熟方法,具有安全、迅速和有效的优点。对于 AVNRT,目前主要采用阻断慢径路传导的方法,根治率高达 95% 以上。导管射频消融根治 AVNRT 的主要风险是房室传导阻滞和心包压塞,这些并发症在有经验的心脏中心已极少发生,因此,可作为发作频繁、症状明显患者的首选方法。

五、预激综合征

【概述】

预激综合征又称 Wolf-Parkinson-White 综合征(简称 WPW 综合征),是指心电图上有预激表现,同时伴有心动过速。当房室之间存在除房室结以外的具有快速传导特性的异常传导通路(房室旁路)时,心房冲动可经该异常通路提前激动(即所谓的预激)局部心室肌甚至整个心室肌。大多数患者不伴有心脏结构异常,在部分患者可伴有心肌病和 Ebstein 畸形、二尖瓣脱垂等先天性心脏病。

WPW 综合征患者伴有的心动过速有以下几种:①顺向型或正向房室折返性心动过速:心动过速时冲

动经房室结下传心室，经旁路逆传心房形成折返，形成房室折返性心动过速；②逆向型或逆向房室折返性心动过速：心动过速时冲动经旁路下传心室，经房室结逆传心房，同时因心室经旁路激动产生宽大畸形的QRS波；③心房颤动(房颤)：发生房颤可能与心室激动经旁路逆传心房有关。WPW综合征伴房颤时由于心房激动同时经房室结和旁路前传，心室率的快慢和QRS畸形程度取决于旁路的电生理特性和激动心室成分的比例。

【临床表现】

房室旁路本身不会引起症状。心动过速主要类型是房室折返性心动过速(约占80%)，也可为房颤或心房扑动(房扑)。心动过速可以发生在任何年龄，在某些患者，随着年龄增加发作会减少。房室折返性心动过速有突发突止的特点。心动过速的症状可因基础心脏疾病、心律失常类型、心室率以及发作持续时间等而轻重不一，发生房颤时可因极快的心室率和明显不规则的节律导致室颤，甚至发生猝死。

【诊断要点】

1.心电图表现

(1)窦性心律的心电图表现：PR间期短于0.12秒；QRS波起始部粗顿(预激波)，QRS宽大畸形，部分导联QRS波宽度大于0.12秒；ST-T呈继发性改变，方向通常与预激波或向量方向相反；旁路位置不同引起的心电图QRS波形态也不同，根据胸前导联，尤其是V_1导联可将WPW综合征分为A、B两型，A型胸前导联的QRS波均为正向，提示为左侧旁路，B型V_1导联的QRS波负向而V_5～6QRS波正向，提示为右侧旁路。部分患者的心电图预激波间歇出现，为间歇性预激现象，是由于传导特性的变化造成。部分房室旁路不具有前向传导(心房到心室的传导)的特性，但具有逆向传导(心室到心房的传导)功能，窦性心律时心电图无预激现象，但由于具有逆向传导功能，故可通过室房传导引起阵发性室上性心动过速，这种旁路称为隐匿性旁路。

(2)心动过速的心电图表现：绝大多数房室折返性心动过速表现为顺向型，此时QRS波形态正常，频率150～250次/分，有时在QRS波后可见逆行P波。逆向型房室折返性心动过速QRS波宽大畸形，类似心室完全预激时的形态，需要与室性心动过速鉴别。在极少数患者，由于存在多条房室旁路，心电图形态可能变化较多，不同旁路与房室结之间、不同旁路之间形成的折返环路会使心电图的表现更为复杂。房颤时冲动除经过房室结激动心室外，还可经旁路下传心室，出现不规则的QRS波节律和正常QRS波与宽大畸形QRS波并存或交替的现象。若旁路不应期很短，心室率可以极快，甚至演变为心室颤动致猝死。

2.心电生理检查　通过心电生理检查可以明确心动过速的确切机制，同时可以明确旁路的类型、位置和数目，测定旁路的不应期以间接推测房颤和房扑时的心室率。目前心电生理检查主要适用于同时要求行导管射频消融治疗的患者。WPW综合征的心电生理特征有：心房程序刺激可反复诱发和终止心动过速；心动过速的诱发主要表现为心房期前刺激在旁路传导受阻，QRS突然正常化，随后出现心动过速；心室刺激显示偏心性传导，最早逆传心房电活动在房室旁路所在房室环处；心房和心室本身都是折返环路的组成部分，心动过速时心房和心室冲动均呈1∶1关系。

【治疗方案与原则】

心电图上预激但从无心动过速发作的患者可以不进行治疗，或可先行心电生理检查以对旁路的不应期特征做出评价。对于心动过速反复发作或有房颤发作病史的患者则需要治疗。

1.急性发作期的处理

(1)顺向型房室折返性心动过速可参考房室结折返性心动过速治疗原则处理。可静脉应用腺苷、维拉帕米或普罗帕酮终止心动过速。

(2)伴有房颤或房扑的患者，应选用延长房室旁路不应期的药物，如胺碘酮、普罗帕酮或普鲁卡因胺。

洋地黄、利多卡因、维拉帕米会加速预激伴房颤时的心室率，所以应避免使用。出现频率很快的逆向型房室折返性心动过速，或房颤快速的心室率造成血流动力学不稳定者应立即同步电复律。

2.预防发作　导管射频消融是根治 WPW 综合征的有效方法，由于成功率高（>98%）、复发率低（<5%），并且安全（严重并发症发生率<1%），已成为治疗 WPW 综合征的首选方法。特别适用于心律失常反复发作、药物预防效果不佳或旁路不应期短以及不愿意长期服用药物预防心动过速发作的患者。对于不接受导管射频消融的患者，可选用ⅠC 类抗心律失常药、胺碘酮和索他洛尔。

（诸葛欣）

第四节　心脏性猝死

心脏性猝死（SCD）是指心脏原因引起的、短时间内发生的（一般在症状出现后 1 小时内）、以突发性意识丧失为前驱症状的意外性自然死亡。发生的时间及形式通常不可预知，患者可以有或无已知的心脏病史或临床症状。SCD 的确切发生率尚不清楚。美国每年大约有 20 万～45 万人发生 SCD，发病率约为每年 0.1%～0.2%，在 30 岁以上的人群中，SCD 年发病率随年龄增加而升高。男性高于女性。中国 SCD 流行病学调查显示 SCD 年发病率为 41.84/10 万，占总死亡的 9.5%，以 13 亿人口推算，中国猝死总人数约为 54.4 万/年。绝大多数 SCD 病例发生在院外，往往难以进行及时有效的治疗。猝死事件一旦发生，存活比例很低，抢救成功率世界平均水平低于 1%。

【病因和发病机制】

SCD 的主要机制是致命性心律失常，主要为致命性的快速性心律失常（室性心动过速或心室颤动），严重缓慢性心律失常、心脏停搏及无脉性电活动也是 SCD 的重要原因。少数 SCD 机制为非心律失常性，如心脏破裂、心包填塞、心内机械性梗阻、主动脉破裂等。致命性快速性心律失常的发生是触发事件与易感心肌相互作用的结果。缓慢性心律失常的机制则主要是窦房结和房室结失去正常功能，而其他自律性组织不能进行逸搏，严重器质性心脏病可引起浦肯野纤维弥漫性损害，多表现为缓慢性心律失常、心脏停搏。无脉性电活动，即电机械分离，指心脏存在规律电活动现象，但无有效的机械收缩。原发性无脉性电活动见于严重器质性心脏病，如心肌缺血、严重心力衰竭等，常为严重心脏病终末期表现，继发性无脉性电活动可见于心脏静脉回流突然中断，如大面积肺栓塞、大失血、人工瓣膜急性功能不全、心包填塞等。

SCD 发生涉及其触发机制。绝大多数 SCD 发生在有器质性心脏病的患者中，结构异常基础上的功能改变常可导致电活动不稳定，甚至发生致命性的快速性或缓慢性心律失常。心肌一过性缺血与再灌注对心脏电生理有重要影响，心肌缺血影响心肌传导速度、方式和不应期，导致电活动不稳定，易于发生折返性心律失常；再灌注引起心肌细胞钙超载并触发后除极，血流恢复后缺血心肌恢复程度不同，容易产生折返。室性期前收缩可增加不同心肌间复极离散度，导致室性心动过速或心室颤动。代谢因素，如低氧、酸碱失衡、电解质紊乱等可诱发心律失常，药物也可能存在致心律失常作用。心功能恶化血流动力学不稳定也与心律失常发生相关。未显示心脏结构异常的患者受限于当前的检测方法，也可能发生 SCD。自主神经系统失衡也是 SCD 十分重要的触发机制。交感神经张力增加能够降低心室颤动阈值，促进斑块破裂，促进血小板聚集，而迷走神经可通过拮抗交感神经作用，对其诱发致命性心律失常具有预防和保护效应。此外 SCD 可能存在遗传因素，一方面是由于一些遗传性疾病可出现 SCD，另一方面也可能为相似的环境因素，如饮食、精神等因素。

SCD 有很多可能的病因（表 9-4-1）。SCD 患者常有潜在的器质性心脏病，在各种器质性心脏病中，冠状动脉粥样硬化性疾病(冠心病)仍为最常见的原因,特别是大于35岁的人群。其次是扩张型心肌病和肥厚型心肌病。心脏瓣膜病、先天性心脏病、电生理异常、急性心包填塞以及中枢神经系统疾病、代谢紊乱引起电活动不稳定等均可引起SCD。

(一)冠状动脉异常

毫无疑问,冠状动脉粥样硬化引起的缺血性心脏病是SCD最常见的原因。冠状动脉炎、夹层、痉挛、冠状动脉栓塞和先天性冠状动脉异常等是引起心肌缺血的罕见原因。冠心病引起所有SCD的70%~80%。根据Framingham试验结果分析,46%的男性和34%的女性SCD患者系以冠状动脉粥样硬化性心脏病引起的心脏骤停为始动机制。在对院外心跳骤停存活的84名患者的研究中,立即行冠状动脉造影提示71%的患者冠状动脉有明显病变,可能引起心跳骤停;而其中约一半血管完全闭塞。冠状动脉左前降支或左回旋支的急性闭塞预示着SCD的高风险。心绞痛和心肌梗死后患者比无症状性冠心病患者的风险高得多,但SCD也可以是冠心病患者的首发症状。

表9-4-1 心脏性猝死的主要病因

冠状动脉异常
冠状动脉粥样硬化(心肌缺血、急性心肌梗死等)
先天性冠状动脉异常(起源异常、冠状动静脉瘘、冠状动脉发育不全、冠状动脉-心内分流等)
冠状动脉炎(结节性多动脉炎、系统性硬化症等)
冠状动脉栓塞(血栓、赘生物、羊水、空气等)
冠状动脉阻塞(机械性阻塞如冠状动脉夹层动脉瘤,功能性阻塞如冠状动脉肌桥、痉挛等)
心肌病与心力衰竭
遗传性原发性心肌病(肥厚型心肌病、致心律失常型右心室心肌病、心室肌致密化不全等)
混合性原发性心肌病(扩张型心肌病、限制型心肌病)
获得性原发性心肌病(病毒性心肌炎、围生期心肌病、心内膜弹力纤维增生症)
继发性心肌病(心肌淀粉样变、血色病性心肌病、酒精性心肌病、结节病性心肌病、嗜铬细胞瘤性心肌病、Emery-Dreifuss肌营养不良、强直性肌营养不良、神经纤维瘤病、系统性硬化症等)
缺血性心肌病、高血压性心肌病等
电生理异常
长QT间期综合征、Brugada综合征、儿茶酚胺敏感多形性室性心动过速、短QT间期综合征、特发性心室颤动、遗传性病态窦房结综合征、早期复极综合征、希氏束-浦肯野系统纤维化(Lenegre病、病毒感染后传导系统纤维化等)、异常传导通道(房室旁路传导)、心震荡
先天性心脏病(法洛四联症、Ebstein畸形、大动脉转位、主动脉狭窄等)
心脏瓣膜病(主动脉瓣狭窄/关闭不全、二尖瓣脱垂、二尖瓣断裂、人工瓣膜异常等)
其他
机械性原因(急性心包填塞、心内血栓、心脏肿瘤、主动脉夹层、心脏破裂、肺栓塞等)、中毒/代谢性紊乱(电解质紊乱、低温,药物、代谢紊乱等)、中枢神经系统疾病(过度激动、心理压力等)、婴儿猝死综合征、极度体力活动时猝死等

冠心病患者引起SCD的原因包括心肌缺血或梗死、心力衰竭、电解质紊乱、药物中毒,或原发性(无明显诱因)。冠心病患者发生室速或室颤的可能机制是急性缺血和心肌瘢痕形成的折返,特别是在有心肌梗

死史的患者。4个非ST段抬高型心肌梗死研究的Meta分析发现，在初始住院时持续性室速或室颤的发生率为2.1%，发生室速和室颤的心肌梗死患者在心肌梗死后最初30天内及6个月内死亡风险明显增高。关于急性ST段抬高型心肌梗死溶栓研究的GUSTOI试验发现，ST段抬高型心肌梗死持续性室速或室颤总发生率高达10.2%，3.5%的患者仅发生持续性室速，4.0%的患者仅发生室颤，2.6%、的患者两者均发生。这其中83.6%发生在最初的48小时内（“早期”）。在住院期间死亡率和生存大于30天的患者出院后1年死亡率方面，同时有室速和室颤患者分别为44%和7.1%，仅有室速者为18.6%和7.2%，仅有室颤患者为24%和2.9%，显著高于未发生心律失常者（分别为4.2%和2.7%）。晚期有室性心律失常（最初48小时后）的患者如能生存大于30天，其1年时死亡率增加（室速为24.7%，室颤为6.1%，两种均有为4.7%），而其中既往有心肌梗死史、有冠状动脉搭桥史和心肌梗死后未及时接受治疗者死亡风险更高。

冠状动脉解剖异常发生率并不高，但年轻运动员因此而死亡的比率并不低。发生SCD的机制可能是冠状动脉痉挛，或是起源于升主动脉或肺动脉干的异位冠状动脉张力异常所致的缺血。死亡率最高的畸形是左冠状动脉起源于右冠状窦，左主干走行于肺动脉和主动脉之间。

（二）心肌病与心力衰竭

心力衰竭，尤其是终末期心力衰竭仍然是引起心血管疾病死亡的重要原因。心力衰竭患病率及死亡率逐渐升高，笔者曾对187例左心室射血分数（LVEF）≤45%的慢性心力衰竭患者进行随访，发现1年、2年、3年死亡率分别达14%、22%、32%，并且发现随着左心室射血分数降低，死亡率进一步升高，LVEF≤35%的患者1年、2年、3年死亡率分别高达17%、30%、38%。心力衰竭由于心肌细胞肥厚、炎症细胞浸润和间质纤维化等均可形成局灶病变和折返环路，成为恶性心律失常发生的基础。MERIT-HF研究显示心力衰竭患者SCD占全因死亡的58.3%。缺血性心肌病、高血压性心肌病、肺源性心脏病是引起心力衰竭的常见病因。缺血性心肌病（ICM）是指由于长期心肌缺血导致心肌局限性或弥漫性纤维化，从而产生心脏收缩和（或）舒张功能受损，引起心脏扩大和僵硬、充血性心力衰竭、心律失常等一系列临床表现，特征为心肌缺血引起的以纤维化为主的心肌病变，分为限制型缺血性心肌病和扩张型缺血性心肌病，可发生各种心律失常，频发室性期前收缩、短阵室速和房颤多见，临终前多为心室颤动及心脏停搏。高血压性心肌病是高血压引起的左心室壁或左心室腔异常变化，严重者可引起左心室肥厚、左心腔扩大伴有舒张性、收缩性心功能不全。心肌肥厚是SCD的危险因素，肥厚心肌的有效不应期和动作电位时程延长，这与异常肥厚的心肌组织形态共同构成发生恶性心律失常的基质。

心肌病是以心肌病变为主要表现的一组疾病，病因复杂，临床表现为心室肥厚或扩张，因机械性或心电的功能异常而导致恶性心律失常和进行性心力衰竭。约10%～15%的SCD发生于没有冠心病的心肌病。SCD是非缺血性心肌病的主要死亡原因（在一些研究中达到72%）。2006年AHA将心肌病分为原发性心肌病和继发性心肌病，原发性心肌病又分为遗传性、混合性和获得性。

1.扩张型心肌病　扩张型心肌病以左心室和（或）右心室明显扩大，心室收缩功能减低为特征，临床常表现为心脏扩大、心力衰竭、心律失常和栓塞（见第十八章）。扩张型心肌病患者5年死亡率为35%，10年死亡率为70%，预后极差，多数为进行性心力衰竭，即使得到系统的内科治疗，猝死比例亦高达30%～40%，多数为致死性室性心律失常。患者存在非持续性室速、晕厥和严重的心力衰竭是发生SCD高危的预测指标。引起室性心律失常的最主要原因是折返机制。扩张型心肌病时，心功能减退，心肌细胞代偿性肥大，心肌细胞离子通道水平重构，主要是一过性钾外流减少使复极相延长，进而发生不应期的不均一性。广泛的心肌损伤和心肌间质的纤维化等因素又为单向阻滞和传导延缓提供了病理解剖学基础。由于心肌纤维扭曲、排列紊乱、间质纤维组织的分隔，形成不均一的传导而导致折返性心律失常。扩张型心肌病时最常见的折返途径为心肌内折返，也可为束支折返。后者是一类特殊的单形性室速，可以记录到由束支、浦肯野纤维系统和心肌构成的“巨大”的折返环。此外，扩张型心肌病时的机械电反馈、长期应用利尿剂引起的电解质紊乱、交感神经和肾素.血管紧张素系统活性增高以及抗心律失常药物的致心律失常作用等也与心律失常的发生有关。

2.肥厚型心肌病　肥厚型心肌病是一种常染色体显性遗传病，多以心肌非对称性肥厚、心室腔变小为特征，通常伴有舒张功能异常、心肌缺血、心律失常而引发相应的临床症状，发病率 0.2%。由于广泛的心肌细胞肥厚、畸形、排列紊乱及间质胶原增生，使心肌发生肥厚和纤维化，造成兴奋传导速度和不应期的不均一，折返易于形成而造成室性心律失常。肥厚的心室壁内小血管的内膜与中层胶原增生、管壁增厚、管腔变窄、血栓形成，甚至血管腔闭塞，导致心肌缺血，也成为心肌纤维化和心律失常的因素之一。肥厚型心肌病发生 SCD 的总的风险为每年 1%～4%，但是该病的各个亚组中发生 SCD 的危险又各不相同。有过 SCD 的肥厚型心肌病患者的直系亲属都应进行筛查。总的来说，下列肥厚型心肌病患者发生 SCD 的危险性最高：心脏骤停或自发性持续性室速、反复晕厥史、Holter 监测发现非持续性室速、超声心动图可见左心室严重肥厚（＞30mm）、左心室流出道梗阻、运动时血压反应异常，有因肥厚型心肌病发生 SCD 家族史者。对于年轻的肥厚型心肌病患者进行评估非常重要，因为许多报告提示肥厚型心肌病是青年人和竞技运动员最常见、最重要的 SCD 原因。遗传性心脏离子通道病和心肌病基因检测中国专家共识推荐对于肥厚型心肌病的家族成员及其他相关亲属应在发现先证者特异性基因突变的基础上进行特异性突变筛查，有助于明确风险，识别高危患者，为预防治疗提供依据，筛查也应包括详细的病史询问、体格检查、心电图和心脏超声检查。

3.致心律失常型右心室发育不良或右心室心肌病　致心律失常型右心室发育不良或右心室心肌病是一种少见的遗传疾病，约 1/3 的患者为常染色体显性遗传，男女比例约为 2.7∶1。该病的特征性病理改变为右心室的心肌被脂肪或纤维脂肪组织所代替，其间夹杂残存的心肌细胞；晚期可能累及左心室。这种病变可以导致心电不稳定以及进展性心室功能不良。致心律失常型右心室发育不良或右心室心肌病 SCD 多在 50 岁前发生，是 35 岁以下人群发生室性心律失常和 SCD 的重要原因。

体表心电图可记录到呈左束支图形和电轴左偏的室速，窦性心律时在 V_1～V_3 导联可见到 T 波倒置，这是最常见的改变；若 T 波改变的范围扩大到其他胸前导联，常提示左心室受累。近 1/3 的患者心电图可见 QRS 波之后、ST 段之前有一分离波，尤以 V_1 导联明显，称为 ε 波（又称 Epsilon 波），这种低振幅电位代表某些部位延迟的心室激动。出现 ε 波以及 V_1～V_3 导联 QRS 波延长是本病的主要诊断标准。最有确诊价值的影像学检查是磁共振，典型表现是心肌内脂肪浸润，右心室扩张或运动障碍，或两者均有；但如果未能诊断，可能需要其他诊断性检查，包括心内膜心肌活检等。

4.心室肌致密化不全　心室肌致密化不全（NVM）是由于胚胎早期网织状肌小梁致密化过程失败，导致心室内有许多突起的肌小梁，小梁间深陷的隐窝和心室收缩与舒张功能减退为该病特征。人群发病率为 0.05～～0.24%。本病可单独存在，也可与其他先天性心脏病，如主动脉狭窄、肺动脉闭锁、右位心等同时存在，有的同时合并线粒体疾病、Bath 综合征。临床表现为进行性心力衰竭、血栓栓塞、心律失常等，室性心律失常多见，可表现为头晕、晕厥甚至猝死，传导阻滞亦多见，包括房室或束支传导阻滞。可并发瓣膜脱垂。心电图表现无特异性，超声心动图是简单可靠的方法，2006 年 Jenni 制订超声诊断标准：心外膜层薄而致密，心内膜疏松增厚，其间可见深陷隐窝，心室收缩末期内层心肌厚度与外层心肌厚度比值＞2；好发于左心室心尖部、侧壁、下壁；深陷隐窝之间有血流灌注并与心腔相通，而不与冠状动脉循环相通；排除其他先天性或获得性心脏病。CT、磁共振有助于诊断，心肌活检准确可靠。NVM 有症状者较无症状者预后差，发病年龄越早，预后越差，有报道猝死率高达 13%～18%。

5.心肌淀粉样变　心肌淀粉样变（CA）为淀粉样物质沉积于心肌细胞外基质引起的一类疾病，淀粉样物质可沉积在心室、心房、血管周围、瓣膜和心脏传导系统等部位，临床表现为限制型心肌病、心力衰竭、瓣膜性心脏病以及各种类型的心律失常。学者研究发现CA患者心房颤动、传导阻滞、肢体导联低电压、心肌梗死波形发生率高，心脏超声主要表现为左心室壁增厚、舒张功能不全、心肌回声增强、颗粒样强回声、毛玻璃样改变，心房增大、心包积液、收缩功能降低也较常见。心脏磁共振表现为室壁心内膜下为主或累及室壁全层的延迟强化。心内膜心肌活检对CA诊断具有重要价值，笔者研究发现，临床高度怀疑而心肌活检组织刚果红染色阴性者对心肌组织进行超微结构观察有助于明确诊断。根据病因可分为免疫球蛋白轻链型、遗传性、继发性、老年性、透析相关性和孤立心房型淀粉样变。轻链型淀粉样变多见于原发性淀粉样变、多发性骨髓瘤等浆细胞疾病，预后相对于其他类型差。轻链型淀粉样变猝死较常见，严重CA患者猝死常常是由于电机械分离，而不是室性心律失常，首次发生事件后患者很难存活。

（三）电生理异常

电生理异常主要疾病为心脏离子通道病，又称原发性心电疾病，心脏离子通道病是由于基因突变导致心肌离子通道数量、结构、功能异常，造成离子流改变，从而引起心律失常，临床未能发现解剖学异常，表现为各种室性心律失常（室性心动过速、尖端扭转型室性心动过速、室颤），甚至发生猝死。主要包括长QT间期综合征、Brugada综合征、儿茶酚胺敏感性多形性室性心动过速、短QT间期综合征、特发性心室颤动等。此外，本文还将探讨早期复极综合征、Lenegre病、房室旁路传导、心震荡等电生理异常。

1.长QT间期综合征　长QT间期综合征（lLQTS）又称长QT综合征、QT间期延长综合征，指以体表心电图QT间期延长，易产生室性心律失常，尤其是尖端扭转型室性心动过速（TdP）、晕厥和猝死为临床特征的一组综合征，约占SCD的5%～10%。可以是先天性的或获得性的；先天性LQTS分为Romano-Ward综合征（RWS）和Jervell-Nielsen综合征（JLNS）。RWS为常染色体显性遗传，至少与12个不同的基因相关。其中LQTS1、LQTS2、LQTS3占90%。LQTS1由KCNQ1基因突变导致，该基因编码电压门控钾通道的α亚基，与缓慢激活延迟整流钾电流IKs相关，由于其为肾上腺素能敏感性钾通道，所以LQTS1患者的心脏事件通常发生在剧烈运动中或运动后，特别是游泳诱发，所有因游泳诱发心脏事件的LQTS患者中LQTS1占99%，部分因情绪激动（如恐惧、害怕、受惊吓和生气等）诱发，安静状态下心电图表现为平滑、基底部较宽的T波，对β受体阻滞剂治疗反应好。LQTS2由$KCNH_2$基因突变导致，与快速激活延迟整流钾电流IKr相关，心肌复极延迟，QTc延长。安静状态下心电图常见低振幅和有切迹的T波，惊吓或情绪激动往往诱发心脏事件，大部分由情绪应激诱发，突然的声音刺激对LQTS2患者非常危险，13%的心脏事件发生在运动时。β受体阻滞剂对LQTS2疗效低于LQTS1，对LQTS2更应强调补钾、补镁。IKr对药物敏感，是绝大多数获得性LQTS的靶通道。LQTS3是由于心脏钠通道基因SCN5A突变所致，造成晚钠电位INa-L反复开放、延迟电流衰退，动作电位平台期延长，SCN5A通过功能放大机制（突变通道功能正常，但热性改变）引起LQTS3，这种情况在慢频率下尤其明显，所以LQTS3患者存在心动过缓依赖性ST段延长，晚发T波和QTc延长，且LQTS3患者心脏事件常发生在睡眠或休息时，只有少许发生在运动时，静息心电图更突出地以延迟出现的高尖T波为特征，β受体阻滞剂对LQTS3疗效欠佳，钠通道阻滞剂美西律能够缩短延长的QT间期，对LQTS3可能有一定疗效。JLNS是LQTS伴耳聋的亚型，由KCNQ1或KCNE1突变引起.过去认为是常染色体隐性遗传，最新研究发现JLNS是一种常染色体隐性（伴耳聋）和显性（LQTS）遗传相结合的遗传类型，多数心脏事件由情绪波动或体力紧张而诱发，β受体阻滞剂仅能提供中等程度保护。

长QT间期是指QTc间期>440毫秒，其发生室速和SCD的风险增加。LQTS患者SCD年发生率为

1%～2%，伴有晕厥的患者约为9%。威胁生命的心律失常表现为尖端扭转型室速和室颤。尖端扭转型室速，或"点扭转"，是一种多形性室速，与延长的QT间期、RonT的室性期前收缩和长-短γ-R间期有关。尖端扭转型室速的诱因可能有二：①伴QT间期显著延长的心动过缓；②窦性心动过速加上交感神经张力亢进。

获得性LQTS是由于继发性原因导致的可逆性QT延长，药物是最常见的诱因，尤其是抗心律失常药物，任何破坏复极电流的药物都可能增加服用阻滞Ikr的药物时促发TdP的可能性。现在认为所谓获得性LQTS可能就是一些携带沉默基因突变的先天性LQTS患者，他们在没有触发因素时无症状，直到某些因素进一步破坏了复极才有外显症状。

2.Brugada综合征　Brugada综合征是以心电图上特征性的Brugada波，即右胸前V_1～V_1导联ST段穹隆型抬高为特征，伴致死性室性心律失常或SCD或家族史，并具有遗传异质性的心脏电紊乱性疾病。所有猝死病例的4%～12%和心脏结构正常年轻人中猝死病例的20%由此引起。Brugada综合征呈常染色体显性遗传，目前发现8个相关基因，SCN5A基因突变占15%。目前确定3种心电图类型：1型特征为ST段起始部分显著抬高：J点或ST段抬高(≥2mV)，形成穹隆型ST段，继以倒置T波，无明显的等电位线，类似右束支阻滞图形；2型称为马鞍型，ST段起始部位显著抬高，抬高的J点(≥2mV)后为逐渐下降的抬高的ST段(比基线抬高≥1mV)，继以正向或双向的T波；3型为穹隆型或马鞍型，ST段抬高<1mV。Brugada综合征患者可反复发生室速或室颤，发生率高达40%～60%。SCD多在休息、睡眠、夜间环境下，以及温度升高时发生(如发热性疾病或热水浴)，多见于男性。Bru-gada综合征诊断标准见表9-4-2。目前ICD是唯一有效的治疗措施。有症状患者，1型心电图出现过心搏骤停，无须电生理检查，必须ICD治疗。无症状患者，对自发或应用钠拮抗剂后出现1型心电图表现，如有SCD家族史且怀疑Brugada综合征所致，行电生理检查，电生理检查诱发室性心律失常，植入ICD。无症状且无SCD家族史，仅在使用钠拮抗剂后出现1型心电图表现，严密随访。

表9-4-2　Brugada综合征诊断标准

1.无论是否应用钠拮抗剂，>1个右胸导联(V_1～V_3)出现1型ST段抬高	
2.基础情况下，>1个右胸导联(V_1～V_3)出现2型或3型Brugada ST段抬高，应用钠拮抗剂后转变为1型ST段抬高	
并且伴有以下情况之一：	
记录到的室性心律失常	记录到心室颤动(自行终止的)多形性室性心动过速
	电生理检查可诱发室性心动过速
家族史	心脏性猝死家族史(<45岁)
	家系成员中有穹隆型心电图改变
心律失常有关的症状	晕厥
	夜间极度呼吸困难
除外其他引起心电图异常的因素	

3.儿茶酚胺敏感性多形性室性心动过速　儿茶酚胺敏感性多形性室性心动过速(CPVT)多发生于心脏结构及QT间期正常的儿童和年轻人，以运动或情绪激动时出现双向或多形性VT、导致晕厥和猝死为特征。分为两种类型，CPVT1为常染色体显性遗传，RyR2为基因突变所致，CPVT2为常染色体隐性遗传，CASQ2基因突变所致。CPVT患者临床特点如下：①发病年龄轻，多见于儿童、青少年；②有反复发作VT和晕厥甚至猝死；③由交感神经系统激活诱发，包括情绪激动、运动或给予外源性儿茶酚胺等；④心脏

结构和功能正常且 QTc 间期正常；⑤有学者报道，CPVT 与心房颤动的发生相关，电生理检查研究发现，CPVT 患者窦房结恢复时间延长，容易诱发心房颤动和心房扑动，病变并不局限于心室，而是影响到窦房结和心房肌的功能。本病预后较差，30 岁以下病死率高达 30%～50%，β 受体阻滞剂为有效治疗 CPVT 的药物。服用 β 受体阻滞剂时出现晕厥的 CPVT 患者应植入 ICD；既往心脏骤停 CPVT 患者也应联合 ICD 和 β 受体阻滞剂治疗。

4.*短 QT 间期综合征*　短 QT 间期分为特发性和继发性，特发性短 QT 间期中将以短 QT、房颤和(或)室性心动过速、室颤及 SCD 为特征而心脏结构正常的称为短 QT 间期综合征(SQTS)。患者高发 SCD，诊断标准未统一，以 QTc≤360 毫秒可能比较合理。目前发现的 SQTS 致病基因有 $KCNH_2$、KCNQ1、KCNJ2、CACNA1、CCACNB2。继发性 sQrs 则可由发热、高钙血症、高钾血症、洋地黄中毒、酸中毒、急性心肌梗死超急性期、甲状腺功能亢进、心动过速、自主神经张力失衡、运动员、早期复极综合征等引发。ICD 是最有效的治疗方法，奎尼丁是治疗 SQTS 较有效的药物，普罗帕酮是治疗 SQTS 合并房颤较有效的药物，对 QT 间期无影响。

5.*早期复极综合征*　早期复极综合征(ERS)已经发现了几十年，并且既往认为其是一种正常的心电图表现，常见于年轻人、男性、运动员等。心电图表现为 J 点抬高>0.1mV，明显 J 波，下壁导联和(或)侧壁导联多见，伴或不伴有 ST 段抬高与 QRS 波异常，通常 T 波高耸直立。ERS 在人群中有较高的发生率，但其中绝大多数终身可无症状，在报道其与特发性室颤相关后，ERS 受到了重视。ERS 与恶性心律失常的关系也通过实验室研究得到了证实，这为 J 点抬高及其致心律失常机制提供了细胞和离子基础。遗传性 ERS 是一种与离子通道异常有关的原发性心电疾病，也属 SCD 高危人群。有症状且曾有 SCD 史的 ERS 患者应植入 ICD；有晕厥、抽搐或夜间濒死性呼吸等症状，排除非心脏原因后应植入 ICD；无症状患者如有 SCD 家族史，应进行电生理检查；无症状，无 SCD 家族史，可行电生理检查，如诱发出室性心律失常，应植入 ICD。

6.*Lenegre 病*　Lenegre 病又称为原发性房室传导阻滞、原发性双侧束支硬化症、SCN5A 等位基因性心律失常等。常染色体显性遗传，致病基因为 SCN5A，但本病随年龄增长逐渐恶化，可能为基因突变与年龄相关退行性病变共同作用的结果。病理表现为传导系统进行性纤维化。心电图表现为进行性加重的传导阻滞，起初为右束支，逐渐发展为双束支，最后为完全性房室传导阻滞，可发生于新生儿期、青春期或中年期，临床表现为心悸、黑矇、晕厥，70%猝死，但仅少数死于心率过慢，多死于慢性心律失常诱发的快速室性心律失常，室性期前收缩或短阵室速是猝死前兆，ICD 治疗更为合适。本病应与 Lev 病鉴别，Lev 病表现为传导系统进行性纤维化，出现束支或房室传导阻滞，但中老年多见，无家族史，病变局限，主要累及左束支近端及邻近的希氏束。

7.*房室旁路传导预激综合征时*　房颤或房扑经旁路快速前传可引起快速心室率和室颤。有多条旁路，或者房颤伴预激的 RR 间期短于 250 毫秒的预激综合征患者发生 SCD 的风险更高。

8.*心震荡*　心震荡发生在心脏无结构异常的个体，胸部受到钝击造成 SCD，胸骨、肋骨和心脏未发生创伤性损害。胸部撞击发生在 T 波波峰前 15～30 毫秒可诱发室颤。在一个以猪为模型的试验中，发现撞击越剧烈，越能可靠地诱发出室颤。心震荡的总体生存率不到 25%。一个研究发现，在心震荡事件发生 3 分钟后才开始心肺复苏的患者(38 例)，生存率仅为 3%。防止此类事件发生的最佳策略是配备运动防护器械、安全操作和快速心肺复苏(包括立即进行自动体外除颤)。

(四)婴儿猝死综合征

婴儿猝死综合征(SIDS)指貌似健康的 1 岁以内的婴儿或新生儿(常发生于出生后 3 周至 8 个月)在睡眠中突然发生的，或通过病史、环境调查和尸检等仍不能明确病因的意外死亡。发病突然，男婴高于女婴，

2～4 个月为高峰，多在睡眠中，50%～80%发生于午夜至清晨 6 点之间，高峰季节为冬季，尤其是 1 月份，生前无特异性表现，临床症状容易被忽视，主要特征有：对环境反应差，在喂养时易有呼吸暂停或衰竭，有异常的啼哭声；睡眠中发生呼吸停顿，早期可仅为呼吸不规则，偶有暂停，严重者呼吸长时间停止，并可有突然发紫；轻度呼吸道感染症状，有些可分离出柯萨奇病毒、埃可病毒、呼吸道合、胞病毒；睡眠中脉搏不规则，缓慢或停顿，并可出现青紫或苍白现象；四肢软瘫、肌张力减退等。病因不明，俯卧位睡眠、感染及胃食管反流所致呼吸障碍、心脏病变、代谢障碍、中枢神经系统病变、遗传因素等是可能的病因。

【临床表现】

SCD 的临床过程可分为 4 个时期：前驱期、发病期、心脏停搏期和生物学死亡期。

（一）前驱期

在心脏停搏前数天至数月，有些患者可出现胸痛、气促、疲乏、心悸等不适，或者原有的心绞痛、心力衰竭等症状加重。这些前驱表现多为非特异性的，仅提示有发生心血管病的危险，而不能预测心脏性猝死的发生。有些患者无明显前驱表现，而突发心搏骤停。

（二）发病期

是指心血管状态出现急剧变化到心搏骤停发生前的一段时间，通常不超过 1 小时。由于 SCD 的原因不同，发病期的临床表现各异。典型表现包括：严重胸痛、急性呼吸困难、突发心悸或眩晕等。若心脏骤停为突发，事前无明显预兆，则多数为心源性。从 SCD 者所获得的连续心电图记录中可见在猝死前数小时或数分钟内常有心电活动的改变，其中以心率增快和室性期前收缩的恶化升级最常见。猝死于心室颤动者，常先有一阵持续的或非持续的室性心动过速。这些以心律失常发病的患者，在发病前大多清醒并在日常活动中，发病期短。心电图异常大多为心室颤动。另有部分患者以循环衰竭发病，在心搏骤停前已处于不活动状态，甚至已昏迷，其发病过程相对较长。

（三）心脏停搏期

该期以意识完全丧失为特征。如不立即抢救，一般在数分钟内进入死亡期。心搏骤停的症状和体征依次出现：意识突然丧失或伴有短阵抽搐，抽搐常为全身性，多发生于心脏停搏后 10 秒内，有时伴有眼球偏斜；脉搏扪不到、血压测不出；心音消失；呼吸断续，呈叹气样，以后即停止，多发生于心脏停搏后 20～30 秒；昏迷，多发生于心脏停搏 30 秒后；瞳孔散大，多在心脏停搏后 30～60 秒出现。此期尚未到生物学死亡，如给予及时恰当的抢救，尚有复苏的可能。

（四）生物学死亡期

从心脏骤停到发生生物学死亡时间的长短取决于原发病的性质，以及心搏骤停至复苏开始的时间。心搏骤停发生后，大部分患者将在 4～6 分钟开始发生不可逆脑损害，随后经数分钟过渡到生物学死亡。心脏骤停发生后立即实施心肺复苏和尽早除颤，是避免发生生物学死亡的关键。心肺复苏成功后死亡的最常见原因是中枢神经系统损伤，其他常见原因有继发感染、低心排血量以及恶性心律失常等。

【诊断】

主要根据临床表现迅速做出判断，心电图有助于进一步确定心脏骤停的临床类型并指导治疗。心脏骤停主要临床表现：意识突然丧失；呼吸停止或断续；心音、大动脉（颈动脉、股动脉）搏动消失，血压测不出；瞳孔散大；皮肤苍白或发绀；短阵抽搐和大小便失禁，伴有口眼歪斜，随即全身松软。其中早而可靠的表现是意识突然丧失伴大动脉搏动消失。心电图表现为心室颤动、无脉性室性心动过速、心室静止、无脉性电活动（电-机械分离）。早期反应是关键，开始抢救的注意事项如下：不要等待反复静听心音有无；不要等待反复测量血压有无；不要等待以上各项临床表现均具备；不要等待心电图检查；不要等待静脉、动脉抽血检查及用药。

心脏骤停早期诊断实施方法要简捷实用。早期快速识别基于判断有无反应及是否存在正常呼吸：①判定意识丧失：采用动作和声音刺激来判断意识，拍患者肩部和呼叫（呼喊姓名、命令动作等），观察患者有无语言或动作反应，如无反应可判定意识丧失，需与熟睡或感觉受损相鉴别；同时可采用疼痛刺激（刺激皮肤、压眶、捏人中等）观察有无反应。②观察呼吸：呼吸停止或无正常呼吸。如果患者无反应且无呼吸或无正常呼吸，应当启动抢救程序。③判定动脉搏动消失：检查动脉搏动往往较困难，非医务人员不再强调检查动脉搏动，医务人员检查动脉搏动时间要少于10秒，如果在时限内无法明确感觉动脉搏动，就要开始胸外按压。检查颈动脉搏动时，示指、中指指尖触及气管正中，以喉结为标志，示指、中指沿甲状软骨向侧下方滑动2～3cm，至胸锁乳头肌前缘凹陷处，进入颈动脉三角区，触摸有无搏动。触摸颈动脉搏动的注意事项：当脉搏慢而不规律、快而细弱、血压60～80mmHg时，颈动脉搏动难触摸；触摸时不能用力过大，以免推移颈动脉，妨碍正常观察；不可同时触摸两侧颈动脉；检查时间不能过长，不要超过10秒；不能压迫气管；可能出现触摸感觉错误，将检查者自己手指搏动感觉误认为患者的动脉搏动。

【预测与预防】

SCD具有发病突然、进展迅速、病死率高的特点，临床上需争取做到早期预测、加强预防、快速识别、及时救治，从而降低死亡率。

（一）SCD预测指标

SCD预测的关键是高危患者的识别，寻找有效预测指标是一项具有挑战性的课题。进行SCD预测需要全面认识SCD的病因，进行危险因素评估，联合多项预测指标进行综合分析。

1.临床指标　器质性心脏病病史、个人史、家族史结合各种检测方法有助于高危人群的识别。冠心病是SCD最常见的原因，冠状动脉多支病变或主干病变、急性心肌梗死、不稳定型心绞痛、有心脏骤停复苏病史、冠心病伴心力衰竭等均具有较高的风险。此外如合并存在一些加重心肌缺血或降低室颤阈值的因素，如吸烟、酗酒、情绪激动、寒冷、应激、过度体力活动、电解质紊乱、突然停用心血管用药、服用致心律失常或加重缺血药物等均可能诱发SCD。心肌梗死是独立危险因素，急性心肌梗死可致致命性心律失常，也可导致急性心功能不全、心源性休克、心脏破裂。心肌梗死后心室重构，LVEF＜40％，伴非持续性或可诱发、药物不可抑制的室性心动过速的患者，SCD风险明显较高。既往有过心脏骤停复苏史的患者是SCD的高危患者，首次SCD事件后1年内再次发生SCD的风险高。扩张型心肌病患者如左心室内径增大、左心室射血分数下降、束支阻滞、非持续性/持续性室速等猝死风险增加。肥厚型心肌病患者如有晕厥病史、猝死家族史、左心室流出道梗阻、年龄较轻、有胸部症状者猝死风险增加。多种心脏疾病最终可能出现心力衰竭，随着NYHA心功能分级增加、心功能恶化，SCD危险增加。合并晕厥的心力衰竭患者常伴有心律失常，SCD风险高。高血压患者如伴有严重左心室壁肥厚、血压高而未得到控制、情绪激动等猝死风险也较高。

2.无创性检查

（1）心脏超声：LVEF用于评价左心室功能不全程度，是心力衰竭患者短期及长期SCD危险预测的指标。左心室舒张末内径（LVEDD）联合LVEF是多种心脏病患者发生室性心律失常的独立预测因子，其结果与心内电生理检查结果高度一致。心力衰竭患者左心室射血分数越低，发生SCD的危险性也越大。心肌肥厚是SCD的危险因素，左心室质量增加者发生心血管事件的风险随之逐步升高，通过超声可测量左心室壁厚度并计算左心室质量。心脏超声还是诊断先天性心脏病和心脏瓣膜病的重要检查方法。

（2）心电图

1）室性期前收缩：器质性心脏病患者如发现无症状室性心动过速则发生猝死风险增加。室性期前收缩需要进行危险分层。Lown分级适用于急性心肌梗死患者。

0级：无室性期前收缩。

1 级：偶发、单个出现室性期前收缩＜30 个/小时。

2 级：频发、单个出现室性期前收缩≥30 个/小时。

3 级：多源、多形性室性期前收缩。

4A 级：连发成对的室性期前收缩。

4B 级：室性期前收缩连续 3 个以上。

5 级：RonT 现象室性期前收缩。

Lown 分类的临床意义有限。室性期前收缩指数[室性期前收缩联律间期(RR')/QT 间期]0.60～0.85 时，室性期前收缩落在易损期诱发室颤风险增大。室性期前收缩易损指数[基础 QT 间期×前一心动周期(RR)/室性期前收缩联律间期(RR')]1.1～1.4 时室性期前收缩易诱发室速，＞1.4 时易促发室颤。运动试验过程中频发室性期前收缩的患者死亡率增加。分析室性期前收缩形态，有以下特征者 SCD 风险增加：①QRS 波群不光滑，有明显的切迹或顿挫；②QRS 振幅＜1mV；③QRS 时间＞160 毫秒；④ST 段有水平段，或 T 波与 QRS 主波方向相同，且 T 波变尖并双肢对称；⑤多源性、多形性或 RonT 型；⑥不同类型期前收缩同时存在和(或)传导阻滞并存；⑦室性期前收缩形态呈完全性右束支阻滞型。

2)其他心电指标和心电现象：①心室晚电位(VLP)是位于 QRS 波终末部分的高频低幅碎裂电位，梗死或瘢痕区心室肌激动传导的延迟使 QRS 波后持续存在低幅的电活动，这种电活动的存在预示心肌内存在形成折返的基质，发生室速、室颤的概率大。②心率变异性(HRV)是指心率快慢随时间发生的变化，HRV 缩小提示心脏自主神经受损，恶性心律失常和 SCD 发生概率增大，是 SCD 独立预测指标，但主要用来预测自主神经调节障碍有关的心律失常事件。③QT 离散度(QTd)指标准 12 导联心电图最大 QT 间期与最小 QT 间期之差，代表心室肌复极的不均一性。心室的除极时间短，复极时间长，因此当复极时间延长时容易出现电活动的折返，容易产生恶性心律失常。④QT 间期是心室除极和复极的整个过程，QT 间期延长可能与遗传、电解质紊乱、药物等有关，与 SCD 发生密切相关。⑤T 波电交替(TWA)指 T 波或 T、U 波形态、幅度甚至极性发生交替改变，而不伴有 QRS 波形态和心动周期明显改变。发生机制可能为心肌细胞复极不一致及与心肌细胞离子通道功能障碍有关。有资料提示，T 波电交替对 SCD 的危险分层有帮助。微伏级 T 波电交替检测技术更灵敏，在缺血性心脏病伴发心律失常的预测中有较高价值。⑥早期复极综合征存在潜在致心律失常性，与 SCD 有关。⑦QRS 波时限是指激动在心室内的传导时间，可作为一项简单判断室内、室间是否存在传导延迟的指标，QRS 波的时限与心脏收缩功能存在关系，当其时限增宽时，提示心室内存在传导延迟现象，心室肌的收缩不同步，致心功能下降。QRS 时限＞120 毫秒是 SCD 高危患者的筛选指标。⑧Tp-Te/QT 反映室壁不同层心肌细胞复极的离散度占心室总不应期的百分比，其比值不易受心率及体重等外界因素的影响，且与恶性室性心律失常关系显著。⑨压力反射敏感性(BRS)与室性心律失常的发生风险密切相关，对于预测 SCD 有一定价值，和 HRV、EF 值联合应用时价值更高。⑩心率震荡(HRT)是指一次室性期前收缩后心率的特征性双相式涨落现象，即一次室性期前收缩后心率先加速，随后发生减速。它能反映迷走神经功能状态，当 HRT 正常存在时，提示迷走神经的这种保护性机制完整；当其减弱或消失时可能提示这种保护机制已被破坏，预示 SCD 的危险性将会增加。HRT 是心肌梗死后患者发生 SCD 的独立预测指标。

(3)基因检测：所有遗传性心脏病患者及亲属应进行遗传咨询，包括临床和基因检测风险、获益及可行性。明确诊断先从系统的临床检查开始，然后可进行有目标的基因检测以核实诊断。对于无临床表现的家族成员，进行基因检测的意义需根据不同疾病而定。不过治疗决策不能只依赖于基因检测结果，而应基于全面的临床评估。

(4)其他：CT 显示冠状动脉及其管腔，评估心功能，心包、左心房的解剖结构，诊断先天性心脏病、肺动静脉和主动脉疾病，可用钙化积分量化冠状动脉钙化的密度和体积，钙化积分是独立于其他传统心血管危险因子的心血管事件预测因子，是诊断冠心病和预测心血管事件的主要指标。心脏磁共振可评估瓣膜病、复杂先天性心脏病、心内外占位和心包疾病，同时也可以测量血流速度，通过灌注显像提供心肌组织学特点，以及非侵入性血管造影。BNP水平预测SCD和室性心律失常的价值较好，是SCD独立预测因子。

3.*有创性检查*　电生理检查是评估和预测恶性心律失常相对科学的方法，能否诱发出室性心律失常可作为早期预测及危险分层的指标，在心脏骤停幸存者中常诱发出致命的心律失常，在使用抗心律失常药物的情况下仍能诱发出持久不变的室速或室颤，预后不良。但电生理检查为有效方法，对SCD预测价值仍有待于进一步研究。SCD最常见的病因为冠心病，冠状动脉造影可直接观察冠状动脉解剖及病变情况，仍是诊断冠心病的重要方法。

（二）一级预防和二级预防

一级预防是指对未发生过但可能发生SCD的高危人群采取积极有效的措施，以预防及减少SCD的发生。二级预防是针对心脏骤停幸存者采取措施，防止心脏骤停再次发生。

1.*避免诱因*　对高危人群进行适当的医学知识教育，既能引起患者重视，又要注意避免增加其心理负担。避免吸烟、酗酒、暴饮暴食、寒冷刺激、过度体力活动、情绪激动或过度兴奋紧张等因素，服用心血管药物的患者应当避免非医嘱性的突然停药、增减药物，注意监测内环境，避免出现低氧血症、电解质紊乱。

2.*治疗原发疾病*　SCD常见于器质性心脏病，冠心病治疗终点是预防或减轻心肌缺血，应当评估是否需要心肌血运重建，并综合采用药物治疗方法，包括阿司匹林、ACEI，他汀类药物、β受体阻滞剂等，均是改善生存的药物。心力衰竭患者更强调ACEI及β受体阻滞剂等药物改善心肌重构、提高生存率，β受体阻滞剂可降低猝死发生率。心脏再同步化治疗（CRT）对严重心力衰竭而双室不同步患者能够改善心功能、降低总体死亡率。预激综合征合并房颤则强调射频消融治疗旁路。起搏器则是治疗严重缓慢性心律失常唯一有效的方法。严重先天性心脏病及心脏瓣膜病则有赖于手术治疗严重结构异常而改善生存。

3.*抗心律失常药物*　β受体阻滞剂是能够降低总体死亡率、心血管病病死率、SCD发生率的抗心律失常药物，具有抗心律失常、抗心肌缺血、改善心功能的作用。胺碘酮临床应用广泛，具有抗室性心律失常作用，但对总体死亡率影响仍需进一步研究。

4.ICD　ICD具有支持性起搏、抗心动过速起搏、低能量心脏电转复和高能量电除颤等作用。大规模、多中心、随机化的临床试验为ICD临床应用提供了充分的循证医学证据。ICD一级预防研究包括MADIT-Ⅰ、MUSTI′、MADIT-Ⅱ、CABG-Patch、DINAMIT、COMPANION、SCD-HeFT、IRIS、BEST、CAT、AMIOVIRT、DEFINTE等，ICD二级预防研究包括AVID、CIDS、CASH、MAVERIC等。研究充分证实ICD是防止SCD的最有效方法，优于抗心律失常药物，并且明确了ICD的适应证。有学者参与的小样本量SCD一级预防研究也发现ICD具有降低死亡率和心脏性再住院率的倾向。

（1）2008年ACC、AHA、HRS心脏节律异常器械治疗指南的ICD适应证如下：

Ⅰ类适应证

1）非可逆性原因引起的室颤或血流动力学不稳定的持续室速所致的心脏骤停幸存者（证据水平：A）。

2）伴有器质性心脏病的自发持续性室速患者，无论血流动力学是否稳定（证据水平：B）。

3）原因不明的晕厥，心电生理检查诱发有血流动力学不稳定的持续性室速或室颤（证据水平：B）。

4）心肌梗死所致左心室射血分数＜35％，且心肌梗死后40天以上，NYHA心功能Ⅱ级或Ⅲ级（证据水平：A）。

5）NYHA心功能Ⅱ级或Ⅲ级，左心室射血分数≤35％的非缺血性心肌病患者（证据水平：B）。

6）心肌梗死所致左心室射血分数＜30％，且心肌梗死后40天以上，NYHA心功能Ⅰ级（证据水平：A）。

7)心肌梗死所致非持续性室速,左心室射血分数<40%且心电生理检查能诱发出持续性室速或室颤(证据水平:B)。

Ⅱ类适应证

Ⅱa类

1)原因不明的晕厥,伴有明显左心室功能障碍的非缺血性扩张型心肌病(证据水平:C)。

2)心室功能正常或接近正常的持续性室速(证据水平:C)。

3)存在一项以上主要心脏性猝死的危险因素的肥厚型心肌病患者(证据水平:C)。

4)存在一项以上主要心脏性猝死的危险因素的致心律失常型右心室发育不良/心肌病患者(证据水平:C)。

5)服用β受体阻滞剂期间发生晕厥和(或)室速的长QT间期综合征患者(证据水平:B)。

6)等待心脏移植的非住院患者(证据水平:C)。

7)有晕厥史的Brugada综合征患者(证据水平:C)。

8)未发生心脏骤停而有明确室速记录的Brugada综合征患者(证据水平:C)。

9)服用β受体阻滞剂期间有晕厥发作和(或)记录到持续性室速的儿茶酚胺敏感性多形性室速患者(证据水平:C)。

10)心脏结节病、巨细胞性心肌炎或Chagas病患者(证据水平:C)。

Ⅱb类

1)左心室射血分数≤35%且NYHA心功能Ⅰ级的非缺血性心肌病患者(证据水平:C)。

2)有心脏性猝死危险因素的长QT间期综合征患者(证据水平:B)。

3)有晕厥和严重器质性心脏病,有创和无创性检查不能明确原因者(证据水平:C)。

4)有猝死史的家族性心肌病患者(证据水平:C)。

5)左心室致密化不全患者(证据水平:C)。

Ⅲ类适应证

1)即使符合上述Ⅰ、Ⅱa、Ⅱb类适应证,但预期寿命短于1年(证据水平:C)。

2)无休止的室速或室颤患者(证据水平:C)。

3)存在明显的精神疾病,可能被器械植入术加重,或不能进行系统随访(证据水平:C)。

4)NYHA心功能Ⅳ级,不适合行心脏移植或CRT-D治疗、药物难以控制的充血性心力衰竭患者(证据水平:C)。

5)原因不明的晕厥,既没有可诱发的室性快速性心律失常,也不合并器质性心脏病者(证据水平:C)。

6)经手术或导管消融可治愈的室速或室颤(如合并预激综合征的房性心律失常、右心室或左心室流出道室速、特发性室速或无器质性心脏病的分支相关性室速)(证据水平:C)。

7)没有器质性心脏病,有完全可逆病因(如电解质紊乱、药物或创伤)导致的室性快速性心律失常者(证据水平:B)。

(2)2008年ACC、AHA、HRS心脏节律异常器械治疗指南ICD在儿科患者和先天性心脏病患者中的治疗建议如下:

Ⅰ类适应证

1)病因明确且排除其他可逆原因的心脏骤停幸存者(证据水平:B)。

2)血流动力学和电生理检查评估存在症状性持续性室速的先天性心脏病患者,部分患者可考虑导管消融或手术修补(证据水平:C)。

Ⅱ类适应证

Ⅱa 类

原因不明的反复晕厥，伴心室功能异常或电生理检查诱发室性心律失常的先天性心脏病患者（证据水平：B）。

Ⅱb 类

反复晕厥伴复杂先天性心脏病和严重心室功能障碍，有创和无创性检查不能明确原因者（证据水平：C）。

Ⅲ类适应证

所有“ICD 应用建议（见上）”中的Ⅲ类适应证同样适用于儿童患者和先天性心脏病患者（证据水平：C）。

此外在公共场所合适位置配备自动体外除颤仪（AED）有利于缩短心跳骤停后至除颤的间隔时间。美国 FDA 批准 AED 用于高风险遗传性心律失常，如 LQTS 或 HCM 患者的家庭应用。穿戴式自动除颤仪可用于等待心脏移植、近期心肌梗死、因感染而移除 ICD 等患者。

【心肺复苏】

针对心脏、呼吸骤停所采取的抢救措施称为心肺复苏（CPR）。包括通过胸外按压建立暂时的人工循环，通过电除颤转复心律，促进心脏恢复自主搏动；采用人工呼吸纠正缺氧，并恢复自主呼吸。CPR 可分为基本生命支持（BLS）和高级生命支持（ACLS）。BLS 主要是指徒手实施 CPR，包括 CABD4 个方面，即胸外按压，开放气道，人工呼吸，自动体外除颤器（AED）电除颤。ACLS 是指由专业急救、医护人员应用急救器材和药品所实施的一系列复苏措施，主要包括人工气道的建立、机械通气、循环辅助设备、药物和液体的应用，电除颤、病情和疗效评估、复苏后脏器功能的维持等。

（一）基本生命支持

当发现患者突然意识丧失和呼吸异常时，无论是谁在附近都要立即呼救并开始胸外按压，医护人员要进行胸外按压及通气，如有可能应尽早进行除颤治疗。

1.*检查反应和呼吸* 拍患者肩部和呼叫（呼喊姓名、命令动作等），观察患者有无反应。如果患者无反应，快速检查呼吸。一旦发现患者无呼吸或呼吸不正常（如无效的“叹息样”呼吸动作）、意识丧失、对刺激无任何反应，即可判定为呼吸心跳停止，应呼救，获得 AED 或手动除颤仪，并立即开始 CPR。

2.*启动紧急医疗救援服务系统* 院内复苏或多人在场时应立即派人呼救启动紧急医疗救援服务系统（EMS）并获取除颤仪.同时进行 CPR；单人在场时应首先呼救，再立即进行 CPR。

3.*评估脉搏* 医疗人员可最多用 10 秒触摸脉搏（颈动脉或股动脉），如 10 秒内无法确认触摸到脉搏，开始胸外按压。非医疗人员可不评估脉搏。

4.*胸外按压* 患者仰卧于坚实平面，抢救者跪在患者胸部一侧。按压部位是胸部正中胸骨下 1/2 处，乳头之间。抢救者将一只手的掌根部置于按压处，另一只手的掌根置于其上，保证手掌全力压在胸骨上，两手重叠并平行，无论手指是伸直，还是交叉在一起，都应离开胸壁，手指不应用力向下按压。肘关节伸直，上肢呈一直线，双肩正对双手，保证每次按压的方向与胸骨垂直。下压胸骨 5cm，每次按压后双手放松，使胸骨恢复到按压前的位置。放松时双手不要离开胸壁，一方面使双手位置保持固定，另一方面，减少胸骨本身复位的冲击力，以免发生骨折。下压与放松的时间相等，按压频率至少 100 次/分。医疗人员除了一些特殊的处理，如建立高级气道、除颤以外，尽量控制中断胸外按压的时间不超过 10 秒，应注意尽量减少因检查脉搏、分析心率或做其他事情而中断按压。非医疗人员在 AED 或医疗人员到达前需坚持胸外按压，不应该停下来检查循环或反应情况。2 名或 2 名以上施救者在场时，应每 2 分钟（或者在每 5 个

30∶2按压通气循环)就轮换一次保证按压质量,每次轮换要在5秒内完成。搬动患者则很难进行胸外按压,除非周围环境不安全,一般要尽量在发现患者的地方进行复苏。如果事发现场存在不安全因素,应立即将患者转移致安全区域并立即开始CPR。一旦建立了高级气道,2名施救者就不再需要在通气时暂停胸外按压,要持续以至少100次/分的频率按压,即使通气时也不必暂停。对于成人患者,即使实施正规的胸部按压,也难以避免造成肋骨骨折、胸骨骨折,继发心血管损伤、气胸、血胸、肺挫伤、肝脾撕裂伤、胃内容物反流和脂肪栓塞等。按压过程中定位要准确,用力要均匀适度,尽可能避免并发症的发生。

5.开放气道与人工呼吸 通气前就开始胸外按压。对于心脏骤停时间较长的患者,通气及按压同样重要。对于窒息引起心脏骤停者,通气与按压同样重要。

开放气道应先去除气道内异物。对于无头或颈部创伤者,使用仰头抬颏法开放气道,将一手放在患者前额,用手掌用力向后推额头,使头部后仰,另一手指放在下颏骨处,向上抬颏。向上抬动下颏时,避免用力压迫下颌部软组织,避免人为造成气道阻塞。对怀疑头部或颈部外伤者,使用前推下颌法,无效时仍可使用仰头抬颏法。

口对口呼吸是一种快捷、有效的通气方法,CPR时常作为首选,首先开放患者气道,并捏住患者的鼻孔防止漏气,急救者和患者形成口对口密封状,缓慢吹气,每次吹气应持续1秒钟以上,确保观察到胸廓起伏,然后"正常"吸气(而不是深吸气),再进行第2次呼吸,时间超过1秒。当患者牙关紧闭不能张口、口唇外伤或口对口封闭困难时,推荐采用口对鼻呼吸。考虑到安全问题,某些急救者不愿进行口对口呼吸,此时可用口对面罩呼吸,用面罩通气时应双手把面罩紧贴患者面部加强闭合性,使通气效果更好。球囊面罩通气装置可在无人工气道的情况下进行正压通气,一般球囊充气容量约为1～2L。如有可能要加用氧气,氧浓度>40%,氧流量至少10～12L/min。单人急救时按压气囊容易漏气,易出现通气不足。双人操作时,一人紧压面罩防漏气,一人按压气囊效果更好。高级气道则包括气管插管、双腔通气管或喉面罩导气管,由训练有素的医务人员放置,不推荐环状软骨加压。

每次人工呼吸时间要在1秒以上,给予足够的潮气量(500～600ml或6～7ml/kg)使可见到胸廓抬起,采用按压通气比为30∶2。2人心肺复苏在建立高级气道后负责通气者可以每6～8秒给予一次通气(8～10次/分),通气时不需要停止胸外按压。不要过度通气,过度和过快通气都易发生胃扩张。

6.除颤 院外目击心脏骤停且现场有AED可用时应尽早使用AED除颤;对于院内心跳骤停患者,应立即进行CPR,一旦AED或除颤仪准备就绪,宜立即除颤;而对于院外发生持续时间>4～5分钟或无目击者的心脏骤停患者,除颤前给予5个周期的CPR(一个CPR周期包括30次胸部按压和2次人工呼吸)获益仍不确定。

在实施CPR期间,当确认患者发生室颤或无脉室速时,急救者应立即给予1次电除颤,电击时所有人员应脱离患者。如患者带有ICD时,则在实施人工电除颤前允许30～60秒的时间让ICD自行处理。如果ICD未自动除颤,应给予1次电击。电除颤前后中断胸部按压的时间要尽可能短,胸部按压和电击间隔时间越短,除颤成功的可能性越大。因此,应在除颤器准备放电时才停止胸部按压,急救者一旦完成电击,应立即重新开始胸部按压,实施5个周期的CPR后再次检查脉搏或评估心律。除颤后有规律心律时进行胸外按压可能诱发室颤再发,但似乎对生存率影响不大。

目前推荐优先使用双相波除颤。因为双相波除颤的成功率相当或高于单相波360J能量除颤,且双相波的有效能量比单相波的有效能量低25%～60%,使用较低能量对心肌的损伤也较小。双相波除颤器首次电击能量可用该仪器推荐用于终止室颤的能量,如未标明可选用最大能量。第2次和随后的除颤用相同的能量,如有可能可考虑用更高的能量。单相波除颤器的首次除颤成功率低于双相波除颤器。尽管两者的最佳除颤能量尚未确定,但目前认为单相波除颤时首次电击可用360J。如室颤再发,仍可用360J进行除颤。如电击后室颤终止，但稍后心脏骤停又复发，后续的电击按之前成功的能量水平进行。单形性室速可首次予 100J 单相波转复（同步），如果首次未转复成功，以递增的形式逐步增加电击能量（即 100J、200J、300J、360J）。多形性室速处理同室颤。

电击后 5 秒内室颤终止即为除颤（电击）成功。电击成功后室颤再发不应视为除颤失败。电击后 5 秒心电显示心搏停止或非室颤无电活动均可视为电除颤成功。除颤程序必须争取改善患者的存活状况，而不应仅仅以电击成功为目的。

除颤期间应采取措施尽量减少产生火花，使用自带胶的除颤电极贴和保证电极贴与胸壁接触良好能最大程度减少除颤期间火花引起着火的风险，如果用手动电解板，凝胶垫比电极糊或胶更好，因为糊或胶散布于两电极之间可能产生火花。尽量避免在氧气丰富的环境中除颤。

当脉搏存在时，推荐对于有症状的心动过缓进行经皮起搏治疗。针对那些阿托品无反应的患者着手准备起搏治疗，尤其阻滞发生在希氏束以下时，立即起搏治疗。经皮起搏无反应时需要进行经静脉起搏。

（二）高级生命支持

1.通气与氧供　在心跳骤停最初数分钟后，组织缺氧逐步进展，导致无氧代谢和代谢性酸中毒，酸碱失衡常会导致患者对化学治疗和电击反应迟钝。为了改善氧合功能，应在基础生命支持和循环支持过程中吸入 100%浓度的氧。吸入高浓度氧可使动脉血氧饱和度达到最大值，从而达到最佳的动脉血氧含量，同时这种短期的氧疗方案不会造成氧中毒。在室颤所致心跳骤停最初数分钟内，胸部按压相对人工呼吸更为重要，因为心跳骤停时氧气向心脏、大脑和其他组织的输送受到血流的限制，血流下降对脑组织的负面影响超过了动脉氧含量下降带来的影响。从 CPR 中删除通气仍没有足够的证据。通气的目的在于保持足够的氧合，并使二氧化碳得以充分排出体外。对于室颤导致的持续心脏骤停以及窒息缺氧引起的呼吸骤停（包括淹溺、药物过量导致的原发性呼吸骤停），人工通气和胸部按压同等重要。在 CPR 过程中，每 30 次胸部按压之后进行人工呼吸 2 次。当高级气道（如气管内插管、食管气管插管或者喉罩气道）建立后，急救者应每分钟给予 8～10 次通气，每次通气维持 1 秒钟，同时给予 100 次/分的胸外按压。在施救过程中，急救者应避免引起过度通气，因为 CPR 时过度通气可能会影响静脉回流并减少心排血量。

球囊面罩通气是 CPR 最为基本的人工通气技术，可为复苏开始数分钟内不能及时应用高级气道或应用失败的患者提供通气支持。使用球囊面罩通气时，急救者应抬高患者下颌确保气道开放，并使面罩紧贴其面部以防漏气，通过球囊提供足够的潮气量（6～7ml/kg 或 500～600ml）使得胸廓扩张超过 1 秒。口咽、鼻咽通气道适用于缺乏咳嗽或咽反射的无意识患者，对于经口咽通气道有困难以及意识障碍不深的患者鼻咽通气道更为适用。对有严重头面部损伤的患者慎用鼻咽通气道，疑有颅底骨折或凝血障碍者选择经口气道。

高级气道一般宜在患者对初步的 CPR 和除颤无反应或自主循环恢复后再实施。食管气管导管能隔离气道，减少误吸的风险以及提供更为可靠的通气，可以作为气管内导管的替代措施，其最为严重的并发症是导管位置错误，其他并发症包括食管损伤及皮下气肿。喉罩较面罩密封性好，通气更为可靠，且发生反流和误吸的概率远小于球囊面罩通气。植入及使用简单，可应用于颈部损伤、不能施行气管内插管以及气管内插管不能达到合适位置的患者。

气管内插管包括经口气管插管、经鼻气管插管和经环甲膜气管插管。气管内插管的优点：①能长时间维持气道开放；②方便抽吸呼吸道分泌物；③可进行高浓度供氧和潮气量可调的通气；④提供备选的药物输入途径；⑤避免误吸的发生。紧急气管内插管的指征：①意识丧失且球囊面罩不能提供足够的通气；②气管失去保护性反射（如昏迷或心跳骤停时）；③神志清醒但自主清理气管和排出分泌物能力不够；④可疑误吸或需长时间通气。经口气管插管主要禁忌证包括喉头水肿、喉头黏膜下血肿或脓肿、主动脉瘤压迫气管、咽喉部烧伤、肿瘤或异物残留、颈椎骨折、头部不能后仰、张口严重受限。气管插管并发症包括口咽损伤、较长时间中断胸部按压和通气、气管导管位置错误导致低氧血症等。经鼻气管插管适合于下颌活动受限、张口困难或头部后仰受限(如颈椎骨折)等情况。患者对经鼻插管较易耐受,长期插管通气时可考虑经鼻插管。经鼻气管插管禁忌证与经口插管基本相同,鼻或颌面严重骨折、凝血功能障碍、鼻或鼻咽部梗阻和颅底骨折的患者也不宜进行经鼻气管插管。经环甲膜气管插管是指先行环甲膜穿刺,将导丝经环甲膜送入气管,导丝通过喉部到达口咽部,经口腔或鼻腔引出导丝,再将气管导管沿导丝插入气管;适应证为因上呼吸道解剖因素或病理条件无法暴露声带甚至会厌,不能完成经口或经鼻气管插管,头后仰受限不能经口气管插管;禁忌证包括甲状腺肿大、口腔完全无法张开、穿刺部位感染、凝血功能障碍等。

气管内插管时应尽可能缩短胸部按压的中断时间。实施胸部按压的急救者一旦停止按压,实施插管的急救者应立即进行气管插管。插管时间限制在10秒以内,一旦气管导管通过声门,立即开始胸部按压。如果一次插管失败,应先予以通气和按压再进行下一次尝试。插管完成后应立即检查确认气管导管位置,方法包括临床评价、呼吸末CO_2监测或者食管探测。插管后应对气管内导管的位置进行持续监测。

在院内及院外,建立高级气道后应用呼吸机效果不明确,但能为患者提供足够的通气和氧合。同时急救人员应配备有效的带储氧袋的面罩作为备用。复苏抢救时应备有便携式或固定式吸引器。

2.循环支持　辅助设施包括阻阈设备(吸气阻力阀)、主动按压-减压CPR、充气背心CPR、机械CPR、开胸心脏按压等(限于医院内使用,可能会改善一些患者的血流动力学)。最近有研究表明体外膜肺氧合(ECMO)有助于提高生存率,对于急性冠状动脉综合征所致心跳骤停患者,复苏期间ECMO联合急诊PCI可能改善预后。

3.药物治疗　基本CPR和早期电除颤是最重要的,然后才是药物治疗。在CPR和除颤之后应立即建立静脉通道,进行药物治疗。药物治疗目前以血管加压药和抗心律失常药为主。给药时应尽可能减少按压中断时间。

(1)给药途径

1)中心静脉与外周静脉给药:复苏时大多数患者不需要植入中心静脉导管,只需植入一根较粗的外周静脉导管。与中心静脉给药相比,外周静脉给药到达中心循环需要1～2分钟,药物峰浓度低、循环时间长,但建立外周静脉通道时无须中断CPR,操作简单,并发症少,也可满意地使用药物和液体,所以复苏时首选外周静脉给药。如果从外周静脉注射复苏药物,则应在用药后再静脉注射20ml液体并抬高肢体10～20秒,促进药物更快到达中心循环。

2)骨内给药:骨内导管植入能提供一条不塌陷的静脉丛,骨内给药能起到与中心静脉给药相似的作用。骨内给药对液体复苏、药物输送、血标本采集都是安全有效的,适用于各年龄组使用。如果静脉通道无法建立,可进行骨内(IO)注射。

3)如果除颤、外周静脉给药、骨内静脉丛给药均不能恢复自主循环,急救者应立即进行中心静脉穿刺给药。注意,卒中或急性冠状动脉综合征溶栓后是中心静脉置管的相对禁忌证。

4)气管内给药:如果静脉或骨内穿刺均无法完成,某些复苏药物可经气管内给予。利多卡因、肾上腺素、阿托品、纳洛酮和血管加压素经气管内给药后均可吸收。同样剂量的复苏药物,气管内给药比静脉(IV)给药血浓度低。气管内给药产生的低浓度肾上腺素可能产生β肾上腺素能作用,这种作用是有害的,能导致低血压和低冠状动脉灌注压,有潜在降低自主循环恢复的风险。因此,复苏时最好还是采用静脉给药或骨内给药,以达到更高的药物浓度和更好的药理学效应。大多数药物气管内给药的最佳剂量尚不清楚,但一般情况下气管内给药量应为静脉给药量的2～2.5倍。气管内给药时应用注射用水或生理盐水稀释至5～10ml,然后直接注入气管。

(2)治疗药物与使用方法

1)血管加压药:到目前为止,在无脉性室速、室颤、无脉性电活动或心脏停搏患者的复苏中,尚无研究显示任何一种血管加压药能增加无神经功能障碍的存活出院率。但有证据表明,使用血管加压药有助于自主循环的恢复。

由于肾上腺素可刺激α肾上腺素能受体,产生缩血管效应,增加CPR时冠状动脉和脑的灌注压,因此在抢救室颤和无脉性室速时能产生有益作用。尽管肾上腺素已普遍使用,但很少有证据显示它能改善患者的存活率。高剂量肾上腺素增加自主循环恢复,但不改善存活率。心脏骤停期间,每3~5分钟使用1mg肾上腺素IV/IO是恰当的。大剂量肾上腺素可用于某些特殊情况,如β受体阻滞剂或钙拮抗剂过量时。如果IV/IO通道延误或无法建立,可用肾上腺素2~2.5mg气管内给药。

血管加压素为非肾上腺素能血管收缩药,也能引起冠状动脉和肾血管收缩。目前认为血管加压素与肾上腺素效果没有差异,也没有足够的证据支持联合使用血管加压素和肾上腺素。肾上腺素每3~5分钟一次用于复苏,可用血管加压素40UIV/IO替代第一或第二次肾上腺素。

与肾上腺素相比,没有证实其他血管加压药如去甲肾上腺素等能够获益。

2)抗心律失常药:目前尚无证据证明心脏骤停期间常规使用抗心律失常药能增加存活出院率。但是,胺碘酮与安慰剂或利多卡因相比,能增加短期存活率。

A.胺碘酮:胺碘酮可影响钠、钾、钙通道,并有阻断α和β肾上腺素能特性。可考虑用于对CPR、除颤和血管加压药物无反应的VF或无脉性室速,在CPR中如1次电除颤和血管加压药物无效时,立即用胺碘酮300mg(或5ms/kg)IV或IO,然后再次除颤。如仍无效,可于10~15分钟后重复追加胺碘酮150mg(或2.5mg/kg)。IO给药目前经验有限。注意用药不应干扰CPR和电除颤。室颤终止后,可用胺碘酮维持,最初6小时以1mg/min给药,随后18小时以0.5mg/min给药,第1个24小时用药总量应控制在2.0~2.2g以内。第2个24小时及以后的维持量根据心律失常发作情况酌情减量。胺碘酮静脉剂型含有扩张血管活性的溶剂,可产生扩血管作用,导致低血压,故使用胺碘酮前可给予血管收缩药,也许能防止低血压的发生,或直接使用无血管活性溶剂的静脉剂型的胺碘酮。

B.利多卡因:具有更少的不良反应,但尚无证据证明利多卡因对心脏骤停有长期或短期效果。如果没有胺碘酮,可考虑使用利多卡因。起始剂量1~1.5mg/kg IV,如果室颤/无脉性室速持续存在,每隔5~10分钟后可再用0.5~0.75mg/kg IV,最大剂量为3mg/kg。

C.硫酸镁:静脉注射硫酸镁能有效终止QT间期延长引起的TdP,而对正常QT间期的不规则/多形性室速似乎无效。当室颤/无脉性室速与TdP相关时,可给予1~2g硫酸镁,用5%葡萄糖10ml稀释后IV/IO(5~20分钟)。如果TdP发作时不能触及脉搏,可先给予负荷剂量,然后用1~2g硫酸镁加入50~100ml液体中静脉滴注,给药速度要慢(5~60分钟)。不推荐在心脏骤停中常规使用硫酸镁,除非出现TdP。

不应常规使用的措施:①阿托品:研究未发现常规使用阿托品能够获益,已从心脏骤停流程图中删除。但如果为心动过缓引起不稳定症状和体征,仍可使用阿托品。②碳酸氢钠:CPR时或自主循环恢复后,不推荐常规使用碳酸氢钠。在心脏骤停和CPR时组织无血流或血流较少,可产生代谢性酸中毒。适当的通气、高质量胸外按压、尽快恢复自主循环是纠正酸碱紊乱的关键。CPR时常规应用碱性药物不能增加除颤成功率和患者存活率,且有很多不良反应,如降低冠状动脉灌注压、引起细胞外碱中毒、引起高钠血症和高渗血症、产生大量的CO_2、抑制儿茶酚胺活性等。特殊情况下,如代谢性酸中毒、高钾血症、三环类抗抑郁药过量所致的心脏骤停患者可能获益。首次剂量为1mmol/kg静脉滴注,应用时须严密监测碳酸氢根浓度,防止发生碱血症,不应完全纠正计算的碱缺失。碳酸氢钠最好不与肾上腺素类药物混合,以免后者失活。③钙剂:没有发现能提高存活率,不推荐常规使用。④溶栓治疗:正在进行的CPR不是溶栓的禁忌,但研究结果有争议,目前不应常规用于心脏骤停。当怀疑或确定肺栓塞是病因时,可考虑经验性溶栓治疗。⑤补液:没有直接证据支持常规补液治疗。对于低血容量引起的心脏骤停,则应迅速恢复血容量。不推荐高渗盐水。除非存在低血糖,否则不用葡萄糖溶液。⑥起搏:起搏通常对心脏骤停无效,没有研究观察到起搏对心脏骤停存活的益处,不推荐常规使用起搏。⑦心前区捶击:没有足够的证据对目击的心室停搏发作推荐或反对使用心前区捶击复律,没有足够的证据在心脏骤停时常规推荐叩击起搏。在没有除颤器立即准备使用时,心前区捶击复律可考虑用于终止有监护的不稳定的室性快速性心律失常,但不应延迟CPR和除颤。

(三)复苏后监护与器官功能支持

1.心脏骤停和复苏无效患者可逆性病因的确定与处理在ACLS期间,应对心脏骤停和复苏无效患者的原因,尤其是可逆性原因进行排查,并给予及时处理(表9-4-3)。

表9-4-3 复苏无效的原因与处理对策

可逆性病因	处理对策
低血容量	输血、输液
低氧血症	氧疗
高钾/低钾血症	控制血钾
酸中毒	纠正酸中毒
低体温	保温、复温
低血糖	控制血糖
中毒	解毒、对症处理
心包填塞	手术减压
张力性气胸	抽气减压或胸腔闭式引流
冠状动脉或肺栓塞	溶栓或急诊介入治疗
创伤	优先处理致命性损伤

2.复苏后监测

(1)血流动力学评估

1)冠状动脉灌注压:冠状动脉灌注压(CPP)与心肌血流量和自主循环恢复相关。≥15mmHg是自主循环恢复的前奏。复苏中如有动脉血压监测,应最大限度提高动脉舒张压以提高CPP。

2)脉搏:胸部按压时能否通过触摸脉搏评价按压的效果尚有争议。颈动脉搏动并不能真实反映CPR中冠状动脉和脑血流的恢复情况。

(2)呼吸功能评估

1)动脉血气分析:主要用来了解低氧血症的程度和通气是否适当。动脉血CO_2分压($PaCO_2$)是反映通气是否适当及组织灌注的指标。

2)呼气末CO_2监测:作为自主循环恢复的指标,可用来指导治疗。与心排血量、CPP、复苏成功等有关。自主循环恢复后持续或间断监测呼气末CO_2浓度可了解气管导管是否在气管内。

3.复苏后器官功能支持

(1)心血管系统:尽早进行心电图、胸部X线、超声心动图、电解质和心肌标志物检查及有创血压监测等。

血流动力学不稳定在心脏骤停后很常见，心肌缺血再灌注及电除颤也会导致短暂的心肌顿抑及功能障碍，液体复苏及血管活性药物有利于稳定血流动力学，目前血压和氧合目标定在平均动脉压≥65mmHg，SaO_2≥70%。常用的血管活性药物有肾上腺素、去甲肾上腺素、去氧肾上腺素、多巴胺、多巴酚丁胺、米力农等。肾上腺素适用于症状性心动过缓且阿托品及经皮起搏失败或起搏无效者、严重低血压（如收缩压＜70mmHg）者、过敏性相关的血流动力学不稳或呼吸困难者。去甲肾上腺素和去氧肾上腺素用于严重低血压（如收缩压＜70mmHg）且外周阻力低者。多巴胺用于治疗低血压，特别是与症状性心动过缓相关时。多巴酚丁胺和米力农可用于低心排血量者。

（2）呼吸功能支持：心脏骤停后患者有急性肺损伤及急性呼吸窘迫综合征风险，部分患者仍需要机械通气，通气策略与其他有急性肺损伤及急性呼吸窘迫综合征风险的机械通气患者相同。注意避免过度通气及低碳酸血症。胸部X线检查，及时发现与处理复苏后心肺并发症（如气胸、气管导管移位等）。

（3）肾功能支持：监测尿量，检查尿常规、血尿素氮和肌酐。对非肾前性肾功能不全，若血压稳定，宜早期行血液净化治疗。

（4）控制体温：所有心脏骤停患者均应避免高热。SCA后亚低温能改善神经系统预后，且不会产生明显的不良影响。推荐院外室颤、无脉性电活动或心脏停搏所致心跳骤停，任何心律失常所致的院内心脏骤停，自主循环恢复后无意识的患者给予人工低温治疗。溺水、低温所致的心脏骤停及复苏后低体温患者一般不实施诱导低温。方法为通过血管内植入冷却导管，膀胱内注入冰生理盐水，应用冰毯、冰袋、冰帽等，迅速将患者体温降至32～34℃，持续12～24小时。

（5）控制血糖：高血糖及低血糖都与危重病患者较差的预后相关。自主循环恢复后应该考虑适度控制血糖（8～10mmol/L）。控制在更低范围是不可取的，容易导致低血糖。注意加强血糖监测。

（6）中枢神经系统：复苏后的脑保护治疗极为重要。目前常用的脑保护措施包括：对无意识患者维持正常或略高于正常的平均动脉压，控制高热，诱导低温（亚低温治疗），尤其注意保持头部低温，酌情应用脱水剂和神经保护药，高压氧治疗。神经保护药临床证据有限。复苏后昏迷患者，一旦有可能就要马上进行脑电图检查以诊断癫痫，而且还要进行频繁的或者持续的检测，仍然需要更多的临床证据指导复苏后癫痫的诊断与处理，心脏骤停后抗惊厥治疗能否改善预后仍需研究。复苏后对于其他病因导致的癫痫持续状态可考虑使用相同的抗惊厥方案抗癫痫治疗。

（7）镇静：在心脏骤停后人工低温期间，对于需要机械通气或抑制寒战的危重病患者需考虑镇静及镇痛，尽量少用或不用肌肉松弛药。

（8）其他治疗：包括控制感染、营养支持等。

（张　伟）

第五节　晕厥

晕厥是一过性全脑低灌注导致的短暂性意识丧失（T10C），特点为发生迅速的、短暂的、自限性的，并且能够完全恢复意识。在一些情况下，意识真的丧失，但其机制不是大脑血流的低灌注，例如癫痫、严重的代谢紊乱（包括低氧血症和低血糖）和醉酒。另外一些功能紊乱，意识只是似乎丧失了，指精神性的假性晕厥、觉醒猝倒和击倒。晕厥与昏迷、休克不同，昏迷的意识丧失时间较长，恢复较难；而休克早期无意识障碍，周围循环衰竭征象较明显而持久。

晕厥依据病理生理机制分为如下三种类型：反射性晕厥（神经介导的晕厥）、直立性低血压和心源性晕厥，其中最常见的是反射性晕厥，其次为心源性晕厥。

1.反射性晕厥（神经介导的晕厥）

（1）血管迷走性晕厥：最常见的晕厥类型，由情绪（害怕、疼痛、恐血症）或直立位诱发，常伴自主神经激活的前驱症状（大汗、苍白或恶心）。

（2）情境性晕厥：诱发因素有咳嗽、打喷嚏；胃十二指肠刺激（吞咽、排便、内脏疼痛）；排尿后；运动后；进食后；其他（大笑、铜管乐器演奏、举重）。

（3）颈动脉窦晕厥：常由非机械性刺激因素诱发，可通过颈动脉窦按摩来确诊。

（4）不典型晕厥：多数没有明确的诱发因素，诊断主要基于排除其他晕厥的病因（无器质性心脏病）。

2.直立性低血压

（1）自主神经功能障碍：原发性自主神经功能不全综合征（如单纯自主神经功能障碍、多系统萎缩、帕金森病等）。

（2）继发性自主神经功能障碍（糖尿病、淀粉样变、尿毒症、脊椎神经损伤）。

（3）运动后、膳食后：血容量减少、出血、腹泻、呕吐等。

3.心源性晕厥

（1）病窦综合征（窦房结功能受损，产生窦性停搏及窦房阻滞，以及慢-快综合征）。

（2）严重的获得性房室传导阻滞（莫氏Ⅱ型、高度及完全性房室传导阻滞）。

（3）遗传性综合征（如长 QT 综合征、Brugada 综合征）。

（4）药物引起的缓慢性或快速性心律失常，如延长 QT 间期药物引起的尖端扭转型室速。

（5）器质性心脏病：瓣膜病、急性心肌梗死、肥厚型心肌病等，还有肺栓塞、主动脉夹层、肺动脉高压等。

（6）非器质性心脏疾病。

【发病机制】

脑血流中断（6～8 秒）或一过性收缩压降低（通常血压＜60mmHg）是晕厥发生的基础。直立倾斜试验中，收缩压降低至 60mmHg 甚至更低时往往发生晕厥。收缩压主要是由心排血量和总外周血管阻力所决定，任何一个降低都可以导致晕厥的发生，而临床实践中多数晕厥是两种机制综合作用的结果，只是在不同类型的晕厥发生时它们起的作用不同而已。不同类型的晕厥病理生理机制不同，但核心是低收缩压/全脑低灌注压、外周阻力降低和低心排血量。

（一）反射性晕厥

反射性晕厥主要是由于正常的心血管反射被突然阻断，导致血管扩张和（或）心动过缓，出现动脉血压下降和一过性脑缺血，根据所涉及的传出神经通路如交感神经或副交感神经的不同分为低血压表现为主的血管抑制型；心动过缓或窦性停搏表现为主的心脏抑制型或上述两种表现均有。反射性晕厥通常具有触发因素，典型代表是迷走神经反射性晕厥，它经常发生在年轻体弱患者，在发病前常表现为大汗、恶心等前驱症状，多数为良性经过，但可能因晕厥而导致外伤。

（二）继发于直立性低血压的晕厥

与反射性晕厥不同，自主神经功能障碍患者传出神经活性受损导致血管收缩障碍，在站立时血压下降，导致晕厥或晕厥前状态发生。直立性低血压是由于站立时收缩压显著降低导致的，发生前常有一系列症状，如眩晕、疲乏、心悸、视觉模糊，甚至腰背酸痛等。此类晕厥在体位改变的 3 分钟内收缩压和舒张压分别至少下降 20mmHg 和 10mmHg。

根据站立位时血压下降不同分为如下类型：①典型的直立性低血压：站立 3 分钟内，收缩压下降≥20mmHg 和（或）舒张压下降≥10mmHg，见于单纯性自主神经功能衰竭（ANF）、低血容量或其他形式的

ANF。②初始直立性低血压：站立即刻血压下降>40mmHg，然后自发、快速地恢复正常，低血压及其症状持续时间较短(<30 秒)。③延迟(进展性)直立性低血压：在老年人中并不少见，主要与和年龄相关的代偿反射受损有关，以直立状态下收缩压进行性缓慢下降为特点，但不伴心动过缓，多发生在站立 3～30 分钟时。④延迟(进行性)直立性低血压+反射性晕厥：以直立状态下收缩压进行性缓慢下降，同时出现血管迷走性反应，如心动过缓，多发生于站立 3～45 分钟时，通常发生在老年人、药物诱发或存在多种合并症的患者。⑤直立触发的反射性晕厥：症状与典型的直立性低血压类似，症状发生于站立后 3～45 分钟内，多见于年轻健康人，女性多见。⑥体位性直立性心动过速综合征：部分患者(主要为年轻女性)表现为严重的直立性不能耐受，但没有晕厥，伴随心率明显加快(增加>30 次/分或达到 120 次/分以上)和血压不稳定，病理生理机制尚不明确。

（三）心源性晕厥

心源性晕厥主要与心律失常和器质性心脏病有关。心律失常是最常见的心源性晕厥的原因之一，其可导致心排血量和脑血流的严重减低，心律失常的类型(室性或室上性)、心室功能、心脏大小和血管代偿能力等均是晕厥发生的影响因素，需要对原发性心律失常进行治疗。

缓慢性心律失常，如病态窦房结综合征，由于窦性停搏或窦房阻滞导致长间歇是引起晕厥的原因。长间歇最常发生在快速的房性心律失常终止时。

获得性严重的房室传导阻滞(莫氏Ⅱ型、高度房室传导阻滞和完全性房室传导阻滞)是与晕厥关系最密切的心律失常之一，心动过缓使复极延长导致多形性室速，尤其是尖端扭转型室速的发生。

室上性心动过速和室性心动过速均可产生类似症状，如心悸、气短和眩晕、晕厥，心动过速的频率超过 170 次/分是晕厥强有力的预测因素。

缺血性心肌病或扩张型心肌病患者发生快速性心律失常应首先考虑心律失常的类型是否为室性心动过速，其他结构不正常的心脏病，如肥厚型心肌病和致心律失常性右心室发育不良/心肌病也是发生室性心动过速的常见原因。

遗传性离子通道疾病，如长 QT 间期综合征、Brugada 综合征、短 QT 综合征等患者尽管心脏结构正常，也可发生自发性室性心动过速。

左心室流出道梗阻是晕厥发生不常见的原因，如主动脉狭窄、肥厚型心肌病和心房黏液瘤。大多数流出道梗阻患者在体格检查时可闻及杂音，诊断需依赖超声心动图。

很多神经系统疾病导致晕厥与直立性低血压有关。一过性脑缺血发作和卒中一般不导致晕厥发作。颈动脉窦过敏在没有晕厥病史的老年患者中是较为常见的原因之一，这可能是弥漫性动脉粥样硬化使压力感受器超敏而导致颈动脉窦顺应性减低所致。当按摩或颈部转动等刺激时产生低血压和心动过缓。

【流行病学】

晕厥在普通人群中常见，首发年龄多为 10～30 岁，约 47%的女性和 31%的男性在 15 岁左右发生晕厥，65 岁以上人群的发病率最高。在美国每年影响超过 100 万人，每年新发病例超过 50 万，占住院患者的 1%～6%，急诊患者的 3%。

【临床表现】

（一）症状

晕厥事件中包括意识障碍发生前的前驱症状、意识障碍发生及患者意识障碍恢复后的相关症状。意识障碍目击者的描述非常重要，可以帮助还原事件经过和前驱症状持续时间及患者的精神状态。晕厥常突然意识丧失、摔倒、面色苍白、四肢发凉，应询问晕厥前的情况、有无前驱症状(如恶心、腹泻、焦虑或心悸等)、晕厥时意识障碍的程度和持续时间；晕厥常有悲哀、恐惧、焦虑、晕针、见血、创伤、剧痛、闷热，疲劳等刺激因素，排尿、排便、咳嗽、失血、脱水也可为诱因；应了解发作时的体位和头位，是否有体位和头位的突然变化。意识恢复后患者是否有不适症状，如头晕、疲乏、胸闷、胸痛等。

（二）体格检查

除对心脏进行彻底的检查外，应特别注意是否存在心脏结构方面的异常，如流出道梗阻、心脏扩大和心力衰竭，患者是否有血容量不足的情况，发现是否存在有意义的神经学方面的异常，如家族性自主神经异常或脑血管意外。颈动脉窦按摩可确定是否存在颈动脉窦过敏，不推荐对存在颈动脉杂音或怀疑颈动脉血管疾病的老年患者进行该项检查。

直立时生命体征的变化是找寻晕厥原因的重要检查，应先在患者平卧位时测量血压和心率，然后直立位每分钟测量，约为 3 分钟，可出现下列异常：①早期直立性低血压：是指直立 3 分钟内出现收缩压下降 20mmHg 或舒张压下降 10mmHg；②直立位心动过速综合征：是指直立 5 分钟内心率增加 28 次/分或以上，并伴随姿势不能耐受，其与神经反射性晕厥有很大重叠；③直立性低血压：是指站立后 3～45 分钟内出现血压下降。通常情况下仅靠病史、体格检查还不足以确定诊断，需进行进一步的实验室检查。

【实验室检查】

1.*血液学检查*　常规的血液学检查，如血清电解质、血清心肌标志物、血糖等由于在晕厥中诊断价值并不高，不推荐作为常规检查。

2.*心电图*　常规 12 导联心电图由于方便、快速、廉价，成为晕厥患者的常规检查，但诊断效率不高。常规心电图的异常，如 QT 间期延长、右束支传导阻滞伴 ST 段抬高、急性心肌梗死、严重的房室传导阻滞等均是心源性晕厥或猝死风险增加的独立预测因素。对于年轻的晕厥患者，如晕厥发生时心电图是正常的，提示心源性晕厥可能性小。

3.*颈动脉窦按摩*　向颈动脉窦轻柔施加压力可诊断颈动脉窦过敏，加压点在下颌角水平的颈动脉搏动处，加压时间持续 5～10 秒。颈动脉窦按摩的正常反应是窦性心律的暂时下降或房室传导缓慢，或两者同时出现。颈动脉窦过敏是指窦性停搏＞3 秒（心脏抑制）和收缩压下降 50mmHg 或以上（血管抑制）。颈动脉窦过敏的诊断一旦确立，对于反复晕厥的患者应建议植入双腔永久起搏器。

4.*超声心动图*　不推荐对于所有晕厥患者常规行超声心动图检查，除非怀疑患者存在基础心脏疾患。超声心动图仅对严重的左心室流出道梗阻和黏液瘤有诊断价值。

5.*心电图监测*　检查的目的是评价晕厥事件与心律失常的关系，包括心电遥测、动态心电图（Holter）、心电事件记录仪和植入式心电事件记录仪。临床如怀疑心律失常性晕厥或有心电图异常或患者有器质性心脏病，应根据晕厥事件发生的频率进行不同类型的心电监测，若患者晕厥症状发作频繁，每天均有发作，Holter 则最有价值；如果患者晕厥或类晕厥症状发作不频繁却有复发性，尤其欲排除潜在的恶性晕厥时，可选择心电事件记录仪，一般可持续应用 1～3 个月，当患者出现症状时可启动心电事件记录仪；如果患者晕厥发作极少，一年仅 1～2 次，可考虑植入式心电事件记录仪，这种装置植入胸部的皮下组织内，最长可达 3 年。但这些心电监测记录仪未记录到心律失常，患者的晕厥症状发生也并不能完全排除心律失常性晕厥的诊断。

6.*负荷试验*　在评价晕厥患者时该项检查最好用于那些运动中或运动即刻发生晕厥或类晕厥或与胸痛有关的患者，如果怀疑患者存在主动脉狭窄或梗阻性肥厚型心肌病，由于可引起心跳骤停，不应进行该项检查。如果晕厥与运动不相关，则不推荐进行负荷试验。

7.*直立倾斜试验*　是一标准的、被广泛接受的评估晕厥患者的诊断方法，是评价神经反射性晕厥的“金标准”。反复发生晕厥者、仅发生一次晕厥但无心脏结构异常者、除外其他原因晕厥者均可应用该方法对晕厥原因进行进一步评价。仅经历一次典型的神经反射性晕厥且没有摔伤的患者不推荐进行该项检查。

直立倾斜试验一般在600～800(700最常用)进行30～45分钟,不用药物激发试验,其特异性约为90%。随倾斜时间的延长、角度加大和激发药物的使用(如异丙肾上腺素或硝酸甘油),其敏感性增加,但特异性下降。异丙肾上腺素作为激发药物,推荐输液速度为1μg/min增加至3μg/min,使心率比基础心率增加25%以上。硝酸甘油作为激发药物,患者站立位时舌下含服硝酸甘油0.5mg。以上两种激发方法准确性相同。

8.心导管检查　高度怀疑晕厥直接或间接由心肌缺血引起需行该项检查明确诊断。

9.电生理检查　侵入性腔内电生理检查可评价患者窦房结功能、房室传导功能以及室上性心动过速、室性心律失常的可能性。由于常规的体格检查和心脏评价(包括心电监测和心电图、超声心动图)均未有阳性发现,电生理检查发现心源性晕厥的可能性非常低,所以该项检查并不作为常规检查。对怀疑有器质性心脏病或不明原因晕厥的患者,需行电生理检查。如果既往有心肌梗死病史,需对患者发生室性心动过速风险进行危险分层,可考虑进行电生理检查。如果怀疑晕厥与心肌缺血相关,需在电生理检查前行负荷试验和心导管检查评价心肌缺血的程度。对于非缺血性心肌病患者发生室性心律失常的风险,该项检查意义不大。如果EF＜35%,不论何种病因,不管电生理检查结果如何,均需植入埋藏式心律转复除颤器(ICD)。

10.其他检查　主要包括信号叠加心电图和T波交替,前者主要评价患者室性心律失常发生的可能性,用于评价那些尚未确定晕厥病因的患者,但它作为诊断晕厥的方法,作用有限;后者是测定每次心搏时T波改变的无创性方法,其对猝死的阳性预测值非常高,因此是作为心律失常源性晕厥患者危险分层的有益检查手段。

【诊断流程】

对出现T-10C的患者进行初步评估,主要有详细询问病史、体格检查(包括测量不同体位血压)以及心电图检查,并在此基础上适当增加其他的检查以保证诊断的准确:①40岁以上患者建议首先进行颈动脉窦按摩;②对于有心脏病病史或怀疑此次晕厥与器质性心脏病或其他心血管疾病有关的患者,建议进行超声心动图检查;③对于怀疑因心律失常而导致晕厥的患者,应给予实时心电监测;④若晕厥与体位变化有关或怀疑反射性晕厥时,则应进行相关检查,如卧立位试验和(或)直立倾斜试验等;⑤仅在怀疑非晕厥原因造成的T-10C的情况下,进行神经科检查或血液检查。

上述的初步评估要回答以下3个关键问题:①是否是晕厥造成意识丧失?②是否已确定病因诊断?③是否有证据显示心血管事件或猝死高风险?

如果临床病史、体格检查和心电图表现能够确诊晕厥病因,可以允许不再做进一步评估。在有些情况下初始评估不能确定诊断,仅提示病因,如患者无基础心脏病史、反复晕厥病史长,有典型的诱发因素,如不良视觉、听觉,气味、疼痛刺激,长时间处于站立、拥挤、闷热的环境,伴进餐过程中或餐后恶心、呕吐,以及头部转动、颈动脉窦压迫等提示神经反射性晕厥。存在明确的器质性心脏病、猝死家族史、心悸发作后突发晕厥、异常心电图等提示心脏源性晕厥。与体位改变有关的晕厥提示直立性低血压所致的晕厥。

当初步评估后尚无法明确晕厥原因时,要求立即对患者的主要心血管事件及猝死风险进行评估。需住院强化评估短期高风险特征:严重的器质性心脏病或冠心病,包括心力衰竭或陈旧性心肌梗死;劳力或平卧位时发生晕厥、晕厥时感心悸、心性猝死家族史、非持续性室速、双束支传导阻滞、劳力时出现无症状窦性心动过缓或窦房阻滞、QT间期延长或缩短、伴Vl～V_3导联ST段抬高的右束支传导阻滞、右胸导联T波倒置、Epsi10n波以及严重贫血和电解质紊乱。

初步评估后,倾向性诊断需要进一步检查证实,包括心脏评估检查,如超声心动图、心脏负荷试验、心电监测包括 Holter，必要时埋藏植入式心电事件记录仪和电生理检查，神经介导方面的检查包括倾斜试验和颈动脉窦按摩。

【治疗】

晕厥患者治疗的主要目标是延长生命、预防复发、防治躯体损伤，根据晕厥不同病因和发病机制以及危险分层、复发的可能性等采取不同的治疗策略。

（一）反射性晕厥的治疗

治疗目标是首先预防次次发作、避免躯体损伤和提高生活质量，但不能延长生存。

反射性晕厥非药物治疗的基础是患者教育，很多患者由于反复发作不可预知的晕厥被误以为是心源性晕厥或卒中而焦虑，所以对患者进行教育使患者确信这是一种良性情况非常重要。教育的内容包括：早期识别前驱症状、避免诱发因素，如闷热而拥挤的环境、血容量不足等，识别前驱症状，采取某些动作以终止发作如仰卧位、身体反压调整，采取措施避免诱发因素，如咳嗽性晕厥应止咳。

对于不可预测的频繁发作的晕厥需给予其他治疗，特别是：①非常频繁发作影响到生活质量；②反复晕厥没有或仅有非常短时的晕厥先兆，但患者暴露于有外伤危险的情况下；③晕厥发生在高危作业时，如驾驶、操作机器、飞行、竞技性体育运动等。

非药物的物理治疗是反射性晕厥的一线治疗。①PCMs，即双腿肌肉等长收缩（双腿交叉），或双上肢肌肉等长收缩（双手紧握和上肢紧绷），使用这种方法，在反射性晕厥发作时能够显著升高血压，使患者避免或延迟意识丧失；②倾斜训练：可能会减少晕厥复发，但是患者依从性较差。

许多试图用于治疗反射性晕厥的药物结果都令人失望。这些药物包括 β 受体阻滞剂、丙吡胺、东莨菪碱、茶碱、麻黄碱、依替福林、米多君、可乐定和 5-羟色胺重吸收抑制剂。α 受体激动剂依替福林和米多君可能有一些作用，对于偶发患者不建议长期治疗。在长时间站立或从事常常诱发晕厥的活动前 1 小时服用单剂量的药物避免晕厥发生，对有些患者可能有用。颈动脉窦晕厥心脏起搏尤其是双腔起搏器治疗可能有效。

采用何种治疗取决于下列临床情况：①晕厥的病因和发病机制；②晕厥复发的可能性；③晕厥的死亡危险性，主要取决于心脏病和血管病的性质和严重程度；④复发次数或晕厥导致躯体或精神伤害的危险性；⑤发生晕厥可能对个人职业或业余爱好造成的影响（如个人经济和生活方式）；⑥对公共健康的危险性，如汽车司机、飞行员等；⑦对治疗有效性、安全性和不良反应的评估（特别要考虑患者的伴随疾病）。

（二）直立性低血压和直立性不耐受综合征的治疗

教育和生活方式的改变使血压的升高幅度较小（10～15mmHg），可以显著改善直立性低血压的症状。药物诱发的自主神经衰竭的治疗原则是消除药物作用。扩张细胞外容量是重要的治疗目标。对无高血压的患者，应指导摄入足够的盐和水，每天达到 2～3L 液体和 10g 氯化钠。老年患者可使用腹带或弹力袜治疗。有晕厥先兆症状的患者应鼓励进行“PCMs”如双腿交叉和蹲坐。

与反射性晕厥相比，在慢性自主神经衰竭患者中进行物理一线治疗结合使用 α 受体激动剂米多君是有用的，但是不能治愈，也不是对所有患者都有效。氟氢可的松（0.1～0.3mg，每天 1 次）可以扩充液体容量。

（三）心源性晕厥的治疗

治疗目标是防止晕厥再发、改善生活质量和延长生存时间，由于心源性晕厥的基础是多因素的，它受心室率、心功能和血管反应性等方面的影响。

1.对于窦房结功能障碍的患者，植入永久起搏器是非常有效的治疗方法，可改善患者的症状，但不影响死亡率。对于病态窦房结综合征、慢-快综合征患者可采取导管消融控制房性快速性心律失常。对于有症状的房室传导阻滞患者需植入永久起搏器，如果患者同时存在EF明显减低、心力衰竭和QRS波时限延长则需行双心室起搏。

2.房室结折返性心动过速、房室折返性心动过速、典型心房扑动导致晕厥的患者治疗首选导管消融，药物治疗仅限于准备消融或消融失败的患者。心房颤动、不典型左心房房扑有关晕厥者选择导管消融治疗还是药物治疗应个体化。

3.使用某些延长QT间期的药物导致尖端扭转型室性心动过速者，治疗上首先应停用相关药物。心脏结构正常或心功能轻度受损的心脏病患者，室速引起的晕厥应考虑导管消融治疗或药物治疗。心功能受损的晕厥患者、非可逆性原因导致室速、室颤者应植入ICD，其不能防止晕厥复发，但可减少心源性猝死的发生。

4.继发于器质性心脏病或心血管疾病晕厥的治疗目标包括防止晕厥再发、治疗原发疾病和降低猝死风险三个方面。治疗取决于存在的基础心血管疾病，如果继发于严重的主动脉瓣狭窄或心房黏液瘤的晕厥首选外科手术治疗；如果继发于急性心血管疾病，如肺栓塞、心肌梗死、心包填塞，主要针对病因治疗原发病；肥厚型心肌病不论是否存在梗阻均应植入ICD防止室性心律失常导致的猝死；心肌缺血导致晕厥者药物治疗和(或)血运重建治疗都是可供选择的。

5.SCD高危患者不明原因晕厥的治疗目标主要是降低死亡危险。EF受损的急性或慢性冠心病患者死亡风险是增加的，首先必须进行缺血评价，符合指征应行再血管化治疗；其次必须进行心律失常评价，包括心室刺激在内的电生理检查，因为再血管化治疗并不能改善发生恶性室性心律失常的病理基础。对于心力衰竭患者不论病因，LVEF＜0.30～0.40、NYHA≥Ⅱ级者均应安装ICD。如果晕厥患者左心室功能尚在正常范围且电生理检查阴性则不必积极予以ICD治疗。

6.青年、广泛右心室功能异常、累及左心室、多形性室性心动过速、晚电位、Epsil0n波以及家族性SCD的致心律失常性右心室心肌病(ARVC)患者，应予以ICD治疗。

7.原发性心电疾病晕厥被看作是遗传性心脏离子通道异常的不良预兆。没有其他原因可以解释或者不能除外晕厥是由室性心动过速引起时，应该考虑ICD治疗。

(诸葛欣)

第六节　心脏起搏器和心脏转复除颤器

由于技术的进步，使得治疗心律失常的植入装置在最近60余年内迅速发展，心脏起搏器已从最初非同步心室起搏救治阿斯综合征患者开始逐渐发展为可进行血流动力学监测和严重心律失常、心力衰竭治疗的植入型心脏转复除颤器(ICD)和心脏再同步治疗(CRT)。

一、起搏器代码

心脏起搏技术的发展使起搏器的工作方式或类型不断增加，功能日趋复杂，为便于从事心脏起搏工作的医师和其他人员识别起搏器的类型和功能，北美与英国心脏起搏和电生理学会先后制订出起搏方式和起搏名称的三位字母和五位字母代码并于2002年进行重新修订，增加了“普通代码”以便于表示多部位起搏。表9-6-1是起搏代码的说明。

表 9-6-1　NASPE/BPEG 抗缓慢性心律失常普通起搏代码

位数	Ⅰ	Ⅱ	Ⅲ	Ⅳ	Ⅴ
类别	起搏心腔	感知心腔	起搏后反应	频率适应性	多部位起搏
	0:无	0:无	0:无	0:无	0:无
	A:心房	A:心房	T:触发	R=频率适应性	A:心房
	V:心室	V:心室	I:抑制	V:心室	
	D:心房+心室	D:心房+心室	D:触发+抑制	D:心房+心室	

注:NASPE,北美起搏和电生理学会;BPEG,英国心脏起搏和电生理专业组

通过起搏器代码就可得知该起搏器的类型与功能,例如 AAI 起搏器代表该起搏器起搏部位在心房,并感知心房自身激动,感知到心房自身激动后的反应是抑制脉冲发生器发放一次脉冲;DDD 起搏器表示心房、心室均具有起搏与感知功能,感知心房心室自身激动后的反应方式是抑制或触发脉冲发生器发放一次脉冲;VVIR 起搏器表示起搏的部位是心室,感知心室的是自身信号,感知自身信号后的反应是抑制脉冲发生器发放一次脉冲,除此以外,该起搏器尚具有频率适应性起搏功能;DDDRV 起搏器的第五位"V"表示多部位起搏的腔室是心室,其表示双心室同步起搏的双腔频率适应性起搏。

二、心脏节律异常器械治疗适应证

(一)心脏起搏治疗适应证

症状性心动过缓和变时功能不全患者,临床治疗必须用药导致的有症状的窦房结功能异常者必须植入永久性心脏起搏器。在清醒时心率<40 次/分,有心动过缓的相关症状(头晕、乏力或晕厥甚至心跳骤停),需植入永久性心脏起搏器;无心动过缓的相关症状,不应植入永久性心脏起搏器。对有不能解释的晕厥患者,临床上或电生理检查发现显著的窦房结功能异常,需考虑植入永久性心脏起搏器。房室结及房室结以下传导系统的功能障碍也会产生心动过缓,其原因主要是由于如感染、药物、电解质紊乱或甲状腺疾病导致传导系统纤维化或梗死,在患者植入器械治疗之前必须排除潜在的可逆性疾病的影响。

(二)CRT 的机制与适应证的选择

心力衰竭患者往往合并传导异常,导致房室、室间和(或)室内运动不同步。房室不同步常表现为 PR 间期延长,左心房收缩结束与左心室收缩开始不协调,左心房收缩提前到心室快速充盈期,使左心室充盈减少。PR 间期延长及左心室充盈减少引起二尖瓣功能障碍,导致二尖瓣反流、心排血量下降。左右心室间不同步往往表现为左束支阻滞(LBBB),右心室收缩早于左心室,其收缩产生的压力使得室间隔左移,左心室收缩延迟,心肌激动时室间隔处于舒张期,此时左心室收缩产生的压力使室间隔右移,导致室间隔的矛盾运动,有效心排血量减少。心力衰竭时左心室扩张导致室内传导延迟,引发左心室的室内运动不同步。提前激动的心肌产生的收缩力较小,不能形成足够的压差而不能有效射血;延迟激动心肌收缩产生的压力与已开始舒张的心肌(提早激动)产生矛盾运动,导致收缩力减弱,心排血量下降,同时舒张末容积增加,舒张亦不同步。

CRT 是在传统右心室起搏基础上增加了经左心室心外膜冠状静脉的分支植入左心室起搏电极,以恢复房室、室间和室内运动的同步性。设定适当的房室间期可实现房室的同步运动,减少二尖瓣反流,延长左心室充盈时间,恢复心房收缩对左心室充盈的贡献。设定适当的室间间期,纠正左、右心室收缩的时差,从而避免室间隔矛盾运动,增加心排血量。通过刺激左心室较晚激动部位的心肌,CRT 可使左心室心肌同

步收缩，协调的向心运动以提高心脏的排血效率，同时改善左心室舒张功能。长期应用还可改进神经激素环境、逆转心肌重构。

CRT 植入的适应证为最佳药物治疗基础上 NYHA 心功能Ⅲ级或Ⅳ级的心力衰竭患者，符合 LVEF≤35%、QRS 时限≥120 毫秒，呈左束支阻滞图形伴窦性心律，如患者为房颤心律，也应考虑植入 CRT。

（三）ICD 植入适应证的选择

缺血性心肌病、非缺血性心肌病或肥厚型心肌病等器质性心脏病患者既往有心跳骤停史或有过室性心动过速发生或未来可能发生心跳骤停及室性快速性心律失常高危者需考虑植入 ICD。具有遗传性心律失常疾病，如长 QT 间期综合征、Brugada 综合征等即使心脏结构正常但存在发生快速性室性心律失常高危的患者需考虑植入 ICD。

ICD 脉冲发生器包括微处理器、储存器、电池和电路等各个部件，高压电容器可使电池电压在起搏时 1V 到除颤时 750V 之间进行转换，而高压除颤电极是与右心室心内膜电极整合在一起。所有的 ICD 均拥有心动过缓的心室起搏和抗心动过速起搏、除颤功能，其使用寿命取决于放电次数、依赖起搏的程度及其他程控功能，但一般大多使用 5 年。

ICD 识别恶性室性心律失常首先根据预先程控设定的心率，其次根据相关心房激动的频率、是否具有突发性（与窦性心动过速区分）、心室活动的规则性（区分房颤伴快速心室率）和心室电活动的多形性等方面判定心动过速是否为致命性室性心动过速。一旦室速识别，ICD 即可启动治疗程序，如抗心动过速起搏、低能量心律转复或高能量除颤等治疗。

三、器械植入技术

心脏起搏器系统由脉冲发生器（即起搏器）和电极导线组成。目前几乎所有的起搏器和除颤器均是经静脉植入的，可供选择的静脉使用最多的是锁骨下静脉、头静脉。心脏再同步治疗或双心室起搏时左心室电极是经冠状静脉的侧支植入左心室起搏电极。将电极导线经周围静脉导入，置于相应的心腔如右心房、右心室并紧贴心内膜，其尾部与起搏器的连接孔相连，并将起搏器埋植在胸大肌前方的皮下组织中。整个过程需局部浸润麻醉，一般为 1～2 小时。

电极导线的顶部及体部有起搏和感知的金属电极，负责起搏器的脉冲发放和对心脏电活动的感知。起搏电极导线有单极与双极之分，单极电极导线的顶部电极（作为阴极）与起搏器的金属壳（作为阳极）组成单极起搏与感知；双极电极导线的顶部电极（作为阴极）与体部的环状电极（作为阳极）组成双极起搏与感知。

植入脉冲发生器后应拍摄后前位、左前斜位 45°和右前斜位 30°胸片，以排除气胸并检查导线位置是否合适。出院前测试起搏和感知阈值以程控合适而安全的起搏感知参数，如果起搏器带有频率适应性模式，应进行止式或非正式运动以判断频率反应是否合适。

四、起搏器相关并发症

植入起搏器的患者多数早期会感伤口不适，伤口周围经常会有轻度的瘀斑。锁骨下静脉穿刺可能引起的相关并发症主要包括：创伤性气胸和血气胸、穿刺动脉、气体栓塞、动静脉瘘、胸导管损伤、皮下气肿和臂丛神经损伤等。

植入起搏器电极时应注意导线穿孔的可能，尤其是因各种原因导致心室扩大、室壁变薄的患者，确定诊断最重要，胸片、心电图和床旁超声均可提示心室穿孔。穿孔最严重的后果是心包填塞，但有时患者可能没有任何症状，测试时电极阻抗和阈值升高，还有可能出现肋间肌肉或膈肌刺激、心包炎等。一旦确诊为穿孔，回撤导线重新定位即可。如果出现心包填塞应进行相关治疗。

电极导线相关的并发症包括导线脱位、导线与起搏器连接处松动、导线断裂和导线绝缘层断裂。心室电极脱位的发生率小于1%，而心房电极脱位的发生率约为2%～3%。导线脱位有时在X线上即可发现，多数则为微脱位，仅在患者有症状进行程控测试或常规程控检查中发现。导线与起搏器连接处松动表现为间歇性或完全丧失脉冲输出，通常由于安置过程中没有可靠地连接导线所致。在安置过程中连接起搏器后注意验证即可避免此类并发症的发生。导线断裂或导线绝缘层断裂在临床上并不常见，主要表现为感知和(或)起搏异常，通常是由于挤压所致，特别是经锁骨下穿刺送入电极导线在胸锁间隙处易发生。在电极植入过程中会出现室性或室上性心律失常，通常持续时间较短，不会造成临床后果。

其他少见的并发症，包括起搏器囊袋感染、局部皮肤破溃等，为手术局部的并发症。

五、起搏器程控

目前植入的起搏器均有多项参数可供程控，以获得最佳起搏效果和监测起搏器的工作状态，本文将介绍一些主要程控的参数：

1.脉宽和电压幅度　起搏输出是起搏器程控重要的和常规的检查项目。输出应保证合适的安全起搏范围，同时尽可能延长起搏器使用寿命。强度时间曲线绘制出电压和脉宽阈值，可决定核实的数值保证在安全范围，通常认为电压为阈值的2倍，脉宽为阈值的3倍，输出为测定阈值的3倍。目前有些智能起搏器可自动确定输出值而不需人工程控。

2.频率适应性参数　频率适应性起搏是为了更好地达到变时功能，而为更好的设置频率适应性参数，必须进行一些特定的运动。在确定合适的心率反应时应考虑患者的年龄和日常运动情况。对于某些仅限于日常生活体力活动的患者，一些非正式的运动，如步行和在医院走廊或门诊快步行走已足够。如果日常生活中运动较多的患者则需进行正式的运动试验，变时性运动评估方案中速度和坡度应逐渐上升以更好地模拟日常生活活动。

3.房室间期的设定　为使起搏得到最佳的血流动力学效果，选择合适的房室间期至关重要，目前为避免不必要的右心室起搏潜在的不良影响，在条件许可的情况下应程控较长的房室间期以保证自身的心室激动。

4.模式转换　在心房频率不恰当的过快时具有模式转换功能的起搏器可以自动地从一种功能转换为另一种功能，特别适合有阵发性室上性心动过速的患者。在双腔起搏模式时，发生快速性室上性心律失常起搏器感知过快的房性心律会导致快速的心室起搏，进行模式转换可避免过快的心室跟踪频率，就可以避免上述缺陷。

六、术后注意事项和长期随访

术后7～10天需保持局部切口清洁、干燥，避免感染；植入器械侧肩部以下手臂活动受限、避免举重物3个月以免发生电极移位；有驾驶习惯的患者术后驾驶限制3～6个月；起搏器植入术后每年进行随访以了解起搏器及电极工作状态是否正常，ICD植入患者每6个月进行随访以评估心动过速发作时心电图记录及器械工作状态。

ICD放电会使患者产生紧张的情绪，但单次ICD放电不需要急诊就诊，除非患者需确认发作时心律失常的类型和再次评估。如果放电与严重的症状，如晕厥、气短、持续心悸或胸痛等相关或短时间内ICD多次放电则需急诊专科就诊。对于使ICD放电的事件应根据ICD的记录评价治疗是否合适，同时确定是否需优化ICD治疗程序、使用抗心律失常药物或进行导管消融、治疗潜在的可逆性病因如电解质紊乱等。

电磁波会干扰起搏器的正常功能，对于植入起搏器的患者避免电磁干扰是非常重要的。首先，家用电器，如微波炉、电视、收音机或电热毯没有电磁干扰，不需限制使用；其次，金属探测仪并不会影响起搏器或ICD的功能，但建议患者不要接触便携式金属探测仪或扫描棒，患者可随身携带器械植入卡片通过安检；手提电话不受限制，但建议使用电话时距离器械超过10cm，不要将其放在植入侧上衣胸部的口袋内；电子防盗系统不会对植入器械产生不良影响，只要患者不太靠近该系统或长时间滞留，患者可以正常步行通过该系统。

医源性电磁干扰包括磁共振扫描、放疗、经胸电复律和使用电刀。对植入器械患者来说磁共振扫描通常是禁忌的；放疗部位如果位于器械植入部位则不能进行该项治疗，如果确有必要，可考虑将器械移至对侧相应位置；进行电复律前后应评估器械功能，在前后位进行电复律时电极片应至少距离植入器械5cm以上；外科手术使用电刀的电流输出会使ICD在正常心律时错误放电治疗，因此在进行任何手术或操作需使用电刀时应提前调整ICD的相关工作参数。电刀也会干扰起搏器的感知抑制输出，所以起搏依赖的患者需将起搏模式更改为非按需起搏，另外，如果起搏器具有频率适应性起搏，则应关闭该项功能。在术后应重新进行起搏器功能测定以确保起搏器的各项参数合适及起搏感知功能正常。

（苏秋迎）

第七节　心律失常的药物治疗

一、心律失常的治疗原则

（一）治疗方法简介

心律失常的治疗应包括发作时治疗与预防发作。

1.病因治疗和去除诱因　尽可能有效控制基础病，并积极处理各种诱因。病因治疗包括纠正心脏病理改变、调整异常病理生理功能，如冠状动脉狭窄、泵功能不全、自主神经张力改变等，以及去除导致心律失常发作的其他诱因，如电解质失衡、药物不良反应、精神心理的不良刺激等。

2.心律调整治疗　是直接针对心律失常本身的治疗，治疗的主要目的是消除心律失常导致的不良后果，如晕厥、休克、心衰，甚至死亡以及终止发作和消除症状。尚可分为药物治疗和非药物治疗两方面，主要包括以下几种方法：

（1）兴奋迷走神经：主要用于终止室上性心动过速的发作。

（2）药物治疗：是治疗各种心律失常最主要和最常用的手段，力争以最小的不良反应，达到最理想的治疗效果。

（3）电学治疗：包括起搏器治疗、程控心脏电刺激和食管起搏治疗、体外和体内直流电复律和除颤、植入ICD。电复律主要转复致死性和药物治疗无效的快速性心律失常，起搏治疗主要用于药物无效的缓慢性心律失常。

(4)根治性治疗:包括消融治疗和手术治疗。射频消融术已经能够成功根治多种快速性心律失常,如预激综合征、房室折返性心动过速、房室结折返性心动过速、房扑和房速、室速等;外科手术对房颤和心肌梗死后室速的治疗已取得了一定的疗效。

(二)一般治疗原则

不同类型的心律失常,治疗原则也不相同,方案选择也不一样;即使同一种心律失常,病因不同或预后不同,也会有不同的治疗原则;急诊终止心律失常发作和预防其复发,治疗方案也不同。心律失常如果引起明显的血流动力学变化,应尽早终止,不必立即明确其机制;而对于预防复发,则应该尽量明确机制,才能选择正确的治疗。治疗心律失常通常应遵循以下主要原则:

1.明确心律失常的机制和严重程度 诊断阶段尽可能停用抗心律失常药物,心电图、Holter和心内电生理检查对明确诊断、机制和严重程度极有价值。

2.明确可能存在的基础心脏疾病及其严重程度 是决定心律失常预后的重要因素,如多数无器质性心脏病的室早预后良好,不必选用不良反应较大的药物,而心肌梗死和心肌病患者的室早则必须积极治疗。

3.尽量去除导致心律失常的诱因和治疗可逆性病因 有时仅仅去除诱因和治疗病因,就可以达到治疗心律失常的目的,如严重低血钾、洋地黄中毒诱发的心律失常,单纯处理心律失常很难成功,还可能使之加重,首先是去除诱因。

4.明确抗心律失常治疗的目标 心律失常的治疗目标或治疗终点取决于心律失常的类型、病因和机制。例如,良性室性早搏、发作不频繁的阵发性室上速,一般不需要药物治疗或持续性药物预防;一过性原因引起的心律失常,多采用终止发作和短期治疗;对于症状明显、持续性发作和威胁生命的心律失常则应该给予长期和积极的治疗。对于具体患者,应该多方面考虑,以制订最恰当的治疗目标。

5.选择抗心律失常的治疗方案 在去除病因或诱因后,药物治疗常常是首选的治疗方案。应尽量根据心律失常的发病机制和药物的作用机制进行选药。在所有药物都不能达到预计治疗目的或药物的不良反应使治疗不能进行时,可选择其他治疗方法如起搏器、消融或手术治疗等。

(三)抗心律失常药物治疗一般原则

1.首先考虑是否需要用药:即药物临床应用的适应证,有明显临床症状的各种心律失常,需要药物治疗。如心悸、活动后心律失常增加,伴有心绞痛、气短、呼吸困难的心律失常,出现头晕、头痛或暂时性意识丧失、一过性黑蒙、伴突然出现栓塞征象的心律失常等。有明显症状的心律失常通常见于器质性心脏病,但少数也可见于所谓“正常心脏”。首选药物还是非药物治疗,通常可先用药物治疗,下列情况下应首选非药物治疗或在应用药物无效时采用非药物治疗:伴有急性血流动力学障碍如低血压、休克、急性心力衰竭,均应首选电击复律;伴有快速心室率,药物控制无效的心房颤动、心房扑动,如无近期动脉栓塞史、血钾不低、无洋地黄过量,伴有心力衰竭者,即刻电击复律。病情较稳定者可择期进行电击复律;反复发作的恶性室性心律失常,对伴有休克或心室颤动,电击复律后选用植入型心律转复除颤器(ICD)治疗。

2.首先考虑降低心律失常的危险性,防止猝死,其次为缓解症状。根据药物的作用机制选择药物,力争以最小的剂量和不良反应取得最满意的疗效。目前多数用药是根据医生的自我经验以及从临床试验的结果中获得的信息,来选择哪种抗心律失常药物其危险获益比值最小。自从CAST及CASTⅡ大规模随机临床试验结果面世以来,学术界对Ⅰ类药物治疗器质性心脏病尤其心肌梗死后的室性心律失常取得一致认识,即其虽可明显减少室性心律失常的发生率,但却增加了患者的死亡率,因而基本上摒弃了Ⅰ类药物中的恩卡尼、氟卡尼对严重心脏病患者室性心律失常的应用。而对其他的Ⅰ类药物如莫雷西嗪、丙吡胺、普罗帕酮等也都只建议在无严重器质性心脏病的患者中应用。如须对器质性心脏病应用,应慎重,尽量采用短期少量用药,并进行严密及时的心脏监护。

3.由于病因不同、个体差异等，用药和剂量应做到个体化，必要时可监测血药浓度。

4.尽量单独用药，无效时，先增加剂量，再考虑联合用药。

5.应充分了解、密切观察药物的不良反应和致心律失常作用。

6.治疗开始、增加剂量和联合用药时尽可能心电监护。

（四）快速心律失常的治疗原则

室上性快速心律失常包括由窦房结、心房组织、交界区发出的以及由折返和旁路引发的心动过速。包括不适当的窦性心动过速、窦房结折返性心动过速、房室结折返性心动过速、房室折返性心动过速、房性心动过速、心房扑动和心房颤动。室上性心动过速相对常见，易复发，常呈持续性发作，但很少危及生命。其公共健康因素和流行病学显示，发作因年龄、性别、发病率而异。以下介绍几种常见室上性快速心律失常的治疗原则。

【快速心律失常的治疗原则】

1.阵发性室上性心动过速的治疗原则

(1)一般原则：发作时的治疗：①可以选择刺激迷走神经使发作终止，包括压迫颈动脉窦(有脑血管病者禁用)、压迫眼球(青光眼、深或高度近视患者禁用)、吸气后屏住气、用力做呼气运动、刺激咽喉引起恶心或呕吐、面部浸入冷水中和吞饮冰冷的水等。特别是用于早期房室结折返性心动过速的发作；②药物疗法：常静脉用维拉帕米(异搏定)、心律平、三磷酸腺苷、洋地黄类药物等，但预激综合征旁路前传心室的患者应慎用或禁用洋地黄和异搏定；③上述方法治疗无效时或有药物禁忌者：可应用食管或右房超速调搏或同步直流电复律终止心动过速，但洋地黄过量或低血钾者应慎重使用同步直流电复律。

(2)射频消融治疗：是目前最有效、最彻底的治疗方法，可根治室上速。

2.心房扑动治疗原则

(1)急性治疗是将房扑转复为窦性心律，有下列3种方法

1)直流电复律：如若房扑患者有严重的血流动力学障碍或出现心衰，则应立即行直流电复律。大多数房扑仅需50J的单相波或更小能量的双相波电击即能成功地转复为窦性心律。

2)经食管或心房快速起搏：一般心房起搏部位选择高位右房，起搏频率以快于心房率10～20次/分开始，当起搏至心房夺获后突然终止起搏，常可有效地转复房扑为窦性心律。当初始频率不能终止房扑时，在原来起搏频率基础上再增加10～20次/分，必要时重复上述步骤，终止房扑最有效的起搏频率一般为房扑频率的120%～130%。若高位右房起搏不能终止房扑，则可更换起搏部位；或在快速心房起搏基础上再增加期前刺激。

3)药物复律：对房扑复律有效的药物有以下几种：①静脉应用依布利特转复房扑的成功率为60%，转复时间平均为30分钟。研究证实，其复律成功与否与房扑持续时间无关。对有严重的器质性心脏病、QT间期延长或有窦房结病变的患者，不适应给予伊布利特治疗；②静脉应用Tc类抗心律失常药物：比较静脉注射氟卡尼、普罗帕酮或维拉帕米的几个临床研究表明，急诊转复房扑成功率较差，分别为13%、40%和5%，不良反应包括QRS波增宽、眩晕和感觉异常；③静脉应用索他洛尔(1.15mg/kg)转复房颤或房扑的成功率远不如大剂量(2mg)伊布利特(分别为19%与70%)。索他洛尔的不良反应主要有低血压和呼吸困难。可见，对于房扑的转复，静脉应用伊布利特要明显优于索他洛尔或Ⅰ类抗心律失常药物。

(2)长期治疗原则

1)首先为病因治疗，症状较轻甚至无症状、阵发性房扑且心室率不快者可暂不用药。

2)非预激综合征的器质性心脏病患者伴心室率增快或心功能不全时，需立即用药，首选西地兰。临床上多数患者房扑呈2:1或高度房室传导阻滞，其血流动力学多较稳定，因此对于难以复律的房扑患者可选

择某些抑制房室结传导的药物控制心室率。应用房室结抑制剂有效地控制房扑的心室率往往特别困难。静脉应用地尔硫䓬能控制房颤或房扑的心室率，但其效果在房扑组比房颤组差。主要不良反应为低血压，发生率约10%。静脉应用维拉帕米也能有效地控制心室率，其安全性和有效性与地尔硫䓬相似，但接受静脉注射维拉帕米的患者出现症状性低血压的发生率则明显高于静脉应用地尔硫䓬的患者。钙拮抗剂减慢心室率的效果与静脉应用G受体阻滞剂的效果相当。静脉应用地高辛和静脉注射胺碘酮在迅速控制心室率方面，胺碘酮优于地高辛。但是，静脉应用胺碘酮的效果不如静脉注射钙拮抗剂或口受体阻滞剂。静脉注射钙拮抗剂或β受体阻滞剂很难将房扑转复为窦性心律。

3)长期反复发作者在去除病因后进行复律，方法有药物复律和同步直流电复律，常用药物是胺碘酮和奎尼丁，可维持服药以防复发。

4)预防血栓栓塞：房扑持续时间超过48小时的患者，在采用任何方式的复律之前均应抗凝治疗。

5)特发性房扑或药物治疗无效时可进行射频消融治疗。经电生理检查识别房扑机制并进行射频消融治疗是目前长期治疗首选方法。

3.*心房颤动的治疗原则* ①节律控制：即将房颤转复并维持窦律；②室律控制：允许房颤存在，仅控制心室律；③预防血栓栓塞并发症；④病因治疗。目前研究结果发现，室律控制至少与节律控制一样有效，甚至控制心室率优于控制节律而成为房颤一线治疗方法。

(1)转复和维持窦律的方法：①药物转复和维持：包括Ⅰa类、Ⅰc类和Ⅲ类抗心律失常药，如奎尼丁、普鲁卡因胺、丙吡胺、普罗帕酮、胺碘酮、索他洛尔、莫雷西嗪和伊布利特等；②体外直流电复律；③植入型心房除颤器；④预防性起搏治疗：新指南明确指出，房颤还不是永久性起搏的指征，对无心动过缓、不需植入起搏器的患者不应考虑用起搏的方法预防房颤；⑤射频消融治疗：随着导管射频消融治疗房颤技术的不断成熟和发展，手术适应证也在不断扩大。新指南明确指出对于年龄<75岁、无或轻度器质性心脏疾患、左心房直径<50mm的反复发作的阵发性房颤患者，在有经验的电生理中心，可以考虑作为一线治疗手段。对于其他的房颤患者，射频消融可以考虑作为二线治疗；⑥外科手术治疗：外科手术治疗是预防房颤复发的有效治疗手段，其中以Cox迷宫术的疗效好。多个临床研究证实，接受Cox迷宫术的患者，经过1年以上的随访，窦性心律的维持率尚能达到90%。这远远高于药物治疗，也高于目前射频消融的总体效果：目前对于合并有房颤的心脏外科手术患者，尤其是行二尖瓣手术的患者，同时行心内膜或心外膜消融治疗房颤已经被广泛接受和应用。

(2)室律控制的方法为：①药物控制，包括洋地黄制剂、β受体阻滞剂和钙离子拮抗剂；②房室结消融十起搏器植入治疗是近年来才使用的方法。

新指南认为，如果没有条件行射频消融，下列房颤患者应当以控制心室率作为一线治疗：①无特殊理由必须转复为窦性心律的无症状性房颤患者；②有证据表明房颤已持续几年的患者，即使转复为窦性心律后，也很难维持窦性心律；③用抗心律失常药物转复和维持窦性心律的风险大于房颤疾患本身风险的患者；④冠心病或老龄(>65岁)房颤患者，有研究提示，在该类患者中心室率控制与复律并维持窦性心律治疗一样有效；⑤心脏器质性疾病，如左房内径>55mm，二尖瓣狭窄等，如未纠正，很难长期保持窦性节律。

(3)预防血栓栓塞：无论节律控制法还是室率控制法均需要加强抗凝治疗，常用华法林或阿司匹林。持续房颤、伴心功能不全或二尖瓣病变、心肌病者，宜长期服华法林、阿司匹林等抗凝药物预防血栓形成。

(4)积极寻找引起房颤的病因，进行病因治疗是首先应当考虑的。房颤分为阵发性房颤、持续性房颤、永久性房颤。其药物治疗原则如下：

1)阵发性房颤：在房颤发作时，可选用减慢心室率的药物，也可选用复律的药物。对发作频繁者，在其发作的间歇应使用复律药物，而不应选用减慢心室率的药物。孤立性房颤和高血压或左心室肥厚的非冠心病房颤，首选普罗帕酮或莫雷西嗪，如无效，则选索他洛尔，后选胺碘酮。冠心病和心肌梗死后房颤，不用Ⅰc类药物。如患者年轻、心功能好，可选用索他洛尔；年龄大、心功能差，选用胺碘酮；慢性充血性心力衰竭的阵发性房颤选用胺碘酮。

2）持续性房颤：其治疗对策包括：①复律和长期抗心律失常药物预防复发；②控制心室律和抗凝。

3）永久性房颤：治疗上应选用减慢心室率的药物和药物。

【室性心律失常的治疗原则】

1.终止急性发作。

2.预防室性心动过速复发：特发性室速选择维拉帕米、普罗帕酮、索他洛尔；器质性心脏病室速选用β受体阻滞剂、盐酸胺碘酮。

3.反复单形性室性心动过速：如特发性左室室速和右室流出道室速导管消融效果较好。

4.室扑和室颤：药物治疗同上，但首选电复律或电除颤。

5.器质性心脏病室速、冠心病室速：首选药物和ICD治疗。药物治疗无效的单形性、血流动力学稳定、无休止性室速以及植入ICD后的慢室率室速、先天性心脏病矫正术后、起源于右室流出道室速等可考虑导管消融。LQT和Brugada综合征真正可靠的治疗措施为ICD。

6.无器质性心脏病良性室性心律失常：包括单个、成对、成串的室性早搏，非持续性室性心动过速和特发性室性心动过速。对无心律失常直接相关症状的室早和非持续性室速患者，不必强调抗心律失常药物治疗，而应充分向患者说明预后良好，解除其心理紧张。如确有与心律失常直接相关的症状，也应在对患者进行心理治疗的基础上，首选β受体阻滞剂和镇静剂。

7.恶性室性心律失常：主要是指器质性心脏病患者的单个、成对、成串的室性早搏或非持续性室速。在基础心脏病进行治疗的同时，避免使用Ⅰa类及Ⅰc类抗心律失常药物。

8.注意针对病因选择不同的药物治疗：如室性心律失常合并心功能不全时选择胺碘酮较为理想。β受体阻滞剂可降低心肌梗死后心衰并室速猝死率；特发性室速选用维拉帕米；器质性心脏病室速选用胺碘酮、利多卡因；对急性左心衰竭患者出现的各种心律失常，要首先纠正心力衰竭合并的低钾、低镁、洋地黄中毒等原因；急性冠脉综合征患者，应扩冠、抗凝、改善供血，以及尽快实施溶栓、PCI等再灌注治疗；陈旧性心肌梗死患者主要使用ACEI、β受体阻滞剂、阿司匹林等药物；对于器质性心脏病，特别是伴有严重心肌缺血，或严重心力衰竭的频发室早或非持续性室速患者可考虑胺碘酮治疗；梗死相关血管开通时出现的室性早搏和加速性室性自主心律大多为一过性，一般不必使用抗心律失常药物；扩张型心肌病合并束支折返性室速可选用射频消融治疗；如室壁瘤等引起的顽固性室速可行外科手术治疗。

【缓慢性心律失常】

缓慢性心律失常的治疗原则：①积极查找病因和诱因：急性病毒性心肌炎和急性心肌梗死常常是造成急性缓慢性心律失常的病因；②药物治疗：可选用阿托品、麻黄素或异丙肾上腺素、糖皮质激素；③紧急情况下：可使用床旁快速临时起搏器（有创或无创）；④药物治疗无效时：应行永久心脏起搏器治疗。

1.窦房结功能异常（SND） 唯一有效的治疗为安装永久起搏器。其适应证为：

Ⅰ类：①有记录的症状性心动过缓，包括频发窦性停搏引起症状的SND；②有症状的变时性功能不全SND；③药物（治疗其他疾病所需）引起的症状性窦性心动过缓。

Ⅱa类：①自发或药物诱发窦房结功能低下心率＜40bpm，有心动过缓症状但未证实与此有关；②不明原因的晕厥合并窦房结功能异常。

Ⅱb类：症状轻微，清醒状态下长期心率＜40bpm。

Ⅲ类：①无症状SND患者；②症状明确与心动过缓无关的SND；③非必须应用的药物引起的症状性心

动过缓。

2.*房室阻滞的治疗原则*　取决于房室阻滞发生的原因、病程、阻滞程度及伴随症状。急性房室阻滞的病因常为急性下壁心肌梗死、急性心肌炎、药物及电解质紊乱。急性房室传导阻滞有恢复的可能；对一度及二度Ⅰ型房室阻滞可观察治疗，积极治疗原发病；二度Ⅱ型及三度房室阻滞，应考虑安装临时起搏器，氨茶碱、阿托品、肾上腺素等药物治疗并不可靠。慢性房室传导阻滞：无症状的一度及二度Ⅰ型房室传导阻滞可观察随访；慢性二度Ⅱ型及三度房室传导阻滞，主张安装永久起搏器，特别是心室率较慢，伴有症状的患者，应尽快安装永久起搏器。其适应证为：

Ⅰ类：

(1)任何阻滞部位的Ⅲ度 AVB 患者，伴有下列情况之一：①出现症状性心动过缓；②出现药物(治疗其他心律失常或疾病所需)引起的症状性心动过缓；③虽无症状，但心室停搏≥3 秒，或清醒时逸搏心率<40bpm，或出现房室结以下的逸搏节律；④房室交界区消融后出现的任何解剖部位的Ⅲ度和高Ⅱ度 AVB 患者；⑤心脏手术后出现的不可逆的Ⅲ度 AVB 患者；⑥神经肌源性疾病伴随的Ⅲ度 AVB 患者。

(2)任何阻滞部位的Ⅱ度 AVB 患者伴有症状性心动过缓者。

Ⅱa 类：

(1)无症状且没有心脏扩大的持续Ⅲ度 AVB 患者，伴随逸搏心率>40bpm。

(2)电生理检查证实的 His 束内或束下的无症状Ⅱ度 AVB 患者。

(3)伴随血流动力学不稳或类似起搏器综合征症状的Ⅰ度或Ⅱ度 AVB 患者。

(4)无症状的窄 QRS 的Ⅱ度Ⅱ型 AVB 患者。当出现宽 QRS 时，包括单纯的 RBBB，则指征升为Ⅰ类。

Ⅱb 类：

(1)无论是否有症状，神经肌源性疾病伴随任何程度的 AVB(包括Ⅰ度)患者，如强直性肌营养不良、欧勃肌营养不良和腓骨肌萎缩症，因为其房室传导阻滞的进展不可预测。

(2)药物或药物中毒引起 AVB，当停药后仍有可能再次发生 AVB 者。

Ⅲ类：

(1)无症状的Ⅰ度 AVB。

(2)His 束上，或不知道是位于 His 束内或 His 束下的无症状Ⅱ度工型 AVB 患者。

(3)很有希望恢复且复发可能性不大的 AVB 患者(如药物中毒、Lyme 病或一过性迷走神经张力增加，或无症状的睡眠暂停综合征低氧血症期间发生者)。

二、常用抗心律失常药物的临床药理学

药物一直是防治快速心律失常的主要手段，奎尼丁应用已近百年，普鲁卡因胺应用也有 50 年历史。20 世纪 60 年代，利多卡因在心肌梗死室性心律失常中得到广泛的应用。到 80 年代，普罗帕酮、氟卡尼等药物的应用，使Ⅰ类药物发展到了顶峰。90 年代初，CAST 结果公布，人们注意到在心肌梗死后伴室性期前收缩的患者中，应用Ⅰ类药物虽可使室性期前收缩减少，但总死亡率上升。由此引起了人们重视抗心律失常药物治疗的效益与风险关系，并开始注意Ⅲ类药物的发展。

【抗心律失常药物分类】

抗心律失常药物现在广泛使用的是改良的 VaughanWilams 分类，根据药物不同的电生理作用分为四类。一种抗心律失常药物的作用可能不是单一的，如索他洛尔既有 β 受体阻滞(Ⅱ类)作用，又有延长 Q-T 间期(Ⅲ类)作用；胺碘酮同时表现Ⅰ、Ⅱ、Ⅲ、Ⅳ类的作用，还能阻滞 α、β 受体；普鲁卡因胺属Ⅰa 类，但它的

活性代谢产物 N-乙酰普鲁卡因胺(NAPA)具Ⅲ类作用;奎尼丁同时兼具Ⅰ、Ⅲ类的作用。可见以上的分类显得过于简单,同时还有一些其他抗心律失常药物未能包括在内。因此,在 1991 年国外心律失常专家在意大利西西里岛制定了一个新的分类,称为"西西里岛分类"。该分类突破传统分类,纳入对心律失常药物作用与心律失常机制相关的新概念。"西西里岛分类"根据药物作用的靶点,表述了每个药物作用的通道、受体和离子泵,根据心律失常不同的离子流基础、形成的易损环节,便于选用相应的药物。在此分类中,对一些未能归类的药物也找到了相应的位置。该分类有助于理解抗心律失常药物作用的机制,但由于心律失常机制的复杂性,因此西西里岛分类难于在实际中应用,临床上仍习惯地使用 VaughanWilams 分类。

1.Ⅰ类药物　快钠通道抑制剂,为膜稳定剂,阻滞细胞膜的 Na-通道而抑制 Na^+ 内流,降低 O 相上升速率(Vmax),减慢心肌传导,有效地终止钠通道依赖的折返,抑制自律性,影响动作电位和有效不应期。Ⅰ类药物根据药物与通道作用动力学和阻滞强度的不同又可分为Ⅰa、Ⅰb 和Ⅰc 类。

(1)Ⅰa 类:包括奎尼丁、普鲁卡因胺和丙吡胺等。此类药物中度抑制 O 相上升速度并延长复极时间。

(2)Ⅰb 类:包括利多卡因、苯妥英钠、美西律等。此类药物阻滞 Na-通道作用较轻,也不延长复极时间。

(3)Ⅰc 类:包括普罗帕酮、英卡尼、氟卡尼等,此类药高度抑制 O 相上升速度,轻度延长复极时间。

有些药物属于Ⅰ类,但归属哪一亚类意见不一,如莫雷西嗪。由于Ⅰa 类可延长心房及心室有效不应期,使心房颤动、心房扑动转复成窦律,对室上性或室性心律失常均有效。Ⅰb 类仅对室性心律有效。Ⅰc 类对室性、室上性心律失常均有效。Ⅰ类药物与开放和失活状态的通道亲和力大,因此呈使用依赖。对病态心肌、重症心功能障碍和缺血心肌特别敏感,应用要谨慎,尤其 Tc 类药物,易诱发致命性心律失常[心室颤动(室颤)、无休止室性心动过速]。

2.Ⅱ类药物　β 受体抑制药,阻滞 β 肾上腺素能受体,降低交感神经效应,减轻由 β 受体介导的心律失常。此类药能降低Ⅰca-L、起搏电流(Ⅰr),由此减慢窦律,抑制自律性,也能减慢房室结的传导。对病态窦房结综合征或房室传导障碍者作用特别明显。长期口服对病态心肌细胞的复极时间可能有所缩短,能降低缺血心肌的复极离散度,并能提高致颤阈值,由此降低冠心病的猝死率。在心血管领域目前主要用于治疗高血压和冠心病,也用于交感神经兴奋或儿茶酚胺增加引起的心律失常。

此类包括普萘洛尔(心得安)、阿替洛尔、美托洛尔、纳多洛尔、噻吗洛尔等。起效短的艾司洛尔,可静脉应用。卡维地洛是一种对改善心功能有益的 β 受体阻滞剂。

3.Ⅲ类药物　基本为钾通道阻滞剂,延长心肌细胞动作电位时程,延长复极时间,延长有效不应期,而不减慢激动的传导,有效地终止各种微折返,有利于消除折返性心律失常,因此能有效地防颤、抗颤。该类药物有胺碘酮、溴苄胺、索他洛尔、多非利特和伊布力特。溴苄胺仅用于室性心律失常,其余对室上性与室性心律失常均有效。几个大规模临床试验证实,它可改善某些严重心律失常患者的预后,因此,临床应用日趋广泛,但远期的心外不良反应值得警惕。索他洛尔同时具有Ⅰ、Ⅱ类药物的特点,药代动力学特点不同于胺碘酮,临床应用也受到不良反应的限制。

4.Ⅳ类药物　为钙通道阻滞剂,主要阻滞心肌细胞 ILaL。IcaL 介导的兴奋收缩耦联,减慢窦房结和房室结的传导,对早后除极和晚后除极电位及 ILa-L 参与的心律失常有治疗作用。常用的有维拉帕米和地尔硫䓬,它们延长房室结有效不应期,有效地终止房室结折返性心动过速,减慢房颤的心室率,也能终止维拉帕米敏感的室速。由于负性肌力作用较强,因此在心功能不全时不宜选用。

除上述四类药物外,作用于自主神经系统的药物也可用于治疗心律失常,洋地黄类、腺苷(包括三磷酸腺苷)、α 受体兴奋药为代表的升压药可用于治疗阵发性室上性心动过速,阿托品及其他胆碱能受体阻滞药、异丙肾上腺素、麻黄碱可用于治疗缓慢性心律失常。

【常用的几种抗心律失常药物】

(一)Ⅰ类抗心律失常药物

1.奎尼丁 是最早应用的抗心律失常药物,常用制剂为硫酸奎尼丁(0.2g/片)。本品为Ⅰa类抗心律失常药物。主要抑制钠离子的跨膜运动,阻断快速的钠电流(INa),影响动作电位O相。抑制心肌的自律性,特别是异位兴奋点的自律性,降低传导速度,延长有效不应期,减低兴奋性,对心房不应期的延长较心室明显,缩短房室交界区的不应期,这可使病理情况下的单向传导阻滞变为双相传导阻滞,及使不应期延长而趋向均一化而消除折返,提高心房心室肌的颤动阈。奎尼丁的致心律失常作用,可能是由于对动作电位的复杂影响,它所引起心电图变化有PR、QRS、Q-T间期,此亦反映奎尼丁的多种药理作用。奎尼丁对心电图PR间期影响不一,延长QRS时限及QTc间期,且QRS时限直接与血浆浓度的水平有关,但与Q-T间期则无关,显著的U波有时即使在低浓度也可见到。

(1)适应证:主要用于房颤与心房扑动(房扑)的复律、复律后窦律的维持和危及生命的室性心律失常。一些研究包括CAST、CASTⅡ均证明治疗房颤可增加其病死率,且有报道本药在维持窦律时死亡率增加,近年已少用。奎尼丁也可与其他Ⅰ类药合用以控制对单药无效的严重而顽固的心律失常。其治疗窗较窄,有危及生命的不良反应,因而应用时应严密监测,目前已少用。

(2)不良反应:本品治疗指数低,约有1/3患者应用奎尼丁出现各种不良反应。

1)心血管:奎尼丁的心脏毒性较为严重,有促心律失常作用,产生心脏停搏及传导阻滞,较多见于原有器质性心脏病患者,也可发生室性早搏、室性心动过速及室颤。心电图可出现PR间期延长、QRS波增宽,一般与剂量有关。奎尼丁在小剂量或正常剂量时也会在一些患者发生Q-T间期明显延长,巨大U波形成,R波落在T波上诱发恶性心律失常,如尖端扭转型室速和室颤,即奎尼丁昏厥。发作前可先有频发室性早搏,继以扭转型室性心动过速,最后出现心室颤动。可反复自发自停,此种情况最多见于开始服药的3~4天,或大剂量药物治疗下,其发生率在用药第一天可高达5%~10%,尤其在心动过缓,低血钾更易诱发尖端扭转型室速及猝死。故在应用中,尤其在服药的最初3天应监测Q-T间期和血钾浓度的变化。出现下列情况应立即停药:①心率<60次/分;②收缩压<90mmHg;③Q-T间期延长≥30%;④QRS波时限延长≥25%;⑤T波幅度降低,出现双峰;⑥扭转型室性心动过速。本品还可阻滞a肾上腺素能,使血管扩张产生低血压,尤其当患者之前服用硝酸盐或其他血管扩张剂。奎尼丁治疗房扑、房颤,如事先未用洋地黄抑制房室传导,则奎尼丁可加速房室传导使心率加快。这是由于奎尼丁的抗胆碱能的影响,有时心率可达1∶1传导(房扑)使心率达200~250次/分,尤其在使用β肾上腺素兴奋剂时。

2)胃肠道不良反应:很常见,包括恶心、呕吐、痛性痉挛、腹泻、食欲下降、小叶性肝炎及食管炎。多见于用药早期,可能为直接刺激引起。

3)金鸡纳反应:可产生耳鸣、胃肠道障碍、心悸、惊厥、头痛、面红、视力障碍(如视物模糊、畏光、复视、色觉障碍、瞳孔散大、暗点及夜盲)、听力障碍、发热、局部水肿、眩晕、震颤、兴奋、昏迷、忧虑,甚至死亡。一般与剂量有关。

4)特异质反应:可以出现与剂量无关的特异质反应,表现为头晕、恶心、呕吐、冷汗、休克、紫绀、呼吸抑制或停止。

5)过敏反应:可以出现与剂量无关的过敏反应,各种皮疹,尤以荨麻疹、瘙痒多见,发热、哮喘、肝炎及虚脱。

6)肌肉:使重症肌无力加重,使肌酸磷酸激酶(CPK)增高。

7)血液系统:血小板减少、急性溶血性贫血、粒细胞减少、白细胞分类左移、中性粒细胞减少。

(3)用法与用量:应用奎尼丁转复房颤或房扑,首先给0.1g试服剂量,观察2小时如无不良反应,可以两种方式进行复律：①0.2g，1次/8小时，连服3天左右，其中有30%左右的患者可恢复窦律；②每日0.2g，1次/2小时，共5次；次日0.3g，1次l2小时，共5次；第3日0.4g，1次/2小时，共5次。每次给药前测血压和Q-T间期，一旦复律成功，以有效单剂量作为维持量，每6～8小时给药一次。在奎尼丁复律前，先用地高辛或β受体阻滞剂减缓房室结传导，给了奎尼丁后应停用地高辛，不宜同用。对新近发生的房颤，奎尼丁复律的成功率为70%～80%。上述方法无效时改用电复律。复律前应纠正心力衰竭、低血钾和低血镁，且不得存在Q-T间期延长。奎尼丁晕厥或诱发扭转型室速多发生在服药后3天内，因此复律宜在医院内进行。老年人因其清除率低及容量分布也低，用量要少。快速增加剂量用以转复房颤，但常易致中毒。静脉注射葡萄糖酸奎尼丁不宜超过16mg/min。小儿常用量：每次按体重6mg/kg，或按体表面积180mg/m^2，3～5次/日。

2.普鲁卡因胺　本品属Ta类抗心律失常药。抑制Vmax是其作用的主要机制，减低传导速度，延长不应期及抑制舒张期除极，降低自律性。其抑制Vmax是剂量依赖方式，低剂量时，传导变快；治疗量时，膜反应减弱；高剂量时，传导变慢，自律性增强，可出现多灶性早搏，对K^+通道无影响。对心肌收缩性的抑制作用较弱。抑制浦肯野纤维的自律性，但对异丙肾上腺素介导的自律性则无影响。对窦房结的自律性无明显影响。

(1)适应证：用于室上性和室性心律失常的治疗，也用于预激综合征房颤合并快速心率，或鉴别不清室性或室上性来源的宽QRS心动过速。但最常用于室性心律失常，对室性早搏和室性心动过速的有效率分别为90%和70%，对于其他药物无效的室性心律失常，有效率可达74%，对电生理诱发的室速的疗效为96%。静脉注射适用于利多卡因治疗无效而又不宜电转复的室性心动过速。但因其促心律失常作用和其他不良反应，现仅推荐用于危及生命的室性心律失常。

(2)不良反应：长期用药在6个月内不良反应可达40%而被迫停药。①心血管：可引起心脏停搏、传导阻滞及室性心律失常。心电图出现QRS波增宽、PR及Q-T间期延长，γ-on-T而诱发多型性室性心动过速(扭转型室性心动过速)或室颤，但较奎尼丁少见。口服几乎不影响血压。静脉注射可使血管扩张产生低血压，最严重的如尖端扭转型室速，因而不能用于长Q-T间期，以往有室速发作史以及低钾血症患者。对已有传导障碍者，应慎重给药；②胃肠道：大剂量较易引起厌食、恶心、呕吐、腹泻、口苦、肝肿大、氨基转移酶升高等。大多可耐受；③过敏反应：少数人可有荨麻疹、瘙痒、血管神经性水肿及斑丘疹；④红斑狼疮样综合征：15%～20%用药者可发生狼疮综合征，停药后可消失，长期服药者较易发生，但也有仅服数次药即出现者。多先有轻度关节痛，逐渐成为显著的关节炎、发热、红斑样疹、胸膜炎及心包积液，抗核抗体阳性。如只有抗体阳性，因为其中只有15%～20%患者发生狼疮综合征，不必立即停药，但一旦出现即使是早期症状也应该停药。

(3)用法与用量：①口服：成人常用量：一次0.25～0.5g，每6小时1次；小儿常用量：一次按体重5～12mg/kg，或按体表面积375mg/m^2，4次/日；②静脉注射：治疗室速可先给负荷量15mg/kg·静脉注射(静注)速度不超过50mg/min，然后以2～4mg/min静脉滴注(静滴)维持。为了避免普鲁卡因胺产生的低血压反应，用药时应有另外一个静脉通路，可随时滴入多巴胺，保持在推注普鲁卡因胺过程中血压不降。用药时应有心电图监测。

3.利多卡因　本品属Ⅰb类抗心律失常药。利多卡因对心脏的直接作用是阻断快钠通道，抑制Na^+内流，促进K^+外流，使Vmax降低，但仅对希氏-浦肯野系统发生影响，对其他部位心肌组织及自主神经均无作用。能降低浦肯野纤维和心室肌的正常和异常自律性，对窦房结没有影响，仅在其功能失常时或大剂量时才有抑制作用。其机制由于使4相时K^+外流，使舒张期除极坡度降低，但这一作用在低血K^+时受到限制。由于4相除极速率下降和减少复极的不均一性，故能提高致颤阈。

(1)适应证:对短动作电位时程的心房肌无效,因此仅用于室性心律失常。起效迅速,疗效肯定,静脉注射适用于因急性心肌梗死、外科手术、洋地黄中毒、锑剂中毒及心脏导管等所致急性室性心律失常,包括室性早搏、室性心动过速及室颤,有效率80%左右。在心肺复苏时,可用于改善电除颤的效果;急性心肌梗死时,预防性应用的价值不肯定。不宜用于无器质性心脏病的单纯室性早搏。

(2)不良反应:总的发生率约为6.3%,多数不良反应与剂量及长时间应用有关。①神经:头晕、眩晕、恶心、呕吐、嗜睡、讷吃、迟钝、说话不清、感觉异常及肌肉颤抖、惊厥、神志不清及呼吸抑制,需减药或停药。惊厥时可静脉注射地西泮、短效巴比妥制剂或短效肌肉松弛剂;②心血管:大剂量可产生严重窦性心动过缓、心脏停搏、严重房室传导阻滞及心肌收缩力减低,需及时停药,必要时用阿托品、异丙肾上腺素或起搏器治疗;过量利多卡因还可抑制心脏功能,后者又导致药物的清除率下降,增加血浓度,从而又导致心功能下降,形成恶性循环。对有传导阻滞的患者,用药要特别小心,如须应用,最好在临时起搏条件下进行;③过敏反应:有红斑、皮疹及血管神经性水肿等表现,应停药,严重者可致呼吸停止,皮肤试验对预测过敏反应价值有限。

(3)用法与用量:负荷量1.0mg/kg,3~5分钟,静注,继以1~2mg/min静滴维持。如无效,5~10分钟后可重复负荷量,但1小时内最大用量不超过200~300mg(4.5mg/kg)。连续应用24~48小时后半衰期延长,应减少维持量。在低心排血量状态,70岁以上高龄和肝功能障碍者,可接受正常的负荷量,但维持量为正常的1/2。疗效与血药浓度相关。

4.美西律(慢心律) 本品属Ⅰb类抗心律失常药。其心脏电生理效应同利多卡因,阻断钠快速内流,抑制钠离子内流,降低最大动作电位,缩短动作电位时程,相对延长有效不应期降低兴奋性。

(1)适应证:口服适用于慢性室性心律失常,包括室性早搏及室性心动过速,以及对其他药物无效的病例,其有效率6%~60%,通常认为不到20%。静脉注射适用于急性室性心律失常,如持续性室性心动过速,应避免用于无症状的室性早搏。此药不延长Q-T间期,因而可席于曾有尖端扭转性室性心动过速(室速)发作的病例,以及长QT综合征和对奎尼丁、普鲁卡因胺、丙吡胺有禁忌的病例。

(2)不良反应:20%~30%患者口服发生不良反应。静脉用药不良反应更容易发生,与剂量大小有关。①胃肠反应:为最常见的不良反应,包括恶心、呕吐、鼾声如雷,有肝功能异常的报道,包括门冬氨酸氨基转移酶(GOT)增高;②神经:为第二位常见不良反应,包括头晕、震颤(最先出现手细颤)、共济失调、眼球震颤、昏迷及惊厥、复视、视物模糊、精神失常、失眠、声音嘶哑;③心血管:窦性心动过缓及窦性停搏一般较少发生,偶可发生胸痛,促心律失常作用如室性心动过速、低血压及心力衰竭加剧,治疗包括停药、用阿托品、升压药、起搏器等;④过敏反应:皮疹,极个别有白细胞及血小板减少;⑤对病态窦房结综合征患者:可延长窦房结恢复时间,剂量过大可加重已有的传导障碍,对心功能即使EF<50%,也无大影响。长期口服也不会加重心力衰竭。

(3)用法与用量:成人常用量:口服首次200~300mg,必要时2小时后再服100~200mg。一般维持量:每日400~800mg,分2~3次服。静脉首次负荷量100~200mg,静脉注射10~15分钟,随后以1.0~1.5mg/min静脉滴注维持,或首次负荷量后按体重1~1.5mg/kg静脉滴注3小时,再减为0.5~1mg/min维持。成人处方极量:口服1200mg/d,分次服。小儿常用量尚未确定。应根据血药浓度逐步递增。

5.普罗帕酮(心律平) 本品属Ⅰc类抗心律失常药。钠通道阻滞作用强,解离常数大,尤其是在快速心率时,是一个广谱AAD。它对缺血、膜电位低的心肌作用更大,因此,在急性心肌梗死或心肌病中应用时促心律失常作用更常见。普罗帕酮及其代谢产物5-羟普罗帕酮较大剂量抑制左室功能,尤其是射血分数<40%者,负性肌力表现更明显,因此不能用于心衰或左室功能障碍者。

(1)适应证:口服用于无器质性心脏病、射血分数正常的室上速、预激综合征伴室上性心动过速或室速急性发作的终止治疗；对无器质性心脏病反复发作的房速、局灶性交界性心动过速及不愿进行射频消融的房室结折返性心动过速（AVNRT）与房室折返性心动过速（AVRT）的长期预防治疗，普罗帕酮属Ⅱa类推荐。ACC/AHA/ESC2006房颤治疗指南推荐普罗帕酮用于持续时间小于7天的房颤复律治疗（Ⅰ类适应证，A级证据水平），不推荐其用于持续时间超过7天的房颤复律治疗（Ⅱb，B），但推荐普罗帕酮作为持续性房颤电复律前的药物治疗（Ⅰ，B）。

（2）不良反应：不良反应与剂量相关。

1）心血管：①可产生心动过缓、心脏停搏及房室传导阻滞和室内阻滞，尤其原有窦房结或房室结功能障碍者、大量静脉持续应用者较易发生。应停药并静脉用阿托品或异丙肾上腺素，必要时起搏治疗；②有促心律失常作用，多见于有器质性心脏病者；③心力衰竭，对原有心力衰竭者应慎用。

2）胃肠：味觉异常为最常见不良反应，还可出现食欲减退、恶心、呕吐及便秘，也可产生口干及舌唇麻木，减药或停药可消失。

3）神经：头晕、目眩，减药或停药可消失。

4）其他：肝脏氨基转移酶升高，停药后2～4周恢复正常。

（3）用法与用量

1）口服：①成人常用量：一次100～200mg，6～8小时一次。最好3天后改变剂量以免使药物过度蓄积；②成人处方极量：900mg/d，分次服用；③儿童常用量：一次按体重5～7mg/kg，3次/日，起效后用量减半，维持疗效。

2）静脉注射：①成人常用量：一次按体重1～1.5mg/kg，静脉注射5分钟，必要时15分钟后可重复一次。以后可以0.5～1mg/min的速度滴入维持；②儿童常用量：一次按体重1mg/kg，静脉注射5分钟，必要时20分钟后可重复一次。

6.盐酸莫雷西嗪（乙吗噻嗪）　本品属Ⅰc类抗心律失常药，但还有Ⅰa、Ⅰb的某些特征，具体分类尚有不同意见。它是快钠通道阻滞剂，降低Vmax，具有膜稳定作用，缩短2相和3相复极及动作电位时间，缩短有效不应期。其阻滞起始到复原时间较氟卡尼及恩卡尼为短。对窦房结自律性影响很小，但是L型通道被阻滞，正常浦肯野纤维的自律性减慢，这主要是由于阈值的变化而非4相除极的变化。莫雷西嗪可抑制早期及晚期后除极。AH、HV、PR间期及QRS波等延长，但QT、JT间期无变化。可延长房室及希氏-浦肯野系统的传导。本品血流动力学作用轻微，在严重器质性心脏病患者可使心力衰竭加重。

（1）适应证：口服主要适用于室性心律失常，包括室性早搏及室性心动过速。由于CAST试验证实本品在心肌梗死后无症状的非致命性室性心律失常患者中可增加两周内的死亡率，长期应用也未见到对改善生存有益，故应慎用于此类患者。

（2）不良反应：有头晕、恶心、头痛、乏力、嗜睡、腹痛、消化不良、呕吐、出汗、感觉异常、口干、复视等。致心律失常作用的发生率约3.7%。老年人因心脏以外的不良反应停药者多。

（3）用法与用量：剂量应个体化。在应用本品前，应停用其他抗心律失常药物1～2个半衰期。口服，成人常用量：一次150～300mg，每8小时一次；极量：900mg/d。如与其他抗心律失常合用，应用滴定法，即在判定疗效后再逐渐增加剂量。

（二）Ⅱ类抗心律失常药物

1.普萘洛尔（心得安）　本品有非选择性竞争性地抑制肾上腺素β受体的作用。阻滞窦房结、心房和浦肯野纤维的4相除极，降低自律性。增加钾外流，抑制钠内流，有膜稳定作用，但无内在拟交感活性。减慢房室结和浦肯野纤维的传导速度，用于治疗心律失常。

（1）适应证：控制室上性快速心律失常、室性心律失常、洋地黄中毒和麻醉引起的心律失常，特别是与儿茶酚胺有关者，也可用于顽固早搏改善患者的症状。

(2)不良反应：由于本品能透入神经系统，故可出现中枢神经系统的不良反应。较常见的有眩晕或头昏、心率过慢、轻度心动过速、胃痛、恶心、呕吐、便秘、腹泻、倦怠、眼睛干燥等。较少见的有支气管痉挛及呼吸困难、充血性心力衰竭、神志模糊(尤见于老年人)、精神抑郁、反应迟钝等。不良反应持续存在时，需格外警惕的有雷诺综合征样四肢冰冷、指(趾)麻木、异常疲乏等。

(3)用法与用量：口服，一次10～30mg，一日3～4次，应根据需要及耐受程度调整用量。严重心律失常应急时，可静脉注射1～3mg，以每分钟不超过1mg的速度静脉注射，必要时2分钟后可重复1次，以后每隔4小时1次。

2.阿替洛尔(氨酰心安)　为长效选择性β1受体拮抗剂，不具有膜稳定作用和内源拟交感活性.其β1-受体拮抗剂作用强度与普萘洛尔相似，但并不抑制异丙肾上腺素的支气管扩张作用。大剂量时其选择性消失。

(1)适应证：主要用于治疗室上性和室性心律失常、洋地黄中毒及儿茶酚胺引起的快速心律失常。

(2)不良反应：不良反应较轻。在心肌梗死患者中，最常见的不良反应为低血压和心动过缓；其他反应少见，可有疲劳、胃肠不适、头痛、情绪变化、头晕、乏力、精神抑郁、皮疹等。

(3)用法与用量：成人用量：开始12.5～25mg/d，服2周后按需要及耐受量增至50～100mg。肾功能损害时，肌酐清除率＜15ml/(min·1.73m^2)者，25mg/d，15～35ml/(min·1.73m^2)者，每日最多50mg。

3.酒石酸美托洛尔　本药为选择性β受体阻滞药，膜稳定作用较弱，无内在拟交感活性，脂溶性中等。本药能阻止儿茶酚胺对窦房结、心房起搏点及浦肯野纤维4期自发除极，从而降低自律性。还能通过增加钾外流、抑制钠内流而发挥膜稳定作用，减慢房室结及浦肯野纤维的传导速度，因而临床可用于治疗心律失常。

(1)适应证：用于纠正快速室上性心律失常、室性心律失常，特别是与循环儿茶酚胺水平增高或心脏对儿茶酚胺的敏感性高有关的心律失常，如运动、情绪紧张、焦虑、心肌梗死早期、洋地黄中毒等引起的心律失常。

(2)不良反应：患者对本药常能较好耐受，不良反应较轻。中枢神经系统因本药具脂溶性而较易透入中枢神经系统，故该系统不良反应较多见，最常见中枢神经系统不良反应为疲乏和眩晕，其次是抑郁，其他还可引起头痛、失眠或多梦；心血管系统可见气短和心动过缓，还可出现肢端发冷、雷诺现象，少见心力衰竭。

(3)用法与用量：个体差异较大，用量宜个体化。大剂量时，本药的β受体选择性逐渐消失。支气管痉挛患者须慎用，一般仅用小量，并及时加用β受体激动药。口服一般用量，25～50mg，2～3次/日，或100mg，2次/日。静脉常用剂量为每次2～20mg；对室上性多源性心动过速(如阵发性房性心动过速、心房扑动或心房颤动)给予5～15mg有很好的疗效。给药方法是：在2.5分钟内静脉注射5mg，每隔7.5分钟注射1次。

(三)Ⅲ类抗心律失常药物

1.胺碘酮　本品属Ⅲ类抗心律失常药，但其具有广泛的抗心律失常的作用机制，阻滞钠通道(Ⅰ类)、抗肾上腺素作用(Ⅱ类)、延长动作电位时间(Ⅲ类)，以及阻滞钙通道(Ⅳ类)。主要电生理效应是延长动作电位及增加心房肌、心室肌、浦肯野纤维、窦房结及房室结的不应期，降低O位相的幅度，有利于消除折返激动。同时具有轻度非竞争性的α及β肾上腺素受体阻滞和轻度Ⅰ及Ⅳ类抗心律失常药性质。而且此药还抑制甲状腺素对心脏的作用，影响自主神经系统。由于复极过度延长，口服后心电图有Q-T间期延长及T波改变，短时间静脉注射此药物作用不明显。在长期给药时，其Ⅲ类作用较急性给药更为明显，其原因不详。胺碘酮为选择性 IKs 阻滞剂，既阻滞 IKr，又阻滞 IKs 或其他钾通道，心动过速时 IKs 复极电流加大，这可能是胺碘酮之所以能在快速心率时还能保持动作电位延长的机制。胺碘酮并不过度延长心动周期，也不易发生扭转性室速。本品特点为半衰期长，故服药次数少，治疗指数大，抗心律失常谱广。不足之处是心外不良反应较多，可能与其分子中含碘有关。

(1)适应证：对转复房颤、减少房颤的心室率、终止房室结折返和房室折返性心动过速有效，但是口服适用于危及生命的阵发室性心动过速及室颤的预防，也可用于其他药物无效的阵发性室上性心动过速、阵发心房扑动、心房颤动，包括合并预激综合征者及持续心房颤动、心房扑动电转复后的维持治疗。可用于持续房颤、房扑时室率的控制，除有明确指征外，一般不宜用于治疗房性、室性早搏。静脉滴注适于利多卡因无效的室性心动过速和急诊控制房颤、房扑的心室率。

(2)不良反应

1)心血管系统：较其他抗心律失常药对心血管系统的不良反应要少，包括：①窦性心动过缓、一过性窦性停搏或窦房传导阻滞，阿托品不能对抗此反应；②房室传导阻滞；③偶有 Q-T 间期延长伴尖端扭转型室性心动过速；④促心律失常作用，特别是长期大剂量和伴有低钾血症时易发生；⑤静脉注射时产生低血压。口服胺碘酮对心肌收缩力无影响，静脉注射胺碘酮剂量大于 5mg/kg 时，可降低心肌收缩力及周围血管阻力而产生严重低血压。以上情况均应停药，可用升压药、异丙肾上腺素、碳酸氢钠(或乳酸钠)或起搏器治疗；注意纠正电解质紊乱；扭转型室性心动过速发展成室颤时可用直流电转复。由于本品半衰期长，故治疗不良反应须持续 5～10 天。

2)甲状腺：可以发生甲状腺功能亢进或甲状腺功能减低：④甲状腺功能亢进(甲亢)，可发生在停药后，除突眼征以外可出现典型的甲亢征象，也可出现新的心律失常，化验 T3、T4 均增高，TSH 下降。发病率约 2%，停药数周至数月可完全消失，少数须用抗甲状腺药、普萘洛尔或肾上腺皮质激素治疗；②甲状腺功能低下，发生率为 1.4%～4%，老年人较多见，可出现典型的甲状腺功能低下征象，化验 TSH 下降，停药后数月可消退，但黏液性水肿可遗留不消退，必要时可用甲状腺素治疗。

3)肺脏：肺部不良反应多发生在长期大量服药者(0.8～1.2g/d)，仅个别在服药 1 个月后发生。主要产生过敏性肺炎、肺间质纤维化。临床表现有气短、干咳及胸痛等，限制性肺功能改变、血沉增快及血液白细胞增高，严重者可致死，需停药并用肾上腺皮质激素治疗。如果发现较早，此种反应是可以恢复的。因此长期服药应每 3 个月检查一次肺部 X 线。

4)眼部：服药 3 个月以上者在角膜中基底层下 1/3 有黄棕色色素沉着，与疗程及剂量有关，在长期用药时常见，儿童发生较少，这种沉着物偶可影响视力，但无永久性损害。

5)神经系统：不多见，与剂量及疗程有关，可出现震颤、共济失调、近端肌无力、锥体外体征，服药 1 年以上者可有周围神经病变，经减药或停药后逐渐消退。

6)皮肤：一些人群在裸露皮肤出现石板蓝样色素沉着，光敏感与疗程及剂量有关，停药后经较长时间(1～2 年)才逐渐消退。其他过敏性皮疹，停药后消退较快。

7)肝脏：30%以上的患者出现肝酶的升高，甚而发生黄疸和肝硬化、肝炎或脂肪浸润、氨基转移酶增高疗程及剂量有关。

8)静脉用药时局部刺激生成静脉炎，宜用氯化钠注射液或注射用水稀释，或采用中心静脉用药。

仔细指导患者及其家属以早期发现不良反应是很重要的。经常血常规、血生化检查、甲状腺功能、肺功能、裂隙灯查眼部等，可及时发现不良反应。

(3)用法与用量

1)口服：治疗室上性心律失常，成人 0.4～0.6g/d，分 2～3 次服，1～2 周后根据需要改为 0.2～0.4g/d

维持。部分患者可减至0.2g,每周5天或更小剂量维持。治疗严重室性心律失常,0.6～1.2g/d,分3次服,1～2周后根据需要逐渐改为0.2～0.6g/d维持。因其不良反应有时很严重,因此应尽量保持较小剂量。通常认为室上性心律失常较之室性心律失常病例的用量要减少。

2)静脉:负荷量3mg/kg,然后以1.0～1.5mg/min静脉滴注维持.6小时后减至0.5～1.0mg/min,每日总量1200mg。以后逐渐减量,静脉滴注胺碘酮最好不超过3～4天。

2.盐酸索他洛尔　为非选择性β_1和β_2受体拮抗剂,本品无内源性拟交感活性和膜稳定作用,能明显抑制人体在静息和运动时的肾素释放。此外,索他洛尔有延长心脏动作电位时程的Ⅲ类抗心律失常药物的效应。Ⅲ类电生理效应包括延长心房和心室单相动作电位时程,延长心房肌、心室肌和房室旁路的前向和逆向传导的有效不应期。但对心房、心室、浦肯野纤维的传导速度无影响。可降低房室结传导,但主要是由于β受体阻滞的作用。Ⅱ类和Ⅲ类抗心律失常特性反映在体表心电图上为PR、QT和QTc间期延长,QRS时限无明显改变。

(1)适应证:致命性快速性室性心律失常。

(2)不良反应:大多数患者对索他洛尔具有良好的耐受性,最常见的不良反应是由其β受体阻断作用引起的。不良反应包括:呼吸困难、疲劳、眩晕、头痛、发热、心动过缓或低血压。如出现时,在减量后这些不良反应就会消失。最严重的不良反应是致心律失常,包括尖端扭转型室速。通常都在过大剂量,合并利尿剂及低钾血症所诱发。

(3)用法与用量:国内首剂推荐口服剂量为80mg/d,每12小时一次。肾功能正常者2～3天后达到稳态程度,故每次增加剂量需间隔2～3天,同时还须监测Q-T间期。大多数患者每日总量80～160mg,分两次服用。如疗效不显,且并无复极显著延长的征象,即Q-T间期在550毫秒以下,剂量可增为160mg,2次/日,如需要并可增至240mg,2次/日,但这个剂量,在中国人很少需要。对致命性顽固性室性心律失常患者的用药量可高达480～640mg/d。本品宜在饭前1～2小时服用。患者开始使用索他洛尔,如发生心动过缓或血压过低时应立即停用,以后可重新使用较小剂量。在索他洛尔治疗开始前,如果患者的临床状况许可,通常须在仔细的监护下停用以前使用的抗心律失常药至少2～4个药物半衰期。停用胺碘酮后,只有当QTc间期小于450毫秒才能开始使用。

3.伊布利特　阻滞IKr,激活INa-S,对心房、心室都有作用,用于转复近期发生的房颤。成人体重≥60kg者,用1mg溶于5%葡萄糖50ml内静注。如需要,10分钟后可重复。成人<60kg者,以0.01mg/kg按上法应用。房颤终止则立即停用。肝肾功能不全者无需调整剂量,用药中应监测QTc变化。

4.多非利特　选择性IKr阻滞剂,即纯Ⅲ类药物。IK,是心动过缓时的主要复极电流,故此类药物在心率减慢时作用最大,表现为逆使用依赖,易诱发尖端扭转型室速(扭转型室速)。用于房颤复律及维持窦律,近年完成了观察充血性心衰合并房颤效果临床试验。口服250～500pg,2次/日,肾清除率降低者减为250Vg,1次/日。该药可以有效转复房颤并保持窦律,不增加心衰患者死亡率,所以可用于左室功能重度障碍者。该药延长Q-T间期,并导致扭转型室速,占1%～3%。

5.溴苄胺　阻滞IK,延长动作电位2相,因此心电图上不显Q-T间期延长;静注后瞬间作用是交感神经末梢释放去甲肾上腺素,表现心率上升、传导加速、有效不应期缩短,但随后交感神经末梢排空去甲肾上腺素,有效不应期延长,缩短正常心肌与缺血心肌之间有效不应期的离散;该药曾用于防止室速、室颤电复律后复发,但由于复苏后表现低血压,加上目前药源不足,现已少用。常用5～10mg/kg,10分钟以上静注。用于其他药物无效的严重室性心律失常。

6.决奈达隆　是在胺碘酮分子结构上移除含碘部分并加入硫酰基而成的,因而对甲状腺功能几乎没有影响,且脂溶性减低、体内分布体积减少,口服后体内更快达到稳定的状态(常规剂量400mg,bid,5～7

天)，清除半衰期仅为1～2天。决奈达隆在体内主要经过肝脏代谢排出，只有6%经过肾脏排泄，因此肾功能情况基本不影响其血药浓度。电生理作用与胺碘酮基本一致，以阻断多种钾离子通道作用为主，也具Ⅰ、Ⅱ、Ⅳ类抗心律失常药物效应。决奈达隆也降低窦房结的自律性、减慢传导速度，延长动作电位时程和QT与QTc间期、但引起TdP的风险极低。决奈达隆的对心律失常动物模型的研究证实了决奈达隆与胺碘酮同样有效。在DAFNE临床研究，800mg/d可安全预防房颤复律后的窦律巩固，但在心衰病例中，ANDROMEDA研究，却因增加死亡危险而终止试验。一些临床比较两药的研究正在进行，有待结果的发表。

(四)Ⅳ类抗心律失常药物

1.维拉帕米(异搏定)　为钙离子拮抗剂，属于Ⅳ抗心律失常药物。通过调节心肌传导细胞、心肌收缩细胞以及动脉血管平滑肌细胞细胞膜上的钙离子内流，发挥其药理学作用，扩张心脏正常部位和缺血部位的冠状动脉主干和小动脉，解除和预防冠状动脉痉挛。维拉帕米减少钙离子内流，延长房室结的有效不应期，可降低慢性心房颤动和心房扑动患者的心室率；减少阵发性室上性心动过速发作的频率。通常维拉帕米不影响正常的窦性心率，但可导致病态窦房结综合征患者窦性停搏或窦房阻滞；维拉帕米不改变正常心房的动作电位或室内传导的速度，可能缩短附加旁路通道的前向有效不应期，加速房室旁路合并心房扑动或心房颤动患者的心室率，甚至会诱发心室颤动。维拉帕米一般不引起直立性低血压或反射性心动过速，可改善左心室舒张功能。器质性心脏疾病的患者，维拉帕米的负性肌力作用可被降低后负荷的作用抵消，心脏指数不下降。但在严重左心室功能不全的患者(例如肺楔压大于20mmHg或射血分数小于30%)，或服用β受体阻滞剂，或其他心肌抑制药物的患者，可能出现心功能恶化。

(1)适应证

1)口服：①心绞痛：变异型心绞痛、不稳定型心绞痛、慢性稳定型心绞痛；②心律失常：与地高辛合用控制慢性心房颤动和/或心房扑动时的心室率，预防阵发性室上性心动过速的反复发作；③原发性高血压。

2)静脉注射：①快速阵发性室上性心动过速的转复。应用维拉帕米之前应首选抑制迷走神经的治疗(如Valsalva法)；②心房扑动或心房颤动心室率的暂时控制，心房扑动或心房颤动合并房室旁路通道(预激综合征和LGL综合征)时除外。

(2)不良反应：以推荐的单剂量和每日总量为起始剂量并逐渐向上调整剂量用药，严重不良反应少见。服用维拉帕米过量的主要表现为低血压和心动过缓(如房室分离、高度房室传导阻滞、心脏停搏)、精神错乱、昏迷、恶心、呕吐、肾功能不全、代谢性酸中毒和高血糖等。对症治疗包括应用阿托品、异丙肾上腺素和心脏起搏治疗及静脉输液、血管收缩剂、钙溶液(如10%的氯化钙溶液)、正性肌力药等。血液透析不能清除维拉帕米。

(3)注意事项

1)低血压：静脉注射维拉帕米引起的血压下降一般是一过性和无症状的，但也可能发生眩晕。静脉注射维拉帕米之前静脉给予钙剂可预防该血流动力学反应。

2)心力衰竭：维拉帕米的负性肌力作用可因其减轻后负荷(降低循环血管阻力)而代偿，净效应不损害心室功能。但是严重左心室功能不全(肺楔压大于20mmHg或射血分数小于30%)、中-重度心力衰竭的患者、已接受β受体阻滞剂治疗的任何程度的心室功能障碍的患者，应避免使用维拉帕米。必须使用维拉帕米的轻度心功能不全的患者，治疗之前须已有洋地黄类或利尿剂控制临床症状。

3)预激综合征：维拉帕米会加速房室旁路前向传导。房室旁路通道合并心房扑动或心房颤动的患者静脉用维拉帕米治疗，会通过加速房室旁路的前向传导，引起心室率加快，甚至诱发心室颤动，故此类患者禁止使用。虽然口服维拉帕米未见上述报道，但这种患者接受口服维拉帕米可能有危险，因此禁止使用。

4)传导阻滞:维拉帕米可能导致房室结和窦房结传导阻滞,与血浆浓度增高相关,尤其是在治疗早期的增量期。高度房室传导阻滞不常见(0.8%)。当出现显著的一度房室传导阻滞或逐渐发展成二度或三度房室传导阻滞时,需要减量或停药。维拉帕米静脉注射给药,罕见导致二度或三度房室传导阻滞、心动过缓,更甚者心脏停搏,易发生在病态窦房结综合征患者,这类疾病老年人多发,需立即采取适当的治疗。

5)维拉帕米可通过胎盘:仅用于明确需要且利大于对胎儿的危害的孕妇。维拉帕米可分泌人乳汁,服用维拉帕米期间应中断哺乳。

(4)用法与用量:用于控制房颤和房扑的心室率,减慢窦速。口服 80～120mg,1 次/8 小时,可增加到 160mg,1 次/8 小时,最大剂量 480mg/d,老年人酌情减量。静注用于终止阵发性室上性心动过速(室上速)和某些特殊类型的室速。剂量 5～10mg/5～10min 静注,如无反应,15 分钟后可重复 5mg/5min。

2.地尔硫䓬(硫氮革酮)　钙离子通道阻滞剂,其作用与心肌、血管平滑肌除极时抑制钙离子内流有关。扩张心外膜和心内膜下的冠状动脉,缓解冠状动脉痉挛所致心绞痛。使血管平滑肌松弛、周围血管阻力下降、血压降低。有负性肌力作用,并可减慢窦房结和房室结的传导。

(1)适应证:①用于控制房颤和房扑的心室率,减慢窦速;②冠状动脉痉挛引起的心绞痛。

(2)用法与用量:口服,起始剂量 30mg/次,4 次/日,每 1～2 天增加一次剂量,直至获得最佳疗效。平均剂量范围为 90～360mg/d。静注负荷量 15～25mg(0.25mg/kg),随后 5～15mg/h 静滴。如首剂负荷量心室率控制不满意,15 分钟内再给负荷量。静注地尔硫䓬应监测血压。

(3)不良反应:常见不良反应(>1%):浮肿、头痛、恶心、眩晕、皮疹、无力。房室传导阻滞、心动过缓、充血性心力衰竭、低血压、心悸少见。

(五)其他

1.腺苷　用于终止室上速,3～6mg,2 秒内静注,2 分钟内不终止,可再以 6～12mg,2 秒内推注。三磷酸腺苷适应证与腺苷相同,10mg,2 秒内静注,2 分钟内无反应,15mg,2 秒再次推注。此药半衰期极短,1～2 分钟效果消失。常有颜面潮红、头痛、恶心、呕吐、咳嗽、胸闷和胸痛等不良反应,但均在数分钟内消失。由于作用时间短,可以反复用药。严重的不良反应有窦性停搏、房室传导阻滞等,故对有窦房结及(或)房室传导功能障碍的患者不适用。三磷酸腺苷一次静注剂量>15mg,不良反应发生率增高。此药的优势是起效快,无负性肌力作用,可用于器质性心脏病的患者。

2.洋地黄类　用于终止室上速或控制快速房颤的心室率。毛花甙 C0.4～0.8mg 稀释后静注,可以再追加 0.2～0.4mg,24 小时内不应>1.2mg;或地高辛 0.125～0.25mg,1 次/日口服,用于控制房颤的心室率。洋地黄类适用于心功能不全患者,不足之处为起效慢,对体力活动等交感神经兴奋时的心室率控制不满意。必要时与β受体阻滞剂或钙拮抗剂同用,但要注意调整地高辛剂量,避免过量中毒。

三、抗心律失常药物治疗随机临床试验简介和对临床的指导

【随机临床试验简介】

(一)临床试验

现代临床科学方法学上的最大进展之一是前瞻性的随机对照临床试验。早在 20 世纪 20 年代,现代统计学之父 Fisher 就将之用于农业科学实验,20 世纪 30 年代首次将随机化原则引入医学实验中,40 年代开始了第一个多中心对照临床试验。1962 年.美国 FDA 要求凡申请审批的新药都必须接受严格的随机对照试验。由于随机对照试验能确定重要治疗措施的效果,因此在临床科研中占有重要地位,尽管病理生理学证据对治疗措施的选择非常重要,但经验试验仍是最基本的方法。

大系列随机临床试验之所以越来越重要，主要是因为它能：首先明确地提出一个重要问题；然后再确切地回答这一问题。这也是判断一个临床试验是否优越的两个最普遍的标准。在进行大系列随机临床试验时，要遵循一系列重要原则。随机临床试验的进展之一，是逐步形成了可完成一系列大型临床研究的相对稳定的多中心协作组织。

进行大系列随机临床试验的两大主要优势是：①通讯设施的建立，包括方法学、术语和操作过程的标准化，这样就不必在进行每一个试验前都重复同样的内容；②先进、权威的领导班子。目前通过这些相对稳定的多中心协作形式，已经完成了一些重要的随机临床试验，以下简单介绍几种心律失常的临床试验：

1.CAST 试验（1988-1995）　心律失常抑制试验。是一个多中心、随机性和安慰剂对照临床试验，随机应用恩卡尼、氟卡尼控制心肌梗死后室性心律失常，目的是观察对心肌梗死后无症状性或有轻度症状的室性心律失常用药控制后，是否能降低心律失常所致的死亡率。结论：恩卡尼及氟卡尼虽能有效抑制心律失常，但却增加由心律失常的致死率，以及增加再次心肌梗死的发生率。

2.CAST-2 试验（1988-1995）　是 CAST 试验的继续，应用莫雷西嗪观察心肌梗死后抗心律失常药物治疗后的死亡率，目的评价抑制心肌梗死后无症状或有轻度症状的室性早搏后，能否降低死亡率。结论：莫雷西嗪能有效抑制心肌梗死后无症状或有轻度症状的室性心律失常，但在短期治疗组死亡率增加而在长期治疗组并无临床效益。

3.BASIS 试验（1990 年起）　巴塞尔心肌梗死存活者抗心律失常研究，亦即评价抗心律失常治疗对心梗后无症状的复杂性室性心律失常患者死亡率影响的前瞻性研究，将心梗后伴 LownⅢ～Ⅳb 级心律失常的 312 例患者随机分成三组，100 例采用个体化抗心律失常治疗，多为Ⅰ类药物，98 例用小剂量的胺碘酮（200mg/d），114 例不予抗心律失常治疗，随访时间一年。结果表明，与未予抗心律失常治疗组比较，胺碘酮显著降低总死亡率（61%，P＝0.048）、降低心律失常事件发生率（66%，P＝0.024）；而个体治疗组与未治疗组比较无显著差异。结论：小剂量胺碘酮对急性心肌梗死后第一年的无症状持续性的室性心律失常，可降低其死亡率，其有效作用在停用药物后可持续数年。

4.ESVEM（1989-1995）

（1）目的：①对室性快速心律失常，根据电生理检查及心电图监测，来选择抗心律失常药；②对比应用电生理检查及心电图监测，来预测选择抗心律失常药物的价值；③对比电生理检查和心电图监测对抗心律失常药物治疗室性快速心律失常的预测价值；④对比 7 种抗心律失常药物对室性快速心律失常的疗效；⑤评估电生理检查和心电图监测所耗的费用；⑥Holter 监测及电生理检查联合应用对药物疗效的预测价值。

（2）结论：对药物有效的预测，Holter 组较电生理检查组更常用且快速，但两种方法对成功选择有效药物无差别，索他洛尔较其他 6 种药物更能防止死亡及室性心律失常，并较少发生不良反应。尽管两种方法常得出不一致的结果，但电生理检查组及 Holter 组对能否抑制室性心律失常的预测价值并无差异。

5.CAMⅠaT 研究（加拿大心梗后胺碘酮试验）　对象为心梗后 6～45 天伴频发或反复发作的室性早搏的 1202 例患者，胺碘酮组 606 例、安慰剂组 596 例。胺碘酮负荷量每千克体重 10mg，持续两周，逐渐减至维持量 200mg/d，随访两年。结果表明，胺碘酮显著降低需复苏的心室颤动（VF）和心律失常死亡的危险（48.5%，P＝0.016）。

6.EMⅠaT 研究（欧洲心梗后胺碘酮试验）　对象为心梗后 5～21 天、左室射血分数（LVEF）≤0.40 的 1486 例患者，胺碘酮和安慰剂治疗各 743 例。胺碘酮负荷量为 800mg/d，连用 14 天，继之 400mg/d 用 14 周，维持量 200mg/d，随访两年。结果表明，胺碘酮显著降低心律失常死亡的危险（35%，P＝0.05）。

（二）循证医学

近年来关于房颤的治疗从药物、导管消融和起搏、除颤治疗等多个方面取得了长足进展，可以说，每一步的变化都在某种程度上源于循证医学的支持。

1.PIAF 研究　是第一个来比较心率控制与心律控制作为阵发性房颤患者基础治疗措施的前瞻性随机试验。本研究由德国 21 家医学中心参与，目的是比较心室率控制和节律控制对患者症状及生活质量的影响。共入选 252 例患者随机分为心室率控制组(125 例)和节律控制组(127 例)，随访一年。心室率控制组以硫氮革酮为一线药物，节律控制组以胺碘酮维持窦律。结果表明，无论是症状或生活质量在两组中无差别，运动耐量在节律控制组好于心室率控制组，而节律控制组却有更多的住院次数。最近的数据显示对这两种治疗措施的症状反应可能取决于是否同时合并充血性心衰。

2.RACE 研究　本研究为一项比较持续性房颤心室率控制和电复律疗效的随机对照研究。该研究是在荷兰进行的多中心临床试验，前后共入选 522 例持续性房颤患者随机分为上述两组，电复律组以抗心律失常药维持窦律，平均随访 2.3 年，心室率控制组大多数患者为房颤心律，在节律控制组半数保持窦性心律。研究结果显示，主要终点事件(死亡及严重心血管事件)两组间差异无统计学意义。心血管死亡率：心室率控制组 7.0%，节律控制组 6.7%。心衰事件：心室率控制组 35%，节律控制组 45%。出血并发症：心室率控制组 4.7%.节律控制组 3.49%。而在高血压合并房颤行复律患者其总死亡率、血栓栓塞及其他并发症明显高于心室率控制组(13%vs19%)。

3.STAF 试验　本研究为在德国进行的多中心、前瞻性、随机研究，入选对象为持续性房颤患者 200 例，随机分为心率控制组和节律控制。一级终点事件为任何原因的死亡、脑血管事件、心肺复苏及体循环栓塞，第二终点事件(晕厥、出血、心衰加重及生活质量)，两组间无差别。唯一的差别是住院时间，节律控制组更长，原因是需反复转律和应用及调整抗心律失常药。

4.PAFⅡ试验　这是一个多中心前瞻性随机研究，由意大利 10 个医学中心参加，共入选 137 例房颤患者，在行房室交界区阻断加起搏治疗术(AbLPM)后随机分成两组：一组术后不用任何药物(69 例)为心室率控制组；另一组使用胺碘酮、心律平、索他洛尔等转复及维持窦律(68 例)为节律控制组，随访 12～24[平均(16±4)]个月。药物组房颤的发生减少 57%(P=0.02)。术后 12 个月后评价并比较生活质量、心脏功能。结果显示，节律控制组有更多的心衰发作次数及住院次数。随访过程中 40 例患者发生了慢性房颤，97 例保持窦律，但生活质量、心脏功能等指标均无差别(P=0.05)。该研究提示，常规抗心律失常药能降低 AbLPM 术后及慢性房颤的发生率，但 AbLPM 术后心室率得到满意控制后，即使发生房颤也与患者生活质量、心脏功能状态无关。

5.HOTCAFE 研究　该研究入选 205 例阵发性房颤患者，随机分为节律控制组和心率控制组，平均随访(1.7±0.4)年。实验结束时，节律控制组 63.5%的病例仍旧维持窦律，主要终点事件，如死亡、血栓栓塞、严重的出血事件 2 组间无显著性差异。节律控制组的住院率明显高手心率控制组，NYHA 心功能分级二组均升高，仅在节律控制组运动耐量的水平提高且左室缩短分数降低。

6.AFFIRM 试验　这是 2002 年发表于新英格兰杂志的目前认为是重要的一项关于房颤治疗的大规模、多中心、随机、对照临床研究。为开放的随机临床试验，由北美地区(美国及加拿大)共 213 家医疗中心共同参与。旨在对比心房颤动治疗的两个策略——复律/维持窦性心律和保持心房颤动/减慢心室率，都同时用华法林抗凝，对预后终点的影响。控制心率组采用地高辛、β 受体阻滞剂或钙拮抗剂等药物，控制心律组主要采用电复律和抗心律失常药物治疗来维持窦性心律，后者包括胺碘酮(39%)、索他洛尔(33%)和普罗帕酮(10%)。治疗主要终点为总死亡率。联合的次要终点包括死亡、致残性脑卒中、严重出血或心脏骤停。研究期间，心律控制和心室率控制组死亡率在统计学上无明显性差异，但在头 1.5 年后，存活率出现有利于心室率控制组的趋势(P=0.08)。联合的次要终点两组间无显著差异(P=0.33)。功能状态或生活质量组间无差异，脑卒中发生率分别为 53%和 73%，仍以节律控制组有增高趋势，但二者间差异无显著性。

心律控制组需住院的情况明显多于心室率控制组(80.1%vs73%，P<0.001)。在年龄≥65岁的患者，无充血性心力衰竭史的患者和冠心病患者，心律控制组的死亡多于心室率控制组。

(三)随机临床试验结果对抗心律失常性药物治疗的指导作用

CAST试验的结果给人以很大启示：①能有效抑制室性早搏和非持续性室速的抗心律失常药物未必能平行有效的预防恶性室性心律失常的发生率和降低病死率，甚至可能使后两者更加恶化；②Holter作为无创性的监测方法评价抗心律失常药物疗效时，可能对评价同一患者的恶性室性心律失常的疗效并不可靠；③对于有器质性心脏病的无症状性的心律失常患者给予抗心律失常药物预防心脏性死亡缺乏充分的依据；④在进行临床个体化治疗时，必须优先考虑随机临床试验结果。

自1985年开始至1991年结束的ESVEM试验，结果认为有创电生理检查与动态心电图监测加运动试验，对于预测患者的预后都有很大价值。同时意外发现，Ⅰ类药有效之后继续服用，一年后只有5%的患者没有复发心律失常或死亡，而服用索他洛尔一年后有33%能继续服用此药而未发生心律失常再发及其他严重事件。于是，不少学者提出应放弃应用抑制钠快速通道的药物，并建议改用延长动作电位增加不应期的钾通道抑制剂。最近发表ⅠaMⅠaI和EMⅠaT研究是较大系列的随机、双盲、安慰剂对照的心梗后抗心律失常治疗研究。这两个研究虽未得出胺碘酮能降低总死亡率，但是均证明了胺碘酮能降低心律失常的死亡率，并且致心律失常作用极小，这两点至少支持胺碘酮适宜于心梗后心律失常的患者，从而确定了胺碘酮在心肌梗死后抗心律失常的重要地位。近年来，循证医学的资料证明β受体阻滞剂未必减少室性早搏，但可明显减少急性心肌梗死(AMI)和慢性心力衰竭患者的猝死，被推荐为多种心律失常治疗的Ⅰ类和Ⅱa类应用指征，又多是其他抗心律失常药物合并用药的首选药物，其能有效地治疗各种室上性和室性心律失常，是唯一被证明可以降低由心律失常所致心源性猝死(SCD)的药物。随着一些非药物治疗方法的不断出现和发展创新，心律失常，特别是一些复杂心律失常的治疗方法发生了根本的变化。多个研究显示，对于心脏性猝死(SCD)风险较高的患者，置入植入型心律转复除颤器(ICDs)可有效地预防SCD，提高患者的生存率。胺碘酮或胺碘酮与BBs联用可用于ICD置入后减少放电或“电风暴”，后者被认为是减少放电和“电风暴”最有效的治疗方案。

关于房颤的治疗策略，是通过AAD转复并维持窦性心律还是仅仅控制心室率，在很长的时间内，仍然是一个争论的话题。随着AFFIRM、RACE、STAF、PIAF等研究结果相继发布，再次验证了对心房颤动(房颤)患者心室率的控制和窦性心律控制疗效相似，使得房颤药物治疗不再盲目的只追求窦性心律的维持，对于一些长期慢性房颤患者，心室率控制和抗凝治疗可能是目前有效的选择。目前房颤治疗指南推荐非二氢吡啶类CCBs，用于持续性和永久性房颤长期心室率控制和房颤急性发作的心室率控制(Ⅰb)，非二氢吡啶类CCBs+地高辛推荐用于控制房颤安静与活动状态下的心室率(Ⅱa，b)。虽然指南不推荐其单独用于房颤的复律和复律后的维持窦律治疗，但阵发性房性心动过速抑制研究(SOPAT)和心律转复后房颤的预防研究(PAFAC)两个研究支持奎尼丁联合维拉帕米治疗预防房颤发作有效。决奈达隆已获得美国食品和药物管理局批准用来治疗房颤，这归功于ATHENA试验的结果。该试验是唯一一项对房颤患者抗心律失常治疗后房颤复发和死亡率进行分析的双盲研究，结果显示，决奈达-隆较安慰剂可显著降低无心衰或伴轻度心衰(NYHAⅠ～Ⅱ级)房颤患者全因心血管住院或死亡风险达24%，由于不含有碘，无甲状腺和肺毒性，是目前唯一能够显著降低房颤、房扑患者心律失常发作和死亡率的安全、有效的抗心律失常药物，ANDROMEDA研究发现，决系达隆可增加严重左心衰竭(NYHAⅢ～Ⅳ级)患者死亡率而限制了其在严重左心衰竭(NYHAⅢ～Ⅳ级)患者中的应用。对于合并严重心衰的心律失常治疗，目前胺碘酮仍是首选。

因此，临床抗心律失常性药物治疗应遵循下列总的原则：①是否需要用药，即药物临床应用的适应证；②选用何种药物其危险/效益比最小；③首选药物还是非药物治疗。

四、抗心律失常药物的联合应用

药物联合应用的目的主要是为了提高疗效，同时减少各自的不良反应。抗心律失常药物之间联合应用就是基于这一基本原理。抗心律失常药物联合应用方案都是经验性的，仅有少数合应用讲行讨临床聆证。

（一）Ⅰ类抗心律失常药物之间的联用

1.由于在电生理检查中发现，Ⅰa类药的电生理特性都很相似，所以，在临床实践中，需要在Ⅰa类药物，如奎尼丁、丙吡胺和普鲁卡因胺等药之间进行联合用药的指征不多。只有对于需较大剂量Ⅰa类药物治疗才能有效，但又不能耐受其不良反应的室性心律失常的患者，才有联用Ⅰa类药物的指征，这样可在保证疗效的同时减轻药物的不良反应(例如减轻单用奎尼丁引起的腹泻)。

2.Ⅰa类和Ⅰb类药物联用：Ⅰa类和Ⅰb类药物联合应用的方案可处理很多顽固性心律失常。例如，联用美西律和奎尼丁，能在两种药物的安全剂量下控制顽固性室性心律失常，包括持续性或非持续性室速、频发室性早搏等，且不良反应不增加。研究表明，联用Ⅰa和Ⅰb类药物对室性异位激动传导速度的抑制程度比单用其中任何一种药物都要大，而对正常动作电位无明显抑制作用。联用利多卡因和普鲁卡因胺能有效控制急性心肌梗死引起的顽固性室性心律失常，预防性用药者室颤的发生率不到1%。

3.Ⅰa和Ⅰc类药物联用的临床报道较少，而且，此二类药物联用缺乏电生理学和药理学基础，因此，其联合用药效果尚不肯定。此外，联合用药可进一步延长Q-T间期，增加用药危险性。

4.临床上有关于利多卡因与Tc类药物联用的报道，没发现不良的相互作用。此外，临床上将美西律与普罗帕酮联用的情况很多，但目前尚没有关于联用这两种药物发生协同作用的报道。

（二）Ⅱ类抗心律失常药物的联用

1.β受体阻滞剂与洋地黄联用　对房室结具有负性变时作用的药物常被联合应用减慢房颤患者的心室率。地高辛的负性变时作用易被交感活性增高所逆转，而与β受体阻滞剂合用可以防止出现这种情况。当室上性快速性心律失常者单用洋地黄控制心室率不满意时，联合使用β受体阻滞剂常能奏效。

2.β受体阻滞剂与Ⅰ类药物联用　最常用的联用方式是普萘洛尔与奎尼丁，对房性心律失常和室性心律失常的疗效均提高，并能减少奎尼丁的用量，很少有耐药现象。

3.急性心肌梗死时β受体阻滞剂与其他抗心律失常药物联用　CAST试验表明，合用β受体阻断剂可降低恩卡尼或氟卡尼的致死率。急性心肌梗死后早期接受普萘洛尔和美托洛尔治疗者，猝死率分别下降26%和36%。以上这些观察结果表明，对于急性心肌梗死患者，只要没有禁忌证，即应接受β受体阻滞剂治疗；而对于已存在高度危险性室性心律失常者，应联用Ⅰ类抗心律失常药物。此方案被美国国立心肺和血液研究所主持CAPS大规模临床研究所采纳，此研究的主要目的是验证β受体阻滞剂与Ⅰ类药物联用对急性心肌梗死并发心律失常的疗效。

（三）Ⅲ类抗心律失常药物的联用

Ⅰ类和Ⅲ类药物联合应用治疗室性心律失常，比用于治疗室上述的经验要多得多。然而，由于埋藏式心律转复除颤器的应用日渐增多，联合应用抗心律失常药物已明显减少。

关于胺碘酮与Ⅰ类药物联用的报道较多，胺碘酮与Ⅰb类药物的联合用药报道最多的是与美西律联用，其疗效好，不良反应少，是一种良好的联合用药方案。但胺碘酮与βa类不宜合用，因两者均可延长Q-T间期，增加不良反应。与Ⅰc类原则上也不宜合用。Podrid等用胺碘酮治疗41例症状性持续性室性心动过速，其中22例联合使用奎尼丁、普鲁卡因胺、苯妥英钠、妥卡尼或阿普林定、美西律或恩卡尼，3年随访期间有8例(35%)联合用药治疗者死亡。研究表明,索他洛尔与奎尼丁或普鲁卡因胺合用,在随访期间致心律失常作用的发生率较低,且室性心动过速复发率亦较低。索他洛尔抑制可诱发室性心动过速发作,与不应期的延长有关,联合用药可消除常见的索他洛尔对不应期的频率依赖作用。

值得注意的是胺碘酮与很多药物之间存在相互作用。如胺碘酮能使洋地黄、奎尼丁、普鲁卡因胺的血药浓度增加30%~50%,提示联合用药时这些药物应减量使用,当胺碘酮与β受体阻滞剂和钙拮抗剂联用时,可引起心动过缓性心律失常。

与胺碘酮联合用药最有害和最危险的不良反应是使Q-T间期延长。在健康志愿者联用奎尼丁和胺碘酮,使奎尼丁血药浓度增加,Q-T间期延长,说明这两种药物间有较强的相互作用。总之,在大多数情况下,其他抗心律失常药物与胺碘酮联合应用可增加疗效。

(四)Ⅳ类抗心律失常药物的联用

钙拮抗剂维拉帕米与地尔硫䓬在很多情况下与地高辛联合用药,但两药均可提高地高辛的血药浓度,应减少地高辛的用量。维拉帕米和β受体阻滞剂联合可用于治疗持续性心动过速,但在大剂量时要特别警惕低血压和心动过缓的不良反应。两药较少与β受体阻断剂或Ⅰ类抗心律失常药联合用药,尤其禁忌与丙吡胺联合用药,因为基础实验和临床研究结果均表明两者的电生理作用(心脏阻滞作用)和血流动力学作用(负性肌力作用)是相加的。有发生心脏传导阻滞和心脏停搏的危险。

五、抗心律失常药物的致心律失常作用

抗心律失常药物既能有效地治疗心律失常,同时又具有潜在的使原有心律失常恶化或引起新的心律失常的作用,这称之为抗心律失常药物的致心律失常作用。文献报道几乎各类抗心律失常药物均可触发致心律失常作用。它可发生于用药后早期(1个月内),亦可见于长期服药过程中。它不同于药物中毒,不一定呈剂量依赖性。早在200多年前(1785年),英国医生Withering第一次报道了由洋地黄导致心律失常。20世纪60年代初,Slzer和Wrag等证实奎尼丁晕厥的发生机制系药物引起尖端扭转型室速(TDP)。1989年开始的CAST试验的结果再一次唤起了人们对抗心律失常药物致心律失常作用的重视,同时也促使了心律失常治疗策略的变革。

(一)致心律失常作用的定义、临床分型

迄今为止,抗心律失常药物的致心律失常作用尚无统一的定义和诊断标准。常用于描述药物引起的心律失常的术语有:①致心律失常作用;②心律失常发生作用;③心律失常恶化。目前,大多仍沿用1987年Zipes提出的定义:即致心律失常作用指药物引起患者的心肌电生理状态严重异常,使原心律失常加重或诱发新的更严重的心律失常。

抗心律失常药物的致心律失常作用可分为缓慢性和快速性心律失常两类,其中心室性快速性心律失常最为重要。

1.缓慢性心律失常　洋地黄制剂和许多抗心律失常药物,尤其是Ⅰ类药物过量时均可引起缓慢性心律失常,β受体阻滞剂、钙拮抗剂(如异搏定)、乙胺碘呋酮、洋地黄等可抑制窦房结功能,引起窦性心动过缓或窦性静止。β受体阻滞剂、钙拮抗剂、Ⅰ类抗心律失常药物可引起和加重房室传导阻滞。Ⅰ类抗心律失常药物,如奎尼丁、普鲁卡因酰胺、双异丙吡胺、氟卡胺、英卡胺等可引起和加重希氏-浦肯野系统传导阻滞。临床表现不明显的潜在性窦房结功能减退的患者,给予治疗剂量或稍大剂量的抗心律失常药物治疗其快速性心律失常时,其引起的缓慢陛心律失常往往容易被忽视。

2.快速性心律失常　在各种心脏活性药物中,最易引起室上性快速心律失常的药物是洋地黄。它可促

发两种特征性心律失常：一是房性心动过速伴房室阻滞；二是非阵发性房室交界性心动过速。在使用洋地黄过程中，低血钾、镁可以促发洋地黄致心律失常作用。合并应用某些抗心律失常药可增加洋地黄血浆浓度，从而诱发洋地黄中毒，而此时洋地黄血浆浓度可能并不增高。洋地黄中毒使室速发作增加，而双向性心动过速为洋地黄中毒的特有表现。

药物引起的快速室性心律失常包括 Q-T 间期延长伴尖端扭转型室速（TDP），新发生的自发性持续性单形室速、持续性多形室速（无 Q-T 间期延长的多形室速和双向性室速）等不同的临床表现形式，某些先天性或获得性 Q-T 间期延长患者在应用抗心律失常药物过程中易发生 TDP，常见促发因素为电解质紊乱（低钾、低镁）、心动过缓等，而导致 TDP 的抗心律失常药物以Ⅰa 类和Ⅲ类（特别是索他洛尔）为常见。隐匿型 Brugada 综合征使用Ⅰ类抗心律失常易发生多形性室速和室颤。

（二）致心律失常作用诊断标准和发生率

【诊断标准】

临床上通常借助非创伤方法和（或）电生理试验来诊断抗心律失常药物的致心律失常作用。

1.无创心电监测诊断致心律失常作用的标准　80 年代初提出过以室性期前收缩次数增加来判断，现在认识到，室性期前收缩本身有较大波动，加上受病情变化影响，这些定量标准已不可靠。1998 年美国部分专家提出新的致心律失常作用共识：

（1）出现服药前没有的新心律失常，并能除外其他因素引起者：①心动过缓及传导障碍：窦房结功能低下；房室阻滞；明显的 QRS 增宽；②尖端扭转型室速，QT 延长；③持续性单形室速，间歇性发作；④持续性单形室速，不间断性；⑤多形室速，QT 正常；⑥室颤。

（2）原有心律失常恶化：①非持续性转变为持续性；②心动过速频率加快；③自发性持续性室速或室颤极难终止或不能终止；④不同传导比例的血流动力学稳定的房速，或房扑转变成全部（1∶1）下传血流动力不稳定的房速或房扑；⑤家族性心律失常综合征：如长 Q-T 间期、短 Q-T 间期、致心律失常右心室心肌病、WPW 和 Brugada 等心律失常恶化。

2.电生理激发试验诊断致室性心律失常作用的标准

（1）用药前不能诱发的室速，用药后诱发。

（2）室性快速心律失常类型的改变：非持续性室速变为持续性室速或室颤、稳定的单形性室速变为多形性室速或室颤、持续性室性心动过速转为扭转型室速。

（3）诱发室速的频率增加。

（4）用药后诱发持续性室速：必须用电复律才能终止。

（5）用药前诱发的室速：血流动力学稳定，可以被电刺激终止，用药后诱发持续性室速所需的电刺激数目减少，诱发持续性室速或室颤致死。

【病发率】

促心律失常作用的发生率以Ⅰc 类的氟卡尼、恩卡尼较高，其次为Ⅰa 类的奎尼丁。对以上药物选用时应谨慎。为确定药物致心律失常作用的发生率，必须在分析大量病例的基础上对每种抗心律失常药物进行系统的评价。由于研究者所选患者不同、诊断标准各异、观察病例数不同，以及采用的检测方法（动态心电图、运动试验或有创性电生理检查）不同，故报道的致心律失常作用发生率差异很大。各种抗心律失常药致心律失常作用发生率一般为 10%～15%。

关于致心律失常作用的发生率以往主要论述室性心律失常应用抗心律失常药物治疗后所得到的结果。而房性心律失常患者接受抗心律失常药物治疗也可产生致心律失常作用，其中包括出现新的房性心律失常，或原有心律失常加剧或引发室性心律失常，但是房性心律失常自然变异很大，故治疗中致心律失常作用的发生大多不能预测，也很难确定。然而，房性心律失常患者接受抗心律失常药物治疗后出现致心律失常作用的报道越来越多。

（三）致心律失常作用的危险因素

至今，尚未发现可靠的预报因素可提示致心律失常作用的发生。但某些易患因素的存在与致心律失常作用有关。这些因素主要有以下几方面：

1.器质性心脏病史伴左室功能不全：包括临床心力衰竭病史或LVEF<30%，以前者预测意义更大。

2.过去有心律失常病史：室早、非持续性室速、持续性室速、室颤、房性心律失常（房颤、房扑）病史、传导阻滞（尤其室内传导阻滞）。

3.电解质紊乱：主要是低钾血症或低镁血症，引起Q-T间期延长，增加异位激动点的自律性，从而诱发恶性心律失常。

4.各种原因所致血浆药物浓度过高。

（四）致心律失常作用的发生机制

1.遗传学多态性　特异质反应是指个别患者对某种抗心律失常药物可呈现特异质反应，而突发心律失常。这些患者的用药剂量和血浆浓度均在正常范围，奎尼丁晕厥就是典型的例子。特异质反应可能与遗传学多态性有关。由于基因突变，其表现可能为药代动力学、药效学和药物遗传学不同，引起不同的药物反应，其中部分表现为致心律失常作用。就像先天性长Q-T间期综合征、致心律失常右心室心肌病和Brugada综合征等隐匿性基因携带者，因基因功能缺陷导致相应离子通道功能低下，在不知情情况下使用影响离子通道的抗心律失常药物极易发生致心律失常作用。

2.折返机制　抗心律失常药物治疗折返性心律失常的机制是通过对心肌传导和/或不应期的影响，即减慢传导和/或延长不应期来建立两者的平衡关系，从而达到治疗目的。如果药物的作用未能构成传导和不应期之间的相互平衡，反而使之更为失调，则可诱发折返性心律失常，即出现致心律失常作用。例如，某种抗心律失常药物可使传导减慢但对不应期无作用或使之轻度延长，即可有利于产生折返，增加心律失常的发生率。由抗心律失常药引起的持续性单形室速绝大多数属折返机制。目前有一种假说认为，在应用Tc或Ⅰa类药物时出现的持续性单形性室性心动过速，是由钠通道阻断引起的传导减慢和出现稳定的折返环所致。Ⅰc类药物导致这种心律失常的可能性最大，因其具有最强的钠通道阻断作用。

3.自律性增高角触发激动　自律性增高常与交感神经激活相关，与动作电位4相自除极有关，正常窦房结和房室结的P细胞均具有自律性，如果心脏工作纤维，如心房肌和心室肌在炎症、缺血等情况下表现异常自律性，自律性增高可引起后除极，后除极达到其阈电位时即产生触发活动，从而引起心律失常。尖端扭转型室性心动过速常继发于动作电位时限延长和钙离子介导的后除极作用。目前研究较多与触发活动有关的心律失常是Brugada综合征，认为由于钠通道基因突变引起心内外膜电位差增大，增大达一定程度时引起早期后除极，最后引起2相折返，最后发生多形性室速或室颤。Ⅰ类的抗心律失常药可使功能已经下降的离子通道进一步发生功能障碍从而发生致心律失常作用。

4.自主神经作用　多种抗心律失常药物通过对自主神经的调节作用而导致心律失常发生，如洋地黄类可增高迷走神经张力，而奎尼丁和丙吡胺则有相反的作用。自主神经调节作用可改变心室不应期，从而调整由抗心律失常药物引起的Q-T间期改变。

5.窦房结功能和房室传导功能的抑制　β受体阻滞剂和胺碘酮可引起窦性心动过缓甚至窦性静止；奎尼丁亦可抑制窦房传导；普鲁卡因胺可使病态窦房结综合征患者心房调搏校正后的窦房结恢复时间延长；利多卡因和美西律可进一步降低窦房结功能低下患者窦房结的自律性和窦房传导；接受β受体阻滞剂治疗者同时静脉注射维拉帕米可严重抑制窦房结功能和低位起搏点，从而引起心脏停搏；丙吡胺的抗胆碱能效应可使患者在心律失常终止前心室率呈矛盾性增快;氟卡尼使心房扑动周期长度延长的幅度超过其对房室结不应期的延长,故可促发1∶1房室传导,使心室率加快。

6.负性肌力作用　大多数抗心律失常药物,如丙吡胺、氟卡尼、恩卡尼、索他洛尔及β受体阻滞剂具有负性肌力作用,可加重心力衰竭及其相关的心律失常。

7.心肌缺血　冠状动脉狭窄可使氧供应量、组织中抗心律失常药浓度的分布不均匀,因缺血而影响传导和心肌活动。心肌缺血时细胞外钾浓度升高,pH下降可引起局部细胞膜电生理特性改变,包括静息膜电位降低,0相上升速率和传导减慢,氧供应量、组织中抗心律失常药浓度的分布不均匀造成的区域性电生理特性的差异在应用抗心律失常药物或药物浓度变化时更加明显,最终导致心律失常的恶化。某些抗心律失常药可引起周围血管扩张。快速静脉给药可引起低血压,并促发心肌缺血而导致心律失常。由于冠心病常呈进行性发展,故在应用抗心律失常药治疗时应定期观察静息和活动时有无致心律失常作用。活动可加重心肌缺血、激活交感神经系统,引起代谢、电解质和电生理特性的改变,影响药物的作用。

(五)致心律失常作用的检测手段

1.心电图　体表心电图是检测抗心律失常药物作用的最简便和有用的方法,P波、QRS波增宽,PR间期、Q-T间期或JT间期延长,显著U波等是预测致心律失常作用发生的有用指标。用药后成人Q-T间期超过500～550毫秒,特别是出现在异位搏动后的代偿间歇时,更易诱发TDP。动物实验研究表明,Ⅰ类和Ⅲ类药物引起的QRS波增宽超过25%时,有可能诱发室性心律失常。典型的药源性TDP前的T波降低而U波增高,使二者融合,临床发现U波振幅的增高较Q-T间期绝对值的延长更能促发致心律失常作用。动态心电图,是临床上最常用的一种无创监测手段,长时间监测患者心律失常的变化有助于识别药物的致心律失常作用,它对药物引起的无症状性心律失常的诊断特别有用。

2.运动试验　运动试验主要是通过运动激发以揭示药物潜在的致心律失常作用。运动试验激发致心律失常作用与抗心律失常药物"Use-dependency"概念有关,即药物优先与激活的离子通道结合,运动时心率加快,被激活的通道增加,激发其致心律失常作用。但是,运动试验诱发药物致心律失常作用的重复性较差,且有0.5%的患者可诱发严重心律失常,尚有0.2%的患者死亡率。因此,采用运动试验评价药物致心律失常作用时必须十分谨慎。

3.心室晚电位　心室晚电位阳性反映心肌组织结构的不均一性所导致电活动异常,有潜在致室速、室颤的危险。这在心肌梗死后的患者及动物模型的心外膜或心内膜面直接标测已充分得到证实,但从体表记录所得的结果,其敏感性及特异性与直接心表标测者差别甚远。因此,对心肌梗死患者心室晚电位阳性者应加强随访,但不能单独作为采取某种治疗措施的根据,对心室晚电位阴性者也不能认为是"安全"的。特发性室速的患者心室晚电位大多为阴性,如心室晚电位阳性往往提示有心肌病变的基础,应进行进一步检查。

4.心率变异性分析　心率变异性分析作为定量检测自主神经功能的指标,已公认为预测心源性猝死的一个独立的因素。但现行的时域和频域分析方法还远远不能揭示心率变异的全部内涵,需应用非线性的混沌分析方法获取更多的自主神经调节及体液因素等复杂信息,以提高对猝死的预测价值。对特殊人群,如心肌梗死后及糖尿病患者,心率变异降低预测猝死危险性增高的价值是肯定的。

5.电生理检测　应用心导管程序刺激诱发室速进行抗心律失常药物筛选的方法,多年来各家的评价各持己见未能统一。1999年MUSTT试验结果发表后,其应用价值已趋否定,即经电生理检测诱发出持续性室速的猝死高危患者只有应用ICD可降低死亡率,而应用经筛选的抗电生理检查,抗心律失常药物治疗与不用抗心律失常药物相比并不能改善生存率。对于药物诱发的反复性持续性室速,由于24小时内绝大部分时间处于室速发作、复律或自动终止发作后数秒或数分钟即又复发,故对此类患者亦不能进行电生理检查。

（六）致心律失常作用的防治

正如在CAST试验中所强调的，为防止发生致心律失常作用，目前临床应特别注意下列几点：①Ta类抗心律失常药物的致心律失常作用是非剂量依赖性的，通常发生在正常或治疗浓度。应密切观察心电图QTc间期，如超过500毫秒，应减少剂量或停药；②Ⅰc类抗心律失常药物的致心律失常作用可能在心率加快时触发，因此给予负荷量后应做运动试验，有些研究提示，用β受体阻滞剂可逆转或减轻其致心律失常作用；有报道认为β受体阻滞剂，如普萘洛尔对Ⅰc类药物恩卡尼、氟卡尼引起的扭转性室速有一定治疗作用；③Ⅲ类抗心律失常药物的致心律失常作用呈典型的剂量依赖性，特别是索他洛尔，用药后发生心动过缓、Q-T间期延长和室早后间歇出现明显的Q-T间期延长，应引起高度重视。

1.必须严格掌握用药指征对预后较好的室性心律失常不一定要用抗心律失常药物；对于无器质性心脏病或仅有轻微心血管异常（如二尖瓣脱垂而无反流）者出现的窦性心动过缓、各类早搏及非持续性室速，若无明显症状，一般不需用抗心律失常药治疗；对于去除病因（停用诱发药物，纠正电解质紊乱、心力衰竭、心肌缺血、改善通气）可以消除的心律失常，也不须使用抗心律失常药物；对于有器质性心脏病、心功能良好、出现成对室早或非持续性室速的患者，可用药消除症状，也不需要长期用抗心律失常药预防猝死；对有严格适应证的室性心律失常，应综合考虑药物疗效、心脏外不良反应、脏器毒性、诱发心力衰竭和促心律失常的危险性等，来选用抗心律失常药物。

2.注意去除促心律失常作用的各种易患因素例如Ta类奎尼丁并存低血钾时，易致尖端扭转型室速。Ⅰc类药氟卡尼、恩卡尼在缺血心肌抑制传导超过不应期的延长形成连续折返，促发单形性室速，故应注意纠正心肌缺血。原有室内传导阻滞者，不宜用Ⅰc类药；原有Q-T间期延长者，不宜用Ⅰa、Ⅲ类药。有心功能不全时，宜选用负性变力性作用最弱的药物。

3.用药过程中应进行心电监测，注意Q-T间期变化。

4.对严重室速患者应在电生理检查指导下，筛选有效药物。

5.单一药物能控制心律失常的，尽量避免联合应用抗心律失常药物，尤其应避免联合使用同类的抗心律失常药物。

6.一旦发现抗心律失常药物的致心律失常作用，应停用一切抗心律失常长药物，纠正易患因素，并根据心律失常的性质制定进一步治疗方案。

(1)对有症状的缓慢性心律失常患者，可给予阿托品或异丙肾上腺素（高血压、冠心病者禁用），有条件者应进行临时性心脏起搏治疗。

(2)药物所致的室性心律失常均可采用利多卡因治疗，合并有明显血流动力学障碍者应立即行电复律。

(3)洋地黄中毒引起的快速性心律失常通常不宜采用电复律，而应给予补充钾盐，苯妥英钠或利多卡因治疗。

(4)药物引起Q-T间期延长伴TDP发作者，可采用不延长Q-T间期的药物，如利多卡因、苯妥英钠、美西律、普萘洛尔治疗。心脏起搏治疗也可防止由Q-T间期延长引起的TDP的反复发作，最佳起搏频率为100～120次/分。近年来，关于药物所致TDP的治疗除了采用提高心率（药物或起搏）的方法外，应用硫酸镁也十分有效、安全，特别适用于急性心肌梗死合并TDP的患者。Hohn10ser将硫酸镁的用法归纳为四步法：①3～5分钟静脉注射硫酸镁2g；②10～15分钟后可重复一次；③如TDP已消失而存在频发室早，则按2～10mg/min静脉滴注24～48小时；④如硫酸镁无效，改用起搏或异丙肾上腺素。在应用硫酸镁时应注意其对呼吸的抑制作用，对肾功能不全、有传导阻滞者慎用。临床上，这类患者也常合并低钾血症，可酌情补充钾盐。

7.对先天性Q-T间期延长伴TDP发作者，禁用Ta和Ⅲ类药物，可使用异丙肾上腺素等加快心率的药物。β受体阻滞剂对预防先天性Q-T间期延长患者发生扭转性室速有效。

（李　曼）

第十章　心力衰竭

第一节　慢性心力衰竭

一、概述

慢性心力衰竭（CHF）也称慢性充血性心力衰竭（CHF），是由于任何原因的初始心肌损伤（如心肌梗死、心肌病、血流动力学负荷过重、炎症等）引起心肌结构和功能的变化，最后导致心室泵血和/或充盈功能低下的复杂临床综合征。在临床上主要表现为气促、疲劳和体液潴留，是一种进展性疾病，其发生率近年呈上升趋势。据2006年我国心血管病报告，我国心力衰竭患者有400万，心力衰竭患病率为0.9%，其中男性为0.7%，女性为1.0%，且随着年龄增加，心力衰竭发病率增高。尽管心力衰竭的治疗水平有明显提高，但其病死率居高不下，住院心力衰竭患者1年和5年病死率分别为30%和50%。

心力衰竭的进程主要表现为心肌重量、心室容量增加及心室形态改变即心肌重构。心肌重构的机制主要为神经内分泌激活，在初始的心肌损伤后，肾素-血管紧张素-醛固酮系统（RAAS）和交感神经系统兴奋性增高；多种内源性神经内分泌和细胞因子激活，促进心肌重构，加重心肌损伤和心功能恶化，进一步激活神经内分泌和细胞因子等，形成恶性循环。

根据临床症状及治疗反应，常将心力衰竭分为：①无症状性心力衰竭（SHF）：指左室已有功能障碍，左室射血分数降低，但无临床“充血”症状的这一阶段，可历时数月至数年；②充血性心力衰竭：临床已出现典型症状和体征；③难治性心力衰竭（RHF）：指心力衰竭的终末期，对常规治疗无效。

根据心力衰竭发生的基本机制分为：收缩功能障碍性心力衰竭和收缩功能保留的心力衰竭。收缩性心力衰竭定义为左心室射血分数（LVEF）≤40%，大多数为缺血性心肌病且既往有过心肌梗死病史，其次为非缺血性心肌病如扩张性心肌病、瓣膜病等。收缩功能保留的心力衰竭也称为舒张功能障碍性心力衰竭，是由于左心室舒张期主动松弛能力受损和心肌顺应性降低，亦即僵硬度增加（心肌细胞肥大伴间质纤维化），导致左心室在舒张期的充盈受损，心搏量（即每搏量）减少，左室舒张末期压增高而发生的心力衰竭。往往发生于收缩性心力衰竭前。既往心脏疾病主要为高血压、糖尿病、肥胖.以及冠心病（表10-1-1）。

表10-1-1　心力衰竭常见病因

收缩性心力衰竭	收缩功能保留的心力衰竭
冠心病	高血压
高血压	糖尿病

续表

收缩性心力衰竭	收缩功能保留的心力衰竭
心肌炎	冠心病
感染	二尖瓣狭窄
心肌病	淀粉样变性
瓣膜病	肥厚性心肌病
毒物诱导	心包疾病
酒精	高心输出量
可卡因	动静脉畸形
基因	动静脉瘘
致心律失常右室心肌病	甲状腺功能亢进
肌营养不良心肌病	贫血
心动过速心肌病	
糖尿病	

二、CHF 的诊断

当首次接诊心力衰竭患者时，病史内容主要包括：心力衰竭的病因；评估疾病的进展和严重程度；评估容量状态。

首先，弄清病因非常重要，病史询问应有针对性。考虑缺血性心肌病时，应询问既往有无心肌梗死、胸痛、动脉粥样硬化危险因素；考虑心肌炎或心肌病时，应询问近期有无病毒感染或上呼吸道感染史，有无家族性心肌病史；是否存在高血压病或糖尿病等。

对于初发的或已经确诊的心力衰竭患者，明确其心功能状态和运动耐力下降非常重要。需要仔细询问患者有无端坐呼吸、夜间阵发性呼吸困难，此外，体重有无增加、下肢有无水肿等有助于了解水钠潴留状态。

（一）临床诊断

1.左心衰竭的诊断

(1)症状：主要表现为肺循环淤血，表现为疲劳、乏力；呼吸困难（劳力性呼吸困难、阵发性夜间呼吸困难、端坐呼吸）。

(2)体征：心脏扩大，心率增快，奔马律，收缩期杂音，两肺底闻及湿啰音，继发支气管痉挛时，可闻及哮鸣音或干啰音。

(3)实验室检查：①胸部 X 线：肺门动脉和静脉均有扩张，肺门阴影范围和密度均有增加；②心电图：明确有无心肌缺血和心律失常；③超声心动图：了解左心室舒张末期内径（LVEDd）增大、LVEF 下降等。

2.右心衰竭的诊断

(1)症状：胃肠道症状（食欲不振，恶心、呕吐、腹胀、便秘及上腹疼痛），肾脏症状（夜尿增多、肾功能减退），肝区疼痛（肝脏淤血肿大、右上腹饱胀不适，肝区疼痛），失眠、嗜睡、精神错乱。

(2)体征：颈静脉怒张，肝大与压痛（肝颈静脉回流征阳性），低垂部位对称性水肿，甚至出现胸腔积液，多见右侧胸腔积液，腹水，发绀，心包积液，营养不良、消瘦、恶病质。

(3)实验室检查：①胸部X线：以右心室和右心房增大为主；②超声：肝脏肿大明显；③静脉压升高：中心静脉压＞1.18kPa(12cmH_2O)，肘静脉压＞1.37kPa(14cmH_2O)；④肝功异常：胆红素升高、GPT升高。

3.全心衰竭诊断 如果患者左、右心功能不全的表现同时存在，称为全心衰竭，但患者或以左心功能不全的表现为主，或以右心功能不全的表现为主。

4.舒张性心力衰竭的诊断 ①有典型心力衰竭的症状和体征；②LVEF正常(＞45%)，左心腔大小正常；③超声心动图有左室舒张功能异常的证据，并可排除心瓣膜病、心包疾病、肥厚型心肌病、限制性(浸润性)心肌病等。

(二)心功能不全程度的判断

1.纽约心脏病协会(NYHA)分级法和ACC/AHA心力衰竭分期法对心力衰竭患者进行评估并指导治疗。

2.6min步行试验：在平直走廊尽可能快行走，测定6min步行距离。＜150m为重度，150～425m为中度，426～550m为轻度。评定运动耐量、心功能、疗效及预后。

(三)BNP/NT-proBNP在心力衰竭诊断中的作用

血清脑利钠肽(BNP)和N端脑利钠肽前体(NT-proBNP)的测定在心力衰竭诊断中的地位不断提高。2008年中西方BNP专家共识指出，BNP的作用已经得到所有重要指南的推荐，用于辅助诊断、分期、判定入院及出院治疗时机，以及判断患者发生临床事件的危险程度。BNP水平测定的意义如下：

1.高BNP水平提示包括死亡在内的严重心脏事件。

2.如果心力衰竭患者的BNP水平治疗后下降，患者的预后可得到改善。

3.存在心源性呼吸困难患者的BNP水平通常高于400ng/L。

4.如果BNP＜100ng/L，则不支持心力衰竭的诊断。

5.如果BNP水平在100～400ng/L之间，医生必须考虑呼吸困难的其他原因，如慢性阻塞性肺病，肺栓塞以及心力衰竭的代偿期。

2009年关于NT-proBNP临床应用中国专家共识出台，该共识指出NT-proBNP可以作为慢性心力衰竭的客观检测指标，采用双截点进行判别，其水平高于正常人和非心力衰竭患者，但增高程度不及急性心力衰竭。

NT-proBNP截点的意义如下：

(1)排除截点 NT-proBNP＜300ng/L，心力衰竭可能性很小。

(2)诊断截点 以下情况心力衰竭可能性很大。

1)＜50岁，NT-proBNP＞450ng/L。

2)50～75岁，NT-proBNP＞900ng/L。

3)＞75岁，NT-proBNP＞2000ng/L。

(3)两截点之间为灰区可能是较轻的急性心力衰竭，或是非急性心力衰竭原因所致(心肌缺血、心房颤动、肺部感染、肺癌、肺动脉高压或肺栓塞等)

三、CHF的治疗

治疗策略从以前短期血流动力学/药理学措施转为长期的、修复性的策略，目的是改变衰竭心脏的生物学性质。治疗关键是阻断神经内分泌的过度激活，阻断心肌重构。

目标:改善症状、提高生活质量、防止和延缓心肌重构的发展,降低心力衰竭病死率和住院率。

(一)一般治疗

1.去除诱因 预防、识别与治疗引起或加重心力衰竭的特殊事件,特别是感染;控制心律失常、纠正电解质紊乱及酸碱失衡;处理或纠正贫血、肾功能损害等其他临床合并疾病。

2.监测 体重每天测定体重以早期发现液体潴留;通过体重监测调整利尿剂剂量,了解心力衰竭控制情况。

3.调整生活方式

(1)限钠轻度心力衰竭患者 2~3g/d,中到重度心力衰竭患 μ<2g/d;心力衰竭患者应全程限盐。

(2)限水控制盐、水负荷是心力衰竭最基础的治疗。应尽量避免不必要的静脉输注。

(3)营养和饮食低脂饮食,戒烟,肥胖患者应减轻体重;心脏恶液质者,给予营养支持,如清蛋白。

(4)休息和适度运动失代偿期需卧床休息,多做被动运动以预防深部静脉血栓形成。临床情况改善后应鼓励患者在不引起症状的情况下,进行体力活动,但要避免用力的等长运动。

4.心理和精神的治疗 压抑、焦虑和孤独在心力衰竭恶化中发挥重要作用,也是心力衰竭患者主要的死亡预后因素;给予情感干预,心理疏导;酌情应用抗抑郁药物可改善患者生活质量及预后。

5.氧气治疗 氧疗用于急性心力衰竭,对慢性心力衰竭无应用指征。无肺水肿心力衰竭患者,氧疗可能导致血流动力学恶化。当心力衰竭伴夜间睡眠呼吸障碍者,夜间给氧可减少低氧血症的发生。

(二)基本药物治疗

药物治疗是心力衰竭治疗的基石。

1.利尿剂 是心力衰竭治疗的基础药物,通过抑制肾小管特定部位钠、氯重吸收,遏制心力衰竭时钠潴留,减少静脉回流、减低前负荷,从而减轻肺淤血,提高运动耐量。对存在液体潴留的心力衰竭患者,利尿剂是唯一能充分控制液体潴留的药物,是标准治疗中必不可少的组成部分。

1.利尿剂的选择

(1)襻利尿剂(呋塞米)是大部分心力衰竭患者的首选药物,适用于有明显液体潴留或伴肾功能受损患者;呋塞米剂量-效应呈线性关系,剂量不受限制。

(2)噻嗪类(氢氯噻嗪)用于有轻度液体潴留、伴高血压且肾功能正常的心力衰竭患者。在肾功能中度损害(肌酐清除率<30ml/min)时失效;氢氯噻嗪 100mg/d 已达最大效应,再增加剂量也无效。

由于利尿剂可激活内源性神经内分泌因子活性,尤其是 RAAS,因此应与 ACEI(或 ARB)联合应用,可有较好协同作用。应用利尿剂过程中应每天监测体重变化,这是最可靠监测利尿剂效果、以利及时调整利尿剂剂量的指标。利尿剂应用过程中出现低血压和氮质血症而无液体潴留,可能是利尿剂过量、血容量减少所致,应减少利尿剂剂量。

利尿剂(表 10-1-2)应用从小剂量开始,逐渐加量,直至尿量增加,以每天体重减轻 0.5~1.0kg 为宜。

(3)利尿剂抵抗心力衰竭进展和恶化时常需加大利尿剂剂量,最终患者对大剂量无反应时,即出现利尿剂抵抗。解决办法:静脉用药如呋塞米 40mg 静脉注射,继以微泵持续静脉注射(10~40mg/h);2 种或 2 种以上利尿剂联合应用;应用增加肾血流的药物,如短期应用小剂量多巴胺为 2~5μg/(kg·min)。

表 10-1-2 口服利尿剂的用量(mg)

襻利尿剂		
速尿	20~40	1~3 次/日
托拉塞米	5~10	1~2 次/日

续表

襻利尿剂		
噻嗪类		
双氢克尿塞	25	1～3次/日
保钾利尿剂		
安体舒通	20	1～3次/日
氨苯喋啶	50	1～3次/日
依普利酮	50	1～2次/日

2.抗神经内分泌激活药物

(1)血管紧张素转换酶抑制剂(ACEI):通过抑制RAAS,竞争性阻断AngI转化为AngⅡ,降低循环和组织的AngⅡ水平;阻断Angl-7的降解,使其水平增加进一步起到扩血管及抗增生作用;同时作用于激肽酶Ⅱ,抑制缓激肽的降解,提高缓激肽水平,缓激肽降解减少可产生扩血管的前列腺素生成增多和抗增生的效果。ACEI是证实能降低心力衰竭患者病死率的第一类药物,也是循证医学证据最多的药物,是治疗心力衰竭的基石和首选药物。

1)ACEI应用方法:采用临床试验中所规定的目标剂量;如不能耐受,可应用中等剂量,或患者能够耐受的最大剂量(表10-1-3);极小剂量开始,能耐受每隔1～2周剂量加倍。滴定剂量及过程需个体化,一旦达到最大耐受量即可长期维持应用;起始治疗后1～2周内应监测血压、血钾和肾功能,以后定期复查。如肌酐增高<30%,为预期反应,不需特殊处理,但应加强监测。如肌酐增高30%～50%,为异常反应,ACEI应减量或停用;应用ACEI不必同时加用钾盐,或保钾利尿剂。合用醛固酮受体拮抗剂时,ACEI应减量,并立即应用襻利尿剂。如血钾>5.5mmol/L停用ACEI。

表10-1-3　ACEI制剂与剂量

起始剂量	目标剂量	
卡托普利	6.25 mg,3次/日	50 mg,3次/日
依那普利	2.5 mg,2次/日	10～20 mg,2次/日
赖诺普利	2.5～5 mg/d	30～35 mg/d
福辛普利	5～10 mg/d	40 mg/d
雷米普利	2.5 mg/d	5 mg,2次/日或10 mg/d
培哚普利	2 mg/d	4～8 mg/d
西拉普利	0.5 mg/d	1～2.5 mg/d
苯那普利	2.5 mg/d	5～10 mg/d

2)ACEI应用要点:全部心力衰竭患者包括阶段B无症性心力衰竭和LVEF<45%的患者,除有禁忌证或不能耐受,ACEI需终身应用;突然撤除ACEI有可能导致临床状况恶化,应予避免;ACEI症状改善往往出现于治疗后数周至数月;即使症状改善不显著,ACEI仍可减少疾病进展的危险性;ACEI与β受体阻滞剂合用有协同作用;ACEI治疗早期可能出现一些不良反应,但一般不影响长期应用;ACEI一般与利尿剂合用,如无液体潴留可单独应用,一般不需补充钾盐。

3)ACEI禁忌证：严重血管性水肿、无尿性肾衰及妊娠女性。

以下情况须慎用：双侧肾动脉狭窄；血肌酐水平显著升高[>265.2μmol/L(3mg/dl)]；高钾血症(>5.5mmol/L)；低血压[收缩压<12.0kPa(90mmHg)]，需经其他处理，待血流动力学稳定后再决定是否应用ACEI；左室流出道梗阻，如主动脉瓣狭窄，肥厚性心肌病等。

4)ACEI不良反应：在治疗开始几天或增加剂量时常见低血压；肾功能恶化：重度心力衰竭NYHAⅣ级、低钠血症者，易发生肾功能恶化。起始治疗后1～2周内应监测肾功能和血钾，以后需定期复查；高血钾：ACEI阻止RAAS而减少钾的丢失，可发生高钾血症；肾功能恶化、补钾、使用保钾利尿剂，尤其并发糖尿病时尤易发生高钾血症，严重者可引起心脏传导阻滞；咳嗽、干咳，见于治疗开始的几个月内，需排除其他原因，尤其肺部淤血所致咳嗽。咳嗽不严重可以耐受者，鼓励继续使用ACEI，如持续咳嗽，影响正常生活，可改用ARB；血管性水肿，较为罕见(<1%)，可出现声带甚至喉头水肿等严重状况，危险性较大。多见于首次用药或治疗最初24h内。

(2)血管紧张素Ⅱ受体拮抗剂(ARB)：理论上可阻断所有经ACE途径或非ACE途径生成的AngⅡ与AT1受体结合，从而阻断或改善因AT1受体过度兴奋导致的诸多不良作用；可能通过加强AngⅡ与AT2受体结合发挥有益效应；对缓激肽代谢无影响，一般不引起咳嗽，但不能通过提高血清缓激肽浓度水平发挥可能的有利作用。近年ARB在心力衰竭治疗中的地位逐渐提高。

ARB应用要点：ARB可用于A阶段患者，以预防心力衰竭的发生；亦可用于B、C和D阶段患者，不能耐受ACEI者，可替代ACEI作为一线治疗，以降低病死率和并发症发生率；ARB各种剂型均可考虑使用(表10-1-4)，其中坎地沙坦和缬沙坦证实可降低病死率和病残率的有关证据较为明确；ARB应用中需注意的事项同ACEI，如要监测低血压、肾功能不全和高血钾等。

表10-1-4 ARB制剂及剂量

起始剂量(mg/d)	推荐剂量(mg/d)	
氯沙坦	25～50	50～100
缬沙坦	20～40	160X2
坎地沙坦	4～8	32
厄贝沙坦	150	300
替米沙坦	40	80
奥美沙坦	10～20	20～40

(3)β受体阻滞剂慢性心力衰竭患者，肾上腺素能受体通路持续、过度激活对心脏有害。人体衰竭心脏去甲肾上腺素浓度足以产生心肌细胞损伤，且慢性肾上腺素能系统激活介导心肌重构，而β_1受体信号转导的致病性明显大于β_2、α_1受体。此为应用β受体阻滞剂治疗慢性心力衰竭的根本基础。由于(受体阻滞剂是负性肌力药，治疗初期对心功能有抑制作用，LVEF↓；长期治疗(>3个月时)则改善心功能，LVEF↑；治疗4～12个月，能降低心室肌重和容量、改善心室形状，提示心肌重构延缓或逆转。

1)β受体阻滞剂应用要点：慢性收缩性心力衰竭，NYHAⅡ、Ⅲ级病情稳定患者，及阶段B、无症状性心力衰竭或NYHAⅠ级的患者(LVEF<40%)，除非有禁忌证或不能耐受外均需无限期终身使用β受体阻滞剂；NYHAⅣ级心力衰竭患者，需待病情稳定(4d内未静脉用药)，已无液体潴留并体重恒定，达到“干重”后，在严密监护下应用。应在ACEI和利尿剂基础上加用β受体阻滞剂。

2)β受体阻滞剂目标剂量或最大耐受量(表10-1-5)：清晨静息心率55～60次/分，不宜低于55次/分。

β受体阻滞剂应用需监测低血压、液体潴留和心力衰竭恶化、心动过缓、房室阻滞及无力等不良反应，酌情采取相应措施。

表 10-1-5　β受体阻滞剂制剂及剂量

起始剂量(mg/d)	目标剂量(mg/d)	
比索洛尔	1.25	10
酒石酸美托洛尔	6.25×2	50×2
琥珀酸美托洛尔	12.5～25	200
卡维地洛	3.125×2	25×2

3)推荐应用琥珀酸美托洛尔、比索洛尔和卡维地洛。从极小剂量开始，每2～4周剂量加倍。症状改善常在治疗2～3个月后才出现，即使症状不改善，亦能防止疾病的进展；不良反应常发生在治疗早期，一般不妨碍长期用药。

4)β受体阻滞剂禁忌证：支气管痉挛性疾病、心动过缓(心率<60次/分)、Ⅱ度及以上房室阻滞(除非已安置起搏器)；心力衰竭患者有明显液体潴留，需大量利尿者，暂时不能应用，应先利尿，达到干体重后再开始应用。

(4)醛固酮受体拮抗剂：醛固酮有独立于AngⅡ和相加于AngⅡ的对心肌重构的不良作用，特别是对心肌细胞外基质。衰竭心脏中心室醛固酮生成及活化增加，且与心力衰竭严重程度成正比。短期使用ACEI或ARB均可降低醛固酮水平，但长期应用时醛固酮水平却不能保持稳定、持续的降低，即"醛固酮逃逸"。在ACEI基础上加用醛固酮受体拮抗剂，进一步抑制醛固酮的有害作用，可望有更大的益处。

1)应用要点：适用于中、重度心力衰竭，NYHAⅢ～Ⅳ级患者；AMI后并发心力衰竭且LVEF<40%患者亦可应用；螺内酯起始量20mg/d，最大剂量为60mg/d，隔日给予；应加用襻利尿剂，停用钾盐，ACEI减量；监测血钾和肾功能，血钾>5.5mmol/L即应停用或减量；螺内酯可出现男性乳房增生症，可逆性，停药后消失。

2)醛固酮受体拮抗剂禁忌证、慎用情况：高钾血症和肾功能异常，此两种状况列为禁忌，有发生此两种状况潜在危险的慎用。应用醛固酮受体拮抗剂应权衡其降低心力衰竭死亡与住院的益处和致命性高钾血症的危险之间的利弊。

(5)神经内分泌抑制剂的联合应用

1)ACEI与β受体阻滞剂：临床试验已证实两者有协同作用，可进一步降低CHF患者病死率，已是心力衰竭治疗的经典常规，应尽早合用。

2)ACEI与醛固酮受体拮抗剂：醛固酮受体拮抗剂的临床试验均是与以ACEI为基础的标准治疗作对照，证实ACEI加醛固酮受体拮抗剂可进一步降低CHF患者死亡率。

3)ACEI与ARB：尚有争论，临床试验结论并不一致，目前大部分情况不主张合用。

4)ACEI、ARB与醛固酮受体拮抗剂：缺乏证据，可进一步增加肾功能异常和高钾血症的危险，不推荐联合应用。ACEI与醛固酮拮抗剂合用，优于ACEI与ARB合用。

3.地高辛　是唯一被美国FDA确认能有效地治疗CHF的洋地黄制剂。主要益处与指征是减轻症状与改善临床状况，对总病死率的影响为中性，在正性肌力药中是唯一长期治疗不增加病死率的药物，且可降低死亡和因心力衰竭恶化住院的复合危险。

(1)应用要点：主要目的是改善慢性收缩性心力衰竭患者的临床状况，适用于已应用ACEI、ARB、β受体阻滞剂和利尿剂治疗，而仍持续有症状的心力衰竭患者。重症患者上述药物可同时应用；适用于伴快速心室率的心房颤动患者，合用β受体阻滞剂对运动时心室率增快的控制更有效；不推荐地高辛用于无症状的左室收缩功能不全(NYHA1 级)的治疗；

临床多采用固定维持剂量疗法，0.125～0.25mg/d。70 岁以上，肾功能减退者宜用 0.125mg 每天或隔天 1 次。

(2)不良反应主要见于大剂量时，包括：①心律失常(期前收缩、折返性心律失常和传导阻滞)；②胃肠道症状(厌食、恶心和呕吐)；③神经精神症状(视觉异常、定向力障碍、昏睡及精神错乱)。常出现于血清地高辛药物浓度＞2.0μg/L 时，也可见于地高辛水平较低时，特别在低血钾、低血镁、甲状腺功能低下时发生。

(3)地高辛禁忌证和慎用的情况：①伴窦房传导阻滞、二度或高度 AVB 患者，禁忌使用。除非已安置永久心脏起搏器；②AMI 后患者，特别是有进行性心肌缺血者应慎用或不用；③与能抑制窦房结或房室结功能的药物(如胺碘酮、β 受体阻滞剂)合用时须谨慎；④奎尼丁、维拉帕米、胺碘酮、克拉霉素、红霉素等与地高辛合用时可使地高辛血药浓度增加，增加地高辛中毒的发生率，需谨慎，地高辛宜减量。

4.其他

(1)血管扩张剂见表 10-1-6。血管扩张剂可使外周循环开放，周围血管阻力下降，降低后负荷；同时可不同程度扩张静脉，减少回心血量，降低前负荷，减轻肺淤血和肺毛细血管楔压(PCWP)；有利于心脏做功，改善血流动力学变化，缓解症状。不仅对急性左心力衰竭十分有效，而且对难治性和 CHF 也被证明有效。

表 10-1-6　血管扩张剂种类和用法

类别	药物	作用	用法
静脉扩张剂	硝酸甘油	减轻前负荷	起始剂量 5～10μg/min
可增加至 100～200μg/min			
消心痛	5～10 mg，3 次/日		
单硝酸异山梨酯	50 mg/d		
动脉扩张剂	酚妥拉明	减轻后负荷	1～4μg/(kg · min)
动静脉扩张剂	硝普钠	减轻前后负荷	起始剂量 5～10μg/min
最大剂量 300 μg/min			
ACEI			

(2)钙通道阻滞剂缺乏 CCB 治疗心力衰竭的有效证据。当心力衰竭患者并发高血压或心绞痛需用 CCB 时，可选择氨氯地平。

(3)正性肌力药物的静脉应用：由于缺乏有效的证据并考虑到药物的毒性，对 CHF 者不主张长期间歇应用。阶段 D 患者可作为姑息疗法应用。心脏移植前终末期心力衰竭、心脏手术后心肌抑制所致的急性心力衰竭可短期应用 3～5d。

应用方法：多巴酚丁胺剂量为 100～250μg/min；多巴胺剂量为 250～500μg/min；米力农负荷量为 2.5～3mg，继以 20～40μg/min，均静脉给予。

(三)CHF 治疗流程

第一步：利尿剂应用：对于所有伴液体潴留的 CHF 患者均应首先应用利尿剂，直至处于“干重”状态。

第二步：ACEI 或 β 受体阻滞剂：欧美指南均建议先用 ACEI，再加用 β 受体阻滞剂。因为心力衰竭的临床试验几乎均是在 ACEI 的基础上加用 β 受体阻滞剂并证实有效的。

第三步：联合应用 ACEI 和 β 受体阻滞剂：这两种药物的联合可发挥协同作用，进一步改善患者预后，为“黄金搭档”。在 ACEI 不能耐受时改用 ARB 类。

第四步：其他药物应用：对于前三步治疗后效果不满意的患者，可考虑加用洋地黄制剂（地高辛）和醛固酮拮抗剂等。

（四）非药物治疗

1.*心脏再同步化治疗*　心脏再同步化（CRT）以其卓越的疗效逐渐成为一种 CHF 的有效治疗手段。大规模临床试验已证实，CRT 不但能改善 CHF 患者生活质量，还能降低病死率。

在最佳药物治疗基础上 NYHAⅢ～Ⅳ级，窦性心律，左心室射血分数≤35%；QRS 时限≥120ms 者；而 NYHAⅡ级者，则要求 QRS 时限≥150ms；心房颤动合并心力衰竭者，QRS 时限≥130ms 作为 CRT 治疗的推荐。

2.*ICD 治疗*　适应证：LVEF≤35%的心肌梗死 40d 以上患者，且 NYHAⅡ～Ⅲ级者；LVEF≤35%的非缺血性心肌病患者，且 NYHAⅡ～Ⅲ级者；LVEF≤30%的心肌梗死 40d 以上患者，且 NYHAⅠ级者；LVEF≤40%的心肌梗死患者，存在非持续性室性心动过速，且可为电生理诱发心室颤动或持续性室性心动过速者。ICD 治疗对于预期寿命不足 1 年者，不能带来临床获益。因此，准确估算患者的预期寿命对是否 ICD 治疗十分必要。

3.*心脏移植*　可作为终末期心力衰竭的一种治疗方式，主要适用于无其他可选择治疗方法的重度心力衰竭患者。

（五）舒张性心力衰竭的治疗

1.*积极控制血压*　舒张性心力衰竭患者的达标血压宜低于单纯高血压患者的标准，即收缩压＜17.3kPa（130mmHg），舒张压＜10.7kPa（80mmHg）。

2.*控制 AF 心率和心律*　慢性 AF 应控制心室率；AF 转复并维持窦性心律，可能有益。

3.*应用利尿剂*　可缓解肺淤血和外周水肿，但不宜过度，以免前负荷过度降低而致低血压。

4.*血运重建治疗*　由于心肌缺血可以损害心室舒张功能，CHD 患者如有症状性或可证实的心肌缺血，应考虑冠状动脉血运重建。

5.*逆转左室肥厚，改善舒张功能*　可用 ACEI、ARB、β 受体阻滞剂等；维拉帕米有益于肥厚型心肌病。

（六）瓣膜性心脏病心力衰竭的治疗

治疗瓣膜性心脏病的关键就是修复瓣膜损害。国际上较一致的意见：所有有症状的瓣膜性心脏病心力衰竭（NYHAⅡ级及以上），以及重度主动脉瓣病变伴有晕厥或心绞痛者，均必需进行手术置换或修补瓣膜。

（七）CHF 合并心律失常的治疗

心力衰竭常并发心律失常，包括室上性心律失常以 AF 最多见，以及室性心律失常。

处理要点：首先要治疗基本疾病、改善心功能、纠正神经内分泌过度激活；同时积极纠正其伴同或促发因素如感染、电解质紊乱、心肌缺血、高血压、甲状腺功能亢进症等。

1.*室性心律失常*　CHF 并发心脏性猝死约占总死亡的 40%～50%，其中部分由快速室性心律失常引起，少数可能与缺血事件如 AMI、电解质紊乱、栓塞及血管事件有关。

β 受体阻滞剂用于心力衰竭可降低心脏性猝死率，单独或与其他药物联合可用于持续或非持续性室性心律失常；抗心律失常药物仅适用于严重、症状性 VT，胺碘酮可作为首选药物；无症状、非持续性室性心律失常（包括频发室早、非持续 VT）不建议常规或预防性使用除 β 受体阻滞剂外的抗心律失常药物治疗（包括胺碘酮）；Ⅰ类抗心律失常药可促发致命性室性心律失常，增加病死率，应避免使用；胺碘酮可用于安置 ICD 患者以减少器械放电。

2.合并房颤 CHF 患者的 10%～30%可并发 AF,并与心力衰竭互为因果,使脑栓塞年发生率达 16%。

治疗要点:CHF 伴 AF 者采用复律及维持窦性心律治疗的价值尚未明确,因而目前治疗的主要目标是控制心室率及预防血栓栓塞并发症。

β受体阻滞剂、洋地黄制剂或两者联合可用于心力衰竭伴 AF 患者心室率控制,如β受体阻滞剂禁忌或不能耐受,可用胺碘酮。胺碘酮可用于复律后维持窦性心律的治疗,不建议使用其他抗心律失常药物;有条件也可用多非力特;CHF 伴阵发或持续性 AF,或曾有血栓栓塞史患者,应给予华法林抗凝治疗。

(八)治疗效果的评估

根据患者的临床状况和心力衰竭生物学标志物进行评估。

1.临床状况的评估 根据患者心力衰竭的症状和体征(包括血压)、运动耐受性和生活质量有无改善,心脏大下如心胸比例及超声心动图测定的左室舒张末与收缩末直径有无缩小、LVEF 和 6min 步行距离有无提高等进行判断。

2.BNP/NT-proBNP 测定 治疗后测定值应较基线降低≥30%。如与基线值相比较,其水平升高、不变或降幅较小,即便临床状况有所改善、心脏缩小、LVEF 有所提高,仍属于高危人群。

(张小丽)

第二节 急性心力衰竭

一、概念

急性心力衰竭(AHF)临床上以急性左心衰竭最为常见。急性左心力衰竭指急性发作或加重的心功能异常所致的心肌收缩力明显降低、心脏负荷加重,造成急性心输出量骤降、肺循环压力突然升高、周围循环阻力增加,可引起肺循环充血而出现急性肺淤血、肺水肿并可伴组织器官灌注不足和心源性休克的临床综合征。急性右心力衰竭是指某些原因使右心室心肌收缩力急剧下降或右心室的前后负荷突然加重,从而引起右心输出量急剧降低的临床综合征。

在过去 10 年中,美国因急性心力衰竭而急诊、就医者达 1000 万例次。急性心力衰竭患者中 15%～20%为首诊心力衰竭,大部分则为原有的心力衰竭加重。每年心力衰竭的总发病率为 0.23%～0.27%,AHF 患者病情危重,预后极差,住院病死率为 3%,3 年和 5 年病死率分别高达 30%和 60%。急性心肌梗死所致的急性心力衰竭病死率则更高。急性肺水肿患者的院内病死率为 12%,1 年病死率达 30%。

我国对 42 家医院在 1980、1990、2000 年的 3 个时段住院病历所做的回顾性分析表明,因心力衰竭住院占住院心血管病患者的 16.3%～17.9%,入院时心功能以 NYHAⅢ级居多(42.5%～43.7%),基本为慢性心力衰竭的急性加重。

二、AHF 的临床诊断

(一)临床分类

国际上尚无统一的急性心力衰竭临床分类。根据急性心力衰竭的病因、诱因、血流动力学与临床特征作出的分类便于理解，也有利于诊断和治疗。急性心力衰竭的临床分类如下：

1.急性左心衰竭

(1)慢性心力衰竭急性失代偿。

(2)急性冠状动脉综合征。

(3)高血压急症。

(4)急性心瓣膜功能障碍。

(5)急性重症心肌炎。

(6)围生期心肌病。

2.急性严重心律失常

(1)急性右心衰竭。

(2)非心源性急性心力衰竭。

1)高心输出量综合征(如甲状腺亢进危象、贫血、动静脉分流综合征、败血症等)。

2)严重肾脏疾病(心肾综合征)。

3)严重肺动脉高压。

4)大块肺栓塞。

(二)AHF 诊断

主要依靠症状和体征，辅以适当的检查(心电图、胸部摄片、心脏超声、BNP 检查)，必要时可选择血管造影、血流动力学监测和肺动脉球囊漂浮导管(PAC)等有创检查。

1.主要临床表现和体征

(1)呼吸困难：劳力性、夜间阵发性呼吸困难。

(2)急性肺水肿：突发严重的呼吸困难、端坐呼吸，咯粉红色泡沫痰。

(3)心源性休克：持续性低血压，收缩压＜12.0kPa(90mmHg)、组织低灌注、心动过速(心率＞110 次/分)、尿量减少(≤20ml/h)、意识障碍。

(4)查体：左心室扩大、奔马律、窦速、交替脉、两肺出现湿啰音和哮鸣音。

2.实验室检查

(1)胸部 X 线检查：肺门动脉和静脉均有扩张，肺门阴影范围和密度均有增加。急性肺水肿时，肺野呈云雾阴影。

(2)ECG 检查：明确有无心肌缺血和心律失常。

(3)超声心动图检查：了解左心室舒张末期内径(LVEDd)增大、LVEF 下降等。

(4)动脉血气分析：有无低氧血症、酸中毒。

(5)心力衰竭标志物：检测 BNP 和 NT proBNP 水平，当 BNP＞400ng/L 或 NT-proBNP＞1500ng/L 心力衰竭可能性很大，阳性预测值为 90%。急诊就医的明显气急患者，如 BNP 和 NT-proBNP 水平正常或偏低，几乎可以除外急性心力衰竭的可能性。

(6)心肌坏死标志物：评价是否存在心肌损伤或坏死，检测肌钙蛋白(Tnl、TnT)、肌酸磷酸激酶同工酶(CK-MB)、肌红蛋白水平。

(三)急性心力衰竭的分级

急性心力衰竭分级与预后密切相关，分级越高，病死率亦越高。主要有 3 种不同分级方案。

1.急性心肌梗死的 Killip 分级 详见表 10-2-1。

表 10 -2-1 Killip 分级

分级	症状与体征
Ⅰ级	无心力衰竭
Ⅱ级	有心力衰竭，两肺中下部湿性啰音，占肺野下 1/2，可闻及奔马律，胸部 X 线片有肺淤血
Ⅲ级	严重心力衰竭，有肺水肿，细湿啰音遍布两肺(超过肺野下 1/2)
Ⅳ级	心源性休克、低血压[SBP≤12.0 kPa(90 mmHg)]、发绀、少尿、出汗

2.根据临床表现和血流动力学特点分级 详见表 10-2-2。

表 10-2-2 Forrester 分级

分级	PCWP(mmHg)	CI(ml/s・m^2)	组织灌注状态
Ⅰ级	≤18	>36.7	无肺淤血，无组织灌注不良
Ⅱ级	>18	>36.7	有肺淤血
Ⅲ级	<18	≤36.7	无肺淤血，有组织灌注不良
Ⅳ级	>18	≤36:7	有肺淤血，有组织灌注不良

注：PCWP：肺毛细血管楔压；CI：心脏排血指数。

3.根据临床严重性分级 详见表 10-2-3。

表 10-2-3 临床严重性分级

分级 皮肤 肺部啰音		
起始剂量(mg/d)	目标剂量(mg/d)	
比索洛尔	1.25	10
酒石酸美托洛尔	6.25×2	50×2
琥珀酸美托洛尔	12.5～25	200
卡维地洛	3.125×2	25×2

三、急性心力衰竭的治疗

目的：快速改善症状和稳定血流动力学状况，维持水、电解质平衡和避免心肾损伤。

1.氧疗 伴低氧血症患者应尽早使用氧疗，使氧饱和度≥95%。

常用鼻导管吸氧：低流量(1～2L/min)；高流量吸氧(6～8L/min)可用于低氧血症，无 CO_2 潴留者；乙醇吸氧，可使肺泡内的泡沫表面张力降低而破裂，改善肺泡通气。方法：在湿化瓶中加 50%～70%酒精或有机硅消泡剂。

早期需要判断患者是否需要呼吸支持，包括气管插管或无创通气。

2.镇静或止痛 对于明显呼吸困难、焦虑或胸痛患者予以吗啡 3～5mg 稀释后静脉注射，必要时可在 5～10min 后重复给药 3mg，总量一般不超过 10mg。呼吸衰竭、明显 CO_2 潴留者、低血压、意识障碍者慎用。也可用哌替啶 30～100mg，肌内注射。

主要为减轻肺淤血和容量负荷过重。需静脉用药。如呋塞米 20～40mg(布美他尼 0.5～1mg,托拉塞米 10～20mg)静脉注射,可根据临床症状增加剂量或持续静脉滴注。呋塞米静脉滴注 5～40mg/h,在最初 6h＜100mg,第一个 24h＜240mg;与其他利尿剂联合应用,如醛固酮拮抗剂(螺内酯 20～40mg)

3.血管扩张剂 能降低患者收缩压、左心室和右心室充盈压及外周血管阻力,改善呼吸困难。

(1)适应证:收缩压＞14.7kPa(110mmHg)的急性心力衰竭患者,推荐静脉注射硝酸甘油和硝普钠。收缩压在 12.0～14.7kPa(90～110mmHg)的患者慎用。

(2)使用方法:初始硝酸甘油静脉推荐剂量 10～20μg/min,如果需要,每 3～5 分钟按 5～10μg/min 增加剂量。注意监测血压,避免收缩压过度降低;慎用硝普钠,起始剂量 0.3μg/(kg・min),逐步滴定到 5μg/(kg・min),要建立动脉通路;奈西立肽静脉滴入速度可先按 2μg/kg,再以 0.015～0.030μg/(kg・mm)的速度滴入。要严密监测血压,不推荐与其他扩血管药联用。

(3)不良反应:头痛、低血压。

4.正性肌力药物

(1)西地兰:增加急性心力衰竭患者的心输出量和降低充盈压。尤其用于伴有快速心室率的心房颤动患者。一般 0.2～0.4mg 缓慢静脉注射,2～4h 后可重复用药。

(2)多巴胺:通过刺激 β-肾上腺素能受体来增加心肌收缩力和心输出量。一般 3～5μg/(kg・min)即有正性肌力作用。多巴胺和多巴酚丁胺对心率＞100 次/分的心力衰竭患者应慎用。一般情况下,多采用小剂量多巴胺与较高剂量多巴酚丁胺联合使用。

(3)多巴酚丁胺:通过刺激 β-受体兴奋产生剂量-依赖正性肌力作用。起始剂量为 2～3μg/(kg・min)静脉滴注,无负荷剂量。可依据临床症状、对利尿剂的反应和临床状态调整静脉滴注速度。可调至 15μg/(kg・min),同时监测血压。接受 β 受体阻滞剂治疗的患者,多巴酚丁胺剂量应增加至 20μg/(kg・min),才能恢复其正性肌力作用。

(4)米力农:磷酸二酯酶(PDE)抑制剂,可抑制环磷酸腺苷(cAMP)降解而发挥正性肌力和周围血管扩张的作用。同时增加心输出量和每搏输出量,而肺动脉压力、肺毛细血管楔嵌压、总外周及肺血管阻力下降。使用方法:每 10～20min 给予 25～75μg/kg 静脉注射,然后 0.375～0.750μg/(kg・min)的速度静脉滴注。冠心病患者应慎用,因其可增加中期病死率。常见不良反应为低血压和心律失常。

(5)左西孟旦:是钙增敏剂,通过 ATP-敏感 K 通道介导作用和轻微 PDE 抑制作用以扩张血管。其可增加急性失代偿心力衰竭患者心输出量、每搏输出量,降低肺毛细血管楔嵌压、外周血管和肺血管阻力。使用方法:先 3～12μg/kg 静脉滴注,10min 后以每分钟 0.05～0.20μg/kg 的速度连续静脉滴注 24h。一旦病情稳定,滴注速度可增加。如收缩压＜13.3kPa(100mmHg),不需要弹丸静脉注射,可直接先开始维持剂量静脉滴注,以避免发生低血压。

(6)去甲肾上腺素:不作为一线药物。如正性肌力药物仍不能将收缩压恢复到＞12.0kPa(90mmHg),则患者处于心源性休克状态时,就应该 0.2～1.0μg/(kg・min)使用。

5.AHF 的非药物治疗

(1)主动脉内球囊反搏(ICBP):是一种有效改善心肌灌注同时又降低心肌耗氧量和增加 CO 的治疗手段,适用于:①急性心肌梗死或严重心肌缺血并发心源性休克,且不能由药物治疗纠正;②伴有血流动力学障碍的严重冠心病(如急性心肌梗死伴机械并发症);③心肌缺血伴顽固性肺水肿。

(2)机械通气:急性心力衰竭者行机械通气的指征:①出现心跳呼吸骤停而进行心肺复苏时;②合并Ⅰ型或Ⅱ型呼吸衰竭。

机械通气的方式有无创呼吸机辅助通气、气道插管和人工机械通气,前者适用于呼吸频率≤25 次/分、能配合呼吸机通气的早期呼吸衰竭患者；后者适用于严重呼吸困难经常规治疗不能改善，尤其是出现明显的呼吸性和代谢性酸中毒并影响到意识状态的患者。

(3)血液净化治疗：对急性心力衰竭有益，但并非常规应用的手段，出现以下情况可以考虑：①高容量负荷如肺水肿或严重的外周组织水肿，且对襻利尿剂和噻嗪类利尿剂抵抗；②低钠血症（血钠＜110mmol/L）且有相应的临床症状如神智障碍、肌张力减退、腱反射减弱或消失、呕吐以及肺水肿等。③肾功能进行性减退，血肌酐＞500μmol/L 或符合急性血透指征的其他情况。

(4)心室机械辅助装置：急性心力衰竭经常规药物治疗无明显改善时，有条件的可应用此种技术。此类装置有：体外模式人工肺氧合器（ECMO）、心室辅助泵（如可置入式电动左心辅助泵、全人工心脏）。应用心室辅助装置只是短期辅助心脏恢复，作为心脏移植或心肺移植的过渡。

(5)急诊介入治疗或外科手术：对于急性心肌梗死并发低血压或心源性休克，有条件者应在 ICBP 或 ECMO 支持下，行急诊介入治疗以重建血运，甚至在体外循环支持下行冠状动脉旁路移植术（CABG）；对于心肌梗死后合并机械并发症，如心室游离壁破裂、室间隔穿孔、重度二尖瓣关闭不全，应在积极药物治疗，且 ICBP、ECMO、机械通气支持下行外科手术治疗。

四、急性心力衰竭处理原则

（一）急性右心衰竭

1.右心室梗死伴急性右心衰竭

(1)扩容治疗：如存在心源性休克，在监测中心静脉压的基础上首要治疗是大量补液，可应用 706 代血浆、低分子右旋糖酐或平衡液，直至 PCWP 上升至 2.00～2.40kPa(15～18mmHg)，血压回升和低灌注症状改善。24h 的输液量为 3500～5000ml。对于充分扩容而血压仍低者，可予多巴酚丁胺或多巴胺。

(2)禁用的药物：治疗过程中禁用利尿剂、吗啡和硝酸甘油等血管扩张剂，以免进一步降低右心室充盈压。

(3)不可盲目扩容：如右室梗死同时合并广泛左心室梗死，则不宜盲目扩容，防止造成急性肺水肿。应考虑 ICBP 的使用。

2.急性大块肺栓塞所致急性右心力衰竭　给予吸氧、止痛、溶栓等治疗，经内科治疗无效的危重患者（如休克），若经肺动脉造影证实为肺总动脉或较大分支栓塞，可作介入治疗，必要时可在体外循环下紧急早期切开肺动脉摘除栓子。

3.右心瓣膜病所致的急性右心衰竭　治疗上主要应用利尿剂以减轻水肿，但要防止过度利尿造成的心输出量减少。

（二）急性心力衰竭稳定后处理

进行预后评估；针对原发疾病的治疗；优化的心力衰竭治疗（方案同慢性心力衰竭，应尽早应用 ACEI 或 ARB、β 受体阻滞剂等）方案；对患者进行教育及随访。

（张小丽）

第十一章　心包疾病

第一节　临床特征和治疗

【病因和发病机制】

心包积液通常是渗出性的，是对心包损伤的反应。渗出性心包积液继发于心包内的炎性、感染、恶性肿瘤或自身免疫性疾病。漏出性积液较少见，可由淋巴管液体引流受阻所致。心包积液的血流动力学影响发生在心包内压力升高导致心脏舒张期压力升高时。心脏压塞是一种由于心包腔内渗出液、血液、脓液、其他液体或气体积聚导致心包内压力升高而引起的临床综合征。心脏压塞因静脉回流受阻引起血流动力学障碍，使舒张期心室充盈和心排血量减少。

在社区患者或不需要引流的患者中，关于心包积液的病因方面的数据很少。最常见的需要心包穿刺的病因包括恶性肿瘤、既往有心脏手术史、经皮手术过程中的并发症（如在放置起搏电极时右心室穿孔）、特发性病因、结缔组织疾病、感染。其他原因包括急性心包炎、肾衰竭、凝血功能障碍、甲状腺功能减退、外伤、辐射、人类免疫缺陷病毒感染和心肌梗死。漏出性积液较少见，如充血性心力衰竭、肝硬化、肾病、妊娠。

超过80%的心包积液发生于心脏术后患者。10天时心脏外观最大，积液通常在术后1个月内自行吸收。

恶性肿瘤是心包积液最常见的病因之一，据报道在癌症患者的尸体解剖中高达20%。与心包积液相关的最常见的原发肿瘤是肺癌（40%）、乳癌（23%）、淋巴瘤（11%）、白血病（5%）。目前，癌症患者的心包积液中约50%是恶性的。癌症患者心包积液的非肿瘤性病因包括放射引起的心包炎和感染。

【临床表现】

心包积液的临床表现取决于心包内压力，心包内压力取决于心包腔内液体积聚的量和速度。当心包内压力增加时，心室舒张期压力增加。心房压力增加以维持通过三尖瓣和二尖瓣的前向血流。使心包内压力进一步增加，引起心室充盈下降，导致心排血量减少和低血压。心包液体快速积聚，即使只有80ml，也可以提高心包内压力，而积液慢慢增加，可达到2L而无症状。当心包积液的积聚是快速的或持续的，就可导致心包填塞。

病史和体格检查大多数心包积液是没有症状的。一旦症状出现，最常见的不适主诉包括呼吸困难（85%）、咳嗽（30%）、端坐呼吸（25%）、胸痛（20%）。心包积液最常见的体征是奇脉（45%）、呼吸急促（45%）、心动过速（40%）、低血压（25%）、外周水肿（20%），而这些症状增加了心包填塞存在的可能性。

少量心包积液一般体检不能发现。大量心包积液导致心音遥远，有时可出现Ewart征，由于心包积液压迫左肺，左肩胛骨下方叩诊浊音。

心包填塞的患者通常有心动过速、呼吸过速、乏力。心包填塞是一个需要住院和干预去除积液以减少心包压力的医疗急症，这样可以减轻相关的血流动力学异常。Beck 描述心包填塞典型的三联症：低血压、心音遥远和颈静脉怒张。

心包填塞通常伴有奇脉，吸气时收缩压下降超过 10mmHg；收缩压通常在吸气时下降，但心包填塞引起生理性呼吸变化时收缩压变化加重，使吸气时心排血量减少。但是，奇脉对于心包填塞既不敏感，也不特异。它也可以见于缩窄性心包炎、阻塞性肺疾病、右心室梗死、肺动脉栓塞或大量胸腔积液。

【诊断和鉴别诊断】

1.诊断

(1)心电图：典型表现包括窦性心动过速和低电压。如果存在心包炎，PR 段压低；广泛 ST 段抬高，可能出现房性快速性心律失常。电交替是最具特征的心电图表现，但是很少见，且仅与大量心包积液相关，即 R 波电压每次心搏都不相同。

(2)胸片：至少 200ml 液体积聚后可以看到心影增大。大量的心包积液导致所谓的烧瓶样外形。1/3～1/2 的患者同时并存胸腔积液，左侧积液较右侧更常见。有时可以从心脏轮廓的外部边界观察到心外膜脂肪垫分离，尤其是侧面观。

(3)超声心动图：超声心动图是评估心包积液的金标准。心包积液在脏层和壁层心包间以无回声空间出现。积液可以是圆周状的(完全围绕心脏)或局限性的。心包填塞时，超声心动图表现包括右心房和右心室舒张功能不全。多普勒超声显示呼吸时血流通过三尖瓣和二尖瓣时有明显异常。超声心动图对于心包积液是一项既敏感又特异的检查，但是在胸腔积液、心包增厚、心包脂肪增加(特别是前心外膜脂肪垫)、肺不张、纵隔病变时可以出现假阳性结果。经胸超声心动图通常可以诊断，很少需要经食管超声去诊断心包填塞。

(4)计算机断层扫描：CT 扫描可以发现 50ml 少量液体。这个方法很少应用于评估怀疑心包积液的患者；多在患者接受胸部 CT 检查评估其他病变(如肺癌、无法解释的呼吸困难)时无意中发现心包积液。

(5)磁共振显像：MRI 可以发现 30ml 少量心包积液，可以被应用于区分血性和非血性积液(基于 T_1、T_2 信号监测)。

2.鉴别诊断　心动过速和低血压的鉴别诊断范围较广，包括血容量不足、心源性休克(由于左心室衰竭或右心室梗死)、神经源性休克、过敏性休克、肾上腺功能不全、大块肺栓塞、气胸和心包填塞。在这些疾病中，右心房压力升高(体检发现颈静脉怒张)可见于心包填塞、心源性休克、肺栓塞或气胸。临床表现、体格检查、心电图和胸部 X 线通常能够提示休克的病因。在这些患者中超声心动图是非常有用的，也是最好的确定有无心包积液存在的方法。在部分患者中，右心导管也是有帮助的。

【治疗和预后】

大多数心包积液的解决不需要引流。但是在某些患者，因为填塞或诊断目的，需要心包穿刺术作为紧急治疗措施，包括评估传染性病因的可能性。心包穿刺术可经皮或外科手术实施。手术有几个优点，包括局限性积液引流彻底，可取用心包组织进行病理活检。然而，经皮心包穿刺术更简单、更迅速、恢复更快。

虽然超声心动图引导下经胸壁穿刺的方法已广泛应用，但剑突下穿刺途径仍常用于经皮心包穿刺术。细针穿刺的操作可以在心电图、超声心动图和 X 线引导下实施。虽然，心包穿刺术可改善临床症状，但术后常报道有肺水肿、低血压和急性心室功能不全。这种操作的安全性和有效性依赖于操作者的技能和积液的范围。据报道在成功引流后循环恢复率在 12%～14%。

恶性心包积液易于复发，推荐以下几个方法避免反复心包穿刺术。这类文献主要由小型的前瞻性研究和大型的回顾性研究组成，对于最佳方法没有一致的意见。球囊心包切开术是在心包膜切开一个孔，在

X线透视下把球囊放入心包腔内。这个孔允许心包积液引流入胸膜腔内。心包硬化是在心包腔内应用硬化剂(如四环素、多西环素、顺铂、5-氟尿嘧啶、博来霉素)使脏层和壁层心包形成瘢痕,使心包腔消失。据报道30天内有高达91%的成功率,但潜在的并发症包括剧烈疼痛、房性心律失常、发热和感染。另一个可行的方法是外科手术通过剑突下途径在心包开窗,具有较低的致残率、死亡率和复发率,可以在局麻下进行。然而,对于局限性心包积液,这种方法并不有效。在一些患者中,可以通过全麻下胸廓切开术行胸膜心包开窗术。

(诸葛欣)

第二节　诊断和血流动力学

【病因和发病机制】

1.正常生理　心包分为2层,脏层心包在大血管处折返,与壁层心包相延续,构成心包腔。正常心包最具特征性的机械功能为对心脏容量的遏制效应,壁层心包具有与橡皮相似的伸张功能,在相当于正常或亚正常生理心脏容量所产生的应力的作用下,该组织非常富有弹性,当牵张增加,心包组织变得非常僵硬并抵抗进一步的牵张。心包膜腔内含有少量液体,心包腔内的液体与血清保持动态平衡。正常情况下,心包腔液体一般不大于50ml,内含少量蛋白质。因为在心包腔内(在心房、上腔静脉、大血管、肺静脉和下腔静脉)有许多较小的窦腔和隐窝,至少超过250ml的心包腔液才出现心包膜填塞的生理改变。心包膜填塞生理改变取决于液体积累的速度,液体积累的越快,达到心包填塞的量越少。正常心包最特征性的机械功能为其对心脏容量的遏制效应。心包对心脏存在一个恒定的压力,对薄结构(心房和右心室)的影响比厚壁的左心室更明显,心脏舒张压直接受心包膜约束(如心包膜切除引起的右心室扩张比左心室更明显)。

正常心包腔内压力范围为－6～－3mmHg,直接反映胸膜腔内压力。心包和心腔(透壁压)之间的压力差大约是3mmHg。心包膜比心脏肌肉僵硬得多,一旦心包腔容量过多,正常心包的压力-体积曲线急剧上升。正常心包亦参与舒张期相互作用或向附近腔室传递心腔内充盈压力。如部分右心室充盈压力穿过室间隔传递到左心室,并影响左心室充盈压力。心包对心室收缩几乎没有影响,然而心包可增强左右心腔之间的相互作用,因为房室间隔的运动不受心包约束。心内压力反映心脏结构的收缩和舒张情况并可反映胸膜和心包压力的变化(图11-2-1)。胸膜或心包膜压力变化影响心内舒张压。吸气时胸膜腔压力下降,腹压增加,流向右心血流增加,而返回左心血流稍微降低。胸腔压力下降也会引起主动脉根部跨壁压增加,略微提高左心室射血(LV)阻抗,而呼气时则相反。在正常的情况下,呼吸的改变会影响心包腔和心内压力,吸气降低右心房压力和降低右心室的收缩压比左心室压更明显。

吸气时左心室充盈略下降,左心室射血阻抗略增加,导致左心室每搏量适度下降,同时随着吸气,心脏收缩的主动脉脉压略降低。胸膜腔内压的显著波动从吸气时的负值到呼气时的正值(如在哮喘及严重的慢性阻塞性肺疾病)加剧了左心室充盈的变化,从而产生奇脉(主动脉收缩压下降＞10mmHg),纯粹是由胸膜压力波动所致。这种与胸膜腔压力显著波动相关的奇脉必须与心包填塞所致的类似现象加以鉴别。

左右心室收缩压的同步测量显示在吸气时左右心腔压力都一致降低,而呼气时左右心腔压力都一致升高。正常的心房和心室波型如图11-2-1所示。生理情况下,心房收缩时,心房压升高(a波)。心室收缩时房室(AV)瓣突向心房,产生一个小的c波,(c波可在血流动力图上记录到,但检查者很难通过观察颈静脉搏动看到)。当心室继续收缩,AV瓣被牵引至心室腔,心房开始舒张,使心房扩大,同时心房压下降(表现为x倾斜)。心室收缩时心房被动充盈,产生一个缓慢的心房压上升(v波),在v波的顶峰时房室瓣重开。心室开始主动舒张时压力快速下降，随后心室被动充盈直到心房开始收缩，重复着这样的周期。心室舒张从概念上可以分为初期的主动期(当心室充盈一半时的一个短暂时期)和其后的一个被动充填期。低谷，或最低点，为心室舒张早期的压力(吸力作用)。

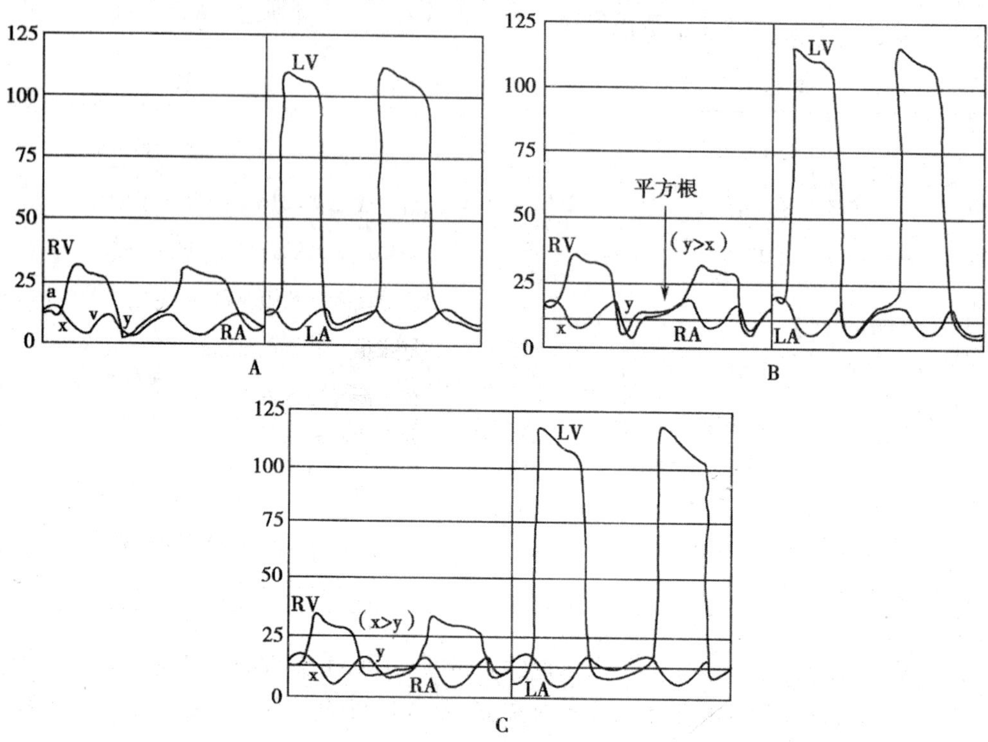

图 11-2-1 正常和病理内压力的比较

LA，左心房；LV，左心室；RA，右心房；RV，右心室 A.正常心内压力：心房收缩时，心房内压增高(a 波)，心室收缩引起最初的小 c 波，房室环被拉向心房，心房舒张随之而来，随着压力降低(x 下降)，心房扩大。直到房室瓣开放，心房被动充盈引起一个 V 波，当心室舒张时压力迅速降低(y 下降)。随后心室收缩，一个主动和被动的充盈期发生，主动充盈期压力最低；B.心包缩窄时心内压力：由于心房高压导致房室瓣打开后出现早期快速充盈(快速 y 下降)，直到充盈终止(平方根符号)。舒张晚期压力相等。由于肺动脉压正常，右心室舒张压通常大于 1/3 右心室收缩压；C.心包填塞时心内压力：当填塞时房室瓣打开时心房内压力增高以应对心包积液所致的高心室压。因此早期充盈受挫，y 下降小于 x 下降。后期的舒张压相等，肺动脉压正常

2.心包缩窄与心包填塞的血流动力学改变

(1)心包缩窄：多年来生理学家和内科医师十分迷惑心包积液的血流动力学变化。缩窄性心包炎和心包填塞通过几方面改变正常的心内压力。一些血流动力学异常，如心室相互影响，在收缩和舒张两个过程中都可见，而另一些，如 y 的下降幅度，是彼此不同的。

1)压力测量：缩窄性心包炎在 19 世纪尸检时被描述为“心包囊的慢性纤维硬化性的增厚”，由于纤维硬化的心包缩窄心脏，以致使正常的心脏舒张充盈受限。不同程度的缩窄导致血流动力学的不同改变。缩窄性心包炎病理生理的一个主要结果是在呼吸时不能将胸腔内压变化传递到心脏腔室。该变化仍向肺循环传递。表 11-2-1 概述了亚急性(弹性)和慢性(硬性)形式的心包膜缩窄的主要特征。

表 11-2-1　亚急性(弹性)和慢性(硬性)缩窄性心包炎的特征比较

急性(弹性)	慢性(硬性)
奇脉常见,心室间相互作用明显	很少或没有奇脉,相互作用不明显
明显的 x 和 y 倾斜("M"或"W"波形在颈静脉)	明显的 y 倾斜;有时很小的 x 倾斜
不那么明显的倾斜和平台波	不那么明显的倾斜和平台波
舒张早期最低点不会接近零	舒张早期最低点接近零
罕见心包钙化	很可能有心包钙化
可能有心包积液	缺乏心包积液
主要是由于脏层心包膜缩窄	缩窄由于脏层和壁层心包和心外膜融合
心电图"P"波通常正常	心电图"P"波宽,有切迹和振幅低
房颤或房扑少见	房颤或房扑多见

一般将发生急性心包炎后 1 年内出现的心包缩窄称为亚急性缩窄,1 年以上称为慢性缩窄。亚急性和慢性缩窄性心包炎的不同之处是,亚急性可能只有脏层心包膜与心外膜的粘连而慢性是心包膜脏层与壁层融合。在这两种情况下,由于心室充盈的受限,导致心房舒张期压力升高。在缩窄时,心房压力升高和正常的左心室充盈早期导致房室瓣开放后左心房压力急速下降,表现为快速 y 下降波(图 11-2-1)。然而,当心室充盈时心包缩窄致使心室在早期快速充盈期突然停止,压力突然上升,在压力描记图上产生一个"平方根样或斜平台样图形"。x 倾斜通常影响较小,在缩窄性心包疾病中,心房 y 倾斜波大于 x 倾斜。右心室和肺动脉压力通常正常或轻度升高,结果导致右心室舒张末期压力(EDP)大于右心室收缩压的 1/3。心室舒张末期,左右心室被心包限制,导致右心室和左心室舒张末压力相等。在心脏受限的情况下,正常呼吸对心脏灌注有影响,正常吸气时,右心室压力可能不会降低甚至可能上升(Kussmaul 征,颈静脉在吸气时更为扩张),也反映正常右心室充盈减少,吸气时下腔静脉的直径可能不会如预期的塌陷。呼吸对心脏血流无影响的确切机制目前仍有争议。早期观点是可能是硬化的心包切断了胸腔内和心内压力联系。

在心包缩窄时右侧心脏被迫,充盈超出其正常容量,在吸气时右心压力上升而不是下降。此外,吸气时横膈的下降可能使心包下拉,进一步减少总的心脏容量。Kussmaul 征不是缩窄性心包炎所特有,因为它还见于急性或慢性右心衰竭、右心室梗死、右心室容量超负荷过重和限制型心肌病。多数情况下,缩窄性心包炎的生理学机制是因为右心室容量过度负荷超过了心包膜的收缩(达到极限右心室的能力)。

因为房间隔和室间隔不受心包的影响,所以右侧心房和心室充盈变化也会影响左侧心脏的灌注(心室间相互依赖)。出现心室间相互影响通常可以看作是一个诊断缩窄性心包炎基本的必备条件。当心包缩窄时,吸气时由于胸腔负压吸引血液流入右心室,右心室过度充盈,导致右心室收缩压升高,而左心室收缩压出现正常的下降。这一现象见图 11-2-1 所示。另外发现,吸气时右心室压力图的宽度和面积也会增加。随着吸气时左心室灌注下降,能够测定右心室的收缩面积和左心室压力-时间曲线,测定在每次呼吸时相的右心室收缩面积与左心室收缩面积的比值。如果缩窄存在,右心室收缩面积与左心室收缩面积比值预计将大于 1.1。这一比值在限制性疾病保持不变,缩窄性心包炎时增加,是因为右心室收缩压和收缩面积上升而左心室收缩压和收缩面积下降(不一致)。

2)多普勒超声测定:正常情况下,吸气时,左心室压和左心房压一起下降,多普勒二尖瓣血流速度无改变。在缩窄时,左心房压力增高抑制了来自肺静脉床的充盈。在吸气时通过多普勒血流图观察到左心室初始流入减少,比通过二尖瓣最快血流速度降低 25%(E 峰速率降低)。二尖瓣 E 峰减速时间通常很短(<

160 毫秒)。通过检查吸气和呼吸时肝静脉(或上腔静脉)、三尖瓣和二尖瓣血流及肺静脉血流模式,可以记录心室间相互影响。吸气时肝静脉收缩波(S)和舒张压波(D)伴随通过三尖瓣血流 E 峰和 A 峰增加而增加。二尖瓣血流 E 峰和 A 峰随着肺动脉 S 波和 D 波下降而下降。肝血流呈现二个"w"波形。当左心室充盈满,右心室舒张时,通过胸部多普勒超声可以观察到间隔移位(并且经常间隔"膨出")。呼气时二尖瓣、肺静脉流入波形都增加,同时三尖瓣 E 和 A 峰下降,肝静脉速度波形逆转。高达 1/5 的缩窄性心包炎患者中,超声中没有典型的相互依赖。降低前负荷的方法(如坐位或直立倾斜)可能显示这个改变。经食管超声心动图可以提供更好的图像进行心包评估,可以发现呼吸时肺静脉血流变化优于二尖瓣血流变化。

组织多普勒超声心动图检测室壁运动。因为在缩窄性心包炎时心肌保留松弛性,多普勒示早期松弛正常,如果异常可能是原发性心肌问题。如果组织多普勒>8cm/s,则符合缩窄性心包炎,不到 8cm/s 则可能为限制型心肌病。斑点跟踪 B 超的方法实现了对心肌的应力和变力(变形)的整体评估。当应用了斑点跟踪 B 超时,缩窄性心包炎出现受限的环状变形而限制性心包炎出现受限的纵向变形。

(2)心包填塞:当心包腔积液超过心包膜储备容积时,就发生心包填塞。结果是心脏受压及心腔舒张灌注受限。大量积液固然使心包不能无限制地伸张而引起心包内压力上升而发生心包填塞,但少量积液即使<200ml,如增长迅速,弹力纤维稀少的心包壁层不能迅速配合伸展,或增厚的心包膜不能相应伸展,也易发生心包填塞,因为通常心包腔内压力与体积存在一个陡峭的关系。当积液积聚较慢时,如转移性癌症或慢性尿毒症患者,心包壁层能适应和延伸。在这些慢性疾病状态下,仅当大量液体积聚时(有时>1L)才发生心包填塞。因此,液体积聚的速率决定了临床表现。

1)压力测量:当液体积聚在心包腔,最薄的薄壁心腔(右心房和右心室)首先受到影响。右侧的舒张压通常低于左侧舒张压,在心包填塞早期可以看到在心脏舒张期右心房和右心室塌陷(通常在奇脉之前)。早期舒张期塌陷是在压塞过程中出现相对早的一个敏感和特异的征象。两者都是因为心包压力一过性的超过腔内压力所致。由于缩窄,心脏充盈减少,左右心室的心包腔更大。因此高的心包内压传至舒张早期的心房和心室。当房室瓣开放,舒张压已经很高,表现为 y 倾斜减小,心室快速充盈丧失。这些舒张压力升高也会造成房室瓣在心脏收缩开始前过早的关闭。随心室收缩排出血液时,心包腔容量实际上是增加的,心房在舒张时能完全充盈(x 倾斜保留)。因此心包填塞时 x 倾斜大于 y 倾斜。增加的心包压逐步影响右心房舒张压,随后是右心室舒张压(尤其在薄壁的右心室流出道),最后是左心舒张压。最终导致整个心脏舒张压相等。心脏压塞时还存在另外两个特征性的血流动力学异常。其中之一为右心房或颈静脉压的 y 倾斜消失。静脉压力曲线的 x 和 y 倾斜相应反映静脉回流增加(在静脉压力和静脉回流呈镜像关系)。y 倾斜的消失被认为是严重心脏压塞时心脏总容量固定的主要原因。也就是说血液仅在进入心脏时才能离开。当心包缩窄时,右心充盈的增加,吸气时胸腔的负压增加,增加了右心室性期前收缩期充盈和减少左心室充盈。因为填塞的心室有一个固定的空间,心房和心室间隔向左移,减少吸气时左心室的顺应性,进一步削弱吸气时左心室充盈。

心包填塞时血流动力学的影响不是由于单独左心室或右心室受压,而是两心房和(或)腔静脉及肺静脉同时受压的结果。右心受压似乎比左侧更重要,因其壁较薄,易受压而影响舒张期充盈。高心包压力的作用主要在于限制右心的充盈,而对左心的影响是继发性和由于充盈不足引起。部位性压塞研究证实了右心受压的极度重要性且发现在心包囊中右心房和腔静脉受压是对心包积液反应的一个独立的成分。这些观察也揭示了压塞时发生心房和心室舒张期塌陷常限于右心的机制。

心包填塞时心房容量储备功能增加尤为重要;左心房只可能在呼气时充盈,随后在心房收缩时排空。左心室充盈减少也会降低左心室前负荷和收缩功能,进一步降低每搏量。心包填塞时出现的奇脉是缘于吸气时左心室灌注的急剧减少,在最严重的心包填塞情况下,主动脉瓣只在呼气时打开。心包填塞时奇脉不会出现在严重低血压、主动脉关闭不全，房间隔缺损或一些急性左心室心肌梗死的病例中。表 11-2-2 概述了缩窄性心包炎和心包填塞之间的主要血流动力学差异。

2)组织多普勒超声检测：二维超声心动图对诊断心包积液非常重要，有助于判断是否有心包填塞。必须测定无回声区，并与心包膜脂肪鉴别。大量心包积液时，心脏在心包积液内摆动，体表心电图表现为电交替。左心室收缩功能正常。吸气时，主动脉瓣提早关闭，随后左心室充盈减少，左心室射血时间随吸气减少而减少，从而减少每搏量。心包填塞右心室内径减小(通常＜7mm)，舒张早期右心室塌陷。呼气时最显著。在左心室充盈时右心室充盈减少，右心室舒张期塌陷的时间与心包压成正比。右心室塌陷较右心房更明显，为心包填塞的特殊标志。右心房游离壁舒张期塌陷延迟至少持续心动周期的 1/3。偶尔，左心房游离壁也塌陷。上、下腔静脉直径增大，通常＞2. 2cm，在吸气或短暂的深吸气(患者被要求深吸气来增加吸气时负压)时腔静脉的直径塌陷＜ 50%。吸气时增加右心室内径、间隔移位、减少左心室内径、延迟二尖瓣开放、减少二尖瓣 E 峰斜率，这些都反映心包填塞特有的血流动

表 11-2-2　缩窄性心包炎和心包填塞的主要血流动力学差异

缩窄性心包炎	心包填塞
心房压力升高伴随着快速 y 倾斜	心房压力升高伴随着钝化 y 倾斜
y 倾斜大于 x 倾斜	x 倾斜大于 y 倾斜
Kussmaul 征象常见	Kussmaul 征象少见
舒张期平方根现象	舒张期早期充盈粗钝
心室早期最低压力接近 0	早期的心室舒张压升高
奇脉不常见	奇脉常见
胸片心脏大小正常	烧瓶样扩大心脏
偶尔出现心包膜钙化	钙化很少看到
右心房、右心室和偶尔的左心房舒张受限	右心房、右心室和偶尔的左心房舒张受限
超声、CT 或 MRI 没有或微不足道的心包积液	有心包积液
CT 或 MRI 心包增厚	CT 或 MRI 没有或轻微的心包增厚

多普勒的研究同样能反映呼吸时的血流变化。在缩窄性心包炎中可以看到许多相似的血流动力学变化，包括吸气时二尖瓣 E 峰超过 25%。因此早期心室充盈的减少由于心脏的受压，大部分的体静脉和肺静脉的血流变化发生在心室收缩时。呼吸时肺静脉血流或二尖瓣环的运动(组织多普勒)和肝静脉的血流相互变化。呼气时可能出现心房的血流在舒张期逆流至肝静脉。在吸气时左心室射血时间可能减少，右心室射血时间可能增加，在心室中也记录到预期的呼吸时的变化。

【临床表现】

1.心包缩窄　心包膜缩窄可以是隐匿的，心包缩窄重要的表现为右心衰竭而左心室收缩功能正常。以前有过的心包炎、药物导致的心包炎、尿毒症、心脏手术或胸部放射照射病史可能是线索。通常有静脉充血、踝部水肿、腹腔积液(通常不成比例的外围水肿，缩窄性心包炎的腹腔积液较皮下水肿出现早而且明显得多，这和一般心力衰竭中所见相反)、疲劳、呼吸困难以及低心排血量。大多数患者有代偿性心动过速。心房性心律失常是常见的。视网膜静脉扩张。颈内静脉怒张是普遍现象，可见 Kussmaul 征阳性。在床边经常看到颈静脉尖锐的、快速的 x 和 y 倾斜。当患者仰卧位时可能由于颈静脉充盈明显而看不到此波，当患者取端坐位时可见到 x 倾斜。有时可触及相反的颈动脉搏动，x 倾斜发在心室收缩期。心前区触诊可以

正常，甚至心尖搏动在收缩期反向运动。可听诊到心室快速充盈产生的一个响亮的充盈音(心包叩击音)。肝脏经常肿大和腹腔积液往往是显著体征。奇脉不常见，除非有相关的肺部疾病或并发心包填塞，因僵硬的心包膜受胸腔内压力的影响小，故奇脉较心包填塞少见。

2.心包填塞　心包填塞低输出症状比右心衰竭常见。急性心包填塞发生常见病因包括胸部创伤、最近的心脏手术、最近的(但通常不是急性)心肌梗死或主动脉夹层。慢性心包填塞通常是恶性肿瘤、尿毒症，或其他原因引起的炎症性心包疾病。发生急性心包填塞时表现为急性循环衰竭、静脉压不断上升、动脉压持续下降、心影缩小而搏动减弱，伴有明显心动过速，即所谓的 Beck 三联症。呼吸急促和呼吸困难症状是心包填塞的常见症状。端坐呼吸也很常见，由于肺间质水肿增加肺的硬度。咳嗽、吞咽困难、先兆晕厥或晕厥和疲劳、虚弱、厌食症、贫血常见。通常尿毒症和恶性肿瘤会加剧病症。最终可出现休克伴肝肾衰竭和肠系膜缺血。

当以低血压和休克为主要表现时，体检缺乏其他阳性体征。通常有规律的心动过速(甲状腺功能减退或在一些尿毒症患者中有心动过缓)。颈静脉压力(JVP)通常升高(在无血容量不足时)，Kussmaul 征通常不明显，除非有伴随的缩窄改变。有时颈静脉压力升高很显著，可能导致头皮、额头和眼静脉怒张。颈内静脉波形显示正常甚至降低的 y 波，在心室收缩有 x 波。奇脉通常存在，除非有明显低血压和(或)血容量不足，应该尽力寻找次征象。奇脉也可由缩窄性心包炎、限制型心肌病、肺气肿、大面积肺栓塞、支气管哮喘及大量胸腔积液所致，故它只有在与其他心包积液体征同时出现时才具有诊断价值。心包摩擦音多变，甚至可能出现在大量心包积液时。有时，大量心包积液在肩胛骨和脊椎之间闻及低调的支气管呼吸音(Ewart 现象)。心尖搏动可能不明显。慢性右心衰竭的证据，如腹腔积液，通常不存在(表 11-2-3)。

表 11-2-3　缩窄性心包炎与心包膜填塞的体检区别

缩窄性心包炎	心包膜填塞
肺野清晰	肺野清晰，在大量心包积液时偶尔有 Ewart 现象
腹腔积液经常出现，外周水肿偶尔出现	腹腔积液和外周水肿罕见
胸腔积液常见	胸腔积液不常见
颈静脉压显著升高，快速的 x 和 y 下降波	颈静脉压适度升高，缺乏 y 下降波
心包膜摩擦音罕见	心包膜摩擦音常见
心尖搏动局限与收缩期反常心尖搏动	心尖搏动明显和弥散
有正常 S1 和 S2 音，偶尔出现明显的心包叩击音	心音通常减低

【诊断方法】

诊断和鉴别诊断心包填塞或心包膜缩窄通常不应该依赖于心电图、胸部 X 线。

1.心电图表现　在心包缩窄时，心电图通常异常，低电压常见。房内阻滞表现为 P 波增宽。在半数以上的患者中见到 P 波有双峰，双峰之间的距离＞0. 04 秒，这可能是心房受累的表现。在少数患者中，可见到类似右心室肥厚或不完全性右束支阻滞的图形，可能与右心室受累、右心室流出道代偿性扩张、血流动力学改变有关。类似右心室肥厚的心电图改变其预后似较差。右心室劳损表现为电轴右偏，在慢性心包缩窄，心肌钙化和纤维化可以影响冠状动脉灌注和传导系统。缩窄性心包炎的负荷试验可产生假阳性结果，心电图改变由于心肌钙化和纤维化而不是典型的冠状动脉疾病。心率一般为窦性，常见窦性心动过速、房性心律失常，特别是房颤常见。在心包填塞，非特异性的发现如 P-R 段压低，ST 段抬高，低电压可见。当心包积液增加，心脏可能会在心包内摇摆，在 QRS 产生一个电交替，而不是产生在 T 波。心包积液的患者中出现电交替,特别是完全性电交替,应怀疑有心包填塞。

2.X 线表现　在心包缩窄时,胸部 X 线片可以正常或仅轻度心影增大。在约半数病例中,可见到心包钙化,这是诊断缩窄性心包炎的一个重要的 X 线表现,应仔细搜寻。心搏动最微弱的地方及心缘最易找到钙沉着,一侧或两侧搏动减弱或消失。但在心包填塞(尤其是当大量积液存在),胸片可能非常有用,展示肺野清晰,心脏轮廓明显增大(烧瓶样心)。认识心脏脂肪垫可能揭示心脏扩大是在心外空间。上腔静脉和奇静脉也可能扩张。

3.多普勒超声表现　心包积液是常见的,不会导致血流动力学的障碍,除非有证据显示存在心包填塞。

4.计算机断层扫描及磁共振成像

(1)心包缩窄:心包增厚可能有助于确认心包疾病和心包缩窄,心包膜厚度必须>3mm 时,CT 或 MRI 可检测心包增厚。CT(尤其是电子束 CT)和 MRI 由于在评价心包厚度和钙化上的优越性,常用于鉴别缩窄性与限制型心肌病。局限性增厚的部位也可以 CT 或 MRI 鉴别。约 20 010 的手术证实的缩窄性心包炎患者,CT 或 MRI 没有发现心包增厚,所以如果有明显的缩窄性心包炎的表现,CT 或 MRI 没有发现心包增厚,不应排除缩窄性心包炎。没有一种模式能准确识别呼吸差异,尽管使用门控钆造影 MRI 有时可以阐明存在或缺少心室间相互作用的存在。大约 25%的患者有钙化,钙化对诊断缩窄性心包炎是有用但不敏感的指标。电子束和多层螺旋 CT 判断心包膜钙化比胸部 X 线和标准 CT 更敏感,可以识别少量钙化的存在,然而存在钙化并不意味着肯定就是缩窄性心包炎。

(2)心包填塞:诊断心包填塞,胸部 CT 和 MRI 与多普勒心脏超声相比,并不能提供额外的信息。这两项研究可以证实心包积液的存在。从病原学的角度来看,这两项研究可以提供邻近结构的粘连、淋巴结肿大、肺损伤、胸膜粘连的额外信息,以及其他可以帮助判断心包积液病因的因素。

5.心导管　左右心导管对怀疑有缩窄性心包炎的患者可提供血流动力学生理的证据并辅助鉴别缩窄性心包炎和限制型心肌病。

(1)缩窄性心包炎:缩窄性心包膜炎血流动力学的表现已在本章前部讲述(表 11-2-2 和表 11-2-3)。观察右心压力与左心压力的关系、呼吸对收缩压和舒张压的影响是重要的。右心导管本身通常不足以诊断心包疾病。在缩窄性心包炎的特征性发现为各肺毛细血管压、肺动脉舒张压、右心室舒张末压、右心房压及上腔静脉压都大致相等,在同一水平位上。相对正常或略微升高的肺动脉压,肺血管阻力正常,左心室舒张末压与右心室舒张末压相差<5mmHg。右心房 Kussmaul 征阳性,典型的平方根符号(右心室压力曲线中,先有一个舒张早期的下陷表现,这个下降不下降到基线,接着便上升而维持在高平原,构成舒张早期下陷及晚期高平原的特征性曲线)和心室舒张压波形。

心导管检查的作用应该证明心室间相互影响,证实左心室/右心室收缩压峰值不一致,或者右心室/左心室在呼气与吸气比较时压力时间/面积比值>1.1。右心室舒张末压通常大于 1/3 的右心室收缩压。奇脉是不常见的。在缩窄显著时收缩压最低点接近零。在低血容量的患者,有时需要迅速补液来显示心包缩窄。如果患者存在房颤,在没有使用临时起搏器,使起搏频率高于基准频率并建立一个有规律的节奏时,不可能发现左心室和右心室压力的微妙变化。高保真导管提高了数据的质量,但是很少使用。此外,右心房血管造影在前后位可发现一个右心房游离壁与肺野间的心脏的“壳”或增厚。同样,冠状动脉造影在冠状动脉与肺野间发现一个“壳”或放射阴影。在心脏运动时部分冠状动脉也可能冻结。

(2)心包填塞:如前所述,在心包填塞时可出现心房和心室舒张压显著升高,心房图 y 倾斜消失,如没有 Kussmaul 征、室性期前收缩期的舒张充盈压变钝、肺动脉压和肺阻力正常,各房室舒张压相等和奇脉。右心导管显示右心房压力升高,如同步记录心包内压力,可见两者压力一直增高,吸气时同时下降,如果心包压力不高或右心房和心包压力增高不一致,则心包填塞的诊断值得怀疑。右心室舒张中期压力升高,但没有缩窄性心包炎的"平方根"特征。当心包缩窄时需要正常节律，如果患者有心房颤动，需要心室起搏。在透视时可看到心脏在心包腔内摆动。当有并存疾病时(如渗出缩窄性疾病)，心包穿刺放液术可以减轻填塞和揭示心包缩窄的生理学。帮助分析渗出缩窄性疾病，一旦液体排空，有助于重新测量心内压。心包填塞可以演变为心包缩窄。

（栾艳霞）

第十二章　成人先天性心血管病

第一节　概述

先天性心血管病简称先心病，系指胎儿时期心血管发育异常或发育障碍，以及出生后应该退化的组织未能退化所造成的心血管畸形或功能异常(如遗传性 QT 延长综合征)。我国每年出生的新生儿中先心病约 15 万，国内现有先心病患者约 300 万。学龄儿童中在沿海地区约为 2‰～3‰，而在高原达 10‰左右。未接受手术矫正治疗者，部分在进入成人期之前死亡。目前，随着内外科治疗的进步，已经大大改变了先心病的自然病程，甚至包括复杂畸形的患者，现在大部分患儿可存活到青春期和成年。在英国，心脏畸形患者 80%～85%可存活至成年。国内也累积有大量成人先心病患者，其中有经外科治疗和介入治疗术后的成人患者，有关的临床问题也随之增多。本章重点讨论成人先心病的有关诊断和治疗问题。

【病因】

先心病发生有多方面原因，包括遗传、染色体异常，营养及许多环境因素。

(一)遗传因素

先心病患者子女的心血管畸形的发病率为 4%，比预计发病率明显增高。父母患室间隔缺损其子女患此病的危险性比一般人群大 20 倍。房间隔缺损患者不但有家族聚集性，且能在数代后重新出现，父母中一人患房间隔缺损，2.6%的子女有同样异常，比预计发病率高 37 倍。

(二)子宫内环境因素

心血管的发生、演变和形成过程出现于妊娠的 5～12 周内，特别在妊娠后第 5～9 周为心血管发育、演变最活跃的时期。母体在此期内患有病毒感染，如风疹病毒、柯萨奇病毒、疱疹病毒、巨细胞病毒等；营养不良；服用可能致畸的药物，如抗惊厥药物尤其是苯妥英钠等、华法林、黄体酮；缺氧环境，如高原患动脉导管未闭和房间隔缺损者较多，以及接受放射治疗等，均有增加发生先心病的危险。母体高龄，特别是接近于更年期者，婴儿患法洛四联征的危险性增加。

【临床表现】

先心病的临床表现与其所引起的病理解剖和病理生理变化密切相关，有些先天性畸形其病理改变不引起心血管功能的异常，如双侧上腔静脉，无症状也无体征。但是大多数先心病具有特殊的症状和体征，特别是典型的杂音。

(一)常见症状

1.呼吸系统症状　胸闷、气急、咳嗽、咯血等症状，与肺淤血、血氧含量低、气管受压或心力衰竭有关。

2.心血管和神经系统症状　心悸、胸痛、乏力，头痛、头昏、晕厥、发绀、下蹲习惯和下肢水肿等，与心律失常、冠状动脉病变、全身和脑部血氧含量降低、气道受压或心力衰竭有关。下蹲和发绀常见于右向左分流的患者,是动脉氧饱和度低、全身缺氧所致。水肿主要见于心力衰竭。

3.消化系统症状 主要是充血性心力衰竭引起的胃肠道淤血所致。婴幼儿还有吞咽困难、呕吐、发育障碍。

4.其他 增大的心脏或大血管压迫喉返神经可引起声音嘶哑,有的并发严重的心律失常,血栓栓塞和突然死亡。动脉导管未闭和室间隔缺损患者可因并发感染性心内膜炎而长期发热等。

(二)体征

1.发绀和杵状指(趾) 主要见于有右向左分流的患者。

2.胸廓和脊柱畸形 因心脏增大引起心前区隆起是较常见的体征,也有表现为胸椎后突或侧突。

3.血压异常 主动脉缩窄时上肢血压增高,同时下肢血压降低。主动脉口狭窄时血压降低,动脉导管未闭时脉压增大,出现周围血管体征。

4.心脏或血管杂音和心音异常 心脏或血管杂音和心音异常因畸形的不同而异。杂音的产生多与血流通过异常的缺损或连接产生的,有的杂音并非血流直接通过缺损产生,如房间隔缺损。心音异常与瓣膜狭窄和肺动脉高压的程度有关。

【诊断与鉴别诊断】

根据病史、体征、胸部X线摄片、心电图检查和经胸超声心动图或经食管超声心动图检查不难作出诊断和鉴别诊断。

一些复杂的先心病,或合并胸廓畸形的患者,超声心动图难以明确诊断。心脏导管检查和选择性心脏和血管造影可较准确了解先心病的病理生理改变和病理解剖改变。心导管检查可测量心脏和血管内的压力,血管的阻力,不同水平的血氧含量,体肺循环的分流量,以及测量心脏排出量用以评价心脏功能。心脏和血管造影可准确显示病理解剖改变,为外科治疗提供可靠的参数。对于大血管畸形,CT和磁共振可替代血管造影,如64排螺旋CT或更多排CT通过三维重建显示大血管和冠状动脉的解剖形态,使疾病的诊断变得更简单和直观。如果并发重度肺动脉高压,在决定干预治疗前,需要进行血管反应试验。对40岁以上男性、绝经期女性或有冠心病危险因素的先心病患者,外科手术前应行冠状动脉造影检查。

【成人先心病的临床问题】

(一)肺动脉高压

肺动脉高压(PAH)是指肺动脉平均压>3.33kPa(25mmHg),是影响先心病患者预后的主要因素。

肺动脉高压按肺动脉收缩压与主动脉或周围动脉收缩压的比值,可分为3级:①轻度肺动脉高压的比值≤0.45;②中度肺动脉高压为0.45~0.75;③严重肺动脉高压>0.75。

按肺血管阻力的大小,也可以分为3级:①轻度<560dyn.s.cm-5(7w00d单位);②中度为560~800dyn.s.cm-5(8~10w00d单位);③重度>800dyn.s.cm-5(>10w00d单位)。

通过急性药物试验可鉴别是动力型肺动脉与阻力型肺动脉高压,常用的药物有硝酸甘油5μg/(kg·min)、一氧化氮(25ppm)、前列环素2ng/(kg·min)和腺苷50μg/(kg·min)×15分钟,应用药物后①肺动脉平均压下降的绝对值>1.33kPa(10mmHg);2.肺动脉平均压下降到5.33kPa(40mmHg)之内;③心输出量没有变化或者上升,提示是动力型肺动脉高压。如是前者可以考虑行介入治疗或外科手术,如是后者则主要是药物治疗。

(二)心律失常

手术与非手术的先心病患者在疾病的一定阶段可并发心律失常,影响患者的预后,也与猝死密切相关。认识较深的是5种先天性缺损畸形,包括法洛四联症、大动脉转位、先天性矫正型大动脉转位、主动脉瓣膜狭窄和单心室畸形。

心律失常的原因是多因素的，如心脏扩大、心肌肥厚、纤维化和低氧血症等；介入治疗放置封堵器术后，因封堵器对心房和心室肌以及传导系统的直接压迫，也可产生传导阻滞等心律失常；外科手术损伤可直接引起窦房结、房室传导系统损伤、心房和心室的瘢痕可以引起电生理的异常和心律失常。

常见的心律失常：窦性心动过缓和窦房结功能不全、室上性心动过速、房性期前收缩、房性心动过速、心房扑动和心房颤动、各种类型的室性心律失常等。非持续性室性心律失常的临床意义和预防性应用抗心律失常药物的指征尚不明了。预防性应用抗心律失常药物并不显示对无症状的先心病患者有益处。一般来讲，不明原因的晕厥是一项非常有意义的预警信号。建议对下列情况置入 ICD：①心脏骤停幸存者.在排除了可逆转的原因后；②自发性持续性室速的患者，应进行有创血流动力学检查和电生理检查。推荐的治疗是射频消融和外科手术根治室速，如不成功，置入 ICD；③不明原因晕厥和心室功能受损的患者，有创检查和心脏电生理评价未发现明确原因和可逆转的病因时，建议置入 ICD；④对成联律出现的室性期前收缩，或非持续性室速者，可行电生理检查，以决定发生持续性室速的危险性。如何识别高危患者和选择适当的治疗方案仍是一项挑战性的课题。

（三）感染性心内膜炎的预防

成人先心病是患感染性心内膜炎的高危人群。其中动脉导管未闭、室间隔缺损、法洛四联征最易发生感染性心内膜炎，其次是二叶式主动脉瓣狭窄及二尖瓣脱垂等。对于感染性心内膜炎高危患者接受高危操作时如牙龈或根尖周修补等需要预防性应用抗生素。平时重点强调口腔卫生和牙科检查对预防感染性心内膜炎的重要性。高危人群：①采用人工瓣膜或假体材料进行瓣膜修补者；②有感染性心内膜炎病史者；③发绀型先心病未行手术、术后残余分流及行姑息性手术者；④先心病患者置入假体材料术后 6 个月；⑤在置入假体材料后仍有残余分流者。心内膜炎的症状可能是轻微的，当患者有全身不适，发热时就应注意排除。

（四）妊娠

越来越多的复杂先心病患者和术后患者达到生育年龄，需要评价生育对母体和胎儿的风险，以及子代先心病的发生率。

评价项目包括详细的病史，体检，心电图，胸部 X 线片，超声心动图和心功能检查，以及瓣膜损伤，肺动脉压力。如果无创检查可疑肺动脉压力和阻力升高，需要行有创的心导管检查。

通常，左向右分流和瓣膜反流无症状年轻女性，且肺动脉压正常者可耐受妊娠；而右向左分流和瓣膜狭窄的患者则不能耐受；存在大的左向右分流时，妊娠可引起和加重心力衰竭；Eisenmenger 综合征是妊娠的禁忌证；主动脉缩窄的患者妊娠期间主动脉破裂和脑出血的危险性增高；机械瓣置换的妊娠患者长期应用有可能致畸的抗凝血药华法林。但有研究提示，如华法林剂量＜5mg/d，几乎没有致畸的危险。主动脉根部扩张如马方综合征等妊娠有高风险性；血氧饱和度＜85％者妊娠后活产胎儿率＜12％。同时要考虑药物对胎儿的影响，特别是 ACEI、ARB 和胺碘酮等。大多数病例应推荐经阴道分娩，慎用止痛剂和注意母体的体位。先心病患者在分娩时应预防性应用抗生素。

此外，应给予成人先心病患者遗传学咨询的信息。患有先心病的母亲，下一代先心病的概率为 2％～50％，远较患先心病的父亲下一代患先心病的概率高。

（五）避孕

成人或年轻人应给予避孕方面的指导。低剂量的雌激素对年轻女性先心病患者是安全的。与主动脉缩窄有关的高血压病，肺血管病，伴有红细胞增多的发绀，孕酮制剂虽是一种可选择的药物，但可引起液体潴留，对心力衰竭患者不宜应用。子宫内放置节育环有增加心内膜炎的危险和出血的可能性，特别是患发绀型先心病患者。严重肺血管病的患者，妊娠可引起母体高度危险，应采用可靠的避孕措施。

（六）发绀、凝血和出血

先心病合并肺动脉高压的患者，随着病情的发展，可发生右心衰竭，甚至引起心源性肝硬化，以致在肝内合成的维生素K依赖的凝血因子Ⅱ、Ⅶ、Ⅸ、x减少，加上心源性肝硬化脾大，增加了血小板的破坏，引起血小板减少，增加出血的危险。慢性发绀可导致红细胞增多和高血黏度，有中风的低度危险。严重发绀的先心病患者，红细胞和血流黏滞度增加，可引起类似弥漫性血管内凝血综合征(DIC)的表现，其特点是血小板减少，血小板寿命缩短，纤维蛋白原和其他凝血因子消耗增多。并发急性感染性心内膜炎，特别是金黄色葡萄球菌引起者，可发生亚临床型的DIC。血红蛋白＞200g/L时出现明显的临床症状，如头痛，眩晕，疲劳等，并且有并发血栓栓塞的危险。有右向左分流的患者可发生反常血栓，引起脑血管事件和肾梗死。先心病合并二尖瓣病变行人工心脏瓣膜置换术后，抗凝治疗不充分可发生局部血栓。因此，需要终身抗凝和监测凝血指标。

（七）外科术后残余漏

房间隔缺损、室间隔缺损和动脉导管未闭外科术后均有发生残余漏的报道。在介入治疗后也有发生残余分流的并发症。其中，室间隔缺损外科术后残余漏是常见并发症之一。对于直径＞5mm的残余漏，尤其术后残余漏伴心力衰竭者需要及时行第2次手术修补或介入治疗。动脉导管未闭术后也可发生残余漏。目前介入治疗较容易，可以作为首选。小的房间隔缺损术后残余分流对血流动力学无影响者，不需治疗，若引起右心室增大者可再次外科手术或介入治疗。

（八）先心病患者的非心脏外科手术

先心病患者如未行术前准备接受非心脏外科手术可引起严重的并发症，甚至死亡。因为麻醉，心律失常和应用抑制心脏功能的药物均可以引起病情加重或恶化。外科治疗增加细菌入侵的机会，术前需要应用抗生素预防感染性心内膜炎。有肺血管病的患者，全麻可引起全身血管阻力突然下降，法洛四联征行手术治疗时可出现发绀加重，术中术后需要血流动力学监护，避免应用扩张血管的麻醉剂，同时注意避免发生缺氧加重、通气不良和血容量的丢失。发绀的患者可有凝血功能不良，一些患者可能在服用抗凝血药，术前应进行必要的检查和评价，如应用华法林者，可应用维生素K拮抗华法林的作用。参与手术的内科医师、麻醉医师和外科医师应熟悉先心病的心脏状况、麻醉和治疗中可能发生的不良病理生理反应，这对保证成人先心病患者非心脏外科手术的安全非常重要

（诸葛欣）。

第二节 房间隔缺损

一、概述

房间隔缺损(ASD)简称房缺，是最常见的先心病之一，约占先心病的20％，男女比例为1∶2～4，女性居多。

【分类】

1.继发孔未闭　根据继发孔未闭的存在部位分为中央型、下腔型、上腔型和混合型4种类型。中央型又称卵圆孔缺损型，临床最常见，一般有2～4cm大小，周围有良好边缘，个别病例呈筛状多孔型房缺；上腔型又称静脉窦型缺损，缺损部位高，位于卵圆孔的上方，常和上腔静脉相连，上界缺如，且常伴右肺静脉异

位引流入右心房；下腔型：位置较低，下缘缺如，与下腔静脉入口没有明显的分界；混合型是中央型和上腔型或下腔型的融合。

2.原发孔未闭　系由于原发房间隔过早停止生长，不与心内膜垫融合而遗留裂孔。缺损下缘靠近二尖瓣和三尖瓣，可并发二尖瓣和三尖瓣裂。

【病理生理】

正常左心房压为1.07～1.33kPa(8～10mmHg)，右心房压为0.4～0.67kPa(3～5mmHg)。ASD时，由于左右心房间压力阶差的驱动，部分左心房的血流由压力高的左心房流向右心房。分流量的多少取决于房缺的大小，左右心房间的压力阶差和左右心室的充盈阻力。小的房缺，分流量小，对血流动力学影响不大。如分流量大，经右心房、右心室和肺部的血流量远较正常为多，右心系统的容量负荷增加，右心房、右心室扩大，三尖瓣关闭不全和肺动脉主干扩张。长期的肺血流增加，可引起肺小血管痉挛，内膜增生和中层增厚，管腔缩小，并逐渐发展为肺动脉高压。当伴有显著肺动脉高压时，右心房的压力超过左心房的压力，心房水平发生双向分流或右向左的分流，形成艾森曼格综合征(Eisenmenger综合征)，出现发绀和心力衰竭。

二、临床诊断

【临床表现】

1.症状　轻者可无症状，仅在体检时发现本病。多数病例由于肺充血而有劳累后胸闷、气急、心悸、乏力等症状。患者，尤其幼儿容易发生呼吸道感染。重症病例可出现心力衰竭、发绀等表现。本病可伴有阵发性心动过速、心房颤动等心律失常。偶尔扩大的肺动脉压迫喉返神经引起声音嘶哑。原发孔未闭型ASD的临床表现与继发孔未闭型相似，但症状出现较早，程度严重，病情进展较快。

2.体征　分流量小者对发育无影响。缺损大者发育较差，体格瘦小，左胸隆起，心尖搏动弥散，心浊音界扩大。胸骨左缘第二肋间可听到2～3级吹风样收缩期杂音，性质柔和，传导范围不广，多数不伴震颤。肺动脉瓣区第二音增强，并有固定性分裂。所谓固定性分裂，即吸气呼气时第二音均有分裂，这是由于吸气时体静脉回流右房的血流增多，而在呼气时左房流入右房的血流增多，致右室射血时间延长，第二音肺动脉瓣成份延迟而发生第二音分裂。第二音分裂的两个成份时距多在0.04s以上。

【辅助检查】

1.X线检查　肺动脉圆椎突出、肺门阴影增深、透视下可见到肺门舞蹈，肺野充血。右房右室扩大。

2.心电图检查　电轴右偏与不完全性右束支传导阻滞是本病常见的心电图表现，但无特异性。少部分病例出现完全性右束支传导阻滞图形。有右心室收缩期过度负荷存在时，出现右室肥大和右房肥大图形。

3.超声心动图　检查经胸和经食道超声心动图检查可显示房缺、右房、右室增大，肺动脉增宽。经胸超声心动图在主动脉短轴切面、胸骨旁或心尖四腔心切面和剑突下两房心切面上可清晰显示ASD的大小，结合三维重建，能显示出ASD的形态，以及与毗邻结构的关系。多普勒超声可清楚地显示经缺损口袋穿隔血流。大部分患者经超声心动图检查可以确诊。

4.心导管检查　在疑有复杂畸形和肺动脉高压时应做心导管检查。通过心导管检查可以测压及计算分流量，以了解肺动脉压力、缺损的大小及分流程度等。在测压中如发现肺动脉与右室间有2.67～4.0kPa(20～30mmHg)的压差，提示有相对性肺动脉口狭窄，＞5.33kPa(40mmHg)多为器质性肺动脉口狭窄。右房血氧含量＞上腔静脉1.9%容积或右房血氧饱和度＞上腔静脉8%即可确诊。

【诊断与鉴别诊断】

肺动脉瓣区有柔和的吹风样收缩期杂音，固定性肺动脉瓣区第二音分裂、心电图示不完全性右侧束传导阻滞以及肺血管阴影增深等X线表现，均提示ASD可能。超声心动图和心导管检查等可确诊。

本病应与功能性心脏杂音、肺动脉瓣狭窄、室间隔缺损等鉴别。

1.功能性杂音　为局限性收缩期杂音，不传导，无固定性第二音分裂，心电图、X线等检查异常表现，超声心动图检查可帮助鉴别。

2.肺动脉瓣狭窄　杂音响亮、喷射性，常伴震颤，P_2减低或消失，X线可见肺纹稀少，肺野清晰，右心导管检查可发现右心室与肺动脉间有收缩期压差。

3.室间隔缺损杂音　位置较低，多伴震颤，除右心肥大外，左心室亦可肥大，超声心动图及右心导管有助诊断。

【ASD合并畸形】

ASD可合并多种畸形，如ASD合并二尖瓣狭窄，即Lutembacher综合征；ASD合并肺动脉瓣狭窄（法洛三联症）；ASD合并室间隔缺损；ASD合并部分肺静脉异位引流。多普勒彩超和心血管造影可助诊断。

三、治疗及预后

最近几项研究显示，ASD介入治疗严重并发症发生率<1%，因此建议ASD的缺损>5mm，伴右心系统增大或合并肺动脉高压者均应闭合缺损。对于缺损直径<34mm，缺损边缘>5mm的成人患者，或缺损直径<26mm的儿童患者，首选经导管封堵治疗；不适合介入治疗的患者应行外科手术治疗。手术最好在学龄前进行。原发孔型ASD患儿在2～3岁前施行外科手术为妥。成年患者介入或手术亦较安全，且远期效果较好。

自然病史与预后：婴儿ASD或卵圆孔未闭者，约半数1～2年后闭合。3岁以上幼儿ASD自然闭合者极少。儿童期一般经过良好。分流量大者易发生肺部感染。

（李　曼）

第三节　室间隔缺损

一、概述

室间隔缺损（VSD）简称室缺，为最常见的先天性心脏畸形，可单独存在，亦可与其他畸形合并发生。占先心病的30%，约占成活新生儿的0.3%。由于VSD有较高的自然闭合率，故本病约占成人先天性心血管疾病的10%。女性稍多于男性。

【病理解剖】

心室间隔由膜部间隔、心室入口部间隔、小梁部间隔和心室出口或漏斗部间隔四部分组成。胎生期室间隔因发育缺陷、生长不正或融合不良而发生缺损。根据缺损所在室间隔的解剖位置分为膜周型、肌部型、肺动脉瓣下型。膜周型又分为膜周偏流入道型、膜周偏小梁型、膜周偏流出道型和膜周融合型。其中以膜周间隔缺损最为常见。其次为出口部间隔缺损，亦可分为嵴内型室缺和肺动脉瓣下型室缺。肌部间隔缺损较少见，约占成人先心病的1%。VSD直径多呈圆形或椭圆形，直径为0.1～3.0cm。

【病理生理】

由于左心室压力高于右心室，因此 VSD 时产生左向右分流。轻症病例，左向右分流量小，肺动脉压正常。缺损＞0.5cm，左向右分流量较大，可引起左右心室扩大和并发肺动脉压力增高。当肺动脉压≥体循环压时，出现双向分流或右向左分流，从而引起发绀，形成 Eisenmenger 综合征。缺损边缘和右心室面向缺损的心内膜可因血流液冲击而增厚，容易引起感染性心内膜炎。

二、临床诊断

【临床表现】

1.症状　一般与 VSD 大小及分流量多少有关。如缺损直径＜0.5cm，左向右的分流量很小，通常无明显的临床症状；缺损大伴分流量大者可有发育障碍、心悸、气促、乏力、咳嗽、易患呼吸道感染。严重者可发生心力衰竭；显著肺动脉高压发生双向分流或右向左分流者，出现活动后发绀。

2.体征　本病典型体征为胸骨左缘第 3、4 肋间有响亮粗糙的全收缩期杂音，杂音可在心前区广泛传布，在背部及颈部亦可听到。VSD 较大的病例均伴有震颤。左向右分流量＞60％肺循环血流量的病例往往在心尖部可闻及功能性舒张期杂音。肺动脉瓣区由于相对性肺动脉瓣关闭不全可出现吹风样舒张期杂音。肺动脉瓣区第 2 音一般亢进或分裂。严重肺动脉高压病例可有肺动脉瓣区关闭振动感，P_2 呈金属音性质。当出现肺动脉高压，左向右分流量减少，原来的杂音可以减弱或消失。

【辅助检查】

1.X 线检查　缺损小的 VSD，可无明显改变；缺损直径＞5mm 者心影可有不同程度增大，一般以右室扩大为主，肺动脉圆椎突出，肺野充血，主动脉结缩小。重度缺损时上述征象明显加重，左右心室、肺动脉圆椎及肺门血管明显扩大；Eisenmenger 综合征时，周围肺纹理反而减少，肺野反见清晰。

2.心电图检查　缺损小者心电图可正常；中度缺损可出现左室高电压和不完全性右侧束支传导阻滞图形。缺损直径＞10mm 时可出现左、右心室肥大，右室肥大伴劳损或 $V_{5\sim6}$ 导联深 Q 波等改变。

3.超声心动图检查　左室、左房、右室均可增大。二维和多普勒超声检查可显示室间隔连续中断。多普勒超声检查可显示经过缺损处的穿隔血流。

4.心导管检查　右心导管检查右室血氧含量＞右房 0.9％容积，或右室平均血氧饱和度＞右房 4％即可认为心室水平由左向右分流存在。导管尚可测压和测定分流量。如肺动脉压≥体循环压，且周围动脉血氧饱和度低，则提示右向左分流。

5.心血管造影　彩色多普勒超声诊断单纯性室缺的敏感性达 100％，准确性达 98％，故 VSD 一般不需进行造影检查。但如疑及肺动脉狭窄可行选择性右心室造影。如需与主、肺动脉隔缺损相鉴别，可做逆行主动脉造影。对特别疑难病例可行选择性左心室造影，以明确缺损的部位及大小等。

【诊断与鉴别诊断】

胸骨左缘第 3、4 肋间有响亮而粗糙的全收缩期杂音，X 线与心电图有左室增大等改变，结合无发绀等临床表现首先应当疑及本病。二维和彩色多普勒超声可明确诊断。

室隔缺损应与下列疾病相鉴别。

1.ASD　杂音性质不同于室缺。

2.肺动脉瓣狭窄　杂音最响部位在肺动脉瓣区，呈喷射性，P_2 减弱或消失，右室增大，肺血管影变细等。超声心动图检查有助于发现肺动脉瓣异常和经肺动脉口的高速血流。

3.特发性肥厚性主动脉瓣下狭窄　为喷射性收缩期杂音，心电图有 Q 波，超声心动图等检查可协助诊断。

4.其他　VSD伴主动脉瓣关闭不全需与动脉导管未闭，主、肺动脉隔缺损，主动脉窦瘤破裂等相鉴别。动脉导管未闭一般脉压较大，主动脉结增宽，呈连续性杂音。超声心动图和心血管造影可明确诊断。主、肺动脉隔缺损杂音呈连续性，但位置较低，在肺动脉水平有分流存在，逆行主动脉造影可资区别。主动脉窦瘤破裂有突然发病的病史，杂音以舒张期为主，呈连续性，血管造影和超声心动图检查可明确诊断。

【VSD合并畸形】

VSD可合并主动脉瓣关闭不全、动脉导管未闭、肺动脉口狭窄、主动脉缩窄等。由于各有其相应的临床表现和体征，通常诊断不难。超声心动图检查和心血管造影可明确诊断。

三、治疗及预后

VSD治疗可分为内科治疗、介入治疗和外科手术。内科治疗主要是应用强心、利尿和抗生素等药物控制心力衰竭、防止感染或纠正贫血等。如肺动脉压＞体动脉压的一半和药物治疗难以控制心力衰竭，宜及早手术矫治室缺。2岁以上儿童凡肺动脉收缩压＞体动脉收缩压的一半，平均肺动脉压＞3.33kPa（25mmHg），成年患者肺/体血流比（Qp/Qs）＞1.4∶1.0，肺循环阻力（PVR）≤800·S^{-1}、cm^{-5}或10woodunits（1Wood＝8dynes·S^{-1}、cm^{-5}），均应选择外科手术或介入治疗闭合缺损。年龄＞3岁，体重＞5kg，VSD距主动脉瓣和三尖瓣环2mm以上，缺损直径＞3mm和＜10mm者，经导管封堵治疗的成功率达到97%以上。对有介入治疗适应证的患者介入治疗可以替代外科开胸手术，应作为首选治疗方法。

婴儿期VSD约30%可自然闭合，40%相对缩小，其余30%缺损较大，多无变化。自然闭合的时期多在生后7～12个月，大部分在3岁前闭合，少数3岁以后逐渐闭合。随着缺损的缩小与闭合，杂音减弱以至消失，心电图与X线检查恢复正常。本病的预后与缺损的大小及肺动脉高压有关。缺损小，预后良好。有肺动脉高压者预后较差。持续性肺动脉高压可引起肺血管闭塞，从而伴发Eisenmenger综合征。VSD常见并发症是感染性心内膜炎。个别病例可伴有先天性房室传导阻滞、脑脓肿、脑栓塞等。病程后期多并发心力衰竭。如选择适当时机手术，则预后良好。

（苏秋迎）

第四节　动脉导管未闭

一、概述

动脉导管未闭（PDA）是一种常见的先天性心血管疾病。约占先心病的20%。女性明显多于男性，男女比例为1∶2～3。

【病理解剖】

婴儿出生后10～15h动脉导管即开始发生功能性闭合。到出生后2个月，80%以上婴儿动脉导管均已完成器质性闭合。1年后，95%均已闭锁。若动脉导管持续不闭合者称为PDA。按其形态分类如下。

1.管型　长度多在1cm内，导管两端基本相等，成人病例多属此型。

2.窗型　导管极短，几乎无长度，肺动脉与主动脉紧贴呈窗状，一般直径较大。

3.漏斗型　长度与管型相似，但近主动脉处粗大，近肺动脉处狭小，呈漏斗状，有时甚至类似动脉瘤。

【病理生理】

由于主动脉压高于肺动脉压，不论收缩期或舒张期，血流均由主动脉流向肺动脉。分流量大小取决于导管的直径大小与主、肺动脉间的压力阶差，每分钟可达 4～18L。流入肺动脉的血流再回流至左心室，使左心排出量增加 2～4 倍，左心室负荷加重，而引起左室肥厚与扩张。血流分流入肺动脉，右心负荷加重，导致肺动脉扩张和右心室肥大与扩张。大量左向右的血流分流可引起肺动脉高压。开始时为充血性肺动脉高压。如此时未能施行手术，阻断分流，则上述改变将进一步加重，血管阻力进一步增高，肺小动脉发生硬化。造成永久性病理改变，成为阻塞性肺动脉高压。当肺动脉压接近或超过主动脉压，则使分流减少或停止，甚至肺动脉血逆流入主动脉，产生双向或右向左分流，从而引起发绀或杵状指、趾。

二、临床诊断

【临床表现】

1.症状　分流量小的轻型病例，多无症状。中度以上病例则有活动后心悸、气喘、咳嗽、乏力、胸廓变形等。少数病例有发育障碍。部分病例并发心房颤动和感染性心内膜炎(导管内膜炎)。晚期发生心力衰竭。

2.体征　典型体征是在胸骨左缘第二肋间有连续性机器样杂音，通常以胸骨旁线处最响。杂音从第一音后开始，到第二音最响，此后逐渐减弱，并向颈及背部传播，杂音最响处可触及连续性震颤或收缩期震颤。肺动脉瓣区第二音亢进或分裂。发生肺动脉高压时，P_2 亢进分裂，连续性杂音的舒张期部分逐渐减弱缩短，甚至完全消失，仅有收缩期杂音。肺动脉压极度升高时，杂音可完全消失。分流量较大的病例由于体循环舒张压降低，可引起脉压增大、水冲脉、毛细血管搏动征等周围血管体征。

【辅助检查】

1.X 线检查　轻型病例 X 线检查可无异常发现。分流量较大者可见肺动脉主干凸起，肺门血管阴影增大，搏动增强、肺充血。主动脉结扩大，左心室增大。合并肺动脉高压时，由于肺小动脉痉挛甚至硬化，肺动脉远端变细，肺野充血反而不明显。

2.心电图检查　轻型病例心电图可正常。分流量大的病例可有左心室肥厚、电轴左偏等改变。分流量较大伴肺动脉高压的病例可出现左、右心室肥厚、左心房增大等变化。当肺动脉压极度增高时，出现右心室肥厚或劳损的图形。

3.超声心动图检查　可直接显示未闭动脉导管的形态和大小，彩色多普勒超声检查可见经过动脉导管的红色及五彩镶嵌状血流。

4.心导管检查　右心导管检查可见肺动脉水平血氧饱和度和氧含量增高。右心室和肺动脉压力正常或有不同程度的增高。导管可从肺动脉经未闭动脉导管直接进入降主动脉。

5.心血管造影　检查对疑难病例要进行逆行主动脉造影，可见升主动脉和主动脉弓扩大、肺动脉同时显影，并可使未闭动脉导管显影，对诊断有重要价值。

【诊断与鉴别诊断】

根据胸骨左缘第二肋间的连续性机器样杂音及 X 线、超声心动图改变，一般可以确诊，但必须与其他引起连续性杂音的疾病相鉴别。

1.主、肺动脉隔缺损　本病的血流动力学改变与重症 PDA 相同，杂音性质相同，但位置较低靠近胸骨左缘第三肋间最响。确诊需要行逆行主动脉造影。

2.主动脉窦瘤破裂 常见的是右冠状窦瘤破裂入右心室，其次是无冠窦破入右房。超声心动图检查和逆行主动脉造影可确诊。

3.冠状动脉瘘杂音 位置低，表浅，不呈连续性，舒张期较收缩期为响，本病半数以上为右冠状动脉引流入右房、右室等部位。二维和多普勒彩超可见冠状动脉扩张，有时尚可见到分流处收缩与舒张期持续性湍流。逆行主动脉造影或冠状动脉造影可明确诊断。

三、治疗及预后

基本治疗原则是介入治疗堵闭未闭的动脉导管。目前应用镍钛合金封堵器和弹簧圈堵闭 PDA，成功率近 100%，PDA 基本上不需要外科开胸手术治疗。

PDA 常见并发症是感染性动脉内膜炎、心力衰竭和肺动脉高压。成年患者多有导管壁钙化。本病的预后视导管分流量大小而定。一般未经手术治疗的巨大 PDA 患者多在 30～40 岁以前死亡。死亡原因与肺动脉高压、心力衰竭和感染性心内膜炎等。分流量小者可长期存活，寿命如正常人。

（牛燕运）

第五节 其他先天性心血管病

一、主动脉缩窄

【概述】

主动脉缩窄（COA）是主动脉局限性狭窄或闭塞的先天性血管畸形。国内较少见。多见于男性，男女比例为（4～5）∶1。

1.病理解剖 COA 可分为导管前型和导管后型。导管前型，缩窄部位在左锁骨下动脉至动脉导管入口处一段中，占据主动脉弓的后半或后 1/3。通常合并 PDA。导管后型 COA 的部位多在动脉导管交接处的远端，不合并 PDA。左心室肥厚，缩窄段前的主动脉常扩大或形成动脉瘤。

2.病理生理 COA 明显增加左室后负荷，导致室壁张力增加，代偿性左心室肥厚，左室心功能不全，同时左心血流至缩窄段血流受阻，使缩窄上部血压升高，头部及上肢供血正常或增加，而下肢血压降低，血流供应减少。在缩窄段的周围出现侧支循环，锁骨下动脉与降主动脉分支间产物吻合。

婴儿型 COA 常伴 PDA，其降主动脉的血流主要由肺动脉经未闭导管分流而来的未氧合血流所供应，多无侧支循环或较不明显。

【临床诊断】

1.临床表现

（1）症状：本病主要有 3 组症状：①由于颈部及上肢血压高产生的症状，如头痛、头晕、耳鸣、失眠、鼻出血等。严重者可有脑血管意外和心力衰竭；②由于下肢血流供应不足而产生的症状，如下肢无力、发冷、酸痛、麻木，甚至间歇性跛行等；③由于侧支循环而增粗的动脉压迫附近器官产生的症状，如压迫脊髓而下肢瘫痪，压迫臂神经丛引起上肢麻木与瘫痪等。这些症状均在疾病发展到产重程度时方才出现。一般轻型病例可无症状。

(2)体征：由于锁骨下动脉增粗而在锁骨上窝可见明显搏动。在肩胛骨附近、腋窝、胸骨旁和中上腹部可见到持续性杂音或触到震颤。

2.辅助检查

(1)X线检查　肺血管阴影正常，左心室扩大，升主动脉扩张并略向右凸出。肋骨后段的下缘，可见切迹，多在12岁以后出现。

(2)心电图检查　心电图可正常，或出现左心室肥大及劳损。幼儿病例电轴右偏，右心室肥厚。

(3)超声心动图检查　二维超声可直接探及主动脉缩窄征象；多普勒超声于缩窄部位可见高速喷射的湍流。

(4)CT和磁共振显像　可见COA的部位、长度和形态。尚可显示扩张的侧支循环血管。

(5)左心导管检查　将导管自肘部或股动脉逆行送至缩窄段主动脉的上下方记录压力曲线，可见缩窄段上方主动脉内压力增高。缩窄段内或缩窄段以下主动脉压力降低。

(6)心血管造影　将造影剂注入缩窄段上方主动脉内进行选择性造影，可使缩窄段主动脉显影，以了解缩窄段的部位、长度、缩窄的程度等。

3.诊断与鉴别诊断　本病的临床表现及各项检查均有一定的特征性改变，诊断一般无困难。

首先应与高血压病，及多发性大动脉炎相鉴别。凡年轻患者患高血压病均应考虑本病的可能性，应检查下肢动脉搏动，测量下肢血压，听诊心脏等等以寻找诊断线索。

【治疗及预后】

轻型病例不必治疗，但多数患者需处理。内科治疗：主要是控制感染性心内膜炎，纠正心力衰竭及预防感染和血压突然升高。外科治疗：手术年龄10～30岁最为合适。如症状严重，则在儿童期即应施行手术。介入治疗：应用球囊扩张和带膜支架植入术。

严重病例婴儿期即可因心力衰竭而死亡。未经治疗病例约半数在30岁前死亡，75%在50岁内死亡。主要死因是脑血管意外、高血压脑病、感染性心内膜炎和心力衰竭。

二、法洛四联症

(一)概述

法洛四联症(TOF)，又称先天性发绀四联症，是1岁以上最常见的发绀型先心病。因首先由法国Fallot医师所描述而得名。

【病理解剖】

本病包括肺动脉口狭窄、主动脉骑跨、室间隔缺损和右心室肥大4种畸形。基本病理改变是VSD伴PS。本病是最常见的发绀型先心病。发病率约占先心病的11%～13%。本病约1/4病例同时合并房缺或卵圆孔未闭，又称为法洛五联症(POF)。男女比例基本相等。

【病理生理】

由于PS，使右心室压力增高，负荷加重，加上VSD，右室负荷明显增高。久之产生代偿性心室肥厚；如失代偿则发生右心衰竭。右室高压使血流通过缺损的室间隔及骑跨的主动脉，直接进入主动脉，从而造成右向左分流，使得动脉内血氧含量降低，出现发绀，组织缺氧，进而引起红细胞增多症，杵状指等。PS与右向左分流可使肺循环血流减少，从而进一步加重发绀与组织缺氧。

（二）临床诊断

【临床表现】

1.症状 本病的突出症状是发绀，大部分病例于出生后6个月内出现。重症者出生后即有发绀。轻型病例一般在1岁左右由于PS加重，而逐渐出现发绀。发绀的程度与循环血中氧合血红蛋白的含量及动脉血氧饱和度有关。活动时气促，从而使活动受限。患者常感乏力。活动时喜蹲踞位是本病的特征之一。蹲踞既可增加体循环阻力，减少右心血向主动脉的分流，从而增加肺循环血量，改善缺氧，又可减少下半身的回心血量，从而略微提高左室血的氧含量，降低体循环血氧的不饱和程度。少数病例尚有鼻出血、咯血、栓塞和脑出血等症状发生。

2.体征 发绀与杵状指(趾)是本病的常见体征。杵状指(趾)一般在发绀产生后数月至数年出现。患者发育多较差，左胸或前胸隆起。大部分病例在胸骨左缘第3、4肋间可听到Ⅱ～Ⅲ级收缩期杂音。少数在肺动脉瓣区有收缩期杂音。杂音位置的高低与PS有关。杂音强度和持续时间与PS的严重程度呈反比关系。P_2 减弱或消失。

【辅助检查】

1.实验室检查 红细胞与血红蛋白计数显著增高，二氧化碳结合力偏低，动脉血氧饱和度降低。

2.X线检查 典型者心尖圆钝上翘，呈靴形，肺动脉段凹陷，肺野清晰。侧支循环丰富时，肺门可呈网状阴影。左前斜位示右心室增大。升主动脉距脊柱稍远。约25％病例因右位主动脉弓而使上纵隔阴影增宽。

3.心电图检查 可见右心室肥厚与劳损，少数病例尚有右房肥大。

4.超声心动图检查 可见主动脉前壁与室间隔连续中断，室间隔位于主动脉前、后壁之间，使主动脉呈骑跨状态，主动脉增宽，主动脉瓣活动度增大；右室增大，右室流出道变窄，右室前壁增厚。总肺动脉和其分支可略小。

5.心导管检查和心血管造影 右心导管检查时导管可从右室进入左室，或进入主动脉，可发现肺动脉与右心室之间有压力阶差。选择性右心室造影可见造影剂通过右心室使肺动脉与主动脉同时显影，主动脉阴影增宽，并可观察主动脉右跨和肺动脉口狭窄的程度与部位。

6.磁共振断层显像 可见升主动脉扩大，并骑跨于室间隔上，室间隔缺损，肺动脉总干较小，右室漏斗部狭窄，肺动脉瓣环亦可见狭窄。

【诊断与鉴别诊断】

幼儿期稍迟即出现发绀、心电图示右心室肥大，X线检查呈靴形心影、肺野清晰以及主动脉右位等首先应怀疑本病。但应与法洛三联症、完全性大血管错位、三尖瓣下移、肺动脉高压右向左分流综合征以及永存动脉干等相区别。超声心动图、心导管检查和选择性心血管造影可明确诊断。

【治疗及预后】

1.内科治疗 严重发绀型新生儿可予前列腺素E治疗，以开放动脉导管，等待时机施行手术治疗。如有发热、感染等应予相应治疗。

2.外科治疗 法洛四联症的主要疗法是手术治疗。

预后：多数患者在1～19岁间死亡。死亡原因包括心力衰竭、缺氧性发作、脑血管意外、脑脓肿、感染性心内膜炎以及肺部感染等。个别病例自然存活达69岁。尽管外科手术后，TOF有很好的血流动力学改善，但在长期随访中仍有意外的心源性猝死发生。室性心动过速的发生，快速管道内诱发的折返性心动过速，甚至房室传导阻滞可能是导致猝死的主要原因。因此，TOF术后仍需要加强对心律失常的随访及干预。

三、先天性主动脉口狭窄

（一）概述

先天性主动脉口狭窄（CAS）包括瓣膜型、瓣膜下型与瓣膜上型狭窄，其发生率分别占动脉口狭窄的70％，25％～30％与5％以下。男女比例为（2～4）∶1。

1.病理解剖　瓣膜型狭窄半数以上为二叶性主动脉瓣。其次为瓣叶粘连、增厚或融合成圆锥形，中央留一小孔，直径2～4mm。常伴有主动脉缩窄或动脉导管未闭。成人CAS由于血流冲击，最终都可引起瓣叶增厚及钙化。

瓣下型狭窄可分为局限性主动脉瓣下狭窄与肥厚性瓣下狭窄。局限性瓣下狭窄系心球退化不全引起左室流出道瓣下0.5～1.0cm处有纤维环或窄而长的纤维肌肉组织引起狭窄。

瓣上型狭窄有3种形态，最常见的是局限型也称沙漏型，系主动脉中层明显增厚、结构紊乱，在主脉窦上缘形成一个缩窄的环状嵴；其次是隔膜型，系由纤维或纤肌肉组织形成的半环状隔膜，伸向主动脉腔内；全部型系升主动脉全部发育不良。

2.病理生理　由于左室排出受阻，心室内收缩压增高，严重者左室收缩压高达26.7～33.3kPa（200～250mmHg）。左室收缩时间延长，室壁增厚。由于冠状动脉开口部可能亦有狭窄，或舒张期冠状动脉灌流时间相对缩短，以及收缩期通过狭窄瓣口的急速血流造成的抽吸现象的影响，而使冠状动脉供血不全。

（二）临床诊断

1.临床表现

（1）症状：瓣膜、瓣下与瓣上三型狭窄的临床表现基本相同。多数病例儿童期无症状，或仅有活动后气急、心悸、乏力等。重症者可有发育延迟，心绞痛或晕厥，甚至突然死亡，

（2）体征：脉搏细弱、血压和脉压一般在正常范围内或偏低。心浊音界增大。听诊胸骨右缘第二肋间有粗糙的收缩期喷射样杂音，向颈部、胸骨上窝等处传导。A2减弱和逆分裂。主动脉瓣区可触及震颤，常并有传导。

2.辅助检查

（1）X线检查：多数瓣膜型狭窄病儿心影正常或轻度增大。瓣膜型狭窄和部分瓣下型狭窄患者有升主动脉扩张。升主动脉和主动脉弓可正常或较小。

（2）心电图检查：一般可有电轴左偏、左心室肥大、心肌劳损。近1/4病例心电图正常。

（3）超声心动图检查：是诊断主动脉瓣狭窄的“金标准”，在二维和多普勒超声检查可显示狭窄的部位，并能测量压力阶差和瓣膜面积以及评估钙化程度等。

（4）心导管检查和左室造影：左心室压力增高，左心室收缩压与主动脉收缩压间有压力阶差。选择性左心造影可显示狭窄的部位和形态。

（三）治疗及预后

静息状态下最大收缩压差＞6.67kPa（50mmHg）或有效瓣口面积＜0.5cm²/m²体表面积的瓣膜型狭窄可施行球囊扩张术。不宜行球囊扩张术者应行外科治疗。本病各型均呈进行性改变。即使轻度狭窄病儿随着身体发育成长，心输出量增加，主动脉口的狭窄程度也会逐渐加重。左心室与主动脉间收缩压差＞6.67kPa（50mmHg）者有发生严重室性心律失常及猝死的危险。如并发感染性心内膜炎，则极易发生栓塞、主动脉瓣关闭不全、心力衰竭和死亡。

四、肺动-静脉瘘

肺动静脉瘘(PAVF)为先天性肺动、静脉间有异常交通,可单发或多发。部分肺动脉的血未经肺换气氧合,又经肺动-静脉间的异常交通流入体循环,从而形成右向左分流。

临床表现视分流量的大小而定。分流量小者不引起血流动力学改变,可无症状。分流量大者由于右向左分流量大可引起发绀、气促、胸痛、咯血、头晕、晕厥等症状。查体可见有杵状指(趾)、于动静脉瘘所在部位可闻及连续性血管杂音。皮肤或黏膜可能有血管瘤。因流经肺动静脉瘘的压力与阻力均较低,肺动脉压往往正常,故心脏多不增大,心电图一般正常。X线检查显示:肺野内有圆形或结节状搏动性阴影,与肺血管影相连。选择性肺动脉造影或CTA可显示动静脉瘘。

肺动静脉瘘容易引起咯血、脑脓肿、肾脓肿,以及动脉瘤破裂等、故应积极采用介入治疗或外科手术治疗。

五、肺静脉异位引流

肺静脉异位引流(APVC)是指肺静脉的氧合血完全或部分地流入上腔静脉或右心房。全部肺静脉异位引流入右心房,如未经矫治,一般多死于幼儿期。部分肺静脉异位引流约占整个肺静脉异位引流的病例的2/3。成人主要是部分性肺静脉异位引流。男女发病率大致相等。

本病可单独发生,亦合并ASD、TOF、三尖瓣闭锁或单心房等。右肺静脉异位引流多流入上腔静脉,其次是右上腔静脉而人右房。右肺静脉异位引流较左侧多2倍。

部分APVC的血流动力学改变与单纯性ASD相同,故临床表现与ASD相似。分流量少者可无症状,分流量超过肺静脉总流量50%以上者,成年后会发生心力衰竭。体检发现与ASD相似。X线显示心影正常或轻度扩大,肺血管阴影增强。如右肺静脉异位引流入下腔静脉,则右侧肺门呈向下的镰刀状血管影。心导管检查有时可从右房直接送入肺静脉,异位引流部位的血氧饱和度增高。心血管造影检查将造影剂注入肺静脉内,可明确异位引流部位;或注入肺动脉内以观察肺静脉显影时的变化。

单纯性部分肺静脉异位引流病例,心影不大且无症状者可不治疗。手术适应证与房缺相同。右肺静脉异位引流入右房同时伴房缺者,可在直视下修补房缺,将异位引流的肺静脉开口改道缝于左心房侧。

六、冠状动脉瘘

当冠状动脉血流直接流入右房、右室、左房、左室、肺动脉或冠状静脉窦者称为冠状动脉瘘(CAVF)。约50%发生于右冠状动脉,40%见于左冠状动脉,10%见于畸形冠状动脉。约半数以上病例瘘入右心室。

患者常无症状,多于体检时被发现。在胸前区可听到连续性杂音,视分流部位的不同,杂音的舒张期部分可较收缩期响。杂音位置低表浅。X线检查可能有肺血管影增加。二维和多普勒超声心动图显示冠状动脉扩大,有时在分流的入口部位可见收缩期与舒张期连续性血流。分流量大者,右心导管检查可发生左向右分流。逆行主动脉造影或选择性冠状动脉造影可明确诊断。

本病预后良好。少量分流者,不需要治疗。存在明显分流者,可经导管施行栓塞或外科手术结扎或修补动静脉瘘。

七、主动脉窦瘤及破裂

本病为很少见的大血管畸形。男性比女性多 3 倍。窦瘤多发生在右冠状窦，发生于后窦少见，累及左冠状窦者最少。窦瘤如破裂，多破入右心室或右心房。

本病病变属先天性主动脉壁中层发育缺陷。由于动脉壁薄弱部位的动脉瘤形成系逐渐发生，故在婴儿和儿童中均很少发现，直至 30～40 岁窦瘤破裂时才发现本病存在。

窦瘤破裂往往骤然发生，引起胸痛。窦瘤内血流向破裂的心腔分流，导致心室过度负荷而发生心力衰竭。此外，在窦瘤边缘或破裂处血流喷射损伤的右心室面，容易发生感染性心内膜炎。

临床检查患者有新近突发的胸痛史，心悸，脉搏洪大，胸骨左缘或右缘下方触及震颤，听诊胸骨左缘有浅表性连续性杂音，舒张期增强。二维及多普勒超声心动图可探及窦瘤及腔内血流湍流或破裂的部位；经食管超声心动图可获得更准确的资料。心导管检查在右室或右房水平存在左向右分流。逆行主动脉造影可确诊。

治疗应针对心力衰竭、心律失常或感染性心肉膜炎予以相应处理。对破裂口小的患者，可采用介入治疗，应用室缺封堵器或动脉导管未闭封堵器封堵漏口。如无介入治疗的适应证，应选择外科手术治疗。

八、矫正性大血管错位

本病主动脉与肺动脉虽错位，但分别从相应的心室发出，故无生理功能异常，亦即主动脉从位于左侧的右心室发出，通过三尖瓣接受来自左房与肺静脉的血流；而肺动脉从右侧的左心室发出，通过二尖瓣接受来自右房与腔静脉的血流。本病大血管虽然错位，但由于心室位置亦转换，故动静脉血流方向仍属正常，故称为矫正性大血管错位。

本病常并发其他心内畸形，故临床表现取决于合并畸形的种类及其严重程度。常见的合并畸形有肺动脉口狭窄、室缺、单心室、左侧房室瓣异常、主动脉瓣狭窄以及动脉导管未闭等。

本病预后与治疗视合并的心内畸形而定。如无合并畸形，可长期生存而不需治疗。如合并其他畸形则应针对心力衰竭、心律失常予以治疗。伴重度肺动脉高压或心力衰竭者宜尽早施行肺动脉紧缩术或心内缺损修补术。

（张小丽）

第十三章　心脏骤停与心肺复苏

一、概述

心脏骤停是指各种原因引起心脏泵血功能突然丧失，导致全身血液循环完全停止，造成全身组织器官严重缺血、缺氧的临终前状态，是临床上最严重、最危险的急症。心肺复苏（CPR）是针对心脏骤停患者采取的一切抢救措施。心脏骤停患者生存率很低，根据不同情况生存率在5%～60%之间。研究表明：4min以内开始复苏成功率约50%，4～6min约10%，6min以后约4%，10min以后几乎无存活。心脏骤停抢救成功的关键是尽早进行有效的心肺复苏。

二、流行病学

在北美心脏骤停的发生率大约55/100000。在美国和加拿大心脏骤停是导致死亡的主要原因。在美国冠心病的患者每年因心脏骤停死于院外和急诊科的人数约33万人，其中死于院外约25万人。大多数心脏骤停是因为室颤和室速所致，而心脏骤停常是导致心脏性猝死的直接原因。北京流行病学资料显示，在我国心脏性猝死的男性年平均发病率为10.5/100000，女性为3.6/100000。

三、病因

引起心脏骤停的病因很多，主要包括心源性和非心源性两大类。

1.心源性心脏骤停　如冠心病、心肌病、急性心肌炎、心脏瓣膜病、先天性心脏病、心电生理异常等。

2.非心源性心脏骤停　意外事故如雷击、淹溺、自缢、窒息、冻僵、严重中毒等；各种原因所致的休克或大出血等；手术及其他临床诊疗操作中的意外事件；药物中毒及过敏；严重的电解质紊乱及酸碱平衡失调等。

四、临床表现

(1)意识丧失。心脏骤停3s感到头昏，10～20s出现意识丧失。

(2)呼吸断续、叹息样呼吸或呼吸停止。心脏骤停时由于脑中尚存含氧的血液，可短时间内刺激呼吸中枢，出现呼吸断续或叹息样呼吸，继之很快出现呼吸停止。

(3)皮肤苍白或紫绀。皮肤苍白和紫绀是缺血、缺氧的表现。

(4)瞳孔散大。心脏骤停30～40s后瞳孔散大，1～2min后瞳孔散大固定。

(5)心音、脉搏消失。触及不到大动脉搏动,心音听不到。

五、病理生理

心脏骤停病理生理机制最常见的是室颤和室速,其次为缓慢性的心律失常或心室停顿,较少见的是无脉性的电活动(PEA)。

六、治疗

心肺复苏是治疗心脏骤停唯一的方法。心肺复苏包括一系列抢救措施,任何一项措施被延迟都会丧失生机。美国心脏病协会(AHA)使用"生存链"来描述这一系列措施,包括早期识别心脏骤停和启动急救医疗系统、早期心肺复苏、早期除颤和早期进行高级生命支持。心肺复苏分为初级生命支持和高级心血管生命支持。

(一)初级生命支持(BLS)

1.识别心脏骤停　早期识别心脏骤停、尽早实施心肺复苏是救治心脏骤停的关键。当患者没有反应、没有活动和呼吸时就应该判断该患者为心脏骤停并实施心肺复苏。

(1)检查反应。具体方法是拍打患者肩膀询问"你还好吗",如果患者没有反应(没有活动或对刺激没有反应)应立即呼救。

(2)检查呼吸。通过观察、听和感觉来判断患者是否有呼吸。需要注意的是,有些患者在心脏骤停的最初的几分钟可能存在叹息样呼吸,此种呼吸为无效呼吸,应视为无呼吸状态。

触摸颈动脉搏动并不是判断是否有循环的准确的方法。有研究显示:初级救助者检查没有脉搏的患者有10%被认为有脉搏(敏感性低);对有脉搏者,40%被认为没有脉搏(特异性差),因此对于非医务人员脉搏检查不再作为判断心脏骤停的条件。对于医务人员也不再强调检查颈动脉搏动来判断心脏骤停。脉搏检查应在10s内完成,如果10s内没有触摸到脉搏应立即进行心肺复苏。

2.启动急救医疗系统　如果仅一人发现心脏骤停的患者,此人应该立即启动医疗急救系统(打电话120),然后返回患者身边进行CPR。如果有自动除颤仪应立即除颤。如果两人或更多人发现心脏骤停患者,一人立即进行CPR,另一人打电话通知120。

3.胸外按压　2%年AHA心肺复苏指南提出了CAB步骤,即在开放气道和人工呼吸前开始胸外按压。在CAB的步骤中,施救者能尽早启动胸外按压,而仅短暂延迟了呼吸支持。

(1)按压部位,乳头连线与胸骨中线交界点或胸骨中下1/3处。

(2)按压深度,至少5cm;

(3)按压频率,至少100次/min。

(4)按压通气比,单人和双人CPR的按压通气比均为30∶2。如果已有人工气道,两名抢救者不必再进行CPR周期(每一个30∶2为一周期)。一人进行人工通气,另一人进行连续的胸外按压,不要因人工通气中断心脏按压。如果有2人以上进行胸外按压,每2min更换一次按压者,防止按压者疲劳,按压质量下降,每次换人均应在5s内完成。

强调高质量的胸外按压:按压频率至少100次/min;按压深度至少5cm。放松时应让胸廓完全回位,尽量减少按压中断。如果必须中断按压(如进行气管插管或除颤)应将中断时间控制在10s内。如果有2人以上进行胸外按压,每2min更换一次按压者以保证按压的有效性。

研究表明对于成人院外心脏骤停患者，只做胸外按压的心肺复苏与常规心肺复苏(胸外按压加人工通气)相比，其疗效相似，存活率无差别。故AHA的ECC委员会于2008年对公众提出了科学建议：未经培训的目击者对心脏骤停患者提供只做胸外按压的心肺复苏。

由于大多数心脏骤停患者为室颤或室速发作，在心脏骤停后的最初几分钟内血液里仍然含有足够的氧气。此外，如果气道开放，胸外按压时对胸廓的挤压也能提供一些氧气交换。然而，当长时间心脏骤停或长时间的心肺复苏后就需要辅助通气来补充氧气，因为，此时肺内和血液中的氧气耗尽。目前尚不清楚只做胸外按压的心肺复苏进行多长时间比较合适。

4.开放气道

(1)体位，仰卧位于硬质平面上。如果患者为俯卧位，应将患者“轴向”翻身成仰卧位，即头、颈、肩、躯干、四肢同时转动，避免扭曲，双上肢放在身体的两侧。

(2)呼吸道异物清除，口咽部可见异物时，抢救者应该用手指将固体物清除掉。

(3)举头抬颏法是可行、安全而有效地开放气道的方法，适用于没有颈部外伤的患者。

(4)推举下颌法如果怀疑患者有颈椎损伤应该使用没有头后仰动作的托颌法，如果托颌法无法开放气道，应使用举头抬颏法，因为在CPR中开放气道是最重要的。

5.人工呼吸

(1)通气方法

1)口对口人工呼吸。操作者位于患者一侧；使用仰头抬颏法开放气道；放在患者前额手的拇指和食指捏住患者的鼻孔；平静吸口气，然后用口唇将患者的口全部包住，呈密封状，缓慢吹气，持续1s，使患者胸廓抬起；吹气结束后，操作者口唇离开患者的口部，放开捏住的鼻孔，使气体被动呼出；若吹气时胸廓未抬起，重复一次仰头抬颏法，再次吹气，观察胸廓是否抬起。

2)口对面罩人工呼吸。将面罩放置于患者的面部，覆盖口鼻部。使用仰头抬颏法开放气道。放在前额手的拇指和食指压在面罩的边缘，另一只手的拇指也放在面罩的边缘，将面罩紧紧压贴在患者的面部。平静吸气后吹气Is，使患者胸廓抬起。吹气结束后，操作者口唇离开面罩，使气体被动呼出。

3)球囊面罩通气。由2名经过训练及有经验的施救者实施最有效，不推荐在单人CPR时使用。

单人操作：操作者位于患者的头端，一手将面罩置于患者的面部，拇指和食指形成“C”形放在面罩上将面罩固定在患者的面部，其余手指形成“E”形放在患者下颌的骨性部分将下颌抬起以畅通气道。另一只手挤压球囊持续1s，使患者胸廓抬起。

双人操作：一位操作者位于患者的头端，将面罩置于患者的面部，双手拇指和食指形成“C”形，置于面罩上将面罩固定在患者的面部，其余手指形成“E”形放在患者的下颌骨性部分抬起下颌，畅通气道。另一位操作者位于患者的一侧，双手挤压球囊，每次挤压持续1s，使患者胸廓抬起。

(2)通气频率，8～10次/min

(3)吹气量：500～600ml，并可见胸廓的起伏。在CPR中心脏按压时心搏出量为正常的25%～30%，所以来自肺的氧摄取和经肺的二氧化碳的排出量均减少，因此在CPR时低通气也可维持正常的氧合和通气。成人CPR时潮气量500～600ml可以满足患者的需要。一项临床观察性的研究发现：对麻醉后气管插管的成人患者，在潮气量约为400ml时经过训练的救助者能够对胸廓起伏做出判断。但如果对没有人工气道的患者产生胸廓起伏需要较大的潮气量，因此AHA心肺复苏指南推荐CPR时的潮气量为500～600ml，同时应该观察到患者有胸廓的起伏。高通气量增加胸内压，降低静脉回心血量和心输出量，减少冠状动脉血流量和脑血流量，降低生存率，同时增加胃膨胀的发生。

6.除颤　心脏骤停最常见的原因是室颤，而除颤是终止室颤的最有效的方法，尽早除颤终止心室颤动能显著提高自主循环恢复率和生存率。

（1）除颤仪的使用：目前使用的除颤仪包括自动体外除颤仪（AEDs）和常规除颤仪。AEDs是智能化的除颤仪，它能够通过声音和图像来指导急救人员对室颤所致的心脏骤停进行除颤。60%～70%的心脏骤停发生在院外，目击者绝大多数为非医务人员，为了缩短发生心脏骤停到除颤的时间，可以通过AEDs指导经过训练的非医务人员对其进行除颤。许多研究显示：在公共场合发生的心脏骤停患者，由经过训练的抢救人员对其进行及时的除颤和CPR可以明显提高患者的出院存活率，而且这种方法安全、可行。因此许多欧美国家在公共场合如机场、运动场和娱乐场所都配有AEDs。

（2）联合应用除颤和CPR：尽管除颤能够终止室颤而提高患者的生存率，但若忽视了有效的CPR，患者的生存率仍会很低。20世纪90年代有人预言随着AEDs在社区的广泛应用，CPR将会被淘汰。但Cobb却发现：尽管配备AEDs的第一目击者越来越多，但心脏骤停患者的生存率并未大幅度提高，原因是人们对CPR的重视程度降低。CPR虽然不能够终止室颤，但能够为重要脏器提供少量血液灌注，维持脏器的基本代谢需要，并延长除颤的时间窗，因此在具备除颤仪的情况下必须联合应用除颤和CPR。

（3）先行除颤还是先做CPR：一项随机研究发现，医疗急救系统从呼救至到达时间大于4～5min时，先进行1.5～3min的CPR然后除颤，其出院存活率及1年存活率均高于立即除颤者，因此对于院外没有目击者的心脏骤停患者应先进行1.5～3min的CPR再进行除颤。任何抢救者在院外目击到心脏骤停的发生并有AEDs时，应尽可能地使用AEDs。院内发现心脏骤停的患者，医务人员应立即进行心肺复苏并准备除颤仪，一旦除颤仪准备就绪，应立即除颤。

（4）除颤能量的选择：根据除颤仪输出的波形不同将除颤仪分为单向波和双向波除颤仪。一次双向波电击的有效性比得上或优于3次单向波电击。单向波除颤仪第一次和以后再次除颤的能量均选择360J。对于双向波除颤器，使用者应使用制造商推荐的能量。如果不知道制造商推荐的能量，应考虑使用最大能量除颤。

（5）除颤次数：除颤一次后不要立即进行心律分析而应该马上进行胸外按压，按压5个循环后（5个30∶2）进行心律分析，尽量缩短除颤与胸外按压的衔接时间。

（6）心前区拳击除颤：并没有前瞻性研究来评价心前区拳击终止室颤的效果。但有3个病例研究发现，拳击可以转复室颤或无脉性室速。但拳击可能导致更为严重的心律失常，如室速变为室颤、完全房室传导阻滞或心室停顿。

如果没有除颤仪可立即使用，心前区拳击复律可考虑用于终止有目击者、有监护的不稳定的室性快速心律失常，但不应该延误CPR和除颤。

（二）高级心血管生命支持（ACLS）

【高级气道的建立】

1.声门上气道　包括喉罩（LMA）、食管-气管导管和喉管。与气管插管不同，插入声门上气道不需要看见声门，因此早期培训和技术保持都更容易，也不需要中断胸外按压。而且声门上气道与气管插管一样能提供有效的通气。因此放置正确的声门上气道可以替代气管插管。

声门上气道建立后，抢救者应立即全面评估以确保导管的正确位置。评估方法主要通过物理检查的方法如观察两侧胸廓起伏情况，上腹部听诊等。

2.气管插管　气管插管可以保持气道通畅，输送高浓度氧，便于吸痰，也能够提供给药途径，因此是理想心脏骤停开放气道的方法。而且插管后进行人工通气时可以进行不间断地胸外按压，但是进行气管插管时需要停止胸外按压,因此气管插管者必须由经过培训且经验丰富的医务人员实施。

3.检查气管导管的位置　回顾性研究表明,有6%～25%气管导管误插或移位而未能识别到。这可能与插管人员培训不足或经验不够,或由于移动患者时原放置正确导管移位所致。导管误插、移位和阻塞的风险高,尤其在搬动患者时。有两种评价方法:临床评价和辅助仪器的评价。临床评价包括观察胸廓运动情况,听诊双肺呼吸音是否对称,上腹部是否能听到呼吸音等。辅助装置的评价中,CO_2波形图被认为是确认和检测气管导管正确位置最可靠的方法。如果没有CO_2波形图,也可使用无波形图的$ETCO_2$或食管探测仪(EDD)监测。

4.插管后的护理　气管插管并确定导管位置正确后应立即以切牙作为标记记录导管的深度,并对导管进行固定。每次移动患者后都应该再次确认气管导管的位置。

【药物的应用】

1.肾上腺素　可以增加冠状动脉和脑动脉的灌注压,增加血流量。8组纳入9000名心脏骤停患者的随机临床试验表明,与标准剂量相比,大剂量肾上腺素并不增加患者的存活率和神经系统的恢复,因此,AHA心肺复苏指南推荐静脉内给药1mg/次,3～5min重复一次;如果未能及时建立静脉通道可以气管内给药,每次2～2.5mg。

2.血管加压素　为非肾上腺素能外周血管收缩药物。3项大样本的随机对照和荟萃分析发现:与标准剂量的肾上腺素(1mg)相比血管加压素(40U)并不增加自主循环恢复率、存活率和神经功能的恢复,预后无差异。一个随机对照试验表明,心脏骤停期间重复使用血管加压素与重复使用肾上腺素相比,没有增加出院存活率。因此,治疗心脏骤停时,血管加压素可以作为肾上腺素的替代药物。用法:静脉内给药每次40U,3～5min重复一次。

3.抗心律失常药物

(1)胺碘酮,双盲对照临床试验发现:与利多卡因相比使用300mg或5mg/kg的胺碘酮静脉注射可以提高院外发生室颤或无脉性室速患者的住院率。胺碘酮还能提高室颤/无脉性室速对除颤的反应性。胺碘酮适用于对除颤或血管加压素无反应的患者。用法:300mg静脉推注,重复用量为150mg。

(2)利多卡因,是一种副作用少且为我们所熟知的抗心律失常药物。尽管利多卡因能够提高心脏骤停患者的短期存活率,但临床随机试验表明:与胺碘酮相比使用利多卡因的患者自主循环恢复率低而心脏停搏的发生率高。目前利多卡因仅推荐作为胺碘酮的替代药物,适用于对除颤或血管加压素无反应的难治性患者。用法:首次剂量1～1.5mg/kg,若室颤持续存在,间隔5～10min重复剂量0.5～0.75mg/kg静脉注射,最大剂量3mg/kg,维持剂量1～4mg/min。

(3)镁剂,仅适合于尖端扭转性室速和低镁引起的心律失常。用法:如果为无脉性尖端扭转性室速,硫酸镁1～2g稀释10ml,5～20min缓慢静脉注射;对于有脉搏的尖端扭转性室速,硫酸镁1～2g稀释50～100ml内5～60min静滴完。

4.其他的血管加压药　没有证据表明与肾上腺素相比其他的血管加压药(如去甲肾上腺素、苯肾上腺素等)能提高心脏骤停患者的生存率。

5.阿托品　没有前瞻性对照研究表明应用阿托品治疗心室停搏和缓慢心率的PEA的效果。有证据表明,PEA或心室停搏期间常规使用阿托品没有治疗益处,因此2%年AHA心肺复苏指南中已将阿托品从心脏骤停抢救流程中删除。

6.碳酸氢钠　不提倡常规使用碳酸氢钠,盲目使用碳酸氢钠可以产生很多危害,例如:①降低外周血管阻力,使脑灌注压下降,脑血流量降低;②细胞外碱中毒,氧离曲线左移,氧释放减少;③高钠血症和高渗透压血症；④产生大量的 CO_2，弥散到心肌和脑组织产生反常性酸中毒等。碳酸氢钠适用于已经存在的酸中毒、高钾血症、三环类抗抑郁药物过量等情况。使用方法：首次剂量 1mmol/kg。

7.给药途径及剂量　为了保证复苏药物能够迅速进入循环及重要脏器，必须迅速及时地建立给药途径。目前常用的给药途径有静脉、气管内及骨内给药。

(1)静脉给药，包括中心静脉和外周静脉两种途径。尽管外周静脉给药药物达峰浓度的时间较中心静脉慢，但并不影响 CPR 的效果。中心静脉给药能快速到达作用部位，但建立中心静脉通道需要中断 CPR 且需要一定的技术。如果除颤、外周静脉给药、骨内给药未能恢复自主循环应考虑建立中心静脉通道给药。外周静脉给药需要快速推注，并在推注后再用 20ml 液体快速推注。

(2)骨内给药，长骨内给药可以通过静脉丛吸收，与中心静脉给药效果相似，且长骨内给药安全，适合任何年龄的患者。给药剂量与静脉给药相似。

(3)气管内给药，如果静脉通道、骨内通道未建立可考虑气管内给药，给药剂量为静脉给药的 2～2.5 倍。具体用法：将推荐剂量的药物用 5～10ml 的生理盐水或注射用水稀释后从气管导管内注入。肾上腺素、血管加压素、阿托品、纳洛酮等均可经气管内给药。

【有症状的心律失常的治疗】

1.心律失常的处理原则　对每一位患者都应进行心电图检查和心律的评估。对心律失常的评估除考虑心律失常本身外，还应结合患者的全身状况综合评价，如呼吸、心率、血压、氧饱和度、意识状态、代谢和酸碱平衡等。如果仅考虑心律失常而忽视临床综合评估来决定治疗可导致诊疗失误。成人心律失常的诊断和治疗原则如下：

(1)如果心动过缓出现临床症状和体征(如意识障碍、缺血性胸痛进行性加重、充血性心力衰竭、低血压或休克等)，准备起搏治疗。对于有症状的高度房室传导阻滞，立即进行经皮起搏治疗。

(2)心动过速伴有血流动力学不稳定的症状和体征的患者，立即电复律。

(3)如果心动过速患者情况稳定，应判断是窄 QRS 波心动过速还是宽 QRS 波心动过速，根据情况进行处理。

(4)对于复杂心律失常的诊断和治疗应该知道何时请专家会诊。

2.心动过缓的治疗

(1)积极寻找并治疗可以导致心动过缓的原因。

(2)阿托品。在去除可逆因素的情况下阿托品仍是治疗急性有症状的心动过缓的一线药物。用法：初始剂量 0.5mg 静脉推注，必要时每 3～5min 重复一次，重复剂量为 0.5～1.0mg，总量 3mg。

急性心肌缺血或心肌梗死患者慎用阿托品；心率增快可能会加重缺血或增加梗死面积。心脏移植患者使用阿托品可能无效，因为移植的心脏缺乏迷走神经分布(支配)。一个小规模的非对照研究表明，心脏移植患者使用阿托品时心率反而更慢并出现高度房室传导阻滞。

(3)起搏治疗。Ⅱ型或Ⅲ。房室传导阻滞(AVB)伴新的宽 QRS 波患者应避免使用阿托品，后者阻滞部位可能在非节性组织(如在 His 束以下)。这些缓慢型心律失常对阿托品的对抗胆碱能作用可能无反应，应立即经皮起搏治疗，并使用镇痛剂或镇静剂控制疼痛，同时努力寻找导致缓慢性心律失常的原因。如果经皮起搏治疗无效，应请专家会诊，行经静脉起搏治疗。

(4)肾上腺素。为治疗有症状心动过缓的二线药物。患者如果伴有低血压、不适合使用阿托品或阿托品治疗无效者时可考虑使用。在等待起搏治疗过程中可作为一项姑息性的治疗措施。用法：2～10μg/min 开始静脉推注，根据患者心率调节速度。

(5)多巴胺。为治疗有症状心动过缓的二线药物。可单独使用或与肾上腺素联合使用。用法:2～10μg/(kg·min),根据患者的反应调节速度。

(6)胰高糖血素。一项病例研究发现:如果心动过缓是由β受体阻滞剂或钙离子拮抗剂过量引起,静脉推注3mg的胰高糖血素,然后3mg/h静脉维持,可以增加心率并改善由心动过缓引起的症状和体征。因此对于由β受体阻滞剂或钙离子拮抗剂过量引起的心动过缓而对阿托品无反应时可使用胰高糖血素治疗。用法:首剂静脉推注3mg,必要时3mg/h静脉维持。

3.窄QRS波心动过速的治疗 围心脏骤停期窄QRS波心动过速的治疗方法包括:物理疗法、电复律、药物复律和心率控制。选择何种方法治疗根据患者血流动力学是否稳定、心律失常的种类来决定。

(1)阵发性室上性心动过速。

迷走神经刺激法和腺苷是治疗稳定性折返性室上性心动过速的首选治疗方法。

①刺激迷走神经的方法。包括valsalva动作和颈动脉窦按摩,大约能终止20%～25%的心动过速,但老年人避免使用。

②腺苷。刺激迷走神经方法无效考虑使用腺苷。方法:腺苷6mg静脉快速推注,随后推注20ml盐水并抬高肢体。若1～2min后未能转复,再次给予12mg快速推注,1～2min仍未转复,继用12mg快速静脉推注。腺苷起效快且副作用小,适合院内和院外折返性室上性心动过速的治疗。

③钙离子拮抗剂(维拉帕米和地尔硫草)和胺碘酮。为治疗阵发性室上性心动过速二线药物,适用于对腺苷无效的患者。维拉帕米的给药方式有两种:其一,初始剂量2.5～5mg静脉推注,推注时间应在2min以上,根据需要每15～30min可重复5～10mg,最大剂量20～30mg;其二,每15min静脉推注5mg,最大剂量为30mg。心功能受损或心衰患者不能使用维拉帕米。地尔硫草的用法:初始剂量15～20mg静脉推注,给药时间超过2min,根据需要15min后重复一次,维持剂量为5～15mg/h。胺碘酮用法见下述宽QRS波心动过速的治疗。

④电复律。对于血流动力学不稳定的心动过速患者立即使用电复律。

(2)快速房颤的治疗。

对于血流动力学不稳定的快速房颤应该使用电复律转复为窦性心律(节律控制),血流动力学稳定的患者使用药物控制心室率(心率控制)。房颤持续48h以上发生心源性栓塞的可能性增加,应避免对此种患者进行复律治疗,除非患者血流动力学不稳定或食管B超证实心房内没有血栓。

可以使用地尔硫草、镁剂和β受体阻滞剂控制快速房颤的心室率。如果患者房颤持续时间小于48h,可以使用胺碘酮、普罗帕酮、伊布利特、地高辛等药物。

(3)宽QRS波心动过速。

血流动力学是否稳定是宽QRS波心动过速治疗方法的决定因素。病情不稳定的宽QRS波心动过速应该立即进行电复律。

①稳定的单形持续性室性心动过速。

胺碘酮:150mg静脉推注10min以上,然后以1mg/min静脉维持6h,继而0.5mg/h维持18h。最大24h总用量为2.2g。

索他络尔:在院内双盲随机试验中,当治疗血流动力学稳定的持续单型室速患者时,用索他洛尔100mg/min持续5min以上比利多卡因更有效。

普鲁卡因胺:20mg/min速度静脉注射直至心律失常被抑制、发生低血压、QRS波时限延长50%或总量达17mg/kg。维持剂量是1～4mg/min。

②稳定的多形性室性心动过速。

血流动力学稳定的多形性室速应选择胺碘酮治疗，利多卡因往往无效。

③尖端扭转性室性心动过速。

镁剂：可以终止 QT 间期延长的尖端扭转性室速。

异丙肾上腺素：可以终止与心动过缓或药物诱发的 QT 间期延长相关的尖端扭转性室速。

【心脏骤停后的治疗】

心脏骤患者经有效的心肺复苏后恢复自主循环和初步稳定后仍有很高的病死率，在此阶段应着力加强循环、呼吸和神经系统的支持，积极寻找并治疗导致心脏骤停的可逆性病因，监测生命体征的变化，及时纠正生命体征的异常，防止多器官功能障碍的发生，改善预后。复苏后治疗最初的目的包括：①进一步改善心肺功能和体循环灌注，特别是脑灌注；②将院前心脏骤停的患者及时转移至医院急诊科，再转至设备完善的 ICU；③力求明确导致心脏骤停的原因；④完善措施，预防复发；⑤采取措施改善远期预后，尤其是神经功能的完全康复。

1.寻找引起心脏骤停的病因　对于恢复自主循环的患者，应该积极寻找导致心脏骤停的原因，及时进行相关的检查，辨别和治疗导致心脏骤停的原因。特别注意下述以字母“H”和“T”开头的问题：低血容量、低氧血症、酸中毒、高/低血钾、低血糖、低体温、中毒、心脏填塞、张力性气胸、血栓症。

2.体温调节

(1)低温疗法。

随机对照临床研究发现，将经过心肺复苏抢救恢复自主循环、血流动力学稳定的患者的体温控制在 32～34℃，持续 12～24h 可以改善患者的预后。低温治疗可以改善患者的代谢，增强神经组织对缺氧的耐受性，有助于神经功能的恢复。因此对于心脏骤停复苏后仍昏迷但血流动力学稳定的患者应将体温降至 32～34℃，持续 12～24h。降温的方法多采用体外降温技术，如冰毯、冰袋等，此类方法常需数小时才能达到目标温度，新近研究采用体内降温技术如输注冰盐水、血管内植入冷却导管等可使体温迅速降至目标温度。在降温过程中应该密切观察体温变化。对于血流动力学稳定、心肺复苏后自发性轻度低体温（>33℃）无需积极的复温治疗。低温疗法的相关并发症包括：凝血功能障碍、心律失常及血糖升高等。

(2)体温升高的治疗。

复苏后 48h 内出现体温升高非常常见，高温增加氧耗量，加重脑损害。因此对复苏后患者应密切观察体温的变化。复苏后高温主要是因为脑损伤导致的中枢性高热，而常规药物治疗（如非甾体解热镇痛药）难以奏效，可以使用物理降温。

3.预防和控制抽搐　复苏后数小时内可以出现抽搐。抽搐可以增加脑氧耗量，诱发致命性的心律失常及呼吸骤停，因此必须有效控制抽搐的发生。

4.血糖的控制　许多研究显示复苏后高血糖和低血糖都与患者死亡率增加和预后不良相关。对于心脏骤停的患者，应考虑适度控制血糖（8～10mmol/L）的目标策略。在心脏骤停后试图控制血糖在较低范围（4.4～6.1mmol/L）不可取，这会增加低血糖的风险。

5.器官功能的支持治疗

(1)呼吸系统：自主循环恢复后，患者仍有不同程度的呼吸功能障碍，一些患者仍然需要机械通气和吸氧，但最佳的吸氧浓度（FiO_2）仍然未确定。研究显示，纯氧通气会增加大脑脂质过氧化作用，加重代谢功能障碍，并使神经功能恶化。因此，一旦自主循环恢复，应将 FiO_2 调节到使血氧饱和度≥94%的最低氧浓度。避免过度通气和持续低碳酸血症，将 $PaCO_2$ 维持在正常水平。过度通气可以引起高气道压力和内源性 PEEP,导致颅内压增高,降低脑血流量,加重脑缺血。低碳酸血症可使脑血流量减少,加重缺血性脑损害。

(2)心血管系统:心脏骤停后由于缺血再灌注损伤和电击除颤可以导致一过性心肌顿,抑和心功能下降,并持续一段时间,可以出现低血压、心律失常等,应持续监测心电图和血流动力学的变化,通过补液、血管活性药物的应用来维持血压、心输出量和组织灌注。

(3)中枢神经系统:血压应维持正常或轻度增高的状态,以保证最好的脑灌注压。避免出现增加耗氧量的情况如高热或抽搐,一旦出现高热或抽搐应立即加以控制。采用轻度低温治疗,降低脑氧耗量,改善神经功能。

(张小丽)

第十四章　肺动脉高压

【概述】

肺动脉高压(PH)是一大类以肺动脉压力增高,伴或不伴有小肺动脉病变为特征的恶性肺血管疾病,往往引起右心功能衰竭甚至死亡。2009 年欧洲心脏病学会(Esc)年会发布的肺动脉高压诊断标准为:静息状态下经右心导管测量的肺动脉平均压≥25mmHg(lmmHg=0.133kPa)。目前所发＞30mmHg 资料不支持将运动状态下右心导管所获得的肺动脉平均压＞30mmHg 作为肺动脉高压的诊断标准。(平均肺动脉压=平均肺静脉压+肺血管阻力×肺血流量)

【分类】

为了避免对肺动脉高压和动脉性肺动脉高压(PAH)两个术语的理解出现混淆,新指南定义的动脉性肺动脉高压,是以毛细血管前肺动脉压力增高为表现,但是又不存在其他可导致毛细血管前压力增加的原因,如肺部疾患、慢性血栓栓塞及一些少见的疾病。

【功能评定】

纽约心脏病学会(NYHA)制定的心功能评定:

1 级,体力活动不受限制,一般的体力活动不会导致呼吸困难、疲劳、胸痛、晕厥。

2 级,体力活动轻度受限,静息时无症状,一般体力活动会导致呼吸困难、疲劳、胸痛、晕厥。

3 级,体力活动显著受限制,静息时无症状,轻度体力活动会导致呼吸困难、疲劳、胸痛、晕厥。

4 级,不能从事任何体力活动,并可能出现右心功能衰竭症状,静息时即可出现呼吸困难和(或)乏力,并且任何体力活动皆可使症状加重。

【肺动脉高压的分级】

根据静息肺动脉平均压可将肺动脉高压进行分级,轻度为 26～35mmHg;中度为 36～45mmHg;重度＞45mmHg;

一、特发性肺动脉高压

【流行病学】

流行病学调查发现特发性肺动脉高压(IPAH)在人群中的发病率为 1/100 万～2/100 万人。儿童期两性发病率无明显差别,青春期后男女发病率之比 1∶1.7。20～40 岁为 IPAH 发病高峰期。

【危险因素】

根据流行病学调查资料,总结出的危险因素有:①年龄和性别,IPAH 最多发生在 20～40 岁年龄组,平均 36 岁,大于 60 岁者仅占 9%。女性与男性之比为 1.7∶1,20～30 岁年龄组居多,儿童两性之比接近 1,提示 IPAH 以年轻女性较易罹患。②药物和中毒因素,IPAH 与吸烟无关;某些植物可引起肺动脉高压,如生长于热带、亚热带的灌木“猪屎豆属植物”可通过肝脏损伤产生肺动脉高压。减肥药 aminorex 曾在欧洲三个国家出售，肺动脉高压患者突然增多，高达出售药前的10倍，停售后患者减少。③与某些疾病的联系，如自身免疫性疾病、肝硬化及人类免疫缺陷病毒感染等可合并IPAH。④遗传因素，许多IPAH患者表现有遗传倾向，可能呈常染色体显性遗传，家族患病率约占7%。

【病因和发病机制】

IPAH是一种少见病，在病理上主要表现为“致丛性肺动脉病”，即由动脉中层肥厚、向心或偏心性内膜增生及丛状损害和坏死性动脉炎等构成的疾病。1958年W00d提出肺血管收缩学说，认为肺小动脉、细小动脉收缩是引起特发性肺动脉高压的主要因素。1989年后逐渐形成内皮功能紊乱学说，认为肺血管内皮是引起血管收缩和特定病理改变的首要因素。1995年后对IPAH发病机制的研究逐渐深入到分子水平，且两种学说逐渐融合。

迄今病因不明，目前认为与IPAH有关的病因如下：

（一）IPAI-I细胞学

1.内皮细胞功能异常与IPAH 各种类型致丛性肺动脉病如IPAH、胶原血管病性重症肺动脉高压、门脉高压及HIV相关重症肺动脉高压主要表现为内皮细胞明显增生。有人在研究早期丛样病变过程中发现存在血管芽，而血管芽由大内皮细胞组成。应用库存冰冻组织切片提取DNA，选用甲基化敏感限制性内切酶分析22个IPAH和20个继发性肺动脉高压患者丛样病变，结果强烈提示IPAH患者多数丛样病变及向心性内皮细胞为单克隆细胞系，与继发性肺动脉高压患者相应病变部位无一呈单克隆方式生长。所以有人推测IPAH实际上是肺动脉内皮细胞瘤，与原癌基因有关。

2.细胞钾通道与IPAH 最近发现IPAH患者肺动脉平滑肌细胞处于相对去极化状态，而且具有较高的细胞内钙水平，电压依赖的钾通道阻滞剂不能提高IPAH患者平滑肌细胞内钙水平。进一步研究证实IPAH患者肺动脉平滑肌细胞存在钾通道功能障碍。食欲抑制药物右芬氟拉明通过抑制平滑肌细胞电压依赖的钾通道介导离体灌注的鼠肺血管收缩，并抑制血小板生成干细胞钾通道，促进血小板释放血清素等机制诱发肺动脉高压。提示IPAH患者根本缺陷很可能是肺动脉平滑肌细胞和血小板存在一个或多个钾通道异常。婴儿持续性高胰岛素血症和低血糖症是由于功能性腺苷三磷酸敏感钾通道缺失引起胰岛素分泌增多所致，而胰岛B细胞决定胰岛素释放与控制肺动脉平滑肌细胞的机制非常相似，因而有人提出基因缺陷可能是导致钾通道缺失从而引起疾病的原因。

（二）原位血栓形成与IPAH

偏心性内膜板层样纤维化于肺血管内随机分布，是局部血栓形成和再通的结果，尽管有人认为这可能是肺内微血栓栓塞，然而至今尚未发现患者IPAH有微栓子来源。NIH报道IPAH患者血栓性病变在男、女两性中频率相当，而致丛样病变在女性患者中更常见。IPAH患者血浆纤维蛋白肽A水平升高，反映肺血管内促凝环境，前瞻性和回顾性研究证实长期应用华法林抗凝治疗可以改善预后。有些IPAH患者可以形成广泛非阻塞性中心肺动脉血栓，提示肺血管内局部促凝状态可以大大增强。然而IPAH患者肺细小动脉内原位血栓的形成可能是内皮损伤的结果，血小板激活和血管活性物质释放可能启动或维持了许多患者的疾病过程。以上各点均提示凝血系统功能改变是IPAH发病机制中的一个环节，但其启动机制需进一步阐明。

（三）一氧化氮（NO）、内皮素（ET）与IPAH

NO和ET-1是重要的血管调节因子，NO在基础状态下可由机体内皮细胞、平滑肌细胞、神经细胞等不同类型的细胞产生，释放后以气体扩散的方式通过生物膜直接扩散到靶细胞，在肺动脉高压的产生过程中，血管内皮细胞会产生众多因子，参与血管舒缩功能的调控。作为一种主要的血管舒张因子，NO主要通过抑制平滑肌细胞增生、收缩以及血小板聚集而维持血管通畅。NO可通过激活尿苷酸环化酶来提高平滑肌细胞内钙离子浓度，从而抑制细胞外钙离子的内流和细胞内肌质网钙的释放，使血管平滑肌舒张。而ET-1是迄今为止所发现的最强的血管收缩因子。肺循环ET系统功能失调，导致肺血管收缩和重塑是其中重要原因之一。ET系统可通过产生血管扩张剂(包括前列腺素和NO等)和血管收缩剂(包括血栓素A2、ET-1等)来调节平滑肌细胞的舒缩，ET系统功能失调可能是血管扩张和血管收缩之间的平衡向后者倾斜的后果。在PAH患者，24h血栓素A2的代谢产物排泄物会增加，而前列腺素的代谢产物排泄物减少。PAH患者的肺动脉前列腺素合酶表达减少，IPAH患者的内皮型NO合酶表达也减少。

(四)弹性蛋白酶与IPAH

1.*弹性蛋白酶活性与IPAH*　先天性心脏病患者肺动脉活检超微结构研究表明，弹性水解酶活性升高可能参与肺血管病发病过程。观察发现内弹力层弹性蛋白片段与内皮异常及临床肺动脉高压有关。生化分析表明肺动脉内存在大量新生弹性蛋白，提示肺动脉内同时存在弹性蛋白的降解和合成，并且认为弹性蛋白的降解是继发于丝氨酸弹性蛋白酶活性升高的表现。

2.*弹性蛋白酶介导IPAH的可能机制*　有研究显示人类白细胞弹性蛋白酶和内源性血管弹性蛋白酶(EVE)，均能使平滑肌细胞外基质释放成纤维母细胞生长因子，成纤维母细胞生长因子-2(FGF-2)具有有丝分裂活性。PGF-2和弹性蛋白酶均可以诱导糖蛋白Tenascin(TN-C)合成。对先天性心脏缺陷儿童肺活检切片进行免疫组化研究结果显示，随血管病变进展，TN-C表达进行性增强。仅有中膜肥厚的肺动脉，TN-C主要分布在中膜、外膜交界处，血管病变严重者TN-C则在新生内膜表达，该处有大量增生细胞和表皮生长因子。动物实验与临床组织学研究结果相似。TN-C在血管平滑肌细胞增生反应中起着允许和放大作用，同时TN-C又参与了凋亡与中膜肥厚的逆转。弹性蛋白酶活性与纤维结合素(FN)依赖的平滑肌细胞迁移有关，从而介导新生内膜形成和阻塞性脑血管病。已经发现妊娠晚期的羊膜导管动脉和实验性异体心脏移植冠状动脉内基质糖蛋白FN表达增高并有新生内膜形成。细胞培养研究结果表明弹性蛋白肽可以使导管动脉和移植后冠状动脉内FN上调。先天性心脏病和左向右分流的心脏病患者肺活检支持肺动脉内存在FN梯度改变。抑制FN依赖的平滑肌细胞迁移可以预防冠状动脉新生内膜形成。引起导管动脉平滑肌细胞FN合成增加的机制与FNmRNA翻译效率增强有关。

(五)遗传因素与IPAH

1.*遗传学说存在的基础*　20世纪60年代早期已经观察到IPAH有家族性发病现象，据统计家族性IPAH占所有IPAH的6%以上，且研究显示其遗传类型为常染色体显性遗传，但IPAH外显率低以及不完全外显，因而IPAH家族史检出率低，对家族性IPAH比例估计往往偏低。

2.*遗传传递*　家系资料已证实IPAH可以垂直传递，报道有连续五代发病现象。这种垂直传递高度提示疾病受单基因控制，呈显性遗传。IPAH符合常染色体显性遗传，但由于存在不完全外显、女性发病率高和起病年龄的变异等使遗传方式的分析变得复杂。IPAH累积死亡率曲线在男女两性是一致的。研究显示携带基因的父母生出的男性比女性少，提示可能该基因影响胚胎发育。IPAH患者后代发病年龄一代比一代早，该现象为遗传早现。IPAH家系传递的特征是以三核苷酸重复扩增为分子机制的典型疾病形式，据报道该分子机制是引起遗传早现的唯一生物机制。

3.*1PAH基因定位*　两个不同研究小组已经分别就IPAH家系进行研究，通过在人类基因组广泛设立微卫星标记，采用10D计分法将IPAH定位于2q31～32。最近有研究将IPAH精确定位于2q33附近3cm的范围内。2000年9月，国际IPAH协作组Lane等发现骨形成蛋白Ⅱ型受体(BMPRⅡ)的基因突变是部分西方白种人群FPAH的致病基因，而且在至少26%的散发性IPAH人群中也发现有此基因突变。这个突破性的结果为IPAH的基因诊断和治疗、发病机制的研究奠定了基础。目前存在的主要问题是只在部分家系中找到此突变，其原因尚在研究之中。

(六)妊娠、月经周期与 IPAH

特发性肺动脉高压经常在孕期被首先发现,妊娠过程血流动力学改变加重,月经周期可影响体血管的反应性,是否影响肺血管尚不清楚。至于育龄妇女特发性肺动脉高压增多的原因还不明了,显然不是单一病因因素引起的。有人曾提出羊水栓塞可能是特发性肺动脉高压的病因因素,但组织学检查未能证实有残留的羊水栓塞存在。

(七)药物、饮食与 IPAH

多数 IPAH 患者有不规则的用药和异常饮食的历史。1967—1970 年在欧洲应用节食药 aminorex 后,IPAH 发病率突然增加十倍,停药后很快“流行”平息。他们与 IPAH 患者不同,预后较好,停药后多数恢复。口服避孕药与 IPAH 的关系尚不明确,某些患者发病可能与其有关。

(八)肝硬化门脉高压与 IPAH

肝硬化患者可发生肺动脉高压,组织学改变与特发性者不能区别,而合并发生为肝硬化的尸检率为 0.016%~0.26%。肝硬化与 IPAH 同时发生,可能是自身免疫的一部分。虽然门静脉血栓与肺血栓有关,但其肺组织学所见类似 IPAH,而不是血栓栓塞性病变。

(九)人类免疫缺陷病毒(HIV)感染与 IPAH

1987 年 Kim 等首先报道一例 HIV 感染与致丛性肺动脉病间存在联系,此后数篇报道证实了 HIV 感染患者肺动脉高压发病率增加,其临床、血流动力学及预后与特发性肺动脉高压无明显区别。肺动脉高压可发生于 HIV 的任何阶段,从诊断 HIV 感染到发现肺动脉高压的时间为 1~9 年。病理改变类似致丛性肺动脉病,少见的有肺静脉阻塞病和细动脉血栓堵塞,与家族性 IPAH 病理改变一致。诊断应建立在 HIV 感染血清阳性及与 HIV 感染有关的毛细血管前肺动脉高压的基础上,应排除继发性肺动脉高压。

虽然 IPAH 发病率不高,但由于发病隐匿、病情进展迅速、无有效治疗手段,预后不良。病因和发病机制研究是实现有效防治的唯一途径。近年来对 IPAH 的研究取得了多方面的进展,但这一领域的研究中尚有一些关键问题需要解决,可以相信,随着 IPAH 发病机制研究的进展可能使其治疗产生突破,甚至可彻底治愈。

【病理】

IPAH 的病因和发病机制仍不清楚,其广泛的肺肌型动脉和细动脉管腔狭窄及阻塞使肺循环阻力明显增加,肺动脉收缩压达 130mmHg,平均压达 85mmHg 以上;肺小动脉契压和左房压正常。由于右心室后负荷明显增加,右心室肥厚和扩张,当心室代偿功能下降时,右心室舒张末期压和右心房压明显升高,心排血量明显下降,患者低于正常的 50%以下。体循环血压下降,收缩压常降至 90~100mmHg 或更低,脉压变窄,组织灌注不良,出现周期性紫绀。

正常的右心供血与左心不同,不仅在舒张期,在收缩期冠状血管也有血流通过,即“双期供血”,但随右心室压力不断升高,右心室供血逐渐变为舒张期,心肌供血减少;同时由于右心室心肌肥厚耗氧增多,发生心肌缺血。除可能引起心绞痛外,又促使心脏功能恶化,形成恶性循环,最后导致右心衰竭。另外由于血管硬化,血管床减少,肺顺应性下降,肺容量减少,加之毛细血管流量降低,肺通气/血流比例失衡,致肺换气功能障碍;又由于心排血量下降,组织灌注不良引起的动-静脉血氧分压差加大及右心房压升高,卵圆孔开放等共同作用,出现低氧血症及代偿性过度通气,动脉血二氧化碳分压下降和呼吸性碱中毒。

【临床表现和体征】

1.*症状* IPAH 依据肺动脉高压和心排血量将其临床经过分三个阶段:①初期,肺动脉压逐渐升高,心排血量正常,患者通常无症状,仅在剧烈活动时感到不适。②后期,肺动脉压稳定升高,心排血量仍保持正常,可出现全部症状,临床病情尚稳定。③终期,肺动脉高压固定少变,心排血量下降,症状进行性加重,心功能失代偿。

IPAH 没有特异性的临床表现，往往难以与其他心、肺疾病的临床表现相区分，主要有：

(1)呼吸困难。在大多数患者以活动后呼吸困难为首发症状，其特征是劳力性，发生与心排出量减少、肺通气/血流比例失调等因素有关。

(2)胸痛。可呈典型心绞痛发作，由于右心后负荷增加.耗氧量增多及右冠状动脉供血减少等引起心肌缺血所致，常于活动或情绪激动时发生。

(3)头晕或晕厥。由于心排出量减少，脑组织供血突然减少所致。常在活动时出现，有时休息时也可以发生。

(4)咯血。与肺静脉高压咯血不同，肺动脉高压咯血多来自肺毛细血管微血管瘤破裂，扩张的肺血管破裂引起的咯血比较少见。一旦出现则意味着预后不良。

(5)IPAH 约有 10%的患者出现雷诺现象。雷诺现象(Rp)是一种周围循环疾病。在寒冷或情绪紧张等刺激下，突然发生于指(趾)小动脉的痉挛。典型的 Rp 症状包括几个或几节手指或脚趾遇冷或情绪紧张后，发作苍白后继青紫，经搓揉或保暖后转为红润，在 Rp 发作时可伴有局部麻木或刺痛。结缔组织疾病引起的肺动脉高压者雷诺现象更为常见。

(6)声音嘶哑。增大的肺动脉压迫喉返神经引起声音嘶哑。

2.体征　IPAH 的体征多与肺动脉压升高和右心功能不全有关，通常肺动脉高压达中度以上，物理检查才有阳性发现。常有呼吸频率增加，脉搏频速、细小，早期紫绀不明显。因右心肥厚顺应性下降，颈静脉搏动增加右心衰竭时可见颈静脉充盈。胸骨左下缘有抬举性搏动，反应性右心室增大。左侧第二肋间可看到或触及肺动脉收缩期搏动，并可扪及肺动脉瓣关闭振动，该区听诊可闻及收缩期喷射性杂音，肺动脉第二音亢进，距离不等的第二心音分裂和相对性肺动脉瓣关闭不全的舒张期吹风样杂音，颈静脉处可见大的心房收缩波。出现右心衰竭时，有颈静脉怒张、肝肿大、腹水、水肿等，胸骨左下缘常听到相对性三尖瓣关闭不全的收缩期吹风样杂音和舒张期奔马律，可有第四心音。物理检查对确定肺动脉高压有一定帮助，但不能完全区分肺动脉高压是特发性的还是继发性的。

【辅助检查】

1.心电图　心电图无法确诊肺动脉高压，但是可以帮助我们估测：①病情严重程度；②治疗是否有效；③肺动脉高压分类。肺动脉高压特征性的心电图改变有：①电轴右偏；②I 导联出现 s 波；③右心室肥厚高电压，右胸前导联可出现 ST-T 波低平或倒置。

2.超声心动图(UCG)检查　超声心动图是筛选肺动脉高压最重要的无创性检查方法，在不合并肺动脉瓣狭窄及流出道梗阻情况时，肺动脉收缩压(sPAP)等于右室收缩压(RVSP)。可通过多普勒超声心动图测量收缩期右室与右房压差来估测 RVSP。目前国际推荐超声心动图拟诊肺动脉高压的肺动脉收缩压标准为≥40mmHg。UCG 能除外左心功能不全、瓣膜病以及房间隔缺损所致的肺动脉高压，肺动脉压力波形还有助于鉴别 IPAH 和慢性血栓栓塞性肺动脉高压。为了减少诊断的假阳性，对肺动脉收缩压超声测值为 36～50mmHg 的轻度肺动脉高压患者，必须结合临床和其他检查判断是否为肺动脉高压，对于无症状的患者于 6 个月后复查心脏超声。对于有症状的患者(NYHA 分级为 2～3 级者)应行右心导管检查以确诊。

3.右心漂浮导管检查　右心导管检查是能够直接测定肺循环血流动力学状态的唯一方法，因此是目前准确诊断肺动脉高压的方法，是评价各种无创测压方法的金标准。

4.放射性核素肺通气/血流显像(V/Q)　是排除慢性血栓性肺动脉高压的重要手段，V/Q 在肺动脉慢性血栓栓塞时呈某一区域的放射活性减弱，这是由于放射性核素经再通血管进入阻塞部位远端所致。但

V/Q 显像在某种程度上不能充分反映血管阻塞程度。因此，对肺动脉高压患者，即使 V/Q 显像呈现与肺动脉高压程度不相符的单一肺段灌注缺损，也应考虑血栓栓塞存在的可能。

5.胸部影像学检查

(1)X 线胸片检查。肺动脉高压患者胸部 X 线检查征象有：主肺动脉及肺门动脉扩张，伴外周肺血管稀疏（“截断现象”）。胸部 X 线检查对诊断和评价肺动脉高压的价值不如心电图，但可以发现原发性肺部疾病、胸膜疾病、心包钙化或者心内分流性畸形，因为后者可出现肺血流增多。

(2)胸部 CT 检查。可发现右心室增大、肺动脉扩张、中心肺动脉内栓子、肺实质斑块影、肺野血管纹理减少等，但这些表现对诊断 IPAH 均为非特异。

(3)CT 肺动脉造影(CTPA)。指征：①临床怀疑有血栓栓塞性肺动脉高压而无创检查不能提供充分证据；②临床考虑为中心型慢性血栓栓塞性肺动脉高压而有手术指征，术前须完成肺动脉造影以指导手术；③临床诊断患者为肺血管炎，需要了解患者肺血管受累程度。

(4)CTPA 联合 CT 静脉造影检查(CTVPA)。是近年诊断手段的重要进展之一。CTVPA 一次检查可同时获得肺动脉和深静脉的情况，而另外注入造影剂，仅增加 3～4min 检查时间。其优点是肺血栓栓塞的直接解剖诊断，可显示血栓部位、大小及与血管壁的关系；有利于发现非肺血栓栓塞的心肺其他病变；有助于肺血栓栓塞严重程度评估和疗效观察；不同观察者诊断一致性好，且创伤小，耐受性好，可简化诊断流程，增加静脉血栓栓塞症诊断率。

6.肺功能检查　20％的患者有轻、中度限制性通气功能障碍。CO 弥散量(DLCO)可轻至中度降低，重度降低少见，若 DLCO 重度降低应警惕其他累及肺血管床的疾病如系统性红斑狼疮(SLE)、肺静脉阻塞性疾病可能。

7.动脉血气分析　几乎所有的患者均存在呼吸性碱中毒。早期动脉氧分压可以正常，多数患者有轻、中度低氧血症，系由通气/血流比例失调所致，重度低氧血症可能与心排出量下降、合并肺动脉血栓或卵圆孔开放有关。动脉二氧化碳分压可降低，肺泡-动脉氧分压差增大。

8.纤维血管镜　主要用于以下情况：①经肺动脉造影而不能准确了解栓子近端情况的中度肺动脉高压患者；②评估经肺动脉造影后仍不能确定的重度肺动脉高压患者手术可能性。

9.血液检查　包括肝功能试验和 HIV 抗体检测，以排除肝硬化、HIV 感染和隐匿的结缔组织病。长期缺氧可有红细胞增多症；肝脏瘀血时有轻度转氨酶、碱性磷酸酶、胆红素水平升高；未经肝素抗凝患者有部分凝血活酶时间(APTT)延长或血小板下降应查狼疮抗凝物、抗磷脂抗体。尿酸水平可升高，常与右心房压力水平正相关，而与心排血量负相关。

10.运动耐量　客观评估患者的运动耐量，对于判定病情严重程度和治疗效果有重要意义。最常用检查包括：6min 步行试验(6MWT)和心肺运动试验。

【诊断】

IPAH 必须在除外各种引起继发性肺动脉高压的病因后方可做出诊断。

当患者临床表现提示肺动脉高压可能时，应立即进行肺动脉高压的筛查。同时也应注意与肺动脉高压明显不相关的异常表现，有助于进一步明确肺动脉高压的类型并确定其严重程度，以便选择合理的肺动脉高压治疗策略及对患者预后进行正确评估。同许多疾病的诊断流程一样，肺动脉高压的诊断应首先选择创伤性小、操作较简单的检查方法，但相应地特异性也较低；然后根据患者病情需要选择操作更为复杂但特异性较高的检查方法。

【鉴别诊断】

诊断 IPAH 必须在除外各种引起肺动脉高压的病因，其关键在于对该病有所认识，熟悉构成肺动脉高压的疾病谱以及各种疾病的特点并加以鉴别。

1.呼吸系统疾病所致的肺动脉高压，如慢性阻塞性肺疾病、间质性肺疾病、睡眠呼吸暂停综合征等。

2.心脏疾病，如先天性心脏病、各种原因所致的左心衰竭、单纯左房压增高均可继发肺动脉高压，UCG检查很容易鉴别。

3.IPAH与其他肺血管疾病所致的肺动脉高压，如肺动脉狭窄、肺静脉炎症等。IPAH目前仍是排除性诊断，应排除已知所有引起肺动脉高压的疾病。右心导管检查对诊断IPAH很有帮助，IPAH为肺毛细血管前压力升高而肺毛细血管嵌压正常。部分难以确诊的患者可经胸腔镜肺活检，可明确病理类型或排除早期间质性肺病所致的肺动脉高压。

4.风湿免疫性疾病，如SLE、类风湿性关节炎、大动脉炎、干燥综合征、硬皮病等常继发肺动脉高压。自身抗体检测有助于排除此类疾病。

5.如感染性疾病、肝脏疾病、自身免疫性甲状腺炎、镰状细胞病等也可导致肺动脉高压，可通过相应检查鉴别。

【病情严重程度评估】

已有研究表明，根据患者基线情况和治疗反应等多项指标变化可预测IPAH患者预后。通常伴弥漫性结缔组织病(CTD)的患者预后较IPAH差，而先天性体-肺循环分流者病情进展较IPAH慢。

1.临床指标，在临床指标中最具有预测价值的是NYHA功能分级，IPAH患者在接受前列环素治疗前和治疗后3个月，其NYHA功能分级都具有明确的预后价值。

2.运动耐量，6MWT与肺血管阻力显著相关，6MWT对于IPAH患者的预后具有重要的预测价值。6MWT<332m时IPAH患者的存活率显著降低，6MWT每增加50m，患者的死亡风险降低18%。试验时动脉血氧饱和度下降超过10%时，患者死亡风险增加219倍。PAH患者心肺运动试验时，若峰值氧耗量低于1014mL/(kg·min)，提示预后较差。

3.超声参数，经胸超声心动图显示心包积液的存在及量的多少与IPAH患者不良预后明确相关。此外右房大小、左室偏移指数、多普勒右室指数(评价右心室的收缩和舒张功能)也与患者的预后相关。

4.血流动力学，患者IPAH治疗前基线平均右房压和平均肺动脉压的升高，心输出量和中心静脉血氧饱和度的下降预示患者预后不良。急性血管激发试验阳性者的预后较阴性者好。

5.血液学检查，提示预后不良的指标有神经内分泌激素、去甲肾上腺素、ET-1以及钙蛋白升高。

【特发性肺动脉高压治疗】

肺动脉高压如能早期诊断，及时治疗，10%～20%患者的病情可停止发展，甚至有某种程度的恢复。

IPAH治疗原则：因IPAH的病因不明，治疗主要针对血管收缩、内膜损伤、血栓形成及心功能不全等方面进行，治疗措施包括一般内科治疗、血管扩张药治疗、介入治疗、肺移植或心肺联合移植、基因治疗等。主要目的是恢复肺血管的张力、阻力和压力，改善心功能，增加心排出量，提高生活质量。

（一）一般内科治疗

1.*一般措施*　要是针对基础疾病和相关危险因素进行治疗，例如给低氧血症的患者吸氧，对阻塞性睡眠呼吸障碍的患者给予持续正压通气(CPAP)和吸氧治疗，对发生肺部感染的患者推荐使用流感和肺炎球菌疫苗。建议育龄期IPAH妇女避孕，若怀孕应及时终止妊娠。对于绝经期妇女，建议仅在症状无法耐受的情况下使用激素，并考虑加用抗凝剂。IPAH患者对血红蛋白水平的降低耐受性很差，即使轻度贫血也应及时处理。另外，存在低氧血症的患者，当红细胞压积超过0.65时，可考虑放血以降低血液黏度，增加血液向组织释放氧的能力。影响抗凝剂药效或增加胃肠道出血风险的药物如非甾体类抗炎药应避免使用。

2.*抗凝治疗*　为了对抗肺动脉原位血栓形成，一般使国际标准化比值(INR)控制在1.5～2.0即可。如患者为慢性血栓栓塞性肺动脉高压患者，则抗凝强度要达 2.0～3.0。在儿童并不首选抗凝治疗而应先考虑其他药物治疗，伴右心功能不全或存在高凝状态的患者可以给予华法林抗凝，而不伴右心功能不全或高凝状态的儿童接受抗凝治疗时应选择最低治疗目标的 INR。

3.利尿药和低盐饮食　对肺动脉高压合并右室功能不全的患者，应给予低盐饮食。当出现右心衰竭、肝瘀血及腹水时，可用利尿药治疗，以减轻心脏的前负荷。右室功能的正常维持需要一定的前负荷，应避免利尿过度出现心排出量降低。

4.氧疗　对 IPAH 患者只有当 PaO_2＜60mmHg，动脉血氧饱和度（SaO_2）＜90mmHg 时，才考虑应用氧疗。其他类型肺动脉高压患者，包括先天性心内分流畸形相关肺动脉高压则无此限制，均可从氧疗中获益。

5.正性肌力药物　如地高辛，心排血量低于 4L/min，或者心脏指数低于 2.5L/（min・m^2）是应用地高辛的绝对指征；另外，右心室明显扩张，基础心率大于 100 次/min，合并心室率偏快的房颤等均是应用地高辛的指征。

6.预防和治疗感染　肺动脉高压患者特别是原有严重心、肺基础疾患时，一旦发生感染可造成严重后果，甚至危及生命。所以要常规采取预防措施。对已发生感染的应积极治疗。

7.心理治疗　良好的心理状态对肺动脉高压的预后有积极作用。因此要重视肺动脉高压患者的心理治疗，必要时可采取心理医师协助。

（二）血管舒张药

疾病早期初始病变在内膜或在平滑肌，存在血管收缩，以血管扩张剂治疗可使收缩减轻；在疾病的晚期，由于内膜纤维化和肥厚的中层纤维化或血栓形成限制了血管扩张和血管反应性，对治疗反应不佳，甚至出现矛盾反应。因此，对 IPAH 患者，如有可能，在确定长期血管扩张药治疗前都应做右心导管检查，以检测肺血管的反应性。

理想的血管扩张药应满足以下几个条件：①有效降低肺动脉压力，降低肺血管阻力；②增加心排出量；③对体循环血压影响不大；④使用方便，价格低；⑤长期应用无耐药现象和明显的不良反应。但是目前还没有达到上述条件的血管扩张药。现将国内外应用的血管扩张药介绍如下：

1.钙拮抗药（CCB）　钙离子拮抗剂可以防止钙离子内流，降低肺血管阻力，是治疗肺动脉高压应用时间最长的常规血管扩张药。只有对急性药物实验敏感的患者才能服用 CCB。患者应根据心率情况选择钙离子拮抗剂，基础心率较慢的患者选择二氢吡啶类，但是不宜选用氨氯地平，推荐使用非洛地平的理由是其心脏选择性非常小，因而负性肌力作用非常微弱。基础心率较快的患者则选择地尔硫䓬 240～720mg/d。开始应用从小剂量开始，在体循环血压没有明显变化的情况下，逐渐递增剂量，争取数周内增加到最大耐受剂量，然后维持应用。应用 1 年还应再次进行急性血管扩张药物试验，重新评价患者是否持续敏感，只有长期敏感者才能继续应用。同时给予地高辛和（或）利尿剂能够减少部分患者 CCB 的副反应。

2.硝酸酯类药　硝普纳为速效血管扩张剂，可使体循环、肺循环阻力下降。用法：15μg/min 开始静滴，无效时 5～10min 增加 1 次，每次增加 5～10μg/min，一般剂量为 25～250μg/min 最高剂量为 300μg。硝酸甘油易可使肺血管床扩张，肺动脉压下降。可含服或静脉滴注。异山梨酯常用量 10～20mg，3～4 次/日。

3.α-受体阻滞剂　常用药物为酚妥拉明，派唑嗪，可选择性的阻滞 α 受体，使血管扩张，肺动脉及外周血管阻力下降。一般用酚妥拉明 1～2mg/（kg・d）、口服，2～5μg/（kg・min），持续静脉点滴，但其作用时间短。派唑嗪一般应用 1mg，3 次/日口服，但其疗效稳定性差，可引起低血压。

4.直接作用于平滑肌的血管扩张药包括

（1）肼屈嗪主要松弛小动脉平滑肌，减低外周阻力，减轻心脏后负荷，心排出量增加，平均肺动脉压下降。自从报道口服该药降低静息和运动肺血管阻力以来，已被用于临床，轻症效果良好，重症患者肺动脉压降低不满意，且可引起明显的体动脉压下降。

(2)二氮嗪能降低肺动脉压和阻力，改善症状和血流动力学，重症患者大剂量给药发现心率、心排血量和肺动脉压增加，也可发生体循环压力明显下降。有报道长期口服可降低肺动脉压，但也可引起外周水肿、糖尿病、体位性低血压、多毛症、恶心、呕吐等。

5.前列环素类　前列环素很早就用于肺动脉高压的治疗。前列环素类药物的作用位点是血管内皮，是一种有效的、作用时间短的血管扩张药，并能抑制血小板聚集。临床上使用的前列环素类药物有依前列醇、曲前列环素、贝前列环素、伊洛前列素。

目前在我国只有吸入性伊洛前列素(德国先灵公司的万他维)上市。该药可选择性作用于肺血管，其化学性质较依前列醇明显稳定。国内已经有不同类型肺动脉高压患者在使用吸入性伊洛前列素，疗程长短不一。国内经验表明，对于大部分肺动脉高压患者，该药可以快速降低肺血管阻力，升高心排血量。该药半衰期为 20～25min，起效迅速，但作用时间较短。因此也建议，每天吸入治疗次数为 6～9 次。每次吸入的剂量应该因人而异，具体需要急性血管扩张药物试验来评价。根据目前国内的经验，每次吸入剂量至少在 5～20μg，国内已经有每次 5～10μg，每日 6 次吸入而心功能明显改善的患者。长期应用该药，可降低肺动脉压力和肺血管阻力，提高运动耐量，改善生活质量。需要强调，应用该药吸入治疗的肺动脉高压患者需要接受雾化器使用培训，以避免不正当应用而浪费药品，并确保达到最佳疗效。

6.NO 和精氨酸　NO 是一种选择性肺血管扩张剂，可以抑制血管平滑肌细胞增殖，抑制肺血管重构。另外 NO 还具有抗血小板、消炎和抗氧化等作用。目前临床所用的 NO 浓度在成人一般为 10～100ppm，提倡治疗方案个体化，以较好治疗的低浓度 NO 吸入为佳。NO 联合氧疗，不仅能降低患者肺动脉压还可以改善 PaO_2，但在肺泡内 NO 和 O_2 形成有细胞毒性的 NO_2，故应缩短接触时间，吸入方式有待研究。NO 的毒副作用：血管充血、上皮脱落、炎症加重、高铁血红蛋白血症，严重者可有肺水肿、神经系统损害等。

吸入 NO 治疗肺动脉高压的有效性目前已得到证实。但是由于 NO 的作用时间短，加上外源性 NO 的毒性问题，从而限制了其在临床上的使用。而精氨酸是一氧化氮合酶合成一氧化氮的底物，所以补充精氨酸能增加一氧化氮的合成，降低肺动脉高压，从而避免了外源性 NO 的毒性问题。

7.磷酸二酯酶抑制剂　能舒张肺动脉，降低肺血管阻力，从而降低肺动脉平均压，还可增加或延长某些肺动脉高压患者对吸入性一氧化氮的敏感性。西地那非(万艾可)是具有口服活性的选择性环磷酸鸟苷(cGMP)-PDE-5 的抑制剂，通过增加细胞内 cGMP 浓度使平滑肌细胞松弛、增殖受抑而发挥药理作用。我国目前没有批准西地那非治疗肺动脉高压的适应证，也没有治疗肺动脉高压的专用剂型，在此不予推荐。需要注意，国内已经有很多患者自行使用，但是剂量与方法较为混乱，应该按照国外推荐初始剂量 20mg，每日 3 次口服来规范治疗。

8.内皮素受体拮抗剂(ERAs)　内皮素受体拮抗剂是一种有效的血管扩张剂，可改善 IPAH 患者的运动功能、NYHA 心功能分级、Borg 呼吸评分和心脏指数，明显改善血流动力学，延缓病情的进展，但对总病死率无明显影响。

目前在国外已有双重内皮素受体拮抗剂波生坦和选择性内皮素 α 受体拮抗剂塞塔生坦上市。我国目前仅有波生坦(爱可泰隆公司的全可利)上市，其在我国注册适应证有特发性肺动脉高压以及硬皮病相关肺动脉高压。目前推荐用法是初始剂量 62.5mg，每日 2 次，4 周后改为 125mg，每日 2 次维持治疗。按照欧洲和美国推荐的治疗指南，波生坦是治疗心功能 3 级肺动脉高压首选药物。建议治疗期间，至少每个月 1 次监测肝功能。如转氨酶增高小于等于正常值高限 3 倍，可以继续用药观察；3～5 倍之间，可以减半剂量继续使用或暂停用药，每 2 周监测 1 次肝功能，待转氨酶恢复正常后再次使用；5～8 倍之间，暂停用药，每 2 周监测 1 次肝功能，待转氨酶恢复正常后可考虑再次用药；达 8 倍以上时，需要停止使用，不再考虑重新用药。转氨酶恢复正常后再次使用波生坦，大多数患者肝功能会保持正常。如华法林与本品联用，可使 S-华法林和 γ-华法林的血浆浓度降低 30% 左右。长期接受华法林治疗的 IPAH 患者服用本品(每次 125mg，一日 2 次)，对凝血时间/INR 没有具临床意义的显著影响，无须另外调整华法林剂量，但建议进行常规 INR 监测。使用波生坦的患者可出现肝毒性、贫血、晕厥等，应特别注意。肝损害是波生坦治疗 PAH 时的主要不良反应。

9.腺苷　Brett 等报道静脉滴注腺苷 5～50μg/(kg・min)，IPAH 患者的肺动脉高压及肺血管阻力显著降低.但不影响全身血管阻力。一般以 50～100μg/(kg・min)开始静脉滴注，渐增加至最大耐受剂量。

10.联合治疗　由于各类药物治疗的作用机制不同，联合应用不仅可以增强疗效，而且可以减少单一药物的使用剂量，降低药物的不良反应。

(三)中医药治疗

研究表明，赤芍、川穹嗪、粉防己碱、丹参等中药皆有降低肺动脉高压的作用。

(四)手术治疗

1.肺动脉高压　由反复发作的肺动脉栓塞引起者，可采用抗凝、下肢静脉滤网置入、肺动脉血栓切除等治疗方法。怀疑慢性血栓性肺动脉高压(CTEPH)的患者应先通过专家组评估 PTF 的可能性。目前提出的手术适应证包括：①NYHA 心功能 3 或 4 级。②手术能够切除血栓。③无严重合并症；还有一些专家组提出术前肺动脉压至少应为 40mmHg。在可以手术的 CTEPH 患者中，治疗可以改善血流动力学，平均动脉压由 45～50mmHg 降至 25～30mmHg，心脏指数由术前的 1.9～2.6L/(min・m^2)，增加至 2.6～3.3L/(min・m^2)；试验中约 2/3 的患者心功能由 NYHA3 或 4 级改善为 NYHA1 或 2 级。其中值得注意的是，血栓切除术的死亡率可达 5%～15%。抗凝治疗并不能改善患者的症状，但在某些方面可延缓疾病的进程，从而改善患者的预后。华法林作为首选的抗凝药。

2.介入治疗　房间隔造漏术是治疗重度肺动脉高压的有效手段，尤其适用于经充分的内科治疗仍反复发生晕厥和(或)右心衰竭的患者。其机制主要是通过造漏形成血液右向左分流的通道，从而降低肺动脉压力，增加右心排血量，改善组织灌注。由于治疗费用较低，效果明显，适合在我国及发展中国家开展。

3.肺或心肺联合移植(LTandHLT)　IPAH 尚缺乏有效治疗方法，病情常呈进行性加重趋势，并最终危及生命，心肺联合移植可能是目前最有效的治疗手段。在联合器官移植数据库中的资料显示 LT 的 1 年和 3 年存活率为 73% 和 56%，HLT 为 65% 和 44%。NYHA 心功能分级Ⅲ和Ⅳ级的 IPAH 患者应首先在移植中心做严格评估；药物治疗后效果不佳的患者应行 LT 或 HLT(A 级)；进行 LT 移植手术时，成人(C 级)和儿童(B 级)均应行双肺联合移植；成人 PAH 伴单纯先心病患者，选择 LT 加心脏修复术(C 级)；成人 PAH 伴复合性先心病患者应选择 HLT(B 级)。迄今未发现有关肺动脉高压接受移植后复发的报道。但供体、费用及排斥等问题严重限制了它的推广应用。

(五)基因治疗

BMPγ-Ⅱ基因突变是导致 IPAH 的重要病因，所以基因治疗成为治疗 IPAH 最有前途的治疗方法。国外有些医疗机构正在开展这方面的研究工作。前景虽然光明，但若短期应用于临床却并不可能。

【预后】

初期进展中的 IPAH 仅有轻微和非特异性的症状，少有做右心导管检查者，故对早期病情了解不多。多数患者在诊断原发性肺动脉高压前 2 年才有症状，诊断后一般生存少于 4 年，但有的患者也可活到 10 年以上。与生存时间成正相关的因素有，较高的心脏指数和血氧饱和度以及低的右房压，肺动脉压的预后意义不大。影响预后的单因素有心脏功能、氧分压、心率和心排血量；肺动脉压仅在多因素中起一定的作用。

还有研究发现肺动脉压与症状的严重程度高度相关，症状越重，肺动脉压越高及心排血量越低。IPAH患者多数死于右心衰竭，仅有1/6患者的直接死因不清。IPAH确诊后平均后生存时间为2.8年。随着治疗手段的发展，没有右室血流动力学紊乱的IPAH患者平均生存时间已超过10年。

二、其他类型肺动脉高压

其他类型肺动脉高压远比IPAH常见，呼吸系统的任何主要部位，如气道、肺实质、胸廓和神经肌肉病变都可导致肺动脉高压。例如，肺水肿、急性呼吸窘迫综合征、间质性肺疾病、结节病、尘肺、肺血栓栓塞症、毛细血管瘤、肺静脉闭塞病、胶原血管病、胸廓畸形、吉兰-巴雷综合征、麻痹性脊髓灰质炎等疾病；

【病因和机制】

根据肺动脉高压的不同发病机制，将其分为以下5类：

1.被动性肺动脉高压　二尖瓣病变、左心衰竭及缩窄性心包炎，左房压升高是这类肺动脉高压始动因素。由于肺血流前向阻力增大，为保持一定的肺动脉-左房压差，传导性导致肺动脉压升高；当左房压进一步升高时，导致肺动脉反应性收缩和血管壁重建，肺血管阻力明显增加。这类患者在病因解除后，如二尖瓣修复或替换、左心功能改善、心包粘连解除后，肺动脉压均会短期内明显的下降，甚至恢复至正常水平，对病史长的患者，术后肺动脉压仍可能维持较高的水平，这往往反映出肺血管病的程度，已属于血管闭塞性肺动脉高压范围。

2.高动力性肺动脉高压　最常见于分流性先天性心脏病，其中非紫绀型的有：部分肺静脉异位引流、房间隔缺损、室间隔缺损、动脉导管未闭及主，肺动脉间隔缺损；紫绀型的有：完全性肺静脉异位引流、单心室、永存动脉干及大动脉转位。也见于高动力循环状态疾病，如甲状腺功能亢进、贫血、嗜铬细胞瘤等。这类患者除肺循环血流量增加引起肺动脉压升高外，主要的原因在于肺小动脉的收缩和血管壁病变，其早期即有肺小动脉和非肌型微动脉肌型化，血管内膜增生及管腔变窄。

3.血管闭塞性肺动脉高压　肺动脉血栓栓塞、血吸虫病、肺血管炎、肺纤维化和艾森曼格综合征等，都存在不同程度的肺血管闭塞，当肺血管床截断面积减少一半以上时，引起肺动脉压升高。被动性肺动脉高压及高动力性肺动脉高压的中晚期，由于病因长期存在，均可不同程度刺激肺动脉血管壁重建，管腔狭窄，表现为内膜及内膜下层的增生、中层平滑肌细胞增殖及结缔组织沉积等，此时也表现为闭塞性肺动脉高压。如病变轻微时，在病因解除后，肺血管可逆转，甚至恢复正常，但腩血管病变严重，逆转的可能性不大。

4.血管收缩性肺动脉高压　由于缺氧、酸中毒引起肺动脉收缩所致的肺动脉压力升高，也见于高原性肺动脉高压早期及慢性阻塞性肺病急性加重期，其与肺血管平滑肌细胞张力增高有关。由于机体内，尤其是肺组织内参与肺血管收缩反应的体液因子合成和释放的比例失衡，包括儿茶酚胺、组胺、5-羟色胺、血管紧张素、腺苷、前列腺素、NO、ET等，其他类型肺动脉高压的早期，以及发病过程中，都包括上述机制。其主要特点为去除引起肺血管收缩的因素后，肺循环可很快恢复正常或原有水平，因此属于功能性。如病因长期存在，肺血管则开始发生结构上的重建。

5.反应性肺动脉高压　亦称为肺动脉高压危象，是指在原有动脉高压基础上，如被动性、高动力性、阻塞性肺动脉高压等，大多数具有本身肺小动脉狭窄或部分闭塞的基础，当在外界因素刺激下，导致肺血管痉挛性收缩，肺血管阻力极度增高，常见于先心病婴儿与新生儿。与晚期血管闭塞性肺动脉高压不同的是，此类患者肺血管病变尚不十分严重，因此，当诱因解除或药物治疗后，肺动脉压可明显下降。

【临床表现】

1.早期通常无症状或者以基础疾病如慢性支气管炎、COPD等的临床表现为主，仅在剧烈活动时感到不适；随着肺动脉压力的升高，晚期以右心功能不全的表现为主，可逐渐出现疲乏、无力等全身症状。

2.乏力，因心排血量下降，氧交换和运输减少引起的组织缺氧。

3.劳力性呼吸困难，肺顺应性下降所致。

4.晕厥，包括晕厥前(眩晕)和晕厥，多由于活动后发生，休息时也可出现，系脑组织供氧减少所致。以下情况可以诱发：低氧性静脉血突然分流向体循环系统；体循环阻力突然下降；肺小动脉突然痉挛；大的栓子突然堵塞肺动脉；突发性心律失常，特别是心动过缓。

5.心律失常。

6.心绞痛，心肌肥厚所致。

7.体征：主要取决于病情的严重程度，最常见的是肺动脉瓣区第二心音亢进，三尖瓣区可闻及收缩期杂音，右心衰竭时可见颈静脉怒张、肝脏肿大、下肢水肿等。以及相关疾病的特有体征。

【辅助检查】

1.胸部X线检查

(1)肺血管表现，肺门血管影增粗，周围血管纤细；

(2)右心房、右心室肥大；

(3)肺动脉段突出。

2.心电图

(1)电轴右偏；

(2)P波高尖(右心房扩大)；

(3)右心室肥厚或双心室肥厚。

3.超声心动图

(1)发现心血管原有畸形；

(2)右心室舒张期内径扩大；

(3)右室前壁及室间隔增厚。

根据肺动脉瓣反流束频谱或右心房反流束频谱估测肺动脉压。

4.心导管检查及选择性心血管造影

(1)较准确地测定肺动脉压力，计算肺循环阻力；

(2)测定血氧含量，计算左右心排血量；

(3)通过吸氧试验及药物试验可判断重症肺高压是否可逆；

(4)肺动脉造影；

(5)肺动脉楔嵌造影。

①吸入试验，吸入纯氧或6～20ppm的NO20min，观察肺动脉压力变化情况，如吸氧后肺动脉收缩压下降超过20mmHg以上可认为肺血管仍具备扩张性。

②药物试验，常用药物有前列腺素El、妥拉苏啉、硝苯吡啶、氨力农等。在基础状态下测定肺动脉压力，经导管给予妥拉苏啉1mg/kg静脉缓慢注射或前列腺素El20～60ng/(kg·min)静脉滴注20min，观察肺动脉压力变化，判定结果同吸入试验。

5.心血管造影　一般病人造影时应选择多侧孔导管，顶端置于病变近端注药。多选用非离子造影剂，按1.5mL/kg(总量不超过60mL)以20mL/s速度高压注入并摄片。若肺动脉压力超过8.00kPa(60mmHg)以上，药量及注入速度减半。肺小动脉楔入造影时应在肺小动脉处用手较慢推注造影剂，造影剂量不超过10mL，可显示血管迂曲异常、额外小动脉数目、肺动脉变细率、毛细血管充盈相、经肺循环时间、造影剂的反流等。

6.*肺活检*　评价肺血管结构改变可为肺动脉高压患者提供重要的术前及预后资料。若病人肺血管病变已达到Heath和Edwards病理分级的Ⅲ级或Reid和Rabinobitch病理分级的C级则手术关闭缺损后病变不可恢复，不宜进行手术治疗。对三尖瓣闭锁、单心室等需行Fontan手术时，血管病变已达B级，肌层厚度达正常的一倍，或已见血管达Ⅱ级，则右房与肺动脉连接后血液不易自右房顺利进入肺循环，不易进行Fontan手术。

7.*核磁共振*　作为一种独特的非侵入性检查方法已用于肺动脉高压的评价。在肺动脉高压和肺血管阻力增高的患者，旋转.回声成像时近端肺动脉内MRI信号增强与肺血管阻力的增加相关性良好。在肺动脉高压的患者速度成像可显示肺动脉扩张及肺血流方式的显著变化。

【诊断】

根据病史，临床表现以及辅助检查排除特发性肺动脉高压而作出诊断。当患者有以下高危因素时，如结缔组织病(CTD)、人类免疫缺陷病毒(HIV)感染、门脉高压、先天性心脏病等，更应考虑到肺动脉高压的存在。

【治疗】

(一)先天性心脏病合并中、晚期肺血管病变的治疗

一般治疗：对于确诊为先天性心脏病合并肺动脉高压的病人应注意休息，必要时给予镇静。尽力限制钠盐摄入，少食多餐，给予高营养高维生素易消化的食物。

1.*吸入治疗*　适用于手术前重度肺动脉高压及手术后肺动脉高压持续存在者。

(1)氧气吸入，氧气吸入可暂时使肺血管扩张，减轻右心室后负荷，改善缺氧状态。因此，当病人出现明显右心功能不全和静息状态下出现低氧血症时应给予氧气吸入治疗，一般应用鼻导管或口鼻罩吸氧，氧流量1～3L/min，每次30min，一日2～3次。对COPD患者多主张长期家庭氧疗，尤其当患者出现下列情况时：①PaO_2＜55mmHg，稳定3～4周以上者；②PaO_2＜60mmHg，伴有肺动脉高压、肺心病或继发性红细胞增多者；③睡眠时或运动时出现严重低氧血症者。

(2)低浓度NO吸入，20～80ppm，目前国外已将NO吸入治疗用于临床，国内某些医院也开始试用。由于NO吸入可导致高铁血红蛋白血症和二氧化氮中毒，因此，在应用NO吸入治疗时应检测这两项指标。

2.*扩张血管药物治疗*

(1)直接作用于血管平滑肌的扩血管药物。临床多用硝普钠，其作用强，生效快，半衰期短，易从小剂量开始应用，逐渐增加剂量，用药期间注意测量血压，防止滴速过快致低血压，原有低血压者禁用。

(2)α-受体阻滞剂。临床常用酚妥拉明，其作用迅速，持续时间短。但可增加去甲肾上腺素释放，增加心率甚至引起心律失常，同时滴速过快可致体循环低血压。

(3)血管紧张素转换酶抑制剂(ACEI)。ACEI通过以下几个方面发挥作用：阻断循环血中及心血管局部血管紧张素Ⅱ的生物效应，防止肺血管平滑肌细胞及心肌细胞肥厚，延迟心肌及肺血管重构；ACEI可阻止缓激肽降解，加强内源性缓激肽的作用，后者有强烈扩张肺血管作用，同时促使NO和前列环素的释放，使肺血管扩张；抑制血管加压素作用；抑制醛固酮释放，减轻水钠潴留。临床常用卡托普利0.5～1mg/(kg·d)，口服，或依那普利治疗。应用时应从小剂量开始，注意体循环低血压发生。

(4)前列腺素El(PGEl)，是一种血管内皮细胞合成和分泌的血管活性物质，具有扩张肺血管、抑制肺血管平滑肌细胞增殖的作用，它主要在肺内代谢，对体循环血压影响较小。研究发现静脉滴注PCE1可使重度肺动脉高压患者血流动力学改善，心脏指数增加，有可能阻止或逆转肺血管重建，目前儿科一般采用

PCE110～60ng/(kg·min),持续静脉点滴来选择性扩张肺血管,降低肺动脉压力。

3.*抗凝治疗*　继发胶原脉管性疾病、先天性心脏病等疾病(C级)的PAH患者应接受华法林抗凝治疗,以及术前口服抗凝剂常用来延缓肺动脉高压的进展,减少肺血管血栓形成。一般采用口服低剂量华法林及新抗凝片安全。也可以小剂量肝素治疗,但要注意检测凝血酶原时间及纤维蛋白原浓度。

4.*移植*　目前心脏移植已由过去的终末期心肌病扩大到复杂先天性心脏病,心肺联合移植治疗肺动脉高压亦有十几年历史。近几年来,更注重单肺或双肺移植,因肺移植供体比心肺联合移植多,多数患儿术后肺动脉压力下降。但由于移植的疗效并不都是理想的,先天性心脏病梗阻性肺动脉高压患者自然病史不同于IPAH,艾森曼格综合征患儿长期随访5年生存率为80%,其移植常可推迟多年。

(二)结缔组织疾病或心肌疾病所致肺动脉高压的治疗

结缔组织疾病或心肌疾病所致肺动脉高压亦可应用治疗IPAH的方法进行治疗。但更需要注意应用免疫调节剂、非甾体类消炎药、皮质激素和(或)其他免疫移植剂等。

(三)肺部疾病引起肺动脉高压的治疗

肺部疾病引起肺动脉高压主要是应用支气管扩张剂、敏感抗生素、皮质激素口服或吸入、低流量氧气吸入等来改善肺部通气,缓解缺氧和高碳酸血症引起的肺血管痉挛收缩,已达到降低肺动脉压力的作用。

另外,对于年龄小于65岁的肺动脉高压患者,各种内科治疗均无效时可考虑肺移植或心肺联合移植。

【预后】

肺动脉高压患者的预后与原发病和右室功能有关。例如,合并呼吸道梗阻的COPD引起的肺动脉高压,出现右室衰竭后3年的死亡率为50%。对间质性肺疾病引起的肺动脉高压情况也是如此。

(张小丽)

第十五章　心血管急症

第一节　高血压危象

一、概论

高血压危象：包括高血压急症和高血压亚急症。高血压急症的特点是血压严重升高[BP＞24.0/16.0kPa(180/120mmHg)]并伴进行性靶器官功能不全的表现。高血压急症需立即进行降压治疗以阻止靶器官进一步损害。高血压急症包括高血压脑病、颅内出血、脑梗死、急性左心衰竭伴肺水肿、急性冠状动脉综合征、主动脉夹层动脉瘤、子痫等。高血压亚急症是高血压严重升高，但不伴靶器官损害。

二、高血压危象的处理

(一)高血压急症的处理

患者应进入监护室，持续监测血压和尽快应用适合的降压药；酌情使用有效镇静药以消除患者恐惧心理；并针对不同靶器官损害给予相应处理。

降压目标是静脉使用短效降压药物，1h使平均动脉血压迅速下降但不超过25%，在以后的2～6h内血压降至约21.3/13.3kPa(160/100mmHg)。血压过度降低可引起肾，脑或冠状动脉缺血。如果这样的血压水平可耐受和临床情况稳定，在以后24～48h逐步降低血压达到正常水平。但以下情况应除外。

1.急性脑卒中　没有明确临床试验证据要求立即抗高血压治疗；急性缺血性脑卒中溶栓前血压应控制在＜24.4/14.7kPa(185/110mmHg)。急性缺血性脑卒中发病24h内血压升高的患者应谨慎处理，除非SBP≥24.0kPa(180mmHg)或DBP≥13.3kPa(100mmHg)，或伴有严重心功能不全、主动脉夹层、高血压脑病者，一般不予降压。降压的合理目标是24h内血压降低约15%。有高血压病史且正在服用降压药物者，如神经功能平稳，可于脑卒中后24h开始使用降压药物。

2.急性脑出血　如SBP＞26.7kPa(200mmHg)或平均动脉压＞17.3kPa(130mmHg)，要考虑用持续静脉滴注降压药积极降压，血压监测为1次/5分钟。如SBP＞24.0kPa(180mmHg)或平均动脉压＞17.3kPa(130mmHg)，并有疑似颅内高压的证据，则考虑用间断或持续的静脉给药轻度降低血压，密切观察病情变化。

3.主动脉夹层动脉瘤　应将SBP迅速降至13.3kPa(100mmHg)左右(如能耐受)，一般需要联合使用降压药物，并要重视足量β受体阻滞剂的使用。

急症常用降压药物：硝普钠（静脉注射）、尼卡地平、乌拉地尔、二氮嗪、肼苯达嗪、拉贝洛尔、艾司洛尔、酚妥拉明等。

有些高血压急症患者用口服短效降压药可能有益，如卡托普利、拉贝洛尔、可乐宁等。

（二）高血压亚急症处理

动脉血压在短期内有较明显增高≥26.7/16.0kPa（200/120mmHg），但无靶器官损害的证据或原有慢性器官损害未见明显加重，虽然也属于高血压危象但无需立即常规应用静脉药物紧急降压治疗，可短期用口服降压药使血压逐渐降低到相对安全的水平。

目标血压：在24～48h将血压缓慢降至21.3/13.3kPa（160/100mmHg），如耐受尽早达标＜18.7/12.0kPa（140/90mmHg）。

药物选择：镇静，口含降压药物，如卡托普利片：12.5～25mg，5～15min起效，可使血压明显下降，作用持续3～6h。硝酸甘油片：0.5～1mg舌下含服，3～5min起效，作用比较肯定，但作用时间短暂，应使用其他药物配合。另需口服中效或缓释降压药物，多种药物联合降压。

（诸葛欣）

第二节　急性肺水肿

一、概述

急性肺水肿是一种非常危急的心血管急症。如不能得到及时有效治疗，病死率极高。据报道，急性肺水肿院内病死率达12%，1年病死率40%。因此对于临床医生来说，首先是迅速准确认识急性肺水肿，其次是积极有效的抢救治疗。

急性肺水肿是由于急性心脏病变，心输出量骤降，导致左室舒张末压显著增高，肺静脉和肺毛细血管的压力急剧升高，大量浆液由肺毛细血管渗出到肺间质和肺泡内形成急性肺水肿。当左室舒张末压、左房压和肺毛细血管楔压升高＞4.0kPa（30mmHg）者即可发生肺水肿。主要表现为肺循环淤血和心输出量降低。多见于急性心肌梗死或急性重症心肌炎等所致心肌坏死，左室收缩功能受损，或高血压急症或严重心律失常使心脏负荷增加，导致血流动力学紊乱。

二、急性肺水肿诊断

1.原发病　具有发生肺水肿的原发疾病。

2.临床表现　呼吸困难是最主要和常见的症状。

突然发作极度呼吸困难、端坐呼吸、咳嗽、咯白色或粉红色泡沫痰、面色灰白、口唇及肢端发绀、大汗、烦躁不安等。

3.体征　肺部湿啰音是急性肺水肿的主要体征，表现为双肺布满水泡音和（或）哮鸣音、心率增快、心尖区奔马律及收缩期杂音，可有心律失常和交替脉，严重时可出现晕厥和心源性休克等。

4.辅助检查　胸部X线可见肺门有蝴蝶形大片阴影并向周围扩展，肺纹理增多，心界扩大等；心电图：窦性心动过速或各种心律失常，心脏原发或继发性改变等；血气分析：PaO_2下降，$PaCO_2$正常或降低，晚期增高；BNP 和 NT-proBNP 增高。

5.鉴别诊断 本病需与支气管哮喘、成人呼吸窘迫综合征相鉴别。

(1)支气管哮喘：心源性哮喘与支气管哮喘均有突然发病、咳嗽、呼吸困难、哮喘等症状。但两者处理原则有很大的区别。支气管哮喘为气道阻力反应性增高的可逆性阻塞性肺部疾病，患者常有长期反复哮喘史或过敏史。青年人多见。临床表现：咳嗽常无痰或为黏稠白痰，合并感染时咳黄痰，常有肺气肿体征，除非合并肺炎或肺不张，一般无湿性啰音，心脏检查常正常。肺功能检查有气道阻力增大，血嗜酸细胞增多。

(2)成人呼吸窘迫综合征(ARDS)：也称休克肺、湿肺、成人肺透明膜病等。发病时有呼吸困难、发绀、肺部湿性啰音、哮鸣音等易与急性肺水肿混淆。ARDS 常见于严重肺部外伤、溺水、休克、心肺体外循环、细菌或病毒性肺炎、中毒性胰腺炎等。常在原发病基础上发病，或损伤后 24～48h 发病，呼吸困难严重但较少迫使端坐呼吸，低氧血症呈进行性加重，普通氧疗无效或效果差。虽有哮喘伴肺部湿啰音，但心脏检查无奔马律及心脏扩大和心脏器质性杂音等。心源性哮喘治疗措施常无明显效果，漂浮导管示肺毛细血管楔压＜1.99kPa(15mmHg)。呼气末正压通气辅助治疗有效。ARDS 常合并多器官衰竭。

三、治疗

急性肺水肿是心脏急症，应分秒必争进行抢救治疗。主要目标：减轻肺充血，稳定血流动力学。

(一)抢救措施

1.减少静脉回流 患者于坐位，两腿下垂，或四肢轮流绑扎，以改善肺活量和减少静脉回流，减轻心脏前负荷。

2.加强供氧 一般采用鼻导管高流量吸氧(湿化瓶中可加入消泡剂或乙醇)，严重缺氧者应采用面罩正压供氧，特别危急的缺氧者可给予呼吸支持，包括气管插管及无创通气。因此需要早期判断患者是否需要呼吸支持。

3.镇静 立即皮下或静脉注射吗啡 3～5mg，不仅具有镇静和解除焦虑作用，还可迅速扩张静脉和动脉，从而减轻心脏前后负荷，改善肺水肿，是治疗急性肺水肿极为有效的药物。对神志不清，已有呼吸抑制，休克者慎用。

4.襻利尿剂的应用 如静脉注射呋塞米 20～40mg 或托拉塞米 10～20mg，间断静脉弹丸式注射或持续静脉注射。

5.快速给予西地兰 0.2～0.4mg 特别是伴有心动过速和快速心房颤动的患者。禁用于重度二尖瓣狭窄伴窦性心律者。

6.使用血管扩张剂 若经上述治疗心力衰竭仍未控制，可静脉微泵给予血管扩张剂，常用制剂为硝酸甘油、酚妥拉明和硝普钠等。

7.减轻支气管痉挛 氨茶碱 0.25g 或多索茶碱 0.2g 加入 5%葡萄糖液 20～40ml 中静脉注射，以减轻支气管痉挛和加强利尿作用。副作用为室早或室速等。

8.改善心肌代谢 必要时静脉注射地塞米松 10～20mg，以改善心肌代谢和减轻肺毛细血管通透性。

9.非药物治疗

(1)主动脉球囊反搏(IABP)：能有效改善心肌灌注，同时又降低心肌耗氧量和增加心输出量的治疗手段。

(2)机械通气：机械通气的方式有无创正压通气、气道插管和人工机械通气，前者适用于呼吸频率≤25

次/分、能配合呼吸机通气的早期呼吸衰竭患者；后者适用于严重呼吸困难经常规治疗不能改善，尤其是出现明显的呼吸性和代谢性酸中毒并影响到意识状态的患者。

无创正压通气包括持续气道正压通气和双相间歇气道正压通气。适应证：急性心源性肺水肿和高血压急性左心衰竭患者应尽早使用呼气末正压通气（PEEP），以便改善呼吸窘迫症状和相应的临床参数。PEEP 无创通气通过降低左室后负荷改善左室功能。

1）无创通气的禁忌证：①无意识、严重智力障碍或焦虑患者不能使用；②由于进行性危及生命的低氧血症需要立即气管插管的患者；③严重阻塞性气道疾病的患者。心源性休克和右心衰竭患者慎用。

2）无创通气的使用方法：人机同步和压力选择是无创正压通气治疗急性肺水肿的关键。①开始用 0.49～0.74kPa（5～7.5cmH_2O）的 PEEP，逐渐滴定到 0.98kPa（10cmH_2O）临床有反应的水平；吸入氧浓度（F102）≥0.40。②持续通气时间＞2h 后，如患者呼吸困难和氧饱和度得到改善可渐脱机。

无创通气可能的不良反应：①右心衰竭恶化；②高碳酸血症；③焦虑；④气胸；⑤误吸；⑥胃肠胀气。

（3）血液净化治疗对急性心力衰竭有益，但并非常规应用的手段，出现以下情况可以考虑：①高容量负荷如肺水肿或严重的外周组织水肿，且对襻利尿剂和噻嗪类利尿剂抵抗；②低钠血症（血钠＜110mmol/L）且有相应的临床症状如神智障碍、肌张力减退、腱反射减弱或消失、呕吐及肺水肿等；③肾功能进行性减退，血肌酐＞500μnol/L 或符合急性血透指征的其他情况。

（4）心室机械辅助装置急性心力衰竭经常规药物治疗无明显改善时，有条件的可应用此种技术。此类装置有：体外模式人工肺氧合器（ECMO）、心室辅助泵（如可置入式电动左心辅助泵、全人工心脏）。应用心室辅助装置只是短期辅助心脏恢复，作为心脏移植或心肺移植的过渡。

（二）确定并治疗诱发因素

大多数患者能找到诱发因素，如急性心肌梗死、快速心律失常、快速输液、感染等。对于急性心肌梗死并发低血压或心源性休克，有条件者应在 IABP 或 ECMO 支持下，行急诊介入治疗以重建血运，甚至在体外循环支持下行冠状动脉旁路移植术（CABG）；对于心肌梗死后合并机械并发症，如心室游离壁破裂、室间隔穿孔、重度二尖瓣关闭不全，应在积极药物治疗，且 IABP、ECMO、机械通气支持下行外科手术治疗。

（三）原发疾病的诊断及治疗

积极明确心力衰竭的原发疾病，并针对病因进行治疗。

（诸葛欣）

第三节 心源性休克

【概述】

心源性休克是心血管领域的一个重要疾患和严峻挑战。Goldberg 最近的研究提示由于急性心肌梗死导致的心源性休克的发生率在最近几十年来变化不大，平均约为 7.1%，尽管由于冠心病监护病房的实施、危及生命的室性心律失常的复律、溶栓治疗以及急诊 PCI 的开展，明显提高了急性心肌梗死的存活率，但心源性休克患者的住院死亡率仍高达 71.7%，显著高于心肌梗死的平均死亡率 12%。心源性休克是心血管疾病中处理十分棘手，预后十分恶劣的危重病患，且不同病因和病理生理状态下，心源性休克的诊治都存在一定的差别。必须了解心源性休克的病理生理，才能了解心源性休克死亡率高的原因，制定降低心源性休克死亡率的最佳策略。

心源性休克是指由于严重的心脏损伤或合并因素，导致心输出量显著下降的临床综合征，患者主要表现为低血压和低组织灌注,常常合并急性肺瘀血或水肿。心源性休克的临床特征和血流动力学特征有:①组织低灌注,患者常精神萎靡,表情淡漠,四肢厥冷,尿量＜30ml/h;②低血压,收缩压常低于 80mmHg;③心输出量下降,心脏指数小于 2.2L/(min・m^2);④肺动脉楔压大于 18mmHg。心源性休克的确定需结合以上临床和血流动力学指标,例如,仅有低血压而无组织低灌注的表现,或虽有精神状态改变或尿量减少但血压正常的患者都不能诊断为休克。

【病因】

心源性休克主要为左室或右室心肌衰竭的结果,最终使心排血量显著下降,不能满足组织灌注。心血管系统可以从各个方面引起休克:低血容量、非缺血性瓣膜病变、心律失常和舒张期充盈异常等。不同的病因其心源性休克的病理生理、治疗和预后有很大差异。表 15-3-1 列出了各种导致心源性休克的原因。心脏压塞、肺栓塞导致的心源性休克和其他非心源性休克(如低血容量性休克)均有其特殊的机制和诊治方法。

表 15-3-1　心源性休克的病因

急性心肌梗死及其并发症
广泛的左心室梗死
广泛的右心室梗死
急性心梗合并室间隔穿孔
急性心梗合并急性二尖瓣反流
其他情况
暴发性心肌炎
快速性心律失常(伴严重血流动力学异常)
严重的瓣膜狭窄
急性主动脉瓣或二尖瓣反流(如主动脉夹层、感染性心内膜炎)
主动脉夹层
心脏压塞
大面积肺动脉栓塞
终末期心脏疾患
钙通道阻滞剂或β受体阻滞剂过量

这里主要阐述心肌衰竭所致的心源性休克和心肌梗死时其他机械性原因所致的休克。分别列举如下:①急性心肌梗死,心源性休克可发生于首次大面积梗死的患者,亦可发生多次小面积再次梗死的患者。无明显左室梗死或功能不全的右室梗死可引起休克。低血容量或低血容量性休克,虽然根据定义与心源性休克有明显区别,在急性心肌梗死发生休克的过程中亦起重要作用。②心肌梗死伴机械性并发症,如室间隔破裂、乳头肌断裂或功能不全及心脏破裂等。③在左室功能障碍时,顽固性快速与缓慢心律失常偶尔亦为心源性休克的原因,心律失常可为室性,也可为室上性。④心源性休克亦为进行性心肌功能障碍(缺血性心脏病和特发性扩张型心肌病)、肥厚型心肌病和限制型心肌病终末期的共同转归。

【病理生理】

大面积急性心肌梗死可引起心源性休克,大量的心肌(如果在左室,梗死常常达到 40%以上)功能障碍使其作为血泵不能满足组织的最低需要。首次梗死通常是前降支近段,但在以前有过心肌梗死的病人可以是任何冠状动脉。冠脉阻塞导致心肌缺血和梗死,心肌收缩力下降,左室功能受损。随后心排血量和血压下降导致冠脉灌注减少，引起进一步缺血，左室功能障碍加重，形成恶性循环。此时血清酶居高不下，而不是典型心肌梗死表现的酶学峰形，说明其坏死过程很长。大多数急性心肌梗死伴休克的患者有广泛冠状动脉病变。在死于心源性休克的患者中，2/3 以上有严重的 3 支病变。

急性心肌梗死的临床和血流动力学分型有预后价值。Killip 分型为临床分型（见表 15-3-2）；Forrester 分型为血流动力学分型（见表 15-3-3）。虽然两种分型不完全相同，但无论临床或血流动力学均证实，随着分级增加，左室功能不全进行性加重，具有较大的预后价值，同时 Forrester 分型还是心源性休克进行血流动力学调整的理论基础。在急性心肌梗死时，机械性并发症引起的心源性休克其病理生理机制略有差异。乳头肌或腱索断裂引起的急性严重二尖瓣反流明显减少心排血量，导致肺水肿。心衰刺激交感神经活动增强，增加后负荷，进一步增加二尖瓣反流量。这也是血流动力学恶化最终导致心源性休克的例子。

表 15-3-2　Killip **分级**

分级	临床特点	发生病人(%)	院内死亡率(%)
1	无心衰症状	33	6
2	第三心音，奔马律，肺部啰音，影像学显示心衰表现	38	17
3	肺水肿	10	38
4	心源性休克	19	81

表 15-3-3　Forrester **分级**

分级	肺毛细管楔压(mmHg)	心脏指数[L/(min・m²)]	病人(%)	死亡率(%)
1	<18	>2.2	25	3
2	>18	>2.2	25	9
3	<18	<2.2	15	23
4	>18	<2.2	35	51

右室梗死占下壁梗死的接近一半，是急性心肌梗死引起心源性休克的常见原因。左室功能障碍程度不同，甚至左室无功能障碍也可以发生休克。右室衰竭导致右室每搏量减少，减少左室回心血量（前负荷），左室充盈压显著降低，导致心排血量下降。

心室游离壁破裂引起的休克为心肌梗死罕见并发症，多发生于心肌梗死后一周内，其死亡率占急性心肌梗死总死亡率的 10%～30%。急性出血，血液进入相对不能扩张的心包腔，迅速导致心脏压塞。

室间隔破裂形成室间隔缺损占急性心肌梗死的 1%左右，大的室间隔缺损引起大量左向右分流，右室容量负荷增加。与急性二尖瓣反流相同，交感神经兴奋加大分流量。

如前所述，心律失常也是引起休克的原因。持续性心律失常，即使最终不引起室颤和猝死，但对于受损的心室，也可导致休克的发生。室性和室上性快速心律失常都可以减少心室和心房充盈时间。前负荷减少引起左室回心血量减少，根据 Frank-Starling 定律，减少心排血量。这些因素，再加上左室本身的功能障碍，最终导致心力衰竭。

许多类型的心脏病可以引起终末期扩张型心肌病，包括特发性扩张型心肌病、高血压、缺血性心脏病、糖尿病心肌病、淀粉样变性、特发性肌病、中毒性心肌病、限制型心肌病、肥厚型心肌病终末期等。所有这些原因（无法逆转的心肌疾病、容量和压力负荷过重）最后都导致心源性休克。

【临床表现】

（一）症状

休克前的症状和体征取决于病因，急性心肌梗死的患者一般有典型的胸痛病史，可能有冠心病病史，也可能无冠心病病史，常在心梗发病的当天或几天内进展到心源性休克。左心梗死导致的心源性休克常伴有急性左心衰竭导致的急性肺水肿，而扩展到右室的下壁梗死肺野常常清晰，主要表现为低血压和低灌注，常伴有严重的传导阻滞和心动过缓。急性心肌梗死的机械并发症通常在心肌梗死后数天或一周内发生，可能以胸痛为先兆，但更常见的为突然发生的急性肺水肿或心脏骤停。心源性休克患者常常病情危重，可出现胸闷胸痛、呼吸困难、神情淡漠或烦躁不安，全身冷汗以及其他伴随症状。

（二）体征

1.生命体征，未治疗的患者，收缩压常低于 80mmHg。由于交感神经的刺激，心率常增快。由于肺瘀血，呼吸频率一般增快。

2.胸部，在大多数病例，胸部听诊可闻及肺部啰音。有右室梗死的病人或低血容量的病人可以无肺瘀血的证据。

3.心血管系统，颈静脉通常充盈，但在低血容量的患者可正常。在有扩张型心肌病的患者，心尖搏动移位。在心包积液或心脏压塞的病人心音减弱。奔马律，尤其第 3 心音奔马律提示左室功能障碍。二尖瓣反流或室间隔缺损的杂音有助于确立诊断。有明显右心衰的病人可以有相应体征，如外周水肿、肝大及胸腹水等。

4.四肢，周围脉搏减弱，可有外周水肿。紫绀和四肢冰冷表明组织灌注减少，外周血管明显收缩可引起腹部的网状青斑。

【辅助检查】

1.心电图，心电图通常有助于鉴别心源性休克的病因。有冠心病和急性心肌梗死的病人可有陈旧和急性梗死的证据。下壁心肌梗死的患者，在右心导联可发现右室梗死的证据。心电图常可发现心源性休克伴有的心律失常，但它常不能精确地鉴别休克是因急性心肌梗死或心律失常所致。

2.X 线胸片，在有严重左室功能不全的患者，X 线胸片显示心脏增大、肺瘀血或肺水肿。急性心肌梗死伴室间隔缺损或二尖瓣反流时将引起肺瘀血，但不一定有心脏增大。在右室衰竭或低血容量患者，肺瘀血可以不明显或没有。

3.超声心动图，二维和多普勒超声心动图由于其方便和无创性，可对休克患者进行即刻的检查，从而有利于对许多类型的心脏病做出床旁诊断。从超声心动图得到的信息包括：左右室功能、瓣膜功能、右室压、检测分流（左向右分流的室间隔缺损）、心包积液或填塞等。超声心动图对诊断心肌梗死机械性并发症特别有价值。

4.氧饱和度，动静脉氧饱和度可用于两个方面。氧饱和度反映呼吸功能的状态，严重肺水肿导致的缺氧在心源性休克中比较常见，对疾病的监测和抢救具有重要意义；动静脉氧含量差为估计心排血量的有用指标。在心排血量降低时，血氧含量明显降低，进行一系列的测量对监测患者的病程和对治疗的反应特别有价值。

5.血流动力学监测，使用 Swan-Ganz 导管测量肺动脉压和肺毛细血管嵌压（PCWP）非常有用。可确定心源性休克的诊断及其原因，用于心源性休克的监测及治疗。由于严重左室功能障碍引起的心源性休克的患者一般有肺毛细血管嵌压升高。在急性心肌梗死的患者，PCWP 大于 18mmHg 表明无血容量不足。右室衰竭或明显的低血容量的患者，PCWP 可正常或减低。PCWP 出现大的 V 波代表明显的二尖瓣反流。

血流动力学监测的价值在于其能够帮助达到最佳的心室功能，因此，能够达到最佳的组织灌注。

Frank-Starling 心脏功能定律(通过测量心排量、每搏量作为充盈压的参数)证实,在一定程度上充盈压增加,心脏做功将增加。在衰竭的心脏,即便充盈压增加,心脏做功也无进一步增加,出现曲线的扁平部分。左室充盈压和心脏功能测量的各种参数表明,最佳前负荷即为在最佳做功状态下最低的前负荷。通过血流动力学参数的监测也可计算后负荷(全身血管阻力)。减轻后负荷是很重要的,因为增加后负荷等于减小收缩力,从而减少心排血量。右心充盈压(中心静脉压或右房压)通常正常,但右室梗死、心脏压塞和已有肺部疾病患者除外。心源性休克的血流动力学定义如前所述包括心脏指数低于 2.2L/(min · m^2)。

【治疗】

1.一般原则及方法　虽然总的治疗原则可适用于所有心源性休克的患者,但如能明确病因,则治疗更有效。心源性休克如被延误治疗,其死亡率更高。在许多情况下,确诊后能即刻解决主要问题。在休克时,患者的病情危重,及时正确的治疗可以逆转病程。因此,虽然针对暂时性稳定患者的措施可以提供足够的时间开始进行特殊治疗,仅当了解病因后,才能挽救生命。尽管在实际工作中,心源性休克的治疗可能很复杂,但如下原则仍然是最关键的(见表 15-3-4)。

表 15-3-4　心源性休克的处理

心源性休克的确诊
气管插管,使用呼吸机,给氧
Swan-Canz 导管
PCWP<18mmHg 时应补充液体
PCWP>18mmHg 时应给正性肌力药物
心电图,超声心动图
无心肌梗死时:进行血流动力学监测
有急性心肌梗死时:行主动脉内球囊反搏、冠脉成形术或外科搭桥术
心肌梗死伴机械性并发症:使用主动脉内球囊反搏,急诊手术

2.心肌梗死泵衰竭所致心源性休克　对大面积心肌梗死或心肌顿抑导致的心源性休克患者,减少死亡率的唯一治疗方法是血运重建(介入或外科手术)。许多药物和非药物的措施在进行血运重建前可有助于稳定患者。

(1)给氧及辅助呼吸:因为心源性休克时常伴呼吸衰竭,应尽一切努力保证适当的通气和给氧。必须适当给氧,以避免低氧血症减少氧气输送到组织。大多数有心源性休克的患者需要机械通气。通气不足可导致呼吸性酸中毒,从而加重组织灌注低下导致的代谢性酸中毒。酸中毒可影响心功能,从而影响正性肌力药物的疗效。

(2)扩容:虽然低血容量不是心源性休克的主要问题,在心肌梗死后许多发生休克的患者可以有相对性的低血容量。血容量减少的原因包括静水压增加及血管通透性增加。体格检查不能完全确定左室充盈压的程度,而且,因为在休克时中心静脉压和 PCWP 的相关性很差,对诊断休克帮助不大,特别是在单次测量时。这些事实强调了肺动脉导管对精确估计左室充盈压的重要性。休克患者的最佳充盈压高于正常人,因为左室功能受损时,需要较高的前负荷才能达到合适的心排血量。通常,PCWP 在 18～22mmHg 是合适的,超过此值时将导致肺瘀血而不能进一步增加心排血量。当 PCWP 降低或正常时,应首先静注 200～300ml 生理盐水进行扩容,然后进行血流动力学监测,特别要注意监测心排血量和 PCWP。

(3)正性肌力药物:这是维持心源性休克患者病情稳定的主要措施。不同于心力衰竭的治疗主要依靠利尿剂缓解症状,低血压患者主要依靠扩容和升压药物升高血压,心源性休克患者主要以正性肌力药物增强心肌的收缩提高心输出量，减少肺瘀血，升高外周血压。正性肌力药物用以增加心脏的收缩力，可明显改善血流动力学，主要使用β受体激动剂或磷酸二酯酶抑制剂，洋地黄类疗效很差。

常用药物有：①多巴胺，多巴胺为内源性的儿茶酚胺，常用剂量为5～20μg/(kg·min)。在剂量不同时，其效果不同。低剂量时[<5μg/(kg·min)]，主要刺激多巴胺受体，扩张各种动脉床，尤其是肾动脉。中等剂量[>5μg/(kg·min)]引起 β_1 受体兴奋，增加心肌收缩力。大剂量时，可明显增加α受体的兴奋性，引起周围血管收缩。多巴胺增加心排血量，它可同时兴奋心脏和引起周血管收缩，特别适用于休克患者的初始治疗。②多巴酚丁胺，多巴酚丁胺为合成的拟交感胺，在两个重要方面与多巴胺不同。它不引起肾血管扩张，有更强的扩张小动脉作用。在低血压患者，其血管扩张作用可以减弱，因为可导致血压的进一步下降。另一方面，许多有心源性休克的患者使用正性肌力药物，如多巴胺，使血管过度收缩，由于交感神经的作用导致后负荷的显著增加，对这些患者，合用多巴酚丁胺和多巴胺，可改善心排血量而不影响动脉压。③磷酸二酯酶抑制剂，如米力农和氨力农抑制 cAMP 被磷酸二酯酶降解，增加环磷酸腺苷(cAMP)水平，增加钙内流进细胞，增加心肌收缩力。在治疗心源性休克方面，磷酸二酯酶抑制剂与 β_1 受体激动剂相似。④去甲肾上腺素，为比多巴胺更强的α和 β_1 受体兴奋剂，对尽管使用大剂量多巴胺[20μg/(kg·min)以上]仍为低血压的患者有效。它引起强烈的周围血管收缩，可减少其他血管床如肾、四肢、肠系膜的灌注。因此，去甲肾上腺素不能长时间使用，除非准备进行特殊的治疗。β受体激动剂对改善心源性休克患者的循环状态非常有效，但也有很大的副作用。它们在增加心排血量的同时，增加氧耗量。加快心率，升高血压，这些对已经缺血的心肌非常有害。此外，β受体激动剂可致严重的室性或房性快速性心律失常。⑤异丙肾上腺素，也是一种合成的拟交感胺，它有很强的正性肌力和正性频率作用，引起氧耗量过度增加和心肌缺血。因此一般不推荐用于心源性休克，除非缓慢性心律失常时，可使用它提高心率。

(4)血管扩张剂：血管扩张(尤其是减少后负荷的小动脉的扩张)常为必要。因为增加儿茶酚胺的浓度最终可导致周围血管的收缩。血管扩张剂也有助于需要增加β兴奋性的患者，以增加心肌收缩力。在血管收缩的状态下(尤其在使用多巴胺时)，可以不恰当地增加后负荷，此外，许多患者前负荷可异常增加，血管扩张剂对减少充盈压有益。常用药物有：①硝普钠，可直接松弛血管平滑肌，对动静脉均有扩张作用，通常与正性肌力药物联合使用，剂量为0.25～10μg/(kg·min)。硝普钠降压作用强大，低血压亦为其主要副作用，需要密切监测动脉压，因为其半衰期很短暂，血压下降过度时随时调整剂量可以纠正。②硝酸甘油，主要扩张静脉，但在大剂量时亦有扩张动脉的作用。它可以减少肺瘀血，通过扩张冠状动脉减少心肌缺血，但它不常用于心源性休克。除非认为心肌缺血为冠脉痉挛所致。③酚妥拉明，为α受体拮抗剂，它主要作用于动脉的α受体，产生血管扩张。它不常用，因为可引起心脏去甲肾上腺素的释放，引起心动过速。

(5)循环支持装置：在用于辅助左室的机械装置中，主动脉内球囊反搏(IABP)最为重要。主动脉内球囊反搏是经过股动脉将球囊置于降主动脉的装置，球囊根据心动周期进行膨胀或收缩。在舒张期，在主动脉瓣关闭后即刻，球囊膨胀，增加舒张压(超过收缩压)，增加冠脉灌注及其他组织的灌注。在舒张期末(在左室收缩前即刻)，球囊回缩，减少后负荷，改善左室射血。

使用 IABP 的适应证包括严重缺血、严重心室衰竭、室间隔破裂、二尖瓣反流所致的休克。在室间隔破裂和二尖瓣反流时，当球囊回缩时，引起的后负荷减少为其主要益处。这时大量左室的血液射入主动脉而不会逆流入左房(经过二尖瓣反流)或右室(经过室间隔破裂处)。

使用该装置的主要并发症为血管损伤。所以，IABP 禁用于有明显周围血管病的患者。在某些病人，可以通过切开腋动脉将球囊置于降主动脉，虽然这些装置可在短期内明显改善血流动力学，但它本身不能改善存活率，关键还应进行病因治疗。

近年来，已经发展了许多其他循环支持装置。如经体外循环装置，是将一个有大孔的导管置于右心房和主动脉，产生 3～5L/min 的流速。人工心脏和各种左室辅助装置亦用于心源性休克的患者，作为心脏移植的过渡。

(6)血运重建：血运重建为心肌梗死后发生的心源性休克患者减少死亡率的唯一方法。早期的关于冠脉成形术(PCI)和冠脉搭桥的回顾性研究表明，血运重建患者存活率为 60%～80%，而单用内科治疗的患者，其存活率仅为 0～30%。最近多中心的随机研究 SHOCK 试验表明，在随机进行血运重建的患者，30 天存活率明显改善，6 个月的存活率亦明显改善。这种益处可持续至 1 年。值得注意的是 75 岁以上急性心梗伴心源性休克的患者，是否积极行血运重建尚有争议，因为这些患者存活率明显低于 75 岁以下患者。许多专家认为，SHOCK 试验根据 30 天、6 个月和 1 年的数据，不足以显示死亡率的改善。亦有研究证实，PCI 对于改善这些老年患者的生存率有一定帮助。Meta 分析发现，早期的血运重建可以使 75 岁以上老年患者明显获益，虽然死亡率仍高于 75 岁以下患者。故应谨慎评估 PCI 风险，选择适当的治疗方案。目前推荐，对急性心肌梗死导致的心源性休克的患者进行血运重建，血运重建术包括冠脉成形术、冠脉搭桥术和溶栓治疗。

冠脉成形术在心源性休克中的研究发现，年龄较大的患者(65 岁以上)不能从中获益。虽然成功的冠脉成形术可以明显改善存活率，但对那些手术不成功的患者存活率仍然很低(20%左右)。目前尚不清楚，是否这些患者应该进行进一步的冠脉搭桥治疗。将来的研究将致力于预测高危的 PCI 失败的患者，决定更好的治疗方法。

在因急性心肌梗死引起休克的患者，也进行了急诊冠脉搭桥的研究。同 PCI 一样，这种研究为回顾性，也显示存活率明显改善(60%～80%)，优于内科治疗。这些益处在 1980 年后改善了外科技术后更为明显。和 PCI 一样，年龄较大的患者不能从中获益。

对无心源性休克的心肌梗死患者，溶栓治疗和 PCI 一样，是减少死亡率的再灌注方法。从理论上，心源性休克的患者也可以通过溶栓治疗获益，但这种益处没有被证实。心源性休克患者溶栓治疗试验的存活率数据分析显示，死亡率仍高达 70%～80%，与保守治疗无异。溶栓在心源性休克患者很少成功，再通率很低。这提示，休克时血流速度很慢。可以解释适当的心排血量对成功溶栓是必要的，但如果患者不是 PCI 和冠脉搭桥的适应证，假如血管再通不能立即进行，溶栓治疗亦是无害的，可成功用于部分病人。

3.其他原因所致心源性休克

(1)右室梗死：急性下壁心肌梗死可伴有右室梗死，而心源性休克可发生于右室梗死，没有或仅有轻度的左室功能障碍。如果能及时确诊并给予适当治疗，长期存活的可能性很大。血流动力学资料提示，右室功能障碍与左室功能障碍不成比例。患者心电图常常显示，Ⅲ导联 ST 段高于Ⅱ导联 ST 段，Ⅰ及 aVL 导联 ST 段压低，最敏感和准确的是 V3R-5R ST 段抬高，尤其是 V4R ST 对确诊极有帮助。最初的治疗为扩容，以增加右室的前负荷和心排血量。需要大量的液体(2L 左右)，以满足心室充盈的前负荷。当右室衰竭十分严重，尽管通过适当的补液休克仍持续，必须给予正性肌力药物。右室梗死的患者心排血量取决于心房的收缩。因此，单腔心室起搏不适用于需要起搏的患者。为增加心排血量，需要使用房室顺序起搏。

(2)心肌梗死的机械并发症：继发于乳头肌功能障碍、断裂的二尖瓣反流或室间隔缺损可迅速导致心源性休克。对这些机械并发症唯一有效的治疗为外科修补术。如果患者能够存活，在确诊后应迅速送往手术室。药物及主动脉内球囊反搏仅为稳定病情的临时性措施，不应影响外科治疗。心室游离壁破裂的患者如果破口大，导致休克和心包填塞，很少能存活。破口较小被局部心包或纤维素、血栓封堵者，可能能够存活，和其他重大的机械并发症一样，急诊外科手术为唯一的选择。

(3)心律失常：通过心电图监测已经发现心律失常可促使心源性休克发生，应该及时治疗。快速性心律失常(室性心动过速、室上性心动过速)应进行电复律。缓慢性心律失常在某些情况下可进行药物治疗

(如阿托品、异丙肾上腺素等),但必要时应进行体外或经静脉起搏。

【预后】

虽然随着急诊血运重建术的开展,心源性休克患者的预后明显改善,但休克仍然是急性心肌梗死死亡的主要原因。早期的报告存活率不到30%,成功血运重建后存活率可达60%～80%。应该看到,这一数字存在入选病人的差异。假如血运重建术失败,存活的可能性很小。

(张小丽)

第十六章　心脏肿瘤

第一节　概述

直到20世纪下半叶，心脏肿瘤几乎只有在尸检时才能确诊，即便偶尔在生前检出，也无法治疗。心脏影像学的进展，主要是心脏超声以及体外循环的出现使得心脏肿瘤可以治疗。心脏原发性肿瘤比较罕见，一般为良性。继发性肿瘤较多见，特别是在转移性肿瘤中。

尸检中原发性心脏肿瘤的发病率约为0.02%，约75%是组织学良性的，最常见的是黏液瘤。在原发性恶性肿瘤中，大约95%为肉瘤。

继发性恶性肿瘤尸检检出率为1%，并且通常发生在广泛转移性肿瘤中。在死于转移性肿瘤的患者中，20%都有某种程度上的心脏受累，经常没有症状。最可能涉及心脏的恶性肿瘤是肺癌、乳腺癌、淋巴瘤和髓细胞性白血病。黑色素瘤易侵犯心脏；在晚期肿瘤患者中，约50%累及心脏。

（苏秋迎）

第二节　原发性心脏肿瘤

一、临床表现

心脏肿瘤的临床表现取决于其解剖定位。肿瘤位于心内膜表面，如黏液瘤，通常出现各种栓塞现象或瓣膜阻塞的症状；肿瘤出现在心肌内，更有可能产生心律失常和影响传导系统；弥漫性的心肌浸润可能导致心脏收缩或舒张功能不全；心外膜和心包受累可以表现为疼痛、积液。黏液瘤也可表现为全身性疾病，主要表现为全身症状或血液系统异常。

二、诊断

经胸超声心动图是一种标准诊断心脏肿瘤的方法。其诊断心内膜肿瘤最敏感，不太适合诊断来源于心包的肿瘤。经食管超声心动图对于许多患者优于经胸超声心动图。其潜在优势在于对肿瘤及其附着物分辨率较高，尤其对于经胸超声心动图不易探及的肿物及右心房肿瘤。MRI具有极高的软组织分辨率，可以进一步评估心包肿瘤和心肌的浸润程度。MRI 和 CT 扫描可以有助于确诊肿瘤，有助于在无活检时作出初步诊断。

三、鉴别诊断

原发性的心脏肿瘤应该与栓塞现象、瓣膜疾病、心力衰竭和心律失常鉴别。在某种程度上，感染性心内膜炎与心脏肿瘤几乎无法辨别，特别是黏液瘤表现为全身性症状时。其他考虑的诊断包括心房或心室栓塞、内分泌紊乱（特别是甲状腺疾病）、风湿性疾病如狼疮和系统性血管炎。

（一）栓塞

肿瘤破裂或其表面栓塞形成是常见的临床事件。黏液瘤因其易碎和长在腔内的特性成为栓塞的最主要来源。临床许多小栓塞的临床表现可类似于小血管炎或心内膜炎。大的栓塞可以引起卒中、内脏器官梗死以及外周缺血。肿瘤栓子应该与其他栓塞鉴别。因此，病理科医师应该仔细检查病理切片。

（二）阻塞

心脏肿瘤引起的瓣膜阻塞产生的症状类似于瓣膜性心脏病。由于心房的肿瘤更常见，房室瓣膜阻塞类似于二尖瓣和三尖瓣狭窄。心房肿瘤的常见症状为阵发性症状的出现且特异性的发生在特别的体位并与临床表现不相称。瓣膜病却无此表现。

（三）心律失常

心脏肿瘤，尤其是壁内肿瘤可引起各类心律失常。具体性质视肿瘤位置而有所不同。位于心房或附着于心房的肿瘤，如黏液瘤、肉瘤可产生各种室上性心律失常。位于房室结的肿瘤，如血管瘤、间皮瘤可能会引起房室传导阻滞。位于心室肌的肿瘤，如横纹肌瘤、纤维瘤可引起室性心律失常。心脏猝死是一个危险，但这种表现在心脏肿瘤患者中不多见。

四、原发性的良性肿瘤

原发性良性肿瘤的组织学分布见表 16-2-1。

表 16-2-1　原发性良性肿瘤的组织学分布

良性肿瘤	肿瘤百分比	
	成人	儿童
黏液瘤	45	15
脂肪瘤	21	0
乳头状弹力纤维瘤	16	0
横纹肌瘤	2	45
纤维瘤	3	15
血管瘤	5	5
畸胎瘤	1	13
其他	6	6

（一）黏液瘤

黏液瘤是最常见的原发性肿瘤，占所有心脏肿瘤的 50%。以女性居多，从 2∶1 到 3∶1，发病的平均年龄在 50 岁左右，但黏液瘤可以发生在任何年龄。75％的黏液瘤发生在左心房，最常附着部位在卵圆窝附近，尽管黏液瘤偶尔亦可位于左心房后壁，但该部位肿瘤需考虑恶性可能性。黏液瘤也有位于右心房（15％～20％）的。但较少发生在心室，极少数情况下发生在心脏瓣膜。超过 90％的黏液瘤是单发的。

卡尼综合征是一种常染色体显性遗传的家族性的黏液瘤综合征。患者有不同的表型，但至少有两种主要特征：大量的面部雀斑、内分泌功能亢进（如库欣综合征）。与卡尼综合征相关的心脏黏液瘤男女比例相等，发病年龄轻（平均年龄为 25 岁），很可能是多发、位于心室，且在手术切除后复发。连锁分析已绘制了基因点 17q12-q13、l7q22-q24 和 2p16。突变基因 PRKARIA 导致其编码的蛋白激酶 A 亚单位 1-a 异常，这可能为 70％卡尼综合征的病因。

黏液瘤起源于多能的间质细胞。肉眼观呈凝胶状的带蒂的肿瘤，平均大小是 4～8cm。肿瘤的表面可能是易碎的或光滑的。光滑的表面与全身性的体征和症状相关。易碎的肿瘤可能表现为栓塞。

1.临床表现　黏液瘤表现为三联征（心内梗阻、外周栓塞和全身性症状）中一个或更多的症状体征。近 70％的左心房黏液瘤患者有心脏症状，主要是心力衰竭和晕厥。典型的体征和症状为发热、厌食和体重减轻、关节痛，血沉和 C 反应蛋白升高、白细胞增多、血小板减少、高丙种球蛋白血症和贫血。这些症状体征常被误认为胶原血管病，合并栓塞事件时易被认为是感染性心内膜炎。黏液瘤引起全身性的临床表现的机制尚未完全清楚；但许多黏液瘤会产生白介素-6，导致急性期反应物质在肝脏合成，继而产生全身性疾病。这些全身性症状通常因肿瘤的切除而缓解。此外还发现抗中性粒细胞和抗心肌抗体，这些物质随着黏液瘤切除而消失。目前尚不清楚这些抗体是否具有病理意义或是偶尔发现。在这些表现中，心脏的症状最常见，紧随其后的是栓塞和全身性症状。

体格检查可以直接鉴别诊断黏液瘤。位于左心房的肿瘤，听诊时可以闻及发生在心脏舒张早期的扑落音，通常与 S_3 奔马律混淆。可闻及二尖瓣舒张期隆隆样杂音和二尖瓣收缩期杂音。

2.治疗

（1）最佳治疗：黏液瘤会引起严重的、威胁生命的并发症，外科切除术应立即进行。彻底切除肿瘤，包括广泛切除肿瘤基底部的心肌，一般不会复发。散发黏液瘤的患者复发率为 1％。家族性黏液瘤综合征患者有 7％～22％的复发率或未来发生第二肿瘤。一般认为再发肿瘤源自前肿瘤细胞。对于这些高危患者，推荐扩大切除，包括更大范围的心内膜、房间隔。复发通常在肿瘤切除后 4 年内。推荐切除后仔细随访超声心动图检查。

（2）避免治疗错误：预期寿命较短且合并严重伴发疾病的患者，有效的手术切除的发病率可能超过它的获益。在这些情况下，明智的做法是长期抗凝治疗。

（二）脂肪瘤

脂肪瘤是第二个最常见的良性原发性心脏肿瘤。各年龄均可发生，而且无性别差异。它们是具有完整包膜的肿瘤，通常位于心外膜或心肌，但心内膜也会发生。大多数很小并且无症状，但是偶尔也会长大。当出现症状时，通常是由于心肌的积液或浸润，随后产生心律失常或传导受损。大型的、无症状的脂肪瘤有时偶尔在拍片或心脏超声检查时被发现。与所有的心脏肿瘤一样，有症状的脂肪瘤可能至少需要部分切除。

脂肪瘤性肥大必须慎重考虑，因为它的治疗与那些局限的脂肪瘤完全不同。房间隔脂肪瘤性肥大是一种相对比较常见的非肿瘤情况，它是以大量脂肪浸润在房间隔为特点。这种情况多被发现在肥胖的大约在 50 岁以上的患者中，主要是 65 岁以上的患者，房间隔可以增厚达 7cm，而正常情况下不到 1cm。快速的房性心律失常是常见的。对脂肪瘤性肥大，唯一有效的治疗是减轻体重。

（三）纤维瘤

纤维瘤是一种来源于成纤维细胞的良性结缔组织肿瘤，是儿童第二常见原发性心脏肿瘤。通常发生在心室肌，且在左心室的前游离壁或室间隔较左心室的后游离壁或右心室更为多见。约70%的纤维瘤具有症状，最常见的临床表现是充血性心力衰竭、室性快速型心律失常，以及非典型胸痛。14%的纤维瘤患者可发生心源性猝死，特别是婴儿。因为肿瘤渗入正常心肌，肿瘤完全切除通常也不可行。心脏移植可能是唯一有效的治疗方法。

（四）横纹肌瘤

横纹肌瘤是婴儿和儿童最常见的良性心脏肿瘤，3/4的患者<1岁。有证据显示横纹肌瘤实际上是一种心肌错构瘤或由心肌细胞组成的畸形而不是真正肿瘤。左右心室和间隔的心肌均可发生，几乎都是多发的。1/3的横纹肌瘤与结节性硬化症相关。它不是一种常见的能自行消退的肿瘤。所以通常推荐保守治疗。

（五）乳头状弹力纤维瘤

乳头状弹力纤维瘤是最常见的心脏瓣膜肿瘤，一种良性的心内膜绒毛状乳头瘤。这些都不是真正的肿瘤，而是无血管生长的呈分叶状海葵形。弹力纤维瘤发病机制尚不清楚。它们可能源于心内膜创伤和血栓的机化。以前只有通过尸检才能诊断。它们常见于心脏超声检查时，易与瓣膜赘生物混淆。弹力纤维瘤可发生在任何瓣膜，甚至乳头肌、腱索或心房。在成人，主动脉瓣和二尖瓣是最常见的部位，半月瓣的动脉侧及房室瓣的心房侧最常受累。乳头状弹力纤维瘤通常比较小（以毫米测量），90%以上是单发的，半数带有短蒂。弹力纤维瘤通常不引起瓣膜功能障碍，但有潜在栓塞危险，通常是冠状动脉或大脑动脉栓塞的来源。在这种情况下，患者可以接受弹力纤维瘤手术切除或开始长期的抗凝治疗以减少栓塞并发症。

（六）心包囊肿

心包囊肿是指发生于心包的一种先天性纵隔囊肿，亦称为间皮囊肿、心包旁囊肿、纵隔水囊肿或纵隔单纯性囊肿等。囊肿与心包腔隔绝，如果经蒂与心包腔相通，则称为心包憩室。这种良性的非肿瘤的先天性囊肿通常发生在心隔角区右侧。这个诊断通常是在拍片或心脏超声检查时被意外发现。目前不推荐干预治疗，除非在极少数情况下囊肿引起临床症状，如胸痛、呼吸困难、咳嗽或心动过速。

五、原发性心脏恶性肿瘤

大约25%的原发性心脏肿瘤是恶性的。大部分（95%）是肉瘤（表16-2-2）。淋巴瘤尽管罕见，其发生率仅次于肉瘤。由于艾滋病和器官移植患者其细胞免疫功能受损，原发性淋巴瘤发生率可能增加。

（一）肉瘤

肉瘤是恶性程度很高的肿瘤，最常见于30～50岁。临床表现决定于肿瘤的位置和腔内的梗阻程度。多数患者表现为心力衰竭，尤其是右心衰竭症状，包括进行性加重的不能解释的呼吸困难。1/4的患者可有胸痛。由于生长迅速，可累及心包，引起心包积液，出现填塞症状。最常见的累及部位依次为右心房、左心房、右心室、左心室以及室间隔。肉瘤生长迅速，患者症状会迅速恶化。患者通常在几周或几个月内死亡。在诊断为肉瘤后几乎没有患者存活几年。死因可能是心肌的广泛浸润、血流受阻或远处转移。当患者死亡时，75%有远处转移；肺、胸部淋巴结、纵隔及脊柱是最常受到影响的部位。肉瘤起源于间质细胞，因此可能表现为亚型。最常见的两种肉瘤为血管肉瘤和横纹肌肉瘤。

表 16-2-2 原发性心脏恶性肿瘤的组织学分布

恶性肿瘤	所有肿瘤百分比	
	成人	儿童
血管肉瘤	33	0
横纹肌肉瘤	21	33
间皮瘤	16	0
纤维肉瘤	11	11
淋巴瘤	6	0
骨肉瘤	4	0
胸腺瘤	3	0
神经性肉瘤	3	11
平滑肌肉瘤	1	0
脂肪肉瘤	1	0
滑膜肉瘤	1	0
恶性畸胎瘤	0	4

血管肉瘤包括卡波肉瘤是比较常见的亚型。男性和女性的发病比为 2∶1。血管肉瘤出现在右心房比较有代表性。因肿瘤富含血管，在心前区可表现为连续性的杂音。死亡是由于心脏的右面被肿瘤阻塞或栓塞，或者由于肉瘤破裂伴有心包积血，随后出现出血性心脏填塞。横纹肌肉瘤可以发生在各个心腔，通常累及多个部位。死亡是阻塞或心肌浸润的结果。

所有形态学亚型的心脏肉瘤的预后是差的。完全切除是首选的治疗方法。如果能够承受整块切除则预后相对好于部分切除。不幸的是，可全部切除的患者不到一半，所以外科切除术通常不是一个好的选择。化疗的效果仍不明确，但有资料支持用于软组织肉瘤的以蒽环类为基础辅助化疗或放疗。尽管理论上对于不能切除但无转移的患者原位心脏移植有效，但无论因为复发或远处转移，仍有 2/3 的患者在 1 年内死亡。

（二）淋巴瘤

原发性的心脏淋巴瘤通常是非霍奇金淋巴瘤，并且通常是以 B 细胞淋巴瘤扩散。这些组成大约有 1% 的心脏肿瘤和 0.5% 的结外的非霍奇金淋巴瘤。心脏的淋巴瘤通常表现为心包积液、心力衰竭或心律失常。因为这些肿瘤典型的表现为快速进展，许多患者在化疗前就死亡。在最近的研究中，那些在接受标准 CHOP（环磷酰胺、多柔比星、长春新碱、泼尼松）方案化疗后的患者幸存下来。或接受一个相同药物的治疗方案仍有一个 7 个月的中位生存期，即使在 B 细胞淋巴瘤扩散时，通常有一个化疗敏感期，有可能对治疗有效（至少在开始阶段）。但是在化疗开始后很快的时间内由于难治性心力衰竭或难治性室性心动过速，肿瘤坏死可引起死亡。

（三）心包间皮瘤

心包间皮瘤是一种罕见的肿瘤，通常发生在年轻人。表现为缩窄或心包积液伴有或不伴有心包填塞。原发性的心脏间皮瘤通常累及壁层和脏层心包，但通常不累及心肌。可能与接触石棉有关，但还没有得到证实。化疗和放疗可以暂时缓解症状。

（苏秋迎）

第三节　继发性心脏肿瘤

继发性心脏肿瘤是心脏之外各种肿瘤经直接蔓延、血液传播或淋巴管扩散转移到心脏，最常见的临床表现为心包填塞、快速心律失常、房室传导阻滞或充血性心力衰竭等。最常见的转移心脏的原发肿瘤依次为：肺癌、乳腺癌、恶性黑色素瘤、淋巴瘤和白血病。肿瘤累及心脏心包、心肌较为常见，心内膜很少累及。右侧心脏较左侧易受累及。

【诊断标准】

1.临床表现

(1)心包转移：引起恶性心包疾病最常见的原因是肺癌、乳腺癌、纵隔淋巴瘤，广泛转移使心包变厚，并与心肌粘连、大量心包积液，有时直接心肌浸润，从而导致限制性心包填塞和心功能不全。呼吸困难，并在活动时加重，心动过速。

(2)心肌转移：直接转移心肌或心内膜的肿瘤包括肺癌、淋巴瘤或黑色素瘤。可引起心律失常、充血性心力衰竭、心室流出道梗阻和栓塞等。

腔静脉阻塞：肺癌、霍奇金淋巴瘤或非霍奇金淋巴瘤转移至纵隔，压迫上腔静脉，上腔静脉血栓形成，出现面部多血症和头痛，面部和手臂水肿，侧支循环明显。腹膜后肿瘤、肝癌或肾脏肿瘤导致下腔静脉阻塞时，阻碍右房、右室充盈。

(3)心肌淀粉样变：原发性淀粉样变和多发性骨髓瘤导致的继发性淀粉样变都可以累及心脏，主要症状有充血性心力衰竭、低血压、心脏传导阻滞等。

(4)心肌梗死：肺癌、恶性淋巴瘤、白血病最为常见。常由于冠状动脉受压、反复栓塞，有些肿瘤患者也可见动脉粥样硬化。典型的症状为胸痛。

(5)非细菌性血栓性心内膜炎。

(6)伴心内膜转移的嗜酸细胞增多症。

2.体格检查　心脏继发性肿瘤的体征差异较大，可见水肿，但水肿部位，根据肿瘤影响心脏情况不一样，而有差异。上腔静脉堵塞，可见上肢、颜面部水肿，颈静脉怒张和 Kussmaul 征。下腔静脉阻塞可见腹水，腹部静脉曲张，下肢水肿等。如果合并有心力衰竭，可见相关体征变化。如果有肿瘤堵塞流入道，可闻及肿瘤扑落音。

3.辅助检查

(1)血常规：红细胞数量增加、血小板增多、白细胞增多。

(2)心电图：可见窦性心动过速、房颤、房扑及完全性传导阻滞。如果发生心脏缺血可见 ST 段和 T 波改变。大量心包积液可见胸前导联低电压。

(3)CT 及核磁共振：胸部 CT 可见胸部及纵隔肿瘤对心脏、心包的压迫。可见心包积液、钙化、心包缩窄。可见心脏流入道、流出道的梗阻。肺动脉 CT 可见肺栓塞。冠脉 CT 可见冠脉狭窄、供血情况。CT 可以了解肿瘤的原发部位，其他部位的转移等情况，对于肿瘤的诊断、预后判断有重要作用。CT 引导下经皮经胸腔活检也是有效的诊断方法。

(4)超声检查：对于判断心腔占位、心脏流入及流出道的梗阻诊断有重要作用。彩色多普勒对于瓣膜血流动力学评价有重要作用。血管超声对于判断上腔静脉、下腔静脉阻塞情况有重要作用。

根据患者肿瘤既往史，症状，影像学检查，可以明确心脏继发性肿瘤。以心血管症状为首发的疾病，应该与结核、心脏原发性肿瘤、少见病菌感染、先天性心脏病等鉴别。

【治疗原则】

对于恶性肿瘤继发心脏肿瘤，最常用的一线治疗是放疗、化疗。激素可以减少炎症和肿瘤相关的阻塞，但激素联合放疗或化疗可以增加心肌梗死和心肌病的危险性。氧疗、利尿、低盐饮食、溶栓、血管介入治疗可以缓解心血管症状，也可延长寿命。化疗药物的心脏毒性反应，表现心律失常、心肌功能障碍和心包积液等，可以对症给予减轻后负荷、ACEI、选择性β受体阻滞剂。对于恶性心律失常也需要对症治疗。放疗引起的心脏并发症可以影响心包、心肌、瓣膜、冠状动脉和传导系统，甚至会破坏心脏起搏器。糖皮质激素可用于治疗放射相关的心包疾病。患者合适的放疗姿势、和深吸气可减少放射区域心脏辐射。

（苏秋迎）

第十七章　代谢相关性心脏病

第一节　血脂异常

血脂异常作为脂质代谢障碍的表现，也属于代谢性疾病，其对健康的损害主要在心血管系统，导致冠心病及其他动脉粥样硬化性疾病。血脂异常作为动脉粥样硬化的主要致病因素已严重影响人们的生活健康，如何防止血脂异常者发展为冠心病及其他动脉粥样硬化性疾病以及如何对已有冠心病及其他动脉粥样硬化性疾病的患者进行调脂治疗成为医学工作者关注的热点。

一、血脂异常的分型

血脂异常通常指血浆中胆固醇和(或)三酰甘油(TG)升高，俗称高脂血症。实际上高脂血症也泛指包括低高密度脂蛋白血症在内的各种血脂异常。分型较为繁杂，归纳起来有3种。

(一)原发性或继发性高脂血症

1.原发性血脂异常症诊断标准

(1)成年人总胆固醇(TC)>7.5mmol/L(290mg/dl)，或16岁以下儿童TC>6.8mmol/L(260mg/dl)；或者成年人LDL-C>4.9mmol/L(190mg/dl)，或儿童LDL-C>4.0mmol/L(155mg/dl)。

同时具备：

(2)患者或其一级或二级亲属有肌腱黄色瘤。

或具备：

(3)DNA分析显示LDL-R基因突变或家族性ApoB 100缺陷。

可疑原发性血脂异常症定义为以上第1条加上以下第4条或第5条中1个条件。

(4)二级亲属50岁以前或一级亲属60岁以前发生心肌梗死。

(5)一级亲属胆固醇水平升高或二级亲属TC>7.5mmol/L(290mg/dl)。

2.继发性血脂异常症　继发性高脂血症是指由于全身系统性疾病所引起的血脂异常。可引起血脂升高的系统性疾病主要有糖尿病、肾病综合征、甲状腺功能减退症，其他疾病有肾衰竭、肝病、系统性红斑狼疮、糖原贮积症、骨髓瘤、脂肪萎缩症、急性卟啉病、多囊卵巢综合征等。此外，某些药物如利尿药、β受体阻滞药、糖皮质激素等也可能引起继发性血脂升高。

通常，这些血脂异常症可通过生活方式的改变(包括改善饮食、减重、增加锻炼和戒烟)、停服和改服药物或认识和治疗潜在的疾病而得到控制。

（二）高脂蛋白血症的表型分型法

世界卫生组织（WHO）制定了高脂蛋白血症分型，共分为 6 型，为Ⅰ、Ⅱa、Ⅱb、Ⅲ、Ⅳ和Ⅴ型。这种分型方法对指导临床上诊断和治疗高脂血症有很大的帮助，但也存在不足之处，其最明显的缺点是过于繁杂。从实用角度出发，血脂异常可进行简易的临床分型。

（三）高脂血症的基因分型法

随着分子生物学的迅速发展，人们对高脂血症的认识已逐步深入到基因水平。已发现有相当一部分高脂血症患者存在单一或多个遗传基因的缺陷。由于基因缺陷所致的高脂血症多具有家族聚积性，有明显的遗传倾向，故临床上通常称为家族性高脂血症

二、血脂异常的检出与心血管病整体危险评估

（一）血脂异常的检出

血脂异常及心血管病的其他危险因素主要是通过临床日常工作来检出，这不限于因心血管病前来就诊的患者，而应该包括前来医院就诊的所有血脂异常和心血管病易患人群。一般人群的常规健康体检也是血脂异常检出的重要途径。为了及时发现和检出血脂异常，建议 20 岁以上的成年人至少每 5 年测量 1 次空腹血脂，包括 TC、LDL-C、HDL-C 和 TG 测定。对于缺血性心血管病及其高危人群，则应每 3～6 个月测定 1 次血脂。对于因缺血性心血管病住院治疗的患者应在入院时或 24h 内检测血脂。

血脂检查的重点对象：①已有冠心病、脑血管病或周围动脉粥样硬化病者。②有高血压、糖尿病、肥胖、吸烟者。③有冠心病或动脉粥样硬化病家族史者，尤其是直系亲属中有早发冠心病或其他动脉粥样硬化性疾病者。④有皮肤黄色瘤者。⑤有家族性高脂血症者。

（二）我国人群的血脂合适水平

1.总胆固醇　TC 从 3.63mmol/L（140mg/dl）开始，随 TC 水平的增加，缺血性心血管病发病危险增高。TC 水平与缺血性心血管病发病危险的关系是连续性的，并无明显的转折点。当 TC 增至 5.18～6.19mmol/L（200～230mg/dl）时，其缺血性心血管病的发病危险较 TC＜3.63mmol/L（140mg/dl）者增高 50％左右，当 TC 增至 6.22mmol/L（240mg/dl）以上时，其缺血性心血管病的发病危险较 TC＜3.63mmol/L（140mg/dl）者增高 2 倍以上，且差异具有统计学意义。

TC 分层诊断的切点为：TC＜5.18mmol/L（200mg/dl）为合适范围；TC 5.18～6.19mmol/L（200～239mg/dl）为边缘升高；TC≥6.22mmol/L（240mg/dl）为升高。

2.低密度脂蛋白胆固醇　随着 LDL-C 水平的增加，缺血性心血管病发病的相对危险及绝对危险上升的趋势及程度与 TC 相似。根据我国资料，LDL-C＜3.37mmol/L（130mg/dl）与 TC＜5.18mmol/L（200mg/dl）的 10 年发病率（绝对危险）接近，LDL-C≥4.14mmol/L（160mg/dl）与 TC≥6.22 mmol/L（240mg/dl）的人年发病率（绝对危险）接近，说明 LDL-C 对缺血性心血管病的影响程度相当。

LDL-C 分层诊断的切点为：LDL-C＜3.37mmol/L（130mg/dl）为合适范围；LDL-C：3.37～4.12mmol/L（130～159mg/dl）为边缘升高；LDL-C≥4.14mmol/L（160mg/dl）为升高。

3.高密度脂蛋白胆固醇　随着 HDL-C 水平的降低，缺血性心血管病发病危险增加。HDL-C 的分层诊断切点为：HDL-C＜1.04mmol/L（40mg/dl）为减低；HDL-C≥1.55mmol/L（60mg/dl）为升高。

4.三酰甘油　随 TG 水平上升缺血性心血管病发病危险有所升高，但结果差异未达到显著统计学意义。TG 水平在 1.70mmol/L（150mg/dl）以下为合适范围，1.70～2.25mmol/L（150～199mg/dl）以上为边缘升高，≥2.26mmol/L（200mg/dl）为升高。

（三）心血管病综合危险的评价

大规模前瞻性流行病学的调查结果显示，患心血管病的危险性不仅取决于个体具有某一危险因素的严重程度，而且更取决于个体同时具有危险因素的数目，是危险因素的数目和严重程度共同决定了个体发生心血管病的危险程度，称之为多重危险因素的综合危险。

根据心血管病发病的综合危险大小来决定干预的强度，全面评价心血管病的综合危险是预防和治疗血脂异常的必要前提。我国按照有无冠心病及其等危症、有无高血压、其他心血管危险因素的多少，结合血脂水平来综合评估心血管病的发病危险，将人群进行危险性高低分类，此种分类也可用于指导临床开展血脂异常的干预。

1.*冠心病和冠心病等危症*　此类患者在未来10年内均具有极高的发生缺血性心血管病事件的综合危险，需要积极降脂治疗。

冠心病包括急性冠状动脉综合征（包括不稳定性心绞痛和急性心肌梗死）、稳定性心绞痛、陈旧性心肌梗死、有客观证据的心肌缺血、冠状动脉介入治疗（PCI）及冠状动脉旁路移植术（CABG）后患者。

冠心病等危症是指非冠心病者10年内发生主要冠状动脉事件的危险与已患冠心病者同等，新发和复发缺血性心血管病事件的危险＞15％，以下情况属于冠心病等危症。

（1）有临床表现的冠状动脉以外动脉的动脉粥样硬化：包括缺血性脑卒中、周围动脉疾病、腹主动脉瘤和症状性颈动脉病（如短暂性脑缺血）等。

（2）糖尿病：以往将糖尿病列为心血管病的危险因素，经过大量的研究表明糖尿病为冠心病的等危症。

（3）有多种危险因素其发生主要冠状动脉事件的危险相当于已确立的冠心病，心肌梗死或冠心病死亡的10年危险＞20％。

2.*其他心血管病主要危险因素*　用于评价心血管病综合危险的因素除血脂异常外还包括下列具有独立作用的主要危险因素。

（1）高血压（血压≥140/90mmHg或接受降压药物治疗）。

（2）吸烟。

（3）低HDL-C血症[1.04mmol/L(40mg/dl)]。

（4）肥胖[体重指数（BMI）≥28kg/m^2]。

（5）早发缺血性心血管病家族史（一级男性亲属发病时＜55岁，一级女性亲属发病时＜65岁）。

（6）年龄（男性≥45岁，女性≥55岁）。

3.*代谢综合征*　代谢综合征是近年来被认识到的一种临床证候群，是一组代谢起源的相互关联的危险因素的集合，这些因素直接促成动脉粥样硬化性疾病，也增加发生非胰岛素依赖型糖尿病的危险。公认的代谢危险因素为致粥样硬化血脂异常（高TG和ApoB、低HDL-C和sLDL增多）和血糖升高。患者常有促栓状态和促炎状态。上述代谢因素起自以内脏型肥胖和胰岛素抵抗两种基本危险因素，还与增龄、缺少体力活动和内分泌失调相关。已知代谢综合征患者是发生心脑血管疾病的高危人群，与非代谢综合征者相比，其患心血管病的危险和发生非胰岛素依赖型糖尿病的危险均显著增加。

三、血脂异常的治疗

（一）生活方式治疗

所有血脂异常患者应当采取生活方式治疗（TLC）、包括增强体力活动、维持理想的体重（通常需要减重）、戒烟、低脂和低胆固醇饮食，以及多食水果、蔬菜、谷物和纤维。

TLC可降低LDL-C近30%，因此可作为预防治疗的基础。避免饮酒、戒烟、增加体力活动和合理饮食在治疗高三酰甘油血症时尤为重要。这些方式干预的主要目标是降低作为冠心病等危症的新发糖尿病。成功实施这些干预极具挑战性，但饮食控制、减重和增强体力活动有益于健康。

（二）药物治疗

临床上供选用的调脂药物可分为5类：①他汀类。②贝特类。③烟酸类。④树脂类。⑤胆固醇吸收抑制药。⑥其他调脂药。

1.他汀类　也称3羟基3甲基戊二酰辅酶A还原酶抑制药，具有竞争性抑制细胞内胆固醇合成早期过程中限速酶的活性，继而上调细胞表面LDL受体，加速血浆LDL的分解代谢，此外还可抑制VLDL的合成。因此，他汀类药物能显著降低TC、LDL-C和ApoB，也降低TG水平和轻度升高HDL-C。此外，他汀类还可能具有抗炎、保护血管内皮功能等作用，这些作用可能与冠心病事件减少有关，他汀类是当前防治高胆固醇血症和动脉粥样硬化性疾病非常重要的药物。

他汀类药物临床应用的具体建议：根据患者的心血管疾病和等危症、心血管危险因素、血脂水平决定是否需要用降脂治疗，如需用药，先判定治疗的目标值。根据患者血中LDL-C或TC的水平与目标值间的差距，考虑是否单用一种他汀类药物的标准剂量可以达到治疗要求，如可能，按不同他汀类药物的特点（作用强度、安全性和药物相互作用）及患者的具体条件选择合适的他汀类药物。如血LDL-C或TC水平甚高，估计单用一种他汀类药物的标准剂量不足以达到治疗要求，可以选择他汀类药物与其他降脂药合并治疗。如用他汀类药物后发生明显的不良反应，例如肌痛，血清肌酸激酶（CK）或丙氨酸氨基转移酶（ALT）、天冬氨酸转氨酶（AST）超越安全限度，则停用他汀类药物，改用其他降脂药。

2.贝特类　亦称苯氧芳酸类药物，此类药物通过激活过氧化物酶增生体活化受体α（PPARα），刺激脂蛋白脂酶（LPL）、apoAⅠ和apoAⅡ基因的表达，以及抑制apoCⅢ基因的表达，增强LPL的脂解活性，有利于去除血液循环中富含TG的脂蛋白，降低血浆TG和提高HDL-C水平，促进胆固醇的逆向转运，并使LDL亚型由小而密颗粒向大而疏松颗粒转变。

临床上可供选择的贝特类药物有：非诺贝特，片剂0.1g，每日3次；微粒化胶囊0.2g，每日1次。苯扎贝特0.2g，每日3次。吉非贝齐0.6g，每日2次。贝特类药物平均可使TC降低6%～15%，LDL-C降低5%～20%，TG降低20%～50%，HDL-C升高10%～20%。其适应证为高三酰甘油血症或以TG升高为主的混合型高脂血症和低高密度脂蛋白血症。

3.烟酸类　烟酸属B族维生素，当用量超过作为维生素作用的剂量时，可有明显的降脂作用。烟酸的降脂作用机制尚不十分明确，可能与抑制脂肪组织中的脂解和减少肝中VLDL合成和分泌有关。

烟酸有速释剂和缓释剂两种剂型。速释剂不良反应明显，一般难以耐受，现多已不用。缓释型烟酸片不良反应明显减轻，较易耐受。烟酸缓释片常用量为1～2g，每日1次。一般临床上建议，开始用量为0.375～0.5g，睡前服用；4周后增量至lg次/天，逐渐增至最大剂量2g次/天。烟酸可使TC降低5%～20%，LDL-C降低5%～25%，TG降低20%～50%，HDL-C升高15%～35%。适用于高三酰甘油血症，低高密度脂蛋白血症或以TG升高为主的混合型高脂血症。

4.胆酸螯合剂　主要为碱性阴离子交换树脂，在肠道内能与胆酸呈不可逆结合，因而阻碍胆酸的肠肝循环，促进胆酸随大便排出体外，阻断胆汁酸中胆固醇的重吸收。通过反馈机制刺激肝细胞膜表面的LDL受体，加速LDL血液中LDL清除，结果使血清LDL-C水平降低。

常用的胆酸螯合剂有考来烯胺（每日4～16g，分3次服用），考来替泊（每日5～20g，分3次服用）。胆酸螯合剂可使TC降低15%～20%，LDL-C降低15%～30%；HDL-C升高3%～5%；对TG无降低作用甚或稍有升高。临床试验证实这类药物能降低主要冠状动脉事件和冠心病死亡。

5.胆固醇吸收抑制药　胆固醇吸收抑制药依哲麦布口服后被迅速吸收,且广泛地结合成依哲麦布-葡萄糖苷酸,作用于小肠细胞的刷状缘,有效地抑制胆固醇和植物固醇的吸收。由于减少胆固醇向肝的释放,促进肝 LDL 受体的合成,又加速 LDL 的代谢。

常用剂量为 10mg 次/天,使 LDL-C 约降低 18%,与他汀类药物合用对 LDL-C、HDL-C 和 TG 的作用进一步增强,未见有临床意义的药物间药动学的相互作用,安全性和耐受性良好。

6.其他调脂药

(1)普罗布考:此药通过掺入到脂蛋白颗粒中影响脂蛋白代谢而产生调脂作用。

(2)n-3(ω-3)长链多不饱和脂肪酸:主要为二十碳戊烯酸(EPA)和二十二碳己烯酸(DHA),二者为海鱼油的主要成分,制剂为乙酯,高纯度的制剂可用于临床。

(三)特殊人群的血脂异常治疗

1.糖尿病

(1)糖尿病血脂紊乱的治疗原则:①高脂血症治疗用于冠心病预防时,若对象为临床上未发现冠心病或其他部位动脉粥样硬化性疾病者,属于一级预防,对象为已发生冠心病或其他部位动脉粥样硬化性疾病者属于二级预防。②一级预防要根据对象有无其他危险因素及血脂水平分层防治。③以饮食治疗为基础,根据病情、危险因素、血脂水平决定是否或何时开始药物治疗。

(2)非药物治疗措施:包括饮食和其他治疗性生活方式的调节,用于预防血脂代谢紊乱,也是血脂异常治疗的基础。

①饮食调节,其目的是保持合适的体重,降低过高的血脂水平,兼顾其他不健康的饮食结构,如限制食盐量。可采用的方式有控制摄入总热量,特别强调减低脂肪,尤其胆固醇和饱和脂肪酸的摄入量;适当增加蛋白质和糖类的比例;减少饮酒或戒烈性酒。

②其他非药物治疗措施:包括运动锻炼和戒烟。

(3)药物治疗措施:适用于治疗性生活方式干预后疗效不满意者,冠心病发病危险较高或已有冠心病者。

(4)LDL-C 作为首要治疗目标,要达到防治心血管疾病的目的,首先要考虑降低 LDL-C,其目标水平依心血管疾病危险程度而定。

①糖尿病伴心血管病患者为极高危状态,应采用他汀类药物治疗,将 LDL-C 降至 2.07mmol/L(80mg 次/天)以下或较基线状态降低 30%～40%。

②大多数糖尿病患者即使无明确的冠心病,也应视为高危状态,治疗目标为 LDL-C≤2.59mmol/L(100mg/dl),治疗首选他汀类药物。

③无心血管病的糖尿病患者其基线 LDL-C 为 2.59mmol/L(100mg/dl)时,是否起用降 LDL-C 药必须结合临床判断。

(5)高三酰甘油血症治疗目标

①血清 TG 水平临界升高在 1.70～2.25mmol/L(150～199mg/dl)时,治疗措施为非药物治疗,包括治疗性饮食、减轻体重、减少饮酒、戒烈性酒等。

②如血清 TG 水平在 2.26～5.65mmol/L(200～499mg/dl)时,可应用贝特类药物。

降低 TG 还有另外的作用:①降低 TG 纠正脂毒性可减轻机体的胰岛素抵抗和保护胰岛 B 细胞功能,有益于阻止糖耐量恶化。②在 TG≥5.65mmol/L(500mg/dl)者易反复发生胰腺炎,不仅会使糖尿病恶化,还可能因胰腺炎的并发症危及生命,此时应先考虑使用贝特类药物迅速降低 TG 水平。

(6)低高密度脂蛋白血症治疗目标:HDL-C 低于 1.04mmol/L(40mg/dl)是冠心病的独立预测因素。

HDL-C低的患者如果LDL-C水平较高,治疗的首要目标是LDL-C。LDL-C达标后,当有高三酰甘油血症时,下一个目标是纠正低HDL-C。低HDL-C与胰岛素抵抗密切相关,因此能改善机体胰岛素敏感性的TLC(如减肥和增加体力活动)和药物(如胰岛素增敏剂)都有助于提高血HDL-C水平。使HDL-C≥1.04mmol/L(40mg/dl)应作为已有心血管疾病或尚无心血管疾病但已是高危患者的治疗目标。

戒烟、减轻体重、减少饱和脂肪酸和胆固醇摄入、增加不饱和脂肪酸摄入、规律运动,有助于升高HDL-C。TLC未能达标时加用药物治疗,选用贝特类或烟酸类,烟酸缓释制剂能较好地升高HDL-C,可视情况选用。

2.代谢综合征　代谢综合征的血脂异常表现为TG水平高、HDL-C水平低、sLDL增多。代谢综合征防治的主要目标是预防临床心血管病以及非胰岛素依赖型糖尿病的发病,对已有心血管疾病者则要预防心血管事件再发。代谢综合征时调脂的目标是较为一致的,即TG<1.70mmol/L(150mg/dl)、HDL-C≥1.04mmol/L(40mg/dl)。

(1)基本危险因素的治疗:长期预防心血管病与防治糖尿病。

①腹部肥胖:通过生活方式改变使体力活动增加和限制摄入饮食的热量,使体重在1年内减轻7%~10%,争取达到BMI和腰围正常化。

②体力活动:规则的中等强度体力活动。每周有5~7d每天步行30~60min以上轻或中等强度运动。对有心血管病者,在危险评估和运动试验后指导其运动量。

③控制饮食:推荐饮食中饱和脂肪<7%总热量,胆固醇<200mg次/天,总脂肪占总热量的25%~35%。饮食调整中除热量摄入限制外,要多食全谷类及纤维素食品。根据标准体重及平时体力活动情况将热量限制在一定范围内。保持饮食中的糖类(55%~65%)、脂肪(20%~30%)、蛋白质(15%左右)的合理比例。对于TG水平特别高者应将糖类的比例进一步减少,增加蛋白质的比例。

(2)血脂异常的治疗:按危险程度和血脂异常的类型决定治疗目标和措施。

①低度危险:坚持TLC。如LDL-C≥4.92mmol/L(190mg/dl),加用药物治疗。LDL-C 4.14~4.92mmol/L(160~189mg/dl)者,根据临床考虑是否加用药物治疗。治疗目标为LDL-C<4.14mmol/L(160mg/dl)。

②中度危险:基线LDL-C≥3.37mmol/L(130mg/dl)者给予TLC,必要时加用药物治疗;如LDL-C≥4.14mmol/L(160mg/dl),TLC同时加用药物治疗。基线LDL-C:2.59~3.34mmol/L(100~129mg/dl)而主要危险因素控制不好者,可考虑启用降脂治疗。治疗目标为LDL-C<3.37mmol/L(130mg/dl)。

③高危患者TLC加降LDL-C药物。基线LDL-C≥2.59mmol/L(100mg/dl)者即用降脂药物;已治疗而LDL-C仍≥2.59mmol/L(100mg/dl)者,加强降LDL-C治疗。基线LDL-C<2.59mmol/L(100mg/dl)者,按临床判断用药。治疗目标为LDL-C<2.59mmol/L(100mg/dl),如属于极高危,治疗目标为LDL-C<2.07mmol/L(80mg/dl)。

④非HDL-C升高者:对高危患者或是积极降脂并使LDL-C已达标,但非HDL-C仍高者,加用贝特类(非诺贝特优先)药物或烟酸。如TG≥5.65mmol/L(500mg/dl)应及早启用贝特类药物或烟酸治疗。

⑤HDL-C低者:强化TLC,减低体重,增加体力活动。

(3)高血压的治疗:血压≥140/90mmHg的非糖尿病患者,用降压药使血压达到140/90mmHg以下;血压≥130/80mmHg的糖尿病患者用降压药使血压达到130/80mmHg以下。在降压治疗的同时要强调TLC的重要性。

(4)高血糖的治疗:对血糖调节异常者,可采取饮食控制、增加体力活动、减低体重,使血糖恢复正常;已有糖尿病者,在生活方式的干预下,加用降糖药物,使糖化血红蛋白(HbA1c)<6.5%。

(5)促栓状态：高危患者启用低剂量阿司匹林，已有粥样硬化心血管病而对阿司匹林禁忌者用氯吡格雷。中度高危者考虑低剂量阿司匹林预防。

(6)促炎状态：生活方式治疗。

3.其他

(1)急性冠状动脉综合征的降脂治疗：因急性冠状动脉综合征或行 PCI 收住院治疗的患者，应在住院后立即或 24h 内进行血脂测定，并以此作为治疗的参考值。急性冠状动脉综合征属于极高危，无论患者的基线 TC 和 LDL-C 值是多少，均应尽早给予他汀类药物治疗。原已服用降脂药物者，发生急性冠状动脉综合征时不必中止降脂治疗，除非出现禁忌证。急性冠状动脉综合征时，他汀类药物的剂量可以较大，如无安全性方面的不利因素，可使 LDL-C 降至<2.07mmol/L(80mg/dl)或在原有基线上降低 40%以上。在住院期间开始药物治疗有明显的益处，即可调动患者坚持降脂治疗的积极性，使医师和患者自己更重视出院后的长期降脂治疗。

(2)重度的高胆固醇血症：如空腹血清 TC≥7.76mmol/L(300mg/dl)或 LDL-C≥5.18mmol/L(200mg/dl)，常见于明显基因异常者，如单基因型家族性高胆固醇血症(FH)、家族性载脂蛋白 B 缺陷症和多基因型高胆固醇血症等。对于这些情况，无论患者是否有冠心病或危险因素，都应积极进行治疗。对于 FH 患者，能有效降低胆固醇的药物首推普罗布考。对严重的高胆固醇血症患者，也可考虑联合用药措施，如他汀类药物加普罗布考、胆酸螯合剂、依哲麦布、烟酸、贝特类药物等，以达到治疗的目标值。

(3)中度以上的高三酰甘油血症：TG 升高是冠心病的独立危险因素。TG 水平在 1.70～2.26mmol/L(150～199mg/dl)者，主要采取非药物治疗措施，减轻体重，增加体力活动。如 TG 水平在 2.26～5.65mmol/L(200～499mg/dl)者，HDL-C 成为治疗的次级目标。TG≥5.65mmol/L(500mg/dl)时，首要目的是通过降低 TG 来预防急性胰腺炎的发生，治疗选用贝特类或烟酸类。

(4)低高密度脂蛋白血症：对于冠心病患者或心血管疾病高危人群，在常规进行血脂检测时应包括 HDL-C 的测定。这不仅有助于分析个体发生冠状动脉事件的危险性，而且有益于制定心血管病防治的具体措施。推荐：①对于单纯低 HDL-C 的个体，应先采用改善生活方式的措施，鼓励进行生活方式的改变，包括戒烟、减轻体重、增加不饱和脂肪酸摄入、规律运动以及适量饮酒，以达到升高 HDL-C 的目标。②对低 HDL-C、低危 LDL-C 患者或用他汀类药物后 HDL-C 仍低者，给予烟酸类或贝特类药物治疗。烟酸类或贝特类药物可中度升高 HDL-C，且同时能降低非 HDL-C 和 TG。③对低 HDL-C 且属高危者，宜用他汀类药物合并烟酸或贝特类药物。

下列措施对升高 HDL-C 具有非常重要的作用：①减轻体重。②适量运动。③戒烟。④适量饮酒。适度饮酒可升高 HDL-C，但这取决于肝能正常合成 HDL-C。

(5)混合型血脂异常的治疗：混合型血脂异常[高低密度脂蛋白血症伴高三酰甘油血症和(或)低高密度脂蛋白血症]和严重的高低密度脂蛋白血症是常见的血脂异常类型，治疗上使用一种降脂药难以使血脂水平满意达标，常需要联合作用机制不同的降脂药物。联合降脂药物治疗具有如下优点。①相当一部分患者使用单一降脂药物不能达标时，联合用药可提高血脂水平的达标率。②联合用药充分发挥药物互补协同作用，有利于全面调整血脂异常。③避免增大一种药物剂量而产生不良反应。因此，在以他汀类药物作为大多数血脂异常患者的首选治疗药物的基础上，联合另一种降脂药以全面改善血脂异常或增强安全性，旨在进一步降低心血管病的危险。

(6)老年人血脂异常的治疗：调脂治疗防治冠心病的临床益处不受年龄的影响，对于老年心血管危险人群同样应进行积极的调脂治疗。由于老年人常患有多种慢性疾病需服用多种药物治疗，加之有不同程度的肝、肾功能减退及药动学改变，易发生药物相互作用和不良反应，因此降脂药物剂量的选择需要个体化，起始剂量不宜太大，在监测肝、肾功能和CK的条件下合理调整药物用量。在出现肌无力、肌痛等症状时需与老年性骨、关节和肌肉疾病鉴别，及时复查血清CK水平。

（苏秋迎）

第二节　冠心病合并糖尿病

一、概述

糖尿病冠心病是糖尿病患者致死的主要原因之一，尤其是在2型糖尿病患者中。糖尿病心脏病与非糖尿病患者相比，常起病比较早，糖尿病患者伴冠心病常表现为无痛性心肌梗死，梗死面积比较大，穿壁梗死多，病情多比较严重，预后比较差，病死率较高。

二、病因

糖尿病患者加速的动脉粥样硬化性心脏病的发生除高血糖之外，主要还与其常合并脂质代谢异常、高血压发生率增加、血液流变学异常及胰岛素抵抗或高胰岛素血症等有关。

1.脂质代谢异常

(1)胆固醇(Ch)：胆固醇升高是动脉粥样硬化的重要危险因素已为众多流行病学调查和临床研究证实。多数临床研究报告，与非糖尿病患者相比，糖尿病患者血胆固醇常无明显变化，但糖尿病如合并糖尿病肾病，常存在高胆固醇血症。多危险干预治疗研究显示在任何相同的胆固醇水平，糖尿病人群心血管死亡的危险性比非糖尿病患者明显增高，同时，干预治疗亦表明降低血胆固醇水平能够明显减少糖尿病人群心血管病的发生和心脏事件的发生。

(2)甘油三酯(TG)：高甘油三酯血症是糖尿病患者最常见的脂代谢紊乱，尤其在初发和血糖控制不佳的患者中。有关TG水平增高和动脉硬化关系近年来有较多的研究，多数认为高甘油三酯与动脉硬化的发生肯定有关。一致的观点是甘油三酯如果增高伴高密度脂蛋白-胆固醇(HDL-C)下降肯定是心血管疾病危险因素，在糖尿病患者中，单纯血清高TG血症亦预示心血管疾病发生的危险性增加。另外，糖尿病患者TG增高可增加细小低密度脂蛋白(LDL)分子的比例而促进动脉硬化的发生。

(3)极低密度脂蛋白(VLDL)：糖尿病患者常表现为VLDL增高。VLDL主要在肝脏合成，少量在肠黏膜合成，其所含成分以内源性TG为主，血浆中的TG主要来自VLDL，因此，VLDL的生成和清除速度是决定血中TG浓度的主要因素。糖尿病时，由于胰岛素绝对或相对不足，肝脏合成VLDL的速度明显大于其清除和分解速度，同时，由于脂蛋白酯酶的活性下降，甘油三酯的分解缓慢，使富含TG的VLDL和乳糜微粒分解代谢受阻，造成VLDL在血中浓度升高。

(4)低密度脂蛋白-胆固醇(LDL-C)：糖尿病患者常有LDL-C增高，尤其是非酶糖化和氧化修饰的LDL-C水平增高，明显增高其对血管内皮细胞和平滑肌的毒性作用。LDL系VLDL的降解产物，主要含内源性胆固醇，约占50%，胆固醇通过胆固醇转酰酶的作用，在血浆中被酯化，酯化后的胆固醇多数储存在LDL颗粒中，LDL被肝外组织细胞摄取，成为细胞膜胆固醇的主要来源。肝外细胞膜上有识别LDL的ApoB受体，LDL与该受体特异性结合后向细胞内转移，并在细胞内分解代谢，成为全身组织细胞胆固醇的主要来源，这亦是 LDL 分解代谢的主要途径。在持续高血糖状态，LDL 的氧化和糖化修饰可损害肝细胞 LDL 受体对它的识别或降低它与组织细胞受体的亲和力，导致 LDL 的清除减少，并优先被巨噬细胞 LDL 受体识别、摄取和降解，从而导致胆固醇酯在巨噬细胞内堆积，使其转化为泡沫细胞，促进动脉粥样硬化发生；另外，LDL 的糖化可导致 LDL 易被进一步氧化修饰。相反，HDL 的糖化可升高其清除速度，使其半衰期缩短。

(5)高密度脂蛋白-胆固醇(HDL-C)：糖尿病患者常见 HDL-C 降低。已证实 HDL-C 具有抗动脉硬化的作用并发现其抗动脉硬化的作用主要与 HDL-2 亚型有关，而 HDL-3 变化很小。糖尿病患者 HDL 减少亦主要与 HDL-2 亚型下降有关。HDL 主要含蛋白质，约占 45%，其次为胆固醇和磷脂，各约占 25%。血浆中 HDL 能与肝外组织的细胞膜结合，并同时摄取胆固醇，继而在胆固醇转酰酶及 ApoAI 的作用下，促使胆固醇由游离状态转变为胆固醇酯，新生的 HDL 盘状物可转变为 HDL-3，然后在 VLDL 参与下，经脂蛋白酯酶的作用，VLDL 表面成分和胆固醇转移到 HDL-3 上去，使其转变为 HDL-2。糖尿病患者 HDL 降低可能与胰岛素量不足或胰岛素作用受损，脂蛋白酯酶活性降低使 HDL-2 合成减少及肝酯酶活性升高使 HDL-2 分解加速，加之 HDL 的糖化修饰使其清除速度增加有关。由于糖尿病患者常伴高 TG 血症，HDL 颗粒中 TG 含量增高，TG 部分取代了 HDL 颗粒中胆固醇的酯化部位，因而使 HDL 颗粒从周围组织转运胆固醇的能力进一步降低，使周围组织细胞如动脉血管壁内胆固醇堆积，促进动脉粥样硬化的发生(胆固醇逆向转运的关键是细胞内游离胆固醇被 HDL 颗粒摄取后必须被酯化才能与 VLDL 等颗粒进行交换)。

(6)脂蛋白-α(LP-α)：LP-α 是一大分子糖蛋白，由脂质、碳水化合物、ApoA 和 ApoB 组成，由肝脏合成的一种富含 TG 的微粒代谢而来。ApoA 和 ApoB 两者由二硫键相连。ApoA 和 LP-α 的浓度均由遗传基因控制。LP-α 的生理功能尚不十分清楚，但与动脉硬化的发生密切相关。有关糖尿病患者中 LP-α 的报道结果尚不一致。一般认为：LP-α 在 1 型糖尿病和 2 型糖尿病患者中可能升高，尤其在伴糖尿病肾病的患者中；在合并心血管疾病的 2 型糖尿病患者中，LP-α 水平升高；LP-α 水平与糖尿病患者的代谢控制一般无关。

目前，比较一致的观点认为：糖尿病伴高胆固醇血症和 LDL 增高是肯定的心血管疾病的危险因素，但在糖尿病患者中，尤其是 2 型糖尿病患者，血清 TG 升高和 HDL-C 降低更为常见，血清 TG 增高伴 HDL-C 下降亦是心血管疾病的肯定危险因素；不少流行病学研究表明，单纯血清 TG 增高亦预示心血管疾病发生的危险性显著增加，有学者认为糖尿病患者 TG 增高与心血管疾病的危险性较胆固醇增高更为密切，特别是在肥胖的 2 型糖尿病患者中。由于 TG 的增高导致 HDL 和 LDL 量与质的改变(HDL-TG 升高、HDL-C 下降和 LDL-TG 升高)，更加剧了动脉硬化的发生。

2.血液流变学异常

(1)血小板功能亢进：研究证实与非糖尿病患者相比，糖尿病患者血小板聚集性原发性增强，血小板合成释放 α-颗粒内容物(血栓球蛋白、血小板第四因子和血小板衍生生长因子)增加；对血小板激动剂如 ADP、胶原蛋白、花生四烯酸、血小板活化因子及凝血酶的敏感性增强；血小板活化升高血栓素 A_2 的合成和释放，加剧血小板的聚集。在被 ADP 等激活时，血小板表面可表达糖蛋白Ⅱb-Ⅲa 复合物，它可与纤维蛋白原结合，该过程是原发性血小板聚集的一部分，不依赖于花生四烯酸途径和释放反应，与非糖尿病对照者相比，糖尿病患者的血小板与纤维蛋白原连接增强，这部分可能与血小板表面血小板糖蛋白Ⅱb-Ⅲa 分子数量增加有关。

(2)凝血和纤溶系统功能异常：抗凝血酶Ⅲ和丝氨酸蛋白酶(肝素和硫酸肝素增强其活性)形成复合物并使其失活；蛋白 C(被凝血酶-血栓复合物激活后)可使凝血因子Ⅴ和因子Ⅷ失活并刺激组织型纤溶酶原激活物(tPA——重要的内源性纤溶系统的调节者)。糖尿病患者抗凝血酶Ⅲ活性降低和获得性蛋白 C 的相对缺乏，使糖尿病患者易于形成血栓；由于凝血因子Ⅻ、Ⅺ、Ⅷ浓度的增加，使糖尿病患者接触活化增强(内源性凝血途径)。纤溶酶原活化剂如tPA启动纤溶系统，使纤溶酶原转变为纤溶酶，始动血栓的分解，该过程被组织型纤溶酶原激活物抑制物-1(PAI-1，以其活性的形式释放)、PAI-2和纤溶酶原抑制剂(α_2抗凝血酶和α_2巨球蛋白)所阻断。糖尿病患者tPA水平正常或增高，但因其与PAI-1连接增加，致其活性降低，另一方面，糖尿病患者PAI-1活性增高，也可能与胰岛素抵抗、高脂血症及内皮细胞受损等有关，加之，纤溶酶原的糖化降低其活化的易感性及蛋白C的相对缺乏亦降低tPA的释放。上述多因素损害糖尿病患者的纤溶系统。糖尿病患者常伴LP-α的增高，临床观察发现升高的LP-α水平与溶栓治疗再灌注失败有关，该作用部分可能与LP-α中的ApoA与纤溶酶原结构的同源性有关，从而致LP-α竞争与内皮细胞的受体结合，抑制纤溶系统。

(3)红细胞：糖尿病患者的红细胞由于其细胞膜受糖化和脂质过氧化等因素的影响，红细胞脆性增加，盘性变性能力降低，表现在高切变速度下的全血黏度增高，以致不易通过毛细血管，有利于微血栓形成。

3.胰岛素抵抗和(或)高胰岛素血症　糖尿病患者，尤其是2型糖尿病患者，常存在不同程度的胰岛素抵抗和(或)高胰岛素血症(胰岛素抵抗所致的代偿高胰岛素血症或因不适当治疗所致)。流行病学调查和临床研究提示胰岛素抵抗和高胰岛素血症与动脉硬化性疾病发生的危险性增加密切相关，但确切的机制不明，持久的高胰岛素血症可能通过以下途径发挥作用：

(1)刺激动脉壁平滑肌和内皮细胞增生并使血管腔变窄；

(2)增加肝脏VLDL产生，促进动脉壁脂质沉积；

(3)刺激内皮细胞等合成和释放PAI-1，损害机体的纤溶系统，促进血栓形成；

(4)通过多种机制升高血压(如促进肾小管上皮细胞重吸收钠和内皮细胞合成分泌内皮素等)；

(5)增加机体交感神经的兴奋性，儿茶酚胺类物质分泌增加，增加心排出量和收缩血管；影响跨膜离子转运，使细胞内钠离子和钙离子浓度升高，从而提高小动脉平滑肌对血管加压物质的反应性；另外，刺激动脉壁血管平滑肌增生肥厚，使小血管腔狭窄，外周阻力增加等。

上述作用均可能加速动脉硬化的发生和进展。一些临床研究报告指出，糖尿病患者常存在明显的高胰岛素原血症，胰岛素原致动脉粥样硬化的危险性显着高于胰岛素。

4.低度血管炎症　IGT、糖尿病或IR状态时，常存在低度的血管炎症反应。近来研究显示，炎症与AS有关并参与AS斑块和血栓的形成和发展。当机体在大血管疾病危险因子(如高胰岛素或胰岛素原血症、高血压、高血脂和吸烟等)的作用下，可出现内皮细胞功能异常，各种黏附分子、炎症趋化因子表达增加，吸引炎症细胞，主要是单核细胞和T淋巴细胞向动脉内膜黏附和迁移，进入血管壁后，单核细胞在细胞因子的作用下分化为巨噬细胞，后者可摄取经氧化修饰的低密度脂蛋白而转化为泡沫细胞，泡沫细胞可凋亡、坏死而释放脂质，形成细胞外脂核。当脂核较圆大时，纤维帽变薄，巨噬细胞为主时，一些细胞因子如肿瘤坏死因子-α(TNF-α)、白介素-6、干扰素和基质金属蛋白酶等参与炎症和分解作用，可导致动脉粥样硬化斑块糜烂或破裂，继而有血小板活化和血栓形成，造成血管狭窄或闭塞，临床表现为心脑血管事件。C反应蛋白(CRF)是炎症的标志物，同时其本身也直接参与了动脉粥样斑块和血栓的形成。CRF见于粥样斑块内，可诱导补体激活，招募单核细胞，诱导其产生组织因子，阻滞内皮细胞对血管活性物质的反应性，削弱内皮型-氧化氮合酶(eNOS)和NO的产生，诱导PAI-1mRNA表达和PAI-1产生，促使LDL-C氧化和巨噬细胞摄取oxLD-L等。其他炎症标志物还有纤维蛋白原、凝血因子Ⅷ和PAI-1等，它们同时也参与了AS的形成。

5.高血压　高血压和糖尿病是动脉硬化性疾病的独立危险因素，有研究指出，两个或两个以上危险因素同时存在升高动脉硬化事件的危险性呈相乘而不是相加形式。无论收缩压和舒张压升高，均影响寿命，平均动脉压每增加10mmHg，心血管病的危险性就增加40%。临床荟萃分析提示，若血压从115/75mmHg开始，收缩压每增加20mmHg，舒张压每增加10mmHg，心血管事件就成倍增加，我国未治疗的高血压患者中，70%～80%死于脑血管病，10%～15%死于冠心病，5%～10%死于肾衰。

6.高血糖 近年来大量的动物实验和临床研究提示糖尿病慢性并发症（如糖尿病视网膜病变、糖尿病肾病及神经病变）的发生率、严重性及进展速度与高血糖的存在相关。

三、病理生理

糖尿病性冠心病的发病机制尚未完全阐明，但从糖尿病代谢紊乱、病理生理、无创伤性心功能检查以及病理解剖资料等发现，认为糖尿病性冠心病的发生主要与以下因素密切相关：

1.大血管病变 糖尿病大血管病变是动脉粥样硬化发展加速形成的，它是糖尿病病人心肌梗死、中风、肢端坏疽发生增加的原因。糖尿病病人动脉硬化加速形成及心肌梗死发生率增加的确切原因还不清楚，血管壁、血小板、某些凝血因子、红细胞、脂质代谢等因素的异常均被认为起一定作用，此外，吸烟、高血压等共存的危险因素在疾病发展进程中可能也起了重要作用。脂类、黏多糖等代谢紊乱，特别是血浆LDL、甘油三酯等增高、HDL等降低，常比无此组病变的糖尿病患者或非糖尿病而有此类病变者为重，提示糖尿病中脂代谢等紊乱为动脉硬化发病机制中的重要因素。著名的心脏保护研究（HPS）已证实，给予他汀类药物严格控制血脂（尤其是LDL）的病人组，其心血管事件发生率明显低于血脂控制不佳组，而糖尿病病人从中获益更大。2型糖尿病常存在胰岛素抵抗继发的高胰岛素血症，过高的胰岛素水平会增加肾小管对钠的潴留，加重或导致高血压发生，高胰岛素血症也会促进肝脏极低密度脂蛋白（VLDL）生成增多，导致高甘油三酯血症（相继引起HDL-胆固醇水平下降），由此产生一系列代谢综合征（高血糖、高胰岛素血症、脂代谢紊乱和高血压伴随发生）的改变，高胰岛素血症亦可刺激内皮和血管平滑肌细胞的增生——通过胰岛素对生长因子受体的作用，导致动脉粥样硬化发生；近年来的研究发现，糖尿病本身以及糖尿病易并发的糖、脂肪代谢紊乱及神经纤维病变等是发生冠状动脉粥样硬化性心脏病（CHD）的高危因素，在最近发布的成人高胆固醇血症查出、评估及治疗中已明确提出：建议将无CHD的糖尿病病人提高到相当于CHD危险的高度（即CHD的等危症）来对待。

2.微血管病变 指由于毛细血管基底膜增厚导致的毛细血管以及毛细血管前小动脉病变，心肌微血管病变和心肌代谢紊乱引起心肌广泛缺血、灶性坏死、纤维化，称为糖尿病性心肌病。在BB鼠、链佐星、四氧嘧啶动物实验已证明糖尿病心脏病变最早的表现为心肌病变，其机制尚待研究。近年来临床观察发现，部分糖尿病病人可以发生严重的心力衰竭和充血性心肌病，但动脉造影未见冠状动脉病变，甚至尸检后也未见冠状动脉阻塞与心肌梗死，部分病例可见广泛心肌病变（灶性坏死），提示可能与心肌内微血管病变有关。微血管病变的发病机制包括多种因素，如血液流变学改变，高灌注，高滤过，微血管基膜增厚，血液黏稠度增高，凝血机制异常，微循环障碍以及近年来倍受关注的氧化应激增强和对多种血浆和组织蛋白发生的非酶促糖基化作用，如糖化血红蛋白（HbA1c），糖化脂蛋白，糖化胶原蛋白，自由基产生增多，最后导致糖基化终产物（AGE）的积聚，组织损伤和缺氧等。微血管病变的发展和进程与血糖控制状况直接相关，若血糖控制良好，微血管病变的发生可延缓、减轻甚至逆转。

3.自主神经病变 自主神经病变在病史较长的糖尿病病人中很常见，可影响到多个脏器功能，可出现直立性低血压、安静状态下固定的心动过速、心血管系统对Valsalva动作的反应能力下降、胃轻瘫、腹泻（常常在夜间发作）与便秘交替发作，膀胱排空困难和阳萎。糖尿病病人常发生无痛性心肌梗死，尸检发现心脏的交感与副交感神经均有不同程度的形态学改变，如神经念珠样增厚伴嗜银性增加，神经纤维呈梭形伴有碎裂，数量可减少20%～60%。糖尿病性心脏自主神经病变其主要变化是施万细胞变性，常伴有神经纤维脱髓鞘及轴突变性，此与糖尿病性周围神经的病理改变相似。临床观察发现，早期为迷走神经功能损害，易出现心动过速，后期交感神经亦可累及，形成类似无神经调节的移植心脏，以致发生无痛性心肌梗死、严重心律失常，常导致心源性休克、急性心力衰竭甚至猝死。

总之，糖尿病病人，由于冠状动脉粥样硬化、微血管病变、心脏自主神经功能紊乱、心肌代谢异常、血液流变学改变和合并存在的高血压等，可导致心脏的器质性和功能性改变。

糖尿病性冠心病的病理改变特点如下：①心肌毛细血管基底膜增厚达(100～110)$\times10^{-9}$m[一般为(63～95)$\times10^{-9}$m]；②心肌纤维化，包括间质纤维化，血管周围纤维化和局灶性瘢痕状纤维化3种；③心肌纤维间隙有较多的PAS染色阳性物质沉着和脂质集聚，可影响心肌的顺应性；④广泛心肌内小动脉病变，内皮细胞增生变性，黏多糖物质在内皮下沉积，管腔变窄；⑤心肌细胞肥大；⑥血液黏稠度增加，红细胞变形性降低，从而影响组织灌流及氧合作用，也加重血液流变学的异常，导致心脏病变。综上所述，心肌细胞肥大、心肌纤维化和心肌内小动脉病变是糖尿病性心肌病的特征。糖尿病病人心脏中不仅有冠状动脉粥样硬化，尚有广泛的微血管、中小血管病变，导致心肌灶性坏死，纤维化，心肌血管壁增厚，有较多脂肪、钙盐和糖蛋白沉积，使管腔狭窄，心肌供血不足，功能失常。故本病并非单纯冠状动脉粥样硬化引起。近年来，通过大规模流行病学的调查和研究，发现和同龄对照组相比，糖尿病病人心血管疾病的发病率和病死率较非糖尿病者高2～3倍，且发生心脏病较早，发展较快，病情较重，预后较差。糖尿病患者心肌梗死的发生率要高出3～5倍，有70%以上的糖尿病病人死于心血管系并发症或伴随症，心肌梗死是2型糖尿病病人的首要致死病因。

四、临床表现

1.休息时心动过速　糖尿病早期可累及迷走神经，而交感神经处于相对兴奋状态，故心率常有增快倾向。凡在休息状态下心率超过90次/分者应疑有自主神经功能紊乱。此种心率增快常较固定，不易受各种条件反射所影响，有时心率可达130次/分，则更提示迷走神经损伤。

2.无痛性心肌梗死　由于糖尿病病人常存在自主神经病变，心脏痛觉传入神经功能减退，无痛性心肌梗死的发病率较高，可达24%～42%，病人仅有恶心、呕吐、充血性心力衰竭，或表现为心律不齐，心源性休克，有些仅出现疲乏无力、头晕等症状，无明显心前区疼痛，故易于漏诊与误诊，病死率亦高达26%～58%。糖尿病病人发生急性心肌梗死者较非糖尿病病人为多，病情较重，预后较差，且易再次发生梗死，此时预后更差，易发生心搏骤停，必须提高警惕，平时糖尿病不严格控制者更易发病，有的病人因口服降血糖药物而发生室颤。

3.直立性低血压　当病人从卧位起立时如收缩期血压下降＞4kPa(30mmHg)或舒张期血压下降＞2.67kPa(20mmHg)称直立性低血压(或体位性低血压、姿位性低血压)。有时收缩期和舒张期血压均下降，尤以舒张压下降明显，甚至下降到0，常伴头晕、软弱、心悸、大汗、视力障碍、昏厥，甚至休克，尤其合并高血压而口服降压药者，或用利尿剂、血管扩张剂和叁环类抗抑郁制剂者更易发生，也可见于注射胰岛素后，此时应注意与低血糖反应鉴别。形成体位性低血压的原因可能是多方面的，调节血压反射弧的任一环节损害均可导致低血压，但在多数患者，交感神经的损害是引起体位性低血压的主要原因。糖尿病性自主神经病变者易发生体位性低血压的原因可能是：①站立后有效循环血容量下降，不能发生反射性心率加快；②外周血管不能反射性地收缩或收缩较差；③儿茶酚胺与肾素-血管紧张素-醛固酮系统不能迅速起调节反应。其中主要是交感神经功能损害。此类表现见于较晚期心血管自主神经病变者，其主要发病机制为血压调节反射弧中传出神经损害所致，病人从卧位站立时，由于交感神经病变，使去甲肾上腺素的释放量减少，未能代偿性地引起周围血管收缩；由于肾上腺素的分泌量亦不足而使心搏出量减少，以致收缩压与舒张压均降低。

4.猝死 本病病人偶因各种应激如感染、手术、麻醉等均可导致猝死，临床上表现为严重的心律失常（如室性颤动、扑动等）或心源性休克，发病突然，病人仅感短暂胸闷、心悸，迅速发展至严重休克或昏迷状态，体检时血压明显下降，阵发性心动过速或心跳、心搏骤停，常于数小时内死亡。伴发感染时，则症状常被原发病所掩盖而贻误诊断和治疗。

五、诊断

1.糖尿病冠心病诊断标准与非糖尿病患者相似，但糖尿病患者无痛性心肌缺血和心肌梗死的发生率较高；应予以警惕。其诊断条件主要如下：①糖尿病诊断明确；②曾发生心绞痛、心肌梗死、心律失常或心力衰竭；③心电图显示 S-T 段呈水平或下斜型压低，且幅度≥0.05～0.1mV，T 波低平、倒置或双相；④多普勒超声提示左室舒张和收缩功能减退，室壁节段性运动减弱；⑤冠状动脉造影提示管腔狭窄＞50％；是诊断冠心病最准确的方法；⑥放射性核素检查出现心肌灌注缺损，结合单光子发射计算机断层显像（SPECT）或正电子发射断层显像（PET），可发现心肌的代谢异常，有助于提高诊断的准确性；⑦核磁共振显像（MI）可提示心脏大血管病变和心肌梗死部位；⑧排除其他器质性心脏病。

2.实验室检查：1997 年美国糖尿病协会（ADA）提出了新的糖尿病诊断标准，建议将糖尿病 FPG≥7.8 mmol/L（140mg/dl）的诊断标准降至 7.0mmoL/L（126mg/dl），继续保留 OGTT 或餐后 2h 血糖（P2hPG）≥11.1mmol/L 的诊断标准不变。原因：①流行病学调查分析 FPG≥7.0mmol/L 时，糖尿病微血管并发症发生的危险性明显增加；②FPG≥7.8mmol/L 与 OGTT 或 P2hPG≥11.1mmol/L 两者在反映糖尿病血糖水平时存在明显的不一致。流行病学资料分析发现，几乎所有 FPG≥7.8mmol/L 的患者其 OGTT 或 P2hPG 均≥11.1mmol/L，而约 25％OGTT 或 P2hPG≥11.1mmol/L 患者其 FPG 未达7.8mmol/L，说明 FPG≥7.8mmol/L 的标准反映高血糖的程度高于 P2hPG 反映的水平，而修改后的 FPG＞7.0mmol/L 与 P2hPG≥11.1mmol/L，两者基本一致。1999 年 WHO 糖尿病专家委员会和亚太地区糖尿病政策组确认将 FPG 由 7.8mmol/L 降为 7.0mmol/L 并建议作为临床诊断糖尿病的空腹血糖标准。但多数研究认为 OGTT 2h 后血糖≥11.1mmol/L 仍是诊断糖尿病的重要指标

3.其他辅助检查：

（1）心电图检查：S-T 段呈水平型或下斜型降低，且≥0.05mV，T 波呈低平、双相或倒置。

（2）必要时可进行 24 小时动态心电图和（或）心脏负荷试验（如活动平板试验、踏车运动试验、心房调搏异丙肾上腺素静脉滴注、二阶梯运动试验等）。

（3）X 线、心电图、超声心动图和心向量图检查：提示心脏扩大，心肌酶检查对心肌梗死可起辅助诊断作用。

（4）CT 检查：心脏形态、心功能、心肌组织检查和心肌灌注的定量和定性分析，确定有冠心病的存在。

（5）磁共振成像：提示心脏大血管病变和清楚的心肌梗死部位；PET 可显示早期心肌代谢异常，但价格昂贵，经济条件许可者可以选用。

（6）放射性核素检查：心脏显像包括静息时心肌显影和结合运动试验的动态显影。有 ^{201}Tl 或 ^{99m}Tc-MIBI 使正常心肌显影而缺血区不显影的“冷点”显影法，和用 ^{99m}Tc 焦磷酸盐使新近坏死的心肌显影而正常心肌不显影的“热点”显影法，进行心梗定位和冠心病的早期诊断。较新的显像法包括单光子发射计算

机断层显像。

(7)冠状动脉造影：是诊断冠状动脉粥样硬化性病变的金指标，可明确诊断并定位，指导选择治疗方案，判断预后，但应注意X综合征患者可有典型心绞痛表现，但冠状动脉造影结果可能为阴性，因其可能由小血管痉挛所引起。

六、治疗

1.一般治疗：注意劳逸结合，低脂肪、高纤维饮食，戒烟酒，逐渐减肥，适当做有氧运动。

2.糖尿病本身的治疗和纠正相关的危险因素

(1)糖尿病的治疗：高血糖是心血管疾病持续的危险因素之一，糖尿病病人患心血管疾病的危险性随血糖的升高而增加，随HbA1c水平的增高，糖尿病病人心脏事件及并发症的发生率增加，不存在明显的发生并发症的血糖阈值。①UKPDS研究的结果显示非胰岛素依赖型糖尿病病人强化血糖控制使心肌梗死等心血管终点事件发生的危险性明显降低，应采取各种积极措施将病人的血糖降至接近正常水平，但也要避免低血糖，因低血糖可诱发心绞痛或心肌梗死。为了预防动脉硬化，最重要的是正确选择治疗糖尿病的方法，饮食治疗是基本措施，不论糖尿病类型、病情轻重或有无并发症，也不论是否应用药物治疗，都应严格和长期执行，饮食总热量和营养成分须适应生理需要，进餐定时定量，以利于血糖水平的控制。②体育锻炼也是糖尿病治疗的一项基础措施，按年龄、性别、体力、有无并发症等不同条件，循序渐进和长期坚持。在饮食和运动治疗的基础上，选择适当的口服降糖药物或胰岛素，力争血糖控制在理想水平。在糖尿病本身的治疗中既要控制高血糖，纠正酮症酸中毒，又要防止低血糖反应的发生，以改善心肌代谢状态，并且要稳定和加强循环系统功能，以上都是治疗心血管并发症的基本问题。

(2)控制高血压：UKPDS(英国前瞻性糖尿病研究项目)研究表明，糖尿病伴高血压者，收缩压每下降10mmHg，并发症可明显减少，流行病学分析严格控制血压所获益处优于一般控制，但收缩压与并发症发生间无明确阈值，建议理想控制血压为130/85mmHg以下。近期公布的美国预防、检测、评估与治疗高血压全国联合委员会第七次报告(JNC7)建议控制糖尿病高血压应以达到＜130/80mmHg为目标血压。由于使用短效降压药时24h内血压波动较大，而血压波动是导致靶器官损害的重要因素，所以，近年一般主张选用长效降压药。可选用血管紧张素转换酶抑制剂、钙通道阻滞剂和β受体阻滞剂，但应注意应用β受体阻滞剂可影响机体对低血糖的反应。

①钙通道阻滞剂：除能降低血压外，还具有解除冠状动脉痉挛，改善心肌缺血，缓解心绞痛等作用。INSIGHT表明硝苯地平控释片(拜新同)可有效降低糖尿病高血压，不干扰血糖代谢，同时减少新生糖尿病的发生，保护靶器官保护肾功能，减少终点事件50%。

②β受体阻滞剂：STOP，SHEP，MRC等研究已证实其与安慰剂相比可减少高血压病人的心血管患病率和死亡率。β受体阻滞剂除可降低血压外，还可减慢心率，降低心肌收缩力，从而减少心肌的氧耗量。用于糖尿病冠心病者有减轻症状、减少心绞痛发作次数的作用。但其对糖代谢和脂代谢有不良影响，而且可掩盖低血糖症状和延缓低血糖的恢复，可能延误低血糖的诊断和及时处理，使用时需注意。β受体阻滞剂禁用于支气管哮喘、急性心力衰竭、病窦综合征、休克和Ⅱ度以上房室传导阻滞。

③ACEI：除可降低血压，减轻心脏的后负荷外，还可预防或逆转左心室肌的肥厚，在急性心肌梗死病人可改善心功能和预后，缩小梗死面积、降低恶性心律失常、不稳定型心绞痛、再梗死的发生率，并改善左心室的重构，阻止充血性心力衰竭的发生和发展。心脏后果预防评价研究证明，使用雷米普利可显着降低心血管死亡、中风和心肌梗死、心力衰竭、血管重建术、新发糖尿病、糖尿病微血管并发症和糖尿病肾病的事

件发生率，HOPE的亚组研究证实雷米普利能有效延缓动脉粥样硬化的进展，其效果具有剂量相关性，10mg次/天疗效显着，且其延缓动脉粥样硬化的作用独立于降压作用，其另一个亚组研究证实雷米普利可使高危的中老年糖尿病患者显着减少大、微血管病变血管重建和心衰，其益处附加与现有药物治疗之上，且不影响长期血糖控制，应用雷米普利的益处远远大于血压降低带来的益处，ACEI的预防作用可能是直接的血管保护带来的。

④血管紧张素Ⅱ(AgⅡ)：是心肌细胞肥大和成纤维细胞重构的主要原因，且可作用于血管壁、促进血栓形成。AgⅡ受体阻滞剂可减轻心肌的肥厚，减缓充血性心力衰竭的发展和降低其死亡率，减少急性心肌梗死的梗死面积，改善心室重构；且可明显减弱血管成形术后再狭窄的程度。氯沙坦高血压患者生存研究(LIFE)来自945个中心，由研究者发起的前瞻性的以社区为基础的、多国家、双盲、双模拟、随机、活性药物对照的平行对照研究，其结论：氯沙坦与阿替洛尔治疗相比，具有超越降压以外的更优越的降低心血管患病和死亡危险(包括脑卒中)的保护作用，对高危人群(如糖尿病)和低危人群(如非血管性)均具有保护作用，可降低新发生糖尿病的几率，比阿替洛尔有更好的耐受性。

(3)纠正脂代谢紊乱：对防治动脉粥样硬化有效。在赫尔辛基研究中，应用吉非罗齐的2型糖尿病病人发展成心脏病者明显减少。在辛伐他丁的生存研究中，4444名冠心病者中201人患糖尿病，糖尿病病人调脂治疗组冠状动脉事件发生率下降了54%，而全组仅下降30%；辛伐他丁治疗组死亡率为14%，而安慰剂组为25%。在糖尿病动脉粥样硬化干预研究(DAIS)中给予具有2型糖尿病典型血脂谱的患者进行微粒化非诺贝特(力平脂)调脂干预治疗，可以预防动脉粥样硬化，降低糖尿病患者心血管疾病的发病率和死亡率，非诺贝特通过PPAR-α调节在脂代谢中起主要作用的基因的表达使小而致密的低密度脂蛋白减少，甘油三酯分泌减少，富含甘油三酯的脂蛋白降解增加，高密度脂蛋白增加，微粒非诺贝特治疗科明显改善高危人群的动脉粥样硬化进展，使局部病变进展降低40%，心血管事件降低23%，且可用于2型糖尿病的长期调脂治疗，安全耐受性好。目前，正在进行的阿伐他汀(立普妥)预防2型糖尿病患者冠心病终点研究(ASPEN)，在2型糖尿病病人，评价10mg阿伐他汀预防冠心病及非冠心病终点的作用(安慰剂对照)，进行随机、双盲、多国、多中心试验，从现有报告资料来看，预期强化降脂治疗可以减少非胰岛素依赖型糖尿病患者的心血管临床事件的发生。ATPⅢ将糖尿病定为CHD的等危症，所以将糖尿病病人LDL治疗目标定为＜100mg/dl。美国糖尿病学会按治疗糖尿病血脂异常重要性制定的优先顺序为：①降低LDL-胆固醇，首选HMG-CoA还原酶抑制剂(他汀类)，次选胆酸结合树脂。②升高HDL-胆固醇，包括减重，加强体育锻炼，戒烟等治疗性行为方式改变。③降低甘油三酯，控制血糖，应用纤维酸衍生物或贝特类，他汀类亦中度有效。④混合高脂血症首选改善血糖控制，加用高剂量他汀类药物，其次联合应用他汀类及纤维酸类，或他汀类和烟酸类。

(4)改善胰岛素抵抗，降低高胰岛素血症：已知糖尿病大血管病变的发生与胰岛素抵抗有关，后者是一种独立危险因素。故改善胰岛素抵抗有助于糖尿病血管并发症的防治。胰岛素增敏剂噻唑烷乙酮类药物，如罗格列酮可增加胰岛素敏感性，改善血糖控制，显着降低血糖、游离脂肪酸和胰岛素水平。目前不断有证据表明，罗列格酮不仅对长期血糖控制有良好的作用，而且在减少心血管疾病风险方面也有潜在益处。

3.心绞痛的治疗：在控制糖尿病的基础上，按一般治疗心绞痛的处理原则进行治疗，即改善冠状动脉的供血和减轻心肌的耗氧，同时治疗动脉粥样硬化。

(1)发作时的治疗：

①一般治疗：止痛、吸氧、稳定血压、休息(发作时立即停止活动，一般病人休息后症状可立即消除)等。

②药物治疗：较严重的发作，首选作用较快的硝酸制剂。这类药物除扩张冠状动脉，降低阻力，增加冠

状循环的血流量外，还通过对周围血管的扩张作用，减少静脉回流心脏的血量，降低心室容量、心腔内压，减低心脏前后负荷和心肌的需氧，从而缓解心绞痛。常用制剂有硝酸甘油片0.3～0.6mg和硝酸异山梨酯(ISDN)2.5～10mg舌下含化，或硝酸甘油颊片1～3mg置于颊黏膜处、硝酸异山梨酯口腔喷雾剂2喷，在应用快作用硝酸酯药物的同时，可考虑适当使用镇静药。

(2)缓解期的治疗：

①避免各种诱发因素、调节饮食结构一次进食不宜过饱，禁烟酒。调整日常生活与工作量，减轻精神负担，保持适当的体育活动。一般不需卧床休息，但发作频次、心梗后心绞痛、疑为心梗前奏的病人，应予休息一段时间。

②药物治疗：使用作用持久的抗心绞痛药物，以防心绞痛发作；可单用、交替或联合应用作用持久的药物。常用制剂有硝酸酯制剂、肾上腺素能β受体阻滞剂(β阻滞剂)、钙拮抗药、冠状动脉扩张剂和近年来使用的改善心肌代谢类药等。采用β阻滞剂治疗本病时应注意以下情况：①有的糖尿病冠心病病人，心脏处于心衰的临界状态，β阻滞剂可促发心衰；②使用非选择性β阻滞剂时应警惕发生低血糖；③应用大剂量β阻滞剂时，若突然停药可诱发严重的心脏并发症，故应逐渐减量，若必须停药，可在医院内连续监护下进行；④近年应用精制蝮蛇抗栓酶治疗心绞痛取得较好疗效，应用大剂量(每天2U静滴)治疗不稳定型心绞痛疗效更佳，由于该药具有抗凝、溶栓和扩血管等作用，故能缓解心绞痛。曲美他嗪能维持缺血或缺氧细胞线粒体能量代谢，防止细胞内ATP水平下降，保持Na^+-K^+-ATP酶(钠泵)正常功能和钾钠离子跨膜运动，增加心肌葡萄糖氧化，改善缺血心肌功能，从而增加心绞痛患者冠脉储备，显著减少心绞痛发作频率和硝酸甘油用量，20mg/次，3次/天，舌下含服。由于心绞痛发病机制复杂，宜以个体化治疗为原则。

以上为对稳定型心绞痛的处理措施，对于不稳定型心绞痛(UAP)患者，因其易发生急性心肌梗死(AMI)或猝死(SD)，且发作时可能伴有恶性室性心律失常或心功能不全，故应住院密切观察治疗，尤其对危重患者应送入CCU中，按AMI病人监护，然后根据其具体情况采取相应的个体化治疗方案。

4.心肌梗死的治疗糖尿病病人发生心肌梗死的治疗按一般非糖尿病病人的治疗原则，包括入院前的就地抢救、住院期的冠心病监护病房(CCU)和普通病房的治疗、康复期的冠心病二级预防，即梗死后的A，B，C治疗。如糖尿病合并急慢性并发症特别是酮症酸中毒时发生心肌梗死，应每天分次注射人胰岛素或根据临床情况而决定用量，每天要监测血糖，最好使血糖维持在9～10.2mmol/L，可避免增加低血糖的危险，心梗合并心衰时不能给予苯乙双胍，因此时血乳酸水平升高，可导致乳酸酸中毒。糖尿病病人发生急性心肌梗死时，病情都较重，血糖升高明显，伴随诱发的这种应激反应，必然加重糖尿病病情，故此时应将口服药改为胰岛素治疗，有利于控制高血糖症。应用胰岛素后亦应注意低血糖症的发生。

(1)入院前(就地抢救)治疗：

①AMI早期猝死的防治：约65%猝死发生在AMI起病后1h内，大多数是由于心电不稳定所致的心室颤动(室颤)引起，可以没有广泛心肌损伤，经现场或最先到达的基层急救人员或医护人员进行除颤后，约60%以上患者可获救。

②止痛和镇静：吗啡是解除AMI疼痛最有效的首选药物，其作用于中枢阿片受体而发挥镇痛作用，并阻滞中枢交感冲动传出，导致外周动、静脉扩张，从而降低心脏前、后负荷及心肌耗氧量；使循环中儿茶酚胺释放减少，减慢心率。5～10mg皮下注射或2～5mg静脉注射，必要时15～30min重复，吗啡可抑制呼吸，有慢性阻塞性肺病者慎用。如有发生呼吸抑制，可使用钠络酮对抗，剂量为0.4mg静注，总量不超过1.2mg。哌替啶也有镇静和清除焦虑的作用，50～100mg皮下注射或25mg静脉注射，哌替啶有致心动过速和呕吐作用，可用阿托品0.5mg静注以对抗。

③心动过缓及恶性心律失常治疗：心肌梗死早期极易并发心律失常，治疗上应视其具体类型和病情而

定。有心动过缓者酌情使用适量阿托品(0.5mg 静注或 1mg 肌注);有频发室性期前收缩或室性心动过速时酌情可给予利多卡因(1mg/kg 静注)进行转复。在后送途中发生室速或室颤,仍需及时电除颤;如发生心搏骤停,立即就地心肺复苏,待心律、血压、呼吸稳定后再送入院。

④院外溶栓治疗:美国 AHA 及其他国家对有 Q 波心肌梗死的静脉溶栓治疗进行了重大改革。现已规定可由基层初级医护人员在入院前就地抢救现场早期施行静脉内溶栓治疗。这一治疗措施使梗死相关动脉及早恢复灌注,以挽救缺血心肌,限制梗死范围,改善左心室功能,降低病死率,具有重大临床意义。

(2)住院期间治疗:包括 CCU 治疗及普通病房的治疗。CCU 的设置使 AMI 早期病死率降低 50%。AMI 患者进入 CCU 后,通过连续心电图、心泵功能、心肌酶谱的监测及用侵入性方法对血流动力学指标监测,宜尽早、尽快地实施溶栓治疗及其相关的抗凝治疗或进行 AMI 的急症 PTCA 或冠状动脉旁路移植术(CABG)等,其目的旨在抢救梗死边缘区的缺血心肌和限制梗死范围,挽救了不少 AMI 伴严重心泵功能衰竭患者,使 AMI 的死亡率进一步降低。

①一般治疗:

A.AMI 早期患者应严格卧床休息 2～3d 后,视恢复情形逐步增加活动量;

B.饮食宜选择清淡、易消化食物,少吃多餐,禁绝烟酒,有高脂血症、糖尿病患者需用低脂、低胆固醇、低糖饮食;

C.卧床休息、食量减少和(或)用吗啡均易引起便秘,可适当给予润肠通便的药物(如可在睡前给予比沙可啶(便塞停)5～10mg 或甘油/氯化钠(开塞露)10～20ml 注入肛门等),以避免患者在床上用力解便时诱发肺水肿、肺梗死或心搏骤停的可能;

D.对老年男性伴有前列腺肥大者,尽量让患者站或坐在床边、或坐在便桶上解小便,应尽量避免插导尿管;

E.应尽快建立一条静脉输液通道,以保证迅速达到有效药物浓度及维持水电解质平衡,调整血容量,有条件宜在血流动力学监测情况下进行补液、利尿等治疗;

F.同时应注意病人的心理护理,避免不良的精神刺激,消除患者的精神紧张等;

G.给氧可减轻呼吸困难、胸痛和发绀,以及减轻 AMI 并发症,如充血性心力衰竭、肺水肿、心源性休克和肺动脉栓塞,可减轻焦虑、恐惧心理,有利于梗死边缘区缺血心肌的氧供,使受损心肌能更有效地泵血;

H.镇痛首选吗啡,亦可用作用较弱的哌替啶,必要时可考虑用人工冬眠(哌替啶 50～100mg、异丙嗪 25～50mg、双氢麦角碱 0.6～0.9mg,加入 5%葡萄糖液 500ml 中静滴)或亚冬眠(哌替啶 50mg、异丙嗪 25mg 肌注,4～6h 重复)治疗。

②控制血糖:发生急性心肌梗死时,由于应激反应,病人可出现血糖升高,甚至发生酮症酸中毒,后者反过来又可加重心肌梗死或诱发再梗死,要密切监测血糖,及时、恰当处理。在对比研究心肌梗死后使用降血糖药物与病死率的关系时发现,使用口服降糖药物,心肌梗死病人多死于早期的心室颤动,且其病死率均较胰岛素治疗组为高。口服降血糖药物如磺脲类药物有减弱心肌收缩力的作用,增加浦氏纤维的自律性,二者都可增加心肌梗死的范围和严重程度,导致室颤。因此,对糖尿病病人的急性心肌梗死发生后,应立即开始胰岛素治疗,有降低心梗病死率的作用,并对心肌收缩力和浦氏纤维无影响。在处理高血糖时要慎防发生低血糖,低血糖可诱发再梗死,建议血糖维持在 8～10mmol/L。

③溶栓治疗:20 世纪 80 年代是 AMI 治疗的溶栓时代,溶栓疗法是心肌梗死治疗史上使病死率下降最显着的一项治疗措施。在心肌梗死的早期进行溶栓治疗,能迅速恢复冠脉血流,限制和缩小心肌梗死的面积,预防心室扩张和心力衰竭,降低病死率。研究显示,糖尿病并心肌梗死者溶栓治疗的益处大于非糖尿病病人。应在胸痛发作的 6h 内(最晚不超过 12h)进行,以尽快、尽早地恢复闭塞的冠状动脉血流,使梗死

相关血管达到充分而持续再灌注，才能抢救大部分濒死缺血心肌，减少梗死范围，保存心功能和降低死亡率。溶栓疗法分为静脉溶栓及冠脉内溶栓。静脉溶栓使用方便，费用较低，病死率也较低，可作为首选。溶栓疗法禁用于近期2周内有活动性出血、各种血液病、出血性疾病或有出血倾向者、主动脉夹层动脉瘤、糖尿病性视网膜病变、严重高血压、妊娠、严重肝肾功能损害及恶性肿瘤等。常用药物包括尿激酶、链激酶和组织型纤溶酶原激活剂等。

④抗凝和抗血小板聚集药：由于AMI溶栓治疗后抗凝治疗能减少再闭塞的发生，还可预防动脉栓塞和静脉血栓形成，明显降低死亡率，防止透壁性梗死区内膜面附壁血栓形成，减少体循环栓塞，防止外周深静脉血栓形成，减少肺动脉栓塞等。禁用于有出血倾向或活动性出血、活动性溃疡、脑卒中、严重高血压、严重肝肾疾患、败血症（尤其是感染性心内膜炎者）、行有创性床旁检查或手术者（如胸腔穿刺、锁骨下静脉穿刺、SwanGanz导管检查等）、极度衰弱患者等。可在溶栓中或溶栓后开始应用。静脉使用者常用肝素，口服者常用阿司匹林（乙酰水杨酸）、噻氯匹定、氯吡格雷或西洛他唑。抗凝前后需定期监测凝血时间、ACT或APTT，使上述各指标维持在其正常上限的1.5～2倍之间来调整肝素浓度。经国外多项大规模多中心的双盲随机试验已证实，抗血小板剂对溶栓后获成功再灌注患者及未溶栓的AMI患者均能降低AMI早期、晚期再梗死率及病死率。常有抗血小板药物有阿司匹林（160～300mg次/天）、双嘧达莫（潘生丁）（常与阿司匹林合用，每次50mg，2～3次/天）、噻氯匹定（抵克立得250mg/次，2次/天，持续2～4周后，改为250mg/次，1次/天，共3个月）等。

⑤ACEI：其作用机制包括抗心肌缺血（抑制血管紧张素Ⅱ生成，直接改善冠状动脉血流和心肌血流分布，抑制缓激肽降解，改善血管内皮依赖性舒张功能，抑制交感神经活性、增强迷走神经张力，降低心肌耗氧量，抗血小板作用），改善心功能（降低外周血管阻力，使心脏后负荷降低，降低肺毛细血管楔压、肺动脉压和右心房压，可降低心脏前负荷，降低心室内压和室壁张力，ACE抑制剂引起外周血管扩张时不伴有反射性心率增加，从而降低血压），预防或减轻AMI后心室重塑。AMI后心室重塑包括：梗死部位室壁由于张力增大、心腔扩大而被拉长、变薄，严重导致室壁瘤形成。非梗死部位重塑是指心肌细胞肥厚，心肌外基质成分增加而心肌毛细血管密度相对减少，可改善心肌梗死病人心功能，减低再梗死和不稳定型心绞痛的发生率。ACEI减轻或预防AMI后心室重塑的作用已为多项大规模临床试验证实，但其作用机制不清楚，推测可能是与上述多因素共同作用结果，可降低心肌梗死后心力衰竭的死亡率。特别适用于有左室收缩功能障碍者。禁用于有低血压、严重房室传导阻滞者。AMI伴心功能不全者（除外低血压、心源性休克或血流动力学不稳定者）为ACEI治疗的肯定适应证。必须结合心功能不全的临床症状和射血分数（即EF值，每搏量与舒张末期容量的比值），筛选出合适的ACEI抑制剂治疗对象。临床试验结果表明，AMI后患者EF值越低，ACEI治疗对预后改善的净效益越大。目前认为，早期ACEI治疗AMI后3～10天内开始，可能更为适宜，对降低患者总死亡率及心脏病死亡危险性、预防心力衰竭进一步恶化、改善左心室功能均具有肯定作用。AMI后ACEI治疗原则是从小剂量开始，逐渐增加至患者能耐受的剂量，避免发生低血压副作用，需长期维持治疗。常用有卡托普利，目前，美国FDA已批准用于AMI后心功能不全治疗，开始用6.25mg次/天剂量，作试验性治疗后，逐渐增加剂量至75～150mg次/天，分3次服。依那普利开始剂量2.5mg/次，2次/天，后逐渐增加至5～10mg/次，2次/天，口服。培哚普利开始剂量1～2mg次/天，后逐渐加大至4～8mg次/天，口服。赖诺普利开始剂量2.5～5mg/次，2次/天，后逐渐增加至5～10mg/次，2次/天，口服等。

⑥β受体阻滞剂：早期应用可限制梗死范围和降低病死率，减少并发症的发生；后期给药能降低再梗死率或（和）病死率。选用无内源性拟交感神经活性的选择性β受体阻滞剂为宜，如阿替洛尔和美托洛尔。对无β受体阻滞剂禁忌证的AMI患者，应用β受体阻滞剂原则：尽早应用，从最小剂量开始，逐渐缓慢递增，

直至病人达到最大耐受量为止，长期维持。在治疗中注意患者个体化差异及监测心率、血压变化。普萘洛尔 1mg 缓慢静注，每 5～10min/次，直至总量达 0.1mg/kg，继以口服 20～40mg，3～4 次/天；阿替洛尔 5～10mg，缓慢静注，继以口服 12.5～25mg，2 次/天；美托洛尔 5mg 静注，每 2～3min 1 次，总量达 15mg，继以口服 25～50mg，2 次/天。以上药物长期治疗，应根据血压、心率调节剂量，保持患者休息时心率在 60/min 左右。如出现以下情况应考虑停药：心率＜50/min，收缩压＜12kPa(90mmHg)，P-R 间期≥0.26s，利尿剂不能控制肺淤血。禁忌证为窦性心动过缓，心率＜50/min，收缩压＜12kPa(90mmHg)，严重充血性心力衰竭，房室传导阻滞(AVB)，Ⅰ度、Ⅱ度Ⅰ型、Ⅱ度Ⅱ型及Ⅲ度 AVB，严重慢性阻塞性肺疾病。副反应：心血管副作用包括心力衰竭、严重窦缓、低血压、休克、AVB、雷诺症、间歇性跛行及外周循环障碍等，非血管性的有疲乏、抑郁、嗜睡、眩晕、失眠、支气管痉挛、胃肠道不适、胰岛素治疗性低血糖及肾病所致肾功能恶化等。

⑦其他：心律失常、心源性休克等的处理同非糖尿病病人。促进心肌能量代谢药物的治疗：

A.1，6-二磷酸果糖(FDP)，临床资料证明，FDP 对 AMI 并心力衰竭及低排综合征者有明显疗效，可改善心功能及预防室性心律失常发生。

B.极化液(GIK)或镁极化液(Mg-GIK)，国内常用处方：GIK 加硫酸镁即 Mg-GIK 液(10％葡萄糖 500ml＋胰岛素 12U＋10％氯化钾 10ml＋25％硫酸镁 20ml)，静脉点滴，1 次/天(为安全起见，建议糖尿病病人改为 5％葡萄糖加适量胰岛素为妥)。静滴速度 1～2ml/min 为宜，10～14 天为 1 个疗程。Mg-GIK 液中 K^+ 与 Mg^{2+} 比例为 1∶5，即氯化钾 1.0g，硫酸镁 5.0g，低于此比例将影响疗效。

C.辅酶 Q10(CoQ10)具有直接稳定细胞膜作用及调节琥珀酰及 NADH 脱氢酶作用。其心血管药理作用：纠正心肌细胞 CoQ10 的缺乏状态，促进心肌氧化磷酸化，当心肌 CoQ10＞70％时，则心肌氧化磷酸化停止。CoQ10 是细胞自身产生的天然抗氧化剂，能抑制线粒体的过氧化，有保护生物膜结构完整和保持各种离子通道正常运转功能，可缩小心肌梗死范围和抑制缺血后心肌酶学的升高。剂量：150～300mg 次/天，口服，或 10～20mg，肌注，1～2 天，连用 12 周，可配合大剂量维生素 C 2～3g，静注，1 次/天，10 在 1 个疗程，或维生素 E 100mg，3 次/天，口服等。

D.曲美他嗪的作用及用法见心绞痛缓解期的药物治疗。

E.代血浆类，低分子右旋糖酐或羟乙基淀粉(706 代血浆)：其作用机制与适应证是本药借助于胶体高渗透压将组织中的液体吸收入血，使血容量增加，导致血液稀释，降低红细胞比积和血浆黏滞度，改善微循环；另一方面药物覆盖于红细胞表面，使红细胞膜外的负电荷增加，从而抑制红细胞聚集；同样也能抑制血小板聚集，阻碍血小板释放第 3 因子和通过影响凝血因子Ⅷ。因此，具有抑制血小板功能作用并增强纤溶过程等作用。适应证：UAP 伴高黏滞血症患者，下壁心肌梗死和右室心肌梗死伴梗死后(早期)心绞痛患者，有低血压表现，但无明显左心功能受损，静滴本药可使血容量增加从而使血压恢复正常，大面积心肌梗死伴有轻度左心功能不全或伴梗死后(早期)心绞痛患者，静滴本药可能诱发或加重左心功能不全，宜慎用。使用 6％低分子右旋糖酐 250～500ml，1 次/天，静滴，连续 10～14 大为 1 个疗程。副反应有过敏反应，个别可引起血压下降、胸闷等，应用前宜做皮肤过敏试验。常用剂量 6％低分子右旋糖酐 125～250ml 或羟乙基淀粉 250ml，缓慢静滴，1 次/天，2 周为 1 个疗程，对并发有心力衰竭患者禁用。

F.肾上腺皮质激素：本品具有稳定细胞膜通透性、保护溶酶体和增加心肌收缩力的作用，但有延缓心肌梗死后的愈合作用，下列情况可考虑应用：并发第二度Ⅱ型、第三度 AVB(房室传导阻滞)泵功能衰竭时与升压药配合应用，严重炎症反应，一般仅在 AMI 急性期短期应用，不宜超过 2～3 天。

⑧手术治疗：主要目的是使缺血的心肌重新获得较充足的血液供应，缓解心绞痛，改善生活质量和提高劳动能力，延长病人生命。可采用以下 2 种手术：经皮冠状动脉内成形术(PTCA)及冠状动脉内支架植

入，指经外周动脉将带有球囊的心导管送到冠状动脉的狭窄部位，通过扩张的球囊使动脉粥样斑块撕裂、中层被牵拉而使之扩张。其优点是再灌注成功率高，残余狭窄轻，梗死后心绞痛发生率低，能明显改善左室功能，无溶栓剂引起的全身纤维蛋白溶解副作用，出血发生率低；缺点是与PTCA操作有关的并发症（内膜撕裂、夹层、冠状动脉痉挛及急性闭塞等）发生率较非AMI的PTCA为高，技术条件要求高，有一定风险，且费用昂贵。主要适用于有明确冠状动脉病变，反复心绞痛经药物治疗无效者。经治疗后大部分病人症状有不同程度改善，有效率约达80%。PTCA具有不需体外循环、住院时间短、手术并发症少等优点。但不适用于左冠状动脉主干狭窄、多部位病变和慢性完全性阻塞性病变的病人。冠状动脉内支架植入为AMI急症PTCA的开展提供了保障，其最大优点是避免了PTCA操作时可能出现的内膜夹层所引起的冠脉急性闭塞。此外，对高危AMI死亡率及需要急症做CABG者较单独PTCA大大减少。冠状动脉搭桥术（冠状动脉旁路移植术，CABG）主要适用于冠状动脉严重狭窄，心绞痛反复发作而药物或PTCA治疗无效者。手术前行主动脉内球囊反搏术(IABP)，待病情及血流动力学稳定后可择期或急症作CABG。糖尿病病人因心脏自主神经病变，心绞痛常不典型，如经冠状动脉造影证实存在左冠状动脉主干或冠状动脉2～3支近端严重病变者，应尽早进行手术。CABG禁用于心功能明显减退（左室EF＜15%）、狭窄血管支配区域心肌已完全丧失功能、狭窄远端冠状动脉也明显缩窄（直径＜1cm者。术后6h即开始服用阿司匹林（乙酰水杨酸）200～300mg，1次/天。

5.心律失常的治疗：处理与非糖尿病病人并无差异，仅须注意用药时对糖尿病的影响和对动脉粥样硬化的不利，在治疗心律失常时必须兼顾糖尿病的治疗，在使用胰岛素、强效降血糖药和抗心律失常药物时宜慎重考虑其副作用。

6.心力衰竭的治疗：治疗原则与非糖尿病病人相同，针对病理生理的异常进行相应的治疗措施，主要包括减轻心脏负荷和增强心肌收缩力。为减轻心脏负荷，病人需要休息，包括限制体力和心理活动，控制钠盐摄入，应用利尿药和血管扩张剂；为增强心肌收缩力可选用洋地黄类药物及其他正性肌力药物。治疗过程还需注意某些药物对糖代谢的影响，和其与降血糖药物之间相互应用的问题，如噻嗪类利尿剂有升血糖作用，但停药后血糖即恢复正常。对患有肥胖症、高血压病、冠心病、脑动脉硬化的老年人尤应注意抗心力衰竭药物的升糖作用，严防低血糖、低血钾、体位性低血压、高血脂等的发生。合并心力衰竭时，要及时用胰岛素，因为胰岛素不仅可对抗应激状态下的高血糖，也可使血糖下降，细胞外液容量减少，从而改善心力衰竭。

（邹子扬）

第十八章　心血管疾病的康复

第一节　冠心病的康复

【概述】

现代康复医学概念用于冠心病心肌梗死后，人们突破了生物医学的“治疗”模式，开始应用医学康复措施，如医疗体育和物理治疗的方法，以及心理学检查和治疗等。国外近30多年来，以早期活动和心理治疗为中心的急性心肌梗死康复医疗，已积累了不少经验，如美国在20世纪70年代末，65岁以下无并发症病例，住院已缩短到2周，85%以上办公室工作人员和机械工人，可在病后7周、重体力劳动工人可在病后13周恢复工作。在缩短住院天数、减少住院费用、降低死亡率和致残率方面已取得重大进展。我国的冠心病康复医学自20世纪80年代以来，已逐步开展，并取得了可喜的成绩。

美国心脏病学会和美国心脏协会(ACC/AHA)最新修订的2004年版《ST段抬高型急性心肌梗死治疗指南》已明确提出无复发缺血性不适、心力衰竭症状或严重心律失常的急性心肌梗死患者不应卧床超过12～24h，入院后即开始心脏康复，强调了对ST段抬高型急性心肌梗死患者进行行为干预和心理治疗的重要性。

【目的、问题及意义】

(一)冠心病心脏康复的目的

心脏康复的最终目的是，尽量延长患者的寿命，并恢复患者的活动和工作能力，具体有以下三方面：

1.使患者恢复到最佳生理、心理和职业状态。

2.防止冠心病或有高度易患因素的患者动脉粥样硬化的进展。

3.减少冠心病猝死或再梗死的危险性，并缓解心绞痛。

(二)冠心病心脏康复的问题

冠心病患者除了直接由于心肌供血不足导致心脏功能障碍之外，还由于心脏功能障碍、心绞痛、特别是缺乏体力活动和不良生活习惯，导致一系列的躯体和心理问题，需要进行康复治疗。这些问题如下：

1.心血管功能障碍　在冠心病发病后，患者往往减少体力活动，其结果会降低心血管系统的适应性，导致循环功能降低。

2.呼吸功能障碍　冠心病直接的全身表现是缺氧的症状，即胸闷，与循环功能不良有关。

3.全身的运动耐力减退　全身的耐力减退与年龄增长有关，而冠心病加重了年龄相关的全身的运动耐力减退。

4.代谢功能障碍　主要是脂质代谢和糖代谢障碍。

5.其他　冠心病患者往往伴有不良的生活习惯、心理障碍等，也是影响患者日常生活和治疗的重要因素。

（三）冠心病心脏康复运动的重要意义

1.减少长期卧床的不利影响　长期卧床会给机体带来很多不利影响，有人称之为运动不足病或废用综合征。例如，气体交换功能下降，排痰功能障碍，肺炎和肺栓塞发生几率升高；运动耐力降低；血栓机会增加；食欲减退，胃肠蠕动减弱；加重患者的心理应激程度，出现抑郁、焦虑等。早期活动可有效防止这些不良反应。

2.改善心肌供血，提高心血管储备能力　动物试验证实运动可增加心肌毛细血管密度，扩大冠状动脉的管径。早期活动可使血流加速，促进侧支循环建立，有利梗死心肌修复。可以减少心肌耗氧量，提高心肌缺血阈值，增加心血管储备。

3.减少心血管事件的发生　运动后机体儿茶酚胺水平降低，室颤阈值提高，降低猝死的危险。心脏康复治疗可降低急性心肌梗死患者 QT 间期离散度，改善心率变异性，提示康复训练可能减少心肌梗死后严重心律失常和猝死的发生。美国的一项调查报告表明心梗后运动组患者的累积死亡率为 4.6%，再梗死率为 5.3%，而对照组分别为 7.3%和 7.0%，但也有学者对此结果提出异议，认为运动训练只是综合康复的一部分，很难确定运动具有减少再梗死的发生和降低死亡率的独立作用。

4.提高运动能力，改善患者的生活质量　运动可扩张肢体血管，改善线粒体功能，提高运动贮量。许多研究表明急性心肌梗死患者经过康复治疗后运动耐受时间延长，并且早期活动可增加患者信心保持乐观稳定情绪，降低抑郁的发生率，明显改善生活质量。缩短住院时间，降低治疗费用，最近有学者进行临床研究认为急性心肌梗死患者早期在 ICU 内救治 4d 左右，不经过普通病房的治疗而直接出院的做法是可行的，也是安全的，并且每位患者的住院费用可减少 4044.01 美元。

国外几个大临床试验中心证明急性心肌梗死患者早期活动、早出院无任何危险也不增加死亡率。国内戴若竹、罗华、刘志远等分别用自行制定的 2 周康复程序对急性心肌梗死患者进行康复，共 151 位患者，绝大多数患者能顺利完成康复治疗而不出现严重并发症，仅有 1 例下壁心梗患者入院 48h 床上坐位 1h 后出现心率减慢，另有 1 例在出院前进行运动负荷试验时出现直立性低血压，经处理后很快好转。冯德辉等对老年 AM I 患者早期康复进行了安全性研究，65 例老年 AM I 患者，早期康复组 32 例，在增加运动量过程中出现心绞痛或静态心电图 ST 段下移等，心肌缺血表现者 2 例，出现呼吸困难或心率明显增快者 1 例。心绞痛及呼吸困难均于停止递增运动量后消失。结论对老年急性心肌梗死患者实行早期康复治疗是安全可行的。

【机理】

心脏康复运动对于心血管疾病的预防和治疗作用的机理研究，已从整体、器官、细胞和分子水平开展。

（一）心脏康复运动改善心脏功能

关于冠心病康复运动改善心脏功能的研究，已开展了大量的人体研究和动物实验，证实了康复运动产生的心血管适应性变化主要是周围或系统循环的训练效应。从中心性效应的研究中，发现康复运动逆转心肌负性变速作用，是由于左心室肌球蛋白同工酶从慢型即低活性的三磷酸腺苷酶 V_2 和 V_3 型转变成快型即高活性的三磷酸腺苷酶 V_1 型，使心肌纤维缩短速度加快，从而逆转了降低的最大心率。

（二）心脏康复运动增加冠状动脉储备

采用组织学方法和血管造影技术，研究了运动引起大鼠、猴和人类冠状动脉结构和功能变化。冠状动脉结构变化表现在近端冠状动脉增粗、冠状动脉横切面积加大；有创研究发现康复运动后冠状动脉侧支循环血流明显增加，血管狭窄后再进行运动，其冠状动脉侧支血管生长最明显。运动改善冠状动脉扩张的能力比冠状动脉解剖结构更为重要，通过调节了大冠状血管和冠状动脉内皮功能，增加了血流和血管的储备能力。

（三）心脏康复运动和低脂饮食可延缓冠状动脉粥样硬化的发生与发展

有文献报告将受试者分为对照组和实验组，两组年龄、性别、临床诊断和实验检查无明显差异。实验组采取规则康复运动和低脂饮食。一年后对两组进行冠状动脉形态学和心脏灌注的研究，发现实验组有病变的冠状动脉直径减少、损害程度减轻，与对照组比有明显差异。伴随冠状动脉病变减轻，体力工作能力（PWC）改善，心肌耗氧量降低，血总胆固醇和甘油三酯明显降低，运动应激引起的心肌缺血减少。

（四）心脏康复运动有利于保持冠脉的通畅和改善冠脉再通

文献报道心绞痛和陈旧心肌梗塞的病人，冠状动脉造影显示，经皮冠状动脉内血管成形术（PTCA）术前、后、即刻冠状动脉狭窄的程度相似，术后进行有氧运动 13 周后重复造影，发现康复运动组冠脉狭窄率较对照组明显减少。另有文献研究了在年龄、心肌梗塞部位、心功能和冠脉受累相似条件下，冠脉溶栓后进行康复运动者冠脉通畅程度有明显好转，提示了早期康复运动能提高冠心病急性病变时冠脉溶栓的成功率。

（五）运动有利于冠状血管调节能力的适应性变化

当前研究重点主要侧重于血管活性物质参与的反应，例如，内皮介导的血管调节和内皮及平滑肌细胞钙离子的调节等，血管内皮细胞产生的血管收缩因子和舒张因子在正常情况下处于平衡状态，高血压、冠心病人处于失平衡，运动训练可使失平衡达到新的平衡，这是当前运动防治冠心病分子生物学机理研究的进展之一。

（六）运动降低冠心病危险因素

高脂血症是动脉硬化的重要因素之一，适当运动通过改善脂质代谢而预防、治疗高脂血症。近年来从分子水平如载脂蛋白基因表达和低密度脂蛋白受体等研究了有处方的运动影响脂代谢的机理，发现有氧运动降低血清总胆固醇、甘油三酯和低密度脂蛋白浓度，使载脂蛋白 ApoB 浓度降低。

从 40 岁开始，随着增龄糖耐量、胰岛素敏感性、胰岛素受体结合部位、葡萄糖灌注率和代谢清除率逐步降低或减少，运动可改善老年人胰岛素反应性，并达到类似年轻人水平，运动提高胰岛素活性的同时伴有肌浆膜的葡萄糖转运蛋白 4 和 mRNA 增高。此研究揭示了运动改善胰岛素活性的分子学机理。康复运动可使控制较好的Ⅰ型糖尿病（IDDM）的血糖降低并减少胰岛素用量，康复运动改善Ⅱ型糖尿病（NIDDM）体内葡萄糖稳定性并预防心血管并发症。

有氧和无氧运动都可激活纤溶系统，提高血液纤溶蛋白活性，促进纤溶系统血管型激活剂的释放并降低纤溶抑制剂。不活动的人在进行激烈运动时，血小板激活反应过度，而有体力训练的人进行激烈运动时不产生上述反应。中等量运动训练可使血小板黏滞能力降低和血黏度降低。

【适应证】

心脏康复始自急性心肌梗死，此外还包括冠状动脉搭桥术后，有心绞痛或心电图变化的病例，以及有易患因素（高血压、高血脂、吸烟等）中年以上人群，改变生活方式进行体育锻炼，借以防治冠心病，即成人健身程序也在内。

多年来心肌梗死后康复治疗一直沿用下列入选条件：①无严重先天缺陷和身体残疾；②无严重心律失常、心力衰竭、梗死后心绞痛发作及心源性休克等心脏并发症；③左心室射血分数（EF）＞35％；④虽有以上心脏并发症，经常规治疗后并发症可得到控制且病情稳定；⑤不合并严重高血压（血压≥24/14KPA 或 180/105mmHg），严重肺部疾病，神经及运动系统疾病；⑥年龄≤70 岁。近年急性心肌梗死康复对象已由无并发症发展到有并发症，同样获得满意的疗效而危险性并没有增加，只是要强调并发症的控制，加强康复过程中监测以及康复程序的个体化原则。对老年心肌梗死患者早期康复治疗也有了较多的研究，结果证明是安全有效而且可行的，对急性心肌梗死静脉溶栓后 24h 开始活动，可以获得比非溶栓组更好的疗效，并发症少，体力恢复快，比非溶栓组的平均住院日少 7.14d。因此如有条件应在溶栓后即进行康复治疗。

【方法与程序】

（一）冠心病心脏康复的分期

1990 年美国心肺康复学会建议，将冠心病康复的不同发展阶段分为住院期、恢复期、持续发展维持期和维持期等四期。各期内容为：

1.住院期（Ⅰ期），急性心肌梗死发病后或心脏手术后住院阶段。主要康复内容为低水平体力活动和教育，一般为 1～2 周。

2.恢复期（Ⅱ期），出院后回家或在疗养院。主要康复内容为逐渐增加体力活动继续接受卫生宣教，以取得最佳疗效，并经职业咨询恢复工作，一般为 8～12 周。

3.持续发展维持期（监护阶段Ⅲ期），将患者依临床情况分低危、中危、高危三个组别。其中，中、高度危险组列为必须监护和防止在康复过程中发生意外的重点对象，本期约持续 4～12 个月不等。

4.维持期（非监护Ⅲ期），坚持冠心病的二级预防，进行合适的体育锻炼，是维持期康复疗效的主要内容。

（二）心脏康复的功能评定

1.*心脏康复功能评定方法* 电子和计算机技术的进步，为心脏康复的功能评定，提供了较敏感和精确的方法。心脏康复功能评定分为标准和非标准运动试验。非标准运动试验为标准运动试验补充，适于不能进行标准运动试验的心脏病人。标准运动试验按测试的仪器分为心电图、超声心动图和气体代谢运动试验；按运动器械不同分为活动平板、功率自行车和上肢功率计试验；运动方案因康复目标不同而异。此外核素应激试验和药物应激试验主要用于冠心病诊断和危险分层。由于价格昂贵、操作复杂和有创等缺点，其应用于心脏康复功能评定的价值尚有疑问。

2.*心脏康复功能评定的目的和原则* 参加心脏康复运动的受试者大部分心脏病诊断已明确，因此评定的目的不单纯为了临床诊断，而是从心脏负荷试验中获得的心脏电活动和血液动力学参数，来判断冠状动脉病变的程度、预后，制定合理的运动处方和安全的日常生活活动能力范围，评价康复运动效果，用以指导病人的临床医学处理。此外结合运动超声心动图和气体代谢等指标，评估有氧能力和左心室收缩和舒张功能，以指导心脏康复的临床实践和科研工作。

心脏康复功能评定的原则：从低强度负荷开始，应包括热身阶段和适当延长的整理阶段，为 7～10min，如有不正常反应时应延长观察时间。运动强度应逐渐增加，递增幅度不应大。每阶段持续 3min 可使心率、血压和摄氧量等代谢指标达稳定状态，对心脏术后体力较差的病人可进行每分钟递增运动负荷的功率自行车运动，使病人在外周骨骼肌发生疲劳前进行测定，以减少试验后出现明显的疲劳。运动试验方案可根据病情、体能和运动习惯来选择。

运动试验可以提供梗死后存活者预后及功能情况，与冠脉造影的程度、核素心肌显像及心脏超声测定心功能有良好的相关性。对患者的预后判断、危险度分层、指导康复锻炼计划及生活质量的提高颇有益处。多项研究表明急性心肌梗死早期进行分级运动负荷试验是安全可行的，目前运动试验已作为急性心肌梗死出院前的常规检查手段广泛应用于临床。早期运动试验的强度选择尚有争议，高水平的运动试验对急性心肌梗死危险程度分级有利，可以预测心脏事件的发生，但不够安全，改良的 Bruce 方案做低水平运动试验负荷量小，运动时间短，可能不能真正反映患者的心功能容量。何时进行运动试验尚无统一认识，早做运动试验有利于指导住院患者的治疗，但过早的运动试验达不到预测心功能容量和心脏康复体力水平测定目的，并且危险性较高，一般认为急性心肌梗死后 3～4 周进行运动试验较适宜。

3.心脏康复功能评定的禁忌证　禁忌证包括急性心肌梗死、心肌梗死前期、不稳定心绞痛以及其他系统的急性病等。近来研究认为进行功能评定比不进行者更安全，尤其在从事较大强度职业活动或需要增加运动强度前，可由心脏康复负荷试验决定从事活动的安全范围。稳定的充血性心力衰竭不是禁忌证。尽管快速室性或房性心律失常是试验的禁忌证，但对安静时有早搏或二联律而在运动中减少的心律失常病人在制定运动处方前进行试验是必要的，因为这可了解康复运动中的危险性。急性心血管意外后早期心脏康复负荷试验的参加者应是早期进行康复运动方案的病人，只能进行个人卫生活动的病人不宜参加早期的心脏负荷试验。一般进行试验的时机应在病后 4～8 周，且病人急于要求恢复工作或为了改善心血管功能和耐力的目的，要加入较强的运动方案时，才有必要进行心脏负荷试验。

【程序实施】

（一）康复程序的选择

国内各医疗单位进行急性心肌梗死所应用的康复方案主要有 4 周康复程序、3 周康复程序和 2 周康复程序，目前主要采用的是河北和福建省急性心肌梗死康复医疗程序。1994 年中国康复医学制定的《中国心肌梗死康复方案》建议我国的心肌梗死康复程序应以 3 周或 4 周程序为妥。近年来国内学者所研究表明 2 周的康复程序也是相当安全的。可以根据有无并发症以及并发症的控制情况、患者年龄、监护条件和医护人员的经验，也可根据美国心脏康复程序指南中公布的急性心肌梗死康复危险性分级标准将患者分为低、中、高度危险，分别选择不同的康复程序。

近年来还有学者主张对急性心肌梗死患者进行个体化运动治疗。即严密监护整个康复过程，并根据患者对运动的反应逐步调整运动的频率、时间和走动的距离，不必每天为每位患者制定当日的活动医嘱。这种康复方式对工作人员的要求很高，对适合运动和终止运动的指标需要进一步细化，推广起来可能更加困难。

（二）心脏病康复运动方式

心脏康复运动方式应将改善心肺功能和增进心血管健康的有氧运动，如心肺和局部肌肉的耐力运动、力量和阻力运动、灵活性运动和协调运动等有机结合起来。既往对心脏病人进行紧张有节律的有氧运动研究较成熟，近年来对过去曾认为是心脏病人禁忌的运动如力量、阻力运动也被有选择的编入心脏病康复方案中去，并与等张运动有机结合，循环进行，称为循环训练，这不仅提高心血管功能，还能增强肌力和局部的耐力，对今后从事职业和进行较高度的活动是有利的。研究指出这种康复运动应在心肌梗塞 7～8 周后进行，首先通过症状限制性运动试验排除禁忌证。运动应是低水平的力量训练，适于临床稳定的低危心脏病人。力量运动在康复方案中占的比例小，宜用心率、心率血压乘积(RPP)来监测力量训练中的心肌耗氧量。力量运动方案在医学监测下进行是安全的，而且经过训练后在一定肌力和静态用力时心脏病人能安全完成职业和业余活动。

由于大部分心脏病人，需要上肢进行日常活动、职业和业余娱乐活动，但不适当的上肢运动易增加摄氧量和诱发缺血发生，故应科学设计上肢运动强度。可采用上肢功率仪测得并计算出理想的靶心率，也可从平板运动或下肢功率自行车测得的靶心率减去 10 次/min。冠心病人上肢运动负荷为下肢运动负荷的 50%。当心脏病人在阻力运动时的最大心率为运动试验测得的最大心率的 56%～64%时，便不会引起心律失常、血压异常、ST 段压低或心脏症状，阻力训练的长期效果类似正常人。

（三）心脏病康复运动的运动强度

运动强度是设计心脏病人运动处方中最重要和困难的部分，所采取的各种定量测定和估计运动强度的方法，取决于康复临床的需要，因人而异，应定期调整和修订。①临床常用的估计方法有 Borg 的自觉运动强度分级表(RPE)，研究证明 RPE 与心率、摄氧量、肺通气量和乳酸水平呈线性相关，12～13 级相当最大心率的60％，16级相当90％，应在2～16级范围内运动，参加者在训练过程中掌握了心率与RPE之间关系后，可用RPE来调节运动强度；②临床研究发现由最大摄氧量的百分数测得运动强度是不适宜于使用β受体阻滞剂的冠心病人，由于服用β受体阻滞剂的冠心病人其心率与运动强度以及心率与摄氧量不呈线性关系，因此传统用心率估测运动强度往往过高，并不能得出理想的运动强度。＜70％最大摄氧量的持续运动时，血中乳酸不增高，肾上腺素和去甲肾上腺素保持在较低水平，是安全和取得训练效应的运动强度；③无氧阈(AT)，不同个体在同一负荷水平运动时，其AT不同。AT是较安全、标准化和取得运动效应的可靠指标，它是不受主观影响的指标，AT与耐力运动有关，可作为耐力能力和生活质量有用的指标。冠心病人无氧阈值的研究指出，冠心病人在接近AT值时的运动训练可确保训练是有氧的，并能明显改善心肺功能，而不出现高强度的不适感，这样冠心病人以AT值选择运动强度，可从康复运动中受益而不发生心衰。冠心病人的无氧阈值大约为60％最大摄氧量或60％～70％最大心率。

总之，我国冠心病患者的心脏康复治疗仍处于初级阶段，还有许多医务人员对早期活动概念缺乏或心存疑虑，其推广应用任重道远。

（岳　然）

第二节　高血压病的康复

【概述】

美国运动医学会提出运动锻炼是高血压综合治疗的基本组成，运动方案主要是有氧运动训练。高血压患者运动锻炼的降压效果优于正常血压者。单次运动的降压效果一般为5～7mmHg。运动后的降压作用有可能维持22h。降压作用的机制包括：神经内分泌因素、血压和心血管结构适应性改变。比较公认的机制还包括儿茶酚胺和总外周血管阻力降低、胰岛素抵抗改善、血管扩张和收缩机制改善。报告鼓励心血管疾病患者要加强运动前的运动试验和开始运动锻炼的监护。运动强度一般为40％～60％ VO_{2max}，时间至少30min/次，可以一次完成，也可以在1d内累加。运动方式一般为耐力性运动，例如步行。抗阻运动也可以进行。运动联合用药建议为血管紧张素转换酶抑制剂和钙离子拮抗剂。

Cornelius等对单纯耐力运动训练对安静血压、动态血压、血压调控机制和心血管危险因素的作用进行荟萃分析。分析包括了72项研究，105个研究组，3936名对象，训练时间≥4周。降压作用包括：安静收缩压/舒张压降低30/24mmHg(P＜0.001)，动态收缩压/舒张压降低33/35mmHg(P＜0.01)。30个高血压组血压降低超过正常血压组，差异显著(P＜0.01)。体循环阻力降低71％(P＜0.05)，血浆去甲肾上腺素降低29％(P＜0.001)，血浆肾素降低20％(P＜0.05)，体质量减轻1.2kg(P＜0.001)，腰围减小2.8cm(P＜0.001)，体脂降低14％(P＜0.001)，胰岛素抵抗指数降低0.31(P＜0.01)，HDL-C增加0.032mmol/L(P＜0.05)。因此有氧训练降低血压的作用明确，其机制与降低交感神经和肾素血管紧张素醛固酮系统的活性，从而降低外周血管阻力有关。

我国患者的康复治疗仍处于初级阶段，其推广受到许多因素的限制，还有许多医务人员对早期活动概念缺乏或心存疑虑。

【目的和问题】

1.康复治疗的目的　协助降低血压，减少药物用量及其靶器官损害，提高体力活动能力和生活质量。康复治疗是高血压病治疗的必要组成部分，对于轻症患者可以单纯用康复治疗使血压得到控制。

2.康复治疗的问题

(1)身体活动能力下降。高血压病患者由于活动时过分担忧,往往限制活动,导致心肺功能及运动耐力下降。这一问题不能用药物治疗解决。

(2)心血管疾病发作危险性增大。高血压病是脑血管意外、心肌梗死、肾功能障碍等严重合并症的常见诱因或病理基础。这些合并症往往导致严重残疾。从康复一级预防的角度应该控制高血压。缺乏运动是这些合并症的共性问题。

(3)长期药物治疗的困难。尽管高血压病一般都可以用药物有效地控制,但脉压差很小的舒张期高血压,药物治疗效果欠佳,药物长期使用难免有不良反应,也有经济压力,同时单纯药物治疗不能主动纠正由于缺乏运动导致的身体失健。

【适应证与禁忌证】

1.适应证　轻度高血压病,不用降压药物者;血压波动幅度大,受精神因素影响明显,降压药物的应用难以掌握者;经降压药物治疗,虽血压下降或恢复正常,但头晕、头痛症状仍然明显或加重者。

2.禁忌证　任何临床情况不稳定。包括高血压急症,合并其他严重合并症,如严重心律失常、心动过速、脑血管痉挛、心力衰竭、不稳定性心绞痛、出现明显降压药不良反应而未能控制、运动中血压过高(＞220/110mmHg)。

【机制】

1.调整自主神经系统功能　有氧训练可降低交感神经系统兴奋性,气功及放松性训练可提高迷走神经系统张力,缓解小动脉痉挛。运动后血压下降的患者,运动停止 60min 后,其腓神经的交感神经传导速度仍然明显降低。

2.降低外周阻力　运动训练是活动肌血管扩张、毛细血管的密度或数量增加,血液循环和代谢改善、总外周阻力降低,从而有利于降低血压,特别是舒张压,药物治疗对于单纯舒张期高血压的作用不佳,而运动则有良好的作用。

3.降低血容量　运动锻炼可以提高尿钠的排泄,相对降低血容量,从而降低过高的血压。

4.调整内分泌紊乱　运动训练可以调整自主神经功能和内分泌的异常,降低胰岛素抵抗,帮助调整血压。

5.血管运动中枢适应性改变　运动中的血压增高可作用于大脑皮质和皮质下血管运动中枢,重新调定机体的血压水平,使运动后血压能够平衡在较低水平。

6.纠正高血压危险因素　运动与放松性训练均有助于改善患者情绪,从而有利于减轻心血管应激水平。运动训练和饮食控制结合,可以有效地降低血液低密度脂蛋白胆固醇的含量,增加高密度脂蛋白胆固醇的含量,从而有利于血管硬化过程的控制。

【方法】

高血压病的康复治疗主要强调非药物治疗,其主要内容包括:规律的运动锻炼、放松训练、医疗体操、行为治疗和高血压危险因素的控制。

1.运动疗法

(1)步行。高血压患者平地步行时间较长,常可是舒张压明显下降,步行可在午后、黄昏或临睡前进行,每天 1～2 次,每次持续 15～30min,以后增至 45～60min。只有在步行快时具有异常运动反应而出现血压过度升高,因此对于慢跑要十分谨慎。

(2)降压体操。动作幅度宜大,肌肉放松,要有节律,并要与腹式呼吸结合进行。在做体操时应按节次循序渐进,不作长时间头低位运动,不跳跃、不快速旋转、不使劲憋气、不紧张用力等,以免血压波动或增加心脏负荷。

高血压运动疗法的运动量宜小不宜大，较小的运动量可使末梢血管阻力降低，心脏每分钟输出量减少，血压下降。运动是心率维持在 100～125 次/min 为宜。但平素心动过缓或使用β受体阻滞剂者，则运动后心率与安静时相比增加 20 次/min 为宜。

注意事项：①锻炼要持之以恒；②合并冠心病时活动强度应偏小；③不要轻易撤除药物治疗。

2.其他物理疗法　如直流电离子导入疗法、水疗、生物反馈疗法。

3.传统医学疗法　中药、气功、太极拳等。

4.避免易患因素

(1)改善行为方式。主要是纠正过分激动的性格，逐步学会适当的应激处理技术和心态。戒烟、限酒、减低体重也是行为方式改变的内容。

(2)调整饮食。限制钠盐摄入＜5g/d，同时还要注意低热量、低脂、高蛋白、高维生素饮食。

(3)避免升压药物。高血压患者应避免使用口服避孕药及雌激素和孕酮等。

(4)改善胰岛素抵抗。规律的运动、减肥和高纤维素饮食可以治疗胰岛素抵抗。

高血压病的治疗策略是长期和持续。因为高血压在一定范围内可以无症状，但其所造成的脏器损害可以潜在地发展，所以切忌到出现症状时才治疗，症状一旦缓解之后便停止治疗的策略。药物治疗不宜轻易撤除，除非经过严格的血压监测，证明非药物治疗可以有效地控制血压。

（诸葛欣）

第三节　慢性心力衰竭的康复

【概述】

20 世纪 70 年代之前，心衰患者禁忌进行运动锻炼。但是当前的概念已经逆转。美国心脏病学会心衰患者运动指南指出，心衰患者运动训练后 VO_{2max}增加 20.5%。运动时最大心输出量显著提高，骨骼肌线粒体的体积和密度显著增加，氧化酶活性增加，血管内皮功能障碍改善，循环儿茶酚胺降低，生活质量改善；自主神经功能损害减轻，病死率和病态率均有所改善，有氧运动能力也显著提高。Emter 等采用小鼠心衰模型研究低强度活动平板运动训练 6 月的影响，证明运动训练可以延缓心脏失代偿，改善存活率。

【目的和问题】

1.康复治疗目的　在药物治疗基础上应用运动疗法，尽可能减轻症状、延长寿命、提高生活质量，保持一定的社会交往和工作能力。康复治疗可以降低安静心率和亚极量运动时心率，相对降低定量运动时的通气量，改善通气功能，改善肌肉的血流量，提高最大摄氧量、运动耐力和无氧阈，改善与运动有关的症状、体力活动能力及生活质量，延长生存期。

2.康复治疗的问题

(1)劳力性呼吸困难。这是影响患者日常生活活动最常见的症状。

(2)疲劳。疲劳限制患者进行较长时间的活动。其主要原因是运动肌肉的血液供应减少，导致肌肉无氧代谢和乳酸堆积，能源出现障碍，而影响肌肉收缩，长期心衰后骨骼肌失健，也是肌肉容易疲劳的原因之一。

(3)心动过速。机体为了代偿，只有通过增加心率来保证心排血量。

(4)外周血管阻力增高。由于交感神经系统兴奋,造成外周血管收缩,从而增加外周阻力。

【机制】

1.改善骨骼肌失健　大肌群的动力性运动使运动肌的代谢改善,毛细血管的数量增加,肌氧化酶活性提高,肌收缩的机械效率提高,从而使运动时的血液循环效率提高,相对减少对心脏射血的要求。

2.改善自主神经功能　长期训练使血液儿茶酚胺的浓度下降,交感神经兴奋性下降,心率减慢,心肌耗氧下降,从而有利于心功能的改善。

3.改善内脏功能　腹式呼吸训练有利于减少肝、脾的瘀血。

4.改善血液流变学　减少静脉血栓的形成和预防肺炎。

【适应证与禁忌证】

1.适应证　心功能1～3级。

2.禁忌证　不稳定心脏病、合并发热性疾病、进行性左心功能不全、运动中血压和心率不升、合并栓塞、肺炎等,原发疾病禁忌活动者均应列入禁忌范畴。

【方法】

康复治疗应该是全面治疗,包括运动、心理、饮食或营养、教育,以及针对原发疾病的治疗。心力衰竭的运动治疗如下:

1.运动方式　主要为医疗步行、踏车、腹式呼吸、气功、太极拳、放松治疗、医疗体操等,心衰早期的康复治疗主要是呼吸运动、坐位和气功。

2.运动训练　运动训练中不应该有任何症状和循环不良的体征。运动采用小强度,负荷的增加应该小量而缓慢,过快地增加负荷可明显降低患者对运动的耐受性,运动训练开始时应该为5～10min,每运动2～4min,休息1min,运动时间可以按1～2min的节奏逐渐增加,直到30～40min,开始训练是运动时间过长往往产生过度疲劳。准备活动与结束活动必须充分,最好不少于10min,以防发生心血管意外。

3.呼吸肌训练　选择性的呼吸肌训练可以改善由于呼吸限制运动能力的心脏病患者的运动功能。呼吸肌训练的方法包括:主动过度呼吸、吸气阻力负荷和吸气阈负荷。吸气阻力负荷即采用小口径呼吸管或可调式活瓣的方式增加呼吸阻力。

4.心功能分级与运动水平　心衰病人的康复运动尤其要注意量力而行,在活动中要严密观察,避免心率增加过快,一般认为不应超过休息时心率20次/min。

心衰的病人进行康复不仅可以避免长期卧床带来的诸多不良后果,还可以使病人在心功能允许的范围内早下床、早活动、早出院,提高病人的生活质量。

【展望】

老年人常合并多系统功能障碍如心、肺、脑、骨骼和肌肉病变。要求康复医生有处理多系统疾病的能力,帮助他们回归社会。

心脏康复医学是一门发展中的科学,它的理论与实践处于起步阶段。为适应心血管医学发展,应加强基础理论与临床的研究,加强非选择性,随机化和有对照的研究工作。心脏康复评定不同于一般心脏病诊断方法,需要建立一个公认的标准化的评价指标。

心脏康复医学必须在现代心血管临床医学、运动生理学和康复医学等领域较宽广和踏实的基础上,才能丰富和发展自身的学科。

（范群雄）

参考文献

1.胡大一.心血管内科学高级教程.北京:中华医学电子音像出版社,2016

2.路岩.心血管内科学高级医师进阶系列.北京:中国协和医科大学出版社,2016

3.张铭,郑炜平.心血管内科医生成长手册.北京:人民卫生出版社,2017

4.杨跃进.阜外心血管内科手册(第二版).北京:人民卫生出版社,2013

5.曾和松,汪道文.心血管内科疾病诊疗指南(第三版).北京:科学出版社,2018

6.黄岚.心血管内科临床思维.北京:化学工业出版社,2013

7.李树仁,党懿,荀丽颖.心内科急危重症.北京:军事医学科学出版社,2011

8.李虹伟,严松彪.实用心血管内科查房医嘱手册.北京:北京大学医学出版社,2012

9.张澎,霍勇.内科学心血管内科分册.北京:人民卫生出版社,2016

10.贾满盈.临床心血管内科急诊学.北京:科学技术文献出版社,2009

11.(美)约瑟夫森,郭继鸿.临床心脏电生理学(技术和理论).天津:天津科技翻译出版社,2011

12.方丕华,张澍.心律失常规范化防治.北京:北京大学医学出版社,2016

13.武军,刘玉洁.心律失常合理用药420问(第二版).北京:中国医药科技出版社,2013

14.李剑,罗心平.实用心律失常诊疗手册.上海:上海科学技术出版社,2017

15.(美)严干.新心律失常的现代治疗(翻译版).北京:人民卫生出版社,2013

16.汤宝鹏,陈明龙,杨新春.实用心律失常介入治疗学.北京:科学出版社,2017

17.霍勇,高炜,张永珍.冠心病规范化防治.北京:北京大学医学出版社,2017

18.马金凤.冠心病.北京:中国医药科技出版社,2014

19.吴向东.冠心病自我防治.北京:化学工业出版社,2016

20.李广智.冠心病(第二版).北京:中国医药科技出版社,2013

21.李秀才.冠心病自然疗法(第三版).河南:河南科学技术出版社,2017

22.武智,吕连凤.冠心病合理用药390问(第二版).北京:中国医药科技出版社,2013

23.罗伟.冠心病防治常识.江西:江西科学技术出版社,2016

24.吕玉波,吴焕林.冠心病防治调养一本通.广东:羊城晚报出版社,2014

25.霍勇,杨杰孚.心力衰竭规范化防治.北京:北京大学医学出版社,2017

26.(美)曼恩,高炜,张幼怡.心力衰竭姊妹卷.北京:北京大学医学出版社,2013

27.(美)霍森普德(Hosenpud,J.D.).充血性心力衰竭(第三版).北京:科学出版社,2010

28.郭均波.临床心力衰竭学.湖南:湖南科学技术出版社,2014

29.黄峻.心力衰竭现代教程.北京:科学出版社,2017

30.沈玉芹,张健.慢性心力衰竭心脏康复.北京:人民卫生出版社,2017

31.徐予,朱中玉,刘煜昊.实用心力衰竭学.河南:河南科学技术出版社,2016
32.(美)巴里加,(美)皮特,(美)格卫兹,沈卫峰,张凤如.上海:上海科学技术出版社,2011
33.胡大一.老年与心力衰竭.北京:北京大学医学出版社,2015
34.王东,张贝,张洁.实用心内科掌中宝(第二版).北京:化学工业出版社,2015
35.戈文尚.心内科速查.山东:山东科学技术出版社,2014
36.王志敬.心内科诊疗精萃.上海:复旦大学出版社,2015
37.刘平.心内科诊疗精要.北京:军事医学科学出版社,2010
38.罗心平,施海明,金波.实用心血管内科医师手册(第二版).上海:上海科学技术出版社,2017
39.霍勇.心血管内科常见病临床思路精解.北京:科学技术文献出版社,2017
40.岳桂华,龙卫平,马波.心内科新医师手册(第二版).北京:化学工业出版社,2012
41.侯应龙.心脏内科新概念.北京:人民军医出版社,2011
42.贯雄燕.心内科疾病与研究.陕西:陕西科学技术出版社,2013
43.孙志军.心内科用药常规与禁忌.北京:人民军医出版社,2012
44.郑文科,田盈心.内科门诊常用药速查.北京:人民卫生出版社,2017
45.廖玉华.心血管疾病临床诊疗思维.北京:人民卫生出版社,2013